U0232942

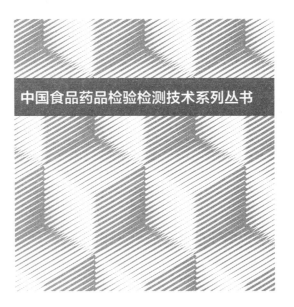

中国食品药品检验检测技术系列丛书

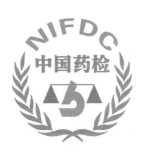

药品检验仪器操作规程及使用指南

中国食品药品检定研究院　组织编写

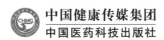

中国健康传媒集团

中国医药科技出版社

内 容 提 要

　　本书是《中国食品药品检验检测技术系列丛书》之一，是为配合《中国药典》等国家药品标准的实施，组织全国药品检验系统专家进行编纂，旨在推动全国药品检验系统仪器操作的规范化。

　　本书涵盖了药品质量检验中常用仪器（包括通用型分析仪器与专用型检测仪器）的使用、保养维护和故障诊断与排除等内容，是全国药品检验人员多年从事药品检验仪器操作经验积累的结晶，本书内容丰富，描述详细，实用性、可操作性强。可作为指导药品检验人员仪器使用、仪器保养维护与故障排除的重要工具书，也可作为药品检验仪器研发、生产、经营和使用部门以及科研、教学机构的参考书。

图书在版编目（CIP）数据

药品检验仪器操作规程及使用指南 / 中国食品药品检定研究院组织编写. —北京：中国医药科技出版社，2019.8

（中国食品药品检验检测技术系列丛书）

ISBN 978-7-5214-1172-0

Ⅰ. ①药⋯　Ⅱ. ①中⋯　Ⅲ. ①药品检定–技术操作规程–中国　Ⅳ. ①R927.1-65

中国版本图书馆 CIP 数据核字（2019）第 141533 号

中国食品药品检验检测技术系列丛书
药品检验仪器操作规程及使用指南

美术编辑　陈君杞

版式设计　易维鑫

出版　**中国健康传媒集团** | 中国医药科技出版社

地址　北京市海淀区文慧园北路甲 22 号

邮编　100082

电话　发行：010-62227427　邮购：010-62236938

网址　www.cmstp.com

规格　787×1092mm　$\frac{1}{16}$

印张　57

字数　1306 千字

版次　2019 年 8 月第 1 版

印次　2019 年 8 月第 1 次印刷

印刷　三河市万龙印装有限公司

经销　全国各地新华书店

书号　ISBN 978-7-5214-1172-0

定价　**528.00 元**

获取新书信息、投稿、为图书纠错，请扫码联系我们。

版权所有　盗版必究

举报电话：010-62228771

本社图书如存在印装质量问题请与本社联系调换

《中国食品药品检验检测技术系列丛书》

编 委 会

主任委员 李 波

副主任委员 张志军 邹 健 姚雪良 路 勇 王佑春

委 员 （按姓氏笔画排序）

丁 宏　马双成　王会如　王佑春　王海燕　白东亭　成双红

许明哲　许鸣镝　孙 磊　孙会敏　李 波　杨 振　杨 锐

杨会英　杨国伟　杨昭鹏　杨美成　何 骏　余新华　邹 健

沈 琦　张庆生　张志军　陈鸿波　周 巍　郑 佳　孟志平

赵 霞　胡 梅　柳全明　施燕平　姚雪良　贺争鸣　徐 苗

郭景文　涂家生　黄 瑛　黄宝斌　黄鸿新　龚声瑾　崔生辉

路 勇　霍胜楠

《药品检验仪器操作规程及使用指南》

编 委 会

主　　编　张志军
副 主 编　马双成　孙　磊　张庆生　许明哲　许鸣镝
编　　委　（按姓氏笔画排序）

于健东　马　玲　马仕洪　王　杰　王　岩　王　栋　王丹丹
王知坚　王铁杰　牛玉娟　尹利辉　史　岑　白政忠　冯　丽
宁保明　刘　燕　刘海静　刘雁鸣　米玛次仁　江英桥　许　波
孙苓苓　纪　宇　杜　兴　李　静　李秀芬　李玲玲　杨　钊
杨文良　何　兰　宋汉敏　张　涛　张聿梅　陈　华　陈建伟
陈蔚东　范慧红　林　梅　迪丽努尔·沙比托夫　罗卓雅　金红宇
周国平　郑　健　郑　萍　郑永彪　胡昌勤　施亚琴　姜　红
姚令文　姚尚辰　袁　军　聂小春　顾炳仁　高　华　高　锦
高文分　康　帅　梁成罡　程春雷　曾令高　谢子立　蔡姗英
谭德讲　戴　忠　魏　锋

编写人员　（按姓氏笔画排序）

丁银平　于新兰　于新颖　王　戈　王　芸　王　赵　王　莹
王　峰　王　悦　王　珺　王　雪　王　璐　王　巍　王小亮
王习文　王文丽　王文晞　王亚丹　王亚丽　王荪璇　王莉丽
王晓蕾　王常禹　太成梅　方　方　方玉林　方海顺　邓　鸣
艾　婕　左　宁　厉进忠　石　颖　石云峰　石兴红　卢日刚
叶奕芬　田仲铭　田向斌　冯　文　朱　荣　朱　俐　朱樵苏
乔　冲　乔　菲　邬秋萍　刘　阳　刘　杨　刘　英　刘　杰
刘　峰　刘　辉　刘　静　刘永成　刘亚蓉　刘兆峰　刘军玲

刘利群	刘洪超	刘继华	刘晨曦	刘晶晶	齐凤海	闫雪霏
次旦多吉	江华	江舸	汝秋明	许妍	许文佳	许玮仪
寻延滨	孙煜	孙春艳	孙晋鹏	孙晶晶	纪宏	严小红
严全鸿	苏建	苏广海	杜娟	杜明莘	杜碧莹	李正
李苗	李岳	李炎	李茜	李恒	李晶	李锐
李磊	李震	李懿	李文龙	李丹凤	李民生	李安平
李青翠	李玮玲	李忠红	李宝生	李春盈	李显庆	李俊婕
李姜晖	李筱玲	李耀磊	杨林	杨凤梅	杨本霞	杨诞兴
连莹	连超杰	肖瑶	吴波	吴小英	吴宏伟	吴良发
吴雨川	何轶	何劼毅	余平	谷亦平	邹宇	宋冬梅
张丽	张迪	张炜	张宪	张彪	张敏	张才煜
张立雯	张亚中	张欣华	张建平	张南平	张俊朋	张姮婕
张晓明	张高飞	张敏娟	张耀文	陈阳	陈红	陈林
陈杰	陈勇	陈路	陈丹丹	陈仲益	陈惠玲	范晓磊
林林	林涛	林晨	尚柯	旺杰次仁	易必新	岳青阳
金立	周震宇	庞学斌	郑笑为	郑璐侠	赵勇	赵瑜
赵啸虎	胡晓茹	钟木生	段庆梓	段营辉	修虹	施颖
施海蔚	祝艺娟	袁怡	袁浩	耿欣	钱敏	钱叶飞
笔雪艳	徐玲	徐万魁	徐威驰	徐维辰	殷帅	翁琴云
高睿	郭日新	郭鹏程	黄伟[1]	黄伟[2]	黄青	黄婧
黄剑英	黄钰馨	黄慧芬	黄翰林	堵伟锋	曹红	曹琳
常艳	符策奕	章娟	梁颖	梁秋霞	蒋艳	韩春晖
程智	程显隆	程辉跃	傅俊	傅蓉	焦阳	童颖
曾庆花	谢莉	谢育媛	谢耀轩	靳贵英	楼永明	廉向金
撒志明	廖海明	阚家义	谭菊英	戴翚	魏宁漪	魏亚宁
魏京京						

1　安徽省食品药品检验研究院　　2　湖北省药品监督检验研究院

《药品检验仪器操作规程及使用指南》

参加编写单位

（按行政区划排列）

北京市药品检验所

天津市药品检验研究院

河北省药品检验研究院

山西省食品药品检验所

内蒙古自治区药品检验研究院

辽宁省药品检验检测院

吉林省药品检验所

黑龙江省食品药品检验检测所

上海市食品药品检验所

江苏省食品药品监督检验研究院

浙江省食品药品检验研究院

安徽省食品药品检验研究院

福建省食品药品质量检验研究院

江西省药品检验检测研究院

山东省食品药品检验研究院

河南省食品药品检验所

湖北省药品监督检验研究院

湖南省药品检验研究院

广东省药品检验所

广西壮族自治区食品药品检验所

海南省药品检验所

重庆市食品药品检验检测研究院

四川省食品药品检验检测院

贵州省食品药品检验所

云南省食品药品监督检验研究院

西藏自治区食品药品检验研究院

陕西省食品药品监督检验研究院

甘肃省药品检验研究院

青海省药品检验检测院

宁夏回族自治区药品检验研究院

新疆维吾尔自治区食品药品检验所

中国人民解放军联勤保障部队药品仪
　　器监督检验总站

大连市药品检验所

宁波市药品检验所

厦门市食品药品质量检验研究院

青岛市食品药品检验研究院

深圳市药品检验研究院

武汉药品医疗器械检验所

广州市药品检验所

成都市食品药品检验研究院

苏州市药品检验检测研究中心

前言
Foreword

　　自 1996 年开始，中国食品药品检定研究院（原中国药品生物制品检定所）为配合《中国药典》等国家药品标准实施，组织全国药品检验系统专家连续四次编撰出版《中国药品检验标准操作规范》（1996 年、2000 年、2005 年和 2010 年）及《药品检验仪器操作规程》（2005 年和 2010 年），旨在推动全国药品检验系统检验方法和仪器操作的规范化。

　　党中央、国务院和地方各级政府历来高度重视食品药品监管工作。作为监管的重要技术支撑，检验机构在产品上市前和上市后的监管中发挥着越来越重要的作用。随着我国药品、医疗器械、食品、化妆品产品质量要求的不断提高，检验技术的不断进步，检验领域的不断扩大，检验检测操作的进一步规范更显迫切。在既往工作的基础上，中国食品药品检定研究院组织全国药品、医疗器械、食品、化妆品检验检测机构的专家编撰《中国食品药品检验检测技术系列丛书》。

　　本套《丛书》涵盖药品、医疗器械、食品、化妆品检验检测操作规范、仪器操作规程及疑难问题解析等内容，并介绍了检验检测新技术、新方法、新设备的应用，具有较强的实用性和可操作性。将为促进医药产业发展，发挥技术支撑功能，提升药品监管水平起到重要作用。

　　《药品检验仪器操作规程及使用指南》是系列丛书之一。

　　随着药品检验仪器不断发展，以及药品检验实验室质量管理体系日益完善和药品检验人员能力的不断提高，本书编委会决定本版从名称和内容上相较于上一版进行重要调整。即：仪器操作规程部分以目前药品检验检测常用仪器和最新型号仪器替代上版，增加了 10 类仪器种类，删除了 45 种不常用仪器种类。重点增加了药品检验仪器原理、结构原理、仪器保养及故障诊断与排除等内容，以适应当前检验检测工作需要，便于检验人员的实践操作和对仪器性能的深入了解。本书涵盖了药品质量检验中常用仪器（包括通用型分析仪器与专用型检测仪器）的相关内容，是全国药品检验人员多年从事药品检验仪器操作经验积累的结晶，其内容丰富，实用性、可操作性强，是药品检验人员仪器使用培训、实际操作以及仪器保养维护与故障排除的重要工具书。

　　本书的编写出版，得到了全国各省、自治区、直辖市、计划单列市等各级药品检验机构的大力支持。按照丛书编委会的要求，经全体编委和编写人员辛勤工作，不懈努力，顺利完成了本书的编撰任务。全国共有 40 余家单位参与，参加编写的专业技术人员近 300 人次。同时，为本书能够顺利编写，我院先后三次在外网发布通知，向各仪器公司征集药品检验仪器操作规程及使用指南参考素材，并得到相关仪器公司的热烈响应和技术支持，为本书的编写提供了很大的帮助，在此一并表示感谢！

由于药品检验仪器品牌和种类繁多，本书不能涵盖所有仪器品牌。另外，参与起草编写的单位较多，在各仪器的编写体例和规范上，也难免有所差异。因此，本书可能还存在疏漏和不足之处，欢迎广大读者予以指正，以便进一步修订完善。

编委会

2019 年 6 月

目录
Contents

第一章　PCR 仪和实时荧光定量 PCR 仪

第一节　PCR 仪

一、原理简介

聚合酶链式反应（PCR）是一种用于体外扩增 DNA 片段的实验技术，通过将 DNA 片段置于不同的反应温度，结合 DNA 聚合酶和特殊设计的引物，就能实现微量目标 DNA 片段的大幅扩增。常见的 PCR 反应需要在变性、退火、延伸等不同的温度阶段循环往复 30～40 次，且每个阶段都要求温度尽可能准确，因此 PCR 实验对设备的温度控制能力提出了很高的要求。PCR仪是一种专业温控设备，通过对载样台（反应槽）进行精确的温度变化控制来满足 PCR 扩增实验的严格温度要求。

PCR 仪主要通过 Peltier（半导体元件）进行温度控制，实现反应模块温度的改变（上升或下降），最终将热量传递到样品中，体外模拟 DNA "变性 – 退火 – 延伸"过程，实现体外扩增大量的基因片段并用于下游研究。

二、结构及工作原理

（一）仪器结构

PCR 仪主要由加热模块、温控模块和内置的软件操作系统组成。

（二）工作原理

PCR 的工作原理是变性 – 退火 – 延伸三个步骤，这三步需要不同的温度，而 PCR 仪就是能达到这一目的的一个装置。

PCR 仪中固定状态的半导体模块根据不同的电流方向会产生热或发生热吸收，来实现加热和冷却功能。

热盖是现在 PCR 仪的一种常用功能，用于防止运行过程中 PCR 样品的蒸发和浓缩。现如今许多的热循环仪设计都会考虑到样品通量的灵活性。

由于引物和靶标序列之间的退火过程对于成功获取 PCR 结果至关重要，退火温度通常都需要进行优化。为了实现对于不同温度的同时检测，梯度热模块被开发出来，以实现在单一金属模块两端设置接近理论退火温度的高、低温。现在也有一种"Better – than – gradient"技术，通过使用绝热的独立热模块来取代单一的模块。这可通过更为精准的温度控制来实现更为快速的优化。

如今的 PCR 仪都可实现 PCR 操作过程的简易编程。PCR 操作程序通常会因为 DNA 靶标、引物序列、所使用的 DNA 聚合酶和实验目的而不同。因此，具有直观用户界面的 PCR 仪，如带有触屏并可简易编程功能，可实现更为快速和有效的程序设置。

三、仪器操作规程

（一）Thermo Fisher Applied Biosystems ProFlex PCR 仪的简单操作规程

1. 上样至仪器 按通量选择单管、联排管和 PCR 板。仅使用厂家推荐的可用于 PCR 仪的耗材。使用大于或小于指定体积的耗材会损坏仪器，污染样品模块，和（或）降低 PCR 产量（因为热传导效率低）。

2. 设置运行程序

（1）创建新运行程序

①在主页界面，触摸新方法"New Method"。设置运行界面打开。

②在设置运行界面，触摸打开模板"Open Template"、打开方法"Open Method"或孵育"Incubate"。

注：可以选择不编辑运行方法，直接开始运行。要开始运行，触摸选择加热模块"Choose Block""ProFlex™ 3×32 孔 PCR 系统"或确认加热模块"Verify Block""其他加热模块类型"。

（2）编辑运行程序 编辑方法界面可以预览已选择的运行方法。如果不想编辑任何参数，则可以触摸选择加热模块"Choose Block""ProFlex™ 3×32 孔 PCR 系统"或确认加热模块"Verify Block""其他加热模块类型"直接开始运行。

①在针对已选择的运行方法的编辑方法界面，触摸编辑"Edit"或温度曲线图上的任意位置，开始编辑参数。

②触摸管理步骤"Manage Steps"，管理实验步骤；触摸增加步骤"Add Steps"，新增某步骤；触摸"VeriFlex™"，编辑 VeriFlex™加热模块参数。

触摸编辑图标，选择想要应用 VeriFlex™的步骤。在编辑 VeriFlex™界面，调整选定步骤中加热模块的温度范围。

触摸"Remove VeriFlex™"，删除 VeriFlex™加热模块设置；结束时触摸"Done"，或触摸"Cancel"退出界面；触摸"Done"，返回编辑方法界面；使用界面右上角的按钮返回高级选项界面。触摸"AutoDelta"，将 AutoDelta 设置应用于步骤。触摸编辑图标，选择想要应用 AutoDelta 的步骤。

在编辑 AutoDelta 界面中，输入信息，设置 AutoDelta。输入开始循环；输入 DELTA 温度和（或）时间。使用"－"和"＋"切换按钮分别将 DELTA 值设置为负数或正数。触摸"Remove AutoDelta"，删除 AutoDelta 设置；结束时触摸完成"Done"，或触摸"Cancel"退出界面。触摸完成"Done"，返回编辑方法界面。编辑运行方法后，可以在运行方法预览界面触摸"Save As"，将方法保存至目标文件夹，或者选择开始运行但不保存运行方法。

③触摸"Save"，保存编辑的运行方法。触摸"Save As"将编辑的模板保存为新方法。当您从编辑模板创建新方法时，"Save"按钮显示为"Save As"。在保存界面中，输入编辑的运行方法的名称。触摸文件夹，选择想要保存运行方法的目标文件夹。当将模板保存为新方法后，编辑方法界面中的"Save As"按钮变为"Save"。

④完成后触摸"Save"。

（3）管理程序和文件夹 使用该特性可将运行方法从一个文件夹拷贝至另一个文件夹，重新命名方法名称，或删除方法。

①在 ProFlex™系统主页界面，触摸"Open Method"进入选择方法界面。

②在选择方法界面，触摸"New Folder"创建新文件夹，或"Manage Folders"，编辑已有方法。

③触摸"New Folder"，在新文件夹对话框中，输入想要创建的新文件夹的名称。触摸"Enter"。

④在管理文件夹界面，触摸"Copy"，将运行方法从一个文件夹拷贝至另一文件夹。在拷贝方法界面，选择想要拷贝的目标文件夹，或触摸"New Folder"，触摸"Paste Method"。触摸"Rename"，重新命名特定的方法/文件夹。触摸"Delete"，删除特定的方法/文件夹。触摸"Done"，保存更改，并返回选择方法界面。

3. 运行程序　制备样品并加载样品加热模块。

（1）盖上加热盖。

（2）在主页界面，采用下列方法之一，开始运行，触摸"New Method""Open Method"或"Incubate"。

（3）触摸"Verify Block"，确认您已选择的运行方法的名称，如果是 ProFlex™ 3×32 孔 PCR 系统，则触摸您用来执行运行的加热模块对应的状态盘。

（4）触摸"Run ID"，然后在输入运行 ID 界面输入相关信息。

（5）触摸"Add Comments"，输入运行相关的备注。

（6）触摸"Start Run"，加热盖加热至需要的温度，然后运行开始，在运行过程中，显示主页界面，运行结束时，主页界面上的状态盘显示完成并取出样品。

（7）取出样品后，触摸"Done"，状态盘现可用于其他运行，并显示设置运行。

4. 监控运行

（1）通过主页界面监控　运行开始后，主页界面再次显示状态盘，更新运行的当前信息。状态盘显示下列运行信息：当前的加热模块温度；运行开始后的剩余时间；运行状态。要监控运行过程，触摸状态盘，进入运行监控界面。

（2）通过运行监控界面监控　可以使用运行监控界面追踪运行状态，界面显示运行方法以及主页界面状态盘上未显示的其他信息。

5. 查看并导出运行报告

（1）在主页界面，触摸"Settings"。

（2）在设置界面，触摸"Run History"。

（3）在运行历史界面，触摸想要查看的运行 ID，显示报告。

（4）触摸"Export"，将报告保存至 U 盘上，触摸"Print"。

6. 从仪器中取出样品　两手或使用工具紧抓样品托盘/支座套组或反应板，轻轻来回晃动，直至试管（或反应板）取出。

当样品加热模块温度高于 27℃时，打开加热盖，样品盖可能会突然打开。

（二）BIO–RAD T100 PCR 仪简单操作规程

1. 样品管/板的放置　如果使用单个的 PCR 管，请把绿色支持框放到加热模块上以防止 PCR 管受热变形。支持框的正反面可分别用于平顶或圆顶试管盖。如果不使用绿色支持框，在加热模块的四个顶角和边缘处均匀放置 8 个空的 PCR 管，可以起到同样的作用。如果使用 96 孔板，不使用支持框。

2. 运行仪器　打开位于机器后部的 Power 键。开机后 T100 会自动运行快速的自我检测，测试成功后会自行显示主菜单。

设置日期和时间：

（1）在主菜单内，点击"Tools – Settings"显示仪器设置菜单。

（2）通过弹出键盘点击设置月，天，年，小时和分钟。

（3）点击"Save"保存设置。

（4）点击"Home"返回主菜单。

3. 创建新程序

（1）在主菜单上点击"New Protocol"。

（2）New Protocol界面显示图形视图模式的程序。点击相应的按键设定对应的参数：温度、时间、循环数、GOTO循环开始步骤、样品体积、热盖温度。

（3）如果想选择一个步骤，点击温度键以外空白区域，该步骤会高亮显示，此时可在该步骤后增加新步骤、删除所选步骤或重新输入该步骤的参数。

（4）点击"Insert"按键增加实验步骤，菜单会显示所需增加的步骤类型，温度固定的步骤选择"Temperature"，温度梯度步骤选择"Gradient"，典型循环步骤（变性、退火和延伸）选择GOTO。

（5）点击"Delete"，删除实验步骤。

（6）如果实验步骤需要设置高级参数，如温度、增减温度、时间、延伸时间、梯度和升降温速率，点击"Options"。

（7）点击"Save"保存程序。

（8）点击"Run"运行程序。

如果无需保存，可在设置过程中随时点击"Run"开始运行。

（三）Eppendorf PCR仪简单操作规程

1. flexlid自适应热盖的操作和样品装载

（1）打开热盖，将手柄从水平位置向上扳起，露出反应槽。

（2）完成样品装载后，关闭热盖，将手柄向下扳动直至水平位置。

装载样品前请确保反应槽内没有任何其他物品。

请使用PCR仪所属型号对应的适配耗材，确保反应管与反应槽能紧密贴合，确保样品装载完成后PCR仪的热盖能正确闭合，加热板能贴紧反应管顶部。

使用PCR反应管或PCR 8联管进行实验时，请将PCR反应管和PCR 8联管对称的放置在加热模块中心；每次反应至少放置5个PCR反应管，如果少于5管，建议将4个同型号的空PCR反应管放置在加热模块四角；若使用质地较软的PCR反应管，在高温下可能发生变形，建议将4个同型号的空PCR反应管放置在加热模块四角。

2. Mastercycler nexus仪器操作

（1）登录

①仪器与电源正确连接后，开启仪器后部电源开关，将出现登陆界面。

②按"enter"键打开用户列表，利用方向键选择用户。

③利用方向键进入密码栏。

④用键盘输入密码，按"enter"键确认。

（2）创建新文件夹和程序

①利用方向键选择用户或文件夹。

②按"New Folder"键创建新文件夹，按"New"键创建新程序。

③输入新文件夹或新程序的名称和注释。

④按"enter"键确认。

（3）编辑程序

①Mastercycler nexus 使用图形式程序编辑器。

②通过方向键移动光标，选择程序参数。

③通过键盘输入温度、保持时间和循环数。

④按"enter"键确认。

⑤按"Header"键进入温控设置界面，设定热盖温度（Lidtemp）、TSP 热盖功能和温控模式（Temp.mode）。

⑥确认后自动返回到程序编辑器。

⑦按"Options"键进入高级程序设置界面，设置梯度（Gradient）、温度增量（Temp Inc./Dec.）、升降温速率（Ramp）等特殊功能，只有带有梯度功能的 Mastercycler nexus PCR 仪才能进行梯度设置。

⑧确认后自动返回到程序编辑器。

⑨依次设定好所有步骤的参数后，在程序编辑界面按">>"键，然后按"Save"键保存程序。

（4）启动和运行程序

①利用方向键选中所用程序。

②放入样品管。

③关闭热盖。

④按"Start"键开始运行程序。

⑤在程序运行的状态界面，可以实现以下功能："暂停"键：暂停程序，"终止"键：终止程序，"继续"键：恢复已暂停的程序。

3. Mastercycler X50 仪器操作

（1）新建程序或文件夹

①通过主屏幕的"Program Manager"进入程序编辑。

②选择已有的目录点击"New"按键新建程序。

③在弹出窗口中选择新建程序（program）或新建文件夹（folder）。

④新建程序时，通过键盘输入程序名称，并选择保存的目录，完成后点击"√"确认。

（2）程序温控设定

①从文件夹（folder）中找到并选中需要编辑的程序。

②点击"Edit Settings"按键进行程序温控设定。

③可以设置以下参数，Lid Temp：热盖温度，Temp Mode：温度模式，fast（＜10μl）、intermediate（10～20μl）、standard（20～50μl）、safe（＞50μl），Block Setting：模块设定，包括类型及全局升降温速度设定。

（3）编辑步骤参数

①点击激活相应的步骤（底色变蓝），在相应的参数位置点击以设定步骤参数，通过"Add step left/right"按键添加新的步骤，通过红色的"Delete"按键删除步骤。

②在相应的步骤点击"Gradient"按键激活当前步骤的梯度功能。

③有 2 种梯度模式，分别为 Horizontal（从左向右）或 Vertical（从上向下）。在"Low Temp"位置设定温度梯度的下限，在"High Temp"位置设定温度梯度的上限。

④在相应的步骤点击"Inc/Dec"按键激活当前步骤的延长/降落功能。

⑤在"Time"栏目中设定每个循环的时间增量（Increment）/减量（Decrement）。

⑥在"Temperature"栏目设定每个循环温度的增量（Increment）/减量（Decrement）。

⑦在相应的步骤点击"Ramp"按键以设定当前步骤的升降温速度。

（4）程序运行

①从文件夹（folder）中找到并点击选中需要运行的程序。

②点击界面下方"Start"启动程序。

③在弹出窗口中点击"Confirm"确认选择的程序。

④在程序运行过程中，按"Pause"键可以暂停程序，按"Resume"键继续。

⑤按"Abort"键可以取消程序，取消的程序无法继续。

四、仪器保养维护和故障诊断与排除

（一）仪器保养维护

1. PCR 仪放置注意事项

（1）仪器的放置环境要求 温度 15～35℃，相对湿度不超过 75%，外部电源需接地良好。

（2）仪器应避免阳光直射或紫外灯照射区域及放置空调出风口，四周应保留适当的散热空间，仪器后面距墙面保持 10cm 以上距离。

（3）仪器周围禁止放类似纸张及手套类的轻质物品，防止仪器风扇运行时将轻质物品吸入仪器内部导致仪器不能运行或噪音异常。

（4）实验结束后需要及时取走样品并关闭仪器，如非实验需要尽量避免 4℃保持过夜，否者会导致减少仪器使用寿命。

（5）超过一周以上不使用仪器，请将空的 PCR 反应板放置于加热模块上，关上热盖并拔出电源线，平时请注意不要将仪器热盖敞开，以防止加热模块污染。

（6）PCR 仪需要定期进行温度校验。

2. PCR 仪的清洁

（1）PCR 仪的清洁只能在切断电源的情况下进行。

（2）清洁开始前，请确保 PCR 仪的反应槽和热盖均已经冷却到 30℃以下。

（3）请不要向 PCR 仪喷洒液体，不要让任何液体进入 PCR 仪的内部。

（4）不要在仪器上使用任何腐蚀性物质，如强碱或弱碱、强酸、丙酮卤化碳氢化合物、苯酚等，如发现仪器上被上述物质污染，请立即用中性清洁剂清洁。

（5）清洁仪器时请选择中性溶液和无绒布，用溶液润湿无绒布，然后拧干，随后用拧干的布进行清理。

（6）清洁触摸屏 使用市售 LCD 清洁产品清洁触摸屏，小心切勿刮伤屏幕。

（7）清洁样品孔 打开加热盖，从样品加热模块中取出样品托盘，置于一边，使用浸有异丙醇的棉拭子彻底清洁样品孔，确保异丙醇完全蒸发后再重新加载样品托盘，如果样品孔被生物试剂污染，则使用浸有 1:10（V/V）稀释的 5.25%次氯酸钠的棉拭子彻底清洁反应孔。

（8）清洁加热盖 每个月清洁加热盖一次，亦可根据需要进行清洁，用异丙醇浸泡棉拭子或清洁布，轻轻擦拭加热盖，清除加热盖上残留的异丙醇，如果加热盖被扩增DNA污染，则将加热盖抬至清洁位置，使用浸有1:10（V/V）稀释的5.25%次氯酸钠的布或棉拭子擦拭加热盖，然后用潮湿的抹布擦拭加热盖。

3. PCR仪的简单消毒

（1）不能使用紫外或辐照的方式对PCR仪进行消毒。

（2）请选择70%的乙醇或其他乙醇类的消毒剂。

（3）在消毒前，请切断PCR仪的电源，并让仪器充分冷却。

使用无绒布蘸取乙醇消毒剂，彻底擦拭仪器表面（包括反应槽和热盖）。

4. PCR仪的自检验测试 　使用仪器的自检验测试特性检查仪器硬件。检查内容包括测试模块、加热盖及其他组件。定期执行自检验测试，或者在仪器出现间歇性故障时执行。

（二）故障诊断与排除

PCR仪的故障诊断及排除见表1-1。

表1-1 PCR仪故障诊断及排除

故障	故障诊断	故障排除
1. 冷却速度过慢	半导体组件故障	运行循环性能测试
2. 温度与指定温度不匹配	仪器可能需要校准	运行温度验证测试
3. 加热速度过慢	半导体组件故障	运行循环性能测试
4. 打印故障	仪器上的打印机配置不当	确保仪器打印机IP地址与系统管理员的IP地址匹配
	打印机未连接至网络	检查以太网电缆是否连接至打印机
	仪器未连接至网络	检查以太网电缆是否连接至仪器
	以太网电缆故障	检查网络是否功能正常 尝试其他以太网电缆
5. 循环时间过长	半导体组件故障	运行循环性能测试
6. 多仪器运行时，在"选择仪器"界面上无法看到仪器	仪器未连接至网络	检查是否所有以太网电缆均已连接至仪器
	电源关闭	检查是否所有以太网电缆均已连接至网络交换机
	以太网电缆故障	尝试其他以太网电缆
	IP地址冲突	更换仪器的IP地址
	仪器名称界面上的允许远程运行设置为否	在仪器名称界面上，更改允许远程运行为是（Yes）
7. 无界面显示，打开仪器电源时无反应	保险丝熔断	检查保险丝
	未连接至电源	检查电源是否已打开 检查电源线是否已连接

续表

故障	故障诊断	故障排除
8. 屏幕显示缺少字符或难以辨认	LCD 屏幕故障	申请服务
9. 运行过程中样品管熔化	耗材使用不当	使用推荐的耗材
	加热盖过热	运行加热盖确认测试
	样品加热模块过热	
10. 加热盖卡住	凸轮、压板或盖组件故障	申请服务
11. 加热盖无反应	加热盖故障	运行加热盖确认测试
12. 运行结束后样品管挤压或变形	耗材使用不当,或未使用适当的托盘/支座	使用推荐的耗材 使用适当的托盘/支座

第二节 实时荧光定量 PCR 仪

一、原理简介

荧光定量 PCR 是在定性 PCR 基础上发展起来的核酸定量技术。实时荧光定量 PCR 技术由美国 Applied Biosystems 公司于 1996 年首先推出。所谓荧光定量 PCR 就是在 PCR 反应中加入荧光基团,利用荧光信号积累实时监测整个 PCR 进程,从而分析基因的初始量,并通过标准曲线对未知基因模板进行定量分析的方法。

(一)基本概念

1. 基线 基线是指在 PCR 扩增反应的最初数个循环里(一般为 3～15 个循环)的荧光信号,此阶段的荧光信号变化极小,在扩增图谱中接近一条直线,这样的直线即是基线。

2. 荧光阈值 荧光阈值(threshold)是在荧光扩增曲线指数增长期设定的一个荧光强度标准(即 PCR 扩增产物量的标准)。一般 PCR 反应前 15 个循环的荧光信号为仪器本底信号,将 PCR 反应中的前 3～15 个循环荧光信号标准差的 10 倍时的荧光信号值设置为荧光阈值,荧光阈值也可设定在 PCR 扩增的指数期任意点。

3. 阈值 阈值(cycle threshold value,Ct)即 PCR 扩增产物荧光信号达到设定的荧光阈值时所经过的扩增循环次数。Ct 值与荧光阈值相关。

以上三者的关系,见图 1-1。

4. 扩增曲线 扩增曲线指 PCR 过程中,以循环数为横坐标,以反应过程中实时荧光强度为纵坐标所做的曲线,见图 1-2。

5. 熔解曲线 荧光定量 PCR 反应结束后,重新对 PCR 产物加热,随着温度的升高,双链扩增产物逐渐解链成单链 DNA,随之 SYBR 染料从双链 DNA 上解离下来,从而导致荧光强度下降。当到达某一温度时,50% 的双链 DNA 产物会解离,荧光急剧下降,该温度被称为熔解温度(T_m 值)(图 1-3)。利用该特点以及不同 PCR 产物其 T_m 值的不同,因此使其荧光信号发生迅速下降的温度也不同,对 PCR 的特异性进行鉴定。

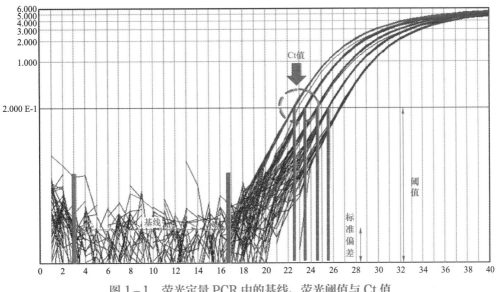

图 1-1　荧光定量 PCR 中的基线、荧光阈值与 Ct 值

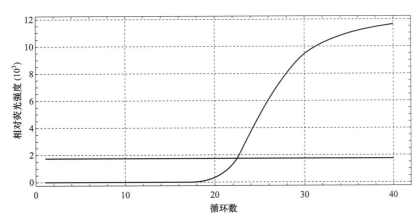

图 1-2　荧光定量 PCR 扩增曲线

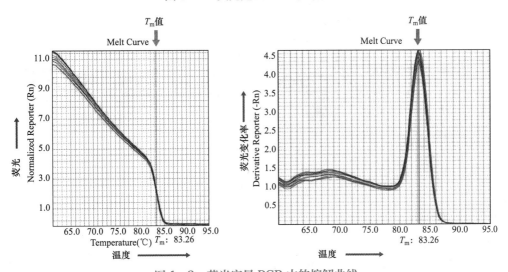

图 1-3　荧光定量 PCR 中的熔解曲线

（二）定量原理

PCR 指数扩增公式是：

$$X_n = X_0(1+E_x)^n$$

式中：n 为扩增反应的循环次数；X_n 为第 n 次循环后的产物量；X_0 为初始模板量；E_x 表示扩增效率。

在实时荧光定量 PCR 反应中，在扩增产物达到阈值线时，扩增产物量：

$$X_{Ct} = X_0(1+E_x)^{Ct}$$

对于某个特定的基因，X_{Ct} 是一个常数，将其设为 N。

经过两边同时取对数，同时整理公式，得出：

$$Ct = -\frac{1}{\lg(1+E_x)} \times \lg X_0 + \frac{\lg N}{\lg(1+E_x)}$$

因此，各模板的 Ct 值与该模板的起始模板量的对数存在线性关系，起始模板量越多，Ct 值越小。反之亦然。利用已知起始模板量的标准品可作出标准曲线，其中横坐标代表初始模板量的对数，纵坐标代表 Ct 值。因此，只要获得未知样品的 Ct 值，即可从标准曲线上计算出该样品的初始模板量。

二、结构及工作原理

（一）仪器结构

实时荧光定量 PCR 仪一般由加热模块、光学系统（包含光源和检测器）、计算系统组成（图 1-4）。

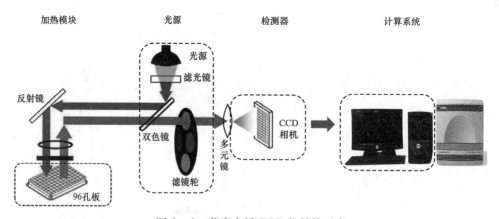

图 1-4　荧光定量 PCR 仪结构示意

（二）工作原理

实时荧光定量 PCR 仪主要工作部件为加热模块、光学系统。

1. 加热模块　实时荧光定量 PCR 也使用固定状态的半导体来作为热反应模块，该模块利用帕尔贴效应来实现加热和冷却功能，即当电流通过不同的导体组成的回路时随着电流方向的不同会分别出现吸热、放热现象，从而实现 DNA 分子体外扩增，并在荧光标记的协助下最终完成 DNA 分子的实时定量监测。常用的加热模块规格为 96 孔（图 1−5）或 384 孔。为了实现对于不同退火温度靶标的同时检测，梯度热模块也被用于实时荧光定量 PCR 仪中，其中常见的有 Bio−Rad CFX 系列配备的模拟控温模块与 Applied Biosystems QuantStudio 系列配备的 Veriflex 精准控温模块。

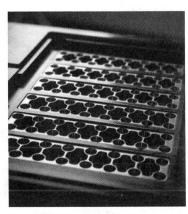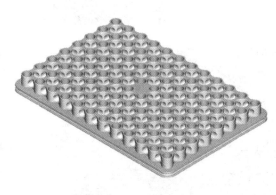

图 1−5　荧光定量 PCR 仪加热模块示意图

（左）Applied Biosystems QuantStudio 系列荧光定量 PCR 96 孔精准控温加热模块；
（右）Bio−Rad CFX 系列 96 孔模拟控温加热模块

2. 光学系统　光学系统一般由光源和检测器组成。较为典型的光源包括高能量卤素灯（Applied Biosystems 7500 荧光定量 PCR、Roche LightCycler 480）、高亮度白光半导体（Applied Biosystem QuantStudio 5 荧光定量 PCR、Roche LightCycler 480II）和 LED 发光二极管（Bio−Rad CFX96 荧光定量 PCR 仪）等（图 1−6）。较为典型的检测器包括一次成像式 CCD/CMOS 图像检测器（Applied Biosystems 7500、QuantStudio 5 荧光定量 PCR）、光梭扫描式光电二极管/光电倍增管检测器（Bio−Rad CFX96 荧光定量 PCR 仪）在反应进行过程中，光源激发反应体系中的荧光分子发出荧光信号，检测器在每个反应循环中收集该信号。每个循环收集到的荧光信号随目的基因的扩增而升高，软件中会将这些数据绘制成扩增曲线，扩增曲线与阈值线交叉点对应的循环数为 Ct 值，Ct 值与样本中目的基因起始浓度成反比，从而通过 Ct 值的有无及大小来对样本进行定性及定量检测。

三、Applied Biosystem 7500 型荧光定量 PCR 操作规程

1. 双击桌面图标 7500 仪器图标，或从 Start＞All Programs＞Applied Biosystems＞7500 Software＞7500 V2.0 开启软件。进入主界面后选择 Advanced Setup 选项。

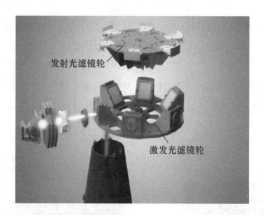

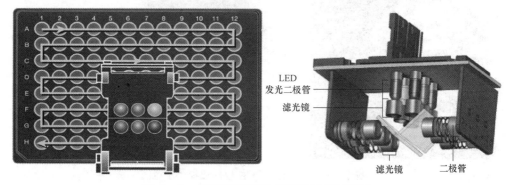

图 1-6　荧光定量 PCR 仪光学系统示意图

（上）Applied Biosystems QuantStudio 5 荧光定量 PCR 仪光学系统；
（下）Bio-Rad CFX 系列荧光定量 PCR 仪光学系统

2. 默认进入 Setup 下的 Experiment Properties 界面。

（1）输入实验名称（Experiment Name）　见图 1-7。

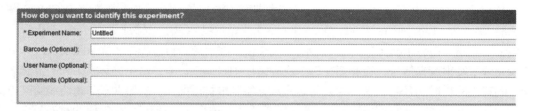

图 1-7　输入实验名称

（2）确认仪器型号　见图 1-8。

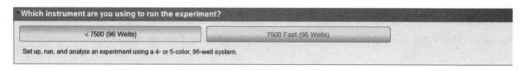

图 1-8　确认仪器型号

（3）选择实验类型中　在实验类型中，选择 Quantitation – Standard Curve，见图 1-9。

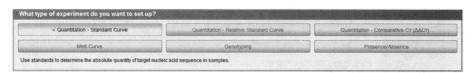

图 1-9　选择实验类型

（4）选择试剂种类　见图 1-10。

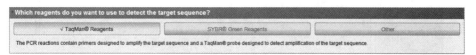

图 1-10　选择试剂类型

（5）确认运行模式　见图 1-11。

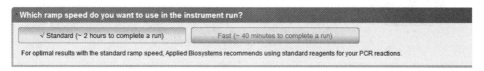

图 1-11　确认运行模式

3. 进入 Setup 下的 Plate Setup 界面，编辑基因（Target）及样本（Sample）

（1）在 Define Targets and Samples 界面中设置基因及样品　利用 Add New Target 添加新的基因，并在 Target Name 中编辑基因名称，Reporter 和 Quencher 中选择所标记的荧光基团及淬灭基团，见图 1-12。

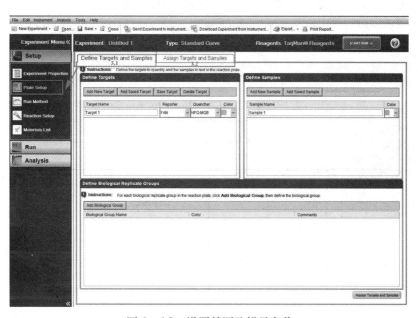

图 1-12　设置基因及样品名称

（2）在界面中进行样品板的排布　见图 1-13。

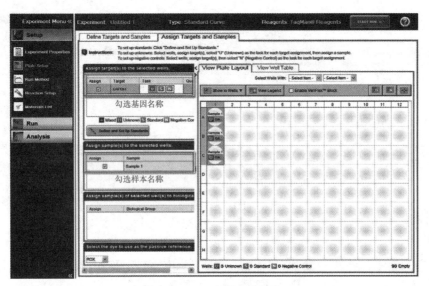

图 1-13 设置样品板排布

（3）设置标准曲线　见图 1-14。

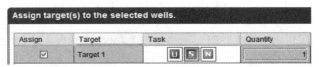

图 1-14 设置标准曲线

4. 设定反应条件　在 Setup 下的 Run Method 界面中，设定反应条件。点击 Save 按钮，文件储存成 Experiment Document Single Files（*.eds）格式，然后按下 Start Run 按钮，反应即开始进行，见图 1-15。

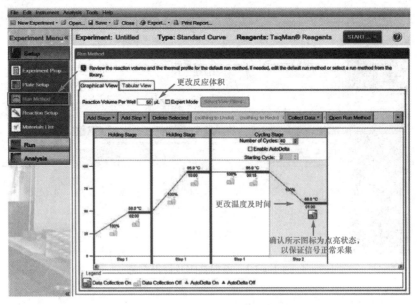

图 1-15 设定反应程序

5. 实验结束后，点击右上角的 Analyze 按钮，软件将显示实验结果

（1）在扩增图中，可通过更改 Plot Settings 来改变扩增图的显示方式，见图 1–16。

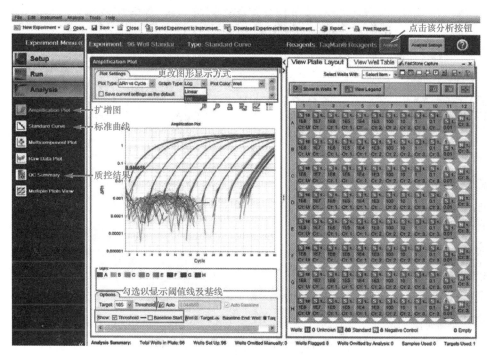

图 1–16　查看实验结果中的扩增曲线

（2）对于 SYBR Green 法实验，可以在 Melt Curve 界面中查看熔解曲线，见图 1–17。

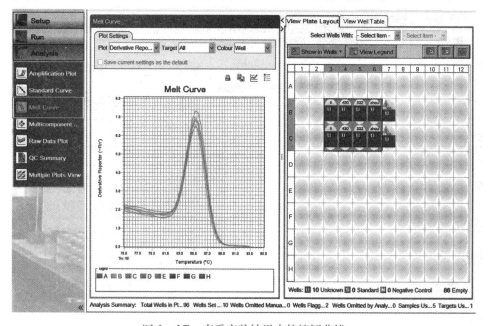

图 1–17　查看实验结果中的熔解曲线

（3）查看标准曲线时，可通过更改 Plot Settings 来改变标准曲线的显示方式。Eff%代表扩增效率。R^2值代表标准曲线的数据点与回归曲线的接近程度，建议在 0.99 以上，见图 1-18。

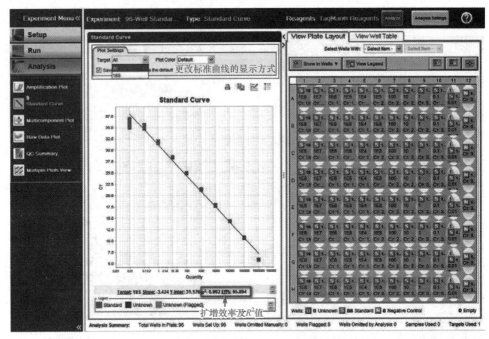

图 1-18　查看实验结果中的标准曲线

（4）检查 QC Summary 结果，可以快速查看实验中是否有反应孔存在异常情况，见图 1-19。

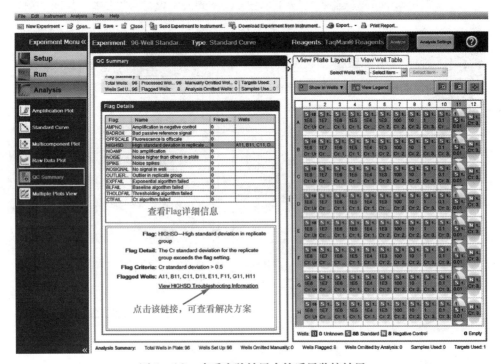

图 1-19　查看实验结果中的质量监控结果

（5）分析之后的结果，可以利用菜单中的 File＞Export 功能，导出 Excel 格式的结果（图 1–20 上图）。若想存储图片结果，可直接在图片上单击鼠标右键，选择 Save As，存成 JPEG 格式的图片，图 1–20 下图）。

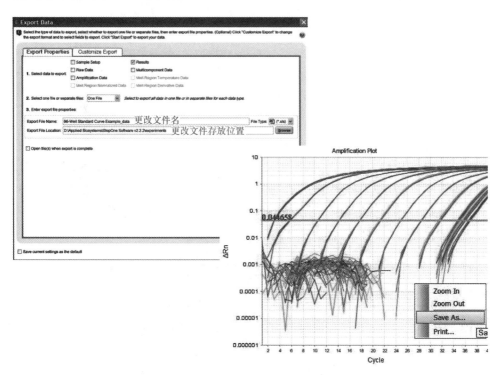

图 1–20　导出实验结果至 Excel 表格或图片

6. 关机　仪器运行结束并完成对结果的分析后，再退出软件，关闭仪器电源、关闭电脑。

四、Bio–Rad CFX96 实时荧光 PCR 仪操作规程

（一）开机
打开仪器电源电源后，系统进入自检模式。

（二）启动软件
自检完成后，双击启动 CFX Manager 控制软件。

（三）运行设置
在"运行设置"窗口中，可分别依次对"扩增程序""反应板"以及"启动运行"等选项进行设置。

1. **扩增程序的设置**　在"运行设置"界面中，选择"扩增程序"。选择"新建"可新建热循环程序；"选择现有项"可调用已有程序；在"扩增程序编辑器–新建"窗口中可对 PCR 的热循环程序（包括反应步骤、各步骤的温度、时间、温度梯度和熔解曲线等参数）进行设置。设置各参数的选项显示在对话框左边菜单中，见图 1–21。

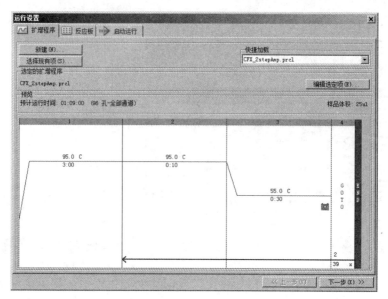

图 1-21 运行设置界面

2. 反应板的设置 在完成程序设置后，点击后下角的"下一步"或左上角的"反应板"，进入检测样品设置界面。

选择"新建"可新建样品信息设置；"选择现有项"可调已有设置；"快捷加载"：下拉菜单中可选择的各种标准的简单预设模块；"编辑选定项"：对选中样品设置信息进行再编辑。一般默认反应孔编组为全部反应孔。随后分别对样本的相关信息进行编辑，包括荧光基团、样本类型、样本名称、浓度、重复性等，见图 1-22。

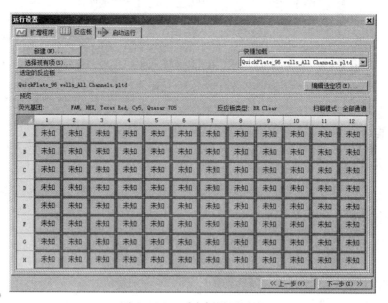

图 1-22 反应板设置界面

3. 运行系统的设置 在完成程序设置后，点击右下角的"下一步"或左上角的"启动运行"，进入运行设置界面，见图 1-23。

　　最后点击"打开盖"按钮仪器会自动打开样品槽，此时按照设置好的样品位置放置好样品，然后点击"关闭盖"让仪器自动关闭。

　　实验结束后，点击"打开盖"，取出并丢弃反应板或管，并点击"关闭盖"，关闭样品槽，并在软件上"数据分析"窗口中查看以及分析结果。

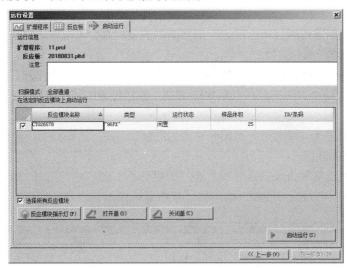

图 1-23　运行系统设置界面

（四）数据分析

　　可直接点击".pcrd"文件或点击软件主界面左上角菜单中的"文件"→"打开"→"数据文件"，选择需要分析的测试结果文件。

　　1. 定量以及定量数据分析　从"数据分析"窗口打开"定量"选项卡，在窗口中查看相应扩增曲线、标准曲线、反应孔编辑器及电子表格，见图 1-24。

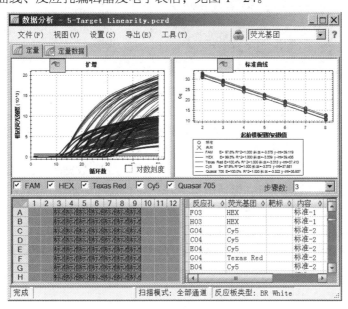

图 1-24　定量数据分析窗口

（1）扩增图表　显示每个反应孔在每次循环中的相对荧光单位（RFU）。单击拖动右上角的绿色箭头可以将图片直接拖动到文档中进行粘贴。勾选扩增图表底部的"对数刻度"，可查看半对数坐标尺的荧光示踪线。

（2）标准曲线　当实验中包含指定为样品类型标准的反应孔时，可通过该图表查看对应曲线数据。

（3）反应孔选择器　通过单击反应孔选择器中的反应孔，可以在"数据分析"窗口的图表或电子表格中显示或隐藏相应数据。

（4）电子表格　数据分析中显示的电子表格包括用于对数据进行排序和传输的选项。点击"定量数据"选择，可查看所有反应孔的实验数据（包括设置的样品名称、检测基因名称及 Ct 和标准差等）。

（5）荧光基团选择　单击荧光基团名称旁边的框，可在"数据分析"窗口中间菜单中显示或隐藏该荧光基团的数据。

2. 熔解曲线以及熔解曲线数据分析　在"数据分析"窗口中，选择"熔解曲线"，可查看所选反应孔其检测因子的熔解曲线、熔解峰、反应孔选择器、峰电子表格等，见图1-25。

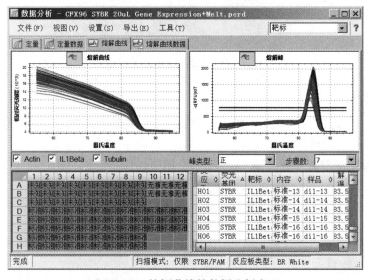

图1-25　熔解曲线的数据分析窗口

（1）熔解曲线图　可查看每个荧光基团的实时数据，将其作为每个反应孔在每一温度下的相对荧光单位（RFU）。横坐标表示摄氏温度，纵坐标表示相对荧光强度。

（2）熔解峰图表　查看每个反应孔在每一温度下的 RFU 数据的负回归。在熔解峰图表中单击并拖动阈值条以在数据分析中包括或排除峰，可查看在熔解阈值线以下的峰的电子表格数据。

（3）峰电子表格　查看在选定的反应孔中收集的数据的电子表格。

点击"熔解曲线数据"，出现峰电子表格，可查看所有反应孔的各因子其扩增子的 T_m 等信息。

（五）关机

仪器运行结束并完成对结果的分析后，导出、打印数据，再退出软件，关闭仪器电源、关闭电脑。

五、Applied Biosystems 7500 荧光定量 PCR 仪保养维护和故障排除

（一）仪器安装与使用条件

1. 仪器电源要求　100～240VAC，50～60Hz。

2. 仪器放置环境要求　环境温度 15～30℃，相对湿度 15%～80%（无冷凝），24 小时最大温差＜15℃。

（二）仪器保养维护

为了保证 Applied Biosystems 7500 型荧光定量 PCR 仪运行的最佳性能，建议定期执行以下操作进行维护与保养。

1. 定期检查整理计算机系统　定期对计算机系统中的实验文件进行归档和备份，并检查磁盘空间，建议每月运行磁盘清理和磁盘碎片整理程序。

2. 定期执行仪器校准与性能验证操作　仪器安装或更换灯具时，建议按顺序执行感兴趣区域（ROI）、背景、光学和染料校准以及仪器验证性能验证。根据仪器的使用情况，每个月或有需要时执行校准。该校正需获取相应功能的校正板，配合仪器软件 Instrument Maintenance Manager 选项卡中相应校正选项即可完成。

3. 定期检查更换光源　定期检查仪器光源状态，一般建议使用超 2000 小时后需要进行更换。更换光源操作如下。

（1）关闭仪器，拔下其电源，冷却 15 分钟后打开检查门。

（2）务必佩戴一次性无粉手套后从仪器中取出灯具。

（3）查看灯具并确定有无故障迹象（有故障的灯具内壁上通常有碳黑层）。

（4）安装新灯具后关闭检查门。

（5）插上电源并开启仪器，在 ROI Inspector 对话框中，选择 Lamp Control Idle，通过检查门上的缝隙观察，确保灯具发光，然后单击 Done。

（6）如果灯具发光，单击 Reset Lamp Timer，然后单击 OK。如果灯具不发光，则替换的卤素灯可能有缺陷。重新更换灯具。如果再次更换灯具后仍不发光，检查仪器的保险丝是否存在故障。

（7）灯具更换完成后需执行执行感兴趣区域 （ROI）校准，背景校准，光学校准与仪器性能验证。

4. 定期清除样本模块污染　荧光污染是导致背景运行失败的常见原因，在此情况下，一个或多个反应孔会持续表现出异常的高信号，建议定期清理样本模块以帮助提高数据精度。具体操作如下。

（1）找到样本块中受污染的反应孔，务必带上无粉手套，从仪器中取出反应板和托盘支架。

（2）手动降低反应模块，关闭仪器和电源后，冷却 15 分钟。

（3）打开检查门，抬起门栓，然后将受热的护盖门推到仪器的背面。

（4）使用少量的去离子水，清洁样本块中被污染的反应孔。

①用移液管吸取少量去离子水并滴入每个受污染的反应孔中。

②抽吸并滴入反应孔中的去离子水数次，以冲洗反应孔。

③将用过的去离子水吸入废料杯中。

④使用棉花拭子，擦试每个被污染的反应孔的内壁。

⑤使用无绒布料，吸出残余的去离子水。

（5）将受热的护盖门拉到仪器的正面。抬起门栓，然后将受热的护盖门紧固到交叉杆。

（6）打开检查门，插上电源插头并开启 7500 Instrument。

（7）通过执行背景校准运行确认已消除污染。

（8）如果污染仍然存在，重复步骤 1～3 步骤，然后使用 95%乙醇溶液清洁或 10%漂白剂溶液细节样本块中受污染的反应孔。

（9）重复步骤 6～7 步骤，验证已清除掉污染物。

（三）仪器故障排除

在使用 Applied Biosystems 荧光定量 PCR 仪过程中遇到任何问题都可以在工作日 9:00～12:00 和 13:00～17:00 拨打 800－8208982（固定电话）或者 4008208982（手机）转 2 再转 2 咨询解决。

六、Bio-Rad CFX96 实时荧光定量 PCR 仪的保养维护和故障诊断与排除

（一）仪器保养维护

1. 仪器电源要求　输入电源，100～240VAC，50～60Hz。

2. 仪器放置环境要求　环境温度 15～31℃，最大相对湿度 80%（非冷凝）；室内使用，避免阳光直射；避免震动；避免多尘环境。

3. 避免污染系统　CFX 系统包含一个敏感光学传送器系统，它可在数据收集期间快速移动；还包含一个样品反应模块，它必须能够非常快速地加热和冷却。如果这些组件受到污染，则可能会影响热循环和数据收集。

要避免系统受到污染，在操作时要注意以下几个方面。

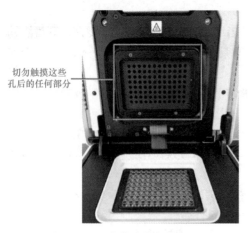

切勿触摸这些孔后的任何部分

图 1-26　内盖中的加热板孔

（1）在将任何容器置于反应模块中之前始终清洁其表面。

（2）不要在运行反应时使用敞开、松动、刺穿或损坏的封盖，因为这样可能会污染反应模块、内盖和光学系统。

（3）不要使用挥发性试剂运行 PCR 或实时 PCR 反应，这样的试剂可能会爆炸并污染反应模块、内盖和光学系统。

（4）定期清洁反应模块和内盖，以防积累污垢、危险生物材料或荧光溶液。

（5）切勿清洁或触摸内盖中加热器板孔后面的光学系统（图 1-26）。

（6）定期清洁仪器外盖和基座。

4. 光学反应模块　定期清洁一次。一旦发现碎屑、灰尘或污染，应立即使用浸湿的无毛软布清除。为了避免遭受电击，在清洁设备之前，先从热循环仪基座卸除反应模块或拔出基座。

（1）清洁外表面　使用湿布或纸巾清除溢出外壁的液体。如果需要，使用低浓度肥皂溶液，然后用湿布冲洗表面。清洁表面可以防止腐蚀。

（2）清洁散热片　使用软毛刷子或湿布清除灰尘。如果通风孔内堆积了厚厚的灰尘，使用真空吸尘器清除干净。使用水和无毛软布清除粘在散热片上的碎屑。避免刮伤表面。如果需要，使用低浓度肥皂溶液冲洗孔，以彻底清除残留物。清洁散热片可以提高样品加热和冷却的精度。

（3）清洁反应模块孔　及时清除溢出液体以避免其风干。推荐使用吸有水、浓度为 95% 的乙醇或 1:100 漂白粉稀释水溶液的一次性塑料吸管清洗，并用无毛软布或纸巾蘸水来清洁反应模块。始终用水冲洗反应模块孔多次，以清除所有残留的清洁试剂。不要使用油性物质清洁反应模块孔。

（4）清洁内盖　使用无毛软布和水清除内盖表面的碎屑和溶液。切勿使用会刮伤内盖表面的磨擦性清洁剂或粗糙材料。清洁内盖可以提高样品加热和冷却的精度。

（二）故障诊断与排除

1. 软件和设备通讯问题　可通过重新启动计算机和系统来解决。在重新启动之前需保存任何正在进行的工作。仪器配备的计算机具备足够的 RAM 和可用硬盘驱动器空间。最小 RAM 为 2GB，最小硬盘驱动器空间为 20GB。

2. 电源故障　在发生电源故障时，设备和计算机将关闭。如果电源故障时间很短，设备将继续运行扩增程序，但应用程序日志将记录电源故障。根据计算机设置以及电源关闭的时间长短，设备和软件将尝试根据扩增程序步骤继续运行。

发生电源故障时，主要有以下三种情况以及解决方法：

（1）如果扩增程序在没有读板的步骤中，则只要设备重新通电，扩增程序就会继续运行。

（2）如果扩增程序在具有读板的步骤中，则设备将等待软件重新启动并恢复通电，然后才能收集数据。这种情况下，只有在计算机未将软件关闭的前提下，扩增程序才能继续。再次启动计算机和软件后，扩增程序将继续进行。

（3）如果要在电源故障时打开反应模块上锁定的电动盖以取出样品，请按照以下步骤取出锁定板。

①通过向下推动仪器的锁定条，从仪器机箱取出反应模块。

②将模块放在桌子前端，使模块的前端伸出桌子边缘 5cm，见图 1-27。

③使用六角扳手卸下反应模块前部边缘下的两个大螺丝（位于开盖按钮的下方）。不要卸下模块前部边缘的两个小螺丝。您将听到从模块内部发出闩锁打开的声音。图 1-28 显示了应卸下的的两个大螺丝。

④推动反应模块盖以将其打开。请注意，闩锁（黑色塑料）此时已不再连接。从模块中取出样品。

⑤通过重新装回闩锁并使用大螺丝固定，即可重新安装盖子保持为打开状态的反应模块。

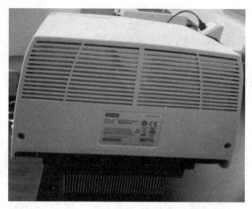

图1-27　放置光学模块以取出锁定板

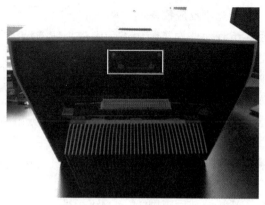

图1-28　锁定光学模块的两个螺丝

起草人：郑健　刘杰（中国食品药品检定研究院）

翁琴云（厦门市食品药品质量检验研究院）

复核人：王杰（天津市药品检验研究院）

修虹（福建省食品药品质量检验研究院）

第二章　X 射线衍射仪

X 射线衍射法的基本原理是：当单色 X 射线照射到晶态样品时，会发生衍射现象，X 光某些特定的衍射方向会加强，产生衍射信号。根据晶体对 X 射线的衍射特征：衍射线的位置、强度及数量来鉴定结晶物质的物相，可进行定性或定量分析。其中，单晶 X 射线衍射法的检测对象为一颗晶体，粉末 X 射线衍射法的检测对象为众多随机取向的微小颗粒，它们可以是晶体或者非晶体等固体样品。

产生 X 射线衍射现象的基本条件：当一束单色的 X 射线入射到取向完全任意的、晶粒数目很大的小晶体上，假设晶体中有一点阵平面满足布拉格反射条件，入射线与点阵平面构成 θ 角，其反射线与入射线的夹角则为 2θ。发生衍射的基本遵循条件即为布拉格方程式：

$$2d_{nkl} \sin\theta = n\lambda$$

式中：d_{nkl} 为衍射面间距或面网间距；θ 为布拉格角或掠射角；λ 为入射 X 射线波长。布拉格方程式推导示意图见图 2-1。

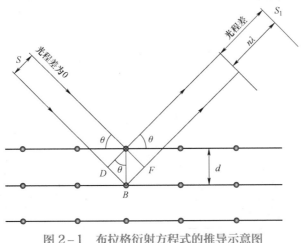

图 2-1　布拉格衍射方程式的推导示意图

该方程式的物理意义在于：规定了 X 射线在晶体内产生衍射的必要条件，只有 d_{nkl}、θ、λ 同时满足布拉格方程时，晶体才能产生衍射。如果把晶体的点阵结构看成为一组相互平行且等距离的原子平面，不管这些原子在平面上如何分布，如果衍射光束服从反射定律（反射光线在入射光线平面中，反射角等于入射角），则这组晶面所反射的 X 射线，只有当其光程差是 X 射线波长的整数倍时才相互增强，出现衍射。

第一节 粉末X射线衍射仪的结构及工作原理

一、仪器结构

粉末X射线衍射仪通常由X射线发生器、衍射测角仪、辐射探测器及控制、记录和数据处理系统等部分组成。

二、工作原理

高能电子束轰击金属靶产生的X射线，通过测角仪系统入射到样品平面上并发生衍射，衍射线信号被辐射探测器接收后转变为电信号，最后在控制、记录和数据处理系统下得到衍射图谱。图2-2和图2-3分别是测角仪系统光路图以及粉末X射线衍射仪工作原理图。

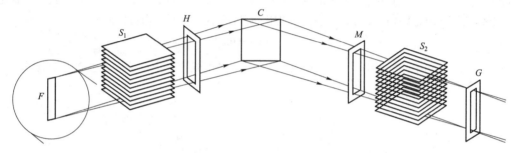

图2-2 测角仪系统光路图

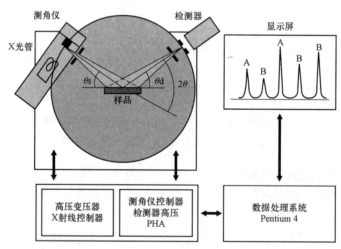

图2-3 粉末X射线衍射仪工作原理图

第二节　布鲁克公司 D2Phaser 粉末 X 射线衍射仪操作规程

一、开机

将高压发生器钥匙插入仪器背面的钥匙孔，并旋转到 45°，随后打开电源开关，启动仪器和计算机。

二、启动测量软件

双击打开 Diffrac.Measurement 软件，系统自动加载测量服务器和测量软件，输入密码或者没有密码，直接点击"OK"即可进入测量软件界面。

三、仪器初始化

在 Commander 界面上，勾上界面右上角"Edited"后的方框，然后点击蓝色勾图标"initialize all checked drives"，对所有马达进行初始化。每次开机时都需要进行初始化，仪器会自动提醒，未初始化的会显示为黄色叹号，初始化正常的会显示绿勾。

四、测量

仪器初始化后，可打开仪器前门，放入制备好的样品架，关门准备测量。随后，在软件屏幕右侧下方的菜单中进行参数设置。

1."Scan type"　选择 Coupled Two Theta/Theta（耦合扫描）。

2."Time［s］"　设置每步扫描时长。

3."2Theta［°］Start/Stop（开始/结束）"　设置样品扫描开始/结束角度。

4."2Theta［°］Increment（扫描间隔）"　设置每次扫描的角度间隔。

设置好上述参数后，点击"Start"即可开始扫描。待样品扫描结束后，点击软件屏幕左上角的"File"下"Save Result"保存文件。

五、数据分析

1. 首先开启 Diffrac.EVA 软件，输入密码，或者没有密码，直接点击"OK"即可进入数据分析软件界面。

2. 点击菜单条左上角"文件"，选择"Import from files"，导出保存的文件。

3. 在屏幕正下方对话框中，选中已导出的需要处理的文件名称，按鼠标右键，选择"工具（tools）"→"剥离 kα2（strip kα2）（去除背景）"→在弹出的对话框中点击"替换（replace）"。

4. 衍射峰处理　在生成的新的文件名上按鼠标右键，选择"工具（tools）"→"峰值检索（peak search）"→根据情况调整阈值（threshold）、宽度（width）等参数→点击"添加到附表（append）"。或者将鼠标放在需要积分的峰顶端，按鼠标右键，选择"在 2Th=……创建峰值（create peak at 2Th=…）"，即可添加衍射峰。

选中生成的峰表中的多个峰文件后，点击软件右侧的"编辑多个属性（edit multiple properties）"，随后即可在右侧菜单栏中编辑所有选中的衍射峰的信息，例如字体大小（font size）、峰的标题内容［角度（angle）、峰强度（intensity）等］、文本颜色（text color）、字体旋转方向

（caption rotation）、字体位置（caption offset）等。

5. 处理好各衍射峰后，将文件另存为".eva"格式文件。最后点击打印报告即可。

六、关机

实验完成后如需关闭仪器，在 Diffrac.Measurement 软件的 Commander 界面下，左侧 X – Ray 处，点击"off"，关闭高压 X 射线，随后将仪器背后的高压钥匙旋转到垂直桌面方向，再关闭所有软件，最后关闭电脑，当电脑屏幕上出现"it is now safe to turn off your computer"时，关闭仪器背后的电源开关。

第三节 仪器保养维护和故障诊断与排除

一、仪器保养维护

1. 仪器放置环境要求 使用工作温度：15～35℃，湿度：45%～80%；避免日光直射；避免震动；避免脏污、多尘环境。

2. 样品盘只能用纯化水清洗，自然晾干，不能超声。

3. 仪器校准每两年进行一次。

二、故障诊断与排除

安全电路重置：

当高压发生器指示灯出现"黑色锁头🔒"图标时，则说明 X 射线安全回路出错，高压发生器被锁。可尝试如下操作：

1. 打开 Diffac.Maintenance 软件，点击"get control"。

2. 选择："XRay"→"safetyBoard"。

3. 重置安全回路，点击"Reset"。

4. 弹出对话框，输入密码：password，点击"Send"。

起草人：孙煜　卢日刚（广西壮族自治区食品药品检验所）
复核人：李安平（甘肃省药品检验研究院）

第三章 　毛细管电泳仪

第一节 　原理简介

　　毛细管电泳（capillary electrophoresis，CE）是离子或荷电粒子以高压电场为驱动力，以毛细管为分离通道，依据样品中组分之间的淌度或分配系数的差异，而实现高效、快速分离的一类电泳新技术。

一、毛细管电泳的分离原理

　　当石英毛细管里充满缓冲液时，毛细管内壁上硅羟基解离释放出氢离子至溶液中使管壁带负电荷且与溶液形成双电层结构（ξ点位），在高电压作用下，双电层中的水合阳离子引起流体整体朝负极方向移动，形成电渗流（EOF）。正负离子在直流电场作用下于一定介质（溶剂）中所发生的定向运动就是电泳。由于电渗流的速度比电泳速度快，因此毛细管电泳利用电渗流可将正、负离子和中性分子一起朝一个方向移动，而正、负离子实际迁移速度是电泳速度 V_{ep} 和电渗流速度 V_{eo} 的矢量和。即：

$$V = V_{ep} + V_{eo}$$

　　因此，带正电荷粒子最先流出；中性粒子的电泳速度为"零"，故其迁移速度相当于电渗流 EOF 速度；带负电荷粒子运动方向与 EOF 方向相反，故它将在中性粒子之后流出。由于样品各组分间迁移速度不同，经过一定时间，各组分按其速度大小依次流出毛细管到达检测端进行检测，得到按时间分布的电泳谱图。根据谱峰的迁移时间进行定性分析，根据谱峰的高度或峰面积进行定量分析。

二、毛细管电泳的常见分离模式[1]

（一）毛细管区带电泳

　　毛细管区带电泳（capillary zone electrophoresis，CZE）是基于各被分离物质的净电荷与其质量比（荷质比）间的差异。CZE 是迄今应用最多的模式，应用范围包括氨基酸、肽、蛋白、离子、对映体拆分和很多其他带电物质的分离。CZE 常用介质为电解质水溶液，根据情况可加入不同有机溶剂或其他添加剂。

（二）毛细管凝胶电泳

　　毛细管凝胶电泳（capillary gel electrophoresis，CGE）是将凝胶充入毛细管中作支持物，样品中各组分不仅受电场力的作用，而且还受凝胶的尺寸排阻效应（分子筛效应）的影响，不同体积的溶质分子在起分子筛作用的凝胶中得以分离。凝胶黏性大，抗对流，能减少溶质扩散，柱效高。CGE 是分离度极高的一种电泳分离技术。常用于蛋白质、寡聚核苷酸、核糖核酸（RNA）、DNA 片段分离和测序及聚合酶链式反应（PCR）产物分析。

（三）毛细管胶束电动色谱

毛细管胶束电动色谱（micellar electrokinetic chromatography，MECC）是采用表面活性剂在运行缓冲液内形成动态胶束，利用样品各组分在水相、胶束相两相间分配行为上的差异进行分离，是色谱技术和电泳技术的结合。此模式不仅能分离带电离子，而且能分离中性分子，主要用于手性拆分、药物分析等。

（四）毛细管等电聚焦

毛细管等电聚焦（capillary isoelectric focusing，CIEF）是在毛细管内形成 pH 梯度，样品组分因其等电点的不同而分离。通常使用等电点有一定分布的同系的混合两性电解质溶液作为背景缓冲液体系。在外加电场的作用下，背景缓冲液体系的组成沿毛细管轴向发生变化，各种两性电解质按其等电点大小顺序依次排列，形成稳定的 pH 梯度。当两性样品被引入后，在电场作用下，各组分均向等于其等电点值的 pH 处移动，到达此点后因失去净电荷而停止移动从而实现分离，再通过改变电解质体系或压力驱动的方式，进行洗脱检测。CIEF 可用于测定蛋白质的等电点和电荷异质体等。

（五）毛细管等速电泳

毛细管等速电泳（capillary isotachophoresis，CITP）是一种不连续介质电泳技术。两极浸入不同的电解质溶液中，即前导和终末电解质缓冲液，记作 LE 和 TE。前导电解质中含有淌度大于样品中所有离子淌度的前导离子，尾随电解质中则含有淌度小于样品中所有离子淌度的尾随离子，样品加在两电解质的界面处，电泳达稳态后，各区带依次相随，界面清晰，以前导离子领先，尾随离子随后，分析物按淌度大小的顺序排列向一端移动。CITP 中可使用较大内径的毛细管，在微制备中很有用途，可作为柱前浓缩方法用于富集样品。

（六）毛细管电色谱

毛细管电色谱（capillary electro chromatography，CEC）是结合毛细管电泳和 HPLC 的优势发展起来的新型电分离液相色谱技术。CEC 一般采用熔硅石英毛细管柱，在柱内填充或管壁键合固定相，用高压电源（或加一定的压力）代替高压泵，以电渗流驱动流动相，溶质依据它们在两相分配系数的不同和自身电泳淌度的差异得以分离。CEC 把 CE 的高效和 HPLC 的高选择性有机结合，形成了独特的高效、微量、快速的特点。

第二节 毛细管电泳仪的结构及工作原理

一、仪器结构

毛细管电泳仪的装置（图 3-1），主要由高压电源、毛细管柱、进样系统和检测系统组成。

二、工作原理

（一）高压电源

是为毛细管电泳提供动力的模块，常用高压电源可以输出 0～30kV 的直流电压。为获得高

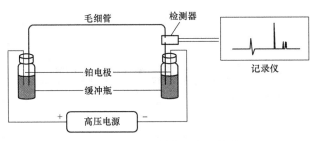

图 3-1　毛细管电泳仪器构造

重现性的迁移时间，一般对电压稳定性要求较高，其波动范围不超过 ±0.1%。现在商用仪器在向全自动、智能化、多模式发展，许多商用仪器的高压电源模块可以切换极性，甚至一些仪器自带双极性电源。毛细管电泳对电极要求较高，要求电极具有优良的导电性，不与缓冲溶液及待分离物质发生反应，且在空气中保持其化学稳定性不易被氧化，一般采用铂丝电极即可满足上述要求。铂丝电极应用范围十分广泛，可检测离子样品、中性物质及生物样品等，一般在使用完毕以后用去离子水冲洗即可。

（二）毛细管柱

是物质分离的场所，理想的毛细管柱应该是具有优良的化学稳定性和电学惰性，能够透过可见–紫外光，强度高柔韧性好。目前最主流最常用的是石英毛细管，价格经济实惠且耐用。常用石英毛细管为增加其强度，在其外壁上涂有一层聚酰亚胺保护层。毛细管内径通常为 10～100μm，外径为 350～400μm。

（三）检测器

是毛细管电泳仪的核心，检测器灵敏度的好坏往往决定着检测效果的成败。目前，毛细管电泳仪上常用的检测有紫外检测器、激光诱导荧光检测器和电化学检测器。由于很多有机物质和生物大分子在 210nm 左右有紫外吸收，使得紫外检测是目前商用电泳仪中使用最广泛的检测器。紫外检测器结构简单，操作方便，配合二极管阵列检测器（ photo-diode array detector，DAD ）还可得到有关组分的光谱信息[2]。

第三节　安捷伦 7100 毛细管电泳仪操作规程

一、开机前检查

补液瓶已安装拧紧并固定，毛细管卡盒已插入仪器、卡盒锁关闭，托盘锁关闭、开机前无需向托盘内装载样品瓶。

二、打开工作站

1. 开关在仪器左前面板上，打开开关，风扇和泵开始工作；仪器自动初始化，状态 LED 灯：绿色为工作中；黄色为未就绪；红色为出错；状态 LED 灯灭掉表示已就绪。

2. 打开电脑和安捷伦化学工作站，安装版本有 Chemstation 或 Open LAB，双击"7100CE（联机）"或 "Open LAB CDS"即可启动软件。

3. 点击"联机（Launch）"→选择"从仪器调用的新方法（New method from instrument）"，见图 3-2。

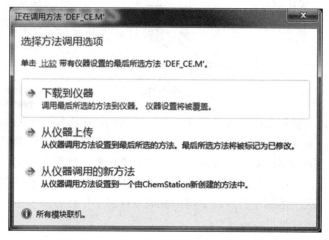

图 3-2

开启软件，仪器控制界面见图 3-3。仪器控制界面包括"DAD 检测器条件""CE 电泳条件""样品视图（Sampling Diagram）"和"序列（Sequence）"等四个模块，可以在每个模块点击鼠标右键单独进行某个模块的参数设置。

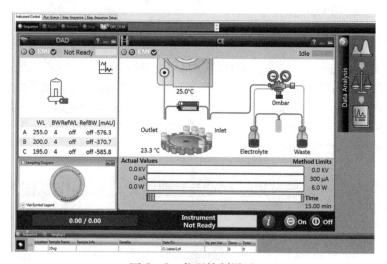

图 3-3 仪器控制界面

在 DAD 模块，点击左上角绿色按钮，打开 UV 灯，等待约 3 分钟，软件上显示灯绿，仪器上灯灭，表示"就绪"，为了得到更好的实验结果，建议 UV 等预热 15 分钟后再进行进样分析。

三、建立方法

1. 增加毛细管柱信息　点击"仪器（Instrument）"→"毛细管（Capillaries）"，即可输入毛细管柱信息，包括"毛细管柱说明（Description）""序列号（Cap Seria）""生产批号（Products）"

"总长度（Length）""有效长度（eff Length）"等，已有信息的毛细管柱可在"已安装（Installed）"菜单项下选择"是（Yes）"，此信息将发送到数据文件中，打印报告可显示毛细管柱信息。

2. 样品位置命名　点击"仪器（Instrument）"→"系统样品瓶表（System Vialtable）"，编辑系统样品瓶表。在编辑方法前最好先编辑好样品表，通常使用的位置如表 3-1 所示。

表 3-1　样品位置表

位置	名称	用途
1	氢氧化钠溶液	碱液用于清洗毛细管
2	超纯水	清洗用
3	空瓶	收集废液
4	缓冲液	入口电极
5	缓冲液	出口电极
6	缓冲液	冲洗毛细管专用
7~48	样品瓶	进样分析
49、50	/	尽量不放样品瓶，否则仪器初始化不通过

3. 编辑方法参数　选择菜单"方法（Method）"→"编辑完整方法（Edit Entire Method）"，见图 3-4。

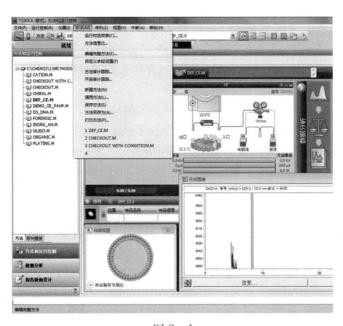

图 3-4

→勾选"方法信息（Method information）""仪器/采集（Instrument/Acquisition）"和"运行时选项表（Run time checklist）"→点击"OK"确定，输入方法注释（Method comments），点击"OK"确定。

4. 设置 DAD 方法　"波长（Wavelength）"可以设定的范围是 190～600nm，可以同时设置 8 个样品波长（Signal A～H）和 8 个"带宽（Band width）"；"参比波长（Reference Wavelength）"和"参比带宽（Reference Bandwidth）"可根据需要设置。一般要求样品的检测波长设在化合物吸收光谱的最大吸收波长处，且大于溶剂的截止波长 20nm 以上。参比波长应设在样品没有吸收处，且越靠近样品的最大吸收越好。见图 3-5。

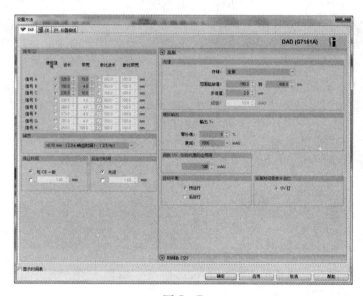

图 3-5

"峰宽（Peakwidth）"的设定影响了电泳图的数据采集频率，峰宽应略小于电泳图上最窄的电泳峰的半峰宽，一般保持缺省值即可。

"停止时间（Stoptime）"，保持"与 CE 相同"或单独设定具体时间。"后运行时间（posttime）"一般保持"关闭（off）"。

"光谱（Spectrum）"→"存储（Store）"→定义了在勾选信号上提取并保存光谱的点。模式有："无（None）""顶点（Apex）""顶点+基线（Apex+Baselines）""顶点+曲线（Apex+Slopes）""顶点+曲线+基线（Apex+Slopes+Baselines）""峰中的全部（All in Peak）""每隔一条光谱（Every 2nd Spectrum）"及"全部（All）"。建议选择"全部（All）"模式。

"范围（Range）"→定义光谱存储的波长范围。从 190～600nm。其他设定保持默认值即可。

5. 设置 CE 方法　"样品瓶（Vials）"→"入口位置（Inlet Home）"与"出口位置（Outlet Home）"可以选择"1 号～48 号"，也可以选择"user1～10"，但是必须是放置运行缓冲液的瓶号。通常默认入口位置是 4 号，出口位置是 5 号。如果需要大批量运行序列，一般进样 4～5 次后，必须更换新的运行缓冲液，那么可以将"入口位置"与"出口位置"设置成"user1～10"，并在序列表中输入 user 相对应的瓶号。需要时也可以使用"补充（Preconditioning）"功能。

"支架盒温度（Cassette Temperature）"→可被设置为"不控制（Not controlled）"或在某设定值。此设定值必须在该仪器规定温度范围之内，一般是 4～60℃，默认值是 25℃，最低适合温度为低于环境温度 10℃。

"高压系统（High Voltage System）"→点击"启用高压（Enable High Voltage）"→"电压（Voltage）""电流（Current）"和"功率（Power）"都与毛细管/缓冲液的电阻有关，这三个数值

都可以单独设置。一般电压设定为"0"，然后在"时间表（Timetable）"设定时间为"0.2"分钟，"参数（Parameter）"为需要设定的电压（可输入负值表示负电压）。这种方式表示在 0.2 分钟内将电压由 0 升至所需电压，避免样品在突然的高压下受到场强的影响而发生变化，例如蛋白质样品。一般"电流（Current）"设定为 300μA，"功率（Power）"为 6.0W，两者均为系统的限值。

"停止时间（Stoptime）"→定义了在什么时间 CE 停止分析，也被称为分析运行时间。它不包括补充、预平衡、进样和后平衡的时间。停止时间过去后，系统从运行状态改变到后平衡或后运行，然后到就绪状态。停止时间限制在 0.01 到 99999.00 分钟之内，默认的停止时间是"与进样器一致/无限制（As Injection/No Limit）"。

"后运行时间（posttime）"→通常用于平衡，默认设置为"关闭（off）"。

"补充（Replenishment）"→Agilent CE7100 可以在分析中自动更新入口电极，出口电极位置小瓶中的缓冲液，以保证最佳的迁移时间（MT）重现性。补充系统可以自动倒空并用外部缓冲液瓶中的新缓冲液重新充满样品盘上的缓冲液瓶。分有"并行（Parallel）"与"序列（Serial）"两种方式。使用"并行（Parallel）"补充，由于补充和预平衡可在同一时间内完成，所以可以减少分析总时间。但是使用此功能时，请确保瓶子在平衡的过程中，没有被补充，否则两个行动会引起冲突。使用"序列（Serial）"补充，则会按照时间表中的先后顺序来执行。在"参数（Parameter）"的下拉菜单下输入需要更换的瓶号和需要补液的高度，并可添加多个补充的函数。

"预调节（Preconditioning）"→可活化、清洗和平衡毛细管柱。新的毛细管柱一般先用 1mol/L NaOH 冲洗 30 分钟，再用水冲洗 10 分钟，然后用缓冲液平衡 10 分钟后再进行样品分析。如果是已经平衡好的毛细管可酌情调减步骤和时间，以提高分析的效率，见图 3-6。

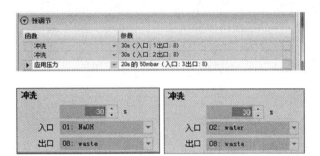

图 3-6

"进样（Injection）"压力进样，设置压力和时间来控制进样量；电压进样，设置电压和时间来控制进样量→"压力进样（Apply Pressure）"→默认值为"50mbar"→进样时间可以自行选择，一般为"5s"→"入口（Inlet）"设置样品瓶的具体位置（单针进样）或设为"进样瓶（Injection Vail）"（序列进样），"出口（Outlet）"位置选择"运行缓冲液的出口瓶（Outlet Home Vial）"，见图 3-7。

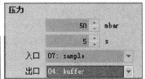

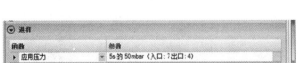

图 3-7

"时间表"设置运行电压,建议在 0.2～1 分钟之内,让电压升到工作所需电压,见图 3-8。

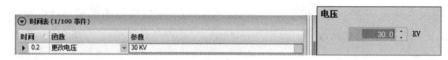

图 3-8

"后调节(Postconditioning)"→可以在分析结束后选择清洗溶液冲洗毛细管,将毛细管保存在适宜的条件下或者吹干,见图 3-9。

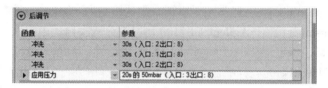

图 3-9

以上的 DAD 与 CE 方法编辑完成之后,从"方法(Method)"菜单选择"保存方法(Save Method)"或"方法另存为(Save Method As)",也可从保存方法的快捷工具图标保存方法。

四、样品准备

准备缓冲液和小瓶,按照编辑好的方法位置来放置缓冲液瓶子,所有溶液可以选择过滤或者高速离心减少缓冲液中颗粒物;样品瓶中的装样量不以体积来衡量,而是以高度来衡量的,一般在 10～18mm 之间。样品瓶盖可以多次使用,但必须确保不漏气。如果样品分析完成后,取出样品瓶时,其瓶盖上有液体,则说明瓶盖不能保证密封,必须更换新的。使用漏气的瓶盖可能导致缓冲液外溢至预开口器、电极上,并结晶,引起腐蚀,引发短路,导致仪器无法使用。

五、运行控制

可以单针运行或按序列运行:

1. 单针运行 "运行控制(Run Control)"菜单→"样品信息(Sample Info)"→设置"文件保存路径(Data file)""样品位置(Vial/Location)""样品名称(Sample name)"等→点击"运行方法(Run Method)",即可运行,见图 3-10。

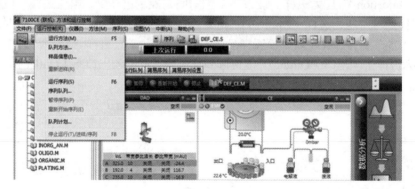

图 3-10

2. 多针运行 点击"序列（Sequence）"下拉菜单→选择"序列参数（Sequence Parameters）"
→设置"文件保存路径（Data file Path）""样品命名类型（Name Pattern）"和"操作者姓名（Operator Name）"等序列参数，见图 3 – 11。

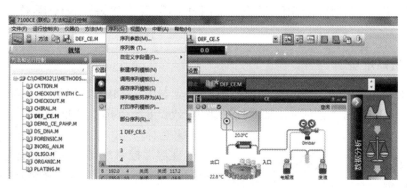

图 3 – 11

设定序列表：点击"序列（Sequence）"菜单→"序列表（Sequence Table）"→设置"样品位置（Sample Location）"→"样品名称（Sample name）"→选择"仪器方法（Method Name）"→输入"进样次数（Inj/Loc）"→"样品类型（Sample Type）"→确定无误后点击"确定（OK）"→点击"运行方法（Run Method）"→"运行序列（Run Sequence）"，或者点击运行方法的快捷键来开始运行，点击 F5 快捷键也可以开始运行样品。如果序列中需要更换运行缓冲液，则需要 User 项下输入具体的缓冲液入口与出口的位置。

六、数据分析方法编辑

1. 调用数据文件 点击"7100CE［脱机（Launch offline）］"→点击"文件（File）"下拉菜单→"调用信号（Load Details）"→选中数据文件名→点击"OK"确定，调出数据。可在"调用信号（Load Details）"对话框里的"信号细节（Signal Details）"中选择所调用方法中设定的某个波长下的数据文件，如果不设定信号细节，则将调出全部数据，包括电流值与电压值。

选择"文件（File）"→"重叠信号（Overlay Signal）"，可以在同一个窗口中调用多个文件。

2. 积分参数优化 点击"积分（Integration）"下拉菜单→"积分事件（Integration Events）"打开积分事件表，进行积分参数的修改及设置，可将积分事件保存到方法中。

七、报告

处理好数据文件后，点击"报告（Report）"下拉菜单→"设定报告（Specify Report）"→"选择经典报告（Use Classic Report）"→在"报告格式（Report style）"下拉菜单中选择报告类型。

点击"报告（Report）"→"查看报告文件（View Report File）"，可以查看当前数据的报告文件，并且可以将报告文件保存为 PDF 格式的文件或是直接点击打印快捷键，将报告打印成纸质文件。

八、实验结束

1. 关机前应确保已对毛细管进行冲洗和吹干操作，以免引起毛细管柱的堵塞。

2. 确保电极两端的样品均已降至样品盘。

3. 依次关闭工作站，仪器电源，关闭电脑。

第四节 SCIEX CESI 8000 PLUS 毛细管电泳仪操作规程

一、上机前准备

1. 卡盒预装 毛细管卡盒是毛细管的保存、固定装置。SCIEX 可提供已安装毛细管的预装毛细管卡盒，毛细管的规格为 30/20cm（总长度/有效长度），内径为 50μm，如图 3-12 所示。

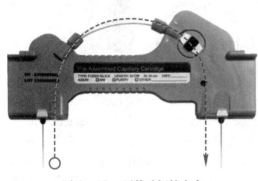

图 3-12 预装毛细管卡盒

图中红色标注是冷凝液在冷凝管中的流动方向，液体柱温温控系统可以有效保证电泳过程中毛细管的温度，从而得到良好的数据重现性。若需要开放式优化电泳条件，也可以根据不同的毛细管长度更换冷凝管，再进行毛细管的更换安装。

2. 更换检测器 根据不同的检测目的，可以选用紫外（UV）、二极管阵列（DAD/PDA）或者激光诱导荧光（LIF）检测器。每个检测器均为模块化，必须在关机状态下，进行检测器的拆卸和安装。

二、仪器运行

1. 启动程序 启动电脑后，打开"32karat 软件"，选用相应检测器模块的仪器图标（以 UV 检测器为例），双击进行 CESI 8000 Plus 仪器的启动。等待仪器自检完毕，选择"Control"→"Direct Control"→"View"，或直接点击图标打开控制界面，打开后会显示仪器为"Idle"状态，并可以进行热点击操作仪器，如图 3-13 所示。

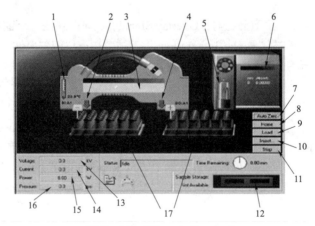

图 3-13 Direct Control

对于"Direct Control"上每一个热点击的注释，见表 3-2。

表3-2　Direct Control上热点击的注释

序号	注释	序号	注释
1	毛细管温度	10	进样对话框
2	托盘上/下	11	停止当前步骤
3	标签对话框	12	样品存储温度
4	托盘上/下	13	电压对话框
5	灯开关	14	电流对话框
6	检测器对话框	15	功率对话框
7	调零	16	压力对话框
8	托盘回到原始位置	17	瓶位置对话框
9	托盘到装载位置		

2. 方法编辑　点击"File"→"Method"→"Method Wizard"→"Create a New Method"，弹出"Instrument Setup"界面，进行运行方法的设置。

"Instrument Setup"界面分为三个选项卡，分别是"Initial Conditions""UV Detector Initial Conditions""Time Program"。

根据实验情况和仪器中缓冲液盘、样品盘的摆放在"Initial Conditions"中设置"Temperature-Cartridge""Sample Storage"和"Inlet Tray"/"Outlet Tray"。在"UV Detector Initial Conditions"选项卡中选择检测波长和检测频率。

在"Time Program"选项卡中进行运行程序的设置，通常情况下，毛细管电泳为冲洗毛细管、填充背景电解质、进样和分离等步骤的循环。其中冲洗毛细管和填充背景电解质同为"Event"中的"Rinse…"。在"Event"下拉菜单中选择相应的"Rinse""Inject""Separate"等步骤。

选择"Rinse"，在弹出的对话框中设置"Pressure"和"Duration"的数值，并点击"Trays…"选择两边缓冲液盘上小瓶的位置，此步骤可以设置毛细管清洗液和背景电解质的冲洗。

选择"Inject"，在弹出的对话框中设置"Inject Type""Pressure"和"Duration"的数值和进样品/出口瓶的位置，如果使用电压进行，出口端必须设置在装有背景电解质的小瓶中。

选择"Separate"，在弹出的对话框中选择"Voltage""Duration"的数值和缓冲液盘上小瓶的位置，并要勾选"Attime"，表明在此时刻开始记录图谱。

编辑完后，简单的电泳程序及可以进行保存，点击"File"→"Method"→"Save"进行方法的保存。

3. 样品盘与缓冲液盘　CESI 8000 Plus型毛细管电泳仪共有两块36孔缓冲液盘，两块48孔样品盘，可以进行多排试剂和样品的摆放。根据方法中"Time Program"中小瓶位置的设置进行试剂和样品的摆放，样品量如果体积较少，可以利用200μl微量内插管，再填充到小瓶中。如果样品量极少，可以选用1~5μl样品量适用的NanoVial样品瓶。

4. 单针运行　从菜单选择"Control"→"Single Run"或点击绿色箭头图标打开单针运行对话框，填写："Sample ID""Method"和"Data file"。数据文件将保存在数据路径指定的目录下。"Sample ID"用于内部标识样品，此标识将在以后的报告中自动出现。可以点击打开文件夹图标选择正确的方法。"Data Path"数据存储路径和方法的选择一样，不过选择的是文件夹而不是文件。"Data file"数据文件名格式可在方框中直接输入。但不能与数据路径中的文件重名，如果这样，方法将不会运行。其他的项目在方法运行中无需输入。

至此点击"Start"，系统会先检查方法是否和仪器设置相符，然后将方法传输到 CESI 8000 Plus 主机，经仪器自检，然后再执行方法。

5. 序列运行 从"File"→"Sequence"→"Open"中打开使用的序列文件，对于序列表可以进行添加、删除、更改方法/进样瓶/样品名等操作，确认序列表无误后，检查仪器的状态和试剂、样品的摆放。

在仪器窗口的工具栏上点击绿色的双箭头打开序列运行对话框，点击打开文件夹图标选择刚确认的序列表，确认输入无误后点击"Start"运行序列表。系统运行时会检查方法的设置，如果有错误则会出现相应的信息，自动停止运行序列表，在改正错误后需要重新运行。

三、数据分析

选择"File"→"Data"→"Open"，打开需要处理的数据，并选择相应的方法文件。在电泳图上单击鼠标右键并选择"Annotations"，出现对话框，对话框中选择的注解项目将在电泳图中显示。单击左面的"Peak#"（峰号）、"Area"（面积）、"Migration Time"（迁移时间）和绿色的箭头将它们加入到右面。选中"Baseline"（基线）和"Show undetected Peaks"（显示未检测峰），点击"OK"（其中一些项目将在积分后才显示）。

其中，"Theoretical Plate""Resolutio"等带有《美国药典》（USP）等多种计算方法的参数，需要在"Method"→"Advance"→"capillary"→"performance"中，选择"calculate performance parameters for this channel"，选中"USP"，再点击"Analyze"即可显示。

"Plate"/"meter"和"Correct Area"等需要毛细管长度来计算的参数，需要在"Method"→"Advance"→"capillary"→"performance"中，填写毛细管的有效长度和总长度。再"Analyze"即可显示"Theoretical plate"等参数。

积分处理是为了正确计算峰面积，从而计算出待测组分的含量。其中的几个要点是峰的积分开始和结束，基线的形状和位置，如果峰未能完全分离，还需决定怎样分割两峰的面积。

请注意"Insert into Integration Events table"和"Insert into Manual Integration Fixes table"这两者有很大的差别，选择前者，峰宽参数值会成为方法的一部分，会对任何以该方法积分的数据起作用；而后者则称为数据文件的一部分，仅对该数据目前分析起作用。系统把自动积分参数保存在方法中，手动积分参数保存在数据中。自动积分中常用"width""threshold""shoulder sensitivity""integration off"四个选项进行图谱的积分，如选用手动积分可使用工具栏中的项目。

四、报告生成

32 Karat Software 有强大的报告编辑工具，可以将数据和结果输出到其他软件，也能通过复制和粘贴将电泳图和其他信息直接为其他软件所用，例如 Word。

1. Review Report 预览报告 从菜单条选择"Reports"→"View"打开下面的预定义报告菜单。在此菜单下，不能更改报告的格式。

2. 建立自定义报告的方法 从"Method"菜单选择"Custom Report"（自定义报告）打开一个空白的窗口。系统有许多预定义的模板，可以在此基础上进行编辑修改。从方法案单选择"Report Template"→"Open"→"Area％.srp"，打开面积百分比报告模板。数据图谱属性对话框，在电泳图上双击鼠标打开图谱属性对话框。可以选择加入任何需要的数据图谱，并对显示格式进行调整。

图谱下面是峰的参数表格，在顶栏点击鼠标右键选择"Change Parameter"。加入"Quality"参数，将其小数位数改为 1，栏目标题改为"Bases"，点击"OK"。右键点击表格选择"Report Properties"，若不需要"Height"和"Height％"，可以将他们从右面移到左面，点击"OK"，保存方法，新的报告格式就成为方法内的部分。

3. 将报告保存为模板　为了可以在其他方法中使用该报告，我们可将其存为模板。从"File"菜单选择"Report Template"→"Save As"，输入"Quality"作为文件名，默认的扩展名为"*.rep"。选择"File"→"New Method"，打开"Custom Report"→"File menu"选择"Report Template"→"Open"，打开"Quality.rep"，将方法保存，它将以"Quality.rep"作为默认的"Custom Report"。

五、实验结束

仪器使用完毕后需要进行关机操作，关机之前需要用去离子水冲洗毛细管，然后取出毛细管卡盒，和缓冲液盘、样品盘上的试剂盒样品。在仪器处于 Load 状态进行关机，再关闭软件和电脑。

第五节　仪器保养维护和故障诊断与排除

一、仪器保养与维护[3]

（一）保养

1. 定期清洁制冷槽　用制冷清洁压力器尽可能的取尽其中的液体，用羊毛刷刷净槽内。

2. 压缩机托盘的清洁　在毛细管电泳仪设备的底部有一个托盘，它收集来自制冷器的废液，每周应检查是否已满，尤其是在潮湿的情况下需进行检查，如果内部有水，用容器在下部接住，并按下托盘右边的按钮。

3. 卡槽的清洁　松开固定卡槽前方的螺丝，用羊毛刷和蒸馏水清洁卡槽，然后用干净的刷子将其擦干，如果条件许可，可以用异丙醇、甲醇或者乙醇代替水进行清洁，这样保存的时间较长。

4. 压力电极的清洁毛细管电泳仪　吸入端电极的清理非常重要，利用甲醇、异丙醇或者乙醇清洁内部及其顶端。在电极内部小孔的顶部涂上一层薄薄的润滑油进行有效的防护。压力电极底部边缘的两个小孔需要用羊毛刷和水每个月进行清洁。

5. 毛细管卡槽的清洁　每次毛细管电泳仪使用完毕之后，应该将毛细管用清洗液、蒸馏水冲洗，然后用氮气吹干。

6. 托盘的清洁　托盘内的小槽可能由于电泳液的溢出而受到污染，应采用温水以及性能较为温和的去污剂浸泡，然后用蒸馏水冲洗干净，晾干，然后再安装好。经常使用的小槽应重点清理。

7. 制冷器的更换及灌注　毛细管电泳仪在常规的使用中，制冷储备槽应当经常检查和补充水量。水量应控制在槽内壁两条线之间，每周加入 1～2ml 的甲醇以防止细菌的滋长。

8. 电极、预打孔器和绝缘板的清洁　当电极、预打孔器和绝缘板有盐颗粒沉积，利用水、乙醇等试剂清洗电极、预打孔器和绝缘板。也可以把电极和预打孔器放入纯水中超声 10 分钟。当不同实验体系间进行切换时，也建议清洗电极和预打孔器，防止不同缓冲液之间的交叉污染。

9. 电极、预打孔器垂直度观察 当发现电极和预打孔器有明显弯曲时候，应当及时更换。

10. 准直接口清理 当有毛细管碎片或者盐分残留在准直接口里，应当用水超声清洗晾干或者用空气吹出异物。

11. 更换空气滤膜 如果系统达不到设定压力或者空气比较脏，应当更换空气滤膜。建议每 3 个月更换一次。

（二）维护

1. 毛细管如果存放一段时间后，窗口积灰，建议用异丙醇润湿无纺布进行擦拭。未涂层的毛细管长时间不用，要先用水清洗，再用空气吹干。

2. 长期不用的试剂不建议存在样品转盘里，防止强酸强碱在密闭环境中对仪器腐蚀和仪器内湿度增加。

3. 长期不用的毛细管不建议装在仪器里，应当按照毛细管冲洗标准冲洗后保存起来。

4. 毛细管电泳仪要注意防尘和防潮。

5. 长时间不使用毛细管电泳仪，在停机之前必须使样品及缓冲溶液托盘处于 Load 状态。

二、仪器故障诊断与排除[4]

1. 电源开启后无反应 原因可能是没接电源、保险丝断了、自动进样盘放置不当，需检查电源、更换保险丝、重新放置自动进样盘，然后按"Reset"键。

2. 基线漂移 不充分，通常开机后半个小时开始进样；柱子未改性，改性时或改性后没有充分老化，若采用未改性柱需先用 NaOH 清洗内壁，若采用改性柱则需要进行适当的老化；有样品吸附在内可能是预热壁需采用酸性缓冲液冲洗柱子。

3. 电流不稳或电流指示远低于正常值，但电压值正常 可能是毛细管堵塞，需把毛细管插到溶液中，或接到高压气上吹开，同时要检查缓冲液和样品溶液确保其中没有微粒；可能是缓冲液液面偏低毛细管和液面没有接触，需要将缓冲液加到一定高度。

4. 电流指示过高 可能是柱过热，需要检查冷却系统。

5. 电流指示不断变化 可能是毛细管内有小气泡，需要重新注入缓冲液。

6. 电流突然降低 有可能是较大气泡进入毛细管引起断流，应当用缓冲液冲洗毛细管；也有可能是毛细管断裂，更换新的毛细管。

7. 噪声过大 可能是放电或柱系统漏电，可采用直接在高压下测基线，如果噪声消失，说明是柱系统的问题，需要清洗；可能是毛细管柱或电极损坏或氘灯能量不足，则需要更换；可能毛细管窗口开的不干净，重新开窗口；可能是毛细管柱光学窗口被污染需要清洗；可能是窗口没有和准直接口中心对齐，重新安装毛细管。

8. 基线有尖锐小峰 可能是放电问题，需做电器诊断，清洗或更换相关部件。

9. 压力进样故障 可能是气源问题，需检查压力表，检查气源与仪器的连接，若都没有问题则可能是气压不足或加压密封磨损，需更换；可能是毛细管断裂，需更换。

10. 进样重复性差 原因可能有进样时间太短、毛细管壁有吸附、缓冲液离子强度不恒定、样品黏度不一致、缓冲液用完了，需逐一排除。

11. 不出峰 原因可能是极性设置错误，样品没有通过检测窗口、波长设置错误、样品变性、样品浓度太低、没有进样等问题，需逐一排除故障。

12. 峰迁移重复性差　原因有可能温度变化使黏度和电渗改变，需检查毛细管恒温装置，使之正常工作；毛细管壁的吸附改变电渗，需对柱子进行老化，或平衡更长时间；可能是缓冲液缓冲能力不足，建议一定进样次数后更换新的缓冲液；由于使用较高或较低 pH 下老化毛细管柱，或使用过低或过高的 pH 的缓冲液，需避免 pH 差异，平衡足够时间；尽量采用同一批号的毛细管柱；电压变化使迁移时间改变是仪器故障，需找厂家维修。

13. 漏液报错　首先立即关闭仪器电源开关，拔掉仪器插头，检查漏液来源，可能是缓冲液补充瓶溅入，也可能是冷凝水造成，如果未知原因造成漏液报错，请联系仪器厂家。

14. 泄露电流产生　可能由毛细管断裂产生，及时更换清理断裂的毛细管。也有可能是缓冲液中气泡造成，建议对电泳缓冲液脱气后再使用。另外，如果是环境湿度过高引起的，应当采取措施降低环境湿度。

15. 样品瓶或者缓冲液瓶中有气泡　用移液枪从瓶底缓慢的打入样品或者缓冲液，然后观察是否有气泡，如果仍然有气泡存在，轻弹管壁使得气泡释放后再进行试验。

16. 电流突然降低　有可能是较大气泡进入毛细管引起断流，应当用缓冲液冲洗毛细管。也有可能是毛细管断裂，更换新的毛细管。

参考文献

［1］罗国安，王义明. 毛细管电泳的原理及应用（第一讲）毛细管电泳简介［J］. 色谱，1995，13（4）：254－256.

［2］罗国安，王义明. 毛细管电泳的原理及应用（第二讲）毛细管电泳的原理及应用［J］. 色谱，1995，13（6）：437－440.

［3］林秉承. 细管电泳导论［M］. 北京：科学出版社，1996：244－248.

［4］高贵，韩四平，王智，等. P/ACEMDQ 毛细管电泳仪的正确使用与维护［J］. 现代科学仪器，2002，（6）：62－64.

起草人：朱俐　尹利辉（中国食品药品检定研究院）
　　　　李丹凤　卢日刚（广西壮族自治区食品药品检验所）
　　　　张彪　尚柯（成都市食品药品检验研究院）
复核人：赵瑜（中国食品药品检定研究院）
　　　　王亚丽（甘肃省药品检验研究院）
　　　　李炎　林涛（四川省食品药品检验检测院）

第四章 气相色谱仪（含各类检测器）

气相色谱法系采用气体为流动相（载气）流经装有填充剂的色谱柱进行分离测定的色谱方法。物质或其衍生物气化后，被载气带入色谱柱进行分离，各组分先后进入检测器，用数据处理系统记录色谱信号。

第一节 气相色谱仪结构及工作原理

一、仪器结构

气相色谱仪由气路系统、进样系统、柱分离系统、检测系统和数据采集系统等部分组成。如图 4-1 所示为气相色谱仪示意图。

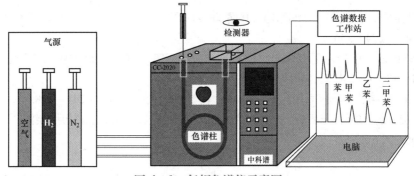

图 4-1 气相色谱仪示意图

二、工作原理

（一）仪器工作原理

载气经过流量调节阀稳流和转子流量计检测流量后到样品气化室，待分析样品在气化室气化后被惰性气体（即载体，一般是氮气、氦气等）带入色谱柱，由于样品中各组分的沸点、极性或吸附性能不同，经分离后依次进入检测器，检测器给出的信号经放大后由记录仪记录下样品的色谱图。图 4-2 和图 4-3 分别是气相色谱仪工作示意及分离原理图。

（二）检测器原理

1. 火焰电离检测器 有机化合物的燃烧过程将产生离子，在电极之间的极化电压作用下，这些离子移动到火焰附近的收集器。静电计放大器将会感测所产生的电离电流并将它转换为适当的输出信号。

2. 氮磷检测器 热离子源在稀释的氢气/空气环境中电力加热，可在源的周围产生一层热化学反应气体。当含有氮或磷原子的化合物冲击此热源时，将形成电负分解产物，并通过热离子源提取的电子进行离子化。然后，将通过静电计放大器收集和检测负离子。

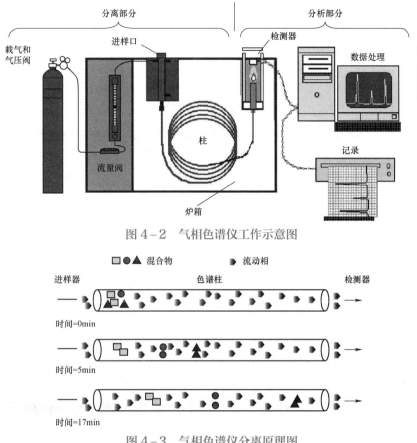

图4-2　气相色谱仪工作示意图

图4-3　气相色谱仪分离原理图

3. 热导检测器　热导检测器对于任何具有热导的化合物都很敏感，除了载气。检测器的响应将取决于化合物从色谱柱洗脱时，纯载体通过检测器灯丝时的热导变化。

4. 电子俘获检测器　根据俘获分子的自由电子气相吸收光谱原理操作。

第二节　赛默飞公司气相色谱仪操作规程

一、色谱柱的安装与开机

（一）色谱柱的安装

按照具体实验方法，选择合适的进样口和检测器。进口端安装顺序：带上橡胶手套，取出红色垫片、螺帽、石墨垫依次套入毛细管，毛细管插入进样端（分流进样留出 10mm，不分流进样留出 5mm），拧紧螺丝；出口端（接入检测器），烧杯中倒入少量丙酮，将出口端插入丙酮，检测是否有载气流出，然后将螺帽、石墨垫依次穿入毛细管柱，用丙酮润湿的滤纸将毛细管柱前端擦拭干净，将毛细管柱接入检测器至顶，拧上螺丝（不可拧紧），将柱子抽回约 2mm，拧紧螺丝。

（二）开机

1. 依次打开氢气、氮气、空气气源，控制氮气压力在 0.5～0.6MPa。

2. 打开 UPS 电源。

3. 打开气相主机电源、自动进样器。

4. 打开电脑，双击桌面上的"Chromeleon"软件，连接仪器，进入 Chromeleom Console 界面，如图 4-4 所示。

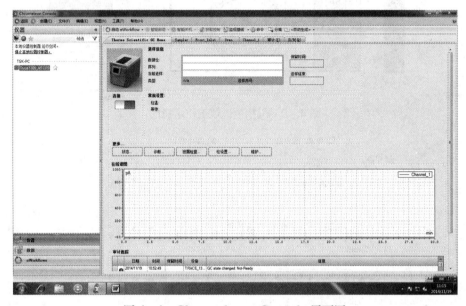

图 4-4 Chromeleom Console 界面图

在该界面下依次有"Thermo Scientific GC Home""Sample""Front-Inlet""Oven""Channel-1""审计（I）""队列（Q）"；根据要求依次在各界面下设置相关参数。

5. 在"Thermo Scientific GC Home"下分别有："状态""诊断""泄漏检查""柱设置"及"维护"五个模块，将实验所用参数分别在各项下进行设置。仪器出现各种故障后，会发生"嘀嘀嘀"的报警声，此时打开"诊断"，查看"错误"信息，找到故障点。

6. 在"Sample"界面下，点击"进样器状态"至绿色，连机成功。

7. 在"Oven"界面设置"初始温度"。

8. 在"Channel-1"界面下，打开氢气、空气、尾吹气，并设定相应的值依次为 35.0ml·min^{-1}、350.0ml·min^{-1}、40.0ml·min^{-1}；待设定温度达到后开始"点火"，即将"点火"开关打开，仪器开始点火。

9. 在"审计"界面显示"工作状态"。

二、方法编辑和进样

（一）仪器方法编辑

1. 打开创建方法窗口 在左侧导航图中选择"仪器"。在上面的工作栏中的"创建"中，选择"仪器方法"。界面如图 4-5 所示。

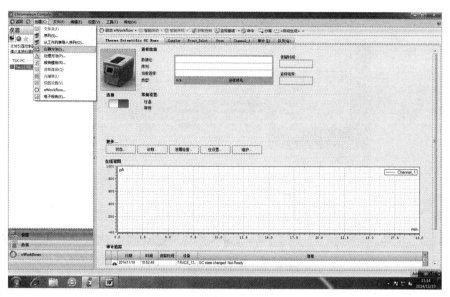

图 4-5　创建仪器方法界面图

2. 设置分析时间　点击后进入以下界面，此页面是粗略的一个分析时间，直接点下一步进入烘箱设置界面，如图 4-6 所示。

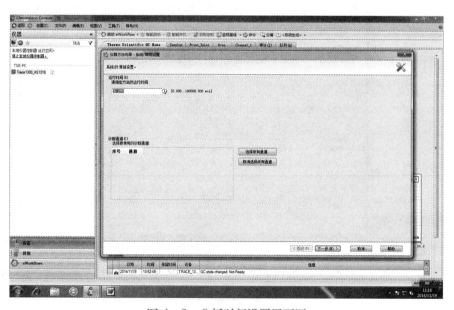

图 4-6　分析时间设置界面图

3. 设置柱温箱　点击"+"添加阶乘。后边几个参数分别为烘箱最高温度、后运行时间、平衡时间等，以具体情况可以更改。如图 4-7 所示。

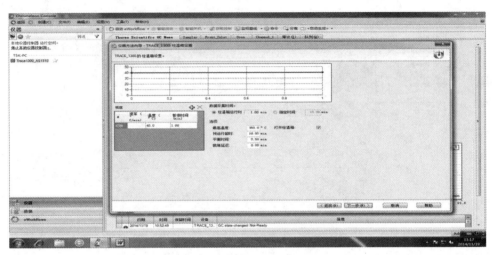

图 4-7　柱温箱设置界面图

点击下一步进入进样清洗设置，如图 4-8 所示。

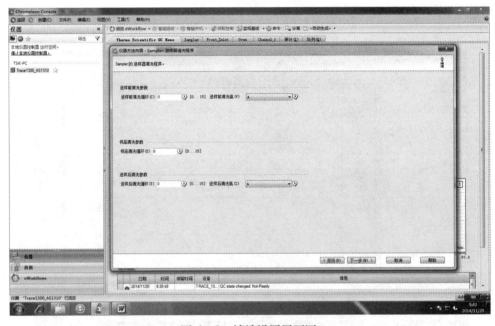

图 4-8　清洗设置界面图

4. 设置进样口 S/SL　S/SL 模式为"分流"或"不分流"模式；载气模式一般选择"恒流模式"；下面的参数分别为"进样口温度""分流流量""分流比"等，如图 4-9 所示。

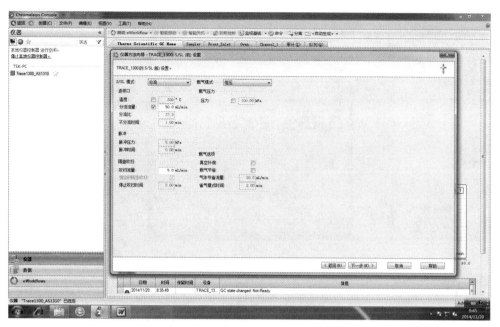

图 4-9 设置进样口 S/SL 界面图

5. 检测器设置 进入如下检测器设置界面，设置检测器温度、尾吹流量、各气体流量（如FID、FPD 氢空流量）、采集频率。如图 4-10 所示。

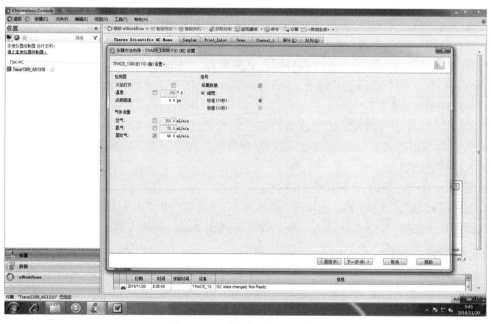

图 4-10 检测器设置界面图

6. 运行表设置 设置运行表，最后完成命名方法并保存。点击左上角保存按钮出现图 4-11所示页面。

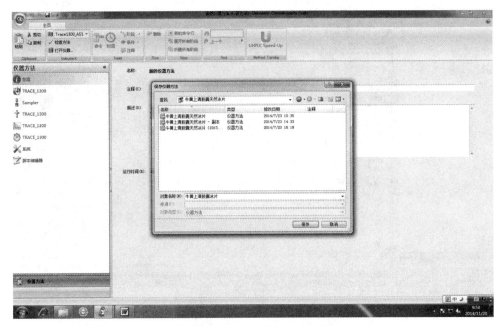

图 4-11 保存界面图

7. 保存 在数据管理仓中选择放在哪个文件夹，在右上角可以在自己命名的数据仓中新建一些子目录。保存以后关闭此页面，回到仪器中。

（二）编辑和运行样品序列表

创建序列，点击"创建"，在下拉菜单中选择"序列"，完成所有向导步骤，依次编辑样品名称、进样位置、运行仪器方法、文件存储位置，然后单击完成。

1. 填写样品信息 第一个方框为分析样品的名称。 Number of vials（有多少个样品）；Injections per vial（每个样品进几针）； Start position（从第几个样品开始运行，填 1）；injection volume（进样量）；进入下一步。

2. 调入仪器方法 调入新建的仪器方法，前检测器就选择 Channel 1，后进样口就选择 Channel 2。再次点击"下一步/完成"。最后保存在相应的路径里，并命名。之后点击"ok"后就会进入序列运行界面。

3. 运行 点击"开始"，开始运行序列。

4. 选择"样品"，显示参数，选择在"样品号 1"下为要分析的样品输入一个标识（如 HCl）。在输入类型项下选择"体积"。将"上限"数值提高到 6ml。在输入项下选择"之前"，则在开始滴定时要求输入样品的大小。按"确定"退出。

三、关机

待序列样品运行完成，在主界面 Thermo Scientific GC Home 下，点击"维护"，选择需要降温的部件，点击"冷却"，系统开始降温，并显示当前温度，待进样口、检测器及柱温均低于 50℃，依次关闭 GC 电源、化学工作站、电脑主机、空气、氢气、电源开关，最后关闭载气，填写使用记录。

四、仪器保养维护和故障诊断与排除

（一）使用注意事项

1. 氢气的使用　氢气是一种危险的气体，其集聚时是可以点燃的。为了最大程度地减少危险程度，应仅在非爆炸性环境中操作氢气发生器。为了防止氢气释放的可能性，请在出现以下情况时将氢气发生器设为关闭：①通风系统出现通风故障；②氢气探测器在空气中的氢气达到低可燃极限的 25% 时发出警报。

2. 检测器温度　设置检测器温度不能低于进样口温度，否则会污染检测器，进样口温度应高于柱温的最高值，同时化合物在此温度下不分解。

3. 含酸、碱、盐、水、金属离子的化合物的分析　这类化合物不能直接分析，要经过处理方可进行。

4. 进样气泡　注意进样器所取样品要避免带有气泡以保证进样重现性。

5. 洗针　取样前用溶剂反复洗针，再用要分析的样品至少洗 2~5 次以避免样品间的相互干扰。

6. 清洗　清洗针头、样品容器等，注意保持洁净。

（二）仪器保养维护

1. 仪器外观清洁　每天应对仪器的外观进行清灰等处理。

2. 洗针溶剂　每天对洗针的溶剂进行更换及添加。

3. 进样针的维护　取样前用溶剂反复洗针，再用要分析的样品至少洗 2~5 次以避免样品间的相互干扰。同时，清洗针头、样品容器等，注意保持洁净。

4. 隔垫　每周对进样口隔垫进行检查，发现损坏（有裂口、进样口内衬管中有碎屑、色谱性能变差、柱压降低等）时及时更换。

5. 玻璃衬管及 O 型圈　每周对玻璃衬管和 O 型圈进行检查，需要时更换。

6. 切割柱头或更换色谱柱　当出现色谱问题（色谱峰拖尾、灵敏度降低、保留时间改变等）时，从色谱柱前段截去 0.5~1m，必要时，更换色谱柱。

7. 脱氧管和干燥器　定期进行检查，需要时更换以保证载气的高度纯净。

8. 分流平板和不锈钢密封垫　每次更换衬管时更换密封垫，而且至少每月更换一次，或者出现划伤、变色或有不挥发性样品组分聚集时进行更换。

9. 检测器核查　每次使用时，均应对检测器进行核查。

（三）故障诊断与排除

1. 基线问题

（1）漂移　分析原因：可能为固定相沉积在色谱柱中；载体瓶压力过低，无法控制；载气或燃气流量不稳；杂质沉积在色谱柱中。排除方法为：更换色谱柱或切去色谱柱末端；更换载气瓶或增加压力；检查气体控制器；检查气体的杂质水平，使用正确的气体纯度和过滤器。

（2）电流持续偏高　分析原因可能是：载体流速过高；色谱柱污染；气体污染；色谱柱固定相过度流失；连接松脱。排除方法为：降低载体流速；重新老化或更换色谱柱；更换气瓶或气体过滤器；检查炉箱温度，确保其不超过色谱柱的上限，同时重新老化色谱柱或更换色谱柱；

确保所有连线和螺丝连接紧固。

（3）不规则峰形　分析原因可能是：检测器污染；色谱柱过度流失；氧污染分解了固定相等。排除方法为：烘烤或清洗检测器；降低色谱柱上限温度；在载气管内安装氧气过滤器等。

（4）噪声　分析原因可能是：检测器污染；燃气流量过低或过高；色谱柱污染；静电计故障等。排除方法为：将检测器与电子器件隔离；老化色谱柱；检查气体纯度并安装合适的过滤器；更换静电计等。

（5）脉冲　分析原因可能是：静电计或放大器故障；检测器变脏；外部电气干扰；温度过低。排除方法为：更换静电计或放大器；将检测器与电子器件隔离；连接交流电线路监控器并检查交流电源纯度；提高温度。

2. 峰形问题

（1）鬼峰　分析原因可能是：载气污染；玻璃器皿污染；样品分解；进样溶液变脏。排除方法为：更换气瓶或更换过滤器；降低进样口温度；使用"柱上"进样技术；进样前执行充分的样品清洗程序。

（2）负峰　分析原因可能是积分器电线颠倒，可以采用纠正连接的方法排除。

（3）无峰　在溶剂峰之后无峰：分析原因可能是载气流量过高；燃气流量不正确；检测器污染；FID 火焰被溶剂峰熄灭；注入的样品过多；SSL 进样器中的色谱柱位置不正确（过高）。全部无峰：分析原因可能是注射针阻塞；色谱柱破损或断开连接；静电计或方法器故障；记录设备有缺陷；FID 火焰已熄灭；电气连接不良或缺失；SSL 进样器中的色谱柱位置不正确。需逐一排除故障。

（4）拖尾　分析原因可能是色谱柱降解产生活性；色谱柱/炉箱温度过低；衬管变脏；玻璃棉或进样口衬管产生活性；进样口温度过低；不良或受阻的色谱柱连接；错误的固定相。需逐一排除故障。

（5）未分离峰　分析原因可能是载气流速过高；色谱柱退化；柱温过高；色谱柱过短；选择的色谱柱不正确；进样技术不适当。需逐一排除故障。

3. FID 火焰点燃问题　分析原因可能是燃气流量不正确；点火器有缺陷；火焰喷嘴破损或破裂；喷针阻塞；电子元件故障；污染等。可采取的措施为：确保所有流量正确测定氢气、空气和尾吹气流速；检查供电热塞元件；更换喷嘴；使用流量计测定氢气流量，检查阻塞的喷针；清洗检测器。

4. NPD 故障分析

（1）无 NPD 响应　分析原因可能是源加热电流过低；无氢气流量；无空气流量；源被关闭及源失效。

（2）NPD 响应低于预期　可能原因是源温度较低或氢管内出现空气污染。

（3）高背景水平　可能原因是加热电流过高；氢气流量过高；空气和（或）尾吹气流量过低；色谱柱过量排气。

（4）溶剂和其他碳基化合物类似 FID 的响应　可能原因是氢气流量过高。

同时，还有溶剂猝灭效应、基线不稳定、低脱碳等故障。

5. TCD 故障分析

（1）TCD 无法操作　可能原因是灯丝电源关闭，灯丝破损。

（2）基线波动　可能原因是气体流速调节不稳定，气管泄漏，进样口压力过低，温度调节失效。

（3）基线漂移　可能原因是气体流速调节不稳定，气路泄漏，未正确执行色谱柱老化，进样器隔垫排气，温度控制失效等。

（4）灵敏度低　可能原因是气路泄漏，隔垫磨损导致泄漏，未正确设置检测器的操作条件，载气的热导过于接近要分析的其中一种化合物，灯丝污染及灯丝氧化等。

6. ECD 故障分析

（1）高基线频率　可能原因是气源不纯、无尾吹气流量或不足，色谱柱过量排气，载气管和（或）尾吹气管泄漏，集电极出现化学污染，辐射源出现化学污染，未正确设置脉冲宽度。

（2）峰之后出现负沉降　可能原因是集电极出现污染或辐射源出现化学污染。

（3）带有变化脉冲压的基线漂移　可能原因是集电极出现化学污染。

第三节　安捷伦 7890B 气相色谱仪操作规程

一、开机前准备与开机

（一）开机前准备

1. 气体选择及流量调节　根据分析样品性质及检测器类型选择相应的气体（除另有规定，常用纯度为 99.999% 以上的氮气），打开气源，调节气体输出压力为 0.3～0.5MPa。

2. 安装色谱柱及衬管　根据分析样品性质和分析方法要求选择相应的色谱柱，参照说明书进行安装。根据柱子种类和分析方法选择分流/不分流/填充柱衬管，正确安装于进样口中。

3. 打开氢气发生器，检查硅胶状态，若硅胶变红，应及时更换；检查水位是否达到中（M）级以上。打开空气压缩机。

4. 用皂液检查柱子及各连接处是否漏气。

（二）开机

1. 打开计算机，进入中文 Windows 画面。

2. 打开 7890B GC 电源开关（预先设定好 7890B GC 及 PC 的 IP 地址）。

3. 待仪器自检完毕，双击"GC 7890（联机）"或"Cp 控制面板"，即可进入工作站。

二、数据采集方法编辑

（一）Open LAB ChemStation C.01.07 软件数据采集方法编辑

1. 开始编辑完整方法　从"方法"菜单中选择"编辑完整方法（E）"项，选中除"方法信息""仪器/采集"和"运行时选项表"的其他项，点击"确定"，进入下一画面。

2. 方法信息　在"方法注释"中输入方法的信息，点击"确定"进入下一画面。

3. 进样器设置

（1）如果未使用自动液体进样器，则在"选择进样源/位置"画面中选择"手动"，并选择所用的进样口的物理位置（前或后，或两个）。

（2）如果使用自动液体进样器，则选择"GC 进样器"，并选择前或后；对于双塔同时进样选择"进样位置"，两个。

（3）点击"确定"，进入下一画面。

4. 仪器配置设定　点击"配置"菜单，进入配置设定画面。

（1）自动进样器配置　在"配置"画面，点击"ALS"按钮，输入注射器的体积，如"10µl"。

（2）选择溶剂清洗模式　如A，B。若无ALS，则无此内容。

（3）模块配置设定　点击"模块"按钮，点击下拉式箭头，分别选择进样口、检测器的气体类型。

（4）柱参数设定　点击"色谱柱"按钮，进入柱参数设定画面，在表格中的"1"处，单击鼠标。选择"从目录选择"处，进入柱库，从柱库中选择已安装的柱子，如19091J–413，然后点击"安装"。

　　点击"使用该选择"，回到柱参数设定画面，点击该柱对应下拉式箭头，选择相应的进样口、检测器及加热类型（如前进样口、前检测器、柱箱）。

（5）其他项设定　点击"其他"进入其他项设定，选择压力单位（如psi）；若阀用于进样，在阀类型区域选择阀号，并选择类型为"开关阀"，（仪器上有几个阀就选几个，与时间表配合使用进行阀进样）。点击"确定"退出配置画面。

5. 进样器参数设定

（1）点击"进样器"或ALS菜单，点击"前进样器"或"后进样器"按钮，进入进样器参数设定画面，输入进样量（如1µl）。

（2）根据溶剂类型选择溶剂A和（或）溶剂B清洗，并设置进样前和（或）进样后的清洗次数；选择清洗溶剂体积（如最大）；设置样品清洗次数；设置样品抽吸次数。

（3）驻留时间　根据需要设置进样前进样针的停留时间和进样后进样针的停留时间（如0分钟，0分钟）。

（4）推杆速度　根据样品黏度可以选择快速、慢速或者自定义。

（5）黏度延迟推杆　抽取样品后，停留数秒钟，等待黏度大的样品上升到位，一般为0。

（6）采样深度　进样针扎入样品瓶的深度，默认为0。

6. 填充柱进样口参数设定　点击"进样口"菜单，点击"PP–前"或"PP–后"按钮进入填充柱进样口设定画面。点开"选择衬管"，在弹出列表中查找相应的衬管（如G1544–80700），点击"安装"，选择"使用该选择"。勾选"加热器""压力"和"隔垫吹扫流量"，在空白框内输入进样口的温度（如250℃）和吹扫流量值（如3ml·min^{-1}）。在"色谱柱"菜单中"控制模式"下拉选项框中选择"流量"或"压力"模式。点击"应用"按钮。

7. 分流/不分流进样口参数设定　点击"进样口"菜单，点击"SSL–前"或"SSL–后"按钮进入毛细管柱进样口设定画面。点开"选择衬管"，在弹出列表中查找相应的衬管（如5183–4711），点击"安装"，选择"使用该选择"。点击"模式"下方的下拉箭头，选择进样方式为"不分流"，在空白框内输入"到分流出口的吹扫流量"和吹扫时间（如0.75min后15ml·min^{-1}）；如选择"分流"方式，则要输入分流比或分流流量（若分流比较大，可打开载气节省模式，如进样后等待2min，分流出口流量调整为20ml·min^{-1}）。勾选"加热器""压力"和"隔垫吹扫流量"，在相应空白框内输入进样口的温度（如250℃）和隔垫吹扫流量（如：3ml·min^{-1}）。选择"隔垫吹扫流量模式"为"标准"（对于特殊应用亦可选择"切换"，则在进样过程中关闭隔垫吹扫流量）。点击"应用"按钮。

8. 柱箱温度参数设定　点击"柱箱"菜单，进入柱温参数设定。勾选"柱箱温度开启"，在空白表框内输入温度，如为程序升温，在右边表格中设置相应的初始温度、升温速率、目标温度值和保持时间。在"平衡时间"下方的空白框中设置柱子的平衡时间（如 2min）。建议不勾选"覆盖色谱柱最大值"选项，则"最高柱温箱温度"处会显色突出，在该项下空白框中输入所配置色谱柱的最高柱温限值，以保护色谱柱。

9. 检测器参数设定

（1）FID 检测器参数设定　点击"检测器"菜单，点击"FID－前"或"FID－后"按钮进入 FID 检测器设定画面。勾选所有参数前方小方框，在空白框内输入：加热器温度（如 300℃）；空气流量（如 400ml·min⁻¹）；氢气燃气流量（如 30ml·min⁻¹）和尾吹气流量（N₂）（如 25ml·min⁻¹），点击"应用"按钮。待加热器温度达到设定值后，勾选"火焰"，点击"应用"按钮，仪器自动点火。

（2）TCD 检测器参数设定　点击"检测器"菜单，点击"TCD－前"或"TCD－后"按钮进入 TCD 检测器设定画面。勾选"加热器""参比流量""尾吹气流量（N₂）"，在空白框内输入：加热器温度（如 200℃）；参比流量（如 10ml·min⁻¹）和尾吹气流量（N₂）（如 5ml·min⁻¹）。待加热器温度达到设定值后，勾选"灯丝"，点击"应用"按钮。如果出倒峰，可以勾选"负极性"前的方框。

（3）u－ECD 检测器参数设定　点击"检测器"菜单，点击"uECD－前"或"uECD－后"按钮进入 u－ECD 检测器设定画面。勾选所有参数前的方框，在空白框内输入：加热器温度（如 300℃）和尾吹气流量（N₂）（如 60ml·min⁻¹），点击"应用"按钮。

（4）新 NPD 检测器参数设定（Agilent Blos Bead）　点击"检测器"菜单，点击"NPD－前"或"NPD－后"按钮进入 NPD 检测器设定画面。勾选"加热器"，设置温度值（如 330℃），点击"应用"按钮。待"加热器"温度达到设定值后，勾选其他所有参数前面的小方框，在空白框内输入：空气流量（如 60ml·min⁻¹）；氢气燃气流量（如 3ml·min⁻¹）；尾吹气流量（N₂）（如 3ml·min⁻¹），或尾吹气及柱流量的和为恒定值（如 10ml·min⁻¹）。点击"应用"按钮。

Agilent Blos Bead 铷珠使用应注意以下问题：

①当检测器打开时，须确认铷珠电压设定值为"0V"；

②须等 NPD 温度达到设定值后，再设置其他参数，并确认氢气、空气、尾吹气到达检测器；

③设定 NPD 电压 0.5V，等待 30 秒；

④通过仪器配置画面，自动调整铷珠电流到 20PA。（通常电压在 0.6~0.8V）。

⑤陶瓷铷珠参数：氢气流量 3ml·min⁻¹，空气流量 60ml·min⁻¹，尾吹气及柱流量的和为 10ml·min⁻¹。激发电压 2.8~3.2V，激发方式与 BLOS 铷珠相同。输出值 30Pa 左右。

（5）FPD+检测器参数设定　7890B 配置的 FPD+检测器较之 7890A 的 FPD 检测器有了很大改动，传输线为一个完整的焊接件，进一步避免了漏气的发生。传输线与燃烧室的温度可以分别设定，扩展了应用范围。可以选配填充柱转接头。

点击"检测器"菜单，点击"FPD+前"或"FPD+后"按钮进入 FPD+检测器设定画面。勾选所有参数前方的小方框，在空白框内输入：加热器和辅助传输线温度（如 200℃）；燃烧室温度（如 125℃）；空气流量（如 60ml·min⁻¹）；氢气燃气流量（如 60ml·min⁻¹）和尾吹气流量（N₂）（如 60ml·min⁻¹）。选中"火焰"前的方框，点击"应用"按钮。

对于 FPD+检测器，S、P 两种滤光片的流量参数一致。表 4－1 为 7890A FPD 检测器与 7890B FPD+检测器的典型操作条件。

表 4−1　7890A FPD 检测器与 7890B FPD+检测器的典型操作条件

	Tr Line Temp.（℃）	Emission Block Temp.（℃）	H_2 flow（ml·min^{-1}）	Air flow（ml·min^{-1}）	N_2 flow（ml·min^{-1}）
FPD Sulfur	200	200	50	60	60
FPD Phosphorus	200	200	75	100	60
FPD+ Sulfur	200	125	60	60	60
FPD+ Phosphorus	200	125	60	60	60

10. 信号参数设定　点击"信号"菜单，进入信号参数设定画面。点击"信号源"下方下拉式箭头，选择"前部信号"或"后部信号"，以 FID 检测器为例：点击"数据采集频率/最小峰宽"下方的下拉式箭头，选择数据采集数率（如 20Hz，对于 TCD 检测器则选择 5Hz），勾选"保存"，存储所有的数据。可以选择"归零"进行运行时信号归零。点击"应用"按钮。

11. 就绪状态设定　点击"就绪状态"菜单，进入就绪状态界面，勾选需要监控的模块，如"柱箱""前进样口（SS 进样口）""前检测器（FID）"等，点击"应用"按钮，点击"确认"按钮。

进入"运行时选项表"界面，勾选"数据采集"和"标准数据分析"，点击"确定"，退出方法编辑画面。

12. 保存方法　从"方法"菜单中选中"方法另存为……"，输入方法名，如"testfid"，点击"确定"。

13. 调用信号　从"视图"菜单中选中"在线信号"，选择"信号窗口 1"，点击"改变……"按钮，将所需绘图信号移至右边框中，选中"Y 轴自动调整"，点击"确定"。

14. 单针进样　从"运行控制"菜单中选择"样品信息……"选项，输入数据文件存储路径。命名模式默认为"样品名称+日期+时间"。输入样品瓶位置（若无 150 位样品盘，前进样器填写 101～116，后进样器填写 201～216）；输入样品名；其余参数一般采用默认值。点击"确定"。

待仪器准备好，基线平稳后，从"运行控制"菜单中选择"运行方法"，进样。

15. 序列进样　点击序列菜单中序列参数，填写序列数据存储子目录，一般以前缀−计数器方式命名数据文件，点击"确定"。

点击序列菜单中序列表。选择"进样器位置"（必须与方法设置一致），填写样品瓶位置（150 位进样盘，填写 1～150；若无 150 位样品盘，前进样器填写 101～116，后进样器填写 201～216），输入样品名称、方法名称、进样次数。点击"确定"（或直接运行序列）。进入"文件"菜单栏，将序列表另存为"序列模板"，保存序列表至文件夹中。

也可以在运行控制菜单中点击运行序列。

（二）Openlab CDS 2.X 软件

1. 打开控制面板　双击桌面的"Cp 控制面板"图标。

2. 创建项目　依次点击"项目""创建""创建项目"。在"属性"中输入"项目名称"与

"描述"。

在存储根目录下自动生成的项目文件夹，分类存储不同内容的文件。审计追踪相关设置，根据实际需求进行设置。点击"确定"完成项目创建。

3. 配置仪器 依次点击"仪器""创建""创建仪器"。

输入仪器名称或编号；输入仪器有关信息；选择仪器类型为"GC&GC/MS"；点击"确定"。点击对应的仪器型号，并点击绿色箭头将该型号仪器移动至右方。双击，对该仪器进行配置。完成所有步骤后，"启动"按钮激活，点击即可启动仪器。

4. 配置色谱柱与载气类型 进入方法界面，点击新建方法；点击配置→色谱柱→目录；点击"从目录选择"；输入对应色谱柱的 Part Number→点击查找→选中部件号完全匹配的色谱柱→安装；根据实际连接情况选择色谱柱的进样口与出口；配置气体类型：点击"模块"→根据实际情况设置各模块的气体类型（一般为 N_2 或 He）。

5. 进样器参数设置 根据需要设置相关参数：输入进样量（如 1μl）；根据溶剂类型选择溶剂 A 和（或）溶剂 B 清洗，并设置进样前和（或）进样后的清洗次数；选择清洗溶剂体积（如最大）；设置样品清洗次数；设置样品抽吸次数；设置驻留时间（如 0 分钟，0 分钟）；设置推杆速度和黏度延迟（一般为 0）；设置采样深度（默认为 0）。

6. 进样口参数设置

（1）分流/不分流进样口（SSL Inlet） 根据需要选择进样模式，如果选择分流进样设置分流比。勾选所有参数前的小方框，并且根据需要设定进样口温度，隔垫吹扫流量（一般为 3ml·min^{-1}）。压力与总流量打开后无需设置具体参数，会根据柱流速等参数自动计算。

（2）多模式进样口（MMI Inlet） 根据需要设置 MMI 进样口程序升温以及溶剂放空的有关参数。勾选所有参数前的小方框，根据需要设定进样口温度，隔垫吹扫流量（一般为 3ml·min^{-1}）。压力与总流量打开后无需设置具体参数，会根据柱流速等参数自动计算。

（3）填充柱进样口（PP Inlet） 勾选所有参数前的小方框，并且根据需要设定进样口温度，压力控制模式以及隔垫吹扫流量（一般为 3ml·min^{-1}）。

（4）冷柱头进样口（COC Inlet） 点击"模式"右方的下拉式箭头，选择合适的升温方式（如跟踪柱温箱，或阶升温度，其设置方式与柱温的设置类似）。勾选所有参数前的小方框，并且根据需要设定进样口温度，压力控制模式以及隔垫吹扫流量（一般为 15ml·min^{-1}）。

（5）挥发性物质进样口（Volatiles Interface） 根据需要选择进样模式，如果选择分流进样设置分流比。勾选所有参数前的小方框，并且根据需要设定进样口温度，压力控制模式以及隔垫吹扫流量（一般为 3ml·min^{-1}）。

7. 柱流速设置 首先确认柱流速控制功能开启→根据需要选择色谱柱控制方式→设定相应的流速或压力。

8. 柱箱参数设定 勾选"柱箱温度开启"前的小方框以打开柱箱控制功能，并且根据方法的初始温度设置柱箱温度；填写色谱柱的最高耐受温度；设置程序升温参数，包括初始温度、保持时间、升温速率、运行时间为自动计算值，不用设置；后运行相关设置，按需开启。

9. 检测器参数设定

（1）FID 检测器参数设定 在空白框内输入：加热器温度（如 300℃）；空气流量（如 400ml·min^{-1}）；氢气燃气流量（如 30ml·min^{-1}）和尾吹气流量（N_2）（如 25ml·min^{-1}）。勾选所有参数和"火焰"前的方框。

（2）TCD 检测器参数设定 在空白框内输入：加热器温度（如 250℃）；参比流量（如

20ml·min^{-1}）和尾吹气流量（N$_2$）（如 5ml·min^{-1}）。尾吹气加柱流速总和在 5～15ml·min^{-1}以内。勾选所有参数前的小方框。等待温度，气体流量就绪后，稳定 5～10 分钟，勾选"热丝"前的小方框。

（3）μ-ECD 检测器参数设定　在空白框内输入：加热器温度（如 300℃）和尾吹气流量（N$_2$）（如 30ml·min^{-1}）。勾选所有参数前的小方框。

（4）NPD 检测器参数设定　在空白框内输入：加热器温度（如 300℃）；空气流量（如 60ml·min^{-1}）；氢气燃气流量（如 2ml·min^{-1}）和尾吹气流量（N$_2$）（如 30ml·min^{-1}）。勾选所有参数前的小方框，等待温度，气体流量就绪后，稳定 5 分钟，勾选以打开"铷珠"。

（5）FPD+检测器参数设定　在空白框内输入：加热器和辅助传输线温度（如 200℃）；燃烧室温度（如 125℃）；空气流量（如 60ml·min^{-1}）；氢气燃气流量（如 60ml·min^{-1}）和尾吹气流量（N$_2$）（如 60ml·min^{-1}）。勾选所有参数、"火焰"和"光电倍增器高电压"前的方框。

10. 采集信号的选择　点击下拉菜单，根据实际来选择要采集的信号来源，并设定采集频率。

11. 保存方法　点击"保存方法"或"将方法另存为"。输入方法名称，建议使用汉字、数字或字母，不要使用特殊字符，然后点击保存。

12. 单针进样　编辑样品名称；选择采集方法；选择数据文件保存路径；输入结果名称。选择正确进样源：如果是自动进样器，选择"GC 进样器"；如果是手动进样或者顶空，选择"外部"；如果运行空白进样，则选"无进样/仪器空白"。输入样品瓶位置，如果是外部进样或空白进样，则随便输入一个数字即可。完成参数设置后，点击"运行"即可。

13. 序列进样

（1）新建或打开序列表　新建序列；打开已有序列；在序列表最后添加行或插入行。

（2）选择序列表内容　点击序列表左上方"显示列选择器"图标，以打开序列表列选择器，根据需要勾选。

（3）输入序列表必要参数　输入样品瓶号；选择采集方法；设置进样体积，如果使用方法里设置的进样体积选择"使用方法"即可；设置进样方式；输入样品名称和数据文件名，点击右边可选择系统字符命名；输入序列结果名称。

（4）保存或将序列表另存　点击"保存序列"或"将当前序列保存为新文件"；点击"运行"，开始序列。

（5）查看运行队列与在线信号　在运行队列界面，可以查看所有样品运行的情况，以及终止或暂停运行都可以在这里完成。序列开始后，切回状态界面以观测在线信号，点击该三角形按钮可以选择要显示的在线信号。

（6）设置在线信号量程范围　点击"信号显示设置"图标，可以进行在线信号量程设置；根据需要设置相应范围。

（7）查看序列运行详细信息　在运行队列中点击"详细信息"，即可查看序列运行详细信息。

（8）修改运行中的序列　点击"查看已选运行序列"→"编辑"；点击可选择"在序列表最后添加行""在序列表中插入行""在序列表中删除行"；或者选择在序列表右击，也可以进行相关编辑操作。

（9）检查已完成的进样数据　运行过程中，有样品完成后，点击"查看已选运行序列"→"检查已完成进样"，即可启动 DA 以查看已完成的进样数据。

（10）检查正在进行的进样数据（类似 ChemStation 的快照） 某一针样品运行过程中，在"在线信号"部分点击该标志，即可启动 DA 以查看正在进行的该样品的进样。切记查看完成之后一定要关闭 DA 窗口，否则运行完该针后序列会暂停，直至关闭 DA 窗口并手动点击"继续序列"。

14. 完成数据采集后，关闭工作站 完成数据采集后，点击采集界面右上角的"关闭"按钮，退回至控制面板界面。然后点击此处的"关闭连接"，才算是真正断开工作站和仪器的连接！

三、数据分析方法编辑

（一）Open LAB ChemStation C.01.07 软件数据分析方法编辑

1. 从"视图"菜单中，点击"数据分析"进入数据分析画面。

2. 从"文件"菜单中选择"调用信号……"选项，选中数据文件名，点击确定，则数据被调出。

3. 谱图优化 从"图形"菜单中选择"信号选项"；从"范围"中选择"全量程"或"自动量程"及合适的显示时间或选择"自定义量程"手动输入 X、Y 坐标范围进行调整，点击"确定"。反复进行，直到图的显示比例合适为止。选中化合物的名称前空白框，即可将命名的化合物名称添加到当前的色谱图中。

4. 积分参数优化 从"积分"菜单中选择"积分事件……"选项，选择合适的"斜率灵敏度""峰宽""最小峰面积""最小峰高"。从"积分"菜单中选择"积分"选项，则数据被积分。如积分结果不理想，则修改相应的积分参数，直到满意为止。点击左边"完成"图标，将积分参数存入方法。

5. 打印报告 从"报告"菜单中选择"设定报告……"选项，点击"定量设置"界面中"计算"下拉菜单，选中"百分比法"，其他选项不变。点击"确定"。

从"报告"菜单中选择"打印"，则报告结果将打印到屏幕上，如想输出到打印机上，则点击"报告"底部的"打印"钮。

6. 在方法菜单中，选择"运行时选项表"，确认"数据分析选项"也被选中，点击"确定"。点击"保存"按钮，存储修改的方法。此方法未包含校准表，建立完毕。

（二）Openlab CDS 2.X 软件数据分析方法编辑

1. 单针数据处理

（1）打开数据处理功能（Data Analysis） 首先选中数据对应的项目，点击启动"Data Analysis"功能。

（2）导入默认报告模板 选择"导入/导出"→"导入默认模板"，点击确定，开始导入。

（3）选择数据双击项目 该项目下所有的单针进样会列在右边的进样列表中，所有的序列进样会显示在项目下方，双击需要打开的数据即可。

（4）打开数据 数据打开后，会自动弹出此界面，建议选择"无"→"调用数据"。

（5）新建处理方法 选择"处理"→"新建方法"，如果调用已有的处理方法请点击打开方法。

（6）选择新建的处理方法类型 选择合适的处理方法类型，不同的处理方法具有的功能也不一样，点击"创建方法"。

（7）将新建的处理方法重命名 点击"开始"→"保存方法"；输入方法名称，点击保存。

（8）关联数据与处理方法　鼠标右击数据，选择"关联已选进样到已选方法"。

（9）调整色谱图量程　点击"打开色谱图属性"图标，根据色谱图设置相应显示优化参数，点击应用。

（10）选择积分器 Chemstation 型或 EZChrom 型　一般建议 Chemstation。点击"属性"，在右侧"通用界面"选择积分工具类型。

（11）编辑标准积分参数，优化色谱图　点击"标准"以编辑标准积分参数；调整灵敏度优化积分线；设置最小峰高/峰面积；在列表中右击，可选择添加积分事件（例如积分时间开关等）。

（12）定义目标峰　点击"识别"以进入化合物识别；在目标峰上右击，选择"峰作为化合物添加到方法"。

（13）将目标峰重命名　添加进表的化合物默认以"peak@保留时间"命名，根据需要重命名即可。

（14）设置进样报告　点击"进样报告"进入报告设置界面，选择合适的报告模板；选择报告的格式和报告存储的方式。

（15）保存并打印进样报告　依次选择"保存方法"→"重新处理已选"→"保存已选结果"→"打印已选进样"→"查看 PDF"即可浏览生成的报告。

2. 序列数据处理

（1）打开序列数据　单击序列→双击序列第一针数据，即可打开序列数据（或者直接双击序列）。

（2）选择新建处理方法类型　类似单针进样新建处理方法步骤，但处理方法类型选择"GC/LC 定量"，点击"创建方法"。

（3）保存处理方法　点击"处理"→"方法另存为"；输入方法名称，点击保存。

（4）关联处理方法和数据　同时按住 Shift 键和鼠标左键选择序列中所有要处理的数据，然后鼠标右击"关联已选进样到已选方法"。

（5）调整色谱图显示设置，优化积分参数，系统适应性参数。

（6）标准曲线的建立　点击"校正"，然后点击右侧化合物表列选择器。列选择器打开后，选择需要的部分，点击确定。点击"常规"→根据需要选择计算方式→设定标准曲线级别数。返回"化合物表"，依次输入"化合物名称""浓度单位"。并且选择拟合方式，大部分检测器均选择线性拟合，FPD 检测器使用 S 模式时必须选择平方拟合。选择拟合曲线与原点的关系，单点校正需选择"强制过原点"，多级别校正建议选择"包含"。

分别输入每种化合物各个级别的浓度。点击以打开"进样列表"，输入进样中的标准品所对应的级别；定义级别样品类型会自动变为"校正标样"。点击不同的化合物 A/B/C 可检查其各自对应的校正曲线；点击"校正曲线"可检查回归方程与回归系数。

（7）选择适合的报告类型　选择合适的报告模板，外标定量一般选择 Short_Quant_Estd.rdl 报告模板。

（8）保存方法，重新处理数据得到报告　依次选择"保存方法"→"重新处理全部"→"保存所有结果"→"打印全部"→"查看 PDF"即可浏览生成的报告。

（9）选择合适的报告模板　点击"报告"，在报告模板中选择模板，即可在右侧预览该模板的内容。

（10）将序列中每一针的定量报告打印在一份 PDF 文件上　点击"进样"下的小图钉标志，然后点击"预览报告"，即可将所有报告生成一份 PDF 文档，然后另存为即可。点击"报告"，在报告模板中选择模板。

四、关机

实验结束后，调出提前编好的关机方法，此方法内容包括同时关闭 FID/NPD/FPD/μ-ECD/TCD 检测器，降温各热源（柱温、进样口温度、检测器温度），关闭 FID/NPD/FPD 气体（氢气、空气）。

待各处温度降下来后（低于 50℃），退出化学工作站，退出 Windows 所有的应用程序；用 Shut down 关闭电脑，关闭打印机电源；关闭 7890B 电源，最后关载气。

五、仪器保养维护和故障诊断与排除

（一）仪器保养维护

1. 气体部分的保养维护

（1）气体净化器（载气和检测器用气体）更换时间取决于气体的容量和纯度。一般来说，每 6～12 个月或者指示型捕集阱改变颜色时，就要更换非指示型捕集阱。

（2）分流放空内部捕集阱一般每 6 个月更换一次，及时更换可以防止材料返回到 EPC 的控制部分。

（3）分流放空外部捕集阱一般每 6 个月更换一次，及时更换可以防止样品组分进入实验室环境。

（4）流量计校准一般每 1～2 年重新校准一次流量计。

2. 样品引入部分和进样口的保养维护

（1）进样针和进样针头一般每 3 个月维护一次。如果进样针中可看到污染物、清洗不掉进样针中的脏物、推杆不易滑动或堵塞时，更换进样针。如果隔垫磨损不正常或针头堵塞，更换进样针头。

（2）进样口衬管建议每周检查一次。如果衬管内可见污染物，或色谱柱性能降低，就更换衬管。

（3）衬管 O 型圈每月更换一次，或更换衬管时同时更换。

（4）进样口隔垫建议每天检查一次。当发现损坏迹象（有裂口、进样口内衬管中有碎屑、色谱性能变差、柱压降低等）时则进行更换。

（5）进样口硬件一般每 6 个月或 1 年检查一次。检查泄露和清洗；检查部件，当部件损耗、划伤或损坏时进行更换。

（6）进样口分流平板和不锈钢密封垫建议每月更换一次。要获得最高的重现性，就要在每次更换衬管时更换密封件，而且至少每月更换一次，或者当出现划伤、变色或有不挥发性样品组分聚集时更换。

3. 色谱柱的保养维护

（1）柱前端维护　当出现色谱问题（色谱峰拖尾、灵敏度降低、保留时间改变等）时，从色谱柱前端截去适当长度。必要时，更换进样口衬管、隔垫，并清洗进样口。

（2）溶剂冲洗　当色谱柱污染导致色谱柱性能下降时，就要进行维护。但溶剂冲洗仅用于键合交联固定相。

（3）更换　当修剪色谱柱和（或）溶剂冲洗不能恢复色谱柱性能时，请更换色谱柱。

（4）密封垫圈 当更换色谱柱和进样口/检测器部件时更换之。

（5）正确老化色谱柱 新色谱柱或长时间未使用的色谱柱应进行老化。色谱柱入口端接进样口，另一端不接检测器（已使用过的色谱柱可接检测器），先通15分钟载气，再设置升温程序。升温程序的起始温度为低温，并保持一段时间，再设置较低的升温速率，升温至比即将使用的温度高20℃（但不能超过柱子的最大使用温度），高温保持一段时间，烘烤色谱柱。以上程序升温可以运行多次。对于特殊填料的色谱柱，请参考色谱柱说明书进行老化。

4. 检测器的保养维护

（1）FID/NPD 喷嘴与收集器当有沉积物时需进行清洗。当有划痕、弯曲或损坏时，或FID点火困难、火焰难以维持时需进行更换。

（2）FID 一般每6个月维护一次，测量氢气、空气和尾吹气流量的流量。

（3）TCD 当发生基线漂移、噪音升高或响应变化时，可采用"烘烤"来进行热清洗。当热清洗不能解决问题时再进行更换。

（4）μ-ECD 一般每6个月一次或按实际需要进行维护。当基线出现异常噪声或者输出信号不正常偏高时，可采用"烘烤"来进行热清洗。当热清洗不能解决问题时再进行更换。

（5）NPD 铷珠当信号漂移或灵敏度变化显著时进行更换。

（6）FPD 一般每6个月一次或按实际需要进行维护，测量氢气、空气和尾吹气流量。当检测器灵敏度降低时，清洗/更换FPD窗口和密封件。

（二）故障诊断与排除

1. 进样系统

（1）压力报警 压力过高、过低或波动时，若加大分流比时进样口压力变小，检查是否有堵；若减小分流比时进样口压力变大，检查是否漏气。

（2）重现性不好 样品黏度是否过大；抽样速度是否合适；是否有气泡；衬管是否污染。

（3）样品残留 可增加洗针的次数，如增加溶剂洗针或者样品洗针。

（4）出现鬼峰 应彻底清洗进样针，更换进样垫和衬管。

（5）进样针打弯 进样针缺乏清洗；或者推杆/马达故障；或隔垫太紧。

2. 分离系统

（1）柱效低，峰拖尾或前延 应老化色谱柱或更换新柱。

（2）出现鬼峰 先用空白运行方法以排除进样针和样品的问题。如还有，若恒温时没有而程序升温时有，则一般是载气问题。

（3）保留时间变化 检查压力、色谱柱和检测器。

3. 检测器系统

（1）FID常见问题 火焰熄灭或不能点火时，检查气体种类是否正确；检查气体流量设置是否合理，一般氢气流量为35～40ml/min，空气为350～400ml/min；检查柱流量是否过大，过大会吹灭火焰；观察尾吹气流量设置是否合理，一般尾吹气流量和柱流量之和为30～35ml/min，尾吹气流量过大会吹灭火焰。灵敏度降低并产生色谱噪音和毛刺时，可能需要清洗喷嘴，更换点火线圈。

（2）TCD常见问题 检测器污染时，如未安装色谱柱，则封死检测器入口，关闭TCD灯丝；如已连接色谱柱，则维持通过色谱柱的惰性载气流量；将参比气体流速设定为20～30ml/min，将检测器温度设为375℃，烘烤数小时。

（3）μ-ECD 常见问题　基线背景高于 200Hz 时，通常在室温下以 60ml/min 的流速尾吹 10 分钟，再在高温 350～380℃烘烤 2～4 小时，若基线背景仍然高，则可能是因为脱氧管饱和、载气不纯、尾吹管漏气或阳极氧化。

（4）NPD 常见问题　铷珠激发电压高或者无法激发，通常是由于收集极漏电导致或者铷珠潮解损坏，可将检测器温度设定至 100℃，并保持 30 分钟，然后设定检测器温度为 150℃，再保持 30 分钟；做农残分析时响应变差，建议做一段时间就切割柱子。

（5）FPD 常见问题　背景信号高时，考虑气体不纯或 Vent 管过滤物污染燃烧池，可换气或者清洗燃烧池；响应差时考虑是否色谱柱伸出燃烧池的位置不对或样品本身易降解；点火困难时可拔掉 Vent 管的连接软管，用打火机点火测试，同时测 FPD 的气体流量。不能点火时，检查气体种类是否正确；检查气体流量设置是否合理，一般氢气流量为 75ml/min，空气为 100ml/min；检查柱流量是否过大，过大会吹灭火焰；观察尾吹气流量设置是否合理，一般为 60ml/min，尾吹气流量过大会吹灭火焰。

第四节　岛津气相色谱仪操作规程

目前，市售的岛津气相色谱仪主要包括 GC-2010 系列、GC-2014 系列、GC-2018 系列、GC-2030 系列气相色谱仪以及 HS-10 系列、HS-20 系列顶空进样器等型号产品。

GC-2010 等四种系列、GC-2014 系列、GC-2018 系列、GC-2030 系列气相色谱仪均由气路系统、进样系统、色谱柱、柱温箱、检测系统等部分组成。以上四种系列气相色谱仪以及 HS-10 系列、HS-20 系列顶空进样器均使用 GC LabSolutions 软件色谱工作站实现数据采集、数据处理和报告出版等操作，现仅以 GC-2010 气相色谱仪和 HS-20 系列顶空进样器为例，对 GC LabSolutions 软件色谱工作站的使用进行详细介绍。

一、GC-2010 气相色谱仪操作规程

（一）开机前准备

1. 根据实验要求，选择合适的色谱柱安装至相应的检测器接口。
2. 气路连接应正确无误，并打开载气检漏。
3. 信号线接所对应的信号输入端口。

（二）开机

1. 打开所需载气、辅助气气源开关，稳压阀调至 0.3～0.5MPa，看柱前压力表有压力显示，方可开仪器电源及计算机电源，调节气体流量至实验要求（一般载气钢瓶减压阀输出压力为 0.5MPa，氢气和空气输出压力分别为 0.25MPa 和 0.4MPa）。

2. 双击 GC"LabSolutions"图标，出现如图 4-12 所示画面。

输入用户 ID 和密码。以下以 Admin 用户名为例，默认无密码。点击"确定"键，单击"仪器"图标，双击"GC"图标，仪器发出"滴"声后表示已正常联机，进入实时分析界面。

（三）系统配置

单击辅助栏中"系统配置"图标，弹出"系统配置"窗口，根据仪器实际情况进行模块设定。在"系统配置"窗口左侧"可用模块"中分别点击 AOC-20i 自动进样器、SPL 进样口、

FID/TCD/ECD/FPD/FTD 检测器，再点击向右的箭头，将以上三个模块放在窗口右侧"用于分析的单元"中，见图 4 – 13。

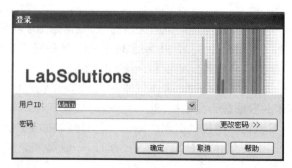

图 4 – 12

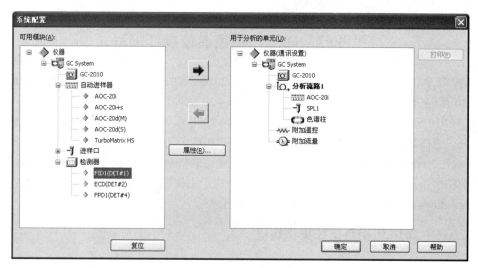

图 4 – 13

1. 自动进样器的属性设置 双击"用于分析的单元"中"AOC – 20i"图标。根据实际情况设定样品瓶、瓶架和进样针的参数。一般使用样品瓶容积为 1.5ml，可以放置 6 个样品瓶的架子为"Short"，可以放置 12 个样品瓶的架子为"Long"，通常使用 10μl 的进样针。

2. 进样口的属性设置 双击"用于分析的单元"中"SPL1"图标。可以设定进样口名称。需要根据实际使用的载气选择载气的类型，当使用 N_2 时，选择"氮气/空气"。GC – 2010 进样口的最高温度为 470℃。初始压力可选择 500～900kPa。点击"系统检查"按键，弹出"进样口 – 系统检查"窗口。在这里可以设定进样垫和玻璃衬管的最大使用次数。默认值为 100。点击"确认"完成设定。

3. 色谱柱的属性设置 双击"用于分析的单元"中"色谱柱"图标。直接输入色谱柱的名称及规格。点击"登陆到色谱柱列表"可将输入的色谱柱信息加入色谱柱列表中。点击"色谱柱列表浏览"按键，可以选择已登陆在列表中的色谱柱。再点击"选择"按键，就可以选择色谱柱。

4. 检测器的属性设置 双击"FID/TCD/ECD/FPD/FTD"图标，弹出"分析流路 1"窗口，点击"FID/TCD/ECD/FPD/FTD"标签。

　　基本周期是工作站采集数据的时间间隔，过滤时间常数是噪声过滤的时间间隔，除 ECD 检测器外，其他检测器最高温度为 450℃。ECD 检测器的最高温度推荐设为 350℃，如果有特别需要可以使用到 400℃，但寿命受到影响。尾吹气类型通常和载气一样，其他参数可用默认值。模块中各组件设定完毕，点击"系统配置"窗口的"确定"按键，将仪器配置参数传输给 GC。

　　注：当更换了色谱柱、进样口或检测器等后，需要对系统进行重新配置，否则直接按照以下"创建方法文件"步骤进行操作。

（四）创建方法文件

　　点击菜单栏"文件"下的"新建方法文件"，在"仪器参数视图"界面中设定自动进样器，进样口温度，色谱柱及检测器参数。

　　"仪器参数视图"界面有"常规"和"高级"两种。当点击"常规"时，显示自动进样器 AOC－20i 和 GC 两个标签。GC 的参数集成在一起显示。

　　当点击"高级"时，GC 部分分成几个单元显示参数。各个单元的参数设定如下。

1. 自动进样器的参数设置　点击"AOC－20i"图标，出现如图 4－14 所示画面。

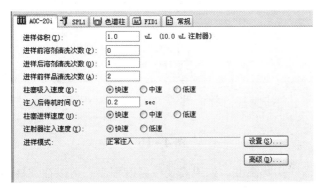

图 4－14

　　根据实际情况设定进样体积、进样前（后）溶剂冲洗次数、进样前样品清洗次数、柱塞吸入速度等参数。一般使用 10μl 的进样针，进样体积 1～2μl，进样前样品清洗次数通常 2～3 次。

2. 进样口的参数设置　点击"SPL1"图标，出现如图 4－15 所示画面。

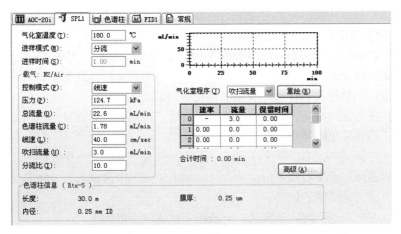

图 4－15

气化室温度、线速、吹扫流量、分流比根据实际情况设定，压力、总流量、色谱柱流量为软件自动计算。

进样模式有分流、不分流、直接注入三种方式。毛细管柱进样口通常不使用直接注入方式进样，可根据样品浓度选择分流或不分流方式进样，如果选择不分流进样，则"进样时间"激活，一般设为 0.5～2 分钟，默认值为 1 分钟。

控制模式：载气有线速、压力、流量三种控制方式。如果"进样方式"选择了分流或不分流方式，则只能选择线速或压力控制方式。如果"进样方式"选择了直接注入方式，那么就有三种控制方式可供选择。

气化室程序：可对吹扫流量、压力（当控制方式设为压力时可用）、全部流量（当控制方式设为流量时可用）进行时间程序设定。设定后点击"重绘"，能显示程序图。

3. 色谱柱的参数设置　点击"色谱柱"中图标，出现如图 4-16 所示画面。

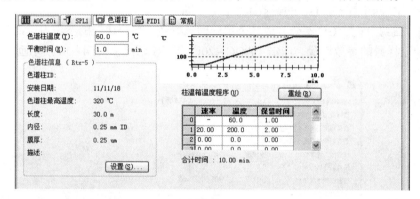

图 4-16

色谱柱温度：色谱柱初始温度。如果需要柱温度程序，可以在"柱温箱温度程序"表中设定。

平衡时间：柱温箱达到设定温度后平衡的时间。此参数保证了柱温箱内温度均匀稳定。一般设为 1～3 分钟。

柱温箱温度程序：在表中设定柱温程序，点击"重绘"，可以把温度曲线显示。柱温箱最高温度必须不高于柱子允许的最高温度。

色谱柱信息：显示在仪器配置时设定的色谱柱信息。点击"设置"可以设置色谱柱。

4. 检测器的参数设置

（1）FID 仪器参数设置　点击仪器参数界面中的"FID"图标，见图 4-17。

在此标签中设置检测器的相关参数，不同的检测器需要设置参数不同。

检测器温度：一般建议 FID 检测器温度设定 ≥250℃。

数据采集：在方框内打勾，检测器才能采集信号，否则不采集信号。

结束时间：信号采集的停止时间。

延迟时间：数据采集比 GC 程序开始运行延后的时间。一般设为 0 分钟，即不延迟。

检测器信号差减：点击右侧下拉箭头，可以从下拉菜单中选择另一个检测器。当前检测器信号可以扣除选择的检测器的信号。

氢气流量、空气流量和尾吹气流量：一般按照默认值设置即可。

流量程序：可以对尾吹气、氢气或空气的流量设置时间程序。

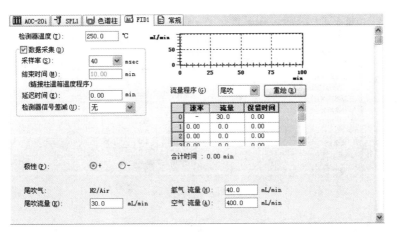

图 4-17

（2）TCD 仪器参数设置　点击仪器参数界面中的"TCD"图标，见图 4-18。

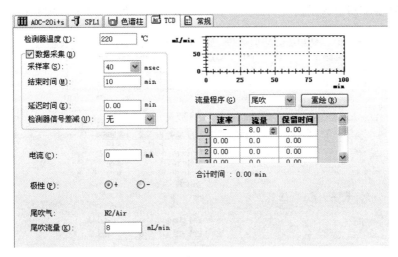

图 4-18

温度：TCD 检测器的温度应当比柱箱最高温度至少高 20～30℃，这样可以避免污染检测器。

电流：TCD 检测器的桥电流。为了避免对检测器热阻元件的损伤，电流从 0mA 开始，一般通载气 20 分钟后再开始增加电流。电流应当逐渐增大。比如分析时使用 45mA 电流，那么应当从 0 升到 15mA，稳定一段时间后再升到 30mA，再稳定一段时间，最后升到 45mA。在分析工作结束后，应当先把电流设为 0mA，再关闭仪器。

极性：当切换 +、- 时出峰会发生颠倒。

尾吹流量：默认值为 8ml/min，这是以氢气为尾吹气的最佳值。其他类型气体可参照此值。

（3）ECD 参数设置　仪器启动前，先将进样口、柱箱温度设为室温。点击仪器参数界面中的"ECD"图标，见图 4-19。

温度：一般建议 ECD 温度设定为 300℃。

电流：ECD 检测器的电流范围为 0～2nA，一般在 1nA 以下使用。在满足了检测灵敏度的要求时，使用越小的电流对检测器的寿命越有利。

尾吹流量：默认值为 30ml/min，使用此值即可。

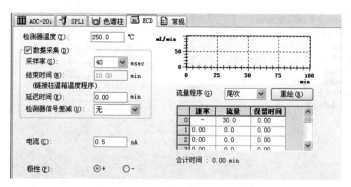

图 4-19

注意：仪器参数设定完成后，先点击"下载"图标，然后点击"开启 GC"图标。等待检测器温度达到设定值后，再将进样口和柱箱温度设定为分析条件后升温。这样可以避免对检测器的污染。

（4）FPD 检测器参数设置　点击仪器参数界面中的"FPD"图标，见图 4-20。

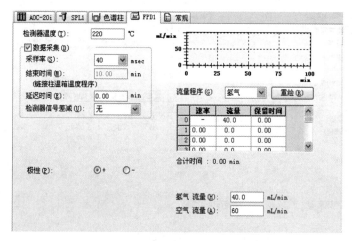

图 4-20

温度：一般建议 FPD 温度设定≥250℃。

（5）FTD（氮磷检测器）铷珠老化及参数设置　FTD 检测器使用前，必须先对检测器中铷珠进行老化。

①铷珠老化过程：将柱箱、进样口设定为室温，检测器设为正常使用时的温度，空气及氢气设为正常使用时的压力。检测器温度到达设定温度后等待 10 多分钟以除去铷珠上可能吸附的水分。此时 FTD 检测器的状态为关闭。

打开 FTD 检测器，打开电源控制，将 FTD 电流调至 1pA，保持 10 分钟后阶段升至 10pA，应在 30 分钟内完成。在 10pA 保持 5 分钟，参数设置界面见图 4-21。（注：电流越小时，保持的时间应越长。FTD-2010 电流范围为 1～10pA）

如长时间未使用 FTD 时，应按以下步骤进行老化：将电流调至 6pA，老化 1 小时；将电流调至 2pA，调整 120 分钟后完成；升高柱箱和进样口的温度，基线稳定后即可进样分析。

如果每天使用 FTD，直接电流设置 2pA，调整 120 分钟，然后升高柱箱和进样口温度。

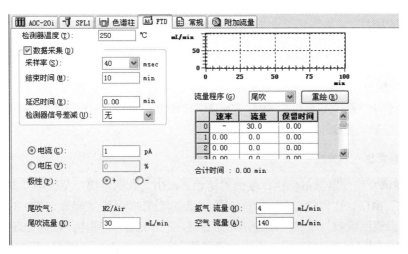

图 4-21

　② FTD 流量设定：当采用 N-模式时，氢气流量为 1～2ml/min；采用 P-模式时，氢气流量为 3～6ml/min；两种不同模式，空气均为 140～150ml/min，尾吹流量均为 10～30ml/min。

　③关机：将进样口、柱箱温度设为室温。检测器电流设为 0pA，关闭电源控制，关闭检测器。待进样口、柱温箱温度降至室温后，将检测器温度设为室温，降温。必须待检测器温度降到 100℃以下后才能关闭载气。

　5. 常规参数设置　点击"FID"图标，出现如图 4-22 所示画面。

　准备就绪检查：仪器状态变为准备就绪前需要检查相关参数是否达到了设定值。可在此项中设定检查的参数。在需要检查的参数前打勾。

　预处理程序：用来编辑分析前的控制各单元的时间程序。

　时间程序：用来编辑分析中的控制各单元的时间程序。

　在"自动点火"前打勾，当检测器温度达到设定值后，仪器会自动打开氢气和空气流量并点火。

　在"准备就绪时自动归零"前打勾，当仪器状态准备就绪后基线会自动调到零点。

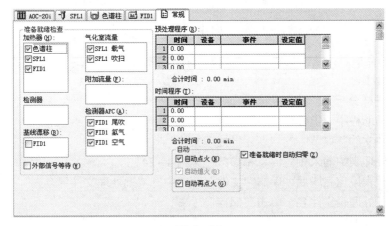

图 4-22

（五）保存方法

方法参数设定完成后，点击"文件"下的"方法文件另存为"，保存分析方法。

（六）系统启动

点击工具栏中"数据采集"菜单中"下载仪器参数"，再点击辅助栏中的"数据采集"中的"开启 GC"，启动 GC。

（七）数据采集

1. 斜率测试　当仪器准备就绪，基线平稳后，点击"数据采集"菜单中"斜率测试"，弹出"斜率测定"窗口，软件会进行一段时间的测试（测试时间=设定半峰宽值×10）。之后弹出结果。点击"设置到参数"，软件自动将测得值保存在"方法"菜单中"数据处理参数"的"斜率"参数项中。如果点击"取消"，不保存斜率测定值。斜率值达到要求，即可进样分析。在进行一系列分析之前，只需做一次即可，不必每次分析都进行斜率测试。

2. 单针进样分析　点击辅助栏"单次分析"，见图 4-23。

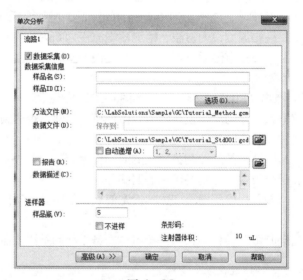

图 4-23

进入设置样品信息：数据文件（注意数据保存的路径）、样品瓶号等，设定好后，点击"确定"，采集样品数据。

3. 批处理进样分析

（1）单击辅助栏中"批处理分析"图标。

（2）单击"文件"菜单中的"新建批处理文件"。

（3）在批处理表中输入相应信息和参数，见图 4-24。

（4）批处理表设定完毕后，单击"文件"菜单中的"批处理文件另存为"。

（5）输入批处理表文件名，单击"保存"。

（6）运行批处理表单击辅助栏中的"批处理分析开始"图标，执行批处理，标准样品和未知样品按表中所设自动依次进样分析。

批处理表运行时，要修改批处理表，单击辅助栏"编辑表/重新开始"图标后进行修改，修改完毕后再次单击"编辑表/重新开始"图标；要强行中止批处理运行，单击"停止"图标。

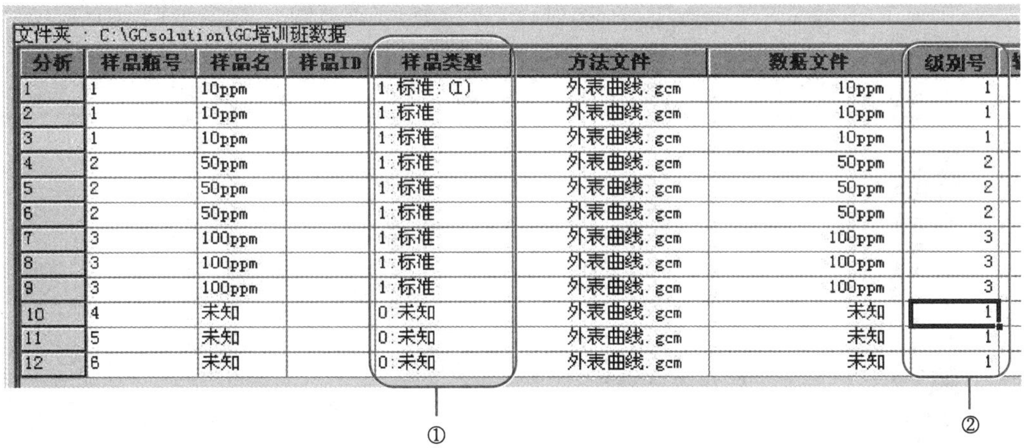

文件夹 ：C:\GCsolution\GC培训班数据								
分析	样品瓶号	样品名	样品ID	样品类型	方法文件	数据文件	级别号	
1	1	10ppm		1：标准：(Ⅰ)	外表曲线.gcm	10ppm	1	
2	1	10ppm		1：标准	外表曲线.gcm	10ppm	1	
3	1	10ppm		1：标准	外表曲线.gcm	10ppm	1	
4	2	50ppm		1：标准	外表曲线.gcm	50ppm	2	
5	2	50ppm		1：标准	外表曲线.gcm	50ppm	2	
6	2	50ppm		1：标准	外表曲线.gcm	50ppm	2	
7	3	100ppm		1：标准	外表曲线.gcm	100ppm	3	
8	3	100ppm		1：标准	外表曲线.gcm	100ppm	3	
9	3	100ppm		1：标准	外表曲线.gcm	100ppm	3	
10	4	未知		0：未知	外表曲线.gcm	未知	1	
11	5	未知		0：未知	外表曲线.gcm	未知	1	
12	6	未知		0：未知	外表曲线.gcm	未知	1	

①　　　　　　　　　　　　　　　　　　　　　②

图 4-24

①"样品类型"中设置标准溶液为"1：标准"，未知样品为"0：未知"。其中，对第一个标准溶液显示
"1：标准：（Ⅰ）"，表示初始化校准曲线，即清除方法中原先可能有的校准曲线。②"级别号"中数字依次
对应标准溶液的不同浓度，即组分表中设定的不同校准级别所对应的浓度值。

（八）关机

1. 测试完毕后，关闭辅助气，将分析方法中进样口、检测器、色谱柱温度设定为 40℃，待仪器降到约 60℃时，点击"实时分析"辅助栏中"关闭系统"，关闭仪器，退出实时分析工作站，关闭仪器电源、计算机、打印机、外部电源（如稳压器）。

2. 关闭载气，关闭气源时应先关闭钢瓶总压力阀，待压力指针回零后，关闭稳压表开关，方可离开。

（九）数据处理分析

1. 单击 LabSolutions 的"处理工具"图标，进入其目录，并双击"再解析"图标，进入"GC 再解析"界面。

2. 点击菜单栏中"视图"下的"资源管理器"，查找数据文件。

3. 双击已采集的数据文件，利用辅助栏中"向导"功能，编辑组分表。在向导窗口中，选择合适峰积分参数表，设置参数后，点击"下一步"。设置定量方法、校准曲线最大级别数、校准曲线的类型、零点、单位、浓度格式等，单击"下一步"。设置识别参数。单击"下一步"。输入目标组分峰名称，输入标准溶液浓度值，单击"完成"。

4. 点击"保存"，将组分表保存于该数据文件，再点击菜单栏中"文件"下的"方法文件另存为"，保存分析方法"Tutorial_Method.gcm"。

5. 实时分析中点击辅助栏"批处理分析"编辑批处理表后，点击"批处理分析开始"，进行批处理进样。

6. 数据采集完成后，在"再解析"中依次查看各浓度数据积分是否合适，如需修正，修正后保存更改的数据。

7. 点击辅助栏"校准曲线"，制作曲线。双击分析方法"Tutorial_Method.gcm"，出现如图 4-25 所示画面。

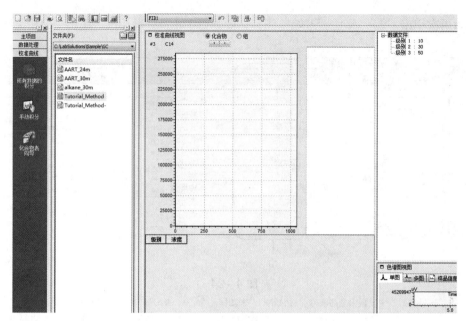

图 4-25

点击"级别 1"，点击鼠标右键，点击"添加"选择对应浓度点的数据。

依次点击"级别 2""级别 3"，选取对应的浓度数据文件。曲线制作完成后，查看各组分的相关系数 R 值是否达到要求。如符合要求，保存方法文件。

8. 使用已经建立标准曲线的方法采集实际样品数据，直接得到定量结果或者使用该方法重新处理已经采集的实际样品数据，以后者为例，在辅助栏"数据处理"双击未知样品数据即调用该数据，见图 4-26。

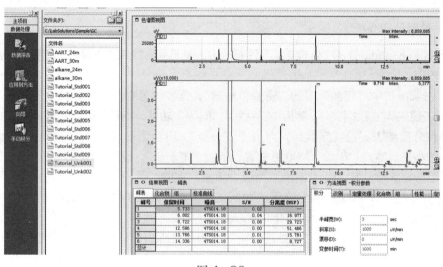

图 4-26

9. 点击工具栏"文件"中的"加载方法参数"，加载方法"Tutorial_Method.gcm"的参数，确定。此时"结果视图-化合物结果表"得到了测试液中各物质含量，见图 4-27。

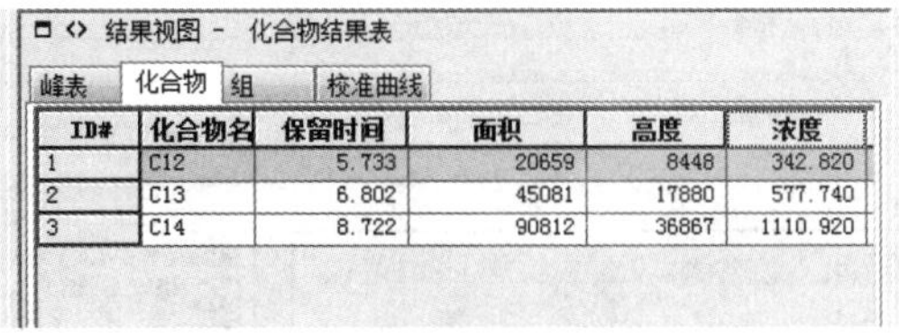

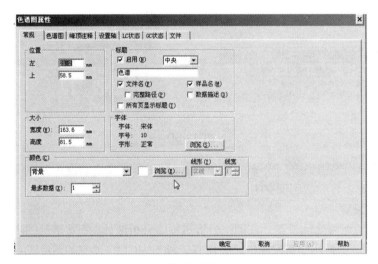

图 4-27

10. 用内标法来计算样品含量步骤与上相似，只需编辑组分表时将"定量方法"改为"内标法"，"组分"中将内标物的类型选择为"内标"，如果标准溶液和实际样品溶液中内标浓度相同时，软件中内标浓度通常设为"1"即可，否则输入实际浓度值。

（十）打印报告

1. 选择报告格式　点击辅助栏中"数据报告"，从"文件夹"中选择适合的报告格式。

2. 加载报告模版　选择数据文件，加载至"报告模版"。

3. 报告模版属性设定　点击右键选择"属性"，出现如图 4-28 所示画面，设置好报告模板的各属性参数后，点击"确定"。

图 4-28

4. 打印报告　点击"打印"图标，按照选择报告格式打印报告。

5. 批处理打印报告　编辑批处理文件，在"报告输出"中选择"打印"，点击"批处理分析开始"，数据文件自动按照选定的报告文件批处理打印。

二、HS-20 系列顶空进样器操作规程

（一）仪器的启动

1. 打开载气总开关、GC 电源、顶空电源，打开电脑。

2. 启动控制软件，显示"仪器选择"窗口。在"仪器选择"窗口中显示当前与电脑连接的顶空信息。

3. 单击确定，显示主窗口，见图 4-29。

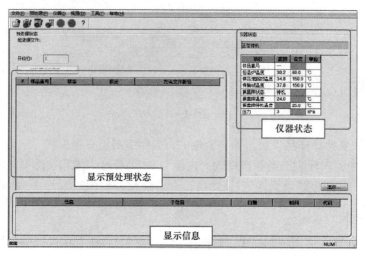

图 4 - 29

4. 单击工具栏中的"温控（ON）"，开始温度控制，见图 4 - 30。

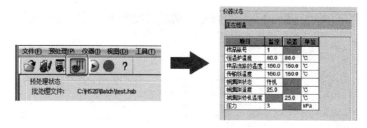

图 4 - 30

5. 单击"仪器"菜单中的"下载方法参数"，指定方法文件的设置温度（参照以下"分析参数设置"项设定）将加载到顶空中。

6. 分析参数设置

（1）样品瓶恒温温度的设置　在顶空分析过程中分析液体时，将溶剂的沸点设置为低于正常沸点 20℃以下。但使用全蒸发法时则设置高于沸点 20℃。顶空的温度设置范围为高于室温 10～300℃之间。

（2）流路温度的设置　通常将样品流路温度设置高于样品瓶温度10℃左右，以提高测定成分的回收率。在流路温度150℃下可测定大部分的 VOC，但为减少吸附成分的残留，有时会提高设定温度。

（3）样品体积和顶空相中质量的关系　如果增加非水溶性成分的进样体积，将增加顶空相的质量，反之，则降低顶空相的质量。请根据测定目标成分调整进样体积。

（4）样品瓶加压的设置　样品瓶升温，瓶内的压力将增大。通常，当顶空相导入到样品环中时，为确保压力平稳，完成恒温后将继续向样品瓶加压。但是继续加压的压力上限为样品瓶的耐压上限 350kPa 左右。

（5）样品瓶加压时间的设置　顶空中样品瓶的加压从 GC 配置的先进的压力控制系统（APC）开始。由于流路有阻力，达到设定压力需要 60～120 秒。如果设置的加压时间短，可能因为样品瓶间增加的内压偏差导致重现性下降。

（6）样品环填充时间的设置 将从加压的样品瓶中抽取顶空相的时间称为样品环填充时间。因为该时间控制排气侧的背压，所以根据不同的压力，需要花费 15～30 秒的时间。

（7）进样时间、柱压和分流比的设置 进样时间是指六通阀处于进样侧的保留时间。需要将整体流量设置为样品环体积的 5 倍以上。整体流量为 5ml/min 时，设置的时间为 1 分钟。如果进样时间长，成分开始馏出后再切换流路，基线可能发生漂移。为防止漂移的发生，需要对时间进行调整。另外，在样品环模式下选择不分流，将提高峰高，从而增加灵敏度。使用毛细管柱时的分流比设定值为 1:5～1:200 左右。如果高浓度样品超过检测器的标尺，调整分流比，使进样体积降低到 1/40 左右。如果还需要降低进样体积，则更换为 0.1ml 的样品环。

（8）捕集 HS 时的样品瓶加压压力和萃取次数 在捕集阱模式下，加压/捕集可最多设置为 10 次，但即使将萃取次数设置为 3 次以上，也无法提高回收率，所以建议将萃取次数设置为 3 次。

7. 启动仪器后开始分析，数据采集及处理分析同气相色谱仪的操作规程中数据采集、处理分析项。

（二）仪器的停止

1. 单击主窗口工具栏中的"温控（OFF）"。

2. 单击"文件"菜单中的"退出"。如果不关闭加热器就退出主窗口，将显示"温控切换为 Off？"的提示。选择"否"，可在未关闭加热器的状态下退出顶空控制软件。

注：因为在退出顶空控制软件的状态下，无法知道温度的高低，所以对仪器进行维护时，需先启动软件确认温度。

3. 关机退出顶空控制软件；关闭顶空的电源；关闭气相的电源；关机后关闭显示屏的电源；关闭载气总开关。

注：分析盐析样品后，请在进行下一分析时前进行冲洗，以清除残留的样品。

三、仪器保养维护和故障诊断与排除

（一）仪器保养维护

1. 气路的维护检查

（1）载气要求

①载气纯度：N_2 或 He＞99.99%（高灵敏度分析时＞99.999%）。

②辅助气：H_2＞99.99%（钢瓶或氢气发生器）（高灵敏度分析时＞99.999%）；Air 干燥空气（钢瓶或空气压缩机）。

③必须使用气体过滤器。

（2）载气维护周期

①每天检查钢瓶压力、检漏。

②每三个月检查压力表（年检取回表头时注意表头是否洁净无油）。

③及时更换分子筛过滤器和捕集阱（进样口流路）。

④气体过滤器的更换（3～6 个月或指示剂变色）。

⑤使用氢气发生器时，注意及时更换变色硅胶（可老化脱水），变色超过一半必须更换。

⑥使用空压机时，注意及时更换变色硅胶（可老化脱水）、空压机排水，3～6 个月必须更换分子筛和新品活性炭。

2. 自动进样器 进样针每月必须维护一次，可用极性较弱的丙酮、石油醚、正己烷清洗保养，晾干备用。进样针推杆在针内腔无溶剂的情况下推拉，容易磨损，禁止此类操作。

3. 进样口 进样口日常维护的内容主要包括：更换进样隔垫、玻璃衬管，装填石英棉、更换 O 型圈、石墨压环。

（1）更换进样隔垫 进样隔垫为常用消耗品，进样次数大致达 100 次时，需定期更换，当使用的进样针针头较粗时或较钝时会减少进样垫的使用次数。

（2）更换玻璃衬管 分析大量样品后，玻璃衬管可能会被污染，应定期检查并清洗或更换。分流和不分流进样系统采用不同类型的玻璃衬管，应根据情况选择正确的衬管。同时注意石英棉的装填量：对于高吸附性样品，例如农药，减少石英棉的装填量会得到更好的分析结果；对于高汽化热的溶剂，例如水，增大石英棉的装填量会得到更好的分析结果。

（3）装填石英棉 更换新玻璃衬管或清洗玻璃衬管之后，通常要在衬管内装填一定量的石英棉，用于充分混匀汽化样品并防止难挥发的化合物污染毛细管柱。石英棉应位于进样针下方 1～2mm 处，太近或太远都会造成分析结果的重现性变差。

（4）更换 O 型圈 ①进样口长期处于高温，需及时检查 O 型圈密封性，检查其是否破损漏气。②更换玻璃衬管时，O 型圈变形或破损即需要更换。

（5）石墨压环 安装色谱柱时注意不要将螺母拧得过紧，如果石墨被挤出时需去除处理，防止碎屑进入进样口或检测器，注意检测器端一般用手拧紧即可。

4. 色谱柱

（1）色谱柱老化 使用新柱前需要老化，以除去残留溶剂及低分子量的聚合物。此外，用过的柱子也应定期老化。老化注意事项：①新柱老化时，原则上不连接检测器；②监测时最好使用 FID 检测器；③检测器的温度必须要高于柱的使用温度 20℃；④色谱柱污染很严重（或分析长期需高温）时，定期切掉进样口侧色谱柱 30～50cm 左右，老化时检测器一侧色谱柱放空，并将检测器堵上。

（2）色谱柱的使用温度要比其最高使用温度低。

（3）毛细管柱如不使用，应用硅橡胶块将其两端封闭，存放于盒中。

5. 检测器

（1）检测器温度 不能低于进样口温度，否则会污染检测器。

（2）FID 点火检查 每月检查一次，如果喷嘴脏，用蘸有有机溶剂（丙酮等）的棉布擦干净（注意不要使溶剂碰到石墨垫圈）。如喷嘴损坏，必须更换。检查点火线圈是否能正常点火。

（3）ECD 池保养与维护

①使用耐热温度高的色谱柱 ECD 池主要是由于附着色谱柱的液相而污染，建议使用耐热温度高的柱子。另外，在比柱耐热温度低 20～30℃的温度下使用，可使 ECD 耐用。

②使用液相量少的色谱柱 与①相同，为防止 ECD 池附着液相，建议使用液相量少的色谱柱。毛细管柱时问题不大，但填充柱时注意。

③使用充分老化的色谱柱 为防止 ECD 附着杂质，请把使用的色谱柱进行充分老化，另外，老化时，色谱柱不要与 ECD 连接，这样可使 ECD 池耐久使用。

④减少载气和尾吹气的杂质 ECD 的载气、尾吹气，请用高压气瓶装的高纯气体。另外，请使用干净的流路部件（配管部件、流量控制器等），载气过滤器、氧气捕集器也具有去除杂质的效果。

⑤ECD 池进行定期老化 ECD 池的最高使用温度在 350℃附近，应定期地进行老化（参照

⑧装置的老化）。在与色谱柱连接的情况下，进行老化时，请将柱温箱的温度置于以下值：毛细管柱时：最高使用温度；填充柱时：低于最高使用温度30℃；若液相沸点低的填充柱使用高温时，使用后立即进行老化，可使 ECD 池使用耐久。

⑥设定检测器的温度比柱 温高检测器温度比柱温箱温度高时，柱的液相不会附着在池上，设定检测器温度比柱温箱高 20～50℃以上。但是，ECD 的最高使用温度是 350℃，务请注意。

⑦连续分析时温度要下降使用 ECD 分析时，常常进行连续分析，这时如果柱温箱温度一直升高不降时，特别是填充柱的液相大量飞溅，附着到 ECD 池上，连续运转时，建议降低柱温箱、试样气化室的温度，但是，必须使尾吹气、载气继续流动。

⑧装置的老化 色谱柱建议不连接检测器；温度设定：柱温箱温度为常温，进样口温度 340℃，检测器温度 340℃；流量的设定：载气、尾吹气与分析时相同的流量，一般为 30～60ml/min；检测器的设定：量程=1，电流值=1nA；一般老化时间为 12 小时。

（4）ECD 检测器内含有 Ni^{63} 放射源，检测器出口一定要用管道接到室外，最好接到通风出口，非专业人员不能自行拆分。每 6 个月要进行一次放射性泄漏检查。

（5）TCD 维护与保养

①在检测器通电之前，一定要确保载气已经通过了检测器，否则，灯丝有可能被烧断。同时，关机时一定要先关检测器电源，然后关载气。

②检测器灵敏度随 TCD 电流值增加而提高。然而，在较大的电流值下，检测器灯丝寿命也会缩短。因此，在满足灵敏度要求的前提下，尽可能使用小的电流值。

③当分析强酸性或强腐蚀性气体时，检测器灯丝寿命会缩短。

④任何时候进行有可能切断通过 TCD 的载气流量的操作，都要关闭检测器电源。

（二）故障诊断与排除

1. 自动进样器进样针堵塞或针杆推拉不畅

（1）针堵塞 ①小堵塞时，可以用丙酮、己烷等溶剂清洗解决，注意针头溶剂喷出时必须为连续，且和针头成一直线的液滴才正常；②堵死时只能更换，一般不建议超声清洗。

（2）针杆推拉不畅 ①建议用溶剂清洗针内腔，同时用滤纸蘸溶剂擦洗针杆，样品是水溶性物质时可以先用热水清洗，再用甲醇或乙醇清洗，最终用极性较弱的丙酮、石油醚、正己烷清洗保养，晾干备用；②极性较强的溶剂可导致针杆推拉变紧，故清洗溶剂除了使用样品同类溶剂清洗外，尽量交替或定期使用极性较小的溶剂清洗进样针；③黏度大的样品可以使用钛合金柔性针杆类型的进样针，调慢推拉速度以适应较大的进样阻力。

2. FID 点火困难 可能是空气流量过大或氢气流量过小，调节流量再点火；也可能是检测器喷嘴污染或堵塞，应清洗后再点火或直接更换喷嘴；还可以检查点火线圈、变色硅胶或色谱柱安装是否正确。

3. 峰面积重现性差 检查进样隔垫漏气情况并更换；检查玻璃衬管上的 O 形圈变形或破损情况并更换；检查更换或灼烧石墨压环；检查并调整衬管内石英棉的装填量及装填位置；衬管惰性化处理（或按样品特性选择处理）；检查更换分流/吹扫流路捕集阱；维护微量进样针；可按相似相溶的原则选择适合目标组分极性的色谱柱分析；适当调整目标组分浓度等。

4. 保留时间重现性差 检查进样隔垫漏气情况并更换；检查玻璃衬管上的 O 形圈变形或破损情况并更换；检查更换石墨压环；可按相似相溶的原则选择适合目标组分极性的色谱柱分析；更换老化色谱柱；检查玻璃衬管是否破损或内壁污染，并更换或清洗衬管；适当调整目标组分浓度等。

5. 出现鬼峰 检查进样隔垫污染情况并更换；检查玻璃衬管是否破损或内壁污染，并更换或清洗衬管；检查老化石墨压环；检查更换分流流路捕集阱；清洗缓冲管；因难于挥发的成分造成色谱柱碳化，可使用专用的毛细管柱切割工具对进样口部分的色谱柱入口进行重新切割；更换或清洗微量进样针。

6. 峰形不正常

（1）前延峰 可能是样品浓度过高造成色谱柱过载造成，应对样品进行稀释再进样；也可能进样口温度设置低或柱流速太慢造成，可以升高进样口温度或提高柱流速。

（2）分叉峰 色谱柱柱头没切齐；载气不纯；两个组分不能分离。

（3）拖尾峰 样品浓度过高；柱温太低；进样口温度低；衬管损坏；色谱柱与目标组分极性不匹配，可按相似相溶的原则选择合适的色谱柱分析；进样口或色谱柱污染；柱流速太慢。

7. 基线波动大 基线跟着空压机启动变化的情况下，安装二级调压阀并注意更换分子筛过滤器和活性炭；色谱柱老化；石墨压环老化；有脉动的情况下检查 H_2、尾吹气使用的减压阀。

第五节 普析通用公司 G5 气相色谱联机操作规程

一、普析通用公司 G5 气相色谱联机操作规程（FID 检测器）

（一）开机

先检查气路管线、电源线、信号线等连接是否正确，色谱柱是否正确安装。依次打开载气钢瓶主阀和分压阀（调整分压至 0.4MPa，观察主机柱前压上升到 0.06MPa 左右），开电脑，主机电源。待主机自检完成进入待机界面（图 4-31），按 "4. 常规信息" 观察界面（图 4-32）。

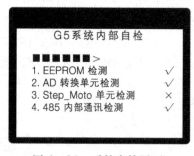
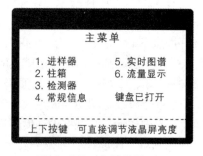

图 4-31 系统自检界面　　图 4-32 主菜单界面

（二）仪器配置

在计算机窗口上双击 "GCWIN" 软件，进入 "仪器控制"（图 4-33）。在 "高级" → "配置信息" 里配置进样口、检测器和采集通道（图 4-34）。

（三）样品测定

1. 参数设置 设置进样口、柱温箱、检测器三个温度，下传方法，等待仪器升温（如有已经保存方法则直接载入方法后下传方法）。见图 4-35。

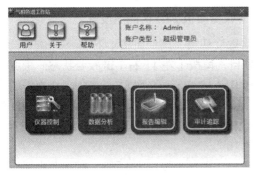

图 4-33　工作站主界面

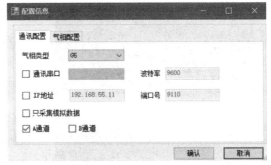

图 4-34　配置通道界面

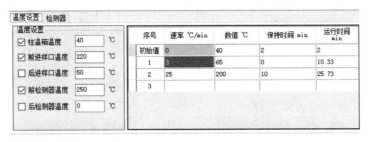

图 4-35　温度设置界面

2. 点火　打开空气氢气发生器或者钢瓶，待正常产气，主机温度升到设定值后点击软件上"检测器"→"点火"（图 4-36），听到"嘭"声响后用扳手观察火苗是否点火成功（如未点着则多进行几次点火直到成功）。

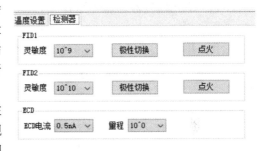

图 4-36　FID 检测器点火界面

3. 基线监控　点火成功后点击软件菜单栏"运行"→"开始监控基线"仪器运行半小时后观察基线平稳，用主机右下角调零旋钮将通道信号调至零点附近，再"结束监控基线"。

4. 进样　在软件下方编辑进样序列（图 4-37），要双击"载入方法"和"保存路径"。点击软件左上方"STRAT"按钮，序列第一行变红色，仪器监控栏为"READY"状态，手动进样后按主机控制界面"启动键"触发信号采集（图 4-38），此刻软件仪器监控栏变为"RUNNING"开始采集信号，采集时间结束后此行变绿，下一行变红等待进样，重复进样步骤即可。（手动进样操作：①用正己烷或丙酮、乙醇类试剂洗针，至少 6 次；②用样品溶液润洗进样针 3 次；③抽吸待测溶液几次，慢吸快出排除气泡，吸取一定体积溶液；④进样，进样针保持垂直，快进快出；⑤同种试样不同浓度切换，浓度由低到高，需润洗至少 3 次；⑥不同试样间切换，需先清洗再润洗。）

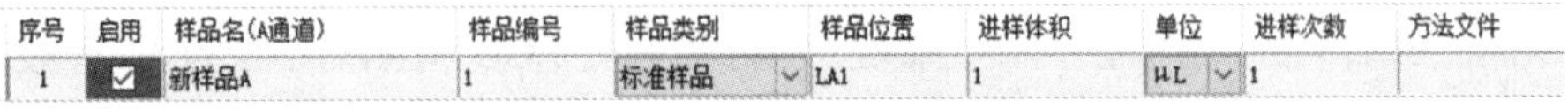

序号	启用	样品名(A通道)	样品编号	样品类别	样品位置	进样体积	单位	进样次数	方法文件
1	☑	新样品A	1	标准样品	LA1	1	μL	1	

图 4-37　序列编辑界面

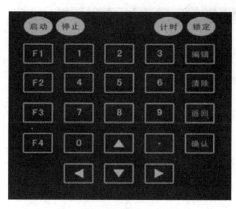

图 4-38　控制键盘示意图

（四）仪器面板 FID 检测器设置

1. 灵敏度切换　用户可按 [上][下] 键移动光标到该项目，再按 [左][右] 键改变状态。根据需要可选择设定 10 次方、9 次方、8 次方、7 次方的数值，则表示对应为 10^{10}、10^9、10^8、10^7，同时 FID 放大器面板上的发光二极管指示出所选择的灵敏度档，初始值在 10^{10}。

2. 点火　用户可按 [上][下] 键移动光标到该项目，再按 [右] 键改变状态。状态会由默认的 OFF 切换为 ON，此时 FID 的点火电极会发红点火，10 秒后仪器会自动切断点火开关，状态由 ON 回到 OFF。

3. 极性切换设定　检测器的极性，以控制色谱图出峰方向。其中："OFF" 输出设定为 "＋"；"ON" 输出设定为 "－"。

（五）关机

实验完毕，关闭氢气发生器和空气源，设置进样口、柱温箱、检测器温度为 50℃仪器，待温度下降到指定温度后，关闭主机电源、软件和电脑，最后关闭载气钢瓶总阀。

二、普析通用公司 G5 气相色谱联机操作规程（ECD 检测器）

（一）开机

打开载气，主表压力需大于 3MPa，分压表调节到 0.4MPa，打开主机后面废气出口的堵头。

（二）运行

观察柱流量压力表，待压力表有读数后打开仪器主机电源，选择 "4" 查看常规信息。

（三）样品测定

1. 参数设置

（1）柱流量/柱前压设置

①使用毛细管柱，不分流条件下，调节柱流量 4 圈，使柱前压为 0.08～0.1MPa 左右最好（如毛细柱内径更小或柱长更长，柱压会偏高，可调节柱流量在 3 圈左右，柱压不超过 0.2MPa 为宜）；分流条件下，柱流量 5.5 圈，打开分流阀（逆时针），使柱前压保持在 0.08～0.1MPa（可根据情况调节分流和柱流量，从而得到较好的分离和灵敏度）。

②使用填充柱，柱流量设定为 5 圈左右（约 20～30ml/min），待柱前压升高至 0.06～0.1MPa 之间（使用填充柱则没有分流和尾吹，只关注柱流量即可）。

（2）根据方法设定进样口、检测器、柱箱温度。

（3）设置 ECD 电流、电流衰减和量程（在屏幕首页 ECD 检测器中设置）。一般情况下电流设为 1nA，电流衰减为 ×1，量程为 10 的 0 次方（如果灵敏度不够可设置为电流 2nA、量程 10 的 1 次方）。

2. 基线监控　打开电脑，双击软件联机，选择对应的 A 或 B 通道，采集基线。待基线稳定后（一般需要 2 小时），用调零按钮将基线调零。

3. 进样　按方法要求体积进样，进样后迅速按下采集通道按钮采集数据（如果有程序升温需要按主机面板上"启动"按键）（手动进样操作：①用正己烷或丙酮、乙醇类试剂洗针，至少 6 次；②用样品溶液润洗进样针 3 次；③抽吸待测溶液几次，慢吸快出排除气泡，吸取一定体积溶液；④进样，进样针保持垂直，快进快出；⑤同种试样不同浓度切换，浓度由低到高，需润洗至少 3 次；⑥不同试样间切换，需先清洗再润洗）。

（四）关机

实验完毕后，进样口、柱温箱、检测器设置成 50℃降温。待柱温降到 50℃以下，进样口和检测器降到 100℃以下关主机，再关载气。

（五）注意事项

1. 升温前确保色谱柱已经通载气。
2. 载气净化必须接脱氧管，当脱氧管中的填料都变成灰黑色，则需要更换脱氧管。
3. 长时间不使用，请关机之前把 ECD 的废气出口用死堵密封。
4. 若没有接色谱柱，ECD 检测器进口端需要用死堵堵住。

三、普析通用公司 G5 气相色谱仪器保养维护及故障诊断与排除

（一）仪器保养维护

1. 氢火焰离子化检测器的清洗　拆开 FID 的上套，取下点火线圈、收集极和绝缘圈，把电极和绝缘圈用丙酮或乙醇清洗，然后烘干。如果污染严重，可以将待清洗零件放入超声波清洗液中，经超声波清洗后，用清水淋洗干净，然后用乙醇清洗并烘干。装配时注意点火线圈、收集极信号引出座和发射极引出线都不得与 FID 检测器外壁短路，不能与地面相碰。如果是色谱柱固定液污染检测器，则选用能溶解固定液的溶剂予以清洗。

2. 进样器清洗　进样器比较容易污染，特别是套管和过渡接头（进样）容易污染，为此清洗进样器就显得比较重要。

（1）填充柱进样器的清洗方法　先拆下色谱柱，旋下进样帽，取出密封硅橡胶垫和套管及导向口，把散热器、导向口、套管和过渡接头（进样）用丙酮或乙醇清洗，然后烘干。进样器管内壁可用丙酮或乙醇棉球直接多次穿洗。穿洗后用大流量载气吹一下（主要吹掉棉球纤维并吹干溶剂），随后装好套管和色谱柱，放入新的密封硅胶垫和导向口，旋紧散热器。

（2）毛细管柱进样器的清洗方法　先旋下进样器帽，取下导向口和密封硅橡胶垫，再旋松定位套上的亚帽，拔出定位套，最后拿出分流石英衬管及硅橡胶（石墨）密封垫圈，将以上零件用丙酮或乙醇清洗，烘干。拆下毛细管及转换接头后，就可按照填充柱进样器的清洗方法清洗进样器管内壁，随后安装好毛细管柱进样器即可。

（二）故障诊断与排除

1. 没有峰　先检查放大器电源、离子线等有没有断开；检查有没有载气通过；记录器是否接触不良或是记录器的其他故障。检查是否存在注射器堵塞、进样器硅胶泄露，色谱柱连接松开等问题。排除没有点火、FID 极化电压没接或接触不良等现象。若还没有峰，试着增加进样器温度，排除进样温度太低，样品没有气化现象。

2. 基线问题

（1）出现锯齿型基线　可能有两种原因需分别排除：①稳流阀膜片疲劳，此时需要及时更换膜片或修理阀；②载气瓶减压阀输出压力变化，此时需要调节载气阀的压力在另一位置。

（2）出现基线突变　可能有三种原因：①电源插头接触不良，需要将电源插头安装牢固；②外电场干扰；③FID 检测器还有可能是氢气、空气流量选择不当，需要重新调整氢气、空气流量特别是空气流量。

（3）出现基线不回零　可能有四种原因需分别排除：①记录器零点调节位置不正常，此时可用金属丝使记录器讯号输入短路，校正到零；②FID 检测器还有可能是色谱柱过多流失，需要使用流失少的色谱柱；③检测器污染，需要清洗检测器；④记录器故障，检测修理记录器。

3. 出峰到固定位置记录笔抖动　可能是记录器滑线电阻污染，需要清洗滑线电阻。

4. 出峰时突然回到低于基线并且灭火（FID 检测器）　可能有五种原因需分别排除：①样品量太大，需要降低样品量；②氢气或空气流量太低，需要重新调节氢气、空气流速；③载气流速太高，需要选择合适的载气流速；④火焰喷口污染或堵塞，需要清洗火焰喷口或疏通火焰喷口；⑤氢气用完，更换氢气源保证有足够的氢气。

第六节　PerkinElmer Clarus 气相色谱仪操作规程

一、开机

打开 GC 气源，等待气源输出压力达到设定值。然后，打开计算机电源，进入 Windows 界面。最后，打开 GC 主机电源开关，等待 GC 初始化完成，点击触摸屏登录，进入 GC 主界面。

二、运行 TotalChrom 色谱工作站软件

双击桌面上"Tcnav.lnk"图标或打开 Totalchrom Workstation 程序组，双击"Tcnav.lnk"图标。输入用户名"manager（小写）"及密码，进入图 4 – 39 所示软件主界面。

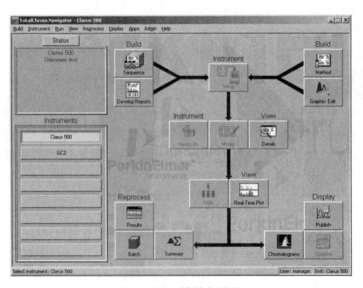

图 4–39　软件主界面

（一）建立新的方法文件

单击"Method"图标，开始编辑方法。选择"Create new method"，点击"OK"→选择相应的仪器，点击"OK"→点击"Next"→点击"Next"→在"Data Acquisition"界面选择相应的数据采集参数，然后点击"Next"→进入"Instrument Control"界面。

在"Instrument Control"界面，点击"Oven/Inlets"，设置柱温箱程序温度、进样口温度及柱温箱保护温度。点击"Carrier"，设置载气流速、色谱柱规格、分流模式及分流比。点击"Detectors"，设置检测器温度、所用气体流量及衰减大小。点击"Instrument Timed Events"，设置仪器时间程序。点击"Autosample"，设置进样体积、选择洗针的次数以及洗针的溶剂选择。

然后一直点击"Next"，直到点击"Finish"，完成方法编辑。选择方法保存路径，命名方法文件名并保存，方法扩展名为".mth"（注意：所有文件名及路径均不得使用中文）。关闭方法文件编辑器，回到软件主界面。

（二）建立报告模板

在软件主界面，点击"Develop Reports"编辑报告模板。点击报告名称，改为合适的名称。点击报告内容项目，去掉不需要的项目。在"Report"菜单下，选择需要添加的报告内容。点"Insert/Add"，添加该项目。点"Options"，进行报告内容、格式的选择。勾选"Print replot with report"色谱图同时打印。

编辑完成后，保存报告格式文件，文件名和方法文件名一样。关闭报告格式编辑器，回到软件主界面。

（三）建立序列

在软件主界面，点击"Sequence"，开始建立序列表。点击"Method"选择 GC 方法，在"Base file name"处选择数据文件保存路径及数据基本名称，点击"OK"进入序列表。编辑样品数量、样品位置及进样次数等，保存序列表。关闭序列表，回到软件主界面。

在软件主界面点击"Setup"，选择建立好的序列表文件，点击"OK"将序列表发送至主机，见图 4-40。主界面状态栏显示"Ready"即可开始分析样品。点击主界面"Real Time Plot"实时图谱显示。

（四）数据处理

在软件主界面下，单击"Graphic Edit"，进入数据处理。选择待处理标样的数据文件，按"open"打开文件（注意：此时自动会打开一个方法文件，这个方法文件就是做标样时使用的方法文件。如果提示只能用只读方式打开文件，选择确定，在这种情况下在后面保存方法文件时就得选择另外命名保存）。

1. 在"Process"菜单下选"Noise/Area Threshold"，用鼠标左键在色谱图上选一段噪声比较大的地方，系统自动会设定一个噪声和峰面积的阈值，可根据具体情况来设定这两个参数，直到积分结果满意为止。

2. 在"Process"菜单下选"sampling rate/bunching factor"重新设定采样频率和平滑因子。

3. 在"Process"菜单下选"Baseline Events"，进行积分事件选择。

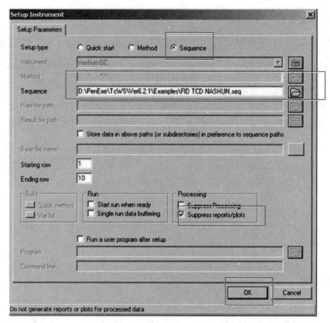

图 4-40 将序列发送至主机

4. 在"Calibration"菜单下选择"Edit components"，给目标化合物命名。在命名时，如果用内标法定量，应该先用鼠标点击内标物的峰，输入内标物的名称，选上"ISTD"选项，输入合适的时间窗参数（3~10 均可）。然后点击"Next"输下一个化合物的名称等参数。内标法应选择开始设定的内标物。

所有要定量的组分都输入完毕后，按"return"返回。然后保存或另存方法。

5. 积分处理完毕，在"file"菜单下选择"Save Result file As"，保存新的结果文件。

点击"New data file"图标，打开另外的标样数据文件，然后保存结果文件。重复此过程至将所有标样数据文件全部重新积分，保存新的结果文件。

注意：保存结果文件时一定要选择覆盖存储到各自相同的文件名。

6. 点击"other"菜单下"method"，进入"Method Editor"方法编辑器。

在"Method Editor"中"components"菜单下选"Edit component"，进入组分编辑界面。查看每个组分的设置是否正确，如内标物的指定、时间窗口等参数。确认完后点"Calibration"项目条，设定标样曲线类型、标样浓度等参数。

在表格处输入标样点序号和对应的浓度。输完一个组分，点击"Next"，重复以上步骤，完成所有组分校正参数和浓度输入。

点击图 4-41 中文件夹图标，打开第一个标样的结果文件，在"Level"栏选择 1，点"Add"键，即选定了第一个数据点。

按以上方法选定第二，第三…，直到所有标样数据被选定。

如果为单点多次平均校正，"Tevel"都为 1，从第二个数据点开始，在"Type"处要选"Average"（平均）。完成后点"OK"完成标准曲线的处理。回到 Method Editor 主页面。

在"window"菜单下选"1 component list"，就可看到生成的标准曲线。

选择对应的组分，可以查看该组分的浓度，标准曲线的相关系数。如果有错误，更改错误的地方，重新进行校正。

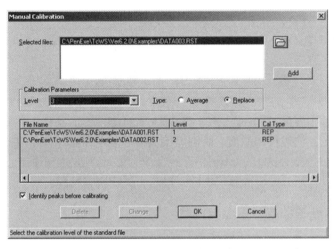

图 4-41　校正水平选择界面

　　如果没有错误，相关系数也在控制范围内，就可以保存方法，然后就可以用这个完整的方法做样品了。做完每个样品，如果选择了打印结果，那就会自动打印出带色谱图的定量结果。如果没选择打印，可在软件主页面下单击"Results"图标，打开相应的数据/结果文件，可以在这里打印或预览结果。

　　然后点击"OK"，回到"Method Editor"主页面。在"Components"菜单下选"Calibrate"，进入标准曲线界面，查看标准曲线。

　　7. 从软件主界面进入"graphic edit"中计算未知化合物浓度。打开未知样品数据，点击"peak report"，点击预览，用外标标准曲线法计算的化合物浓度显示在报告中。

三、PE 气相色谱仪主机触摸屏参数设定

　　触摸屏如图 4-42 所示。

（一）进样口参数在触摸屏上的设定

　　按 A 或 B 按钮切换前后进样口。进样口温度、流量等可直接输入，PSS 进样口程序输入先按"Program"按钮，再进行输入。

（二）柱温箱/色谱柱的设定

　　点"Oven"图标，输入方法参数和条件，设定柱箱温度程序。

（三）检测器的设定

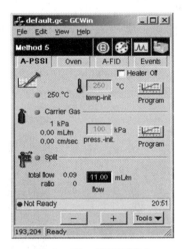

图 4-42　触摸屏设定

　　1. 氢火焰离子化检测器（FID）　点击"FID"图标，输入检测器温度、氢气及空气流量。待温度及氢空流量达到设定值后，点击"Ignite"点火。

　　2. 电子捕获检测器（ECD）　点击"ECD"图标，输入检测器温度及尾吹气流量。

　　3. 火焰光度检测器（FPD）　点击"FPD"图标，输入检测器温度、氢气及空气流量。

4. 氮磷检测器（NPD） 点击"NPD"图标，输入检测器温度、氢气及空气流量。

5. 热导检测器（TCD） 点击"TCD"图标，输入检测器温度、桥电流、载气及参比气流量。

四、关机

首先，点击软件主界面"RUN"下的"release control"释放仪器。然后，根据仪器配置，在 GC 主机触摸屏上，将进样口温度、炉温、检测器温度设定到 50℃，关闭 FID，FPD，NPD 的燃气和助燃气，同时关闭 NPD 的铷珠电压。之后，等待仪器温度达到设定值后，关闭 Totalchrom 软件，关闭 GC 主机电源，关闭计算机电源。最后，关闭所有气源。

五、仪器保养维护和故障诊断与排除

（一）气相色谱对于所使用气体的要求

高纯氦（氮）纯度 99.999%，减压表输出压力范围 0～0.6MPa。

高纯氢纯度 99.995%，减压表输出压力范围 0～0.6MPa。

压缩空气要求无油、无水、无烃，减压表输出压力范围 0～0.6MPa。

（二）进样口维护

PE 气相色谱仪进样口类型有：CAP（普通分流/不分流毛细柱进样口），PSS（可以进行温度编程的分流/不分流毛细柱进样口），POC（柱头进样口），PKD（填充柱进样口）。PSS 进样口与 CAP 进样口相比，温度可以编程，而 CAP 进样口的温度是恒定的。

将要使用的进样口温度设置为需要的温度，不使用的进样口温度最好设置为零。如果进样口为 PSS 程序控制进样口，此处只能选择温度程序的"on/off"，在"Inlet ramp"处设置温度程序，设置方法和柱温箱程序升温一样。

进样口石英内衬管中应装填一定量的石英棉，以保证测定准确。毛细管进样口可选择分流/不分流工作模式，不分流工作模式可通过程序控制分流口的载气流量。

进样口应定期更换衬管与垫片。更换衬管或隔垫时，载气供应会切断，因此需要先将柱温箱降温。衬管可换新的，也可清洗并硅烷化处理，填充适量的石英棉后，重复使用。安装衬管时，应根据实验要求选择分流或不分流衬管，并注意衬管放置的方向性和 O 型圈的位置。见图 4-43、图 4-44。

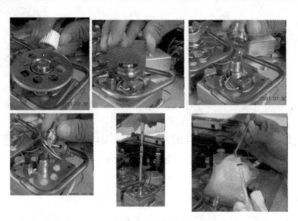

图 4-43 衬管的更换

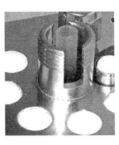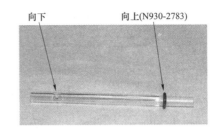

图 4-44 分流衬管及衬管安装方向

（三）进样器维护

使用自动进样器前应注意检查，进样针是否弯曲，安装是否正常；在相应的位置没有小瓶，需使用标准小瓶，小瓶高度不合适可能造成仪器报错；自动进样器门是否关好。

实验结束后应及时清洗进样针。先将自动进样器门打开，将进样针上端黑色钮向上拉伸并旋转 90°，旋松进样针下端螺母，小心取下进样针，进行清洗或更换。

使用顶空进样器时，炉温、进样针温度、传输线设置温度应依次升高 10~20℃，以避免气体液化残留。安装传输线中毛细管时，应注意避免毛细管的断裂，必要时进行漏气检查。

（四）毛细管柱的安装与维护

毛细管进样口（Cap/PSS）可安装各种规格的毛细管柱。毛细管柱与 Cap 或 PSS 进样口连接时使用 1/16 英寸螺母密封。毛细管柱与 Cap 进样口连接时尺寸为 4.4~5.1cm。毛细管柱与 PSS 进样口连接时尺寸为 3.8~4.4cm（图 4-45）。

毛细管柱与检测器连接时使用 1/8 英寸螺母密封。毛细管柱与不同检测器连接时要求的尺寸不同。在 Tools→Utilities→Column Length Calc.里面，即可查找相应长度。

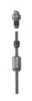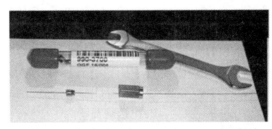

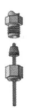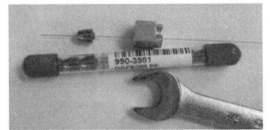

图 4-45 接进样口与检测器的螺母和石墨压环

毛细管色谱柱的老化：将毛细管柱接检测器端放空，不要接在检测器上，同时将检测器用封堵堵上。确保载气流过毛细管柱 15~30 分钟，从较低温度（如 40℃）缓慢程序升温（5℃/min）

至老化温度（如果柱子受到污染，可在推荐的色谱柱最高使用温度低 20℃作为老化温度），重复上述升温程序，最初老化温度应不低于 4 小时。

（五）检测器的维护

1. FID 检测器 FID 检测器温度应比柱温箱设定的最高温度高 30℃，且大于 150℃，以防止水凝结在检测器上。氢气流量为 45ml/min，空气流量为 450ml/min。

FID 温度达到 100℃以上，再点火。应注意确认 FID 是否点着火。在 GC 触摸屏上选择范围为 1（不要选 20），观察火焰的基流信号，信号为"0.0x mV"时，未点着火。

检测器污染或喷嘴堵塞，需要清洗喷嘴和收集极。

2. ECD 检测器 ECD 工作温度应大于 300℃，以减少污染。载气气路应加装除氧过滤器，以减少氧气和水等的干扰。ECD 安装毛细管柱时需要加尾吹，流过 ECD 载气总流量应为 30ml/min。

ECD 的平衡需要很长时间，大约 3～4 小时。因此在开始使用前要留有足够的时间平衡。如果足够的平衡时间后基线仍然波动，则需要确认是由于检测器本身引起还是由于色谱柱引起。将色谱柱从检测器上取下，把检测器用封堵堵上，观察基线信号，如果拿掉色谱柱后 ECD 基线稳定则说明色谱柱有问题。

采用 ECD 测定时发现基线很直，没有噪音显示，不能进一步定量计算。这是假基线，是由于软件中设定了在开始分析的时候自动调零的原因。导致基线识别错误，去掉软件中的自动调零就可以解决。

为了降低检测器的污染，最好将 ECD 加热到 375℃。在使用 ECD 时，若背景值比较高，可能是因为色谱柱末端温度高于 375℃导致冷凝的液体流入检测器。

ECD 热清洗时，应把检测器下端用死堵堵死，检测器温度设为 420℃，尾吹气流量设为 60ml/min。

3. FPD 检测器 为了正常点火，FPD 检测器加热后的温度应不低于 250℃。氢气流量，空气流量优化后可以获得最佳灵敏度。在电源打开状态，千万不要移走检测器外罩或光电倍增管，否则会破坏光电倍增管。FPD 加热到温度后要有足够长时间来稳定（3 小时以上）。FPD 检测器本身的衬管一定要透明洁净。FPD 检测器磷片为黄色、硫片为紫色，锡片为红色。分析结束后要及时关闭 FPD 光电倍增管检测器，以延长检测器寿命。

FPD 在使用一段时间后，检测器的衬管需要清洗（检测器要降温，空气氢气要切断，pmt 电压要关闭）。拔掉金属帽，拧松螺帽，漏出衬管的上端取出衬管，拿掉 O 型圈，放到丙酮中用超声波清洗干净（为了防止衬管破碎，在放衬管的烧杯内放一定的缓冲材料）。

4. NPD 检测器 NPD 氢气流量为 2.0ml/min，空气流量为 100ml/min。使用前要进行铷珠老化，老化过程中载气流量应小于 1ml/min。NPD 不能测定以卤代烃为溶剂的样品。分析结束后要及时关闭珠电压。

5. TCD 检测器 TCD 为双通道，一路为参比通道，一路为分析通道。TCD 热导检测器需要选择桥电流，为–160mA～＋160mA。

调节两气路载气流量相同步骤：自动气路可由键盘直接设定。手动气路时，将皂膜流量计与分析气路连接，测定载气流量；以同样方式调节参比气路载气流量与分析气路载气流量。

调节 TCD 两通道输出平衡步骤：用 TCD 平衡电位器调节，观察仪器信号值显示在 0.00～20.00mV 之间至稳定。

（六）常见故障诊断与排除

1. GC 主机具有自我保护功能，如果某项参数长时间达不到要求，仪器就会停止报警并关闭所有加热及气路模块，此时触摸屏上显示 PPC SHUTDOWN，软件不能控制仪器。退出软件并重启 GC 主机可以解决此问题。

2. 仪器状态总是显示 not ready，应首先确定仪器的哪个部分未准备好（通过点击触摸屏可以知道）。如果各部分均已经就绪则需要检查 totalchrom 软件是否与主机连接，是否已经发送分析序列。

3. 毛细管柱进样口设定的载气流速始终不能达到平衡时，先检查分流流量是否可以达到。如果分流已经达到，载气仍然不能平衡，则检查需要更换隔垫来确认（隔垫在进样口螺帽下）。如果关闭分流时载气不能平衡，则除检查隔垫以外，还要检查隔垫吹扫气的大小是否合适。

4. 没有进样的状态下出现很多杂峰，问题可能来自几个方面：进样口、色谱柱、检测器。为了使问题简单化，将检测器用封堵堵上，采集信号，判断杂峰是不是来自检测器。如果检测器没有问题，可以更换一根色谱柱来判断是不是色谱柱流失。清理进样口后，采集信号，判断是否进样口污染。

5. 进样重复性不好的可能原因和排除方法如下。

（1）采用自动进样器时，检查针是否堵塞，吸样时是否有气泡。

（2）如果没有备用自动进样针，则可以手动进样测试，计算 5 次以上进样的重复性。

（3）检查进样口是否添装玻璃毛（对重复性影响很大）。

（4）如果所分析的化合物性质不稳定，则可以先分析一下甲苯等典型样品确认仪器是否存在问题。

（5）分流进样时采用分流衬管（不要用膨胀体积极大的乙醇、水等作为溶剂）。

（6）长期分析基质比较复杂的目标物，色谱柱的前端容易污染，一段时间后需要切割一段毛细管柱。基质干扰效应在微量农药分析中尤其明显。

起草人：王小亮（陕西省食品药品监督检验研究院）
章娟　石颖（广州市药品检验所）
邬秋萍　许妍（江西省药品检验检测研究院）
王赵（中国食品药品检定研究院）
杨本霞　陈杰（河南省食品药品检验所）
复核人：乔菲（中国食品药品检定研究院）
叶奕芬（深圳市药品检验研究院）
赵勇（湖南省药品检验研究院）
纪宏（北京市药品检验所）
谢子立（安徽省食品药品检验研究院）

第五章 气相质谱联用仪

气相质谱联用仪（GC–MS）是将可以气化的混合物引入气相色谱的进样口，气化后混合物通过色谱柱的分离、经过加热的传输线进入质谱，样品在真空的离子源中离子化后，被离子源的透镜加速聚焦进入质量分析器，再按其质荷比筛选。检测器将离子信号转换成电子脉冲计数，计数的大小与分析样品中离子的浓度成正比。通过与已知的标样或参考物质比较，实现未知样品的定性和定量分析。

第一节 仪器结构及原理

一、仪器结构

气相质谱联用仪由以下几部分组成：①气相色谱；②离子源；③真空接口部分；④质量分析器（四级杆、离子阱或飞行时间）；⑤检测器；⑥数据处理。

二、工作原理

气相质谱联用仪主要由 3 部分组成：色谱部分、质谱仪部分和数据处理系统，见图 5-1。对此 3 部分工作原理进行具体介绍。

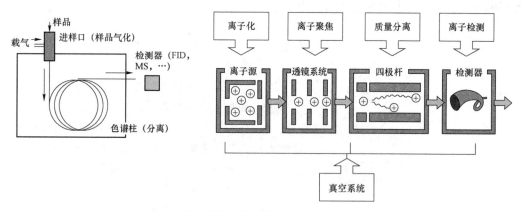

图 5-1 气相色谱质谱联用仪工作示意图

（一）色谱部分

色谱部分包括柱箱、气化室和载气系统。在色谱部分还带有分流/不分流进样系统，程序升温系统，压力、流量自动控制系统等。色谱部分的主要作用是分离，混合物样品在合适的色谱条件下被分离成单个组分，然后进入质谱仪进行检测。色谱仪是在常压下工作，而质谱仪需要高真空，因此，如果色谱仪使用填充柱，必须经过一种接口装置——分子分离器，将色谱载气去除，使样品气进入质谱仪。如果色谱仪使用毛细管柱，由于毛细管中载气流量比填充柱小得多，不会破坏质谱仪真空，可以将毛细管直接插入质谱仪离子源。

（二）质谱仪部分

质谱仪部分是 GC－MS 的核心部分，它的主要作用是将经 GC 分离的有机组分进行检测。质谱仪种类很多，但是不管是哪种类型的质谱仪，其基本组成都是相似的，包括离子源、质量分析器、检测器和真空系统等。以下分别进行介绍。

1. 离子源　其作用是将化合物电离得到其离子，它主要由电离盒、灯丝和电子接收极组成。由 GC 进入离子源的样品与灯丝发出的电子发生碰撞，使样品分子电离，产生的离子进入质量分析器。一般情况下，灯丝发出的电子能量为 70eV。在 70eV 电子的碰撞作用下，有机物分子可能被打掉一个电子形成分子离子，也可能会发生化学键的断裂形成碎片离子。分子离子和化合物的相对分子质量对应，碎片离子与化合物的结构相关。

2. 质量分析器　用于质谱仪的质量分析器种类很多。GC－MS 的质量分析器多用四极杆分析器，偶有使用离子阱或飞行时间分析器的。四极杆分析器是由 4 根棒状金属电极组成。相对两根电极施加电压（Vdc+Vrf），另外两根电极施加电压 –（Vdc+Vrf）。其中 Vdc 为直流电压，Vrf 为射频电压，4 个棒状电极组成一个四极电场。离子从离子源进入四极场后，在设置电场作用下，四极场只允许被测的一种质荷比的离子通过，到达检测器被检测。其余离子的振幅不断增大，最后碰到四极杆而被吸收。设置扫描范围实际上是设置 Vrf 的变化范围。Vrf 的变化可以是连续的，也可以是跳跃式的。所谓跳跃式扫描是只检测某些质量的离子，故称为选择离子扫描。当样品量很少，而且样品中特征离子已知时，可以采用选择离子扫描。这种扫描方式灵敏度高，通过选择适当的离子可以消除组分间的干扰，适合于定量分析。但因为这种扫描方式得到的质谱不是全谱，因此不能进行质谱库检索。

3. 检测器　质谱仪的检测器主要使用电子倍增器、光电倍增器。由分析器来的离子打到电子倍增器产生电信号，信号增益与倍增器电压有关，提高倍增器电压可以提高仪器灵敏度，但同时会降低倍增器的寿命。因此，应该在保证仪器灵敏度的情况下采用尽量低的倍增器电压。由倍增器出来的电信号被送入计算机储存，这些信号经计算机处理后可以得到总离子色谱图、质谱图和其他各种信息。

4. 真空系统　为了保证离子源中灯丝的正常工作，保证离子在离子源和分析器中正常运动，减小本底与记忆效应，质谱仪的离子源和分析器都必须处在真空中工作。一般真空系统包括机械真空泵、扩散泵和涡轮分子泵。由于扩散泵启动慢，并且有时有油本底干扰，因此目前涡轮分子泵使用比较普遍。

第二节　岛津气相色谱质谱联用仪

一、仪器操作规程

（一）开机

1. 打开氦气钢瓶阀门，分压表调到 0.6～0.7MPa 之间。
2. 打开 GC、MS、电脑主机电源。

（二）进入系统及检查系统配置

1. 双击"GCMS 实时分析"，等待，出现登录界面，再点击"确定"。

2. 点击辅助栏中的"系统配置"，检查并设置"用于分析的组件"。单击"设置"，系统配置信息被传输到仪器中。

（三）系统启动

1. 点击辅助栏中的"真空控制"，点击"自动启动"。

2. 建议不选择"真空重启方式"，否则仪器突然断电而又马上来电时容易损坏涡轮分子泵。

3. 显示已完成时，点击"关闭"。

（四）方法编辑

1. 单击辅助栏中的"数据采集"后进入方法编辑中，设定自动进样器、GC 和 MS 的参数，保存方法。

2. 选择采集菜单下的下载初始参数将设置的方法参数传输到仪器中。

（五）检漏调谐

1. 启动真空系统后，等待 2～3 小时。

2. 等待 GC 和 MS 准备就绪，单击辅助栏中的"调谐"。

3. 单击辅助栏中的"峰监测窗"，选择监视组中的"水和空气"，单击打开灯丝按钮，查看系统是否漏气，检查 m/z 28（氮气）的峰高是否为 m/z 18（水）的峰高的两倍以下。如果 m/z 28（氮气）的峰高是 m/z 18（水）的峰高的两倍以上，且 m/z 28 与 m/z 32（氧气峰）的强度比为 4:1 就有可能发生空气泄漏。使用石油醚查找气体泄漏的位置，先将 m/z 32 改成 m/z 43，然后使用石油醚在怀疑漏气的部位检查，如果有漏气，则 m/z 43 的峰会增大。

4. 点击"文件"项下的"新建调谐文件"，保存调谐文件名称，选择调谐模式（选择调谐模式主要根据测定目标组分的浓度水平，仪器默认为"标准"模式，对于样品中微量含量的分析如农药残留分析选择"高灵敏度"模式），点击确定，选择要使用的灯丝（#1 或#2），单击辅助栏中的"开始自动调谐"，调谐完成后，保存调谐文件，建议使用日期和灯丝进行命名。

5. 调谐结果判定 描述如下。

（1）检查峰形是否有明显的分叉，峰形是否对称。

（2）检查 FWHM（半高峰宽）值是否在 0.6±0.1 范围内。

（3）检查检测器电压是否超过 1.5kV。

（4）检查基峰值是否是 18 或 69。

（5）检查 m/z 502 的相对强度比率是否大于为 2%。

（6）检查 m/z 69 的峰强度是否至少是 m/z 28 峰强度的两倍。

（六）数据采集

1. 单针进样选择方法文件并下传参数，单击辅助栏中的"样品登录"，输入数据文件，样品瓶号，进样体积，未指定调谐文件（调谐文件留空白）时，表示使用最近一次保存的调谐文件，单击确定。单击辅助栏中"待机"，在 GC 和 MS 准备就绪时，开始采集。要在停止时间前强制停止数据采集，单击"采集"助手栏中的"停止"，但 GC 程序仍然执行，要停止 GC 程序，需按 GC 主机上的"STOP"按钮。

2. 批处理采集点击辅助栏的"批处理"，编辑批处理表里相应信息，保存后开始采集。

（七）数据处理 – 定性分析

1. 打开数据文件 单击桌面上"GCMS 再解析"，进入 GCMS 再解析窗口。分析登录的界面，单击确定进入后处理窗口。单击助手栏中的"定性"。打开要处理的数据文件。

2. 谱图处理 移动光标到色谱图上峰顶点并双击，即可显示此处的质谱图。

3. 背景扣除显示峰的质谱 单击工具栏中"差减质谱"图标，或右键单击扩展图，在右键菜单中选择"差减质谱"，双击色谱图上的背景位置扣除质谱背景，即显示已扣除背景质谱。

4. 谱库检索显示要检索的质谱图（背景已扣除） 单击"定性"菜单中"定性参数"，单击"相似度检索"标签设置检索参数，单击"…"，选择谱库文件（如 NIST14），"检索深度"选择"1"，单击确定。单击助手栏中"相似度检索"，即显示检索结果。再单击"视图"菜单栏中"信息查看模式"，显示组分信息。

5. 注册目标化合物质谱图 单击助手栏中"全部 TIC 峰积分"，显示"定性参数"设置画面，单击"峰积分"标签，输入合适积分参数。单击"质谱处理"，输入合适参数，完成峰处理。积分结果登入"定性表"中"TIC"。单击助手栏中"定性表"，打开定性处理表。选择"TIC"标签，选中所有行，从"编辑"菜单中选择"注册到质谱处理表"，单击"质谱处理表"标签进入，选择"相似度检索"菜单栏中的"检索全部表格"，双击定性表中第一行，显示并确认该目标峰的质谱检索结果，关闭定性表并保存数据。

（八）数据处理 – 定量分析

1. 质谱图注册和检索 方法同定性分析。

2. 创建组分表 设置定量积分参数，单击"定量"菜单栏中"定量参数"，单击"峰积分"标签，设置积分参数，单击助手栏中"创建组分表"图标，单击组分表助手栏中的"向导（新建）"，在向导窗口中，选择"使用当前质谱处理表"，并连续三次单击"下一步"，到"组分表向导4/7"页面，设置定量方法、校准曲线点数、拟合类型、单位等参数，单击"下一步"，输入标准溶液的浓度值、参考离子个数等参数，单击"下一步"，设置每个化合物的类型、化合物名称及离子规格，输入全部化合物的必要信息后，单击"下一步"，所有设置完成后，单击"完成"。创建完成新的化合物表显示于"参数"标签中，如果必要，对化合物表的内容进行校对和修改，修改完后将化合物表从编辑模式切换为显示模式。

3. 保存组分表至方法文件 建好组分表后，需要将组分表保存至方法文件，由于 GCMS 数据采集方式分为三种类型：扫描（SCAN）、选择离子监测（SIM）和 SCAN/SIM 同时采集（FASST 方式）。针对不同的采集方式，将组分表保存至方法文件即可。

（1）SCAN 方式采集（SCAN 方法定量） 单击"组分"助手栏中的"保存组分表"图标，在弹出对话框中输入方法文件名，单击"保存"。通常 SCAN 方式采集的方法已经建立，此处只需将组分表保存在原方法中即可。单击"确定"保存组分表至方法文件。

（2）SIM 方式采集（SIM 方法定量）　单击助手栏中的"创建 SIM 表［COAST］"图标，在弹出对话框中，输入新的 SIM 方法文件名并单击"保存"，选择"SIM"，单击"更新 SIM 表"，单击"确认"。

（3）SCAN/SIM 同时数据采集方式（SCAN/SIM 方法定量）　单击"组分"助手栏中的"创建 SIM 表［COAST］"图标，在弹出对话框中，输入新文件名并单击"保存"，选择"FASST"，并勾选 FASST 栏组分，单击"更新 SIM 表"。单击"确认"。

（4）制作校准曲线　在批处理表设置时输入相应信息和参数，"样品类型"中设置标准溶液为"1：Standard"，未知样品为"0：Unknown"。其中，对第一个标准溶液显示"1：Standard：（Ⅰ）"，表示初始化校准曲线，即清除方法中原先可能有的校准曲线。"级别号"中数字依次对应标准溶液的不同浓度，即组分表中设置的不同校准级别所对应的浓度值。对于未知样品来说，如果要将结果自动换算成实际样品中的浓度，需要事先输入"样品量"和"稀释因子"。设置并保存，执行批处理，标准样品和未知样品按表中所设自动依次进样分析。

（5）检查和修正校准曲线　启动"GCMS 再解析"程序，单击"再解析"助手栏中的"校准曲线"图标。打开方法文件"Training-Scan.qgm"，此时方法中校准曲线已自动生成。在化合物表中选择一个化合物，显示该化合物的校准曲线。如果在标准样品采集时未指定类型为"标准"，而是以"未知样"采集，此页面显示空白，则需手动生成校准曲线。右键单击"级别 1"处，在弹出菜单中选择"增加"，选择数据文件，单击"打开"，依次添加其余数据后，单击助手栏中"峰所有数据积分"，生成校准曲线，修正校准曲线后，单击"文件"菜单中"保存方法文件"。

（九）制作报告

单击"定性"助手栏中"报告"，单击"项目"菜单栏，选择需要添加至报告中的项目，按住鼠标左键，在报告页适当位置中拖拉出一合适大小的方框，即生成该项目模块，右键属性可进行并根据需要对相关属性进行合适设置。修改完毕后，单击"文件"菜单中"另存格式文件"输入报告格式文件名如"定性报告"，单击"保存"按钮，定性报告制作完毕。保存数据文件。

（十）关机

1. 日常关机　节能模式是指在待机分析期间，将仪器各部分温度降低，载气流量减小，但真空系统处于运行状态，以便之后需要分析样品时只需将温度和流量等恢复后可以快速分析。单击仪器监视器中的"节能模式"，在弹出窗口中点击"是"，将仪器切换到节能模式。在节能模式中，系统会弹出节能模式窗口，单击窗口中的"解除"即可退出节能模式，退出节能模式时，系统将被还原成进入节能模式前的状态。

2. 完全关机　单击实时分析辅助栏中的"真空控制"，点击"自动关机"，仪器开始降温，温度降至 120℃后真空系统关闭。

二、仪器保养维护及故障诊断与排除

（一）气路的维护检查

1. 载气要求　GC-MS 常用的载气为氦气，必须严格控制氦气的质量，纯度需要达到

99.999% 以上，当气瓶余压为 2MPa 左右时，需要换气。

2. 更换操作　换气时，把 GC 面板上所有的温度包括传输线温度设为 off，柱温箱温度降到 50℃ 以下，进样口温度设为 off，等这些温度下降 100℃ 后关闭载气，把气瓶总阀门关死，分压阀门拧松，换好气后，把气瓶总阀打开，顺时针拧紧分压阀至 0.6MPa 左右，把 GC 面板上的载气打开，并保持 10 分钟左右，升高气相的各项温度。

（二）灯丝使用寿命

1. 一般情况真空启动半小时后才能打开灯丝，如果真空度不好时打开灯丝，会加快灯丝消耗。

2. 真空漏气也会加快灯丝的氧化和消耗。

3. 长期分析高浓度样品，会加快灯丝消耗。

4. 灯丝与离子源如果位置有偏差，会导致灯丝变形，加快灯丝消耗。

5. 如果溶剂切除时间设置不合适，在出溶剂时打开灯丝，会加快灯丝消耗。

6. 如果长时间不清洗离子源或清洗离子源时对上下两个电子导入孔清洗不彻底，会致使电子导入效率降低，从而加快灯丝消耗。

（三）离子源的清洗

1. 离子源污染，会有样品响应差、噪音大、重现性差、自动调谐不良或不通过等现象，需要及时清洗离子源。

2. 要对真空腔体内的部分进行清洁，需准备清洁手套，保证工具的洁净。推荐用丙酮清洁工具，减少污染噪音。用打磨工具打磨离子源和排斥极。

3. 在丙酮溶剂中超声 2 次，每次 15 分钟。

4. 离子源和排斥极需在 400℃ 马弗炉中高温老化 1 小时，其他部分室温干燥即可。

5. 完成后原样组装即可。

（四）仪器故障诊断与排除

1. 判断真空系统有否漏气及解决方法　在峰监测窗口中观察，若 m/z 28 强度与 m/z 18 强度比值大于 2，而且 m/z 28 强度与 m/z 32 强度比值在 3 到 4 之间，则有漏气可能，需进一步判断 m/z 28 强度和 m/z 69 强度比例，小于 2 即不漏气，若大于 2 则漏气的可能性较大。

确认系统是否存在假漏气。如果刚刚更换钢瓶，载气管路中混入空气，在一段时间内造成氮气峰较高，可加大分流比，使总流量加大到 500ml/min，吹扫 10 分钟后再进行漏气检查。如果更换过载气管路或者载气过滤器，在一段时间内氮气峰会较高，可加大分流比，使总流量加大到 500ml/min，吹扫 10 分钟后再进行漏气检查。若氦气纯度不够，杂质中含有部分氮气，在峰监测时氮气峰略高。

经过以上判断，若在峰监测时依然漏气，最常见的漏气可能有：色谱柱两端的螺母是否紧固，新安装的 Vesple 压环，需要升温至 200~250℃ 保持 10~30 分钟后，降温后重新紧固才可以完全密封。检查进样口密封垫是否已经超过使用次数，进样口螺母是否拧紧。检查进样口衬管 O 型密封圈是否已经破损，进样口衬管螺母是否拧紧。如果真空腔门的密封圈上沾有灰尘，也会造成系统漏气，请关闭真空后打开真空腔门，清除密封圈上的灰尘，重新启动真空，进行漏气检查。

2. Vesple 压环在色谱柱螺母中滞留 Vesple 压环经过柱温箱长期高温烘烤，被烧结在色谱柱螺母内，利用工具将 Vesple 压环从色谱柱螺母中取：使用标准工具冲头以及锤子等工具，螺母可再重复使用 3 次左右。

3. 机械泵出现异常声音 一般更换泵油的周期为 3000 小时或 3 个月。在仪器刚启动时，机械泵的声音偏大，并且伴有劈啪声，这是由于大量空气分子与机械泵内壁碰撞所发出的声音，通常，几分钟过后，此噪音会逐渐变小。如果在仪器运转过程中机械泵有异常噪音出现，有可能是长时间未更换机械泵油所造成的。若机械泵出现异常的比较尖锐的摩擦声，并且长时间未消失，换机械泵油后故障依旧，有可能是机械泵本身的部件老化所致，需要维护保养。如果机械泵能正常启动，低真空正常，不漏油，一般情况机械泵能正常使用。

第三节　Waters 气相色谱质谱联用仪

一、仪器操作规程

（一）开关机步骤及调谐

1. 开机 启动工作站并登录；打开气体；打开源外壳门，并按下电源按钮；等待 3 分钟，使内置的 PC 完成初始化；启动 MassLynx 软件。

2. 抽真空 在 MassLynx 主窗口中，单击 MS Tune（MS 调谐）。要启动低真空泵，在 Tune（调谐）页面中，单击 Vacuum＞Pump（真空＞泵）。

3. 调谐 用户必须在使用前调谐（如有必要）和校正仪器，可使用 IntelliStart（MassLynx）软件执行这些任务。有关详细说明，请参阅质谱仪的在线帮助。

（二）编辑方法

1. 建立 MS Scan 的方法 在 Masslynx 主窗口中，单击 MS Method 图标，打开质谱方法编辑对话框，点击 Functions＞MS Scan 或直接点击 MS Scan 按钮，设定各个参数，单击"OK"，确保 MS SCAN 已经加入到质谱方法中。

2. 建立 MRM 的方法 可通过 Intellistart 自动调谐获取 MRM 最佳质谱参数。查看 intellistart 中自动生成的质谱方法，从 MassLynx 主窗口，单击 MS Method，出现 MS Method 编辑对话框。选择 File＞open，选择 Intellistart 中保存的质谱方法的文件，单击"OK"。

（三）编辑样品序列

1. 在 Masslynx 主窗口，选择 File＞New 建立一个空白的样品表 Sample list 或打开一个已有的 Sample list。Sample list 的使用与 Windows EXCEL 表格类似。

2. File Name 栏 输入文件名，如 training 001，建议以 3 位数字结尾。

3. File Text 栏 输入样品信息，如送样单位名称，样品编号，或其他信息。

4. MS File 栏 选择质谱方法。

5. Inlet File 栏 选择液相方法。

6. Bottle 栏 输入样品瓶的位置。

7. Inject Volume 栏 输入进样体积。

8. 可右键→Add，增加样品表的行数。

9. 保存样品表　File→Save As，输入样品表名称，将样品表保存在项目的 sampledb 文件夹下，建议使用有规律的命名，如检测项目或操作人加年月。

（四）数据采集和处理

1. 数据采集　选中要采集的样品，单击 Run＞Start，选择 Acquire Sample Data only，如图 5-2 所示。单击 OK 开始进样并采集，在采集过程中，可查看实时色谱图。

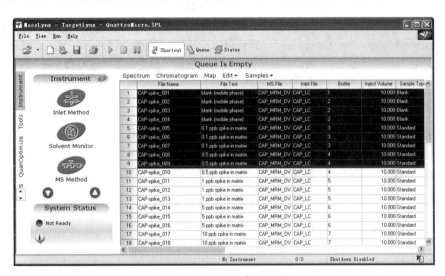

图 5-2　数据采集界面

2. 数据定量分析　在 Masslynx 主页面单击 Targetlynx/Edit method，见图 5-3。出现定量方法编辑对话框后，单击新建方法图标，新建一个定量方法。具体方法建立过程参照 Masslynx 软件使用说明。

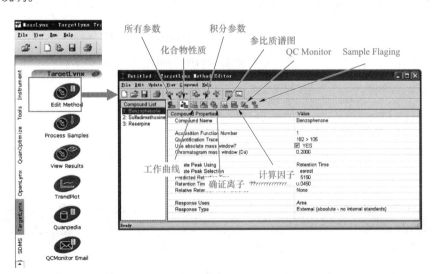

图 5-3　定量方法的建立界面

二、仪器保养维护及故障诊断与排除

（一）使用和维护

为了保证仪器的性能维持在最佳状态，需要对仪器进行定期维护，可按照表5-1列出的时间周期对仪器进行维护。

表5-1 仪器维护周期推荐

步骤	频率
清洗内部源组件	当源组件明显变脏时，背景或高质量数峰污染物会高于可接受范围，或者灵敏度会下降到不可接受的程度
更换内部源灯丝	根据需要
清洗外部源透镜架	当源组件明显变脏时，背景或高质量数峰污染物会高于可接受范围，或者灵敏度会下降到不可接受的程度
维护旋转初级泵油	每周
气镇低真空泵	每周
更换旋转初级泵的去雾器元件	每年

（二）故障诊断与排除

1. 没有离子束 表5-2介绍了没有离子束可能的原因以及纠正措施。

表5-2 没有离子束的可能原因及纠正措施

可能原因	纠正措施
灯丝损坏	如果发射电流和灯丝电流的回读数为0，请拆下内部源并使用数字伏特计（约0.2Ω）确认灯丝导通。如果灯丝损坏，则进行更换
调谐参数不合适	确认调谐参数设置及其回读数
没有参比气体	重新填充参比气体安瓿瓶
真空运行不正常,灯丝无法开启	有关纠正措施，请参阅源真空不佳

2. EI源灵敏度不佳 表5-3介绍了灵敏度不佳可能的原因以及纠正措施。

表5-3 灵敏度不佳的可能原因及纠正措施

可能原因	纠正措施
灯丝效能低或下降	更换或重新安放灯丝
离子推斥电极或电离室不干净	需要较高的推斥电极电压（50V）以保持灵敏度
	清洗推斥电极和电离室

3. 分析器真空不佳　表5-4介绍了分析器真空不佳可能的原因以及纠正措施。

表5-4　分析器真空不佳的可能原因及纠正措施

可能原因	纠正措施
旋转泵运行不正常	气镇旋转泵或更换泵油
初级真空管路泄漏	检查真空软管是否破裂。必要时进行更换
排气管路受到限制	检查排气管路是否受到限制。清除任何限制
涡轮泵运行不正常	在诊断页面上检查泵速。如果泵速显著低于 100%，请联系供应商

4. MRM 分析中的噪音水平高　表5-5介绍了MRM分析中噪音水平高可能的原因以及纠正措施。

表5-5　分析器真空不佳的可能原因及纠正措施

可能原因	纠正措施
电子噪音	请确保离子能量为全负时峰-峰噪音的波谷恰好触及基线。如有必要，请增大 Ion Count Threshold（离子计数阈值）
化学噪音	检查气体管路是否不洁净或样品、溶剂或 GC/CI 试剂气体被污染

第四节　普析通用气相色谱质谱联用仪

一、仪器操作规程

（一）仪器开机

1. 打开 PC 显示器、打印机。打开载气的总阀开关，调节输出气压为 0.4MPa。

2. 打开 GC 电源开关，GC 自检后会提示"Power on Successful"完成启动。

3. 打开机械泵电源开关，外部的机械泵会开始抽初级真空，约 1 分钟后，机械泵声音变小，再抽大约 20 分钟。

4. 打开质谱电源开关，涡轮分子泵将自动启动开始抽真空。如果是短时间关机（两三个小时）之后开机，至少抽 120 分钟才能工作；如果是初次安装以及长时间关机之后开机，抽真空 12 小时以上，以保证良好的真空状态，再进行分析工作。

（二）启动主程序

该程序是工作站的主程序，可以在开启此程序并登陆后，根据需求通过不同的程序入口进行后续操作。

启动 PC 进入 Windows 系统，点击"开始"→"程序"→"普析 GC MS Station 工作站"→"启动工作站"。或者点击桌面快捷图标启动。用户在系统登录界面输入用户名和密码后点击登录，可以进入系统。

（三）仪器调谐

该程序用于调整质谱仪器的参数设置使其达到最佳性能，为后续分析做好准备。

1. 联机 点击软件主界面上的"仪器调谐"图标，进入仪器调谐软件联机界面。如果需要联机操作，需要输入仪器 IP 地址，并选中"连接"复选框，点击"登录"按钮。如果未选中"连接"复选框则程序将脱机运行。

2. 调谐操作规程 进入调谐主界面后，首先要查看界面左下角的真空度指示。如果真空度位置显示为黄色，则说明真空度没有达到要求，不能进行调谐操作；如果真空度位置显示为绿色，则真空已经达到要求可以进行后续的调谐操作。建议等待离子源温度状态显示为绿色并稳定 30 分钟再开始调谐，这样有助于调谐的稳定。在确认真空度达到要求的情况下，可以进行打开各个阀门的操作。点击"标样阀"按钮，标样阀按钮变绿色说明标样阀已经打开，打开标样阀后需要等待一段时间以使得真空度稳定后进行后续操作；点击"灯丝"按钮，灯丝按钮变绿色说明灯丝已经打开；点击"倍增器"按钮，灯丝按钮变绿色说明倍增器已经打开。

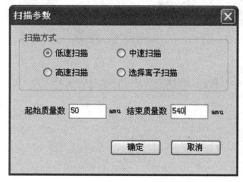

图 5－4 扫描参数界面

3. 设置扫描方式 点击菜单栏的"设置→扫描设置"打开扫描参数界面，设置扫描方式。扫描参数界面如图 5－4 所示。在该界面上点击选择低速扫描，设置扫描方式为低速扫描。起始质量数一般设置为 50，结束质量数一般设置为 540，这个可以不做变动，然后点击确定。开始扫描：点击调谐主界面的"Start"按钮，开始进行质谱扫描，此时界面上会显示扫描出来的数据谱图。校正质量轴：点击界面右下角的"校正当前质量轴"的按钮，等待软件自动校正质量轴；停止扫描点击调谐主界面的"Stop"按钮，停止质谱扫描。

4. 设置选择离子扫描方式 点击菜单栏的"设置→扫描设置"打开扫描参数界面，点击"选择离子扫描"后，点击确定，将扫描方式设置为选择离子扫描。校正质量轴：重复执行"开始扫描"至"停止扫描"步骤，校正选择离子扫描方式的质量轴。设置扫描方式；重新执行"设置扫描方式"步骤，设置扫描方式为低速扫描。调谐结束至此，调谐操作结束可以点击关闭按钮离开调谐软件。

（四）编辑方法

1. 编辑进样器方法 如果选择禁用进样器则此处无需设置，否则需要设置进样器方法。编辑进样器方法界面如图 5－5 所示：该界面的"配置""驻留时间""推杆速度""样品"等选项保持默认不需要做变动。"冲洗设置"选项可以设置冲洗次数和冲洗体积，如果不需要冲洗可以将冲洗次数设置为 0。

2. 编辑进样口方法 进样口设置如图 5－6 所示：进样口的进样模式分四种：分流模式、不分流模式、脉冲分流模式、脉冲不分流模式。该界面主要设置进样口的温度，在分流模式下的分流比。在不分流模式下需要设置进样后分流出口吹扫流量和吹扫开始时间。脉冲分流模式和脉冲不分流模式用于较大进样量时，将提供更大的柱前压。

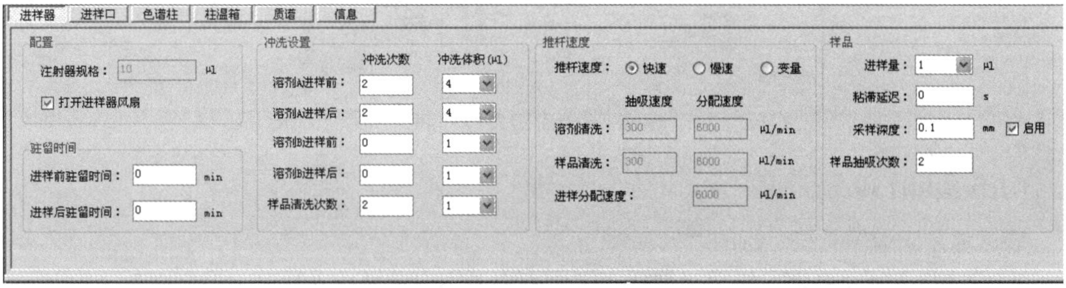

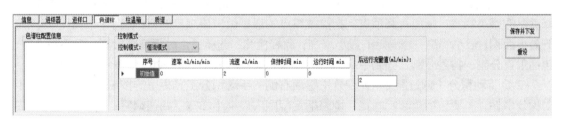

图5-5　进样器编辑界面

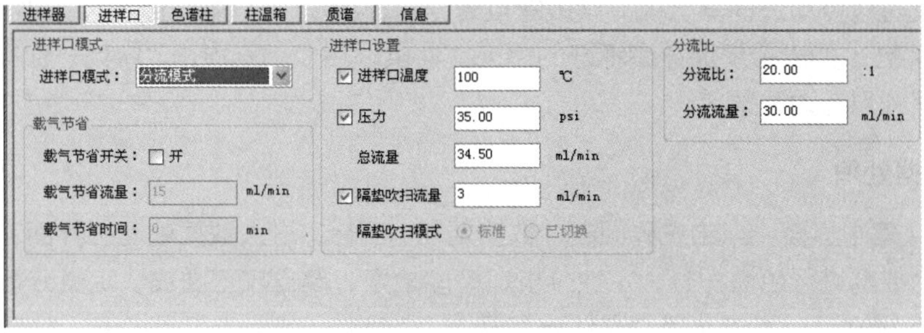

图5-6　进样器设置

3. 设置色谱柱方法　色谱柱设置如图 5-7 所示，控制模式：分为恒流模式和恒压模式，选择模式后，在表中的"数值"栏里面设置对应的流量或压力值。

图5-7　色谱柱设置

4. 设置柱温箱方法　此处主要用于设置柱温箱的升温曲线及运行完毕后的温度，如图 5-8 所示，后运行温度：设置柱温箱升温完毕后的温度值。在列表内设置升温曲线，主要设置升温速率、该梯度升温后的温度、升温后保持时间。

5. 设置质谱参数　此处用来设置质谱的相关扫描参数，如图 5-8 所示：设置"离子源温度""传输线温度""溶剂延迟时间"。在列表内设置扫描时间、全扫描（Full Scan）或者选择离子（SIM）扫描。如果全扫描则设置开始及结束质量数，如果是 SIM 扫描则设置选择离子的质量数。如果做 SIM 扫描时需要设置的离子数超过 5 个，可以双击当前列的列头，在弹出的高级设置界面内进行相关设置。

6. 保存方法　设置完方法后，点击"保存并下发"按钮或"方法→保存方法"菜单或"方法→方法另存为"菜单会弹出保存界面，用户可选择方法文件的保存位置，点击保存。保存当前设置好的方法以便后期使用。

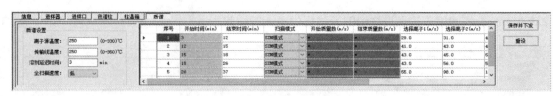

图 5-8　质谱参数界面

（五）编辑序列

该区域用来编辑系统运行的序列。

1. 选择插入行　在该区域单击鼠标右键则弹出菜单，选择插入行。

2. 设置序列行信息　设置样品位置、进样体积、进样次数、方法文件及检测数据存储路径等。样品位置对应自动进样器上样品摆放的位置，进样体积默认值为 1，设置范围 0.1～5μl。

3. 保存序列　如果希望保存编辑好的序列文件供以后使用则点击"序列→保存序列"菜单或"序列→序列另存为"菜单。

（六）数据处理

1. 数据处理主界面　点击主界面的"数据处理"图标，进入数据处理主界面。数据处理软件可以对扫描数据进行色谱积分、定性分析、谱库检索、建立校正曲线、定量分析等。

2. 打开数据文件　点击菜单"文件→打开 M7 文件"，或点击工具栏的 "打开色谱文件"按钮，在主界面可以看到文件的色谱图和质谱图。

3. 色谱积分　点击色谱图下方的积分参数按钮可以切换质谱图到积分参数设置界面，在此界面设置积分相关参数，重新对色谱数据进行积分处理，使需要的色谱峰被积分。

（1）**自动积分**　可以在图 5-9 的自动积分参数表中设置自动积分的初始参数。起始峰宽：峰满足的最小峰宽；阈值：峰顶点到起点或终点的最小值应该满足的值；最小峰面积：峰满足的最小面积；最小峰高：峰满足的最小峰高；肩峰检测：选择是否进行肩峰检测；重叠峰处理：包括垂直分割、谷谷分割、强制单峰；平滑点数：可以输入整数 1～20，1 表示不平滑。

（2）**手动积分**　通过图 5-9 积分主界面右侧的手动积分工具栏里的按钮可进行相应的手动积分事件。主要包括：起始峰宽：调整指定范围内最小半峰宽。调整阈值：调整指定范围内的阈值。 最小峰宽：设置指定范围内最小峰宽。 最小峰面积：设置指定范围内最小峰面积。最小峰高：设置指定范围内最小峰高。水平基线：指定范围内的所有峰的基线为水平的，并设为指定的值。肩峰检测：检测指定范围内的峰是否有肩峰。垂直分割：将指定范围内的重叠峰的分割方法设置为垂直分割。谷谷分割：将指定范围内的重叠峰的分割方法设置为谷谷分割。强制单峰：将指定范围内所有峰合并为一个峰。峰分割：将一个峰强制分为两个峰。禁止积分：指定范围内不积分。调整起点（终点）：调整峰的起点（终点）。添加峰：设置峰的起点和终点，将峰添加到积分结果中。

4. 扣除背景　点击工具栏的"扣除背景"图标，鼠标移动到总离子色谱图上，显示如图 5-10 所示的效果。鼠标点击确定峰范围的起点和终点，谱图上显示选择的峰范围。此时在质谱图上将显示起点终点时间范围内的质谱图的平均谱图。软件保存当前的质谱图数据，用来扣背景以及为以后的谱库查询做准备。点击工具栏的"选择背景范围"按钮，按相同的操作选择背景的起点和终点。此时质谱图上显示峰的平均质谱图减去背景的平均质谱图后的质谱图。

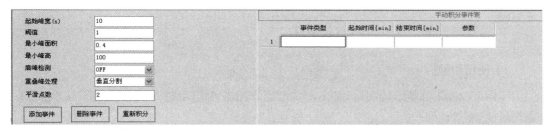

图 5-9 色谱积分界面

5. 谱库查询 在质谱图上鼠标右击，选择"谱库查询"，等待几秒钟，弹出谱库查询结果界面；如果点击"注册到 M7 文件"，当前选择的化合物将被注册到积分结果中。

6. 提取离子

（1）提取单个离子 点击快捷方式栏的"提取离子"按钮，按钮变为选择状态时，在质谱图上选择离子的起点按下鼠标并拉动鼠标到选择离子范围的终点，此时在质谱图上显示一个横线，代表了选择离子的范围。并将提取到的目标离子显示到目标离子色谱图上。

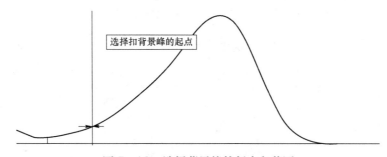

图 5-10 选择背景峰的起点和范围

（2）提取多个离子 如果想显示不同范围的多个离子的目标离子色谱图，则可以采用以下的操作：点击菜单栏"工具→提取离子"，弹出选择离子对话框，设置需要提取的离子后点击提取。

7. 未知样品含量分析 点击工具栏上的"打开校正方法"按钮，或者在"分析结果"中点击"设置校正方法"，则可以按照打开的校正表分析当前数据未知化合物的含量。

（七）待机和关机

1. 待机 仪器仅在长时间不操作或检修维护时才需要关机，平时只需使仪器进入待机状态，持续抽真空。待机时将进样口、柱温箱、离子源、传输线温度设定到 50℃以下，打开载气节省模式（Gas Saver）模式。可以编辑一个待机方法下发即可，设置完成后，关闭质谱工作站，关闭计算机。

2. 关机 仪器长时间不使用，可考虑完全关机。关闭离子源加热，关闭传输线加热，关闭 GC 的前进样口加热（Front inlet），关闭柱温箱加热；待温度降至 100℃以下后，通过软件关闭分子泵，约 30 分钟后分子泵完全停止运行；退出质谱软件，关闭 PC；关闭 GC 和质谱电源；关闭载气总阀；确保分子泵完全停止后，关闭机械泵电源；放空；卸下与机械泵相连的真空软管，使空气进入仪器；断开 GC 和质谱电源线。

二、仪器保养维护及故障诊断与排除

（一）使用和维护

为了保证仪器的性能维持在最佳状态，需要对仪器进行定期维护，可按照表 5-6 列出的时间周期对仪器进行维护。

表 5-6 仪器维护周期推荐

名称	周期	备注
标准谱图调谐	每周	保留报告，方便对照
离子源	根据需要	清洁
灯丝	根据需要	更换
散热风扇	根据需要	清洁
标准瓶	根据需要	添加
仪器外壳	根据需要	清洁
气瓶	根据需要	更换
气体过滤器	根据需要	更换
机械泵真空泵油液体和状态	每周	更换或添加
净化机械泵真空泵油	每周	开启气镇阀
更换机械泵的油	每六个月	更换

（二）故障诊断与排除

1. 真空问题 质谱真空是否出现空气泄漏，可从压力和空气/水的背景图谱进行判断。如果仪器达到稳定状态，一般情况下当柱流速为 1ml/min 时，真空规压力小于 10^{-3}Pa，压力过大，则可能有泄漏；m/z 18，28，32 和 44 是空气/水的特征峰，如果 m/z 28 的峰远高于 m/z 18 峰，且与 m/z 32 峰的比例符合空气中氮气和氧气的比例，则可以判断有泄漏；如果 m/z 28，32 两峰异常高，则漏气严重，此时要立即关掉灯丝，否则会造成灯丝断掉。如果发生空气泄漏，可按以下步骤进行检查。

（1）钢瓶及气体管线的检漏 以测漏液检查每个管线接点，特别注意钢瓶头部分。每换一次气体钢瓶，必须以测漏液全面检查钢瓶及进气口接点，确保钢瓶与进气管线没有漏气。

（2）GC 部分的检查 GC 部分的空气泄漏通常会发生在内部的载气管接头、隔垫定位螺母、柱螺母等位置。可用适量的丙酮涂抹上述位置，每次一个位置，先后顺序依照离质谱部分由近及远的原则。在适当的时间后，观察背景图谱中的峰图，若 m/z 58 和 m/z 43 处出现一个陡峭的、显著的攀升，说明在刚刚涂抹丙酮的位置存在空气泄漏。

（3）质谱部分的检查 在质谱中查找空气泄漏的方法与 GC 部分类似，在可能发生泄漏的位置涂抹丙酮，每次一个位置，总是从最近被打开过的密封装置开始，这是最有可能发生空气

泄漏的地方。在涂抹完一个位置后，观察背景图谱中的峰图变化加以判断。质谱部分空气泄漏比较容易出现在传输线末端的色谱柱螺帽处，此处由于柱箱温度反复变化，有可能会造成松动；另一方面，在安装毛细管柱时，螺帽不可以拧得太紧，否则容易把石墨圈压碎，造成漏气，一般情况下用手拧紧，再用扳手拧四分之一圈即可。

2. 调谐问题　如果在调谐质谱仪过程需要过高的离子能量和推斥电压，可能是质谱调谐未达到最佳状态，离子源被污染或离子源部件未安装到位等原因。此时应该重新调谐质谱，如若问题依旧存在应该检查离子源是否安装到位，以及查看是否有必要清洗离子源。如果出现调谐无参考峰的现象，有可能是标样瓶中没有样品或者标样阀故障，可添加校正化合物或更换标样阀。如果出现 m/z 18、28、32 峰大于 10% 氦气峰 m/z 14 的现象，可能是由于空气泄漏或色谱柱被污染，此时应该进行检漏或或对色谱柱进行老化。

3. 灵敏度低　如果出现灵敏度较低的问题，可按照表 5-7 对故障进行检查以及采取相应的措施解决。

表5-7　灵敏度故障产生原因及解决方法

故障现象	产生故障的可能原因	解决方法
灵敏度低	质谱仪调谐未达到最佳状态	重新调谐 M7
	离子源被污染	清洗离子源
	离子源温度过高或过低，导致样品分解或吸附在离子源内	重新设置温度
	色谱柱伸入离子源内的深度不合适	调整色谱柱进入离子源的深度
	分流进样器和阀有故障	检查进样器和阀
	柱效降低	更换色谱柱
	进样器被污染	对衬管依次用甲醇、丙酮超声清洗各 15 分钟或更换衬管
	电子倍增器电压太低	重新设置电子倍增器检测
	空气泄漏	检漏

第五节　安捷伦气相色谱质谱联用仪

一、仪器操作规程

安捷伦公司配合 597X 系列单四极杆气质联用仪目前主要有 5975 和 5977 系列，所配的气相色谱仪主要是 7890 系列，该仪器工作站的软件主要有 MSD Chemstation 和 MassHunter，本文以 MSD Chemstation 为例，如使用 MassHunter 工作站，可参照本文里的调谐参数值和质谱参数值设定，其他操作可参考安捷伦 64XX 液质联用仪的该软件操作。

（一）开机

1. 打开载气钢瓶（He）控制阀，设置分压阀压力至 0.5MPa。

2. 打开 7890GC、597XMSD 电源（若 MSD 真空腔内已无负压则应在打开 MSD 电源的同时用手向右侧推真空腔的侧板直至侧面板被紧固地吸牢），等待仪器自检完毕。

3. 点击桌面图标"MSD5975"，进入 MSD 化学工作站，在主页面即仪器控制界面，单击"视图"菜单，选择"调谐及真空控制"菜单，进入"调谐控制界面"，此时会有离子源和四极杆的温度设置对话框出现。如果是 CI 源，离子源温度在 PCI 和 NCI 下，分别设 300℃和 150℃，四极杆温度均设 150℃。确定后，单击"真空"菜单中，选择真空状态，观察涡轮泵及离子源和四极杆温度状态，当涡轮泵转速达到 100%，温度均到设定值，最少等待两小时（如果机器是新开机，完全无真空状态，上述操作后，最好等待 8 小时）进行下面调谐操作。

（二）调谐

本文以 EI 源调谐为主，单击"调谐"菜单，选择"自动调谐"，调谐结束后会生成调谐报告，调谐结束后，会自动覆盖原 atune 文件，由于调谐报告不易看出是否调谐正常，因此可以先单击"调谐"菜单下的"调谐评估"，调谐评估生成的报告上会显示所有调谐参数是否通过，如所有参数通过，此时再执行上述自动调谐。注意保存每次调谐报告，该报告上有电子倍增器电压（EMV）信息，可以观察是否电子倍增器老化情况（参考上次调谐所保存的报告中该电压值）。若使用 CI 源，则无调谐评估项操作，通常情况，执行自动调谐操作后，只要仪器生成调谐报告，则认为仪器正常。

（三）编辑方法

调谐结束后，在调谐控制界面单击"视图"，选择"仪器控制"，返回仪器控制界面，单击"文件菜单"，选择"编辑完整方法"，在出现的编辑方法对话框中，选中除"数据分析"外的前两项，单击"确定"，在出现的方法确定对话框中直接点击"确定"，进入仪器设置面板，见图 5－11，进样器和气相色谱部分可参考安捷伦气相色谱 7890 系列操作，这里主要设置与质谱有关部分，首先在辅助加热，按图 5－11 设置，温度设 280℃，进样器和气相色谱及辅助加热设置后，单击"确定"，进入质谱设置界面，见图 5－12，溶剂延迟是指溶剂出峰后再开始采样，溶剂浓度大，对灯丝寿命有影响，采集溶剂峰无意义。增益系数可调节电子倍增器电压，获得更高的响应。采集模式选项里可选择全扫描方式和选择离子方式。

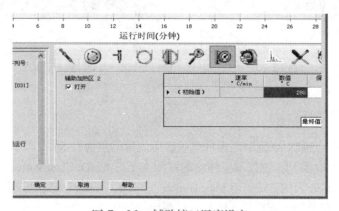

图 5－11　辅助接口温度设定

　　当选择"全扫描"方式，点击下面全扫描参数，进入设置界面，见图 5–13，可根据分析需要设置扫描质量范围及样品化合物情况，设定分子量范围，如果对样品不很熟悉不必分组；阈值和采样速率设置，阈值太大可能会使响应较小的碎片峰的检出；采样率设 2，即可满足大多数化合物全扫描要求，以保证每个色谱峰有合适的采样点数。

　　当选择"选择离子"方式，图 5–12 中"全扫描参数"即变为"SIM 参数"，点击进入，见图 5–14，该模式下，可对多成分的样品进行分组，每个组分设置相应的选择离子，驻留时间设置值默认 100，如果每组 SIM 数超过 3 个，该值可设 30～50，设置值越小，扫描时在该碎片离子上滞留时间更短，过小会造成峰响应下降。

　　扫描参数设置结束，点击"确定"，在对话框中即可保存方法文件。

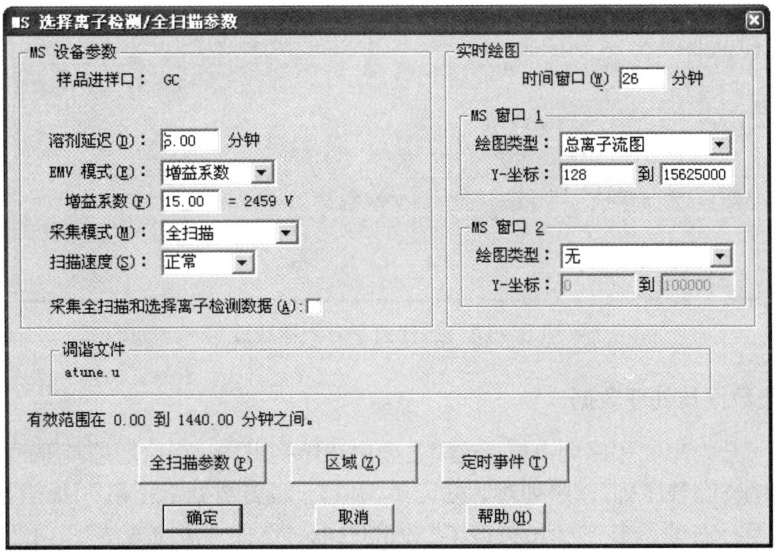

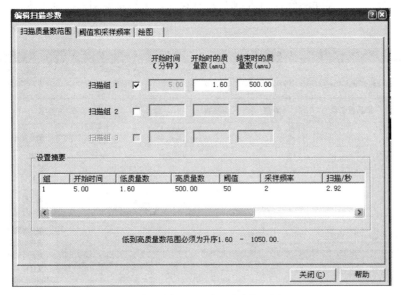

图 5–12　质谱参数设定

图 5–13　全扫描方式参数设定

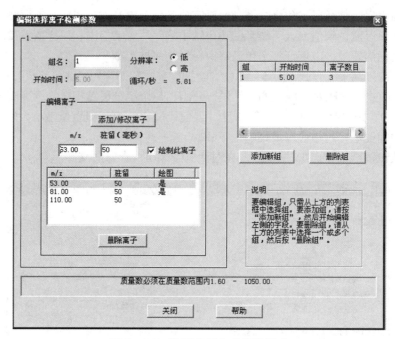

图 5-14 选择离子方式参数设定

（四）采集数据及处理数据

数据采集可分为单次和序列进样，这里主要讲述序列进样，在仪器控制界面，点击"序列"菜单，选择"编辑完整序列"，序列对话框见图 5-15，设置数据路径和方法路径，序列表里方法文件选择，鼠标右键单击"方法/关键字"列的白框，选择"浏览方法"，可选出所要的方法文件。设置好序列采样文件，单击"序列"菜单，选择"保存序列"后选择"定位及运行序列"。采集结束后，即可点击桌面图标，进入数据处理界面，进行数据处理（数据处理可参考现场培训教程）。

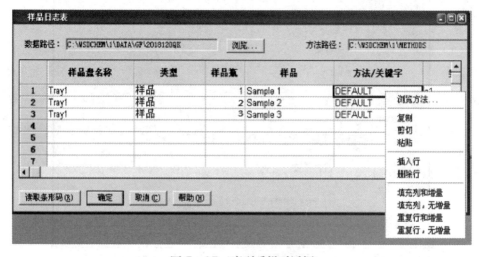

图 5-15 序列采样对话框

（五）关机

主页面单击"视图"菜单，选择"调谐和真空控制"，回到调谐页面，单击"真空"菜单，选择"放空"，当跳出的放空界面消失，即可关机。

二、仪器保养维护及故障诊断与排除

（一）真空和质谱系统的保养

1. 每周检查前级机械真空泵液，液面下降到刻度以下以及泵液变色，均要及时更换泵油。

2. 质谱侧板有 O 型圈，抽真空前，要仔细查看 O 型圈是否平整，触碰 O 形圈要戴手套操作，保证 O 型圈清洁，抽真空时手要按压侧板一段时间。

3. 每次调谐后都关注电子倍增管电压（EMV），若电压过 2700V，如果真空正常，清洁离子源和电子倍增管后，电压没有下降，可以更换该管。

4. 要定期用灵敏度溶液八氟萘（1pg/ml）测试灵敏度，看看信噪比是否符合要求，配合 EMV 电压记录，使得仪器保持稳定状态。

5. 离子源在频繁使用一段时间后，最好拆开清洗。

6. 定期更换氦气管路上的氧捕集阱。

（二）故障诊断与排除

1. 使用 EI 源在放空后重抽真空，最好等待 8 小时，使机器稳定，此时调谐操作，不要马上做调谐评估或自动调谐，因为有时真空状态不够好，影响灯丝寿命，可以先在调谐页面，选择点击"手动调谐"，进入后，点全扫描，观察 m/z 69 之前的三个小质谱峰，是否有超过 10%，这三个即为残留水，氧气和氮气质谱峰，正常丰度百分比应在 10%以下，越小越好，发现有超过 10%，应首先考虑真空问题，可以旋松氦气进气口三通接口，放气 1 分钟，有助快速赶去残留空气，同时要确定进样口和色谱柱及侧板和质谱密封良好，必要时可用蘸有丙酮的棉签，靠近色谱柱质谱接口以及侧板附近，如有漏气，在"手动调谐"，全扫描图里会查看到 m/z 43 和 m/z 58 的丙酮的特征碎片离子。要排除进样口漏气问题，可拆下色谱柱进样口端，将色谱柱头插入废弃的进样隔垫中再手动调谐，气相色谱柱进样口密封垫切记要用质谱专用，不能用普通气相色谱的石墨垫。

2. 真空正常时，发现灵敏度下降，除了排除气相色谱可能问题外，特别要注意电子倍增管电压是否正常。

3. CI 源由于没有合适参数判断是否真空是否正常，通常认为调谐后只要显示调谐报告，即可认为正常，如无法跳出调谐报告，重点检查真空方面问题，CI 源不像 EI 可以查看空气和水的质谱峰丰度比例，判断是否漏气，因此抽真空操作前时更要仔细检查侧板，进样口及色谱柱质谱接口。

第六节　赛默飞气相色谱质谱联用仪

一、仪器操作规程

（一）开机流程

1. 气体　仪器需用到气体：氦气（纯度≥99.999%）、氩气（纯度≥99.999%）。使用时，先打开钢瓶阀门，再顺时针拧动气压表阀门至显示压力氦气为 0.4～0.6MPa，氩气为 0.4MPa。

2. 分别打开 GC 和 MS 以及自动进样器电源开关，此时仪器自动进入开机自检状态，同时会启动真空泵开始抽真空，等待仪器所有指示灯均变成绿色。

3. 开启电脑，输入密码"TSQ9000"，双击桌面图标"TSQ Series Dashboard"，进入界面后，观察 Foreline pressure 项参数值，其数值在 80mTorr 左右，则真空度达到测试要求；若未达到则需继续等待直到真空度符合要求（通常仪器开机真空度达到要求需要 10～20 小时）。

（二）仪器性能调谐

1. 在 TSQ Series Dashboard 操作界面点击"Instrument Control"进入界面：输入 MS transfer Ine temp：280℃，Ion sourcetemp：300℃，点击"Send"，等待升温。

2. 检漏　在 TSQ Series Dashboard 操作界面点击"Air&Water Tune"进入手动调谐界面，点击界面中"Start Scan"按钮进行检漏，出现图谱后点击"Stop Scan"停止扫描。若水峰（18.1）强度小于 10^8，且氮氧峰正常则表示不漏气。

3. 调谐检查　在"Manual Tune"界面下，将参数 Spectra 设置为 Full，Cal.gas level 选择 EI，点击"Start Scan"，等待图谱稳定后点击"Stop Scan"。正常情况下此图谱中应出现 69.1、100、131.0、219.0、264.0、414.0、502 等 7 个特征峰，而且 69.1 峰强度应在 10^7 以上，100 峰左右无杂峰。此时仪器处于正常状态，可以直接进入测试工作，无需调谐。若峰强度过低，峰形不正常，而且做过更换灯丝、离子源等维护工作，则必须要进行调谐。具体调谐步骤参照培训教材中调谐流程：Routine Tune Workflow 进行操作。

（三）创建仪器方法

1. 查阅标准，了解待测目标化合物名称（中英文名称）、相对分子质量、可能出现的特征离子。

2. 设置仪器方法

（1）点击桌面"TraceFinder"图标，打开 TraceFinder 软件，进入软件操作界面：选中"Method Development"，点击"Instrument View"后，点击 File 下拉菜单下"New Instrument Method"，进入新建仪器方法参数设置界面。

（2）点击"TRACE 1300 Series GC"图标，进入气相参数设置，具体如下。

①Oven 柱温箱：Max temperature：输入色谱柱最高耐受温度（查色谱柱信息）；Pre-run timeout：液体进样输入 30 分钟，顶空进样输入 999 分钟；Ramps：根据标准或经验设置相应的升温程序。

②S/SL（front）前分流不分流进样口：S/SL mode：若分流进样，选 Split；若不分流进样，选 Splitless；Temperature：勾选，输入温度（一般参照标准方法）；Split flow：勾选，数值：50～60ml/min；Carrier mode：选择 Constant Flow（恒流）；Flow：勾选，数值根据标准或资料（一般为 1.0～1.5ml/min）；Vacuum compensation：勾选；Carrier gas saver：勾选；Split ratio（分流比）：若选择分流进样，需输入相应数值（如分流比 1:50，则输入 50）。

③其他参数均使用默认值。PTV（back）后程序升温进样口和 Run Table 一般不使用，均为默认即可。

（3）点击"TriPlus RSH Autosampler"图标，若为液体进样：点选 GC Liquids；顶空进样：

点选 GC Headspace，然后点击"Create New Method"按钮进入自动进样器参数设置：一般只需要设置 General 和 Washes 两项参数。

①General：Sampler volume（进样体积）：根据需要填写；Plunger strokes：不少于 6 次；Air and filling mode：Auto；Sample type：Viscous（黏性）；△其他参数均可按默认参数。

②Washes：Number of solvents：若单一溶剂清洗选择 Single，多溶剂清洗选 Multiple。其他参数根据自身实验需要设置。Pre-injection：进样前清洗方式；Rinse：样品润洗；Post-injection：进样后清洗方式。清洗溶剂可根据实验样品的溶剂来选择，如样品溶剂为正己烷，则可用正己烷作为洗液。

（4）点击 TSQ Series，进入质谱参数设置。

①Method type：选择 Acquisition General 模式（普通模式）；MS transfer line temp（传输线）：280℃或参考标准；Ion source temp（离子源）：300℃或参考标准；Ionization mode（离子源类型）：EI；Run completion：选择 GC run time。

②Scans（扫描参数）模块：对于标准方法的初次验证，通常先做 fullscan（全扫描）以初步定性目标物质，参数设置如下。

Time：3～5 分钟（为了避免溶剂对灯丝的影响，等待溶剂已经通过灯丝后才开启灯丝）。

SRM，SIM，Scan Masses：全扫时输入需扫描的离子范围（0～1000 极限扫描范围），根据标准或自己查阅的资料确定。

Product Mass：不填；Neutral Loss Mass：不填；Collision Energy：不填。

Tune file name：双击选择"Auto Tune_EI"。

③Groups 模块：右键选择 Emission Current 在出现的表格栏里去掉勾选，Emission Current 栏输入 25。最后保存并命名方法（如 6clben），至此仪器方法设置完毕。

（四）SRM 方法开发

本节内容分为两部分：第一部分主要介绍利用 AutoSRM 功能模块进行 SRM 模式下子母离子的寻找及 CE 碰撞能的优化，从而获得 SRM 检测模式下需要的各类参数；第二部分主要是使用 TraceFinder 软件自带的 SRM 数据库（CDB）来建立 SRM 方法。

1. 利用 AutoSRM 功能模块进行 SRM 模式下子母离子的寻找及 CE 碰撞能的优化，从而获得 SRM 检测模式下需要的各类参数。操作如下。

（1）选择母离子　双击桌面图标"TSQ Series Dashboard"，选择 AutoSRM，进入操作界面。Mode：Precursor Ion；Instrument Method：选择需要使用的仪器方法；Mass range（扫描范围）：一般为 50～M（目标物质量数）+50 或 100；Start time：3～5 分钟；Stop time：勾选 Use GC Run Time；单元格参数，Name：目标化合物名称；RT（保留时间）：任意值；Vial Position：样品瓶号。输入完毕后，选择 Save study 设置保存路径及文件名称点击"Save"，点击菜单栏 ➕ 开始运行。

运行结束后在图谱显示模块用鼠标选中目标化合物的色谱峰，在 Mass by highest intensity 模块中选中 3 个强度较大的碎片离子作为母离子，点击左上角图标将其推送至右边 Working List 模块，再点击 ➕ 推送至下一级。

（2）选择子离子　在新弹出界面点击"save"，再点击 ➕ 则系统自动根据所需要的数据量来确定所需要采集数据的次数，等待系统采集数据完毕后，在左侧文件显示模块中依次选中每个数据，则右边模块会显示相应生成的子离子，从子离子列表中选择一个强度较大的作为子离子推送至 Working List。完成所有子离子的选择后，点击 ✏️ 推送至下一级。

（3）优化碰撞能（CE）在进入此界面后，将 SRM energy ranger 选择为：Targeted，然后按之前方法保存并运行；如同第 2 步选择子离子方法依次选择最优 CE 能，推送至 Working List 后点击 🖼️ 生成列表。设置保存路径以及文件名称。

（4）建立 SRM 仪器方法

①再次打开仪器方法，在 TSQ Series 模块中将 Method type 改为 Acquisition-Timed，其他参数不变。

②在 Scans 表格栏上点击 "Link to external file"，选择在第（3）步中保存的文件，点击 "OK" 后再次点击 "Link to external file" 断开链接。

③选择另存为，将方法重新命名，至此方法开发完成。

2. 在上述新建的仪器方法基础上，使用 TraceFinder 软件自带的 SRM 数据库（CDB）来建立 SRM 方法，具体操作如下。

（1）鼠标左键双击桌面 "TraceFinder"，进入到 TF 软件界面，先后分别点击方法开发模块 Method Development 和 Compound Database，然后鼠标左键单击 "File"，选中 Open Compound Database，在弹出的对话框中选择所需要的数据库，点击 "Open" 打开。

（2）鼠标左键单击选中 Method View，然后菜单栏单击 "File" →New→Master Method，在弹出的对话框中选择 select compounds from CDB，再点击 "OK" 后弹出对话框中选中所需建立 SRM 方法的化合物名称后，点击 "Add Selected Compounds to Method"，

（3）Instrument Method 选择方法文件，点击 File 下 "save"，将方法命名另存，然后点击 Instrument Method，旁边 Edit 键进行方法编辑。在 TSQ Series 模块中将 Method type 改为 Acquisition-Timed，其他参数不变。在 Scans 表格栏上点击 "Link to external file"，选择该方法，并将 Files of type 更改为 xml 格式，再选择另存为，将方法重新命名，如 "6clben _SRM"，至此方法开发完成。

（五）数据采集

1. 点击桌面 "TraceFinder" 图标，打开 TraceFinder 分析软件，进入软件操作界面，点击 🔲 图标。

2. 将标识依次填入：文件名称、保存路径、进样瓶号、进样体积以及采用的仪器方法。

3. 输入完成后，在导航栏中 Acquire 点击采集：若要单独采集，则选中需要采集数据的项目栏，点击 "Sample" 按钮；若要采集全列表，则可直接点击 "Sequence" 按钮。出现如图确认框，确定三个模块均被勾选，Start Device 为第一个勾选后点击 "OK"，设备开始采集数据。等待数据采集完成后，接下来做数据处理工作。

（六）数据处理

1. 建立数据处理方法（主方法）

（1）打开仪器方法，在导航栏中 TSQ Series 下拉菜单中选择 "Create Compound Database export file"，点击 "Create Export File" 设置保存路径及文件名称。

（2）回到主菜单界面，选择 "Method Development"，点击 "Compound Database"，在导航 Compound Database 菜单下选择 "Import Compound"，找到上一步保存的文件并打开：点击 Import

按钮，保存新更新过的数据库文件。

（3）回到主菜单界面，选择"Method Development"→"Method View"，新建主方法：窗口选择"Select compounds from CDB"，点击"OK"：勾选待测目标化合物，点击"Add Select compounds to method"，Ion range calc method，选择 Average；Instrument Method，选择之前创建的 SRM 方法。在左侧菜单栏中选择 Compounds，再在右侧模块列表中选中 Detection，此时点击窗口顶部导航栏中"Method View"下拉单中的"Associate a raw data file"，导入任意一个在"（五）数据采集"中采集的数据文件。选择好后点击"OK"，分别选中 Detection 旁边的 Calibration 编辑校准曲线参数：定量方法（外/内标法）、计算方式（面积/峰高）、是否过原点、计量单位等；Calibration levels 编辑校准曲线的级别（点数）及各级别的浓度信息等。编辑完以上参数后，选择保存路径并命名文件，此方法名称可以与仪器方法一样，并不冲突。数据处理主方法建立完毕。

2. 建立批处理列表　菜单栏左下角 Analysis，选中 Batch View，新建批处理列表：在此窗口中选择好文件保存路径，定量方法 Type：Quan；定性方法 Type：Screening；Method：选择新建立保存的主方法，最后在 New Batch 中输入名称，点击"Create"；此界面下可以编辑样品序列，也可以直接导入之前已经采集好的数据直接运行处理，导入数据操作，鼠标双击 Filename（文件名称）下单元格，在弹出窗口中选择需要处理的数据文件，点击"Open"（按 Shift 键可多选）；待处理数据导入后，需注意的是 Sample type（样品类型），系统会默认初始是 Unknown（未知样），若是其他类型样品则双击单元格，在下拉菜单中选择相应类型：标准样品（Cal Std）、质控样品（QC Std）、溶剂（Solvent）等。设置完成后点击顶端工具栏中 ╬ 开始运行处理。处理完成点击保存后可查看数据。

（七）数据查看及报告打印

1. 数据查看　数据处理完成后，在左侧菜单栏选择 Data Review，选择其下 Compound View 出现数据查看结果，Compounds 模块：目标化合物名称及保留时间信息；Sample Results 模块：显示样品数据处理结果，样品编号、类型、峰面积/峰高以及浓度等；Compounds Details：目标物图谱，包括定量及定性离子；Calibration Curve：校准曲线信息。

2. 报告打印　在左侧菜单栏选择 Report View，在 Template 列表里选择合适的报告模板，可以使用 Preview 进行预览，选择完成以后，勾选 PDF 或 Print 选项，再点击"Generate"生成报告，至此操作完成。

（八）关机

系统关机顺序一般为：关闭质谱→关闭气相→关闭自动进样器→关闭载气→关闭电脑工作站。

1. 质谱关机　打开 TSQ Series 软件：点击"Instrument Control"将离子源和传输线温度设置为 100℃或以下，降温以后点击"Shut Down"按钮执行质谱关机程序，待到 Turbo-pump speed 参数由 100%降到 0%时，即可关闭质谱电源［详细：工作站电脑桌面 GC-MS Trng Course CN 文件中：质谱仪（TSQ9000）/系统开关机/系统关机视频操作］。

2. 气相关机　在 TraceFinder 工作站中打开新建仪器方法窗口，在气相 S/SL（front）参数设置面板中：将 Temperature、Flow、Split flow、Carrier options 中的勾选均去掉，然后点击窗口顶部"TRACE1300"在下拉单中选择"Send Method to GC"，待气化室温度降至 100℃以下即可关闭电源。

3. 关闭自动进样器 打开 TraceFinder 工作站；在 Real time status 模块下选择 Devices—TriPuls RSH Autosamper，点击"Terminal"：在此操作面板下，单击"RobotArmLeft"进入界面后，再单击左下角"Options"选择 Park Tool，此时仪器会自动将进样针放下，然后再点击"Move To Home"，使移动臂回到原位后即可关闭自动进样器电源。最后关闭载气及工作站和电脑，关机完成。

二、仪器保养维护及故障诊断与排除

（一）仪器日常操作维护

主要内容如表 5-8 所示。

表 5-8 仪器维护周期及操作方法

1	质谱检漏	质谱刚开机，准备作业之前需要检漏	参照仪器电脑桌面"GC-MS Trng Course CN"中"质谱仪（TSQ8000）/系统维护"视频中操作方法进行
2	离子源维护	随着仪器的使用，用于样品离子化和传输的离子源部分会富集越来越多的污染物，而导致灵敏度下降，因此需要将离子源取下清洗。当发觉检测灵敏度不够，且离子源有一段时间没清洗时，考虑清洗 如检测样品较多且复杂时，考虑一个月清洗一次。	参照仪器电脑桌面"GC-MS Trng Course CN"中"质谱仪（TSQ8000）/系统维护"视频中操作方法进行
3	添加校正液	校正液（FC43）作为质谱调谐使用的基准物质，需要一年添加一次，每次约 100μl	参照仪器电脑桌面"GC-MS Trng Course CN"中"质谱仪（TSQ8000）/系统维护"视频中操作方法进行
4	更换灯丝	TSQ8000 的灯丝是两根独立灯丝并联的组合体，因此更换灯丝一般发生在两根灯丝均无法正常工作之后	参照仪器电脑桌面"GC-MS Trng Course CN"中"质谱仪（TSQ8000）/系统维护"视频中操作方法进行
5	机械泵维护 震气	机械泵在使用一段时间后，从油液窗观察到泵油中出现很多气泡，此时应对泵油进行震气操作 每周观察一次泵油情况，颜色、气泡等	参照仪器电脑桌面"GC-MS Trng Course CN"中"质谱仪（TSQ8000）/系统维护"视频中操作方法进行
	更换泵油	在油液窗观察到泵油的颜色变化，如果观察到泵油呈浑浊状、黄色则考虑更换泵油；更换频率与完成样品量成正比，每年至少更换一次	
6	载气更换	必须使用高纯气体（99.999%） 当气瓶显示压力小于 0.5~1.0MPa 时应更换载气 每周查看一次气瓶剩余气量，提前申购气体	关闭气瓶阀门，用扳手将管道螺母逆时针将接口拧松，取下钢瓶，换上新气瓶后，顺时针将螺母拧紧。替换上相应表识（正使用、空瓶等）

（二）故障诊断与排除

1. 调谐参数改变时，调谐峰强度的变化滞后　产生故障的可能原因及排除方法：①离子源被污染，排除方法是对离子源依次用甲醇、丙酮超声清洗各 15 分钟；②预四级杆被污染，排除方法是对预四级杆依次用甲醇、丙酮超声清洗各 15 分钟；③离子源部件未安装到位，电路未接通，排除方法是将离子源拆下，重新安装。

2. 调谐质谱仪时，需要过高的离子能量和推斥电压　产生故障的可能原因及排除方法：①高离子能量过高是由于离子源被污染，推斥电压过高是预四级杆、四级杆被污染，排除方法是对离子源、预四级杆、四级杆依次用甲醇、丙酮超声清洗各 15 分钟及保养维护；②质谱仪调谐未达到最佳状态，排除方法是重新调谐质谱仪。

3. 调谐峰的形状不好，有肩峰　产生故障的可能原因及排除方法：①质谱仪调谐未达到最佳状态，排除方法是重新调谐质谱仪；②离子源被污染，排除方法是对离子源依次用甲醇、丙酮超声清洗各 15 分钟；③分析器有缺陷或损坏，排除方法是检查分析器外观是否有缺陷或损坏，如有损坏联系质谱工程师报修。

4. 调谐时，无参考峰出现　产生故障的可能原因及排除方法：①参考标样全氟三丁胺瓶中无参考标样，排除方法是添加参考标样全氟三丁胺于质谱仪内置的参考样瓶中；②参考标样的管路被堵塞，排除方法是拆下管路，用丙酮超声清洗；③空气泄漏，排除方法是检查空气峰 m/z 28 的高度，若大于 10%氦气峰 m/z 4 的高度，表明有空气泄漏，用注射器将丙酮滴在各接口处，通过观察丙酮的分子离子峰 m/z 58 的强度变化，进一步查明泄漏的确切位置。

5. m/z 18、28、32 峰大于 10%氦气峰 m/z 4　产生故障的可能原因及排除方法：①空气泄漏，排除方法是检漏，检查色谱柱的连接情况；②氦气即将用尽，气瓶内杂质富集，排除方法是更换载气瓶并安装脱气装置；③新近清洗的离子源未烘干，排除方法是设置 250℃的离子源温度烘烤离子源；④色谱柱被污染，排除方法是老化色谱柱。

6. 灯丝状态良好时，无离子产生　产生故障的可能原因及排除方法：①离子源需要重新校准，排除方法是利用校准工具重新校准离子源；②空气泄漏严重，排除方法是检漏并紧固各连接处。

7. 质谱仪的质量标尺无法校准　产生故障的可能原因及排除方法：①质谱仪调谐未达到最佳状态，排除方法是重新调谐质谱仪；②离子源温度过高或过低，排除方法是将离子源温度设在 180～220℃；③空气泄漏，排除方法是检查空气峰 m/z 28 的高度，若大于 10%氦气峰 m/z 4 的高度，表明有空气泄漏，用注射器将丙酮滴在各接口处，通过观察丙酮的分子离子峰 m/z 58 的强度变化，进一步查明泄漏的确切位置；④发射电子的能量不合适，排除方法是将发射电子的能量设定为 70eV。

8. 灵敏度低　产生故障的可能原因及排除方法：①质谱仪调谐未达到最佳状态，排除方法是重新调谐质谱仪；②质谱仪的质量标尺校准不精确，排除方法是重新校准质谱仪的质量标尺；③离子源被污染，排除方法是对离子源依次用甲醇、丙酮超声清洗各 15 分钟；④离子源温度过高或过低，导致样品分解或吸附在离子源内，排除方法是调节离子源温度；⑤色谱柱伸入离子源内的深度不合适，排除方法是调整柱子进入离子源的深度；⑥分流进样器和阀有故障，排除方法是检查进样器和阀；⑦柱效降低，排除方法是更换柱子；⑧进样器被污染，排除方法是对衬管依次用甲醇、丙酮超声清洗各 15 分钟或更换衬管；⑨空气泄漏，排除方法是检查空气峰 m/z 28 的高度，若大于 10%氦气峰 m/z 4 的高度，表明有空气泄漏，用注射器将丙酮滴在各接口处，通过观察丙酮的分子离子峰 m/z 58 的强度变化，进一步查明泄漏的确切位置。

9. 噪音过多 产生故障的可能原因及排除方法：①离子源被污染，排除方法是对离子源依次用甲醇、丙酮超声清洗各 15 分钟；②供电系统产生杂峰，排除方法是安装电源净化装置。

10. 出现平失峰 产生故障的可能原因及排除方法：①色谱柱中的样品过载，排除方法是分流进样或稀释样品；②检测器过载，排除方法是降低检测器电压。

11. 保留时间不稳定 产生故障的可能原因及排除方法：①毛细管柱的固定相发生降解，排除方法是切去毛细管柱端 0.5m 或更换色谱柱；②进样器漏气，排除方法是改善进样器密封状况；③载气管路泄漏，排除方法是检漏并紧固。

12. 高沸点化合物灵敏度低、峰形差 产生故障的可能原因及排除方法：①离子源温度太低、导致样品被吸附，排除方法是提高离子源温度；②气相色谱接口的温度太低，排除方法是提高气相色谱接口的温度，使之与升温程序的终温一致；③气相色谱升温程序的终温太低，排除方法是提高气相色谱升温程序的终温。

13. 同位素比例不正确 产生故障的可能原因及排除方法：①质谱仪的质量标尺校准不精确，排除方法是重新校准质谱仪的质量标尺；②质谱仪调谐后的各质量峰比例不正确，排除方法是重新调谐质谱仪；③空气泄漏，排除方法是检查空气峰 m/z 28 的高度，若大于 10%氦气峰 m/z 4 的高度，表明有空气泄漏，用注射器将丙酮滴在各接口处，通过观察丙酮的分子离子峰 m/z 58 的强度变化，进一步查明泄漏的确切位置。

14. 分子离子峰太弱 产生故障的可能原因及排除方法：①离子源的温度、电流过高（超过裂解温度和电离电流），排除方法是调整离子源温度、电流；②化学电离气压过高或过低（对于化学电离源），排除方法是调整化学电离气压。

15. 质谱图中同位素峰丢失 产生故障的可能原因及排除方法：①质谱仪的质量标尺校准不精确，排除方法是重新校准质谱仪的质量标尺；②质谱仪调谐未达到最佳状态，排除方法是重新调谐质谱仪；③离子源被污染，排除方法是对离子源依次用甲醇、丙酮超声清洗各 15 分钟；④检侧器电压太低，排除方法是提高检测器电压；⑤检测器故障，排除方法是检查检测器的灵敏度。

16. 质谱的重现性不好 产生故障的可能原因及排除方法：①离子源被污染，排除方法是对离子源依次用甲醇、丙酮超声清洗各 15 分钟；②离子源加热器不稳定，排除方法是更换离子源加热器；③灯丝损坏，排除方法是更换灯丝；④质谱仪调谐未达到最佳状态，排除方法是重新调谐质谱仪；⑤质谱仪的质量标尺校准不精确，排除方法是重新校准质谱仪的质量标尺；⑥空气泄漏，排除方法是检查空气峰 m/z 28 的高度，若大于 10%氦气峰 m/z 4 的高度，表明有空气泄漏，用注射器将丙酮滴在各接口处，通过观察丙酮的分子离子峰 m/z 58 的强度变化，进一步查明泄漏的确切位置。

17. 总离子流色谱图中出现大的干扰峰 产生故障的可能原因及排除方法：①空气泄漏，排除方法是检查空气峰 m/z 28 的高度，若大于 10%氦气峰 m/z 4 的高度，表明有空气泄漏，用注射器将丙酮滴在各接口处，通过观察丙酮的分子离子峰 m/z 58 的强度变化，进一步查明泄漏的确切位置；②载气质量有问题，排除方法是更换载气；③样品被污染，排除方法是改进样品前处理方法。

18. 总离子流色谱图逐渐升高 产生故障的可能原因及排除方法：①色谱柱的固定相流失

（特征峰为 m/z 207、281），排除方法是老化或更换色谱柱；②空气泄漏，排除方法是检查空气峰 m/z 28 的高度，若大于 10%氦气峰 m/z 4 的高度，表明有空气泄漏，用注射器将丙酮滴在各接口处，通过观察丙酮的分子离子峰 m/z 58 的强度变化，进一步查明泄漏的确切位置。

19. 总离子流色谱图缓慢下降　产生故障的可能原因及排除方法：①吹扫阀被关闭，排除方法是打开吹扫阀；②吹扫流速太低，排除方法是提高吹扫流速。

起草人：王莹（中国食品药品检定研究院）
　　　　王晓蕾（河北省药品检验研究院）
　　　　楼永明（福建省食品药品质量检验研究院）
　　　　纪宏　张宪（北京市药品检验所）
复核人：李岳（北京市药品检验所）
　　　　李民生（山西省食品药品检验所）
　　　　陈惠玲（厦门市食品药品质量检验研究院）
　　　　程显隆（中国食品药品检定研究院）

第六章　片剂脆碎度测定仪

片剂脆碎度是非包衣片剂因磨损和震动引起的碎片、顶裂或破裂等质量问题，直接影响非包衣片剂的包装、贮运和准确剂量的使用，是考察片剂生产工艺水平参数之一。

第一节　电导率仪的结构及工作原理

一、仪器结构

片剂脆碎度测定仪主要由电动机、转轴及圆筒（轮鼓）等部分组成。

二、工作原理

片剂脆碎度检查法是指片剂在规定的脆碎度检查仪圆筒中滚动 100 次后减失重量的百分数，用于检查非包衣片剂的脆碎情况及其物理强度，如压碎强度等。

第二节　北京国立和分析仪器公司片剂脆碎度测定仪 （WB-2000）操作规程

一、操作前的准备

1. 未接通电源前，电源开关应放在关的位置。
2. 测定前，检查圆筒内应光洁。

二、开机

1. 开启电源开关，同时听到一声鸣响，时间设定显示 4 分钟（04:00）。
2. 如特殊需要，可通过时间设定键"↑"或"↓"调整；每按一次时间可增加或减少 1 分钟。

三、测定操作

1. 先将待测样品按规定小心除去片剂表面松散的粉末或颗粒，精密称定。
2. 将防脱钮取下，摘下圆筒并打开，将处理好的供试品放入圆筒内。将圆筒推入，重新安装在转轴上（注意左右两圆不可调换，圆筒上的定位孔对准定位销），装上防脱钮。
3. 按"启动"键，测定开始。圆筒以 25r/min 的转速匀速转动。仪器按倒计时方式自动计时，待从测定时间减到"00:00"时，电机自动停止，同时有蜂鸣声提示，而后仪器返回初始状态。

4. 如在测定中终止测定，按"启动/停止"键停止，仪器蜂鸣提示，并返回初始状态。

5. 取下防脱钮，摘下圆筒，检查是否有断裂、龟裂和粉碎片剂。小心将供试品取出，除去表面松散的粉末或颗粒，精密称定，计算。

四、关机

1. 测试结束后，关闭电源，将圆筒内用软布擦净。将圆筒推入，装上防脱钮。

2. 做好使用登记。

第三节　仪器保养维护及故障诊断与排除

一、仪器保养维护

对易吸湿的片剂，操作实验室的相对湿度应控制在 40%以下。

二、故障诊断与排除

当片剂在圆筒中形成不规则滚动时，可调节仪器基部，使与水平面（左、右）约成 10° 的角，以保证片剂不再聚集，能顺利下落。

起草人：魏宁漪（中国食品药品检定研究院）
复核人：宁保明（中国食品药品检定研究院）

第七章 电子分析天平

电子天平利用电磁力平衡原理实现称重。在被称量物体重力作用下，遮光片产生向下位移，使得光敏二极管感应到光信号，光信号经光电检测电路转换为电压信号，电压信号通过 PID（比例积分微分）调节器，向可动线圈提供与被称物体的质量 m 成正比的电流 I，动圈在永磁体的磁场作用下，将产生向上的力 F，使遮光片向上移动。遮光片向上移动后，光电检测电路输出电压减少，PID 调节器使流经动圈的电流 I 继续增大，直至遮光片恢复到初始平衡位置，实现电磁力自动补偿。动圈电流 I 在永磁体磁场作用下产生的力 F 与被称量物体重力相等，天平处于平衡状态。于是有：$F=BIL=mg$（B 为永磁体气隙中磁感应强度，L 为动圈导线长度，g 为重力加速度），由上式可得 $m=BIL/g$，即当 B、L 和 g 一定时，通过测量 I，即可间接测量被称量物体的质量。

第一节 电子分析天平的结构及工作原理

一、仪器结构

电子分析天平由称量室、称量盘、水平仪、水平调节螺丝、开关按钮、显示部及内部主机等组成，其中内部主机又包括传感器、位置检测器、微计算机、PID 调节器、功率放大器、模数转换器等电子部件。连接口一般包括键盘接口、DATA IO 接口、R232 接口、DC IN 电源接口等，如图 7-1 所示。

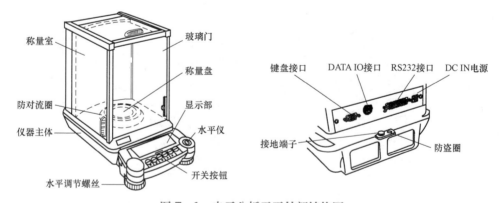

图 7-1 电子分析天平外部结构图

二、工作原理

电子分析天平通过电磁平衡式传感器，依据磁通量或磁电流变化，通过反馈电流来平衡或抵消磁电流变化达到动态平衡，经过处理来获得称取样品的质量。秤盘中放入被称量物后，在重力作用下，线圈将产生与重力大小相等、方向相反的电磁力，促使传感器进行相应电信号输出。经过整流、放大，线圈上电流将发生改变。在线圈回位后，电流强度与被称物体重力将呈正比。模拟系统通过对电信号进行处理，则能完成被称物体质量的计算和显示。

第二节　岛津电子分析天平操作规程

一、开机

首先调整天平水平位置。检查称量盘等配件放置在相应合适位置，转动天平装置前部两个水平调节螺丝（大托盘型的天平有前后共四个水平调节螺纹脚），直至水平仪中空气泡位于内圈中央。天平的位置经过搬移必须重新调整其水平位置。

接通天平电源，开启仪器，将进行自检并做好称量准备，屏幕会显示"OFF"，按"电源"或"OK"键进入称量界面。称量前，天平要开机预热至少30分钟以上，也可于上班时预热至下班关断电源，使长期处于预热状态。

二、校准

使用内部砝码校准：按"CAL"键或触摸"砝码"按钮，可使用内置校准砝码进行天平校准。校准完成后，按"OK"键或自动返回应用状态。带防风罩的机型请在校准时关闭防风罩。

使用外部砝码校准：按"CAL"键或触摸"砝码"按钮，显示屏上出现需要的校准砝码重量时，请确认在称量盘上放置正确砝码，否则校准过程将出现报错信息并终止。一旦秤盘上放置正确砝码，按"O/T"键或自动进行校准。当屏幕上显示零点闪烁时，从称量盘上移去校准砝码，出现稳定标志后，按"O/T"或"OK"键，天平确认成功完成校准，自动返回应用状态。带防风罩的机型请在校准时关闭防风罩。

全自动校准（仅部分机型具备该功能）：仪器将按照特定的温度标准自动校准并线性化天平。一旦温度变化超过一定范围，砝码标识将闪动进行通知，天平即将运行全自动校准功能。带防风罩的机型请在校准时关闭防风罩。

三、称量

（一）调整零点

按置零键"O/T"将重新设置零点。所有重量（包括皮重）将根据新零点重新测量。在调整零点后，皮重、净重与总重将等于0。当开始一个新的称量操作或首次精确测量皮重时，单击"O/T"键。

（二）去皮重

在天平称量盘上放置容器或称量纸，显示稳定标志后，按"O/T"键去皮。在上一次零点调整后，去皮过程将放置在称量盘上的重量作为皮重，前一次的皮重将被覆盖。在去皮后，表示以后所有重量值将为净重值。

（三）加样称重

在称量容器或称量纸中加样至目标重量（带防风罩的机型须关闭防风罩）。如果称量不同的成分，则顺序加进同一个容器内，天平可以在每一次称重后去皮并从零开始新的称量过程。

（四）去除静电（仅部分机型具备该功能）

打开静电消除器的电源开关，"POWER"灯亮，打开防风罩，在称量盘上放置容器或样品后，关闭防风罩，按"去静电"键，"RUN"灯亮，开始离子照射，去除容器或样品上所带的静电，当离子照射结束后，会自动停止返回应用状态。

（五）读数

当显示屏上显示稳定标志后，显示数值稳定，读取称量结果。

（六）打印结果

单击"PRINT"键，称量结果可以通过后置接口传输到打印机并打印。

四、关机

单击"POWER"键，显示屏随之关闭，并显示"OFF"或"STAND-BY"，天平进入待机模式。清扫散落在称量盘和防风罩玻璃门导轨上样品，除长时间停用外，请勿拔除电源。

五、称量操作方法

（一）减量法

打开天平后显示零点时，将供试品放置容器或称量纸中，置于天平称量盘上，称量为 W_1，然后取出所需的供试品量，再称剩余供试品和称量瓶为 W_2，两次重量之差，即 $W_1 - W_2$，为称取供试品重量。减量法称量能够连续取若干份供试品，节省称量时间。

（二）增量法

打开天平后显示零点时，在称量盘上放入容器或称量纸中，称重为 W_1，如需除去称量瓶重，可按一下控制面板归零键。将需称量的供试品直接放置容器或称量纸中，记录供试品与称量瓶重量 W_2，$W_2 - W_1$ 即为称取供试品重量；如消除称量瓶重量后再称重，则显示的数值 W_2 即为称取供试品重量。需称取准确重量的供试品，常采用增量法。

六、仪器保养维护及故障诊断与排除

（一）仪器保养维护

1. 仪器放置环境要求 使用工作温度：5～40℃，湿度：20%～85%（不能结露）；理想工作温度：15～25℃，湿度：45%～60%。避免日光直射；避免振动，须安装在水平、坚固的工作台上，如房间内四角要比中央振动小，适合放置电子天平；避免强磁场、电场；避免临近空调、通风口、门窗等有空气对流区域。

2. 水平仪 天平使用前要确保天平水平仪中的气泡已调节至内圈中央。

3. 使用前准备 天平使用前要通电预热，十万分之一精度天平须通电预热 4 小时以上，万分之一精度天平须通电预热 1 小时以上，万分之一以下精度天平须通电预热 30 分钟以上。每次使用天平前，应进行内置砝码或外砝码校准。

4. 称量室　定期清扫散落在秤量盘上样品。定期用纯水或无水乙醇清洁秤量盘等不锈钢配件，防止腐蚀。称量重量不得超过天平最大载荷。

5. 防风罩　带玻璃防风罩的机型，定期清扫或用无水乙醇清洁两侧玻璃门下面的导轨，防止玻璃门和导轨黏附导致开门不顺畅。玻璃门操作时请小心谨慎防止破碎。称量操作时小心不要让门轨划伤手。

6. 显示窗和按键　不要使用有机溶剂、化学药品、化学抹布清洁，以防损伤按键和显示窗。

7. 设备搬移　电子分析天平属精密仪器，搬移时请勿碰撞。近距离徒手搬移时，须取下称量室内称量盘组件用双手搬移。远距离搬移时，须使用专用包装盒。

8. 维护　电子分析天平应按计量部门规定定期检定，并有专人保管，负责维护保养。

（二）故障诊断与排除

1. 显示窗无任何显示　打开天平电源开关，如果显示窗无任何显示，须检查设备供电电源、电压是否正常，电源 AC 适配器是否脱落。重新连接确定供电、电源连接无误后可恢复正常。

2. 称量样品时，数值显示无变化　检查电子分析天平秤量盘套件是否正确安装，秤量盘内部是否清洁，清洁并重新安装秤量盘套件。

3. 称量数据显示不稳定，稳定标志很难显示

（1）在样品称量过程中，须排除振动和空气对流对称量的影响，调整设备放置场所的环境使其符合要求。

（2）检查称量容器是否触碰到称量盘外围的防风圈，同时关闭玻璃防风罩后再进行读数。

4. 称量数据有波动或单方向漂移

（1）若称量挥发性样品，需将称量容器盖盖封闭后称量。

（2）若称量带电样品，需将待测物装入金属容器后称量。

5. 称量结果与目标值存在误差　检查电子分析天平开机时是否正确校准，使用内置砝码或外砝码校准后再进行称量。

6. 称量样品时显示窗显示"OL"

（1）可能是由天平内部漂移造成，需联系售后服务进行维修。

（2）检查秤量盘是否正确安装，检查称量物是否超过天平最大量程。

7. 频繁进行灵敏度校准　检查室温及设备使用温度是否与使用要求差异过大，若差异过大，须控制使用环境温度差异。

第三节　赛多利斯电子天平操作规程

一、调水平

调整天平底角螺丝，使气泡处于中间位置。

二、开机

接通电源，按开关键，天平开始自检，当显示屏出现 0.00000g 字样时，表明一切正常。

三、预热

天平在初次接触电源或长时间断电后，至少需要预热 30 分钟。

四、称量

1. 称量过程保持天平室门关闭，天平室环境应控制温度在 10～30℃之间，湿度在 45%～70%之间。

2. 称量物为液体时，应使用容量瓶或者小烧杯称取样品。称量物为固体时，称取量少于 2g，必须使用称量纸；称取量大于 2g，根据具体需要使用称量纸或者其他容器（小烧杯、容量瓶等）。

3. 称量前，先按"T"键去皮清零，此时显示屏显示为"0.00000g"；

4. 称量时，动作应轻柔，放置样品后，应轻轻关上天平的防风门，待重量单位"g"出现后马上读数；

5. 称量结束后，轻轻关上天平的防风门，按"T"键去皮，此时显示器显示为"0.00000g"即可。

五、切换单位及精度

按"F"键调整数位或在"单位"按钮上进行单位选择。

六、关机

天平应一直保持通电状态，不使用时按开关键使处于待机状态，使天平保持保温状态，可延长天平使用寿命。

七、日常校准

1. 开启天平开关，待读数稳定后，按"0"键归零，此时显示器显示为"0.00000g"，在菜单栏里按下"CAL"键：启动天平的内部校准功能，稍后电子天平显示"C"，表示正在进行内部校准，当电子天平显示器显示为"0.00000"时，说明电子天平已经校准完毕。

2. 如果在校正中出现错误，电子天平显示器将显示"Err"，显示时间很短，应该重新清零，重新进行校正。

3. 校准后，应使用标准砝码对校准效果进行核查，若任何一个核查的误差超出标准误差范围，重复 1～2 的操作，如结果依然不符合要求，记录异常情况并及时向上级领导进行汇报。

4. 每天使用之前需要对天平进行校准，并分别在早上和中午各校准一次，以消除温差对称量结果造成的误差。

八、仪器保养维护及故障诊断与排除

（一）仪器保养维护

1. 天平内的称量盘、称量勺及周围环境要保持干燥整洁。

2. 称量时，应尽量避免污染天平，如有药物洒落在天平上，应及时清扫干净，以免腐蚀天平，或给其他称量者带来麻烦。

3. 禁止称量过冷或过热的样品，所有称量的物品必须冷却到室温。

4. 称量完毕，将天平恢复零点，台案不得存放任何物品和试剂。

5. 如发现天平有异常情况，应及时报告仪器负责人或者上级领导。

6. 称量挥发性或易挥发的物品时应使用具塞的称量容器。

7. 称量完毕后应将称量容器或称量纸从天平取下，不应将其长期放置在天平托盘上。

8. 在对仪器进行清洗之前，先断开工作电源。在清洗时，不要使用强力清洗剂（溶剂类等），应使用中性、易挥发性清洗剂（如乙醇）擦洗。注意，不要让液体渗到仪器内部。用湿毛巾擦洗后，再用一块干燥的软毛巾擦干。试验剩余物/粉尘必须小心用刷子或手持吸尘器去除。每月应对天平进行两次清洁。

（二）故障诊断与排除

1. 天平每次称量之后，示值不回零

（1）天平放置不水平，调整天平水平器。

（2）天平预热时间短，应预热30分钟以上。

（3）天平需定期进行校正。

（4）线性误差太大，超出了允许范围，应根据天平说明书进行线性调整。

2. 天平显示"CH7" 当出现"CH7"时，80%的天平可确定为记忆器件专用存储器坏，即2506（2401）、P25（P26）。还有其他原因，不再一一叙述。

3. 天平显示"CH5" 当开启天平时，使用者操作不当，应关机重新开启，检查各接插件或专用控制板是否有问题，检查各接插件，要求连接正确和插牢，检修或更换专用控制板。

4. 天平显示"E2"

（1）千分之一电子天平金丝断路，用万用表测试确定后，可重新焊接（应注意电烙铁温度不宜过高）。

（2）万分之一电子天平BCY58三极管坏，需更换新件。

（3）BC307三极管坏，需更换新件。

（4）LM399管坏，需更换新件。

（5）741集成块坏，需更换新件。

5. 天平显示"L" 检查是否放好秤盘，千分之一天平可靠弹簧太紧，可调松一些，检查各接插件是否松动，检查零位检测光栅位置是否变动，可上下调整光栅位置。

6. 天平显示"CH2"

（1）在天平没有开壳的情况下，首先检查天平秤盘是否放好，秤盘与外壳是否有摩擦现象，然后开机检查处理。

（2）打开天平外壳，检查天平内部各接插件是否松动，传感器附近是否有东西靠擦，重新插接各接插件，开机检查处理。

（3）电子天平的 A/D 转换器有问题，修理或更换 A/D 转换器。

（4）电子天平的微处理器有问题，修理或更换微处理器。

（5）接通和断开电源时，观察传感器是否工作。如果传感器没有工作，应考虑传感器上的金丝断路（用万用表测试）或考虑零位检测光栅位置是否改变，可上下移动光栅位置来调节，使其处于最佳状态。

（6）带有内校准功能的电子天平，内校准砝码有可能脱落、卡住，调整复位即可。

（7）模拟板上 CA3130 集成块坏，可换新件。

7. 天平显示"E1"、显示 888···循环、或开启天平后蜂鸣器常鸣　遇到此三种情况，应考虑 CPU 芯片出现故障，只有更换 CPU 才能解决。开机显示 888···后无显示，用万用表检查输出电压是否正常，可更换 7805 稳压块。

8. 开启天平后，故障代码寻迹已过，但不显示零

（1）校正砝码与传感器有接触，应打开天平外壳，检查内校砝码位置，重新安装砝码。

（2）秤盘与下部底板有摩擦现象使天平不能稳定，应检查下底沟是否相碰，进行处理。

第四节　梅特勒-托利多电子天平 ME 系列操作规程
（以 ME204 为例）

一、开机

（一）天平处于关机状态

接通电源，开机后需要预热，精密天平的预热时间约为 30 分钟，分析天平的预热时间约为 120 分钟。

（二）天平处于待机状态

显示屏上显示"MT.GREEN"，按"⏻"键或放置称量物品，天平进入等待称量状态。

二、调节天平水平

观察位于天平前部的水平指示器中水平泡是否处于中央位置，如未处于中央位置，调节天平水平调节脚，使水平泡处于中央位置。

三、天平校准

（一）使用内置砝码进行校正

1. 空载天平。

2. 长按"Cal"校正键，直至出现"ADJUST"。

3. 短按"↰"键，选择"ADJ.INT"，显示屏上显示"ADJ.INT"。

4. 短按"↵"键，执行"内部校正"。天平将自动进行校正，当在显示屏上短时间出现信息"ADJ.DONE"，天平的校正过程结束，天平进入等待称量状态。

（二）使用外部砝码进行校正

1. 准备好所需的校正砝码，清空秤盘。
2. 长按"Cal"校正键，直至出现"ADJUST"。
3. 短按"↰"键，选择"ADJ.EXT"，显示屏上显示"ADJ.EXT"。
4. 短按"↵"键，执行"外部校正"。显示屏上闪烁着必需（预定义）的校正砝码值。
5. 将校正砝码放置在秤盘的中心位置，天平将自动进行校正，屏幕显示"------"。
6. 当零在闪烁，取出校正砝码。
7. 当在显示屏上短时间出现信息"ADJ.DONE"，天平的外部校正结束，天平进入等待称量状态。

四、简单称量

（一）选择称量模式

天平进入等待称量状态，即回到上次选择的称量应用程序。如果天平并非处于称量模式，长按"ΔΔ"键，直到显示屏上出现信息"WEIGHING"后，放开此键。显示屏上出现"ΔΔ"图标。

（二）置零

1. 短按"→0/T←"，将天平置零。
2. 将所需称量的样品放置在秤盘上，等待直至不稳定探测器"○"消失并听到稳定声音响起。
3. 读取称量结果。如连接打印机或软件，按"🖶"打印数据或传输数据。
4. 短按"→0/T←"，将天平置零。

（三）去皮

1. 如使用一个称量容器称量，先将天平置零。
2. 将空容器放置在天平秤盘上，天平显示称量值。
3. 短按"→0/T←"去皮。
4. 将所需称量的样品放置在称量容器中，天平显示屏显示称量值和"Net"，"Net"表示所显示的称量值为净值。
5. 读取称量结果。如连接打印机或软件，按"🖶"打印数据或传输数据。
6. 取下称量容器，天平显示皮重。
7. 短按"→0/T←"，将天平置零。

五、关机

长按"⏻"键直至屏幕出现"STANDBY"，放开按键，屏幕显示"MT.GREEN"，天平进入待机模式。如要彻底关闭天平，请断开电源。

第五节　梅特勒-托利多电子天平 XS 系列操作规程
（以 XS 205DU 为例）

一、开机

（一）天平处于关机状态

接通电源，开机后需要预热，分析和半微量天平的预热时间约为 120 分钟。

（二）天平处于待机状态

按"⏻"开关键，天平进入等待称量状态。

二、调节天平水平

观察水平调节脚上的水平指示器中水平泡是否处于中央位置，如未处于中央位置，调节天平水平调节脚，使水平泡处于中央位置。

三、选择天平可读性

按"1/10d"键，选择天平可读性，例如 0.0001g /0.00001g。

四、天平校准

（一）使用内置砝码进行校正

1. 空载天平。

2. 按内部校正键，内部校正功能激活，天平内部砝码进行电动加载和卸载操作，进行校正。

3. 显示"校正结束"，按"OK"键确认，天平的校正过程结束。天平回到上次已激活的称量应用程序，等待称量。

（二）使用外部砝码进行校正

1. 设置外部校正砝码参数：按"⌗"键，进入选择应用/系统界面→按"系统"键，进入系统界面→按"校正测试"键，进入校正测试界面→按"测试/校正砝码……定义"键，进入测试/校正砝码界面→按"测试/校正砝码 1……定义"键，定义外部校正砝码的参数，按"OK"键，完成设置。

2. 准备好所需的校正砝码，清空秤盘。

3. 按外部校正键，外部校正功能激活，选择预设的砝码，屏幕显示"请装入砝码"，并且在窗口底部闪烁必需的质量值。

4. 将校正砝码放置在秤盘的中心位置，天平将自动进行校正。

5. 完成校正后，从秤盘中取出校正砝码。屏幕显示校正结束，按"OK"键确认。

五、简单称量

（一）选择称量模式

天平进入等待称量状态，即回到上次选择的应用程序。如果天平并非处于称量模式，按"⊟▋"选择应用程序/系统键，点击选择窗口中的"称量"图标，天平进入称量模式。

（二）置零

1. 按下"→0←"回零键，置零后，所有重量（包括皮重）适用于新零点。
2. 将所需称量的样品放置在秤盘上，等待直至不稳定探测器"○"消失。
3. 读取称量结果。如连接打印机或软件，按"吕"打印数据或传输数据。
4. 按下"→0←"回零键，将天平置零。

（三）去皮

1. 如使用一个称量容器称量，先将天平置零。
2. 将空容器放置在天平秤盘上，天平显示称量值。
3. 短按"→T←"去皮键，天平扣除皮重。
4. 将所需称量的样品放置在称量容器中，天平显示屏显示称量值和"Net"，"Net"表示所显示的称量值为净值。读取称量结果。如连接打印机或软件，按"吕"打印数据或传输数据。
5. 取下称量容器，天平显示皮重。
6. 按下"→0←"回零键，将天平置零。

六、关机

长按"⏻"开关键至显示屏出现"Off"，天平进入待机状态。如要长时间关闭天平，待机状态下直接断开电源。

第六节　梅特勒-托利多电子天平 MS 系列操作规程
（以 MS205DU 为例）

一、开机

（一）天平处于关机状态

接通电源，开机后需要预热，半微量天平的预热时间约为 120 分钟。

（二）天平处于待机状态

按"On/Off"键或放置称量物品，天平进入等待称量状态。

二、调节天平水平

观察位于天平称量室底板上的水平指示器中水平泡是否处于中央位置，如未处于中央位置，调节天平水平调节脚，使水平泡处于中央位置。

三、选择天平可读性

按"𝄞"键，选择天平可读性，例如 0.0001g /0.00001g。

四、天平校准

（一）使用内置砝码进行校正

1. 激活内部校正模式　按"⚙"菜单键激活菜单→按"ꕷ"键选择"ADVANCED"高级菜单，按"↵"键确认→按"ꕷ"键选择"Cal"校正菜单，按"↵"键确认→按"ꕷ"键选择"ADJ.INT"内部校正模式，按"↵"键确认→按"⚙"，显示"SAVE：YES"，按"↵"键确认。

2. 在内部校正模式下按"⛭"校正键，内部校正功能激活，天平内部砝码进行电动加载和卸载操作，天平将自动进行校正，当在显示屏上出现信息"ADJ.DONE"，天平的校正过程结束，天平进入等待称量状态。

（二）使用外部砝码进行校正

1. 激活外部校正模式　按"⚙"　菜单键激活菜单→按"ꕷ"键选择"ADVANCED"高级菜单，按"↵"键确认→按"ꕷ"键选择"Cal"校正菜单，按"↵"键确认→按"ꕷ"键选择"ADJ.EXT"外部校正模式，按"↵"键确认→按"ꕷ"键选择需要的砝码质量→按"⚙"，显示"SAVE：YES"按"↵"键确认。

2. 准备好所需的校正砝码，清空秤盘。

3. 在外部校正模式下按"⛭"校正键，外部校正功能激活。

4. 显示屏上闪烁显示预设的校正砝码值。

5. 将校正砝码放置在秤盘的中心位置，天平将自动进行校正。

6. 当零在闪烁时，移去外部校正砝码。

7. 当在显示屏上出现信息"ADJ.DONE"，天平的校正过程结束，天平进入等待称量状态。

五、简单称量

（一）选择称量模式

天平进入等待称量状态，即回到上次选择的称量应用程序。如果天平并非处于称量模式，长按"⚖"键，直到显示屏上出现信息"WEIGHING"后，放开此键。显示屏上出现"⚖"图标。

（二）置零

1. 短按"→0/T←"，将天平置零。

2. 将所需称量的样品放置在秤盘上，等待直至不稳定探测器"○"消失并听到稳定声音响起。

3. 读取称量结果。如连接打印机或软件，按"昌"打印数据或传输数据。

4. 短按"→0/T←"，将天平置零。

（三）去皮

1. 如使用一个称量容器称量，先将天平置零。

2. 将空容器放置在天平秤盘上，天平显示称量值。

3. 短按"→0/T←"去皮。

4. 将所需称量的样品放置在称量容器中，天平显示屏显示称量值和"Net"，"Net"表示所显示的称量值为净值。

5. 读取称量结果。如连接打印机或软件，按"昌"打印数据或传输数据。

6. 取下称量容器，天平显示皮重。

7. 短按"→0/T←"，将天平置零。

六、关机

长按"On/Off"键至显示屏出现"SHUTOFF"，放开按键，天平进入待机状态。如要长时间关闭天平，待机状态下直接断开电源。

第七节　梅特勒-托利多电子天平 XPE 系列操作规程
（以 XPE 26 为例）

一、开机

（一）天平处于关机状态

接通电源，按"⏻"开关键开机。开机后需要预热，微量天平预热时间不少于 24 小时。

（二）天平处于待机状态

按"⏻"键，天平进入等待称量状态。

二、调节天平水平

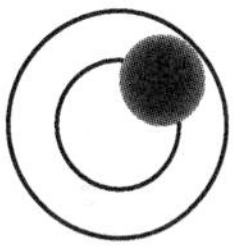

XPE 26 微量天平有内置水平传感器，一直监测天平的水平调整是否正确。如果天平未完全调平，打开天平后会出现警告文本。如果水平传感器检测到水平调整不正确，终端状态器将显示红色，出现警告文本，发出音响报警信号。显示屏右上角会显示状态图标，见图 7-2。

图 7-2

1. 按报警信息中的"水平向导"，启动水平调节助手，实时显示水平指示器窗口。

2. 观察屏幕上的水平指示器

（1）水平指示器中的气泡显示红色说明水平调整不正确。

（2）水平调节助手指示红色箭头，说明必须转动天平后部的两个水平调节脚。

3. 转动水平调节脚，直到气泡位于水平指示器的内圈中。

（1）水平指示器中的气泡显示绿色则表明水平调整正确。

（2）显示操作终端的状态器显示绿色。

4. 按下"OK"键。

三、天平校准

（一）使用内置砝码进行校正

1. 空载天平。

2. 按内部校正键，内部校正功能激活，天平内部砝码进行电动加载和卸载操作，进行校正。

3. 显示"校正结束"，按"OK"键确认，天平的校正过程结束。天平回到上次已激活的称量应用程序，等待称量。

（二）使用外部砝码进行校正

1. 设置外部校正砝码参数：按"⊞"键，进入选择应用/系统界面→按"系统"键，进入系统界面→按"校正测试"键，进入校正测试界面→按"测试/校正砝码……定义"键，进入测试/校正砝码界面→按"测试/校正砝码 1……定义"键，定义外部校正砝码的参数，按"OK"键，完成设置。

2. 准备好所需的校正砝码，清空秤盘。

3. 按外部校正键，外部校正功能激活，选择预设的砝码，屏幕显示"请装入砝码"，并且在窗口底部闪烁必需的质量值。

4. 将校正砝码放置在秤盘的中心位置，天平将自动进行校正。

5. 完成校正后，从秤盘中取出校正砝码。屏幕显示校正结束，按"OK"键确认。

四、简单称量

（一）选择称量模式

天平进入等待称量状态，即回到上次选择的应用程序。如果天平并非处于称量模式，按"⊞"选择应用程序/系统键，点击选择窗口中的"称量"图标，天平进入称量模式。

（二）置零

1. 按下"→0←"回零键，置零后，所有重量（包括皮重）适用于新零点。

2. 将所需称量的样品放置在秤盘上，等待直至不稳定探测器"○"消失。

3. 读取称量结果。如连接打印机或软件，按"🖨"打印数据或传输数据。

4. 按下"→0←"回零键，将天平置零。

（三）去皮

1. 如使用一个称量容器称量，先将天平置零。

2. 将空容器放置在天平秤盘上，天平显示称量值。

3. 短按"→T←"去皮键，天平扣除皮重。

4. 将所需称量的样品放置在称量容器中，天平显示屏显示称量值和"Net"，"Net"表示所显示的称量值为净值。读取称量结果。如连接打印机或软件，按"🖨"打印数据或传输数据。

5. 取下称量容器，天平显示皮重。

6. 按下"→0←"回零键，将天平置零。

五、关机

长按"⏻"开关键至显示屏出现"Off"，天平进入待机状态。如要长时间关闭天平，待机状态下直接断开电源。

第八节　梅特勒-托利多系列电子天平保养维护及故障诊断与排除

一、电子天平的日常保养

1. 天平应放置在稳定、无振动、抗磁、防静电的称量台上。

2. 天平室应尽可能保持恒温，请勿靠近散热器或窗户进行称量。快速变化的温度会对称量产生明显影响。

3. 天平室的理想相对湿度（%RH）应介于 45%和 60%之间。如果相对湿度（%RH）低于20%或高于 80%，请勿操作天平。

4. 请勿将天平放置于空调或气扇等产生的气流中；尽量使用荧光灯管。避免气流和直射阳光（热辐射）的影响。

5. 天平传感器是电子天平的关键部件，进行称量时不要过载称量，称量过程要轻取轻放，从而有效保护传感器。

6. 天平的内部校正每天第一次使用之前进行一次，外部校正可一季度进行一次。

二、电子天平的清洁维护

进行清洁和维护前，请断开天平电源。

1. 称量前后始终保持称量室与秤盘清洁。可用天平附带的刷子清洁秤盘、防风圈、金属底板，不得将污染物刷入潜在开口。

2. 定期用湿布、无水乙醇或温和清洁剂清洗秤盘、防风圈、金属底板、防风罩以及天平外壳，不能使用任何含有溶剂或研磨剂的清洁剂，清洁过程中不得让液体渗入天平、显示操作终端或交流适配器。

3. 定期彻底清洁防风罩。将天平防风罩玻璃面板可拆卸部分拆下，彻底清洁，重新安装时确保这些部件都放在正确的位置。

三、常见故障诊断与排除

大多数故障信息以纯文本形式显示在各应用程序中，并附有校正说明。下列故障信息可能会代替称量结果出现，见表 7-1。

第七章 电子分析天平

表7-1

故障信息	原因	补救措施
:............:	过载——应用的质量超过称量单元的最大称量值	减少样品质量或小的称量容器
:............:	欠载——样品盘支架遗漏	确保秤盘放置正确、可以自由移动，并且不会刮破防风罩
\ \ / / — 0.00 — / / \ \	质量显示屏闪烁/在零范围外——打开天平或回零时，超出一个或多个范围极限值。打开天平时秤盘中有一个砝码时，通常会出现该信息	请取走砝码
超时	由于未获得稳定结果，中止皮重称量或回零操作	关闭防风罩门，并检查位置（气流、振动）；点击"OK"确认；重复该程序

起草人：张炜　杨凤梅（青海省药品检验检测院）

　　　　陈林（广东省药品检验所）

　　　　田向斌　张晓明（甘肃省药品检验研究院）

复核人：于新兰　王雪（新疆维吾尔自治区食品药品检验所）

　　　　吴波（海南省药品检验所）

　　　　谭菊英（广西壮族自治区食品药品检验所）

第八章　电导率仪

金属、电解质溶液、熔融盐、固体电解质等都是能传导电荷的物质，被称为导体。电荷在导体中向一定方向的移动形成了电流，电解质溶液的导电是在外电场作用下，通过正离子向阴极迁移、负离子向阳极迁移来实行的。在温度、压力恒定的条件下，电解质溶液的电阻不仅决定于溶液的固有导电能力，而且与流过电流的截面积成反比，与其长度成正比，即

$$R = \rho \frac{l}{A} \tag{1}$$

式中：l 为溶液长度（cm）；A 为溶液的截面积（cm²）；ρ 为比例常数，称为溶液的电阻率（$\Omega \cdot$ cm）。溶液的导电能力的大小，通常以电导来表示。电导 L 是电阻的倒数。

$$L = \frac{1}{R} = \frac{I}{V} \tag{2}$$

电导的基本单位是西门子（S）或微西门子（μS）。电导是外加某一电场强度后引起的电流的一个量度，与溶液中带电粒子的数目直接有关。溶液中所有离子对电荷的传导都有贡献，但任何一种给定离子所传输的电流则取决于该离子相对浓度及其在该溶液中固有的淌度。

由式（1）（2）可知：

$$L = \frac{1}{\rho} \cdot \frac{A}{l} = \kappa \frac{A}{l} \tag{3}$$

式中：κ 为比例常数，是电阻率的倒数，称为电导率。电导率是 A 和 l 数值相等时的电导，即 κ 是一个棱长为 1cm 的溶液正方体的电导。电导率是不同电解质溶液导电能力的表征，单位为 S/cm 或μS/cm。测量溶液电导的双电极系统称为电导池，当电导池的截面积 A 与电极间的距离 l 是固定不变的，l/A 为一常数，称为电导池常数 Q。由式（3）可变换为：

$$L = \kappa \frac{1}{Q}，\text{ 其中 } Q = \frac{l}{A}$$

故 $\kappa = QL$，当电导池常数 Q 一定时，制药测出溶液的电导率 L，即可得到该溶液的电导率值。温度、溶剂的性质（如介电常数，黏度等）及外加电场强度的大小与频率等，对离子的电导均有影响。

由于溶液中所有离子对溶液的电导均有贡献，因此电导率法多应用于水－电解质二元混合体系的分析和总电解质浓度的测定，例如水质纯度的测定。水的电导率反映了水中电解质总量，是一个非常重要的指标，但不能反映水中所含杂质的成分和含量，也不能用来定量测定水中细菌、藻类、有机物及其他悬浮杂质等。

第一节　电导率仪的结构及工作原理

一、仪器结构

电导率仪由主机、电导电极、电源系统及电极支架等部分组成。

二、工作原理

用来测量溶液电导的电极称为电导电极，电导电极一般由两片平行的铂片组成，铂片的面积和两片之间的距离，可根据不同的要求来设计。当通过电极表面的电流密度达到某一数值时，电极将发生极化现象，引起很大的测量误差。为减小极化效应而增大电极面积，可减小电流密度。因此常在电导电极上镀一层致密的铂黑以增大电极的面积。电导电极一般用铂制成，也有用其他材料，如石墨、钽、镍、金或不锈钢等制成。电导电极按一定的几何形状固定起来，构成电导池。电导测量的准确度与电导池常数 Q 有密切关系，当测定条件与电导池的几何形状确定以后，Q 值一般可以测出。电导池的形式很多，为了防止因通电放热而改变被测介质的温度，电导池通常设计成能盛放量比较多的液体，或者使电导池成为细而长的管状结构，以便于快速进行热交换从而恒定被测介质的温度。

第二节　梅特勒公司电导率仪（Mettler Toledo SevenEasy）的简单操作规程

一、操作前的准备

使用前确认电机是否已与仪器连接。

二、开机

1. 通过操作面板操作。当液晶屏亮时可以按键。
2. 点击［on/off］键打开电源，待仪器自检完成后可以操作。

三、仪器校准

1. 将电极浸入标准液中，点击［cal］键开始校准。
2. 当读数稳定在标准值后将电极取出，放入另一标准液中，同法测定。
3. 待读数稳定后开始测量样品。

四、测量样品

将电极浸入待测样品，按 READ 键，开始测定，直至读数稳定。

五、关机

1. 测量后，将电极用蒸馏水清洗。

2. 点击［on/off］键关闭电源。

3. 填写使用登记。

第三节　仪器保养维护

1. 为避免电极受损，在关机前将其从溶液中拿出。

2. 不要用蒸馏水、去离子水、纯化水长时间浸泡电极。

3. 在将电极从一种溶液移入另一种溶液之前，用蒸馏水清洗电极。用纸巾将水吸干，切勿擦拭电极。

4. 小心使用电极，切勿将之用作搅拌器。在拿放电极时，勿接触电极膜。

起草人：魏宁漪（中国食品药品检定研究院）

复核人：宁保明（中国食品药品检定研究院）

第九章　电泳仪

第一节　SDS-聚丙烯酰胺凝胶电泳及成像系统

一、原理简介

SDS-聚丙烯酰胺凝胶（SDS-PAGE）电泳是聚丙烯酰胺凝胶电泳中最常用的一种蛋白表达分析技术，SDS即十二烷基磺酸钠，是一种阴离子表面活性剂，能打断蛋白质的氢键和疏水键，并按一定的比例和蛋白质分子结合成复合物，使蛋白质带负电荷的量远远超过其本身原有的电荷，掩盖了各种蛋白分子间天然的电荷差异。

聚丙烯酰胺凝胶是由丙烯酰胺（简称Acr）单体和少量交联剂 N, N'-亚甲基双丙烯酰胺（简称Bis）在催化剂过硫酸铵（简称AP）、加速剂四甲基乙二胺（TEMED）作用下，聚合交联形成的具有网状立体结构的凝胶，并以此为支持物进行电泳，具有浓缩效应、电荷效应、分子筛效应。

SDS-聚丙烯酰胺凝胶电泳，是在聚丙烯酰胺凝胶系统中引进SDS（十二烷基磺酸钠），SDS能断裂分子内和分子间氢键，破坏蛋白质的二级和三级结构，强还原剂能使半胱氨酸之间的二硫键断裂，蛋白质在一定浓度的含有强还原剂的SDS溶液中，与SDS分子按比例结合，形成带负电荷的SDS-蛋白质复合物，这种复合物由于结合大量的SDS，使蛋白质丧失了原有的电荷状态，形成仅保持原有分子大小为特征的负离子团块，从而降低或消除了各种蛋白质分子之间天然的电荷差异，由于SDS与蛋白质的结合是按重量成比例的，因此在进行电泳时，蛋白质的迁移率和分子量的对数呈线性关系，符合下式：

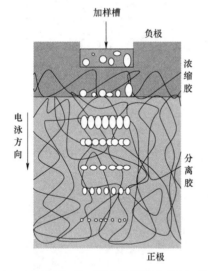

图 9-1　SDS-聚丙烯酰胺凝胶电泳原理图

$$\log MW = \mathrm{K} - bx$$

式中：MW 为分子量，X 为迁移率，K、b 均为常数。

若将已知分子量的标准蛋白质的迁移率对分子量对数作图，可获得一条标准曲线，未知蛋白质在相同条件下进行电泳，根据它的电泳迁移率即可在标准曲线上求得分子量（图9-1）。

二、SDS-聚丙烯酰胺凝胶电泳结构及工作原理

（一）仪器结构

包括垂直板电泳槽及附件、直流稳定电源、凝胶成像分析仪。

（二）工作原理

电泳样品加入样品处理液后，经过高温处理，其目的是将 SDS 与蛋白质充分结合，以使蛋白质完全变性和解聚，并形成棒状结构同时使整个蛋白带上负电荷；另外样品处理液中通常还加入溴酚蓝染料，用于监控整个电泳过程；另外样品处理液中还加入适量的蔗糖或甘油以增大溶液密度，使加样时样品溶液可以快速沉入样品凹槽底部。当样品上样并接通两极间电流后（电泳槽的上方为负极，下方为正极），在凝胶中形成移动界面并带动凝胶中所含 SDS 负电荷的多肽复合物向正极推进。样品首先通过高度多孔性的浓缩胶，使样品中所含 SDS 多肽复合物在分离胶表面聚集成一条很薄的区带（或称积层）。

当移动的界面到达浓缩胶和分离胶的界面时，凝胶的 pH 明显增加，导致甘氨酸大量解离。此时，甘氨酸的有效泳动速率明显增加，超越蛋白分子，直接在氯离子后移动。由于凝胶孔径变小，蛋白质分子的迁移速率降低，落在后面的蛋白质便在均一的电压梯度和 pH 环境中泳动，并根据其固有的电荷与分子大小进行分离。也就是蛋白质在分离胶中，以分子筛效应和电荷效应而出现迁移率的差异，最终达到彼此分开。最后通过凝胶成像仪，获取蛋白质的分离结果。

三、Bio - Rad 电泳仪及 UVP GelDoc - It 310 凝胶成像仪操作规程

（一）Bio - Rad SDS - 聚丙烯酰胺凝胶电泳仪操作规程

电泳槽中加入缓冲液，接通电源，进行电泳，开始电流恒定在 10mA，当进入分离胶后改为 20mA，溴酚蓝距凝胶边缘约 1～2cm 时，停止电泳。具体操作如下。

接通电源，打开电泳仪开关，仪器默认"constant V"灯亮，表示仪器将以恒定电压的状态维持工作；默认模式键"V"灯亮，表示可调节当前电压；默认显示屏为"0"，表示当前的电压值。

如果进行恒定电压电泳，首先按"+""－"键调节至所需的电压，然后按模式键至时间灯亮，继续按"+""－"键调节至所需的时间。

如果进行恒定电流电泳，首先按"constant"至 A 灯亮，此时模式键自动显示"mA"灯亮，按"+""－"键调节至所需的电流，然后按模式键至时间灯亮，继续按"+""－"键调节至所需的时间。

调节完电压/电流和时间参数后，盖上电泳槽盖，使盖子的"+""－"极与电泳槽相对。按"run/pause"键开始运行。

在电泳仪运行过程中，当模式键"V"灯亮时，显示屏显示当前的电压值；"mA"灯亮时显示当前的电流值；时间灯亮时显示所剩余的运行时间（分），时间为"0"时，仪器自动终止电泳。

在仪器运行过程中，可按"run/pause"键使当前程序暂停，再按"run/pause"键可恢复运行当前程序；按"stop"键可停止当前程序，但当前程序不可恢复。若要运行，需重新设定参数。

电泳完成后，在取出凝胶之后须重新盖上盖子，以防电泳缓冲液挥发而引起浓度变化。

试验完毕后，关闭电泳仪电源及总电源。

（二）UVP GelDoc - It 310 凝胶成像仪操作规程

调节控制面板上的"Emission Filters"旋钮位于 1 号位上。将准备好的凝胶样品放到暗箱

的透照仪投射屏中间位置，关闭腔门，并检查有无残留物存在，关闭腔门。

打开凝胶成像仪电源及计算机电源，开暗箱右侧上部的白光透照仪电源开关"TRANS"，双击"Launch VisionWorks LS"快捷图标或在开始菜单下选择"程序"→"UVP"→"VisionWorks LS"→"Launch VisionWorks LS"。选择管理员身份或用户 ID，点击"Login"键，如果要输入密码，输入 123456 进入。点击"connect to hardware"键使凝胶成像仪与操作软件实现数据相通。

点击软件中"Acquisition"项下的"Preview"，即可预览凝胶成像后的位置，同时打开 UV 舱门调节凝胶至合适的位置，调节"White Light"打开白光，关闭舱门。

在"Preview"的面板中即可显示凝胶电泳的结果。"Acquisition"项下的"Lens Options"中，调节"Aperture"来选择合适的曝光强度；调节"Zoom"来选择凝胶成像的大小；调节"Focus"来选择合适的聚焦点。

在凝胶成像达到理想的效果后，点击"Acquisition"项下的"Capture"来抓取图像，然后点击"File"菜单下"Common Actions"中的"Save as"保存图像。

仪器使用完毕后，取出舱内的凝胶，退出"VisionWorks LS"软件系统，关闭成像仪电源，关闭计算机，按要求做好仪器使用登记。

四、仪器保养维护及故障诊断与排除

（一）保养维护

1. 仪器放置环境要求 使用工作温度：$10\sim30℃$，湿度：$20\%\sim80\%$；避免日光直射；避免震动；避免强磁场，电场；远离腐蚀性气体，并避免置于任何可能导致紫外区吸收的含有机/无机试剂气体的区域；避免脏污、多尘环境。

2. 透照仪保护 注意保护透照仪石英玻璃投射屏，样品放置时可在屏上放置保鲜膜，用后拿掉。

3. 凝胶污染 全程按要求进行操作，并在完成实验后进行清洁，防止暗箱外部及计算机污染。

（二）故障诊断与排除

1. 凝胶质量较差 存在以下几种可能的原因，应分别排除。

（1）TEMED 和过硫酸胺的量不够 加大 TEMED 和过硫酸胺的量，使其凝结速度加快。

（2）玻璃板不干净 洗干净玻璃板，防止有残留的胶干结在玻璃板上。

（3）室温过低 温度较低时加大 TEMED 和过硫酸胺的量；过硫酸胺必须新鲜配制；如若不行重新配制一下缓冲溶液。

（4）室温过高 室温较高的情况下可以适当减少 TEMED 和过硫酸胺的量。

2. 板间有气泡 解除制胶的夹子后，板未压紧而致空气进入引起。解除制胶的夹子后，保持玻璃板压紧。

3. 凝胶两边向下中间鼓起 两板之间的底部间隙气泡未排除干净，或聚合不完全。可在两板间加入适量缓冲液，以排除气泡。

4. 条带偏斜或扩散 加样位置偏斜或加样量过多所致，可缓慢加样，适当减少加样量，使样品缓慢流入孔中。

5. 拖尾现象 样品溶解效果不佳 加样前离心；选择适当的样品缓冲液，加适量样品促溶剂；电泳缓冲液时间过长，重新配制。

6. 纹理现象 样品中有不溶性颗粒。可加样前进行离心；或加适量样品促溶剂。

7. 溴酚蓝不能起到指示作用 缓冲液和分离胶的浓度过高。更换正确 pH 的缓冲液；降低分离胶的浓度。

8. 目的蛋白质条带模糊 存在以下几种可能的原因，应分别排查。

（1）电泳凝胶浓度选择不当 根据目的蛋白的大小，选择合适浓度的凝胶。

（2）蛋白质样品水解 注意除去蛋白质样品的内源性的水解酶，不要反复冻融样品。

（3）电泳时间过长或过短 溴酚蓝达到分离胶的底部即立即关闭电泳电源。

（4）缓冲溶液、SDS 陈旧 缓冲溶液和 SDS 都要新鲜配制。

（5）加样过多 减少加样量，一般上样体积为 10～15μl（即 2～10μg 蛋白质）。

（6）样品放置太久 加热变性后的蛋白质样品要放置到室温后立即电泳，不要久放，更不要放到冰箱里保存。

第二节 免疫电泳仪

一、原理简介

免疫电泳法是将凝胶电泳与双向免疫扩散两种技术相结合的免疫化学技术。应用琼脂进行免疫电泳试验可分为以下两个步骤。

1. 琼脂电泳 将待检的可溶性物质在琼脂板上进行电泳分离，由于各种可溶性蛋白分子的颗粒大小、质量与所带电荷不同，在电场的作用下，其带电分子的运动速度（迁移率）具有一定规律，因此通过电泳能够把混合物中的各种不同成分分离开来。以血清为例（图 9-2A），电泳后各种成分的位置是电泳速度与电渗速度的代数和。白蛋白分子量较小，所带负电荷较强，泳动最快，依次为 α_1、α_2 及 β 球蛋白，γ 球蛋白泳动最慢。

2. 琼脂扩散 当电泳完毕后，在琼脂板一端挖一条长的槽，加入相应抗血清，置湿盒内让其进行双向扩散。在琼脂板中抗原和抗体互相扩散，当两者相遇且比例适合时，可形成不溶性抗原抗体复合物，出现乳白色的特异性沉淀弧线（图 9-2B、C）。

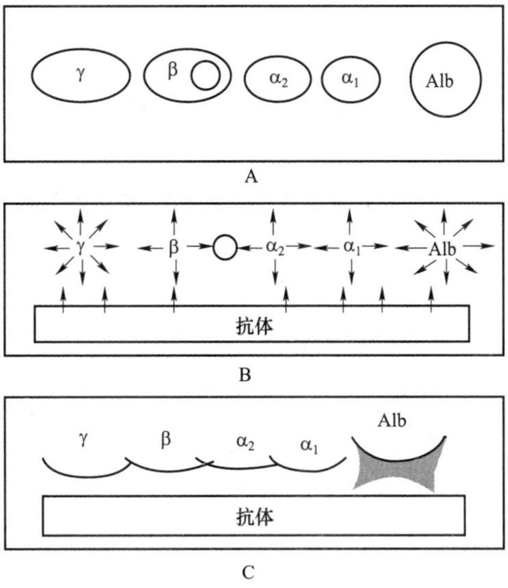

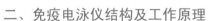

图 9-2 免疫电泳原理示意图

二、免疫电泳仪结构及工作原理

（一）仪器结构

仪器主体由电泳仪电源、电泳槽和恒温循环器组成。

（二）工作原理

在电场作用下样品中各组分因电泳迁移率不同而分成区带，然后沿电泳平行方向将凝胶挖一沟槽，将抗体加入沟槽内，使抗原与抗体相互扩散而形成沉淀线。根据沉淀线的数量、位置及形状，分析样品中所含各组分的性质，常用于抗原分析及免疫性疾病的诊断。

三、BG-Power 300 免疫电泳仪操作规程

（一）恒温循环器的设定

开机前先检查恒温循环器水箱中是否有足够的水量，如水量不足需添加至合适的位置，并拧紧水箱盖子。打开恒温循环器电源开关，通过面板上"↑、↓、←"等按钮设定合适的循环水浴温度。"PV"界面显示当前循环水浴的温度，"SV"界面显示设定的循环水浴温度。

（二）电泳仪电源程序的设定

1. 编程 打开电源开关，显示器将进入操作模式界面，使用切换键选择一种模式"Quick Start"或"Programing"（图9-3）。

2. Quick Start 模式 如果电泳仪电源是第一次使用，屏幕上将显示电压为"010V"，电流、功率和时间则为最大值。

（1）设置电压、电流或者功率的数值 此时液晶屏上显示光标在运行模式选项上，使用选择键切换设置模式，切换键调整光标到需要修改的参数（个、十、百位均可修改）位置上，按选择键调整参数大小。电流或者功率数值设置步骤同上。

（2）设置时间数值 系统默认时间为"999min"，如需调整，按切换键将光标移动到适当位置，按选择键调整数值，最后按运行和暂停键开始。

3. 程序操作模式（Programing 模式） 如果电泳仪电源是第一次使用"Programing 模式"，则选择一个空白程序，设置电压、电流或功率，运行后将被储存到当前编号程序上，该仪器可最多储存12个电泳程序。

（三）电泳操作

将电泳仪连接在电源上（红色对红色，黑色对黑色），红色为"正极"，黑色为"负极"。使用切换键选择1或2，之后选择一个想要运行的程序并按"确认"键。使用"运行"和"暂停"键开始电泳，液晶屏上将显示当前的"电压""电流""功率"和"倒计时时间"，当有电压输出时指示灯将点亮。也可以在运行状态下，按"选择"键单位步进调节设定参数，实验结束后关闭电泳仪。

四、仪器保养维护及故障诊断与排除

（一）保养维护

使用工作温度：4～40℃，湿度：0%～95%；避免日光直射；避免震动；避免强磁场，电场；远离腐蚀性气体，避免脏污、多尘环境。

使用仪器时，严禁将装有液体的容器放在电源表面；电源工作时，严禁用东西堵住风扇口；长时间不使用仪器时，应将恒温循环器水箱的水排空。

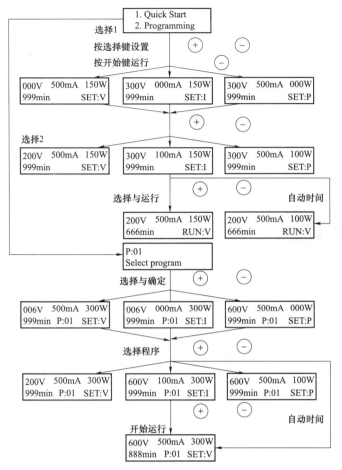

图 9−3　BG Power 免疫电泳仪电源操作步骤示意图

（二）故障诊断与排除

仪器常见的故障代码及排除方法如下。

1. 01 02 03 04 CALL SERVICE　程序进入错误处理模式，关闭输出并显示一条出错信息到屏幕上。建议联系公司技术支持。

2. 05 CHECK THE LOAD　负载电阻过大，或不正确的电泳仪设备连接或具有很低的传导率的缓冲液都有可能导致此问题。可通过检查电泳槽是否连接正确解决。

3. 06 GROUND LEAKAGE　电泳仪地线漏电，检查电泳仪连接是否正确。

4. 07 POWER FALL　电源电压异常。检查电压切换开关是否正常，检查输入电压是否正常。

第三节　琼脂糖凝胶电泳及成像系统

一、原理简介

琼脂糖凝胶电泳，是以琼脂糖为介质，利用带电颗粒在电场中向与其自身带相反电荷的电极泳动这一现象，来对不同大小的 DNA 或者 RNA 进行分离、纯化或者分析的一种生物化学技术。

某物质在电场作用下的迁移速度叫作电泳的速率，电泳的速率与核酸分子大小和构型有关。许多生物分子都带有电荷，在电场作用下可发生移动，由于混合物中各组分带电荷性质、数量以及相对分子质量各不相同，他们移动距离不同，从而可达到分离、鉴定的目的。

DNA 分子在琼脂糖凝胶中泳动时，包括电荷效应和分子筛效应，由于是两性解离分子，在高于其等电点的电泳缓冲液中，其碱基不解离，而磷酸基团全部解离，核酸分子因而带负电荷，在电流作用下，以琼脂糖为介质，由负极向正极迁移。使用琼脂糖凝胶作为电泳支持介质，发挥分子筛功能，根据不同的 DNA 分子片段的大小和形状不同，在电场中泳动的速率也不相同，同时在样品中加入染料（如 EB）能够和 DNA 分子间形成络合物，经过紫外照射，可以观察到 DNA 的位置（比对 DNA 分子量标准可知分子量大小），从而达到分离、鉴定的目的（图 9-4）。

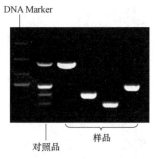

图 9-4　琼脂糖凝胶电泳图谱

DNA 分子大小对迁移速率的影响：相对分子质量大，迁移慢；相对分子质量小，迁移快。DNA 分子构型对迁移速率的影响：迁移速率：闭环＞直链 DNA＞开环 DNA。琼脂糖凝胶浓度的影响：同样大小的线性 DNA 片段，在不同浓度的琼脂糖凝胶中的迁移速度不同，浓度越大，迁移得越慢。

二、琼脂糖凝胶电泳仪结构及工作原理

（一）仪器结构

主要由凝胶电泳系统和凝胶成像分析系统两部分组成，包括水平电泳槽及附件、电源、琼脂糖凝胶成像仪。

（二）工作原理

核酸样品与上样缓冲液混合之后，加入到琼脂糖凝胶的上样孔中，在一定电压的作用下，核酸分子在琼脂糖凝胶中从负极到正极进行泳动。该过程包括电荷效应和分子筛效应，由于是两性解离分子，在高于其等电点的电泳缓冲液中，其碱基不解离，而磷酸基团全部解离，核酸分子因而带负电荷，在电流作用下，以琼脂糖为介质，由负极向正极迁移。使用琼脂糖凝胶作为电泳支持介质，发挥分子筛功能，根据不同的 DNA 分子片段的大小和形状不同，在电场中泳动的速率也不相同，同时在样品中加入染料（如 EB）能够和 DNA 分子间形成络合物，通过凝胶成像仪，经过紫外照射，可以观察到 DNA 的位置（比对 DNA 分子量标准可知分子量大小），从而达到分离、鉴定的目的。

三、Bio-Rad 琼脂糖电泳仪及 UVP GelDoc-It 310 凝胶成像仪操作规程

（一）Bio-Rad 琼脂糖电泳仪操作规程

用移液枪吸取样品，轻轻的加入到凝胶的样品孔中，加样量一般为 5～10μl，DNA 分子量标准加样量为 5μl，每加完一个样品，应更换一个枪头，以防污染，加样时勿碰坏样品孔周围

的凝胶面。DNA 分子量标准物又称 DNA Marker，是一种用于确定目的 DNA 片段大小的标准参照物，常规的 DNA 分子量标准物是由一些特殊质粒被特定的限制性内切酶消化后，通过凝胶电泳产生多个 DNA 条带。使用时根据目的条带的长度，选择最佳的 DNA 分子量标准类型。

加样后立即盖上电泳槽，接通电源，设置电压和电流并开始电泳，电泳时间通常为 15～25 分钟或者当溴酚蓝移动到距离胶孔 2/3 处时，停止电泳。电泳时电场强度不应该超过 20V/cm，电泳温度应该低于 30℃，对于巨大的 DNA 电泳，温度应该低于 15℃。

接通电源，打开电泳仪开关，仪器默认"constant V"灯亮，表示仪器将以恒定电压的状态维持工作；默认模式键"V"灯亮，表示可调节当前电压；默认显示屏为"0"，表示当前的电压值。

如果进行恒定电压电泳，首先按"+ −"键调节至所需的电压，然后按模式键至时间灯亮，继续按"+ −"键调节至所需的时间。如果进行恒定电流电泳，首先按"constant"至"A"灯亮，此时模式键自动显示"mA"灯亮，按"+ −"键调节至所需的电流，然后按模式键至时间灯亮，继续按"+ −"键调节至所需的时间。调节完电压/电流和时间参数后，盖上电泳槽盖，使盖子的"+ −"极与电泳槽相对。按"run/pause"键开始运行。在电泳仪运行过程中，当模式键"V"灯亮时，显示屏显示当前的电压值；"mA"灯亮时显示当前的电流值；时间灯亮时显示所剩余的运行时间（分），时间为"0"时，仪器自动终止电泳。

在仪器运行过程中，可按"run/pause"键使当前程序暂停，再按"run/pause"键可恢复运行当前程序；按"stop"键可停止当前程序，但当前程序不可恢复。若要运行，需重新设定参数。

电泳完成后，在取出凝胶之后须重新盖上盖子，以防电泳缓冲液挥发而引起浓度变化。试验完毕后，关闭电泳仪电源及总电源。

（二）UVP GelDoc – It 310 凝胶成像仪操作规程

调节控制面板上的"Emission Filters"旋钮位于 1 号位上；调节 UV 板上的紫外光旋钮位于 254nm 位置上；将准备好的凝胶样品放到暗箱的 UV 板的中央位置，并检查 UV 板上有无残留物存在，关闭腔门。

打开凝胶成像仪电源及计算机电源，双击"Launch VisionWorks LS"快捷图标或在开始菜单下选择"程序"→"UVP"→"VisionWorks LS"→"Launch VisionWorks LS"。选择管理员身份或用户 ID，点击"Login"键，如果要输入密码，输入 123456 进入。点击"connect to hardware"键使凝胶成像仪与操作软件实现数据相通。

调节仪器控制面板的"White Light 至 Epi"，并单击软件中"Acquisition"项下的"Preview"，即可预览凝胶成像后的位置，同时打开 UV 舱门调节凝胶至合适的位置。调节"White Light"至中间以关闭白光，关闭舱门，同时调节"Ultraviolet"至"Trans"处以开启紫外光；在"Preview"的面板中即可显示凝胶电泳的结果。"Acquisition"项下的"Lens Options"中，调节"Aperture"来选择合适的曝光强度；调节"Zoom"来选择凝胶成像的大小；调节"Focus"来选择合适的聚焦点；在凝胶成像达到理想的效果后，点击"Acquisition"项下的"Capture"来抓取图像，然后点击"File"菜单下"Common Actions"中的"Save as"保存图像。

仪器使用完毕后，取出 UV 舱内的凝胶，退出"VisionWorks LS"软件系统，关闭成像仪电源，关闭计算机，按要求做好仪器使用登记。

四、仪器保养维护及故障诊断与排除

（一）保养维护

1. 仪器放置环境要求 使用工作温度：10～30℃，湿度：20%～80%；避免日光直射；避免震动；避免强磁场，电场；远离腐蚀性气体，并避免置于任何可能导致紫外区吸收的含有机/无机试剂气体的区域；避免脏污、多尘环境。

2. 透照仪保护 注意保护透照仪石英玻璃投射屏，样品放置时可在屏上放置保鲜膜，用后拿掉。

3. 凝胶污染 全程按要求进行操作，并在完成实验后进行清洁，防止暗箱外部及计算机污染。

4. 缓冲液 定期更换缓冲液，电泳时使用新制的缓冲液可以明显提高电泳效果。注意电泳缓冲液多次使用后，离子强度降低，pH 值上升，缓冲性能下降，可能使 DNA 电泳产生条带模糊和不规则的 DNA 带迁移的现象。

（二）故障诊断与排除

1. DNA 条带模糊 存在以下几种可能的原因，请分别排查。

（1）DNA 降解 提取 DNA 过程中避免剧烈操作，在实验结束后避免核酸酶污染。

（2）电泳缓冲液陈旧 电泳缓冲液多次使用后，离子强度降低，pH 值上升，缓冲能力减弱，从而影响电泳效果。建议经常更换电泳缓冲液。

（3）所用电泳条件不合适 电泳时电压不应超过 20V/cm，温度＜30℃；巨大 DNA 链电泳，温度应＜15℃；检查所用电泳缓冲液是否有足够的缓冲能力。

（4）DNA 上样量过多 减少凝胶 DNA 上样量。

（5）DNA 样含盐过高 电泳前通过乙醇沉淀去除过多的盐。

（6）DNA 变性 电泳前勿加热，用 20mmol/L NaCl 缓冲液稀释 DNA。

2. 不规则 DNA 条带迁移 存在以下两种可能的原因，请分别排查。

（1）对于 λ/Hind Ⅲ片段 cos 位点复性 电泳前 65℃加热 DNA 5 分钟，然后在冰上冷却 5 分钟。

（2）电泳条件不合适 电泳时电压不应超过 20V/cm，温度＜30℃，经常更换电泳缓冲液。

3. 条带弱或无条带 存在以下几种可能的原因，请分别排查。

（1）DNA 的上样量不够 增加 DNA 的上样量。

（2）DNA 降解 避免 DNA 的核酸酶污染。

（3）DNA 跑出凝胶 缩短电泳时间，降低电压，增加凝胶浓度。

（4）光源不适合 对于 EB 染色的 DNA，所用光源不合适，应使用短波长（254nm）的紫外光源。

第四节　全柱成像等电聚焦电泳仪

一、原理简介

（一）等电聚焦电泳原理

蛋白质由于自身结构不同，具有两性解离及等电点的特征，所带电荷与介质的 pH 值有关，可在电泳中向极性相反的方向迁移。等电聚焦电泳（isoelectric focusing electrophoresis，IEF）是利用两性电解质载体形成一个由阳极到阴极逐步增加的连续而稳定的线性 pH 梯度，当蛋白质处在低于其本身等电点的环境中则带正电荷，向负极移动；若其处在高于本身等电点的环境中则带负电荷，向正极移动。当泳动到其自身特有的等电点时，其净电荷为零，具有不同等电点的物质最后聚集在各自的等电点位置，形成一个个清晰的区带，从而实现蛋白质分离的目的（图 9-5）。

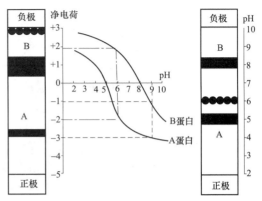

图 9-5 等电聚焦电泳原理

（二）全柱成像等电聚焦电泳原理

毛细管等电聚焦（capillary isoelectric focusing，cIEF）是指在毛细管中进行等电聚焦电泳，根据物质的等电点（pI）不同而进行分离。采用两性电解质混合物作为载体电解质，当在用溶质和两性电解质混合溶液充满的毛细管两端加电场时，带电的两性离子或蛋白质以不同的速度迁移通过介质，在完成等电聚焦之后，用压力或改变检测器末端电极槽储液的 pH 值使样品通过检测器，从而实现对样品的等电点分析（图 9-6）。

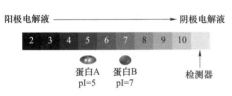

图 9-6 毛细管等电聚焦电泳原理

全柱成像等电聚焦电泳（whole column imaging detection-capillary isoelectric focusing，WCID-cIEF）是建立在 cIEF 基础上，采用动态检测器对整个分离毛细管柱进行检测，整个毛细管内不同时间与不同位置上发生的任何事件均能实时检测，检测信号可以是紫外吸收、折射指数梯度或激光诱导荧光。该方法无需将样品推至检测器，不仅能对样品进行常规的分离分析，还能在分离的同时提取出有关动态过程的动力学参数，从而获取多重信息，广泛应用于多肽、蛋白质、抗体、病毒和细胞等生物成分的分析和表征，也应用于蛋白质的物理和化学反应机制的研究。

二、全柱成像等电聚焦电泳仪结构及工作原理

（一）仪器结构

全柱成像毛细管等电聚焦电泳仪由激发光源、毛细管、动态检测器、两性电极及数据处理、记录（计算机）等部分构成。

（二）工作原理

在全柱成像毛细管等电聚焦电泳仪中，两性离子或蛋白质在电场的作用下，以不同的速度迁移通过介质向等电点区带迁移，在此过程中用动态检测器对整根毛细管进行实时检测。毛细管内的样品在进行等电聚焦电泳时，在激发光源的激发下呈现吸收值，由动态检测器收集信号并分析样品的电荷异质性及迁移实时信息（图 9-7）。全柱成像毛细管等电聚焦电泳仪对整个分离通道内不同时间与不同位置上发生的任何变化进行实时监测，省去了烦琐的区带移动过程，既缩短了分析时间，又保证了分离度与分辨率。

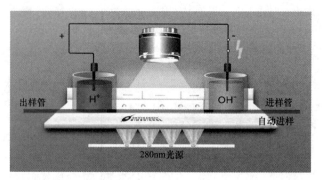

图 9-7 仪器工作原理示意图

三、Protein Simple Maurice C 操作规程

（一）Maurice C 卡盒安装

取出卡盒，并保存好包装盒，确保卡盒的尖端不要碰到任何东西，以防堵塞针孔。

把卡盒放置于平整的实验台上，并保持电极槽朝上。拿掉电极槽上的红色和灰色的盖子。分别往每个电极槽内加入 2ml 电极液（白色槽内，加入 2ml 阴极液，红色槽内加入 2ml 阳极液），盖上盖子。灰色的盖子对应阴极液电极槽，红色的盖子对应阳极端电极槽。如果有电极液溢出，请使用不掉屑的纸巾擦拭掉。

用手触摸 Maurice 门上的金属部分，门就会自动打开。把卡盒插入到仪器内的卡槽中，如果卡盒插入正确，灯会由橘黄色变为蓝色。

（二）样品准备

根据所使用的装样品的容器（瓶子或者 96 孔板），把对应样品瓶或者 96 孔板的金属适配器放入到 Maurice 中，按照图 9-8 的顺序，将试剂依次放入 P 和 N 排。

P1：2ml 0.5% 甲基纤维素（0.5% MC），使用蓝色压力盖；P2：500μl 荧光校准标品（Fluorescence Calibration Standard），使用蓝色压力盖；P3：2ml 水，使用蓝色压力盖；P6：空瓶，使用蓝色压力盖；N1：2ml 水，使用透明盖子；把准备好的样品放入样品瓶或者 96 孔板中，然后放入金属适配器中。

（三）实验流程

1. 打开软件 打开 Compass for iCE 软件。软件左上方显示"Ready"的标志标明软件已连接到仪器。

2. 程序编写 依次点击"Batch"→"File"→"New Batch"。如果使用的仪器可以运行"size"和"charge"，选择"Maurice cIEF"。如果使用的是样品瓶，在"Layout"窗口下，点击"Plate"图标的开关，并更改为"Vial"图标。

3. 添加样品 在"Layout"窗口下，点击要放置样品的地方，并点击"Add"。

4. 在同一个序列里使用不同的方法 在"Methods"窗口下点击"New"，在方法内对应参数的地方输入要使用的数值。

5. 添加连续的重复 在"Injections"窗口下点击需要重复的那针，然后点击"Replicate"。

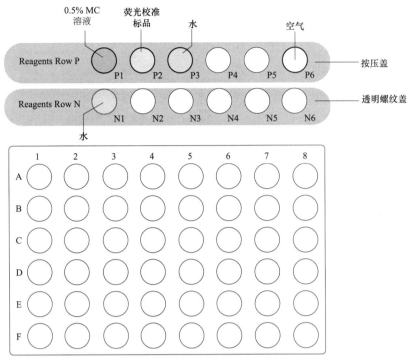

图 9-8　试剂瓶摆放位置

6. 在序列最后添加一针　在"Injections"窗口下点击要在序列最后添加的进样，然后点击"Add"。点击"Method"下拉框，选择要使用的方法。也可以"Copy"/"Paste"，或者在"Layout"窗口下，点击要添加样品所在的位置，点击 Add。

7. 程序启动　确保软件与仪器连接，并点击"Start"开始运行程序。

8. 更改文件名　单击"Results File"框。如果不想将文件保存到默认"Runs"文件夹，请单击"Browse"以选择其他位置。

9. 程序运行　可在控制面板查看运行信息。若要查看结果、分析结果或在批处理仍在运行时更改已完成进样的分析参数，请单击"Analysis"选项。当批次完成后，可以在"Analysis"选项中查看所有进样的电流图，以及"Run Summary"选项中的所有细节。

（四）系统程序应用

1. 系统界面简介　点击"Analysis"选项，可在分析系统中查看电泳图和表格化结果，以及运行后分析（图 9-9）。

2. 查看运行数据　打开运行文件后，在分析屏幕可查看一次进样、特定进样或运行中的所有进样的数据。每个运行文件都具有在每个进样中检测到的样本蛋白和 pI 标记的数据。

在"View"栏中单击"Samples"，可显示具有吸收单位（mAU）或荧光单位的 y 轴和 pI 的 x 轴的电泳图，每个蛋白质的结果显示在峰值和进样窗口中。pI 标记在"Peaks"窗口中用 M 标识，在"Injections"窗口中用 Mkr 标识。

3. 数据通知和警告　如果软件检测到潜在的数据问题，则在"Experiment"窗口中的进样行旁边显示通知或警告图标。可手动校正样本数据通知，如添加或删除样本峰值。将鼠标滚动到图标上以显示所做的修改的类型。

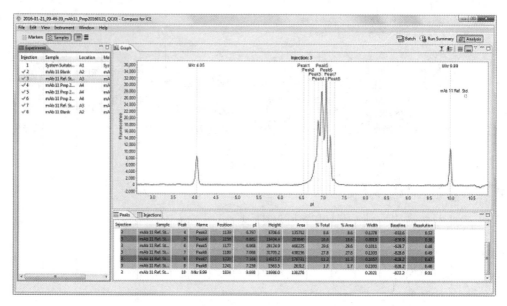

图9-9 分析界面图

（1）Markers warning 该警告意味着一个或多个 pI 标记可能无法正确识别（图9-10），需要通过检查 pI 标记中的步骤手动识别 pI 标记来修复这个问题。

（2）Peak fit warning 该警告意味着一个峰值不能准确标记现有峰信号，当宽峰被拟合为多个窄峰时，有时会造成这种情况（图9-11）。在这种情况下，改变峰值宽度会有所帮助。警告还由主峰周围的非常小的峰或接近分离范围末端的小峰引起。可以通过手动移除峰值等方法解决这个问题。

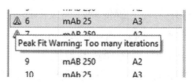

图9-10 Marker 错误警告　　　　　图9-11 峰值错误警告

4. 检测设置 查看运行期间所进行的吸光率和本机荧光信号，并选择不同的信号供分析屏幕中的数据查看。在主菜单中依次点击"Edit"→"Analysis"→"Detection"。

（1）选择检测方法 可选择在分析屏幕中显示运行的吸光度或荧光数据。依次点击"Edit"→"Analysis"→"Detection"，选择"Absorbance"或"Fluorescence radio"按钮。

（2）改变检测曝光时间 在本界面点击"Exposure"选择曝光时间，点击"OK"保存更改，所选曝光的样本数据将显示在分析屏幕中（图9-12）。

5. pI 标记分析设置 在主菜单中依次点击"Edit"→"Analysis"→"pI Markers"，可定义样本中使用的 pI 标记和位置。可以在开始运行之前的批量默认分析中更改设置，或者在运行文件完成后更改设置。

pI 标记设置保存为一个组，可创建多个设置组。特定的组设置可以应用于运行数据中的方法、进样、示例名称或其他属性。使用系统默认值时，软件会自动在 pI 标记分析设置中创建标记组。

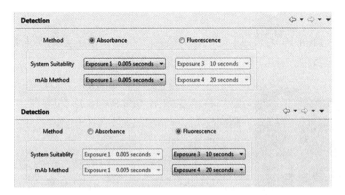

图 9-12　检测方法选择

显示的标记组使用系统默认设置。可以对此组进行更改并创建新组，若要查看组的设置，请单击组名。依次点击"Edit"→"Analysis"→"pI Markers"，单击"Analysis settings"框下的"Add"。将创建一个新组，单击新组并输入新名称。

默认的 pI 标记和位置值已经填充在"pI Marker Peaks"表中。可直接跳到下一步。单击下拉列表中的"Apply Default"，点击列表中的新组，可将新组中的设置应用于运行数据，点击"OK"确定。

如果使用不同的 pI 标记，单击表中 pI 列中的第一个单元格，并输入标记的 pI；单击"Position"列中的第一个单元格，并输入标记的值。可单击表下的"Add"添加 pI 标记，然后更改新行中的信息，也可单击"Remove"删除标记。

6. 生成报告　单击"File"下的"Open Run"并选择一个运行文件，在"Experiment"窗口中选择所需要导出的报告，选择"File"，点击"Injection Report"。填写报告名称及完善相关信息，点击"OK"确定。

四、仪器保养维护及故障诊断与排除

（一）保养维护

1. 仪器环境条件　使用工作温度：18~25℃，湿度：20%~80%；避免日光直射；避免震动；避免强磁场，电场；远离腐蚀性气体，并避免置于任何可能导致紫外区吸收的含有机/无机试剂气体的区域；避免脏污、多尘环境。

2. Maurice C 卡盒使用及存储　确保始终将阴极溶液添加到 OH⁻ 电解质槽（蓝色端口）和阳极溶液添加到 H⁺ 电解质槽（红色端口），否则会损坏卡盒。使用时，确保在卡盒的光学窗口上没有任何液体。

甲基纤维素、两性电解质、尿素、阳极电解质和阴极电解质均可使用，但过量暴露或高浓度的某些成分有可能会损害卡盒的质量。样品混合物必须含有 0.35% 的甲基纤维素，卡盒在运行期间必须用 0.5% 的甲基纤维素冲洗。注意将最终样品混合物中的盐浓度降至 15mmol/L 以下，否则会损害毛细管内涂层。为了将电流保持在最小值，最好只使用非离子或两性离子表面活性剂。不要使用芳香表面活性剂，因为它们可能会干扰样品检测结果。

不用时，将卡盒储存在它们的原包装中，放置于室温保存。使用时，有盖子的一面置于正面，不要碰到卡盒的光学窗口。无论何时处理或从其包装中取出卡盒，请确保卡盒进样口不接

触任何物体，以免堵塞。

卡盒质保使用次数为 100 次，最大使用次数为 200 次，系统会记录卡盒的进样次数。超出使用次数后放回原包装中，按本单位废弃物处置流程进行处理。

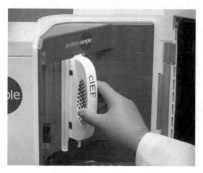

图 9-13 取出卡盒

3. Maurice C 卡盒清洗 打开舱门，取出试剂和样品，然后将卡盒取出（图 9-13）。如果在上次运行后 24 小时内再次实验，可将卡盒放置于仪器中，由仪器自动清洁卡盒，不必取出。

对卡盒进行清洗，一般清洗流程为：①把卡盒放在平面上，其电解质罐面向上，并取出塞子；②将每个罐中溶液抽取干净；③将每个罐子装满 2ml 去离子水，然后抽出，重复这个冲洗 3 次；④抽吸所有剩余的液体，并确保晾干罐子；⑤把塞子放回油箱上；⑥把卡盒放回它的保护性包装中，在室温下储存。

（二）故障诊断与排除

1. 未检测到校准标准品 存在以下几种可能的原因，应分别排查。

（1）荧光校准标准品失效 荧光校准标准品应放于 4℃储存，若确定标准品失效，请重新购买。

（2）试剂瓶位置错误 取出试剂瓶重新摆放，确保试剂瓶放置在样品和试剂平台中的正确位置。

（3）试剂瓶溶液体积异常 查看试剂瓶溶液体积，确认试剂瓶中有 500μl 的荧光校准标准品，若体积不足请添加。

（4）卡盒进样针堵塞 运行 Maurice C 滤芯清洗程序，然后重新开始 Compass for iCE 软件的批处理程序。

2. 聚焦异常 存在以下几种可能的原因，应分别排查。

（1）电流过低 cIEF 卡盒液面过低，如果阳极液或阴极液位不够高以致不能与电极良好接触，可在卡盒中加入超过 2ml 的电解液解决。

（2）电解质污染 更换电解槽中的阳极液和阴极液。

（3）电流持续增加超过 80mA 电解液插错槽或卡盒质量问题，立即停止实验，并运行系统程序清洗卡盒；清洗完毕后，取出卡盒，清洗后加入新的电解液；重新检测，若电流仍然过大，则更换卡盒。

3. 峰图异常 存在以下几种可能的原因，应分别排查。

（1）卡盒的光学窗口被污染或遮挡 拆下卡盒，使用压缩空气或氮气轻轻清洁光学窗口，然后重新安装卡盒。

（2）样品中有颗粒或沉淀物 在样品溶液中增加水基稳定剂。

（3）毛细管内有空气泡 样品中存在空气泡，先进行 1000×g 10 分钟离心后再放入机器中。

4. 基线噪声过大 本仪器使用 280nm 的紫外吸收检测，所有载流子两性电解质在这个波长上都表现出某种程度的吸收，这导致了一些基线噪声的存在。解决方法：由于 Pharmalytes 的背景噪声较低，因此推荐换用 Pharmalytes 两性电解质进行初步实验条件摸索。

5. 样品无吸收峰 蛋白质形成沉淀。解决方法：对样品进行稀释，或添加其他成分以增加蛋白质溶解度：最高 4mmol/L 的尿素、最高 20%的甲酰胺、最高 25%山梨醇、最高 25%的蔗糖、最高 25%的甘油。另外，样品沉淀也可能由载体两性细胞引起，可使用不同品牌的载体两性细胞筛选条件。

第五节　全自动蛋白纯度电泳仪

一、原理总论

生物大分子如蛋白质、核酸、多糖等大多都有阳离子和阴离子基团，称为两性离子，常以颗粒分散在溶液中，它们的静电荷取决于介质的 pH 值或其他大分子的相互作用。在电场中，这些大分子由于自身在缓冲液中的带电情况的不同向阴极或阳极迁移现象。带电分子由于各自的电荷和形状大小不同，因而在电泳过程中具有不同的迁移速度，形成了依次排列的不同区带而被分开。即使两个分子具有相似的电荷，如果它们的分子大小不同，所受的阻力就不同，因此迁移速度也不同，在电泳过程中就被分离。分离后的样品通过各种方法的染色，或者样品带有放射性标记等方法进行检测。

二、全自动蛋白纯度电泳仪结构及工作原理

（一）仪器结构

系统由用于分析的仪器及关联的 Elfolab 以及安装在电脑上的操作程序所组成。

（二）仪器工作原理

通过使用电泳原理使不同的蛋白质组分分离，即带点颗粒在电场作用下，向着与其电性相反的电极移动。电泳是在恒温的条件下，通过在含有特定的缓冲溶液的琼脂糖凝胶板上使用帕尔贴效应模块获得的。凝胶作为支持物和分子筛，电泳过后，凝胶在规定的温度下固定，然后进行适当染色、脱色和干燥，通过膜片上各条带比色进行定性或者定量的分析。对于此方法还可以定量评估，测量方法是基于一个光电二极管和监测器，得到的信号将传送到电脑进行处理。在分析过程中各个阶段的管理是通过安装在一起上的软件系统固件工作，同时安装在电脑上的软件用户界面也可返回分析结果并进行处理和存储。

三、Interlab G26 全自动蛋白纯度电泳仪操作规程

（一）上机前准备

1. 制备缓冲液及洗脱液　根据需要补充外部试剂桶，此过程对于任何实验都可执行，且当液体用完时可重复。为了使外部水箱填满，没必要断开连接在仪器上的连接管。逆时针旋转拧开绿色盖子，取出桶内的液面传感器和吸液管，装满蒸馏水，顺时针方向拧紧绿色盖子。逆时针旋转拧开绿色盖子，取出桶内的液面传感器和吸液管，通过洗液桶表面图片上的指示，填充水箱里的洗涤液到最高位置，顺时针方向拧紧绿色盖子。逆时针旋转拧开黑色盖子，取出水箱内的液体吸入管的盖子，用脱色液填充水箱，顺时针方向拧紧黑色盖子。

2. 制备染色液　分别有三种染色槽："染色液 1""染色液 2""染色液 3"。将液体倒入染色架内，容量大约在"MIN"和"MAX"标记之间，盖上染色槽的盖子。

以下实验方法用"染色液 1"：血清和尿液的蛋白电泳；血红蛋白电泳；酸蓝染色的免疫固定，一架染色液只能染 5 张膜片。以下实验方法用"染色液 2"：高分辨率电泳；酸紫染液的免疫固定；五价免疫固定；本周氏免疫固定；SDS 尿蛋白，一架染色液只能染 5 张膜片。以下实验方法用"染色液 3"：脂蛋白电泳；ALP 碱性磷酸酶同工酶；LDH 乳酸脱氢酶同工酶；CPK 肌酸激酶同工酶，一架染色液只能染 1 张膜片。

只加所需实验的染色槽，运行仪器的时候也可以只用 1 个或 2 个染色槽。根据标签"STAIN1""STAIN2""STAIN3"插入染色架 1、2、3。

3. 放置点样梳及样品盘　根据标签"APP.1""APP.2""APP.3"轻轻放置 3 个点样梳在规定的位置。从实验盒里面拿出样品盘 B；将样品盘 B 放在样品盘载架 C 上，用金属盖锁住样品盘，如图 9-14 所示；将准备好的样品盘插入仪器，将其推到底。

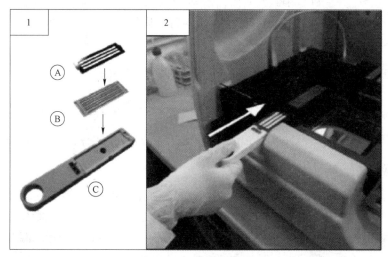

图 9-14　准备样品盘

4. 准备电泳槽及膜片　从该实验的实验盒里面取出带缓冲液的海绵条（2 条或 3 条）；用镊子将海绵条放置在电泳槽的黑色矩形槽内，不要太用力压；确保海绵条已经正确的放好且海绵条的长度达到整个矩形槽的长度。在仪器的中间位置稍微向下倾斜插入电泳槽；向前推，直到它停下来，然后略有下降，直到听到咔哒声，说明安装到位（图 9-15）。

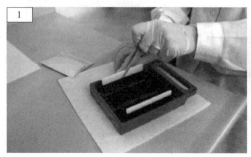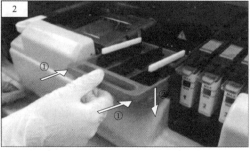

图 9-15　准备电泳槽

从试剂盒里面取出膜片和吸水纸，将膜片正面朝上放在一张干净的纸上，正面的标记印在膜片上。用吸水纸吸走多余的缓冲液，确保吸水纸平整的置于膜片上。不要将吸水纸放在膜片上太长时间，以免出现膜片脱水。

从膜片架的一端将膜片轻轻插入，插入过程中可对胶片施加少量压力，并可将胶片弯曲插入，检查膜片是否正确的插入到膜片架中。

将膜片架 1 或 2 放入仪器正确的位置，关上仪器盖子。

5. 准备样品架 将样本管插入样本架的孔里，并将条码对准仪器内置条码扫描仪位置（样本量最少 300μl）。根据样本架编号放置插入样本架，不要改变样本架位置，用恒定的速度插入样本架，至少有 5 秒的读条码时间，将每个样本架插入底部，直到听到磁铁吸住的声音（图 9–16）。

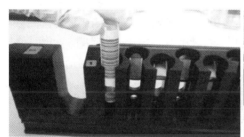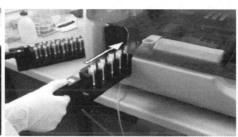

图 9–16　准备样品架

（二）Elfolab 软件操作

1. 开始 Elfolab 程序 双击电脑桌面的图标启动"Elfolab"程序，将会出现登录界面，程序会提示需安装工具，选择"Interlab G26 Series36"→"ASD52"→"OK"→"Confirm"进入软件，主界面功能如图 9–17 所示。

2. 打开数据库并选择项目 数据库是实验信息的一个清单，数据库分为历史部分和日常部分。从仪器发送的数据第一次被接收为日常部分，在你记录下后，会成为历史部分的一部分。数据库最初是空的，打开并输入数据为新实验或历史实验的一部分。

进入主菜单，点击主菜单的"Database"后选择"Open Database"。当屏幕被打开后，点击日历图标或选择"Working database"。点击"Current Working Databasse"，从当前的数据库取回数据和（或）打开选择项目的窗口。点击"NewWorking Databasse"，进入新的数据库，会出现选择项目窗口；点击"Return to Historical Databasse"，打开历史数据库。

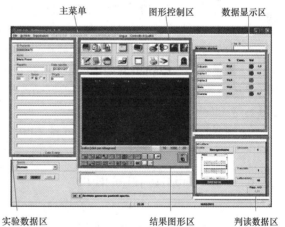

图 9-17　Elfolab 程序主界面

选择一个项目来执行，每一个项目都对应一个对话框：确定点"OK"按钮，取消操作点击Exit 按钮。为了插入实验数据，填满实验数据区域，用户可以用键盘上的"TAB 键"移动光标，然后按下回车键到下一个实验数据区。

项目选择好以后，点击"OK"按钮，Interlab G26 的连接按钮就被激活，然后可以进行电泳分析。

3. 数据显示区 一旦 Elfolab 收到数据，将会显出图形，峰的名称和%浓度值。此外，当有任何异常的时候，会有一个专门的图标突出变红。在这种情况下，用户还可以观察红色正常值的范围和当前值之间的最小和最大的区别。点击"Conc."按钮，如果当前样本浓度异常，用户也可以看见。

4. 数据分析 一旦分析完成，数据从仪器里面，会自动的被 Elfolab 接收，并显示在屏幕上，进行分析和打印。在传输结束后，可看到可分析的数据。

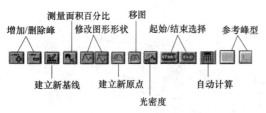

图 9-18 峰图修饰图标作用

5. 峰图修饰 Elfolab 提供了大量的功能允许在曲线上进行操作，包括修改和测量。所有可实现的功能都做成了形象按键放在曲线主窗口的下方，图标的作用示图见图 9-18。

①增加/删除峰：可以在峰形图的选定点增加或删除一个最小值。②建立一个新的基线：可以改变峰图的基线，点击图标和保持按住鼠标左键，一条水平的白线会出现。③测量面积百分比：将鼠标指针移动到要测量的图形部分，可以测量面积百分比。④修改图形形状：这两个按钮可以修改图形的形状成直线和矩形。选择图上要修改的起点，按下左键拖动鼠标到终点，放开左键完成。⑤在图上建立新原点：将鼠标移到图形上，会出现一条垂直线，将鼠标移动到新原点的位置，按下鼠标即可。⑥移图：点击图形上任何位置可移动峰图。⑦光密度：打开新窗口，这里可以看到仪器判读的最原始的图像。移动鼠标，能看到不同的点的数值。光密度－放大效应可通过移动鼠标指针选定放大图形区域的任何部分。放开鼠标，图像中将只显示放大的选定区域。⑧起始位和结束位的选择："START"按钮用来设置每条峰图的起始点，"END"按钮用来设置每条峰图的结束点。⑨自动计算：当手动的增加或删除了最小值后，单击自动计算按钮用于重新计算各组分的值。⑩参考峰形：可设置当前峰为参考峰，用于比较当前锋和参考峰。

6. 质量控制 Elfolab 对结果的精度和准确性都能进行质量控制。具体步骤如下：选择需要做 CV 的条带；创建一个数据库；将数据插入数据库中；控制计算平均值、方差、标准差、CV 和 Levey-Jennings 曲线。

7. 结果打印 点击打印机图标或者"File"→"Print"可以显示所有的打印设置，选择打印。

（三）Interlab G26 程序的使用

1. 启用 Interlab G26 程序 在桌面打开"Elfolab"程序，从中打开一个新的工作数据库"New Working Database"或当前数据库"Current Working Database"，然后选择项目。由 Elfolab 创建的会话将会被自动发送至 Interlab G26 程序中。在工具栏上单击运行"Interlab G26"或者点击图形控制区中的仪器图标，将出现 Interlab G26 的主程序。

2. Interlab G26 菜单选项 在菜单中设定相关参数与程序并运行。

（1）设置 常规设置：通信端口电脑/仪器的通讯端口接口，默认情况下设置为"com1"；加样口设置为自动或手动开始分析。

　　稀释设置：免疫固定和 ALP 同工酶电泳的稀释比率仪器有一个默认值，可以通过软件弹出的窗口进行修改和保存。

　　（2）工具　　只有在仪器开机并待机的情况下，下列项目才能运行。清洗点样梳子，针的校准，打开/关闭格栅板都可以在此进行参数设置，点击"Utilces"进行设置。

　　（3）Interlab G26 主控制界面　　主显示屏显示了先前在 Elfolab 程序中选择的项目参数，两块膜片要进行的项目和一个流程选择窗口（图 9-19）。

　　加样+分析：读条码、加样、进行分析（只有仪器带加样系统的时候才用）；加样：只读条码、加样（只有仪器带加样系统的时候才用）；分析：系统不加样直接分析；扫描：直接对膜片进行判读。

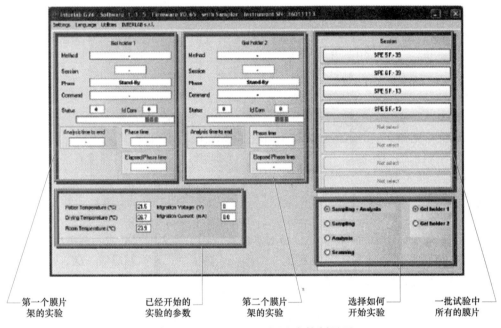

图 9-19　Interlab G26 主控制界面

四、仪器保养维护及故障诊断与排除

（一）保养维护

　　使用工作温度：0~40℃，湿度：5%~85%；避免日光直射；避免震动；避免强磁场，电场；远离腐蚀性气体，避免脏污、多尘环境。

　　分析周期完成后，从支架上取下干凝胶板；从电泳室中取出海绵条，用蒸馏水湿润的软纸清洁每个电泳槽，并擦干电泳槽；用浸泡过的酒精的软纸擦拭帕尔贴。去除"WASHING 槽"中的液体，从"SAMPLE 槽"中取出一次性样品盘。按照相关规定处置废物，根据试剂的种类采取特殊的保护措施。

（二）故障诊断与排除

　　1. 仪器报警　　根据报警类型选择相应的故障排除手段，并在故障排除后重新检测仪器是否仍然报错。

（1）撞针　如果针在运行过程中遇到阻碍而从机械臂上掉下来，可以选择中止并手动把针放回起始位置；如果针未从机械臂上掉下来，可以选择重试。

（2）机械臂出错　机械臂做某个动作失败。如果机械臂要完成某个动作，且该动作针对的目标位置是存在的，需要手动将其放到目标位置并重试，如果该目标不存在则点取消。

（3）EEPROM　固件错误，可通过点重试和取消键解决。

（4）错误　当仪器报警提示"你的目标位置设置错误"时，需要将目标位置按照指令正确设置并点重试。

（5）栅格　样品盘上的栅格堵塞打不开或栅格不能移动，可通过重试和取消键解决。

（6）机械臂出错　当机械臂未发现目标位置，不能完成放置，或机械臂默认的目标位置与设定的位置不一致时，可通过重试和取消键解决。

（7）样品盘架出错　样品盘架没有插入或插入位置错误，需重新插入样品盘架并重试。

（8）仪器超温　该警告出现时，代表帕尔贴模块温度或烘干槽温度已经超过了80℃，需降温后再使用。

（9）洗针瓶缺液　洗针/点样梳的清洗瓶中无清洗液，需注满并重试。

（10）缺少染色液　染色液处理槽没有加满染色液，需注满并重试。

（11）清洗槽出错　清洗槽缺水，需注满水并重试。

（12）真空泵出错　当提示"在电泳槽中没有发现膜片"时，确认膜片是否遗失或者插入不正确，需重新插入膜片并重试。

（13）帕尔贴模块超时　帕尔贴模块在预定时间内不能达到设定温度，可通过重试和取消键解决。

（14）电泳槽出错　电泳槽液体过多或过满均会报错，重新调整液体后重试。

（15）ROM硬盘错误或导入/导出错误　当出现该警报时，请重新操作一次，如果还是相同报错，请联系技术支持。

2. 仪器无法连接到电脑　仪器未开机或串口未正确连接，可重新连接串口并启动仪器。

3. 仪器无法正常运行　当存在以下几种情况时，仪器无法正常运行，需排查以下问题并重新启动仪器。

（1）膜片选择或插入错误　需选择正确的膜片，将其重新插入到正确的位置，并重新启动程序。

（2）海绵条错误　电泳槽中的海绵条丢失或插入不正确均会导致程序无法正常运行，需确认海绵条正确插入并重新启动。

起草人：王巍　尚柯　段庆梓　张彪（成都市食品药品检验研究院）
复核人：李炎　林涛（四川省食品药品检验检测院）

第十章　电感耦合等离子体原子发射光谱仪

电感耦合等离子体原子发射光谱法是以等离子体为激发光源的原子发射光谱分析方法，可进行多元素的同时测定。

样品由载气（氩气）引入雾化系统进行雾化后，以气溶胶形式进入等离子体的中心通道，在高温和惰性气氛中被充分蒸发、原子化、电离和激发，发射出所含元素的特征谱线。根据各元素特征谱线的存在与否，鉴别样品中是否含有某种元素（定性分析）；根据特征谱线强度测定样品中相应元素的含量（定量分析）。

第一节　电感耦合等离子体原子发射光谱仪的结构及工作原理

一、仪器结构

电感耦合等离子体原子发射光谱仪由样品引入系统、电感耦合等离子体（ICP）光源、分光系统、检测器等构成，并配有计算机控制及数据处理系统、冷却系统、气体控制系统等。

二、工作原理

电感耦合等离子体原子发射光谱仪中的 RF 发生器为感应线圈充电，炬管上提供氩气用于生成和维持等离子体。

样品溶液通过样品引入系统泵入喷雾室，在喷雾室中雾化，产生喷雾，氩气将喷雾传输进入等离子体。样品喷雾在等离子体中被蒸发、原子化、电离并激发。

原子由激发态回到基态（或跃迁到较低能级）时，以光的形式发射出能量（表现为一定波长的光谱）。波长选择器隔离出选择的谱线，在检测器上光能转化成电流，通过计算机处理信号。

电感耦合等离子体原子发射光谱仪工作原理见图 10-1。

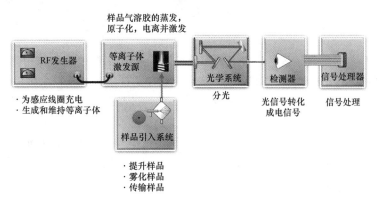

图 10-1　电感耦合等离子体原子发射光谱仪工作原理

第二节　Agilent 5100 系列 ICP-OES 电感耦合等离子体原子发射光谱仪

一、操作规程

（一）开机

1. 打开电脑主机、显示器、打印机。

2. 打开排风系统，打开气源减压阀（压力调整到 0.55MPa），打开水冷却系统。

3. 打开仪器左侧主电源开关后，再打开仪器正前方左下角电源开关。

4. 打开电源开关后，仪器前方指示灯会闪烁，待黄灯闪烁时，双击桌面图标启动 ICP Expert 软件，进入软件主界面。

5. 选择软件主界面菜单栏"仪器"，进入仪器状态界面。

6. 选择仪器状态界面菜单栏"连接"，检查仪器是否处于联机状态，仪器联机时仪器正前方右上角 LED 指示灯显示为绿色。

7. 如仪器刚开机，需等待多色器温度达到 35℃才能进行正常测试，视环境温度而定，一般需要 2~3 小时。如仪器一直处于待机状态，则可直接进行后续操作。

8. 确保已安装标准玻璃同心雾化器、双通道旋流雾化室和炬管（用于垂直或双向观测），按溶液进出方向把泵管装好在蠕动泵上。

9. 如有一段时间未使用仪器，可以在点火前设置气体吹扫，流量大小见表 10-1，吹扫管路 5 分钟左右，然后点火。

表 10-1　气体流量（L/min）

	设置	实际
等离子体	15.50	15.85
雾化器	0.75	0.76
附加气	0.00	0.00
辅助	1.00	0.99
O₂（有机加氧）		

10. 选择菜单栏"等离子体"中"点燃等离子体"，调节进样蠕动泵压力调节杆使出水流速均匀，废液管路中有一段一段的气泡随废液流动。建议进样蠕动泵泵管采用白色/白色，排废液泵管采用蓝色/蓝色。点燃后的等离子体预热大约 20 分钟左右，请注意此时多色器温度为 35℃，检测器 Peltier 温度为 -40℃。

11. 在状态选项卡，检查多色器部分是否选择了"单色器吹扫"（检测 190nm 以下波长时需要），打开气体吹扫。采用径向观测时，如需检测 190nm 以下波长，还需要选择"接口吹扫"，打开气体吹扫。

（二）建立工作表文件

建立工作表文件有两种方式。

1. 新建

（1）点击软件主界面"新建"，建立工作表文件，进入新的工作表界面。

（2）在"摘要"选项卡中，可以写入和测试有关的注释内容。

（3）在"元素"选项卡中，点击元素图标选择待测元素，按键盘"Ctrl"键可以选择多个波长，点击"添加"添加元素。此界面右下方可以查看可能的干扰元素波长，见图10-2。

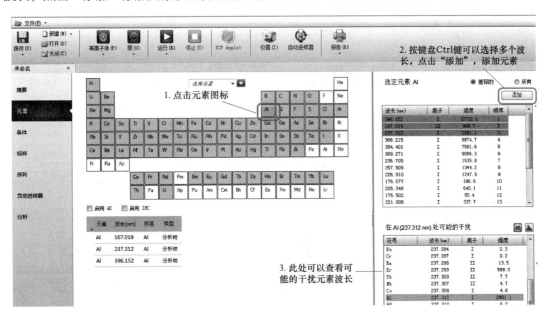

图 10-2

（4）在"条件"选项卡中，通常重复次数为 3 次，读数时间 5 秒，RF 功率为 1.2kW，雾化气流量 0.7L/min。如仪器为 SVDV 型号，观测模式可以有三种选择：轴向、径向、SVDV（同时双向观测），可设置多条件测试，见图 10-3。

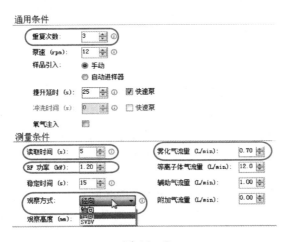

图 10-3

如仪器为 VDV 型号，观测模式可选择轴向或径向，可设置多条件测试，见图 10-4、图 10-5。RV 型号的仪器仅支持径向观测测试。

第
十
章

电
感
耦
合
等
离
子
体
原
子
发
射
光
谱
仪

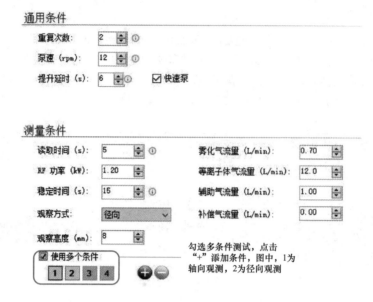

图 10-4

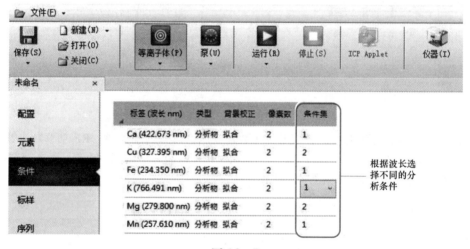

图 10-5

读谱图功能用于优化仪器参数时使用，见图 10-6。

（5）在"标样"选项卡中，设置标样数量、浓度单位、标样浓度及校正拟合参数。

（6）在"序列"选项卡中，设置样品数、样品名称、重量、体积、稀释倍数。

（7）点击菜单栏"保存"，命名并保存工作表到指定目录。

2. 根据模板创建

（1）首先在软件主界面点击"打开"，调用之前测试使用，保存过的工作表文件。

（2）从菜单"文件"→"另存为模板"，如需使用上次校正过的标准曲线可选择"另存为模板（包含校正）"，见图 10-7。

（3）保存为模板文件。

（4）如模板文件已经保存，可点击"根据模板新建"，打开模板文件。

（5）点击菜单栏"保存"，命名并保存工作表格文件到指定目录。

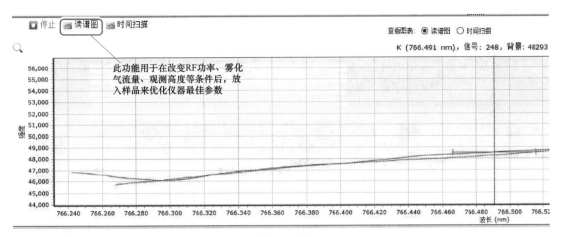

图 10-6

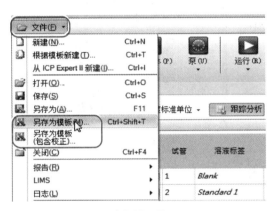

图 10-7

（三）采集数据

1. 手动进样 在"分析"选项卡中，通过勾选来选择待测样品，点击菜单栏"运行"开始采集数据，按弹出对话框提示操作即可。如需终止运行，点击菜单栏"停止"，见图 10-8。

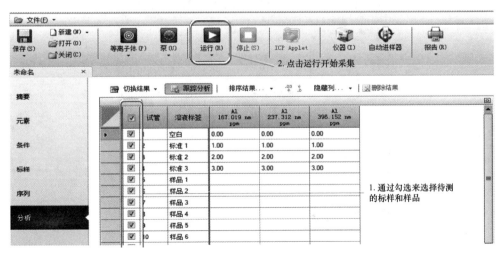

图 10-8

2. 自动进样

（1）从菜单"文件"→"选项"，在"常规"中选择进样器型号。

（2）点击菜单"自动进样器"图标，进入自动进样器控制界面，可以检查移动进样针到各试管位以及冲洗、停放等功能，见图 10-9。

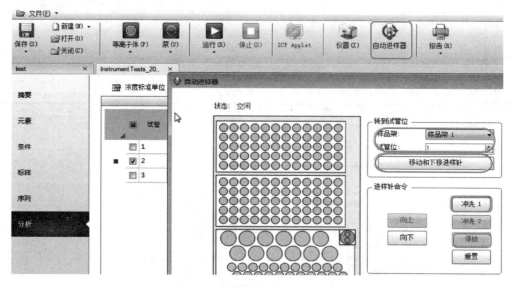

图 10-9

（3）在"条件"选项卡中，样品引入勾选"自动进样器"，提升时间视进样管路长度设置泵速（一般 30～40 秒）。

（4）在"自动进样器"选项卡中，选样品架类型。

（5）在"分析"选项卡中，勾选需要的样品架试管位，点击菜单栏"运行"开始采集数据。如需终止运行，点击菜单栏"停止"，见图 10-10。

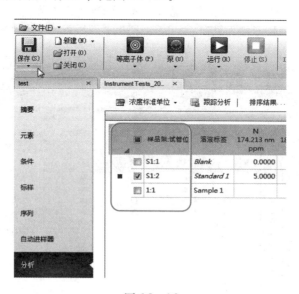

图 10-10

（四）数据处理

工作表测试数据分为四部分：测试结果列表，光谱图，各次读数列表和标准曲线图，见图 10－11。

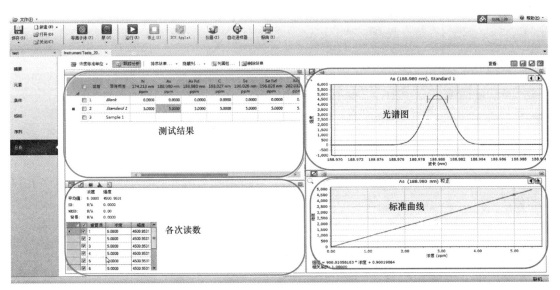

图 10－11

1. 在测试结果列表中可以通过选择"切换结果"来显示浓度和强度结果，"列属性"用来设定小数点位数。点击"删除结果"可以删除所有数据（注：无法删除单个数据）。点击鼠标右键可以选择导出选中的样品结果到 EXCEL 文件中。

2. 在各次读数列表中，通过勾选项可以隐藏某个数据或去掉重复读数中有误差的数据。点击相关图标可以在重复数据、校正数据以及操作日志三个界面切换，见图 10－12。

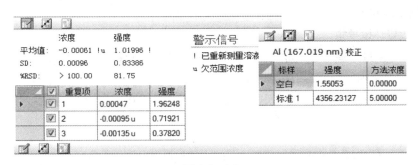

图 10－12

3. 在光谱图中，通过点击，可以切换显示单个图谱或多个图谱（图 10－13）。鼠标拖拽红色虚线可调整积分位置。

仪器默认采用拟合方式来处理背景校正，如有背景干扰，可点击鼠标右键选择离峰背景校正，通过调整背景校正起始点来处理背景干扰。

4. 在标准曲线图中可直接显示曲线方程以及相关系数结果，并可导出图谱到 EXCEL 文件。

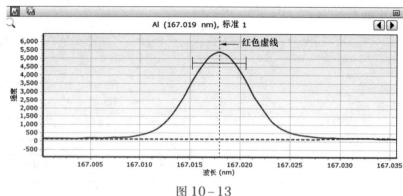

图 10-13

（五）打印报告

点击菜单栏"报告"，可选择"报告首选项"，并选择报告内容及报告模板，然后预览和打印报告。

（六）关机

1. 样品采集完成后，先用 5% HNO₃ 冲洗系统 5 分钟，再用去离子水冲洗系统 5 分钟。

2. 点击熄灭等离子体。5 分钟后关闭排风系统、水冷系统和氩气阀门。

3. 松开蠕动泵管。

4. 退出软件，关闭电脑、显示器、打印机。

5. 如经常使用，请保持仪器处于待机状态，即仪器完全通电但等离子体为熄灭的状态；如需关闭电源，请先关闭仪器左下方开关，再关闭左侧主电源开关。

二、仪器保养维护和故障诊断与排除

（一）仪器保养维护

1. 仪器放置环境要求

（1）实验室的环境温度要求在 20～25℃之间，相对湿度要求在 80%以下；测定样品时温度需恒定在 ±2℃之内，湿度要求在 60%以下。

（2）实验室内应清洁无尘、排风良好，仪器应平稳地放在工作台上，周围无强烈机械振动和电磁干扰源。

2. 例行维护

（1）每天 ①清洁仪器表面（应该立即擦除溅出的液滴）。②检查蠕动泵管，如果蠕动泵管塌陷或丧失弹性，请将其更换。不使用泵时，松开泵管。

（2）每周 ①清洁炬管。②清洁冷锥。③清洁吹扫接口。④清洁雾化室。⑤清洁雾化器。

（3）每月 ①执行波长校准和检测器校正。②检查可拆卸垂直和水平前置光路窗片是否清洁干净，必要时进行清洁或更换。③清洁仪器顶部的冷却空气进气过滤器。④检查感应线圈的状态。可存在一些变色，但是如果变色严重，则表明可能需要维修。⑤卸下并清洁位于仪器右侧的冷却水过滤器。⑥检查冷却水系统的水位。⑦检查、清洁冷却水系统上的热交换器（散热器），以消除任何积聚的灰尘和脏物。

（4）每半年　①定期从冷却水系统排出冷却液，然后重新填充冷却液。②检查外部气源系统是否有泄漏，包括连接到仪器的管道。更换任何损坏、有泄漏或磨损的组件。

3. 波长校正　在等离子点燃的状态下，在仪器状态界面，选择"校正"选项卡，将进样毛细管插入波长校正溶液中，点击波长校正"校正"，仪器会自动完成波长校正，并更新波长校正的日期。

校正时使用波长校正溶液浓度如下：

5ppm：Al，As，Ba，Cd，Co，Cr，Cu，Mn，Mo，Ni，Pb，Se，Sr，Zn 以及 50ppm：K，基体：1% HNO_3。

4. 检测器校正　在仪器待机，即仪器完全通电但等离子体熄灭的状态下，在仪器状态界面，选择"校正"选项卡，点击检测器"校正"，仪器会自动完成检测器校正，并更新校正的日期。

（二）故障诊断与排除

1. 等离子体不能点亮

（1）检查炬管是否正确安装，炬管雾化室等所有管路连接是否正确，如空气泄露可能导致点火失败或者等离子体熄灭。

（2）如果炬室、雾化室中的空气未完全吹扫出去，第一次点火时，可能不能点燃等离子体，第二次点火可能会点燃。

（3）检查气路是否扭曲对氩气的流动产生阻碍，影响点火。

（4）检查氩气的纯度是否达到要求，如果氩气纯度不够或者被污染，可能不能点燃等离子体。

（5）检查废液管路是否堵塞，雾化室中的废液能否有效排出，排液良好的标志是能够看到废液管路中有一段一段的气泡随废液流动，否则请调节废液管压力或者更换废液管。

2. 炬管过热

（1）如果观察到炬管的任何部分呈黄色或橙色，而这种颜色不是因样品所造成的，那么炬管就过热了。应立即熄灭等离子体。

（2）如果等离子体中有不应出现的红色或黄色出现，或者察觉到炬管要被熔化，应立即打开炬门。

3. 谱图不显示

（1）采集 1ppm 锰（Mn）溶液的 257.610nm 谱线，检查是否有峰形，并检查峰是否在寻峰窗口之内，峰形是否平滑。如果有峰形，则优化操作条件，直到得到最佳信号。如果无峰形，采集钇（Y）溶液检查炬焰状态；或者用钠（Na）溶液观察炬焰状态，并采集 589.592nm 谱线。如果仍然找不到峰形，需联系工程师解决。

（2）当检测含量非常低的样品或者低浓度的标样时，可能观察不到分析信号谱图，应增大分析物浓度 10～100 数量级。

（3）检查雾化器是否堵塞，必要时进行清洗。

4. 信号噪声大

（1）检查雾化器、雾化室、中心管是否存在堵塞或污染，必要时进行拆洗。

（2）检查蠕动泵泵管是否损坏，检查泵速是否太低。如泵速太低会导致进样强烈脉动，需增大泵速直到进样平稳。

（3）检查从雾化室到炬管之间的进样连接管，若管路上沉积物较多可能会产生干扰。需拆下该管路进行清洗，必要时更换。

5. 分析信号低

（1）检查雾化器是否堵塞，必要时进行清洗。

（2）检查蠕动泵管的弹性，如果泵管缺乏弹性、磨损较为严重，将无法正确导入样品，需更换泵管。

（3）检查标样的浓度，如有误需重新配制标样。

（4）检查条件是否未优化，可监测 1ppm 锰（Mn）溶液 257.610nm 谱线的读数，检查峰是否在寻峰窗口之内并且峰形是否平滑，调整雾化气流量和矩管观察位置。

（5）因样品燃烧过程中易溅出液滴污染检测器石英窗，可用棉签沾取无水乙醇擦拭干净。

6. 精密度差

（1）如果察觉到精度较差（相对标准偏差较大）应判别是因漂移（稳步增大或减小）引起的还是因噪声引起的。可用时间扫描来检测信号变化，以确定是否是漂移并进行波长校正。

（2）检查雾化器是否堵塞、矩管上是否有沉积物，检查泵管是否安装好，泵管的张力和弹性是否满足要求，进样是否平稳，检查进样系统的所有管路连接处是否有漏气的地方。

7. 标准曲线校正失败

（1）所有谱线均失败 ①检查进样延迟时间是否在读数之前使样品到达雾化室。②检查一次读数时间，延长每次读数时间可得到较好的信号。③检查样品和废液蠕动泵管的磨损情况，废液管磨损较厉害时，雾化室中的溶液不能有效地排出，将影响测试结果。进样管磨损将导致进样不利，使信号降低。④确认标准溶液正确制备并标记。⑤检查吹扫接口或者冷锥，接口上的固体沉积物可能会导致一个元素或者多个元素校正失败。⑥炬管上的沉积物，可能影响样品导入等离子体，从而干扰分析。注射管的堵塞，会使信号强度下降。

（2）某些谱线失败 ①检查标样，某些元素可能不稳定或者与其他元素不兼容。②检查选择的谱线是否存在光谱干扰，从而影响结果。③检查标准曲线校正参数是否正确。④检查空白是否被污染。⑤检查标样值输入是否正确。⑥检查相关系数限定值的设置是否适当。⑦检查选择的分析谱线是否适宜于测试该元素所需要达到的浓度范围。⑧检查方法条件是否适合于所选择的谱线。⑨检查雾化器是否堵塞导致信号强度降低。⑩检查雾化室是否被高含量的元素污染导致校正失败。

8. 出现不规则峰形或者基线 可能是检测器当中的某些像素极小的波动或者谱线干扰而引起的。在这种情况下，建议选择其他谱线。

第三节　PerkinElmer 公司电感耦合等离子体-原子发射光谱仪

一、操作规程

（一）开机

1. 打开通风系统（排风风速要求≥12m/s）；调节各气路供气气压，氩气（纯度＞99.996%）

压力 80～90psi，氮气（吹扫气，纯度＞99.999%）压力 40psi，切割气（同为氩气）70psi；冷却循环水温度设定为 20℃。

2. 打开计算机和主机。

3. 双击 WinLab32 进入工作界面，仪器开始自检和预热。预热结束后，软件进入工作界面，见图 10-14。

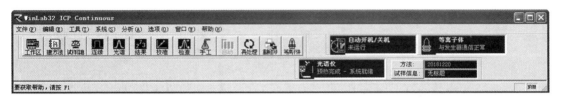

图 10-14

连接蠕动泵各管线，点击"等离子体"按钮，进入"等离子体控制"窗口，点击"冲洗"，冲洗管路 30 分钟，观察各管线吸、排液是否顺畅、连续。点击"打开"按钮点燃等离子炬，仪器点火，主机红色工作指示灯亮，检查等离子矩是否正常。仪器点炬过程全部自动进行，操作人员可以通过观测窗观测，见图 10-15。

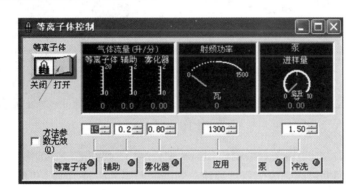

图 10-15

（二）编辑方法

1. 点击工具栏中"建方法"按钮，在弹出的"方法编辑器"窗口中点击"光谱仪"页，进入"定义元素"项，直接输入待测元素符号或点击元素周期表，选择待分析元素，在波长下拉菜单中，选中所需要的波长（或在波长 λ 表中，选中所需要的波长）。选择完待分析元素后，如用内标，在"功能"中，选择"内标"，见图 10-16。

2. 在"设置"项中，设置读取参数时间（秒）、延迟时间（秒）和重复次数。

其他参数设置原则如下。

（1）吹扫气流　正常吹扫 1L/min，高吹扫 5L/min。

（2）扫描光谱图　如果选中"是"，分析过程中将会扫描狭缝图像，从而将加大数据采集密度，使显示的峰轮廓更为平滑，但会延长分析时间。

（3）分辨率　"固定"，所有元素都使用相同的分辨率。"可变"，共有三种分辨率设置：高、正常和低。

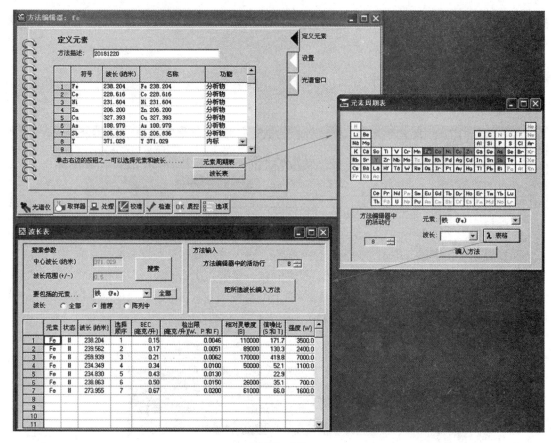

图 10-16

3. 在"光谱窗口"项中设置观察窗口和自动积分窗口。观察窗口是指待测元素的波长范围。自动积分窗口是指根据最高强度信号计算积分时间时所用的波长范围，见图 10-17。

4. 点击"取样器"页，进入"等离子体"项，在表格中设置等离子体气流、射频功率、观测距离和光源稳定延迟等（上述参数一般为仪器默认参数），见图 10-18。

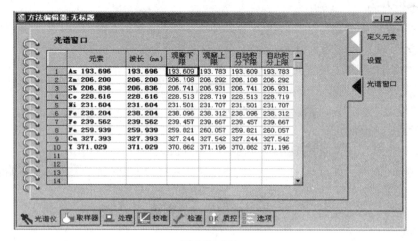

图 10-17

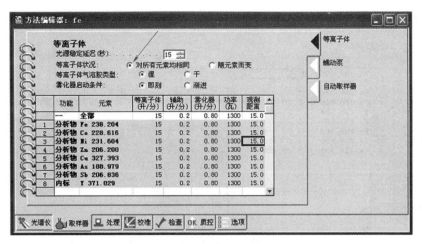

图 10-18

（1）等离子体状况

①对所有元素均相同：将对所有元素使用相同的气流、射频功率、观测距离和等离子体观测模式。

②随元素而变：为每个元素指定不同的参数，在表中输入所需的值。

（2）等离子体气溶胶类型　选择分析的气溶胶类型。

①湿：如果试样气溶胶是通过使用气动雾化器（如交叉气流雾化器或 GemCone 雾化器）雾化溶液生成的，则使用此选项。

②干：如果试样气溶胶是通过超声波雾化器去掉溶液中的溶剂后生成的，或者是由固态试样直接产生的（例如使用激光制样），则使用此选项。

（3）雾化器启动条件　选择雾化器即刻启动或渐进启动。

①即刻：选择此选项会在等离子炬点燃之后快速打开雾化器氩气流。多数情况下使用此选项。

②渐进：选择此选项会在等离子炬点燃之后缓慢打开雾化器氩气流。在吸入高浓度固态试样基体，可使用此选项。

5. 在"蠕动泵"项中设置试样流量（ml/min）和冲洗时间（秒）。

试样流量：指泵入等离子体的试样溶液流量，一般设置为 1.50ml/min。冲洗时间（秒）：在此期间，泵将以试样冲洗流量吸入待测样品溶液，用以替换管道中的上次残留测试样品。

6. 在"自动取样器"项中设置仪器自动取样器相关参数。

永不：各试样分析间不进行冲洗。

试样之间：试样分析之间执行冲洗。

仅在浓度超出限值的试样之后：仅分析物浓度超出指定限值时进行冲洗。

每个试样之后，试样浓度超过限值时增加附加时间：每个试样之后都进行冲洗，并且当试样浓度超出指定限值时增加冲洗时间。

7. 点击"处理"页，进入"峰处理"项，设置分析物强度峰的测量方式（峰面积、峰高度、MSF）。

8. 在"光谱校正"项中设置重叠校正的方式（无、干扰元素校正 IEC 和多谱拟合 MSF）。

9. 在"内标"项中，为要校正的元素设置内标。要设置内标，必须在方法编辑器中的"定义元素"项中将至少一个元素定义为"内标"，见图 10-19。

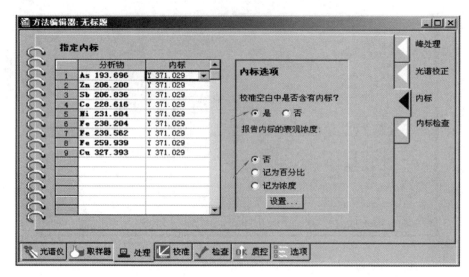

图 10-19

如果方法中的校准空白包含内标，将"校准空白中是否含有内标？"项选择为"是"，否则为"否"。并在"报告内标的表观浓度"项选择内标报告形式。

10. 在"内标检查"项中，勾选"应用内标检查"，并设置检查上、下限。如不使用内标，该步骤可跳过。

11. 点击"校准"页，进入"定义标样"项，设置校准空白、校准标样、试剂空白和其他校准溶液的识别码和自动取样器位置，见图 10-20。

12. 在"校准单位和浓度"项中，设置校准标样的单位和浓度。

13. 在"空白用法"项中，设置空白用法

14. 在"方程式及试样单位"项中，设置要使用的校准方程式类型以及试样的单位和浓度报告格式。

15. 在"初始校准曲线"项中，选择使用校准曲线的来源，见图 10-21。

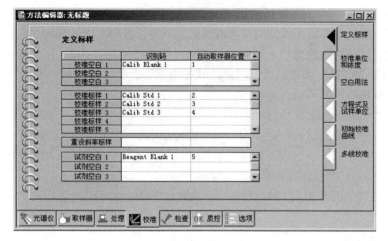

图 10-20

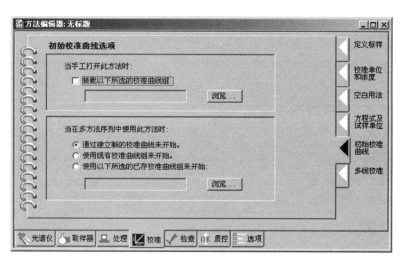

图 10-21

16. 如欲对同一元素采用不同吸收波长测定标准曲线，可在"校准"页的"多线校准"项中，设置分析元素的波长及浓度范围，见图 10-22。

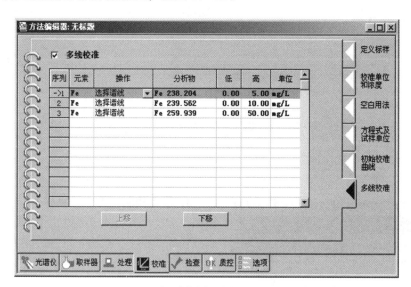

图 10-22

17. 点击"选项"页，在"对于结果显示和打印日志"选项中分别勾选"分析表头""重复测定数据""平均值及统计"。

18. 保存方法　点击"文件"下拉菜单"另存为""方法"，在弹出窗口中输入欲保存的文件名，点击"确定"。

（三）编辑试样信息

点击工具栏中"试样信息"按钮，在弹出的"试样信息编辑器"页中，输入样品自动取样器位置、试样识别码、试样初始重量、制备试样体识，稀释前体积和稀释后体积，见图 10-23。

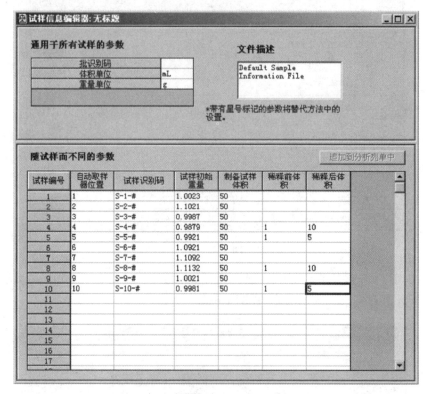

图 10-23

保存试样信息，点击"文件"下拉菜单"另存为""试样信息文件"，输入试样信息文件名，点"保存"。

（四）试样分析

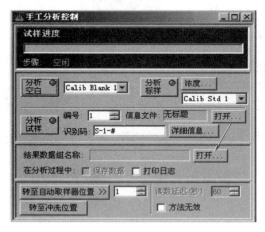

图 10-24

将此窗口布局保存为新的工作区域。见图 10-25。

1. 手工控制 点击工具栏上"手工分析控制"按钮，弹出"手工分析控制"窗口，在"结果数据组名称"栏中，点击"打开"，在弹出的窗口中输入需要保存的结果数据名和描述，点"确定"，见图 10-24。

将样品管依次放入标准空白溶液、线性系列溶液、样品空白溶液、样品溶液，并依次点击"分析空白""分析标样 1，2，3""分析空白""分析试样"进行分析。

在工具栏中，点击"光谱""结果""校准"按钮；可实时观察数据结果。也可点击"文件"下拉菜单选择"另存为""工作区域"，输入名称

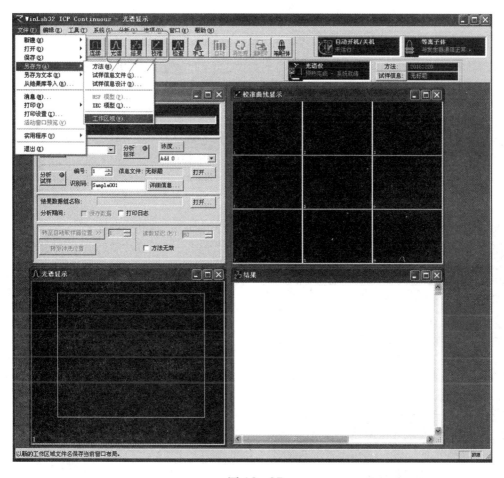

图 10-25

2. 自动分析控制

（1）点击"自动"按钮，在弹出的"自动分析控制"窗口中"设置"页选择欲分析的试样信息文件和结果文件。

如要分析试样信息文件中的所有试样，可从下拉列表中选择"全部定义"。如只选择某一自动取样器位置，可选择"位置"。如仅分析某一试样编号，可选择"试样编号"，见图 10-26。

自动关机：要安排自动关机，点击"设置"。在显示的"自动关机/开机"窗口中，设置相关信息。

自动导出：自动导出分析数据并将其写入电子表格或数据库管理程序，点击"设置"，在"浏览"项下选择导出模板，见图 10-27。

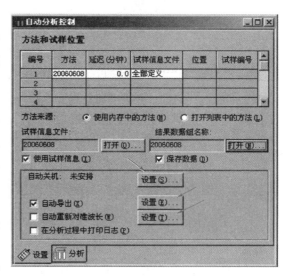

图 10-26

自动重新对准波长：可对分析过程中发生的波长微小变化进行校正，点击"设置"，选择合适的波长校正方式，见图10-27。

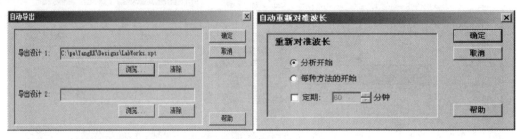

图10-27

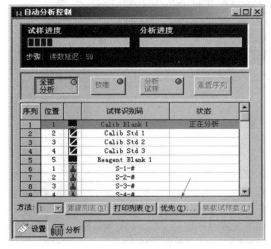

图10-28

（2）点击"自动分析控制"中"分析"页，点击"全部分析"或按需要点击"校准""分析试样"进行分析，见图10-28。

如要在分析序列中插入新试样（只在分析过程中），点击"优先"按钮，然后在显示的"添加试样"窗口中，输入新试样的信息。

（五）数据再处理

样品分析完成后需进行数据处理。

1. 点击工具栏中"检查"按钮，进入"检查光谱"窗口，在"数据"下拉菜单中，选择要检查的数据文件，点击"下一步"→"下一步"→"完成"。

2. 此时"检查光谱"窗口左侧出现分析物的吸收光谱图，右侧为数据组中各试样吸收值。如光谱图中待测元素的最大吸收波长发生偏移，点击"方法"下拉菜单中"设置峰波长"项，将光谱图中表示最大吸收的黄色竖线P，用鼠标调整至最大吸收峰位置，再在"方法"下拉菜单中选择"更新方法参数"，点击"更新并保存方法"。

3. 点击工具栏中"再处理"按钮，点击"浏览"，选择要处理的数据文件，点击"确定"，如需保存再处理数据，勾选"保存再处理数据"项，并点击"经再处理后的数据组"后的"浏览"项，输入再处理后数据组名称，见图10-29。

4. 导入再处理方法 在"文件"下拉菜单中选择"从结果库导入"（若方法没有改变，可以点"文件"→"打开"→"方法"）。

5. 在菜单栏"分析"项下拉菜单中依次点击"新建校准""清除结果显示"，点击工具栏"再处理"按钮，再点击"结果"按钮，可显示再处理后的数据结果，见图10-30。

（六）报告打印

点击"结果"按钮，在"文件"下拉菜单"打印"选项中选择"当前窗口"，打印数据结果。若需打印光谱或标准曲线，分别点击"光谱"或"校准"按钮，再点击"文件"，在"打印"选项中选择"当前窗口"。

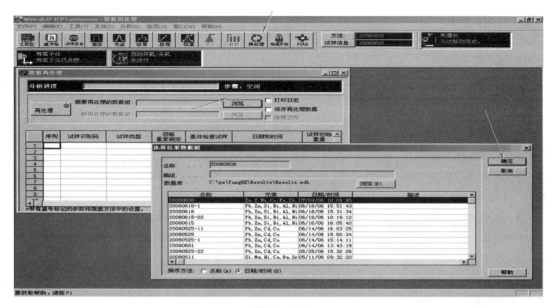

图 10-29

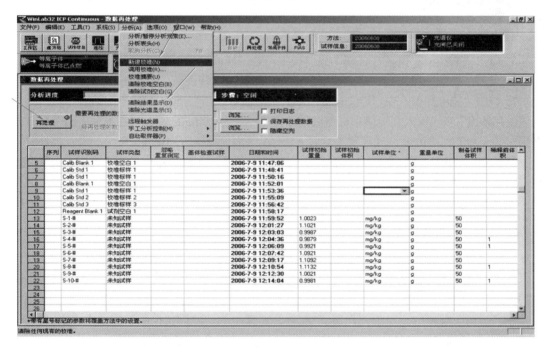

图 10-30

报告还可在数据管理程序中进行打印，具体如下。

1. 在"文件"下拉菜单"实用程序"中，选择"数据管理器"，进入数据管理。

2. 选中要处理的数据文件，点击"报告"，按要求点击"下一步""完成"或在"下一步"任何一步点"预览"，点"打印"。

实验结束后，将样品管放入 2%~5% HNO$_3$ 溶液中，点击"等离子体控制"窗口中"冲洗"按钮，冲洗 3~5 分钟，再将样品管放入去离子水中，冲洗 5 分钟后，取出样品管，以排出雾化室内余液，停止冲洗，点击"等离子体控制"窗口中"关闭"按钮，仪器等离子炬熄灭，松开蠕动泵和各管线，点击"文件"下拉菜单中"退出"，退出控制软件，关闭各气路、水路、主机电源、电脑电源。

二、性能优化

（一）建立方法

1. 在"文件"菜单中，点击"新建""方法"。

2. 点击"元素周期表"，选择锰元素，采用波长257.610nm，此外还可选择镉（226.502nm）或钛（334.940nm）。

3. 点击"光谱仪"页，在"设置"项中设置读数时间为最小10秒，最大20秒。

对于手工取样，读数延迟为60秒；对于自动取样器，大约120秒；重复测定为3次。

4. 点击"取样器"页，在"等离子体"项中选择"对所有元素均相同"并使用如下的参数设置：

等离子体流量：15L/min；

辅助流量：0.5L/min；

雾化器流量：0.75L/min；

射频功率：1450W；

观测距离：15mm。

5. 点击"取样器"页，在"蠕动泵"项中设置试样流量为1.5ml/min。

6. 点击"处理"页，在"峰处理"项中设置峰算法为峰面积，点数/峰为3。

7. 点击"校准"页，在"定义标样"项，只需设置一个校准空白和一个校准标样。在"校准单位和浓度"项，输入锰元素单标溶液的浓度（一般为10mg/L）。如果在方法中有其他元素，选择这些元素的标准浓度，通常其浓度应大于预定检出限浓度的100倍。

8. 点击"选项"页，在"对于结果显示和打印日志"选项中分别勾选"分析表头""重复测定数据""平均值及统计"。

9. 点击"文件"菜单，选择"保存""方法"，键入方法名称"perftest"，并点击"确定"。

（二）仪器校准设置

运行测试前，应完成检测器校准、波长校准、焰炬观测优化、汞灯重新校准。

1. 检测器校准 系统收集并处理检测器的信号偏置和暗电流数据，以便正确量化检测器产生的信号。

在"工具"菜单中，点击"光谱仪控制"。在弹出的"光谱仪控制"窗口中点击"检测器校准"。点击"确定"，开始检测器校准。此过程不需要点燃等离子体。见图10-31。

2. 波长校准 紫外波长校准所需的溶液包含100mg/L的磷、钾、硫和20mg/L的砷、镧、锂、锰、钼、镍、钪、钠。如检测器中有可见光波长通道，其波长校正溶液中还应包含1mg/ml的钡、钙和10mg/L的镧、锂、锰、钠、锶和50mg/L的钾。

点燃仪器等离子体，稳定至少一个小时后，吸入紫外波长校准溶液，在"光谱仪控制"窗口中，选择"紫外光"，然后点击"波长校准"。在显示的窗口中，点击"确定"执行校准。

同法吸入可见波长校准溶液，在"光谱仪控制"窗口中，选择"可见光"，然后点击"波长校准"。

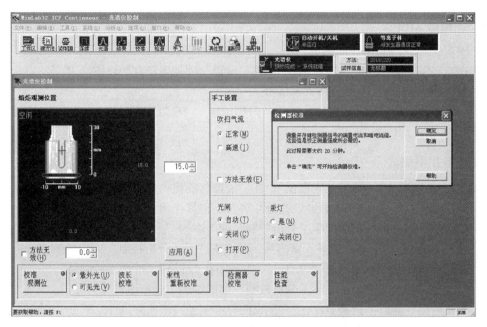

图 10-31

3. **焰炬观测优化** 在"光谱仪控制"窗口中,点击"校准观测位"自动将校准焰炬观测位置,以获取最高信号强度。

4. **汞灯重新校准** 在"光谱仪控制"窗口中,点击"汞线重新校准"以显示"汞线重新校准"窗口,点击"确定"启动汞线重新校准。

(三)背景相当浓度测试(BEC)

BEC 值等同于分析物波长处因等离子体背景强度产生的相当于分析物的浓度。

1. 打开为性能测试创建的方法"perftest"。

2. 点击工具栏中"手工"按钮打开"手工分析控制"窗口。

3. 在"手工分析控制"窗口中,选择"打印日志"。如要保存结果,点击"打开"并输入"结果数据组名称"。

4. 吸入空白并点击"分析空白"。

5. 吸入 10mg/L 的锰溶液或多元素溶液并点击"分析标样"。

6. 吸入冲洗溶液。

7. 在"工具"菜单中,点击"光谱仪控制"。

8. 在"光谱仪控制"窗口中,选择"关闭"选项,关闭光闸。

9. 点击"手工分析控制"窗口,在"读数延迟"中,选择"方法参数无效"并将"读数延迟"设置为 0。

10. 继续吸入冲洗溶液,同时点击"分析试样"。

11. 点击"光谱仪控制"窗口,将光闸位置从"关闭"更改为"自动定位",完成测试。

在"结果"窗口查看锰(257.610nm)的浓度值,该值的绝对值为锰(257.610nm)的 BEC 值,应小于或等于 0.04mg/L。

（四）精密度测试

在 BEC 测试完成后运行此测试。

1. 在方法编辑器中，点击"光谱仪"，在"设置"项将重复次数设置为 10 次。

2. 吸入 10mg/L 的锰溶液或多元素溶液。

3. 在"手工分析控制"窗口中，点击"分析试样"，在"结果"窗口中查看 10 次测定结果的 RSD 值，应小于 1.0%。

（五）检出限测试

1. 在方法编辑器中，点击"光谱仪"，在"设置"项将重复次数设置为 20 次。

2. 吸入冲洗溶液冲洗 2～5 分钟以充分冲洗管路和雾化器。

3. 吸入空白溶液，并点击"手工分析控制"窗口中的"分析空白"。

4. 吸入 10mg/L 的锰溶液或多元素溶液，并点击"手工分析控制"窗口中的"分析标样"。

5. 在标样分析完成后，点击"等离子"对话框中"冲洗"，冲洗 2～5 分钟。

6. 吸入空白溶液，并单击"手工分析控制"窗口中的"分析试样"。

7. 在"结果"窗口中查看 20 次空白测试的标准偏差，该值乘以 3，即为检出限值。

推荐在此测试中使用的三种元素的检出限见表 10-2。

表 10-2 锰、钛、镉三种元素的检出限

分析物	波长（nm）	检出限（μg/L）
锰	257.610	1.0
钛	334.940	0.5
镉	226.502	1.6

三、等离子体发射光谱仪仪器保养维护及故障诊断与排除

（一）使用注意事项和仪器保养维护

1. 电源主机、计算机和所有相关附件使用同一地线；零线和地线的电位差不大于 2V；零线回路不能安装开关、保险丝和漏电保护器。

2. 仪器使用的氩气为必须为高纯氩，否则易造成光室污染，仪器故障。实验时需保证氩气充足。

3. 开机前应检查冷却水水位，水位不足时，应立即补充，冷却水温度设置为 20℃，输出压力为 40～85psi，如高于该压力应清洁或更换滤水器。

4. 分析前检查蠕动泵软管是否正常，如有必要需更换，使用完毕后需用清洁的湿布清洁蠕动泵滚轴，防止化学试剂残留。

5. 每日分析完毕后，蠕动泵软管必须松开，以延长蠕动泵软管使用寿命；吸样毛细管勿置在容器内，防止液体虹吸至喷雾混合室。

6. 使用频繁时，每连续分析 8 小时后就应更换蠕动泵软管；每 2 周应清洁主机空气过滤网，每半年需更换冷却水滤水器和冷却水；定期维护、清洁仪器喷雾混合室、注射室、石英炬管。

7. 本仪器严禁使用含氢氟酸的溶液。

8. 紧急按钮的使用 紧急按键的作用是在计算机意外锁死或炬焰发生意外时可迅速关闭等离子炬电源。按键按过后处在锁定状态，呈断续闪光。再按一次键，可以释放回正常状态，不再闪光。使用过紧急按钮后，除将其释放回到正常状态外，还要在软件中复位：系统→等离子体紧急关断键复位，否则不能点炬。

（二）仪器故障诊断与排除

1. 等离子体点火问题

（1）等离子点火不成功或分析样品时等离子体意外熄灭 检查等离子熄灭紧急按钮是否按下，如按下请松开，并点击软件"系统"菜单下"等离子紧急关断键复位"项。

（2）等离子体不亮 检查点火器。打开样品室门，检查点火器指针是否与炬管玻璃元件底部的条带相连接。检查点火器底部，必要时用毛刷清扫。或者检查 RF 线圈。检查 RF 线圈是否有凝露，尤其在湿度比较高的实验室内，必要时用软布擦干。

（3）炬管的连接 确定所有气体连接头都用手指拧紧。炬管、雾化器或喷雾室任何部分漏气都将引起点火问题。炬管必须干净、状态稳定。不能用工具拧紧接头，否则会损坏雾化器接头。

（4）炬管玻璃元件 检查炬管玻璃元件的状况。如果玻璃元件模糊不清或粘有污物，可用 5%～20%的硝酸溶液清洗。

（5）氩气 检查氩气瓶是否已打开。检查氩气软管的连接。保证软管未堵塞。检查气瓶的压力调节阀为 80～120psi。检查高纯氩气是否充足，如不充足，立即更换。

（6）光学系统 检查光学系统是否位于炬管中心。点火问题可能是由于光学元件被撞离正确位置，将光学元件小心地移回正确位置。

（7）雾化器端阀和连接头 检查它们是否固定在喷雾室上。

（8）样品毛细管 检查样品毛细管是否连在雾化器上。

（9）有机溶剂 有机溶剂或前次分析的有机气体残留在矩管中引起的点火问题，可将氩气导入进样系统若干分钟。

（10）喷雾室 拆下喷雾室，罩上检测器。如此时等离子体可以点燃并且保持稳定，表明点火问题在于喷雾室、雾化器或样品导入系统，照上述几条进行检查、排除原因。如果问题仍然存在，再检查炬管密封圈和炬管底座的气体连接装置。

2. 等离子体稳定性问题

等离子体可以正常点燃，但焰炬不稳定。

（1）检查排气孔 确定排气孔运行良好未堵塞。

（2）检查排水系统 检查排水管是否有磨平点，必要时应更换。检查喷雾室排水系统的接头部件。确保泵正常排水，排出液体不会倒流入喷雾室或炬管。

（3）检查蠕动泵管 如果泵管被压扁、拉伸或磨损，应更换泵管。

（4）系统是否漏气 检查炬管装置的密封圈，保证炬管末端的螺母固定。保证雾化器/端阀装置与喷雾室紧密结合。

（5）分析有机物时可能会出现不规则的波动 保证使用的检测器与溶剂类型匹配。1.2mm 内径的石英检测器可用于典型的有机物分析。0.85mm 内径的氧化铝检测器可用于挥发性有机溶剂，如甲醇。

增强 RF 功率，减少溶剂使用量，降低泵流速，或调整炬管高度。

3. 其他性能问题 性能问题见表 10-3。

表 10-3 性能问题故障表

问题	可能原因	解决办法
RSD（相对标准偏差）大于 1%	进样系统安装不正确或者需要维护	重新安装或维护
	样品具有高黏度或为高溶解固体	延长积分时间；高溶解固体样品，使用锥形雾化器；样品、标样和空白溶液中加入 0.05% 的表面活性剂；标样、空白基体应与样品相同或相似；加入内标校正
	交叉污染	延长读数延时；延长清洗时间
	射频功率和（或）雾化器氩气流需要调节	检查仪器是否已根据建议进行设置；调整射频功率、雾化器氩气流速
背景当量浓度（BEC）值偏大	测量 BEC 时所采用的波长错误	设置正确的波长
	炬管的位置可能需要调整	调整炬管位置
	等离子体的观察位置不在最优位置	执行侧向和轴向矩观察位置调整程序
	射频功率、雾化器氩气流或等离子体观察高度需要调整	检查仪器各项设置是否正确；必要时进行调整
测量结果偏高	未扣除试剂空白	吸入空白样品测试空白值，并重新进行标曲和样品测定
	标液变质或配制不正确	用有效的标液重新校准
	存在背景干扰	进行 BET 测试
测量结果偏低	标液变质或配制不正确	用有效的标液重新校准
	空白溶液被污染或与标液不匹配	重新配制空白溶液；空白溶液酸度应与样品一致
	样品基质组成与空白溶液和标液不一致	空白溶液和标液基体应与样品相同或相似；加入内标校正
	标液进样时浓度从高到低	增加读数延时；两次分析之间吸入空白溶液，进行冲洗
	未使用背景校正	检查背景校正点的设置
	在 167nm 下分析铝	开始分析前用较高的氮气量通气 1 小时
信号不可测	样品导入系统设置错误或损坏	检查软件设置或维修
	遮光器关闭	检查软件中设置的遮光器位置
记忆效应	喷雾室排水不畅或喷雾室污染	检查排水装置和排水管；清洗喷雾室

续表

问题	可能原因	解决办法
检测限偏高	样品导入系统设置错误或损坏	检查软件设置或维修
	BEC 偏高	进行 BEC 测试
	高浓度样品残留	增加读数延时；两次分析之间吸入空白溶液，进行冲洗
	标液和空白酸度不一致	标液和空白应用相同酸度溶液配制
	标液浓度过高	重新配制合适浓度的标液
	波长值设置错误	检查波长值
常规性能问题	精确性差或无信号	检查蠕动泵软管是否正常，仪器吸、排液是否连续，更换蠕动泵软管；清洁喷雾混合室、注射室和石英炬管柱
不可解释的背景偏移	炬管或检测器可能被反光的沉积物覆盖	更换炬管和检测器

4. 泵有关问题 泵有关问题见表 10-4。

表 10-4 泵有关问题

问题	可能原因	解决办法
泵无法启动	软件未配置所使用的泵	在系统菜单中，单击"设置泵"，在对话框中进行适当的选择
泵的卷轴被阻	发生溢出现象或泵头磨损需要更换	清洁泵头，必要时更换
液体不能自由流动	泵管的张力过高或过低	调节螺母
	泵管在泵槽中安装不正确	重新安装泵管
	泵管被磨损	更换泵管
泵管一端被拉紧而一端松弛	泵管拉得过紧	调节螺母
	泵轴被阻	清洁、润滑泵头的卷轴
	泵管磨损	更换泵管
泵噪音过大	机械问题	致电工程师，进行更换

5. 自动进样器有关问题 自动进样器有关问题见表 10-5。

表 10-5 自动进样器有关问题

问题	可能原因	解决办法
自动进样器无反应	GPIB 信息传递问题	在仪器识别窗口重新设置自动进样器
	软件配置错误	在系统菜单中，单击"设置自动进样器"，在对话框中进行适当的选择
	电缆未连接或自动进样器关闭	连接电缆；打开电源
	DIP 开关设置不正确	检查 DIP 开关设置
	自动进样器电缆插头上的触角损坏	检查插头，更换电缆
自动进样器位置不正确	软件未设置正确的自动进样位	在系统菜单中，单击"设置自动进样器"，在对话框中进行适当的选择

仪器使用中遇到其他故障或上述故障无法排除时，应立即停止分析，熄灭等离子体，咨询仪器售后工程师。严禁自行拆卸仪器光室部分。

第四节 耶拿 PQ9000 电感耦合等离子体原子发射光谱仪

一、耶拿 PQ9000 电感耦合等离子体原子发射光谱仪操作规程

(一) 开机

1. 打开等离子体室，用湿绸布轻轻擦拭尾锥表面，如果感应线圈上有水珠，需擦干。

2. 接通高纯氩，氩气纯度应不小于 99.996%，调节气压至 0.5~0.6MPa；打开循环水系统，水温设定为 18℃；开启排风系统。

3. 检查蠕动泵管是否老化，将泵管卡在蠕动泵上，将泵的压杆转向正常工作位置，将样品管放入清洗液（3%硝酸溶液）中。

4. 开启电脑，打开仪器主机，自检时长约 1 分钟，点击 Aspcect PQ 软件，会出现登录界面，选择 METHOD DEVELOPMENT，联机，进入控制界面。

5. 点击主界面左侧工具栏上 Plasma 按键，进入 Plasma 窗口，准备点火。等待界面中 Suction power 和 Cooling water temp.指示灯变绿，确认排风系统和循环水系统状态正常。见图 10-32。

6. 点击窗口中 Purge spray chamber 按键用氩气吹扫雾化室 1~2 次，以排出雾化室中的空气。

7. 吹扫结束后等待约 10 秒，在确保氩气流量、排风系统和循环水系统运行正常的情况下，即可点火。点击窗口中 "Ignite plasma" 按键，点击后会有约 10 秒的延迟响应以检测流量是否正常，之后等离子体炬将点着。

8. 等离子体点着后应检查仪器运行是否正常。应检查蠕动泵是否自动开启，应观察光源外形是否呈现圆锥形，如果出现偏心或环形火焰闪动，立即按红色紧急按钮关火；点火正常后，仪器将自动运行 CCD 降温程序，待 CCD 温度达到 -10℃，仪器点火程序完成。

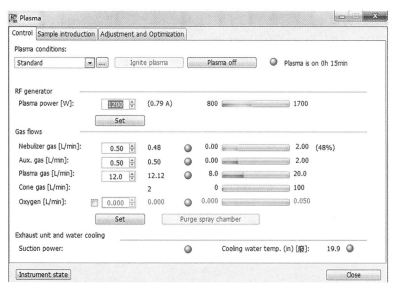

图 10-32　Aspcect PQ 软件 Plasma 窗口

（二）创建或调用方法

1. 调用现有方法，可点击主界面左侧工具栏上 Method 按键，进入 Method 窗口。点击窗口左下方 Open 按键，选择方法文件，检查无误后，在 Method 窗口中按 Accept 确认载入。

2. 创建新的方法，选择 Method 窗口中的 Lines 界面，点击 Append 键，在弹出的 Select element/line 窗口中可见一张元素周期表，表中深色标出的即为电感耦合等离子体原子发射光谱可测定的元素，点击需要测定的元素，软件会显示该元素的特征谱线，可同时测定多个元素，每个元素均可选择若干条谱线。点击进入 Method 窗口中的 Plasma 界面，可见已选定的元素谱线，在 Direction 框中选择 ICP 的观测方向，实际应用中主要根据待测元素、谱线波长和灵敏度等因素选择合适的观察方式。选择 Calibration 界面，点击进入 Calibration Table，输入校准曲线的标准品份数和浓度。返回 Method 窗口，保存方法。见图 10-33。

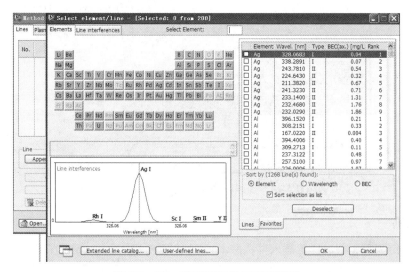

图 10-33　选择测定的元素和谱线

3. 创建分析序列,点击主界面左侧工具栏上 Sequence 键,进入 Sequence 窗口。点击 Append 键,进入 Edit sequence 窗口,点选 Calibration,按 Accept 载入。点击 Special action,选择并载入 Show cali. Plots,序列在测量对照品溶液后将会显示出校正曲线。点击 Reag. Blank,在序列中加入试剂空白。点击 Sample,输入样品份数。确认后保存序列。见图 10-34。

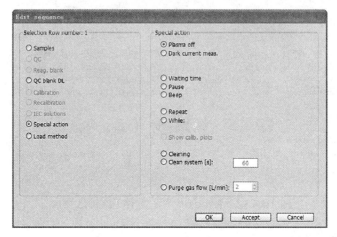

图 10-34 编辑序列

(三)分析序列

返回 Aspect PQ 的主界面,可见已经编辑完成的序列。点击上端菜单栏中绿色双箭头的 Run sequence 按键,将弹出 Start sequence 窗口(图 10-35),在 Name 栏中输入结果的文件名,在 Folder 的下拉菜单中选择结果储存的文件夹。点击确认,即可开始分析序列。

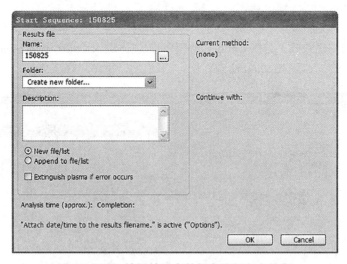

图 10-35 编辑结果文件保存路径和文件名

(四)关机

样品分析结束后,将进样管插入冲洗液(3%硝酸溶液)中冲洗 2 分钟,再将进样管插入超纯水中冲洗 2 分钟。进入 Plasma 窗口,点击 Plasma off,熄灭等离子体。等离子体熄灭后,等待 1 分钟，退出 Aspect PQ 软件，退出时会提示等待冷却的时间。松开蠕动泵上的压杆，取下蠕动泵管。关闭主机的电源。关闭循环水冷系统和排风系统，关闭氩气。

二、仪器保养维护及故障诊断与排除

（一）仪器保养维护

1. 分析用水应为超纯水，冷却循环水应为煮沸冷却后的去离子水。氩气纯度应高于99.996%，工作压力应在 0.5～0.6MPa。仪器的工作环境温度应保持在 15～35℃，温度超过 30℃时，空气相对湿度必须小于 70%。若在南方安装该仪器，应配有空调和除湿机。仪器应远离电、磁场，远离振动源，并避免接触漂浮物、尘埃、阳光直射和腐蚀性气体。

2. 可定期测定 1mg/L 的 Mn 标准溶液，采用轴向观测在 257.610nm 处的光强度，若达到 7位数则表示系统基本正常。对仪器建议参照表 10-6 进行日常维护和保养。清洗雾化器、雾化室和炬管等部件时，可拆下后用氩气吹扫，有污渍时可用王水浸泡后，用超纯水清洗，再用氩气吹干，如果有顽固污渍，可以在 5%的氢氟酸中浸泡 5 秒后用超纯水清洗。雾化室和矩管可使用超声清洗设备，雾化器不得使用超声清洗。

表 10-6　日常维护保养项目和周期

项目	内容	频率	备注
主机	1 用抹布擦拭机身 2 联机测试	每两周	每两周开机测试以防机械卡住
泵管	1 检查是否有破损，是否仍有弹性 2 观察废液管排废是否正常	每天	工作时间 40 小时建议更换
雾化器	检查吸样是否顺畅	每天	每月取下清洗
雾化室	检查是否有污渍和积水	每月	有污渍可取下用洗耳球吹或清洗
炬管	1 检查表面是否变黄或有白色结晶 2 检查是否有裂纹或变形	每天	有变黄或结晶可取下清洗，如有裂纹或变形需更换
气路接头	检查各气路接头（炬管、雾化器、雾化室）是否漏气	每周	漏气通常表现为等离子体点不着或点着后有噪声
感应线圈	观察是否腐蚀、变形或烧蚀	每月	发现有铜绿及时擦掉，有腐蚀等要更换
尾锥	观察表面是否有灰尘或白色粉末	每天	用湿抹布擦拭
石英窗	检查轴向和侧向石英窗是否干净	每月	拆卸后用超纯水清洗或更换
循环水	1 检查液位是否正常 2 检查水质是否正常	每月	每三个月更换循环水，北方冬季应加防冻剂
循环水电导率	检查循环水的电导率是否正常（50～150uS/cm）	每年	更换抑菌剂
排风管	检查是否有开裂	每月	可用铝箔胶带修复
废液桶	检查是否过满	每天	及时清空

（二）故障诊断与排除

1. 等离子体点不着或点着后发出噪音　原因可能是循环水温度过高，排风未开启，氩气流量不够或含水量太高，炬管位置不对等。解决办法为检查循环水系统，检查排风系统，检查氩气气压或更换气瓶，检查炬管的安装等。

2. 蠕动泵转动后等离子体熄灭　原因是等离子体不稳定。解决办法可在点炬时将载气流量调小至 0.3～0.4L/min，稳定一段时间后再调高至 0.5L/min，如仍有问题可检查炬管管口与耦合线圈下端的距离是否合适。

3. 等离子体炬火焰不对称　原因是炬管组装不当，造成等离子体或辅助气上升不均匀。解决办法是重新拔插组装炬管。

4. 灵敏度下降　可通过测定 1mg/L 的 Mn 标准溶液，轴向观察在 257.610nm 处的光强度是否达到 7 位数来判断灵敏度异常。灵敏度下降的原因可能为雾化器堵塞，进样管老化等。解决办法为疏通雾化器，更换进样管。

起草人：庞学斌　谢耀轩（深圳市药品检验研究院）
　　　　余平　范晓磊（武汉药品医疗器械检验所）
　　　　朱樵苏（厦门市食品药品质量检验研究院）
复核人：李春盈　严小红（广州市药品检验所）
　　　　郭鹏程（湖北省药品监督检验研究院）
　　　　修虹（福建省食品药品质量检验研究院）

第十一章 电感耦合等离子体质谱仪

电感耦合等离子体质谱仪（ICP－MS）是以电感耦合等离子体为离子源，以质谱仪进行检测的无机多元素分析技术。它是将 ICP 高温电离特性与四极杆质谱仪的灵敏快速扫描的优点相结合而形成的一种元素和同位素分析技术。被分析样品通常以水溶液的气溶胶形式引入炬管，然后进入氩等离子体中心区，样品在高温等离子体中蒸发、解离、原子化及最终离子化。正离子在进入真空系统后，被离子透镜加速聚焦偏转后进入四级杆后按其质荷比筛选。检测器将离子信号转换成电子脉冲计数，计数的大小与分析样品中离子的浓度成正比。通过与已知的标准品或参考物质比较，实现对未知样品中的痕量元素定量分析。ICP－MS 提供了最低的检出限、最宽的动态线性范围，干扰少、精密度高、分析速度快，可进行多元素同时测定并可提供精确的同位素信息。

第一节　电感耦合等离子体质谱仪的结构及工作原理

一、仪器结构

电感耦合等离子体质谱仪一般由以下几部分组成：①样品引入系统；②等离子体离子源；③真空接口部分；④离子聚焦透镜系统；⑤碰撞/反应池；⑥质量分析器；⑦检测及数据处理系统。

二、工作原理

ICP－MS 的样品引入系统包括导管、蠕动泵、雾化器以及雾室。目前 ICP 所用的雾化器主要有两种：一种是同心型雾化器，另一种是交叉型雾化器。雾化器产生的气溶胶通过雾化室向等离子体炬传递。雾化器产生的雾粒大小分布是高度分散的，小的气溶胶雾粒（小于 $10\mu m$）的传输效率最高，而较大的雾粒在传输过程中常常会沉降在雾化室的壁上。雾化室的作用是滤去大的雾粒，保持稳定的细小雾粒的气溶胶流，从而降低进样系统的漂移，改善信号的稳定性。

等离子体离子源主要由两部分组成，分别是炬管和 RF 线圈。等离子体火焰是气体放电形成，并不是化学火焰，等离子体是由高频电感耦合线圈所致的振荡磁场中自由电子形成。能量通过碰撞传递给 Ar 分子，产生近 $10000K$ 的温度。样品气溶胶进入后，产生解离、原子化和电离，转变为分子、原子、正离子、负离子、电子、光子等不同粒子的气态混合物，形成特殊的物质第四态：等离子体（plasma）。在每一点处，正离子和负离子的浓度大体上相等，混合物整体来说是准中性的。

接口系统是 ICP 离子源与质谱仪的连接装置，在它的两端一边是常压、高温的等离子体焰炬，另一边则是真空、常温、洁净的环境，它的功能是将大气压下高温氩等离子体产生的离子连续地引出，并均一地转移到真空状态的质谱仪进行质量分析及测量。接口系统主要由采样锥和截取锥组成，锥孔分别为 1mm 和 0.4mm。由于锥两面存在压力差，因而载气流会携带着离子进入真空系统。采样锥锥孔较大，这是为了减少金属氧化物的形成；截取锥锥孔较小，以进一步减少进入真空系统的离子量。锥的材料一般为 Ni，因为 Ni 具有高热导性能，而且比较结实耐腐蚀，成本也较低。除此之外，还可用 Pt。

离子聚焦透镜系统位于截取锥之后，其功能是把离子流聚焦成散角尽量小的很细的离子束，挡住光子和中性离子，然后传输到质量分析器。进入真空系统的离子有足够长的平均自由程，得以被静电透镜提取和聚焦。第一级静电透镜（提取电极）被加以负电压，这样它们就能提取正离子，并将它们传送到下级透镜中去，负离子及中性粒子都将被真空泵抽走。

碰撞/反应池技术的原理和运用源于有机质谱分析中混合物的结构分析以及离子－分子反应的基础研究，它是靠气相离子－分子反应消除多原子干扰，达到化学分辨的目的。

离子通过离子透镜和碰撞/反应池，进入四极杆质量分析器，电子倍增管将信号放大，进入多通道分析器进行分析。ICP－MS 常用到的质量分析器包括四级杆、离子阱、飞行时间质谱、磁质谱等，此外，质谱联用技术（ICP－MS－MS）也开始得到广泛的应用。目前的检测方式有模拟计数和脉冲计数两种。

数据处理系统主要是用于采集数据后的处理和计算，并形成检测报告。

第二节 安捷伦公司电感耦合等离子体质谱仪（7700）

一、操作规程

（一）关机－待机（Shutoff-Standby）

1. 打开电脑、打印机。

2. 开 ICP－MS 7700 电源开关（仪器背后总电源及前面板左下角的电源开关）。

3. 双击桌面的"ICP－MS 仪器控制"图标进入 ICP－MS MassHunter 工作站，选择仪器控制，且确保软件显示为"关机"状态。

4. 单击"硬件"图标后在显示的子菜单中单击"真空打开"。确认窗口弹出后单击"确定"，真空泵开始工作。

5. 点击"视图"，在下拉菜单中勾选"仪器状态"，并点击"仪表"选择所需监测的仪表（最多可选 5 个），当四级杆真空度小于 5×10^{-4}Pa 时仪器进入待机模式，在"仪器状态栏"显示"待机"。

（二）待机－分析（Standby-Analysis）

1. 如使用碰撞反应池 ORS，点击 ORS 图标，选择"维护"，点击图标"打开旁通阀"，设置输出气体流量 2～5ml/min，进行气路吹扫。如果每天使用 ORS 则吹扫 10～20 分钟即可；如长期不用，建议使用前以 2ml/min 流量吹扫过夜。

2. 开氩气（0.7MPa）、循环水、排风。清空废液桶，卡上蠕动泵管，样品管必须放入 DIW（去离子水）中，若连有内标管，亦放入 DIW 中。

3. 点击雾化室图标，在菜单中选择"维护"，勾选"打开氩气阀"，设置氩气吹扫流量，点击"输入"，吹扫 5～10 分钟后，点击"关闭"。

4. 从左侧任务栏中点击启动图标，设置调谐参数，开始运行启动项时将样品管放入 1ppb 调谐液中。注：此步骤是将仪器调整为基本状态的调谐，与在批处理中用于优化分析条件的自动调谐有所不同。

5. 设定完成后点击"等离子体点火"，在弹出窗口点击"是"，点火成功后进入分析模式并运行启动任务；如果单击"否"，则等离子体点火进入分析模式，但不执行启动任务；单击"取消"，则既不点火，也不执行启动任务。

6. 仪器进入分析状态后在"ICP－MS MassHunter"窗口的状态栏和仪器状态窗格的指示器中显示"分析"。

7. 一般情况下，仪器已处于"待机"状态，仅执行"待机－分析"的操作。

8. 确认仪器状态

（1）点击"队列图标"，查看仪器当前启动任务的执行状态，整个过程大约需要 40 分钟。

（2）进入"硬件"界面，鼠标左键单击"主机"选择"性能报告"，转至性能报告界面，选择关注的报告进行查看。参考信号范围见表 11－1。

表 11－1　调谐参考信号范围

项目	范围
质量轴 Li（7）	±0.1amu
质量轴 Y（89）	±0.1amu
质量轴 Tl（205）	±0.1amu
分辨率（W 10%）	0.65～0.80amu
Sensitivity 灵敏度（0.1sec，1ppb）	Li≥3000
	Y≥10000
	Tl≥6000
Oxide 氧化物（156/140）	≤2%
Doubly Charged 双电荷（70/140）	≤3.0%

（三）批处理创建及运行

1. 点击左侧批处理图标，进入批处理界面，点击新建批处理图标。

2. 选择"预设方法"，根据需要在"选择预设方法"中选择方法，输入批处理文件名并选择批处理保存路径，然后点击创建图标进行创建。

3. 采集方法

（1）单击"采集方法"后点击"采集参数"，再点击选择元素图标。选择待分析元素及内标元素（内标元素通常为 Sc、Ge、In、Tb、Lu、Rh、Bi）设置每个元素的积分时间，通常 0.3 秒，难电离元素如 As、Hg 等可设置为 0.5 秒或 1 秒；采集模式选择质谱图，峰型选择 1 或 3 个点，重复次数选 3 次，四级杆扫描/重复次数可设置为 20 或 100。

（2）选择"采集方法"后点击"蠕动泵/ISIS"，设置蠕动泵参数。

（3）点击"调谐"，选择所需的调谐模式。

4. 数据分析方法

（1）点击"数据分析方法"，在"基本信息"页签中勾选全定量分析。

（2）点击"待测元素"页签，鼠标右键选择"从采集方法调用列表"，并指定元素类型。

（3）点击"全定量"，选择校正方法，一般使用"外标法"，对待测元素设置内标，选择浓度单位，及标样各级别的浓度。

（4）点击"样品列表"，选择样品类型、样品名称、级别等。如全定量样品分析时，样品类型有 Calblk（标样空白，级别为 1）、Calstd（标准溶液，级别从 2 开始）、Fqblk（样品制备空白，没有可不设，如设定，Fqblk 后所有样品将会扣除此空白浓度）、sample（样品）

（5）右键点击列表中任何位置，选择"设置批处理采集"，按需要勾选，一般勾选 P/A 因子校正，如已在调谐界面进行完调谐，此处不勾选"自动/半自动调谐功能"。

（6）点击验证方法，如有红色标识的错误，根据错误提示进行修改；若有黄色提示，可根据需要进行修改。点击保存批处理后，点击"添加到队列"。

（7）如需在样品列表中添加样品，可在队列界面或者批处理界面点击"启动编辑模式"进行编辑，编辑完成后点击"结束编辑功能"，完成编辑。

（8）点击左侧"队列"，可监测采集的进度。

（9）队列中任务完成后，进入数据分析界面，检查内标稳定性，标线及数据，如无异议，点击报告中的"生成"，生成样品报告。

5. 批处理运行结束后，可根据实际情况进行在线冲洗，一般使用稀硝酸在线清洗 20 分钟，再用去离子水冲洗系统 5 分钟。然后点击"等离子体熄火"图标，仪器由"分析"向"待机"切换。等到仪器进入"待机"状态，方可松开蠕动泵管，关闭循环水机及氩气开关（注：ORS池气体钢瓶一般不关闭）。

（四）"待机－关机"

仪器一般放置在"待机"状态。但如有特殊情况如实验室放假多日，需彻底关机，在"硬件"页签点击"主机"图标，选择"真空关闭"进行卸真空程序，仪器由"待机"向"关闭"转换。等待仪器转换为"关闭"状态（约 5～10 分钟），退出工作站，关 PC、显示器、打印机及关闭 7700 ICP－MS 左下角电源及仪器背面总电源。

二、仪器保养维护及故障诊断与排除

（一）仪器保养维护

1. 仪器放置环境要求 根据 ICP－MS 的特点，对环境温度和湿度有一定要求。一般室温要求维持在 20～25℃间的一个固定温度，温度变化应小于 ±1℃，主要是为了避免光学元件受温度变化的影响就会产生谱线漂移，造成测定数据不稳定。一般室内湿度应小于 70%，最好控制在 45%～60%之间，主要是为了避免光栅受潮损坏或性能降低。仪器受潮及室温变化过大，会定位困难，经常发生故障。

2. 使用和维护 样品前处理后得到的溶液不能有悬浮物和颗粒物，否则会堵雾化器。每次实验前检查蠕动泵管确认样品提升和排废正常。每次实验后用棉签沾 5%硝酸清洗采样锥和截取锥后用超纯水洗净。定期清洗雾化室，炬管及连接管建议浸泡在 5%硝酸中，注意所有石英、玻璃部件都不能用超声波清洗。灵敏度降低时需清洗雾室、雾化器、炬管、锥及透镜，清洗离子透镜时，用专用砂纸打磨后超纯水超声清洗。根据使用频率和仪器环境，定期检查机械泵的油位及颜色，建议 3～6 个月定期更换机械泵油。定期打开机械泵的振气阀使油气过滤器中的泵油流回泵中。循环水应定期更换，一般为半年更换一次。

进样管路长时间使用后，需更换，防止堵塞。雾化器需经常清洗。样品锥和截取锥在使用一段时间后须按照清洗说明进行清洗。进样管一般不宜插入样品瓶底部，以防底部的沉淀吸入进样系统和堵塞流路。采用 ICP–MS 时，较为普遍使用的溶解介质为硝酸，其具有一定氧化性，不易形成多原子，而且溶解性较好，一般使用溶度为 2%～10%硝酸溶液。如果使用玻璃器皿，则使用前均需以 20%硝酸溶液浸泡 24 小时或其他适宜方法进行处理，避免干扰。

采用 ICP–MS 测汞时，采用金元素作为稳定剂，同时可减小记忆效应。一般情况下，在日常检测过程中，如在较短时间内测定汞且浓度较小时，可选择不加入金溶液，因为此种情况下汞的记忆效应较小，产生的影响在可接受范围内；如果需长时间进样，可根据所检测汞的浓度，选择加入金元素，以保证在测定过程中汞溶液是稳定的，而且在测定完毕应进行充分冲洗，尽量减少汞在仪器系统中的残留污染。

测定完毕应将内标管和样品管均插入 10%硝酸中，冲洗管路至管路中残留元素的读数足够小，再将内标管和样品管用水冲洗干净即可。

（二）故障诊断与排除

1. 点不着火 仪器点火失败，应确认在最近一次正常点火后，是否换过气，是否做过机械泵或进样系统的维护，通常点不着火是由于气体不纯或进样系统漏气造成的。首先应检查氩气纯度是否达到要求（一般要求纯度达到 99.99%），如果达到要求，将炬管磨口用封口膜堵住点火，如果点火成功，则证明进样系统如气路等存在问题，如果点火失败，将屏蔽圈去掉，继续点火，此时点火成功，则证明屏蔽圈受到污染，需用配套砂纸打磨进行清洁。若仪器调谐达不到要求，可检查管路是否连接完好，气路是否正常，或清洗样品锥和其他部件。

2. 点着火后，不久又自动熄灭 首先检查仪器所用的抽风系统风量是否满足需求，若风量较小，高能等离子体产生的辐射热不能有效交换，炬箱周围温度升高到一定程度，仪器会出现保护性熄火现象。这时应及时检修通风系统；查看水循环是否正常，若水流量不足，导致三匝线圈或半导体冷却不充分，相应的温度检测控制单元将及时向仪器的主控器发出请求，中止 RF 发生器工作，仪器自动熄火。另外，当 RF 发生器内两个冷却电扇的保险丝接触不良或熔断时，对应电扇不能启动，RF 发生器工作一段时间便发热严重，仪器出现保护性熄火现象。这种情况应请仪器工程师检修。

3. 灵敏度低 检查蠕动泵管是否还有弹性，泵管是否夹紧，泵管应定期更换。清洗采样锥及截取锥，观察锥孔是否变形，清洗雾化室及炬管，检查雾化器喷雾是否正常，雾化器压力是否正常（压力大是堵了，压力小是两通漏气），清洗透镜。

4. 真空问题 检查机械泵油的颜色及油液面高度，检查机械泵管是否松动，如果机械泵没有声音可以将泵电源直接连在墙电上排除主机电源问题。如果由待机模式向分析模式转换时报接口真空问题，检查采样锥的石墨密封垫。

第三节 岛津公司电感耦合等离子体质谱仪

一、操作规程

（一）开机前准备

1. 确认仪器安装正确，气路、水路无泄漏，各压力表表压正常。

2. 打开炬管室及实验室排风及控温系统，使实验室内温度为 18～26℃，温度变动幅度小于 2℃，湿度小于 80%。

3. 检查 ICP 炬管，确认中心管有无样品附着、炬管前端有无缺口，有附着或有缺口时应清洗、更换；并使用炬管安装工具进行炬管位置的安装确认。

4. 检查雾化室，确认雾化器有无堵塞，若有时应清洗、排堵。确保安装正确，关闭 ICP 等离子体发生器窗门。

5. 检查连接支管的干净程度和密封性，确认蠕动泵配管有无变质或老化，有变质或老化时需更换。进样管、内标管、废液管插入相应瓶内，并检查样品瓶、内标瓶溶液是否足够后，将各蠕动管安装于蠕动泵并卡紧。

6. 检查采样锥及截取锥，当锥体污染严重、锥孔变小时，拆下、清洗。

（二）仪器启动

1. 打开电源 依次打开主机、计算机、打印机、循环水装置（设定温度 20℃）、自动进样器（选购件）电源。

2. 供给氩气和氦气（确认剩余量） 氩气的输出气压为 450kPa±10kPa；氦气的输出气压为 150kPa±20kPa。

3. 启动排气装置。

4. 启动 ICPMS－2030 软件 双击 LabSolutions ICPMS 工作站图标，显示启动器窗口。点击主菜单中的"分析"。启动分析软件，打开主窗口。查看"仪器监控"，点火前，将显示"Not ready"，点火后，如果仪器状态稳定且可以进行分析，将显示"Ready"。

5. 方法选择 ICPMS－2030 在等离子体点火前，首先要选择方法。未选择方法时等离子体不能点火。点击助手栏的"分析"→"新建分析"→"定量基本（碰撞）.imm" →"打开"，出现工作栏界面，助手栏的"点火"按钮变亮。

6. 等离子体的点火 单击助手栏的"点火"图标，显示"点火"窗口。单击"开始"。点火程序开始至点火结束需要约 5 分钟，出现"完成点火"的信息，单击"确定"。如需终止点火，单击"停止"。透过等离子箱的窗口目视确认等离子体的状态。此时状态栏显示"正在待机 Ready"。

7. 仪器校正 点火成功后，需预热稳定 30 分钟，确保正常进行分析。使用调谐液（Be 10ppb，In、Bi、Ce 2ppb，Co、Mn 5ppb）进行仪器校正。

（1）单击助手栏"校正＆测定"图标，设定"校正序列"标签的校正信息，见图 11－1。

（2）单击"开始"，开始校正仪器。校正完成，在勾选的校正项目状态中会出现"正常"字样。

（3）查看校正结果，确认仪器状况 点击"校正结果列表"，出现校正详细信息。点击"打印"，可以打印内容。点击"仪器"→"显示仪器校正日志"，显示仪器校正日志界面，通过查找范围的设定，可以获得更多的仪器校正内容。点击"显示结果"，可获取到相关的仪器校正内容。

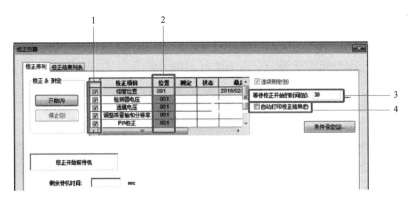

图 11-1　校正仪器界面

1. 勾选需校正的项目；2. 输入放在自动进样器中的校正样品位置编号；

3. 输入"等待校正开始时间"；4. 勾选"自动打印校正结果"

（4）校正结束后，"校正仪器"窗口关闭，随后开始测定登记至"测定样品表"中的样品。

（三）分析操作

1. 定性及方法生成　点击"方法"菜单选择"测定条件"项，出现测定条件界面。根据使用需求进行选择。点击"方法"菜单选择"分析元素和质量登记"，出现分析元素和质量登记界面。

2. 在分析元素和质量登记界面，点击右方"分析元素和质量"项选择"定性"，然后选择"所有元素"，点击"添加"，确认"所有质量轮廓"为默认勾选状态，点击"确定"。在主界面点击"插入行"，测定次数修改为 1。定性分析完成后如需要进行方法开发，则定性样品中必须有 Blank 和需测定样品。如采用自动进样器，位置中的号码必须与样品实际放置位置一致，如手动进样则无需更改。点击助手栏"开始测定"按钮进行测定。测定完成，会在测定栏显示"已"字样。

3. 调用定性分析方法及样品测定　点击"文件"菜单栏的"打开"，选中需要调用的方法文件，点击"打开"，方法文件即打开。点击助手栏的"样品登记"→"添加和插入校正样品序列"→"确定"→"开始测定"出现测定界面，按次序完成测定。测定完毕，点击"保存"按钮，出现另存为画面，输入文件名进行保存。

4. 新建方法定量分析　点击"方法"→"测定条件"，出现测定条件界面。如需要测定完成后进入节能模式，点击"ECO"按钮。

点击"方法"→"分析元素和质量登记"，出现分析元素和质量登记界面。所有质量轮廓默认是勾选的。在分析元素和质量下选中"定量"。

选中的质量数点击"添加"，左边的登记栏中会出现相应的质量数。如需要采用碰撞模式，池气体栏勾选。

测定元素设定好之后，选择"分析元素和质量"→"内标"栏，对需要使用的内标元素进行设定。

元素测定中如采用条件 1、2、3 模式的，则相应的在登记元素的时候需要更改进行匹配。

某些特殊应用需要用到干扰校正公式，在分析元素和质量登记界面中点击"干扰校正公式"→"新建"，出现干扰校正公式编辑和登记界面，选择分析元素，质量，写入名称，输入计算公式。点击"确定"，干扰校正公式编辑完成。选中干扰校正方程，点击"添加"。

点击"方法"→"校正样品登记"→"标准曲线法"→"添加和删除样品"。在添加和删除样品界面，根据标准曲线的浓度点数目选择 CAL 数目，点击"添加"。在样品名中输入标准曲线浓度点名称，点击"确定"。

浓度可以单个编辑也可批组编辑。选中浓度点，右击有除外和批组编辑功能，选择除外表示去除此浓度点，选择批组编辑表示对整个浓度点统一编辑。 在单位栏可以对单位进行选择。勾选"显示定量下限"，在标准曲线空白样品选择 CAL1，完成标准曲线测试后，线性关系图上会自动给出检出限和定量限。

点击助手栏的"样品登记"，勾选"添加和插入校正样品序列"，点击"确定"，在工作界面上显示样品校正序列。样品次数可以更改，默认次数为 3 次。点击助手栏的"开始"进行测定。如果采用自动进样器，勾选"连续测定"，位置栏输入正确的排位号，进行自动测定。

（四）数据处理

1. 查看测定结果 "分析"窗口和"标准曲线"窗口内将显示分析后的测定结果，见图 11-2，分析主界面说明见表 11-2。

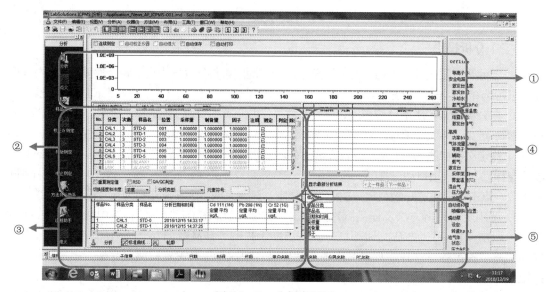

图 11-2 分析主界面

表 11-2 分析主界面说明

No.	项目	说明
①	监控视图	在所有质量范围内显示样品测定时的轮廓
②	样品视图	显示测定状况和错误判断 设定除外样品
③	分析结果列表视图	列表显示测定结果。选择［分析结果详细视图］内显示的样品
④	错误显示视图	显示错误的内容。单击元素，并选择［分析结果列表视图］和［分析结果详细视图］内显示的样品和元素
⑤	分析结果详细视图	显示测定结果的详情。将显示③［分析结果列表视图］中所选样品的详细测定结果

2. 通过"分析结果列表视图"确认结果 在"分析结果列表视图"（图 11-3、表 11-3）中列表显示测定结果。测定元素较多时，可滚动窗口。

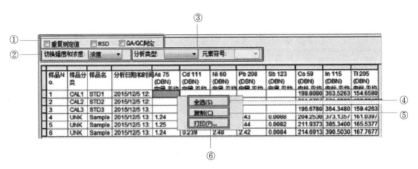

图 11-3 分析结果列表视图

表 11-3 分析结果列表视图说明

No.	项目		说明
①	显示项目		切换各项目的列的显示和隐藏
②	切换强度和浓度		将定量元素的结果显示切换为浓度值或者强度值
			▼ **注释** 校正样品时，不显示浓度值
③	分析类型和元素符号		跳至所选择的分类的元素进行显示
④	右键菜单	全选	选择显示在表中的所有项目
⑤		复制	将所选择的项目的内容复制至剪贴板
⑥		打印	打印表中显示的项目

3. 通过"分析结果详细视图"确认结果 在"分析结果详细视图"中单击样品，逐个显示每个样品结果的详细信息。查看结果方法见图 11-4、图 11-5。

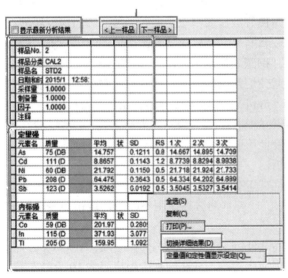

图 11-4 查看详细结果-1   图 11-5 查看详细结果-2

（五）打印结果

1. 单击"文件"→"全部打印"或单击打印机快捷键，出现设定打印信息界面，修改打印项目后单击"确定"打印。

2. 单击"文件"→"保存"或单击保存快捷键保存分析结果。

（六）熄火，关机

1. 点击助手栏的"熄火"，出现熄火界面，点击"熄火"即可。熄火完成，出现完成熄火界面，点击"确定"。

2. 样品全部测定完之后，分别用1%硝酸和高纯蒸馏水清洗仪器5～8分钟。

3. 熄火完成后，关闭机械泵，等待5～10分钟后关闭冷却系统、ICP排风系统。

4. 关闭ICP-MS主机电源、稳压器及总开关。关闭氩气；松开蠕动管卡，使蠕动管保持松弛状态。

二、仪器保养维护及故障诊断与排除

（一）仪器保养维护

1. 蠕动泵管的好坏直接影响信号的稳定性，应经常清洗，定期更换。判断是否需要更换的依据如下。

（1）泵管发生明显变形，松弛失去弹性。

（2）进样时管内经常出现气泡。

（3）泵管被污染无法彻底清洗。

（4）样品测定结果重现性变差。

（5）建议更换周期为两周。

（6）清洗　酸性清洗液：1%盐酸+5%硝酸溶液，去除金属污染。碱性洗剂：RBS25（Sigma-Aldrich公司）10%稀释液，去除有机成分污染。

2. 炬管应定期清洗，清洗时间据洁净程度而定；如有明显烧蚀，则应更换。炬管、延长管、雾室建议经常拆卸进行清洗，进样系统的清洁对良好数据获得至关重要。玻璃器皿建议浸泡在30%的王水溶液中，禁止用超声波清洗器清洗玻璃器具。有机样品测试后，建议用微沸硝酸溶液浸泡清洗炬管及进样系统，以有效清除积碳。积碳炬管也可以置于马弗炉中，400～500℃烘烧3、4个小时。炬管需要烘干后安装使用，避免炬管内残留水分造成点火时损坏炬管。针对不同类型样品，选择使用相应炬管及进样系统（mini、四重炬管、有机、HF等）。

3. 采样锥和截取锥周边的污染对分析结果没有影响，但如果附着大量碳类，会降低冷却效果，影响锥的使用寿命。采样锥和截取锥材质变色不影响分析结果。不必将锥体清洗至与新部件相同，相反，适当变色更有利于进行稳定分析。

轻微污染清洗方法：将采样锥和截取锥浸泡在1%硝酸中3～4分钟。取出双锥，使用蘸有纯水的棉棒轻轻擦拭锥面（切记不能触碰到锥孔）。纯水清洗后，用不起毛的纱布包裹，并进行干燥。

顽固性污迹清洗方法：纯水清洗后，在酸性洗剂（Citranox的2%稀释溶液，Alconox公司）中超声波清洗5分钟左右（最多10分钟）。取出纯水清洗，并在纯水中超声清洗10分钟左右，用棉棒轻轻擦拭锥面。使用干净不起毛的干燥纱布包裹，并进行干燥。

4. 机械泵运行经过 4000 小时（约 6 个月），机械泵即需更换泵油，未及时更换，可能引起真空度下降、漏油、噪音增加等故障。停止运行机械泵，等待约 10 分钟。拆下排水塞，放出泵油，如放出的泵油浑浊或污染，注入 200ml 新泵油洗刷内部 2～3 次。从注油口注入新泵油直至油位表中央。

（二）故障诊断与排除

1. 雾化器堵塞的解决方法

（1）在喷嘴处使用针管或者洗耳球反吹，或利用手指堵住进样口和载气口，突然释放进样口以清除毛细管颗粒堵塞或突然释放载气口以清除载气颗粒堵塞。

（2）利用热水浸泡雾化器，使聚合物颗粒软化以疏通堵塞。

（3）使用异丙醇反向通过喷嘴来松散颗粒物。

（4）要松散特别坚硬的颗粒物例如 SiO_2，使用 3%～5%的氢氟酸。注意中间用去离子水或者异丙醇冲洗。

2. ICP 点不着火的可能原因

（1）炬管或雾室中潮湿或存有空气（软件打开氩气冲洗）。

（2）废液管路堵塞。

（3）氩气纯度低。

（4）校平器未注水。

（5）炬管与感应线圈相对位置不对。

（6）高频发生器功率管寿命问题。

（7）高频发生器故障。

（8）屏蔽炬接地不良。

第四节　赛默飞世尔 iCap-Q 电感耦合等离子体质谱仪

一、操作规程

（一）点火前准备

1. 打开外围设备，包括排风系统、冷却循环水、氩气钢瓶（确保输出压力 0.65～0.75Mpa），氦气钢瓶（确保输出压力 0.15～0.2MPa）。

2. 检查进样、内标及废液泵管安装。确认废液泵管的正确安装极为重要，若废液不能正常排出，废液会被吸入炬管并进入炬室腔体，导致实验中途熄火，甚至可能损坏设备。

（二）点火

1. 打开仪器控制软件"Instrument Control"。

2. 观察真空状态；在"Vacuum"栏中"Penning Pressure"一般应低于 5e-007mbar，"Pirani Pressure"应低于 1e+002mbar。

3. 点击主界面左上角"On"按钮 ，点燃等离子体；等软件界面"LogView"中显示"Operate"状态，同时仪器面板上"System"中的蓝灯停止闪烁，仪器即可进入下一步操作。注意：点燃等离子体并于观察窗处观察点火过程，不应出现烧炬管现象，若发现等离子体点火过程中出现异常，应立即转动炬室门把手进行紧急熄火。

（三）调谐

1. 仪器进入"Operate"状态后，在"Select"选项处通过下拉菜单将仪器由"KED"模式调整至"STD"模式，然后将泵管插入 1%～2%硝酸溶液中，保持至少 10 分钟以稳定等离子体状态。

2. 将进样泵管和内标泵管同时放入 iCAP Q/RQ TUNE solution(调谐液)中，点击"Autotune"按钮，然后点击"Next"，仪器将进行自动调谐；自动调谐全过程约 10 分钟；调谐结束后，若调谐参数正常，则点击 "Next"以保存调谐参数。

（四）KED 模式的检查

调谐完成后，将 ICP－MS 从"Select"选项处由"STD"模式切换为"KED"模式，将进样泵管和内标泵管同时放入 iCAP Q/RQ TUNE solution（调谐液）中，点击"Instrument Control"界面左上角中的"Run"按钮，观察 ^{59}Co 的响应，应大于 20000cps；$^{59}Co/^{35}Cl^{16}O$ 的值应大于 15。若上述两项参数正常，表明 KED 模式状态良好，可以进行下一步操作。

（五）实验方法编辑的操作

1. 双击鼠标左键，打开"Qtegra"方法编辑软件。

2. 进入主界面，在"LabBooks"界面可以编辑实验方法。首先在"Name"中输入实验名称，在"Location" 中输入存储位置。然后可通过从已有的模板复制"Create a new Labbook from an existing Templete"或从已有的方法复制"Create a new Labbook from an existing Labbook"来完成方法编辑，也可通过新建实验方法"Create a new Labbook from a blank Templete"来完成。在"Evalution"中选择"eQuant"为常规定量方法编辑模式。点击"Create"以创建新的实验方法。

3. 创建好方法文件后，软件进入方法参数编辑界面。

4. "Analytes"中选择待测元素及内标元素，单击左键选择推荐质量数，也可根据需要点击右键选择其他质量数；ICP－MS 可同时监测同一元素的多个质量数。

5. 在"Acquisition parametes"中（图 11－6）设置所选质量数的驻留时间和分析模式（STD 为标准模式，有厂家称之为"No Gas"模式；KED 为动能歧视模式，KED 模式为碰撞反应模式的一种，有厂家也称之为"氦"模式），赛默飞世尔生产的 iCapQ 常用 KED 模式；同时也可以更改扫描次数"Number of sweeps"。

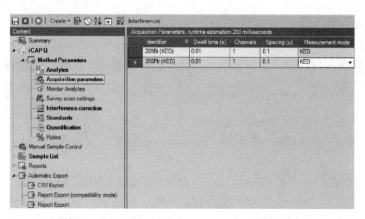

图 11－6　Acqusition parametes 设置界面

6. "Standards" 中，点击 "New" → "Elemental Standard"，输入对照品名称（图 11-7）。

7. 选择被测元素，并输入浓度；标准曲线浓度的设置有 2 种方式；方式 1：设置某一浓度点，然后在 "Sample List" 界面设置不同的 "Dilution Factor" 定义不同的浓度，如图 11-8、图 11-9 所示；方式 2：在 "Standards" 界面直接设置不同的浓度，然后在 "Sample List" 界面分别调用不同的浓度，如图 11-10、图 11-11 所示。

8. 定义内标元素　若采用内标法分析样品，在 "Quantification" 界面中定义内标元素；在 "Internal Standard" 下拉菜单中将内标元素定义为 "Use as Internal Standard" 即可，见图 11-12。

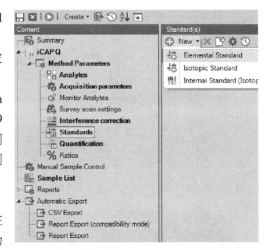

图 11-7　Standards 设置界面

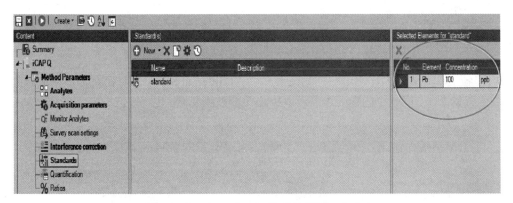

图 11-8　Standards 浓度的设置 - 方式 1

Label		Status		Survey Runs		Main Runs		Comment		Evaluate		Sample Type		Standard		Dilution Factor		An
BLK		◐		0		3	<Comment>	☑		BLK				1		
st1		◐		0		3	<Comment>	☑		STD		standard		100		
st2		◐		0		3	<Comment>	☑		STD		standard		50		
st3		◐		0		3	<Comment>	☑		STD		standard		25		
st4		◐		0		3	<Comment>	☑		STD		standard		10		
st5		◐		0		3	<Comment>	☑		STD		standard		1		
bk		◐		0		3	<Comment>	☑		UNKNOWN				1		
sample-1		◐		0		3	<Comment>	☑		UNKNOWN				1		
sample-2		◐		0		3	<Comment>	☑		UNKNOWN				1		
sample-3		◐		0		3	<Comment>	☑		UNKNOWN				1		
sample-4		◐		0		3	<Comment>	☑		UNKNOWN				1		
sample-5		◐		0		3	<Comment>	☑		UNKNOWN				1		
sample-6		◐		0		3	<Comment>	☑		UNKNOWN				1		

图 11-9　Standards 浓度的设置 - 方式 1 - 稀释因子

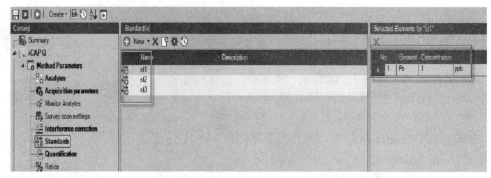

图 11-10 Standards 浓度的设置-方式 2

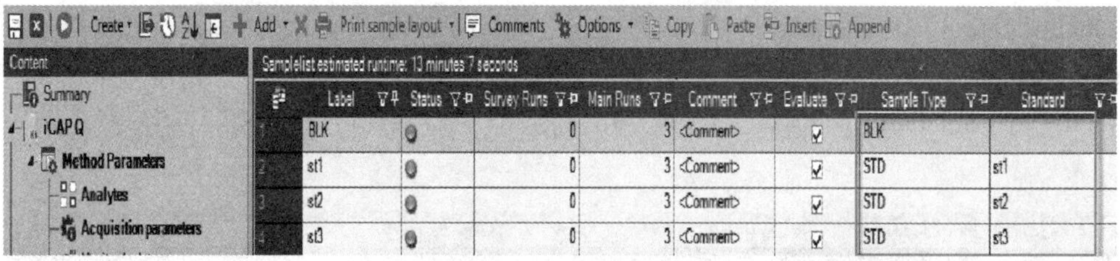

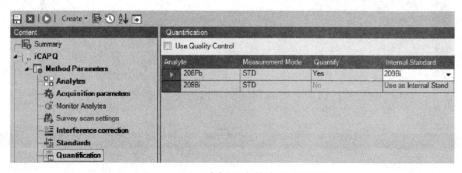

图 11-11 Standards 浓度的设置-方式 2-调用不同的浓度

9. 设置被测元素的内标物 在被测元素一栏的"Internal Standard"下拉菜单中选择已定义好的内标元素即可；同一个内标元素既可以校正一个被测元素，也可以同时校正多个被测元素。

图 11-12 内标元素的定义和设置

10. 在"Manual Sample Control"界面中可以设置样品"Uptake Time"和"Wash Time"，这两个时间参数的设置需要根据进样泵管的长短决定，默认为 30 秒。

11. 在"Sample List"中输入测试样品的信息，其中"Suyvay Runs"中设置成"1"可进行半定量扫描，默认设置成"0"；"Main Runs"设置样品测定次数；Sample Type"中设置样品类型，若为校准溶液空白则选择"BLK"，若为校准溶液则选择"STD"，若为样品则选择"UNKNOWN"；"Dilution Factor"为样品稀释倍数；"Amount"为称样量；"Final Quantity"为定容体积；"Special Blank"中可以选择试剂空白。

12. "Sample List"设置完成以后，点击左上角"Run"按钮，并在界面下方的"Schedule"区域再次点击"Run"按钮，根据软件提示进行样品分析。

13. 标准加入法的设置 若采用标准加入法，只需要在"Sample List"中将校准空白的

"Sample Type" 设置为 "ZERO STD" 即得，其他设置与 "STD" 模式或 "KED" 模式一致。

14. 实验结果分析　分析测试结束以后，左侧菜单栏出现 "Evaluation Results" "Instrument State" "Reports" 等菜单。

"Concentrations"：在该栏中显示测试结果，包括校准曲线信息、内标校正回收率、测试结果等。

双击校准曲线小图，即可得到详细信息图，包括线性、BEC、IDL 等信息。

"Concentration Ratios"：当测试同位素比值时可得到这一项结果。

"Intensities"：该项显示各样品待测元素的信号强度值（包括内标），单位为 cps。

"Intensity Ratios"：当测试同位素比值时可得到这一项结果。

"Survey Intensities"：当做半定量扫描时显示所有扫描元素的强度信号。

"Survey Concentrations"：当做半定量扫描时显示所有扫描元素的含量值。

"Spectra View"：显示各质量数的扫描谱图。

15. 报告模板

"Reports"：显示工作曲线、实验条件、测试结果等不同模板的报告。

"Concentration"：测定结果（浓度）的报告模板。

"Calibration"：标准曲线报告模板。

"Intensities"：信号强度值的报告模板。

16. 菜单栏中各按钮的功能　菜单栏中的按钮功能有：可列出每次更改过的方法、是否显示左侧目录、根据设置的参数重新计算拟合结果、是否显示干扰校正后结果、是否扣空白、是否采用内标校正、是否显示校准曲线详细信息、是否显示校准曲线小图、设置结果显示的有效位数等（图 11 – 13）。

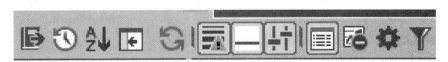

图 11 – 13　菜单栏界面

（六）关机

实验结束后，用 1% 或 2% 硝酸或去离子水冲洗进样系统，冲洗干净后，在 "Instrument Control" 主界面左上角点击 "Off" 关闭等离子体，松开蠕动泵泵夹；待软件界面 "LogView" 中显示 "Standby" 状态后方可关闭循环水、排风、氩气和氦气。

二、仪器保养维护和故障诊断与排除

（一）日常维护

1. 检查机械泵泵油的颜色和液面高度。

2. 取下并清洗、检查雾化室和雾化器。

3. 取下并清洗采样锥和截取锥，查看锥孔状况。

（二）样品引入系统维护

1. 取下蠕动泵进样管、雾化室、雾化器以及炬管，检查它们是否完好，如有必要，可清洗或更换。

2. 雾化室、雾化器以及炬管的清洗；石英玻璃制成的部件不可以超声处理，炬管和雾化室可以在 5% 的稀硝酸中浸泡过夜。

（三）采样锥及截取锥的维护

1. 利用专用工具取下采样锥、截取锥。

2. 清洗锥的时候注意不要碰坏锥尖。

3. 用棉棒沾稀硝酸擦洗，尽量不要把锥浸泡在酸中，以延长锥的使用寿命。

4. 先擦洗锥的内侧，将棉棒沾稀硝酸后捅入锥内侧擦拭，再擦洗锥体的外侧；用棉棒自下而上擦拭，至棉棒上无黑色污染物。

5. 擦拭后，可以在瓶盖中装少许稀硝酸，浸泡锥尖部分 1 分钟左右，然后用超纯水充分淋洗锥体，最后用纯净的气体吹干或烘干锥体。

（四）故障诊断与排除

1. 点火故障诊断与排除

（1）不能点火　检查氩气分压是否符合要求，检查排风是否打开，检查 RF generator 电压是否正常，若各参数均正常，考虑仪器气路 purge 时间不足，氩气纯度不够，可再次尝试点火。若氩气分压正常，但 RF generator 无电压加载，可重启质谱仪。

（2）点火成功，但稍后即熄灭，并报错"Slide Valve can not open"或"Back Valve can not open"此时可将锥拆下来进行清洗；若清洗后仍然报相同错误，考虑锥孔受损，真空度不够导致，需要更换新锥。

2. "STD"调谐失败　"STD"调谐结束后，调谐报告如有以下错误信息，可再次尝试自动调谐。

（1）炬管水平或垂直位置调谐失败。

（2）氧化物离子产率（$^{156}CeO^+/^{140}Ce^+$）调谐失败。

（3）雾化气流量调谐失败。

（4）双电荷离子产率（$^{69}Ba^{2+}/138Ba^+$）调谐失败。

若多次自动调谐以后，一直存在氧化物调谐失败的情况，考虑调谐液被污染；可以尝试使用新的调谐液进行调谐。备注：为了防止调谐液被污染，使用的时候应尽量避免将进样泵管直接插入调谐液瓶中；可量取一定的调谐液置干净、干燥的容器内使用。

3. "KED"模式异常　"KED"模式异常，其表现为："KED"模式下泵入调谐液，^{59}Co的响应小于 20000cps，$^{59}Co/^{35}Cl^{16}O$ 的比值小于 15；此时应使用 iCAP Q/RQ TUNE solution（调谐液）进行"KED"模式的自动调谐。首先确保大瓶调谐液引入，并且仪器处于"KED"模式，通过以下步骤进行调谐：在"Instrument Control"界面里点击"Autotune"图标处的"向下箭头"，选择"Autotune Wizard"，点击 "Run an exciting Autotune sequence"，最后选择 " !Cali Tune KEDS Line1"；系统会进行"KED"模式的自动调谐，调谐完成后保存参数即可。

4. 其他故障诊断及排除

（1）"Instrument Control"界面中的仪器参数调节按钮、点火、熄火等按钮呈灰色不可点击状态，考虑软件与质谱仪联机失败；可重启电脑，重启软件或重启质谱仪。

（2）进样泵管三通处漏液或泵管直接爆开，考虑雾化器堵塞；可拆下雾化器，尝试使用沸水浸泡雾化器，并用注射器吸取温度较高的水缓慢地back冲雾化器；切勿进行超声处理，否则可能损坏雾化器内的毛细管；若仍然不能疏通，请更换新的雾化器进行分析。

（3）样品分析时，若存在精密度差，重复性差，本底响应值过高的情况，考虑有残留；可清洗雾化室、雾化器、炬管、锥，并更换进样泵管。

（4）泵液速度不平稳，忽快忽慢；可尝试检查泵管安装是否到位，并调节蠕动泵卡扣的松紧；若仍然无法有效调节泵液速度，考虑泵管老化或堵塞，可更换泵管。

样品分析途中突然熄火，应检查氩气分压是否符合要求、检查废液泵管是否安装到位；若氩气分压不足导致熄火，更换新氩气罐即可；若废液泵管未安装到位会使废液被吸入炬室腔体导致熄火；此时，严禁再次点火并应立即拨打仪器公司客服热线，请工程师进行在线评估。

5. 仪器使用及维护时的安全准则

（1）当等离子体还未消失时，请勿拆除雾化室，避免有毒气体对人体的伤害。

（2）进行设备维护时，需穿好防护服，戴好手套和护目眼镜。

（3）在观察等离子体时，应至少保持 20cm 的距离，防止 UV 辐射。

（4）请在等离子体关闭 2 分钟以后再触碰炬管，以免高温烫伤。

（5）拿放炬管、雾化器、雾化室等玻璃组件时要小心，以免破碎后锐缘割伤。

（6）双手应远离正在运行的蠕动泵，以免夹伤。

（7）仪器系统状态指示灯信息　仪器正面有 3 个 LED 灯，它们可以指示设备的主要部件工作状态，LED 灯不同状态的含义见表 11-4。

表 11-4　仪器面板 LED 指示灯信息

指示灯	状态	信息
电源	绿色	主电源开启
	Off（关）	主电源关闭
真空	绿色	分析仪内达到高真空状态
	红色	涡轮泵出现故障
	橙色	涡轮泵频率＞800Hz
	橙色闪烁	涡轮泵频率＜800Hz
	Off（关）	系统已通气
系统	蓝色	系统启动
	蓝色闪光	等离子体联锁被激活
	Off（关）	系统关闭

第五节 Perkin Elmer 电感耦合等离子质谱仪（NexION 系列）

一、操作规程

（一）仪器开机顺序

首先确认仪器供电正常。打开 Ar 气（纯度大于 99.996%），确认仪器自带减压阀的压力为（85～100psi）。打开仪器排风系统，确认仪器排风风速为 7～11m/s。打开机械泵电源开关，泵有两个开关，另一个开关位于右圈下面板，易忽视。左圈按钮按下为关，右圈按钮按下为开。依次打开仪器左侧面面版的仪器（instrument）开关和射频发生器（RFG）开关。打开仪器操作软件图标"Syngistix for ICP-MS"。等待软件与仪器通讯初始化。打开仪器控制界面，抽真空，等待真空 Ready。（建议真空值达到 2e-6 Torr，再点炬做样）。打开循环水机。保证温度为 20℃±2℃，压力 45～65psi。确认进样系统安装正确，蠕动泵管缠绕，方向正确，能正常进液与排液。点击 "Start" 按钮，点燃等离子炬。当仪器应用方法需使用反应气或碰撞气时，请打开需要使用的气源。（Cell gas A 15psi±5psi，Cell gas B 25psi±5psi，Cell gas C 25psi±5psi），建议反应气、碰撞气不关。

（二）软件界面功能介绍

软件分为两个模块，Syngistix 和 Applications。Syngistix 是 ICPMS 基础软件；Applications 是基于 ICPMS 扩展的应用开发软件。Syngistix 界面分别为：仪器控制模块 "Instrument"，优化模块 "Optimize"，分析模块 "Analyze"，结果显示模块 "Results" 和工作流程模块 "Work Flow"。

仪器提供的分析方法有 5 种，包括：定量分析方法（Quantitative）半定量分析（Total-Quant），同位素比值（Isotope Ratio），同位素稀释（Dilution）和纯数据采集（Data Only Method）等。其中，参数有扫描次数（Sweeps/Reading），读数次数（Readings/Replcate），重复次数（Replcates），驻留时间（Dwell Time per AMU），积分时间（Integration Time）。

（三）优化仪器

每日优化的目的是使得仪器能够在正常的状态下运行，所以为了保证仪器性能运行正常，需要 STD performance Check 运行通过。如果不通过，需要优化如下仪器参数使得性能通过。

1. 优化项目介绍 STD performance Check 为每日性能检测，主要是检测仪器的 Be In U 的灵敏度是否达标，并且保证氧化物、双电荷干扰小，背景噪音低（CeO/Ce≤2.5%，Ce++/Ce≤3%，220bkgd＜1cps）。如果性能不能达到标准就需要优化下面的三个参数。

（1）Torch Alignment 为炬管位置校准，是用调节炬管相对于采样锥的位置，从而使 In 的灵敏度最高。

（2）Nebulizer Gas Flow STD/KED 为用调节雾化气流速从而使仪器 In 灵敏度最高，并且满足 CeO/Ce＜2.5%。

（3）QID STD/DRC 为调节离子偏转四级杆的电压，选择对各质量数最佳的偏转电压，并计算出 Mass/voltage 的 4 次曲线。从而在做样过程中采用插入法得到对各质量数最佳的偏转电压。

2. 优化方法 当激活 "SmartTune" 页面时，点击 "SmartTune Express" 下拉菜单选择，

SmartTune Manual。选择软件左上角的"打开"文件按钮。选择打开 SmartTune Daily.swz 文件。如果手动进样，请勾选 use manual sampling（no autosampler）。如果有自动进样器，将 setup 溶液（含 Be、Ce、Fe、In、Li、Mg、Pb、U 各 1μg/L）放在 1 号位上。如果一键优化就可以选择上图中的 Optimize 按钮，进行一键优化。也可以用鼠标右键单选 optimization 中的任一项目进行单个参数优化。测试 STD performance Check 如果在 Results Summary 中显示通过，表明仪器运行正常。其他推荐优化项目可按照仪器说明书进行。

（四）方法的建立

1. 外标法 首先是 Timing 页面设定，被测元素可以通过手动键入，也可以通过右侧的元素周期表选择对应的元素及其质量数。Sweeps/Reading 20，Replicates 3，Dwell time 全部 50 毫秒。Profile 中根据使用方法的不同，右键选择不同的模式，并在相对应的的流量栏填写对应的反应碰撞气流速。Processing 页面设定选择默认即可。Equation 页面根据测定条件进行设定。Calibration 页面设定，需要设定样品单位、标样单位和配置的浓度梯度。Sampling 页面设定通常为手动进样，Sample Flush 设定为 0，Read Delay 设定为 40，Wash 设定为 0。如果管路较长，则需按实际所需转速和时长设定。

通常自动进样器 Sample Flush 设定为 60，Read Delay 设定为 20，Wash 设定为 60。如果管路较长，则需按实际所需转速和时长设定。并在 A/S Loc 中设定空白和标样的自动进样器位置。设置完后点击保存"Save"按钮，并键入方法名称，点击 Save 保存方法。

2. 内标法 在 Timing 页面将被测元素和对应的内标元素编成一组，并将内标元素设置成内标。在 Calibration 页面，内标元素不设定浓度值。其他设定与外标法设定一致。内标元素分组原则：质量数相近或者元素性质相近，相同分析状态（相同模式相同流速）。

3. 标准加入法 在 Calibration 页面，选择 Std Addition，Curve Type 为 Simple Linear。Std1，Std2…填写标准加入浓度。其他页面设定与外标法设定一致。如样品消解不彻底，推荐使用内标做标准加入法，其他页面设定与外标法设定一致。

（五）分析样品

分析样品前，可以在"Review"图标将所有需要调用的界面调用到当前。在 Sample 页面按照分析空白→分析标准→分析样品的顺序，逐一分析各样品。软件可以从两个页面查看标准曲线信息，线性方程和线性相关系数 R；软件可以从两个页面查看浓度结果，Current Sample 只能看当前样品，Concentrations 可以看多个样品浓度结果。

（六）数据再处理

激活 Dataset，点击打开。选中需要处理的数据文件夹。如果需要按原始条件（该数据采集时的条件、方法、标线、报告模板等）再处理，勾选 Use Original condition，选择需要处理的样品。点击 Reprocess。就可以查看数据结果。如果按新的条件（条件、方法、标线、报告模板等发生过变更）再处理，取消勾选 Use Original condition，选择需要处理的样品。点击 Reprocess，可以查看数据结果。

（七）关机顺序

完成分析后用 2% HNO_3 清洗进样系统 2～3 分钟。并用纯水清洗 1 分钟。熄灭等离子炬。松开蠕动泵管。待锥冷却后（3 分钟），关闭冷却循环水机电源。点击 Vacuum stop 卸真空（如仪器使用频率较高，可以不卸真空，避免反复抽取真空对分子涡轮泵的损耗）。待分子涡轮泵停止转动后（3 分钟），依次关掉仪器射频发生器开关和仪器电源开关，关闭机械泵电源（打到 0 为关闭），关闭仪器排风系统（如果长时间关机建议将排风管从仪器上拔下来，以防冷凝水倒灌到仪器），10～15 分钟后关闭 Ar 气。若长时间不用请关闭反应气和碰撞气。

二、仪器保养维护和故障诊断与排除

（一）日常维护

1. 废液桶 检查废液桶的液面，按照实验室规定处理废液。

2. 氩气供应 检查氩气供应是否充足，输出压力设置 100psi（0.75～0.85MPa）是否正确。

3. 碰撞反应池气体供应 检查反应池气体是否充足，输出压力是否正确。

4. 机械泵 检查机械泵油镜的最低液面以及泵油的颜色，如液面低于最低要求或者泵油变色应及时更换泵油。

5. 冷却水循环 检查连接水是否漏水，正常压力 45～65psi；检查循环液的液面是否低于最低要求；检查温度与压力的设置。

6. 通风装置 检查通风装置的连接以及工作是否正常。

7. 蠕动泵 检查进样泵管与排液泵管是否有老化、污渍、破损等状况，如无法正常吸液应及时更换泵管。每次工作结束时用去离子水或2%硝酸冲洗 10 分钟；蠕动泵不使用时，松开泵管。

8. 雾化室与雾化器 检查雾化室和雾化器的清洁；检查雾化器与雾化室之间连接是否紧固。

9. 炬管组件 检查炬管的清洁与损坏情况；检查中心管的清洁情况；检查负载线圈是否过度腐蚀和损坏。检查炬管是否处于射频线圈中心位置。

10. 接口锥 根据样品基体和使用频率，检查锥的沉积物、破裂、腐蚀情况，及时清洁或更换。真空－检查真空读数，读数变化会指示锥的情况。

11. 仪器清洁 每次工作结束时，用去离子水或 2%硝酸冲洗进样系统；如有溅液、漏液，使用软布和肥皂水清洁液体与仪器。

（二）仪器保养

1. 雾化室 清洁雾化室：2%硝酸冲洗 5 分钟，然后用去离子水清洗 5 分钟，干燥。遇堵塞可使用反冲功能或用较硬的头发丝小心处理。

2. 接口锥 清洁锥：采样锥与截取锥用棉签沾 5%硝酸去除表面沉积物，去离子水冲洗，晾干；超级截取锥用棉签沾无水乙醇或去离子水擦洗，晾干。锥不可长时间用硝酸浸泡，注意保护锥口锥尖，避免磨损。

3. 炬管组件 清洁炬管和中心管：2%硝酸冲洗 5 分钟，然后去离子水清洗 5 分钟，晾干。

4. 空气过滤网 清洁空气过滤网或更换：取出滤网后，除去附着灰尘，自来水清洗，晾干。

5. 冷却循环水 清洁过滤网：同上述方法；更换循环水。

6. 机械泵 更换泵油：注意观察泵油颜色，如澄清透明未变黄，可继续使用（一年一次）。

7. 通风装置 检查风速 7～11m/s：风速仪测量。

（三）故障诊断与排除

1. 灵敏度过低。

2. 执行优化仪器操作

（1）检查进样系统　泵管是否老化，是否需要更换；泵管是否压卡在卡槽中心；雾化器是否堵住，雾化效率直接影响仪器灵敏度；锥是否老化，锥口堵塞、变形均会影响离子截取效率；中心管是否堵塞，高盐样品容易导致中心管盐分沉积现象；优化用调试溶液是否正确。

（2）质量峰发生偏移　请执行质量分析矫正。

（3）检测器电压过低　检测器为消耗品，随着采集次数的增加，需要相应优化检测器电压以提高检测器灵敏度。

（4）碰撞参数或反应池参数影响　碰撞气流量（KED 模式）与反应池参数（DRC 模式）均会对检测灵敏度造成影响。

3. 背景值（Bkgd）过高

（1）仪器长时间待机，真空度不好，或实验室环境污染，从而产生异常背景。

（2）炬管座射屏罩或气体接口污染。

（3）检测器高压电源异常。

（4）炬管未经优化，X、Y 轴位置异常。

（5）雾化器流速过低。

（6）反应池参数（DRC 模式）设置错误。

（7）实验用酸/水中自然带入的背景值。

4. 点火失败

（1）氩气纯度不够，检查氩气纯度及气路。

（2）进样系统故障，检查相关配件是否正确安装。

（3）软件版本冲突，点击 Start 重新点炬。

5. 日常优化无法通过

（1）氧化物无法通过（CeO/Ce≤2.5%）　可能是以下原因导致：雾化器流速过高，导致氧化物比例提高，在灵敏度允许范围内适当调低雾化器流速；进样系统漏气，检查进样系统密闭性；采样锥或截取锥异常，检查锥口是否有老化、变形、开裂等状况；系统或试剂污染，如样液中含有稀土元素，其中 ^{156}Gd 与 ^{156}Dy 存在同位素干扰。

（2）双电荷干扰无法通过（Ce++/Ce≤3.0%）　可能是以下原因导致：雾化器流速过高，导致双电荷比例提高，在灵敏度允许范围内适当调低雾化器流速；采样锥或截取锥异常，检查锥口是否有老化、变形、开裂等状况；系统或试剂污染，如样液中含有锌或锗元素，存在 ^{70}Zn 或 ^{70}Ge 同位素干扰。

起草人：李耀磊（中国食品药品检定研究院）

方玉林（吉林省药品检验所）

江舸　程智（四川省食品药品检验检测院）

徐维辰（江苏省食品药品监督检验研究院）

复核人：李岳（北京市药品检验所）

林林（黑龙江省食品药品检验检测所）

陈红　谢莉（成都市食品药品检验研究院）

王芸（浙江省食品药品检验研究院）

第十二章　电雾式检测器

电雾式检测器（CAD，Charged Aerosol Detector）是基于检测带电气溶胶的原理，可用于高效液相色谱或超快速液相色谱的检测器。在电雾式检测器中，在柱洗脱液喷雾后形成气溶胶，气溶胶经干燥管干燥后形成干燥颗粒，与另一路经过 Corona 的带电气体碰撞后，使颗粒带电荷，而电荷量与样品中分析物的量成比例。因此，探测器测量电荷以测定化合物浓度。

第一节　电雾式检测器仪器结构及工作原理

一、仪器结构

电雾式检测器由雾化室、干燥管、废液管、混合器 Z、Corona 针、离子阱、静电计和信号处理器组成。检测器的内部组件见图 12－1。

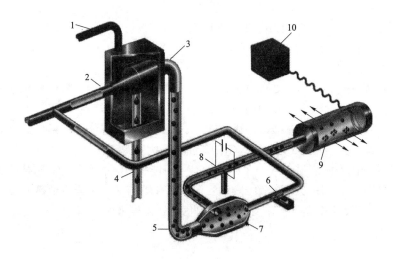

图 12－1　电雾式检测器的内部组件示意图

1. 洗脱液；2. 雾化室；3. 干燥管；4. 废液管；5. 混合器 Z；6. Corona 针；
7. 使颗粒带电；8. 离子阱；9. 静电计；10. 信号处理器

二、工作原理

具体工作原理如下：①洗脱液从 HPLC 柱子进入检测器；②在气腔中被氮气或空气雾化；③小液滴进入干燥管；④大液滴进入废液管；⑤干燥的颗粒形成气溶胶进入混合腔；⑥另一路气流经过带电 Corona 针；⑦将带电气体和干燥的颗粒混合使颗粒带电；⑧离子阱把高迁移率的

组分去除，剩余的带电颗粒进入采集器；⑨电荷被高灵敏度静电计测量；⑩经过信号转换传输到色谱数据软件中用以分析。因此，测量的电荷与样品中分析物的量成正比。通过变色龙 Chromeleon 色谱软件管理系统对检测器进行控制，实现高度系统集成，并通过软件进行数据分析和评估。

电雾式检测器为非线性检测器，检测器的响应特征为：

$$\text{Response} = a[Mass]^b$$

式中：Response 为检测器信号值（即静电计测量带电微粒的电荷经过软件转换的响应值）；a，b 为系数；$Mass$ 为样品量（进样量相同时可以质量浓度代替）。一般情况下，b 值在样品浓度较低的一定区间内，值接近于 1（$b\sim 1$），可认为响应值–浓度为准线性关系；随着样品浓度升高，b 值逐渐变小（$b<1$），但仅有微小变化，典型响应值–浓度关系图见图 12-2。

电雾式检测器为通用型检测器，检测器的响应与分子结构无关，在宽动态范围内检测范围可达到 4 个数量级（ng～μg），适用于分析非挥发性物质和部分半挥发性物质。

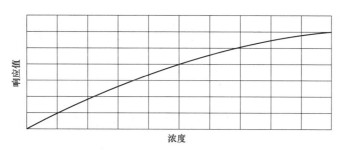

图 12-2　典型的电雾式检测器响应值–浓度曲线图

第二节　电雾式检测器简单操作规程

电雾式检测器为高度集成化检测器，除了早期的型号（Corona CAD、Corona Plus）有控制面板外，之后的换代产品的均可由变色龙 Chromeleon 来完全控制。下面简述电雾式检测器的操作，关于变色龙软件的具体使用与操作，请参见相关操作规程。

一、开机

1. 确认氮气钢瓶压力，开启氮气分压力到 0.4MPa（Corona ultra 等早期型号为 0.4MPa；最新型号 Corona Veo 或 Vanquish CAD 均是 0.5Mpa，即 75psi）。如果使用氮气发生器系统，开启发生器电源。开启出口通风设备，如果出口废气管排放到室外可以不用。

2. 开启 CAD 检测器电源，待自检通过到主菜单界面。

3. 打开电脑；打开变色龙软件，配置仪器；选择仪器界面。点击 CAD 选项卡，到控制界面，选择打开 GAS ON。选择检测界面里的更多选项（more option）。设置雾化器温度（35℃或者 50℃，RS 型号可以具体设定到比室温高 5～100℃）、采样频率等。用氮气吹扫检测器流路至少 5 分钟，开启液相流速（小于 2ml/min）。

4. 如果不确定流路是否干净，请断开检测器入口流路。如果是 Veo RS 型号，请直接选择 detector flow 到 off 状态。冲洗完成后，Veo 型号接回检测器入口管路。Veo Rs 型号直接选择 detector flow 到 on 状态。

5. 用流动相平衡色谱柱（平衡色谱柱时，柱后直接连废液），冲洗时间大于等于 15～20 倍柱体积。所使用的色谱柱在连入 CAD 前需充分冲洗和平衡，在未开内部气源开关前不得连入 CAD。注意：流动相只能使用挥发性溶剂和挥发性缓冲盐和酸，如三氟乙酸、甲酸、醋酸、甲酸铵和乙酸铵等。在不影响色谱行为的情况下，甲酸铵做流动相添加剂可以获得比同浓度乙酸铵更低的背景噪音。盐和酸的浓度越低且纯度越高，基线噪音越小。盐浓度越高，背景噪音越高。不同有机相浓度下背景噪音值不同。高有机相条件下，化合物的响应更高，背景噪音也更高。

6. 等待基线走平。等氮气吹扫检测器流路 5 分钟以上，色谱柱平衡完毕后，将检测器连接上色谱柱，平衡基线 30 分钟以上再分析样品。基线噪音和背景取决于流动相质量和色谱柱柱流失程度。参考值：oq 标准，漂移＜0.2pa/小时，噪音＜0.04pa。如果用纯溶剂，可能更高。待稳定后开始做样。

二、数据采集与分析

变色龙软件的具体操作请参见相关操作规程，下面仅就 CAD 在建立仪器方法、数据处理等步骤补充说明。

（一）建立仪器方法

在新建仪器方法的步骤中，使用仪器方法向导，在电雾式检测器的板块中，选择合适的数据采集参数。

1. 幂函数 如果设定待分析物数据分析时通过线性校正定量，幂函数选 1；如果线性拟合的效果不理想，可以优化幂函数值以改善线性拟合情况，幂函数值取决于待分析物的结构和分析条件，该值可由经验值和各种文献确定，也可以通过响应值－浓度的双对数曲线的斜率来进行估算，一般来说，幂函数在 1.05～1.60 之间比较常见。注意：第一代电雾式检测器无幂函数优化功能，Corona Ultra 及之后的型号方有此功能。

2. 采样频率 一般选择默认值即可，对于更窄的峰或更快的流速，采样频率根据实际情况可适当增加，采样频率增加也提高了噪音水平。

3. 雾化器温度 一般选择默认参数即可（Veo 可以选择 35℃或者 50℃，RS 型号可以具体设定到比室温高 5～100℃），对难挥发的化合物，提高雾化器温度，有利于降低背景噪音。

（二）数据分析

因电雾式检测器为非线性检测器，在定量时情况比较复杂，应根据待分析物的质量范围进行试验。使用变色龙 Chromeleon 中的进行定量时，在建立处理方法时，在图 12－3 所示的校正类型中，根据实际需要的测定浓度范围，选择线性、双对数、二次多项式或其他曲线拟合类型进行校正定量（注意不要事先假定待测物在低质量范围内响应值－质量呈线性关系）。

1. 一般情况下，在一定的低质量范围内（通常 1 个数量级，最多 2 个数量级）的待分析物基本呈线性，响应值－浓度能得到较良好的线性拟合，可以使用线性回归进行定量（有时需要进行加权回归，如 $1/x$，x^2 等）。如果在此范围内线性回归不理想，推荐选择优化幂函数后进行线性拟合（前提是配套 CAD 有此功能且在建立仪器方法时，选择了合适的幂函数值）。

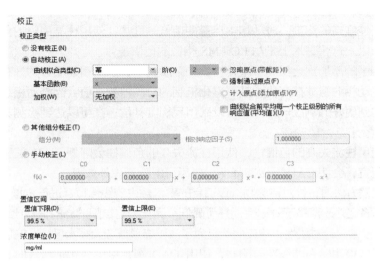

图 12-3　校正类型中的选项

2. 也可尝试在建立仪器方法时，选择幂函数值为 1；在建立处理方法时，校正类型选择幂函数（变色龙软件中，双对数校正拟合即选择此项）进行校正。

3. 不建议在更宽范围内（大于 2 个数量级）进行校准，如果需要在此范围内校准且上述校正类型拟合均不理想时，也可以尝试使用其他非线性校准方式，如二次函数或点对点进行拟合。

需要注意的是，拟合曲线应该适合各个数据点，而不是首先平均每个级别的重复之间的响应值。对于拟合曲线的评价，相关系数 r 并不是充分条件，建议使用残差图（residual plot）的百分比诊断曲线在测定质量范围内的拟合情况。

三、关机

1. 按照常规方法冲洗色谱柱，直到基线走平。注意冲洗色谱柱的方法中，将 CAD 的温度调低，Veo 调到 low temperature 状态，Veo RS 调到 35℃。

2. 先停泵，停泵后保持 CAD 通气状态，半小时后关闭检测器 GAS 开关到 OFF。

3. 关闭钢瓶减压阀。如果使用氮气发生器，就关闭氮气发生器电源。如果长期不使用检测器，应拆去检测器入口管路，以防检测器未开机时，误将流动相冲入检测器内部。

第三节　使用注意事项与仪器维护保养

一、使用注意事项

1. 试剂要求。使用的化学试剂必须为色谱纯，有条件购买 LC-MS 级别，建议购买品牌产品。纯水需要使用超纯水级别＞18.2M。所有使用的盐类，必须为可挥发盐。

2. 进样前需用 0.22μm 以下孔径的微孔滤膜过滤。样品浓度最好不要太高。

3. 仪器使用与条件优化

（1）如果紫外检测器或 DAD 检测器与电导检测器或电化学检测器联用的话，CAD 检测器必须是最后一个。

（2）如何让 CAD 达到最佳检测效果　基线噪音和漂移与流动相中的非挥发性物质浓度关系很大；应使用纯度高的溶剂，流动相中尽量使用低浓度盐，使用柱流失小的色谱柱，尽量减少污染的引入，以上这些基本上是与 LC-MS 相似的色谱条件。

（3）流动相中的添加剂会与离子型化合物和杂质反应，从而引起噪音的升高；在使用梯度洗脱时，由于流动相的组成在变化，基于雾化机制的检测器响应值会因流动相组分挥发性不同而变化，为了达到更好的响应一致性，可以采用反梯度补偿；在可以达到检测灵敏度时尽量使用低的蒸发温度。

（4）避免使用柱流失高的色谱柱，使用柱流失高的色谱柱会降低 CAD 灵敏度。过大的柱外体积引起峰展宽，会使 CAD 灵敏度降低，应尽可能降低柱外效应。

（5）建立仪器方法时，针对待测物选择适宜的幂函数进行线性拟合进行定量，可以增加线性动态范围，减小峰宽并改善峰不对称性，并可降低待测物的定量限的峰的信噪比。但应该强调的是，幂函数值的设置应针对线性化响应而不是为了改善峰形或夸大高水平标准的信噪比值。

（6）因电雾式检测器为非线性检测器，使用 CAD 测定检测限和定量限时，确保围绕信噪比为 3 和 10 的典型指标分别对分析物分析确定，而不能通过中等浓度的信噪比进行外推。

（7）长时间使用后，雾化针如出现污染或者毛细管变长的情况，可尝试更换雾化针提高灵敏度。

（8）本操作规程仅针对变色龙 Chromeleon 控制的电雾式检测器，对于通过第三方软件控制的电雾式检测器的使用，请咨询第三方软件工程师。

二、仪器维护与保养

1. 只有当检测器处于良好状态并得到适当日常维护时，才能获得最佳检测器性能、正常使用寿命和准确的结果。因此，务必保证液相色谱仪器有专人保管、专人使用，应有使用记录（包括样品类型、系统压力、有无漏液等异常现象等的记录）。

2. 仪器日常应保持无尘。

3. 分析过程中的冲洗

（1）在探测器气流打开的情况下定期冲洗检测器。使用缓冲溶液或其他添加剂时，建议每天使用不含添加剂的相溶溶剂冲洗检测器。

（2）使用具有最佳溶解度特性的溶剂，用于所讨论的分析方法的样品基质和分析物。

（3）如果使用比方法溶解性更强的溶剂进行冲洗，请先将检测器与系统流路断开，然后用较大体积的流动相冲洗并引至废液（例如，20 柱体积）。然后将探检测器重新连接到系统流路，打开气流并重复冲洗。

（4）冲洗检测器时，使用 35℃的蒸发温度设置（35℃或者 50℃，RS 型号可以具体设定到比室温高 5~100℃）。

4. 检测器长时间不用，应该冲洗干净后，用堵头堵死密封保存。

5. 雾化器喷头非特殊状况，严禁取下。

6. 入口安装的不锈钢过滤器，用来阻止柱流失的填料进入雾化器。如果发生压力过大，及时更换。

7. CAD 检测器不同于其他检测器，必须每年更换 PM KIT。仪器需要每年做维护，否则将严重影响检测器寿命。

8. 当仪器出现异常（漏液、基线噪音大、系统压力高等），应立即咨询厂家的工程师。如果系统有出错，记录出错信息，并且将出错信息告知工程师。

9. 如果仪器配套使用的是单机版软件，定期（每月或每季度）备份软件中的数据至其他物理存储介质，防止电脑故障导致数据丢失。

10. 要成功维护和维修程序，应遵循以下规则和建议。

（1）在开始维护或维修程序之前，请按照指示关闭检测器。

（2）仅使用赛默飞世科技（中国）有限公司专门授权且符合检测器要求的更换部件。

（3）按照所有说明逐步操作，并使用相应的推荐步骤。

（4）在打开流路以更换系统中的毛细管之前，请关闭泵流量并等待系统压力降至零。

（5）比较脏的成分会污染色谱系统。污染导致模块和整个系统的性能不佳，甚至可能导致模块和系统损坏。因此应始终戴适当的手套；仅将组件放在干净，不起毛的表面上；保持工具清洁；仅使用无绒布清洁。

（6）如果需要返回检测器以进行维修站维修，请在维护工程师指导下从系统堆栈中卸下检测器，按指导说明进行操作。

起草人：王常禹　刘永成（黑龙江省食品药品检验检测所）
复核人：张敏（吉林省药品检验所）

第十二章　电雾式　检测器

第十三章　全自动纯化系统（制备液相）

色谱是根据混合物中各组分的化学特性对其进行分离的一种分离方法。制备型（Prep）色谱或纯化色谱则是指利用色谱方法分离出一定量达到足够纯度的化合物用于后续实验或处理的色谱方法。制备液相色谱（LC）纯化系统的配置与一般液相色谱系统相同，但增加了馏分收集器。样品混合物被进样至色谱柱，色谱柱根据组分特有的化学或物理性质对其进行分离。检出组分时，系统会将其输送至废液，或者进行收集用于后续实验。洗脱液收集操作既可由分析人员在组分洗脱时通过简单的手动方式完成，也可以全自动进行，在自动收集操作中，检测器信号会触发馏分收集器将液流输送至收集容器中。输送至收集容器的馏分纯度取决于分离过程中化合物与其他邻近洗脱杂质的分离度。

第一节　制备液相色谱仪的结构及工作原理

一、仪器结构

全自动纯化系统（制备液相）由泵、检测器、样品管理器/馏分收集器以及数据采集、处理（计算机、操作软件）等部分组成，见图 13-1。

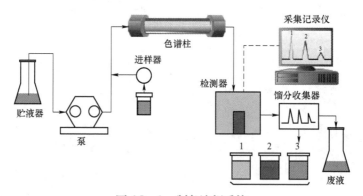

图 13-1　制备液相系统

二、工作原理

高效液相色谱法是色谱法的一个重要分支，以液体为流动相，采用高压输液系统，将具有不同极性的单一溶剂或不同比例的混合溶剂、缓冲液等流动相泵入装有固定相的色谱柱，在柱内各成分被分离后，进入检测器进行检测，从而实现对试样的分离分析，并可将目标色谱峰进行收集。

第二节　岛津公司制备液相色谱仪的操作流程

一、工作站介绍

（一）启动

双击桌面主程序图标，进入 LabSolutions 登录界面，选择用户名和密码，点击"确定"进入主程序窗口。

（二）主程序菜单的图标说明

见图 13 – 2。

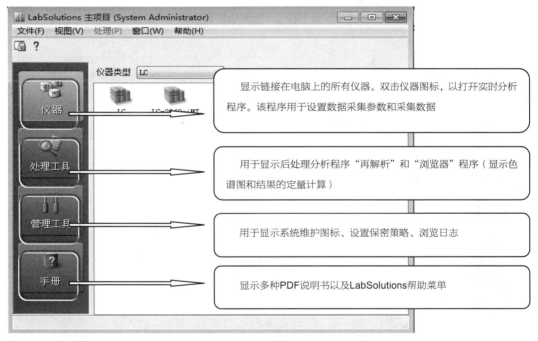

图 13 – 2　主程序界面

（三）离线编辑程序

在"仪器"项下，鼠标移至设备图标下，单击右键，打开"编辑分析"，脱机编辑方法文件和批处理表等数据采集参数，根据标准参数设置各项内容保存，见图 13 – 3、图 13 – 4。

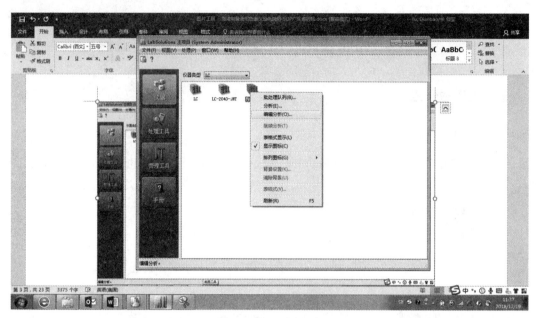

图 13-3　离线编辑程序 1

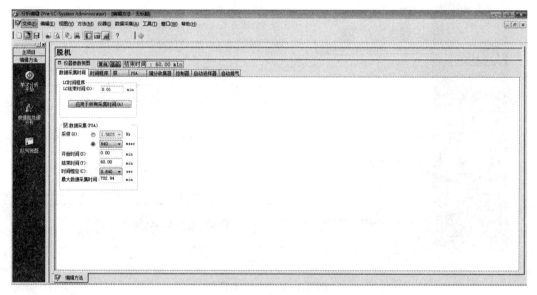

图 13-4　离线编辑程序 2

（四）窗口

以下描述以再解析分析程序窗口为例（图 13-5、图 13-6）。

第十三章　全自动纯化系统（制备液相）

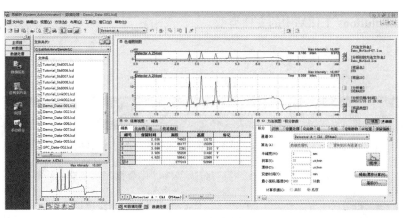

图 13-5　再解析窗口 1

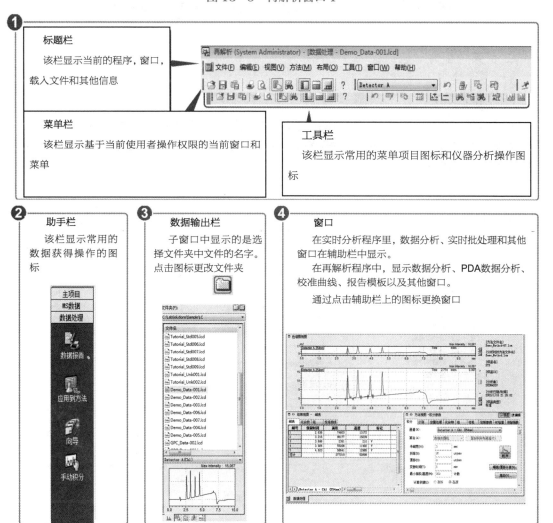

① 标题栏

该栏显示当前的程序，窗口，载入文件和其他信息

菜单栏

该栏显示基于当前使用者操作权限的当前窗口和菜单

工具栏

该栏显示常用的菜单项目图标和仪器分析操作图标

② 助手栏

该栏显示常用的数据获得操作的图标

③ 数据输出栏

子窗口中显示的是选择文件夹中文件的名字。点击图标更改文件夹

④ 窗口

在实时分析程序里，数据分析、实时批处理和其他窗口在辅助栏中显示。

在再解析程序中，显示数据分析、PDA数据分析、校准曲线、报告模板以及其他窗口。

通过点击辅助栏上的图标更换窗口

图 13-6　再解析窗口 2

（五）LabSolutions 工作站中的文件类型

见表 13-1。

表 13-1　文件类型

扩展名	名称	内容
.lcd	数据文件	具有色谱图、方法、报告格式批处理表等信息的文件
.lcm	方法文件	具有分析条件、化合物表、校准曲线等信息的文件
.lcb	批处理文件	具有批处理表和自动设定等设定信息的文件
.lsr	报告格式文件	用于打印数据结果的报告格式

二、系统配置与启动

（一）配置系统

在"仪器"项下，鼠标移至设备图标下，单击右键，进入"分析"窗口，在分析界面"仪器"菜单下的"系统配置"，进入系统配置界面。双击窗口下的"仪器（通讯设置）"（图 13-7、图 13-8）。分别设置，见表 13-2。

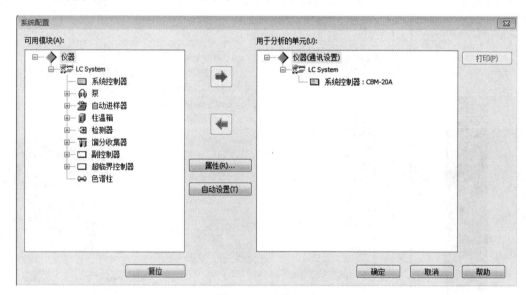

图 13-7　系统配置 1

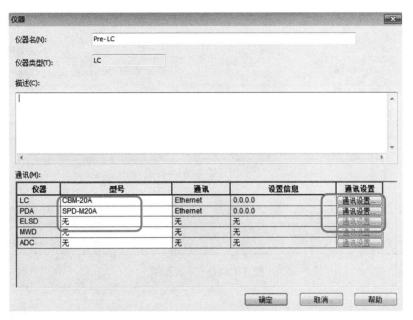

图 13-8 系统配置 2

表 13-2 通讯设置

仪器类型	联接模式
LC	CBM-20A
PDA	SPD-M20A/SPD-20A

单击"通讯设置"，选择连接方式为"Ethernet"，点击"列表"自动搜索设备的 IP，搜索完毕点击"确定"（图 13-9）。

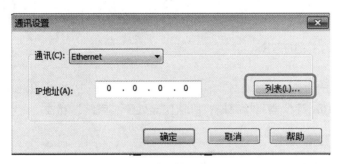

图 13-9 通讯设置

单击"自动设置"，以自动配置所有开启的与 CBM 相连的组件。点击"确定"配置完毕。

或者可以通过双击"可用模块"窗口中的组件，将其添加到右配置栏中（图 13-10）。

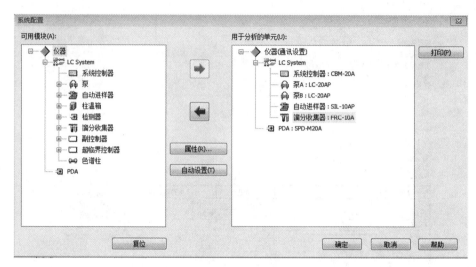

图 13-10　系统配置

（二）开机

完全开机是指仪器处于全部关闭的状态下，将仪器电源全部打开的开机方式。

1. 依次打开输液泵、检测器、自动进样和馏分收集器各设备的电源开关，系统控制器 CBM-20A 最后开。

2. 打开电脑，确认任务栏中"LabSolutions Service"图标为绿色（表 13-3）。

表 13-3　开机提示

图标颜色	表示情况	操作
绿色	正常	–
黄色	正在启动	请等待
红色	错误	请重新启动电脑

3. 双击桌面上的主程序图标。

4. 登录。

5. 打开实时分析程序。

6. 等待 FRC-10A 等仪器自检完毕，确认仪器处于"就绪"状态。

三、实时分析窗口操作

在 LabSolutions 工作站主程序窗口"仪器"界面下，选择并双击配置好的制备液相色谱仪器，进入实时分析窗口。

（一）新方法的建立

点击工具栏上的"新建方法文件"按钮，或者菜单栏"文件"→"新建方法文件"，当显示是否保存当前方法时，选择"否"（图 13-11）。

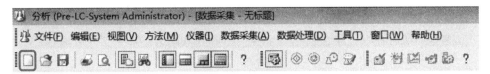

图 13-11　新建方法

在"数据采集"界面下最大化"仪器参数"视图。

（二）信号采集时间参数设置

"仪器参数视图"中选择"高级"按钮，首先在"数据采集时间"选项卡中设置分析过程采集时间（图 13-12）。

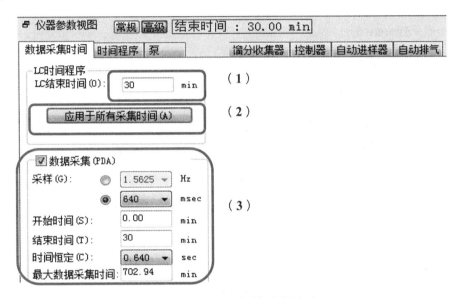

图 13-12　信号采集参数设置

1. 设置液相时间程序运行时间。

2. 应用上述时间设置到所有的采集时间同步。

3. PDA 检测器的采集参数设置，包括采样频率、开始和结束采集的时间设置及时间常数设置。

（三）自动进样器设置

选择相应的样品架，其余选择"默认"（图 13-13）。

（四）输液泵参数设置

1. "泵"选项卡下，选择输液泵工作模式"模式（O）"为"二元高压梯度"，再设置"总流速"和初始状态时"泵 B 浓度"。

2. 压力限制设置。柱子的最大柱压（压力范围）在其使用说明书中标明，设置压力上限，当超压时自动停泵以便保护柱子。设定压力下限，当流动相用尽或管路泄漏以至系统压力低于设定的最低压力时停泵报警（图 13-14）。

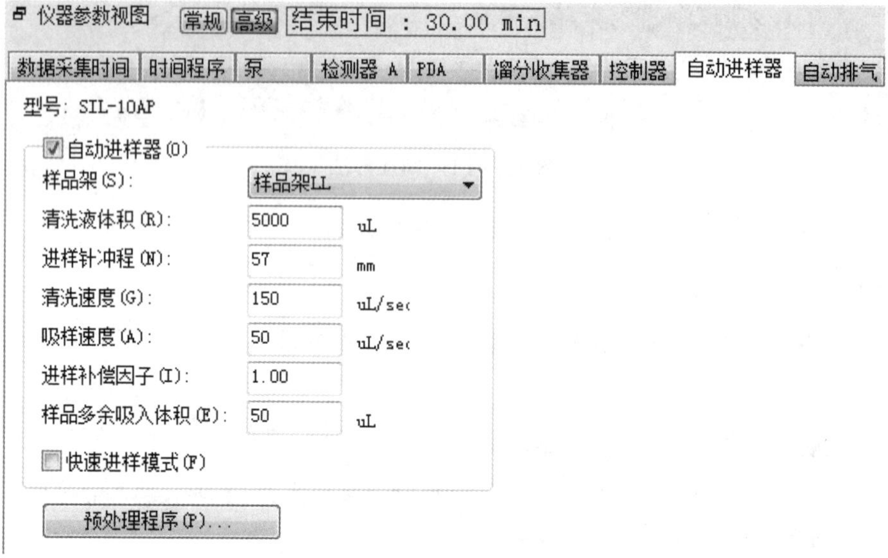

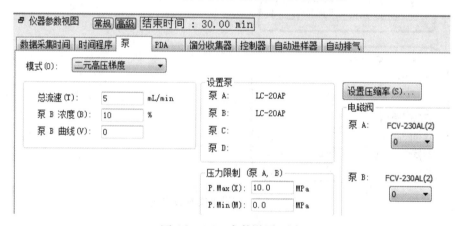

图 13-13　信号采集参数设置 - 自动进样器

图 13-14　参数设置 - 泵

注意： 压力下限默认设置为 0.0，此时将不启动低压报警。

3. 压缩比设置。分别选择 A、B 两项流动相，系统自动设置对应的压缩比（图 13-15）。

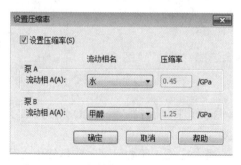

图 13-15　参数设置 - 泵 - 设置压缩率

4. 电磁阀用于设置制备中使用的流动相（图 13-16）。

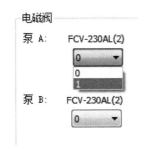

图 13-16　参数设置-泵-设置电磁阀流路

（五）制备时间程序

选择"时间程序"进入制备时间程序设置（图 13-17）。

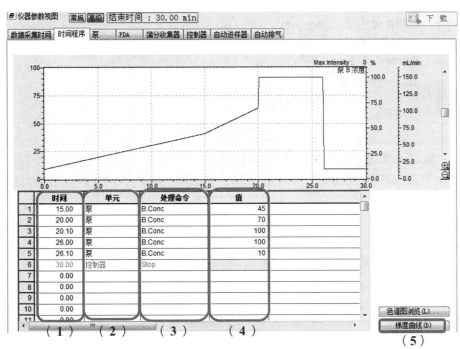

图 13-17　参数设置-时间程序

1. 设定命令时间。
2. 选择操作单元。
3. 设定选择单元命令。
4. 设定命令参数。
5. 参数设定后点击梯度曲线，可以看到设定的梯度曲线等信息，以便核对。

注意：梯度设置的初始流速和浓度在"泵"选项卡下设定。

（六）紫外/可见检测器设置

见图 13-18。

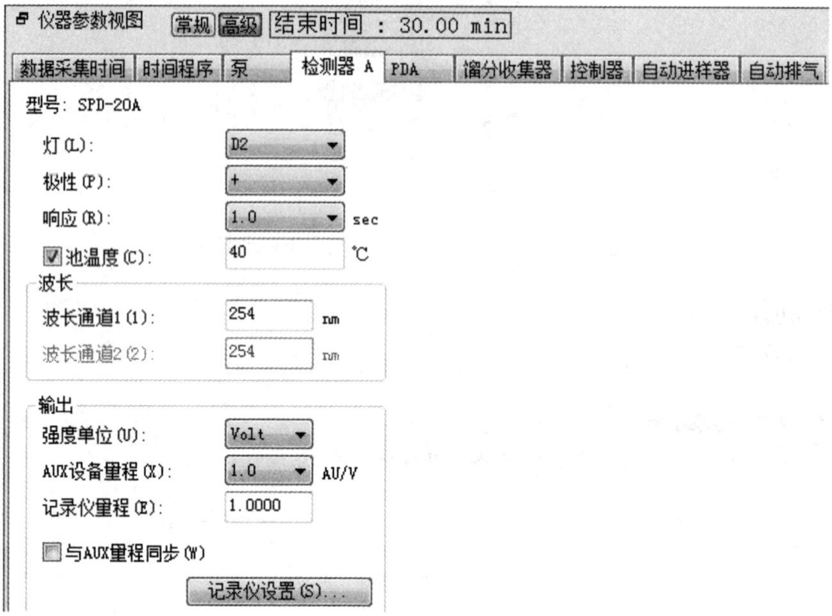

图 13-18 参数设置-检测器 A（紫外）

注意：双波长模式开启步骤：进入实时分析窗口中助手栏"系统配置"页面，找到已经加入硬件列表中的紫外检测器，双击打开属性对话框，如图 13-19 中勾选"双波长模式"开启。

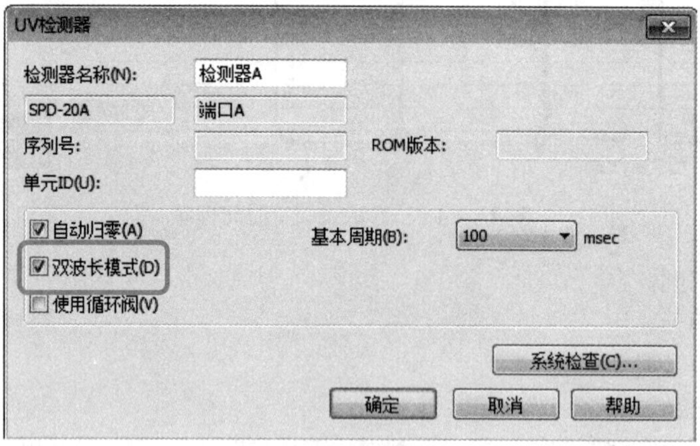

图 13-19 参数设置-检测器 A（紫外）-双波长设置

（七）二极管阵列检测器设置

模拟信号输出设置。二极管阵列检测器作为触发收集导向时，需要设定具体的检测波长。当收集信号连接在通道 1 时，在"通道 1"中设定波长（图 13-20、图 13-21）。

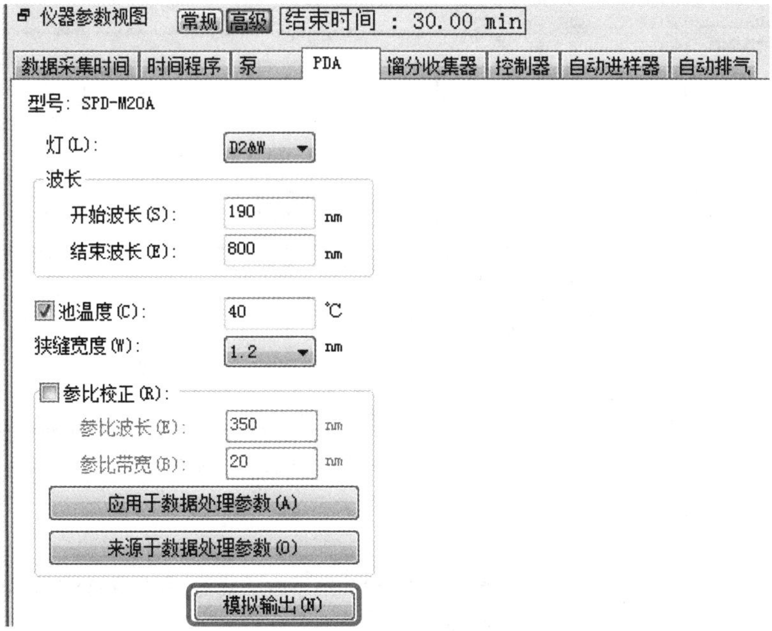

图 13-20 参数设置-PDA

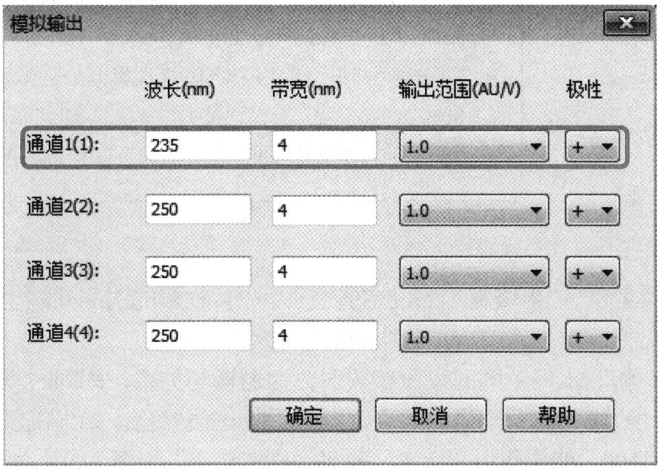

图 13-21 参数设置-PDA 信号模拟输出

四、馏分收集器（FRC-10A）设定

（一）基本参数设置

进入仪器参数视图选择"馏分收集器"选项卡（图 13-22）。

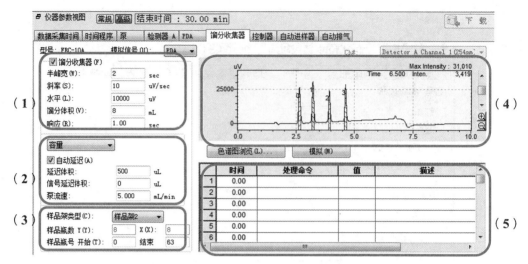

图 13-22 参数设置-馏分收集器主界面

1. 收集基本参数

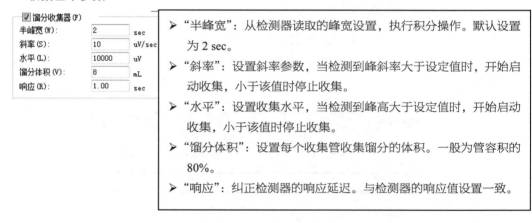

> ➤ "半峰宽"：从检测器读取的峰宽设置，执行积分操作。默认设置为 2 sec。
> ➤ "斜率"：设置斜率参数，当检测到峰斜率大于设定值时，开始启动收集，小于该值时停止收集。
> ➤ "水平"：设置收集水平，当检测到峰高大于设定值时，开始启动收集，小于该值时停止收集。
> ➤ "馏分体积"：设置每个收集管收集馏分的体积。一般为管容积的 80%。
> ➤ "响应"：纠正检测器的响应延迟。与检测器的响应值设置一致。

注意：

（1）为避免收集异常，"半峰宽"的设定值最小为 2。收集的时间间隔也由该值决定，如果使用时间程序设定命令间隔为 0.01min，则该值不得大于 5。

（2）当"斜率"和"水平"同时设置参数时，为逻辑与关系，即同时满足"斜率"和"水平"的条件时才启动收集，有一个值低于设定参数时收集便停止。如果仅以"斜率"收集，则"水平"值设定为 -4500；如果仅以"水平"收集，则"斜率"设置为 0。为防止收集异常，"水平"值设定需 >1000μV。

2. 收集延迟设置

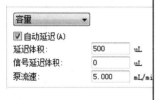

> ➤ 收集延迟计算方式可选择延迟体积"容量"和"延迟时间"两种方式，为了方便测算，一般使用延迟体积"容量"。
> ➤ "自动延迟"：勾选后，工作站按照输液泵"泵"选项卡下设定的流速"总流速"和此处设定的"延迟体积"自动计算延迟时间。
> ➤ "延迟体积"：检测器流通池的中心到馏分收集头末端之间的容积。
> ➤ "信号延迟体积"：串联检测器的情况下，两个检测器间的延迟。

注意：勾选"自动延迟"，自动根据输液泵设定的总流速计算延迟时间，不用设置"流速"，方便使用流速不同的方法，建议勾选使用。

3. 馏分收集管设置

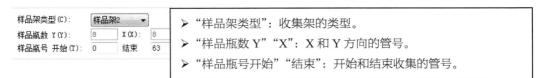

> "样品架类型"：收集架的类型。
> "样品瓶数 Y""X"：X 和 Y 方向的管号。
> "样品瓶号开始""结束"：开始和结束收集的管号。

注意：

（1）根据实际使用收集架型号选择对应的样品架类型，以避免收集错误造成馏分损失。

（2）使用岛津标准的"样品架 1"～"样品架 5"时，"样品瓶数 Y""X"不可更改。

（3）收集管号"样品瓶号开始"默认为 0，即每次收集均从 0 号管开始。当该值设置为 −1 时，收集开始管数将延续上一次收集结束时的管号。

4. 馏分收集模拟　　见图 13-23。

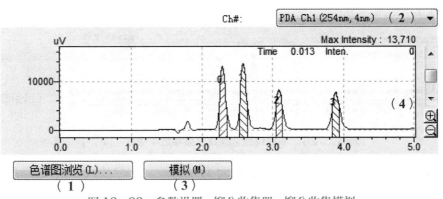

图 13-23　参数设置−馏分收集器−馏分收集模拟

馏分收集模拟对设置的参数对收集的影响进行模拟，操作如下。

（1）加载需要进行模拟的数据文件。

（2）根据需要选择检测通道。

（3）点击模拟。

（4）观察预测的馏分收集结果。

注意：实际制备分离进行时由于基线漂移等因素造成实际收集结果与模拟有差异时，需通过调整设置使实际收集更趋合理。

5. 馏分收集时间程序　　见图 13-24。

通过收集时间程序，可以实现多条件的收集方式。

（1）设置时间程序的时间节点，设置范围 0.33 ～ 9999.9 分钟。

（2）收集命令。

（3）命令参数。

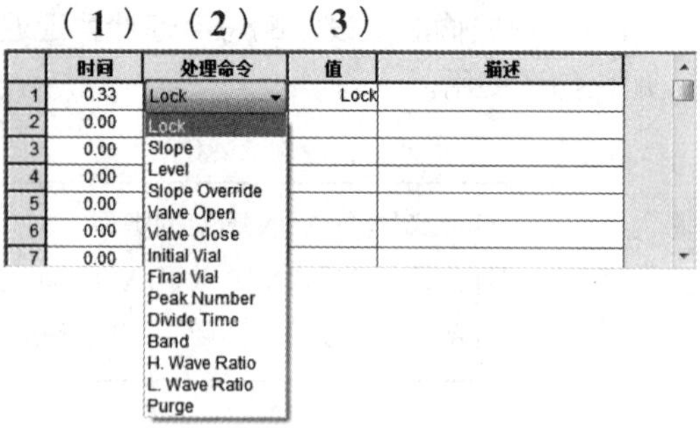

（1）　（2）　（3）

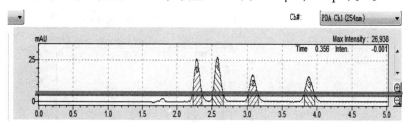

图 13-24　参数设置-馏分收集器-时间程序中-Band

注意：

①收集时间程序只在设定的时间节点范围内起作用。

②收集时间程序的优先级高于收集基本参数、收集延迟设置中的设置。

（二）馏分收集参数中命令的应用

1. Level 收集　见图 13-25。设置 Level 为 5000μV，Slope 为 0。

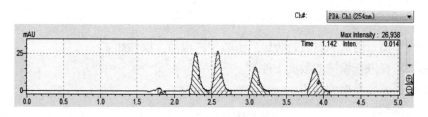

Level 5000 μV

图 13-25　参数设置-馏分收集参数中命令-Level

2. Slope 收集　见图 13-26。设置 Slope 为 500μV/sec，Level 为-4500μV。

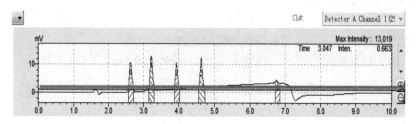

图 13-26　参数设置-馏分收集参数中命令-Slope

3. Level 和 Slope 收集　见图 13-27。设置 Slope 为 200μV/sec，Level 为 2000μV。

图 13-27　参数设置-馏分收集参数中命令-Level 和 Slope

4. 时间程序的应用

（1）Lock　见图 13-28。基本参数设置 Slope 为 500μV/sec，Level 为 3000μV。

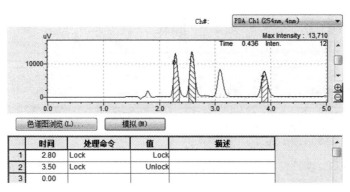

图 13-28　参数设置-时间程序参数中命令-Lock

（2）Slope 和 Level　见图 13-29。目的在到达时间节点时替换之前基本参数设置的 Slope 或 Level。

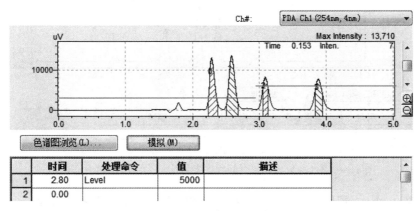

图 13-29　参数设置-时间程序参数中命令-Slope 和 Level

（3）Slope override　如图 13-30 所示，当出现平头峰时，斜率的变化将低于设定的 Slope，在原有设定 Slope 为 500μV /sec 情况下，收集会出现停止。设置"Slope Override"为 100000，即当峰高高于 100000μV 时，Slope 将不起作用，满足"Level"设定便可以收集。

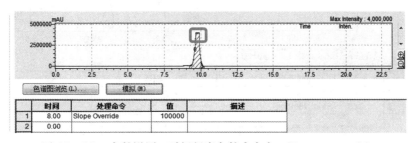

图 13-30　参数设置-时间程序参数中命令-Slope override

（4）Valve Open 和 Valve Close　见图 13-31。在设定的"Valve Open"和"Valve Close"时间点之间，收集阀打开，无条件收集。

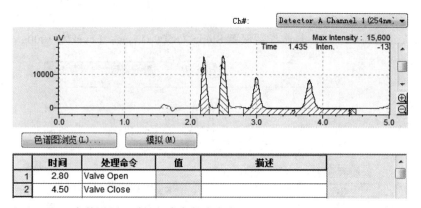

图 13-31　参数设置-时间程序参数中命令- Valve Open 和 Valve Close

（5）Initial 和 Final　见图 13-32。根据时间重新制定收集的起止管数。

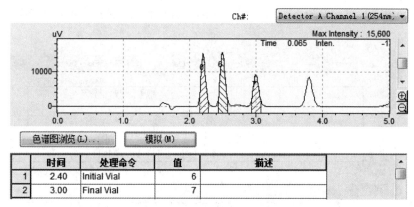

图 13-32　参数设置-时间程序参数中命令-Initial 和 Final

（6）Peak number　见图 13-33。收集在设定的时间点后峰号匹配的色谱峰。

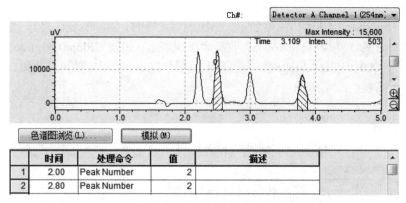

图 13-33　参数设置-时间程序参数中命令-Peak number

（7）Divide time　见图 13-34。将设定时间后距离最近的峰，按照设定的"Divide Time" 0.05 分钟分管收集，即收集 0.05 分钟后切管收集。参数范围 0.05～9999.99 分钟。

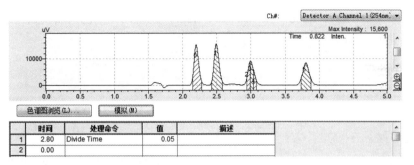

图 13-34　参数设置-时间程序参数中命令-Divide time

（8）Band　见图 13-35。在设定的时间 T_0 后，当检测到满足收集条件的色谱峰时开始计时，到 t_1 时为 Band1，再经过 t_2 时间（即为 band 值）后为 Band2，依次产生 Band3，Band4。收集特点为 Band1、Band3 收集，Band2、Band4 不收集，即奇数 Band 收集，偶数 Band 不收集。

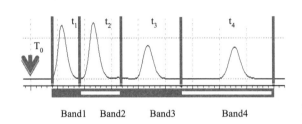

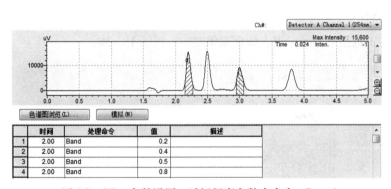

图 13-35　参数设置-时间程序参数中命令-Band

（9）Purge　见图 13-36。设定冲洗馏分收集头时间，参数范围 0～300 秒。

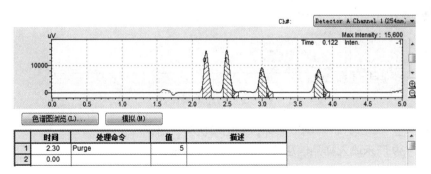

图 13-36　参数设置-时间程序参数中命令-Purge

（10）其他 "H.Wave Ratio"和"L.Wave Ratio"为采用比例色谱图模式收集时设定的上限和下限。

五、单次进样

（一）进样前准备

见图 13-37。

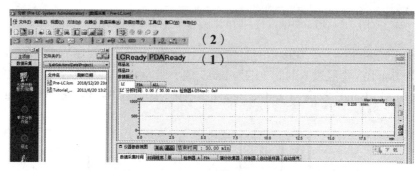

图 13-37　进样前准备

1. 观察仪器联机各单元均在"Ready"状态时可以进行进样分析。
2. 打开液相控制，开启输液泵，系统平衡。

（二）单次进样

单击助手栏下数据采集图标进入数据采集窗口，见图 13-38。

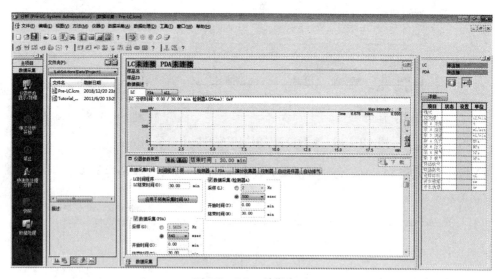

图 13-38　采集窗口

单击助手栏"单次分析开始"图标，弹出单次分析对话框。

如图 13-39 所示填入样品信息等内容，图中标示的为必填项目。

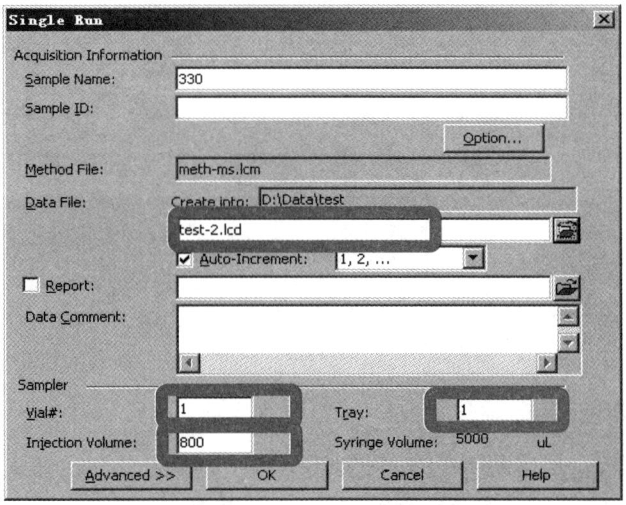

图 13－39　样品信息窗

制备进行过程中，随时可以单击助手栏"Stop"按钮停止信号采集。

（三）显示设置

当有色谱峰被收集时，色谱图可以实时显示出来，见图 13－40。

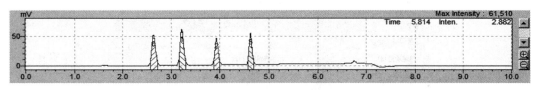

图 13－40　色谱显示窗

可以通过在色谱图空白处单击鼠标右键选择"色谱图属性"，如图 13－41 所示勾选"馏分标记""馏分样品瓶号"。

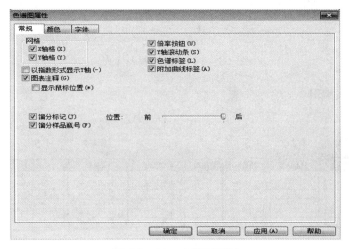

图 13－41　色谱图属性

（四）手动收集

可以点击工具栏中手动收集按钮随时开始馏分收集，再次点击停止收集并切换下一管，见图 13－42。

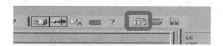

图 13－42 手动收集

六、批处理进样

（一）显示批处理表格

进入实时分析界面，点击助手栏的"批处理分析"图标显示批处理表（图 13－43）。

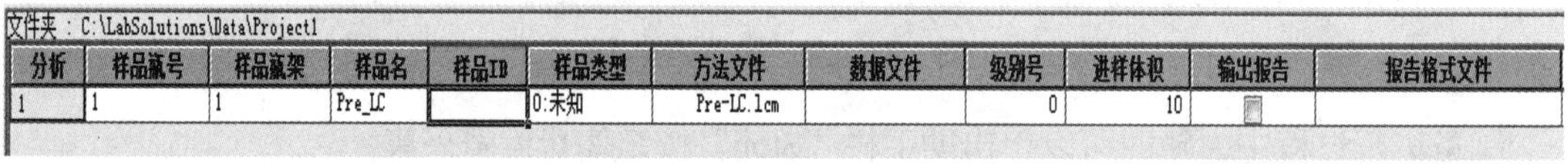

文件夹：C:\LabSolutions\Data\Project1

分析	样品瓶号	样品瓶架	样品名	样品ID	样品类型	方法文件	数据文件	级别号	进样体积	输出报告	报告格式文件
1	1	1	Pre_LC		0:未知	Pre-LC.1cm		0	10		

图 13－43 批处理分析表

在批处理表空白处单击鼠标右键，选择"表样式"，根据需要可对批处理表显示状态进行编辑，见图 13－44。

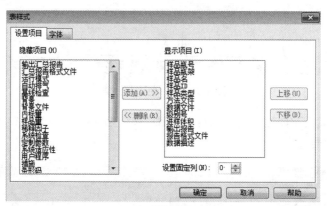

图 13－44 批处理表样式

（二）批处理表编辑

见图 13－45。

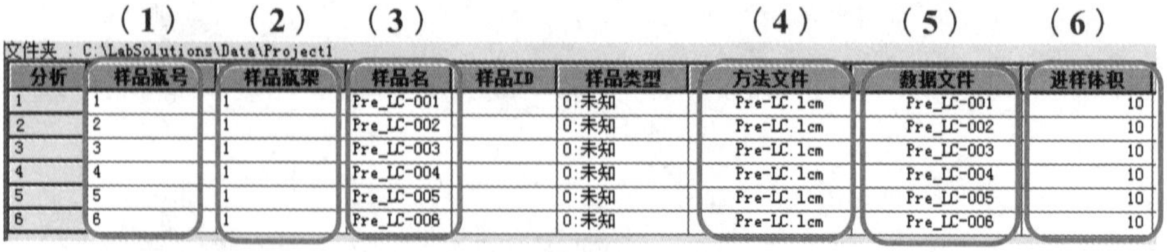

文件夹：C:\LabSolutions\Data\Project1

	（1）	（2）	（3）			（4）	（5）	（6）
分析	样品瓶号	样品瓶架	样品名	样品ID	样品类型	方法文件	数据文件	进样体积
1	1	1	Pre_LC-001		0:未知	Pre-LC.1cm	Pre_LC-001	10
2	2	1	Pre_LC-002		0:未知	Pre-LC.1cm	Pre_LC-002	10
3	3	1	Pre_LC-003		0:未知	Pre-LC.1cm	Pre_LC-003	10
4	4	1	Pre_LC-004		0:未知	Pre-LC.1cm	Pre_LC-004	10
5	5	1	Pre_LC-005		0:未知	Pre-LC.1cm	Pre_LC-005	10
6	6	1	Pre_LC-006		0:未知	Pre-LC.1cm	Pre_LC-006	10

图 13－45 批处理表编辑

1. 填入每个样品的管号。
2. 填入样品瓶架号。
3. 填入样品名。
4. 用于制备分离的分析方法。
5. 数据文件。
6. 进样体积。

七、制备结果的查看

在 LabSolutions 主窗口界面选择"再解析"，双击进入以查看制备结果，见图 13-46。

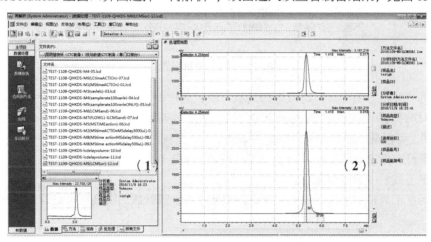

图 13-46　结果的查看

1. 数据管理器中选择需要查看结果的数据文件，双击打开。
2. 每个收集管标示出了管号，方便挑管。

八、关机

关机操作分为常规关机和自动关机。平时制备分离工作结束后可采用自动关机方式。若只是短时间不使用仪器，可选择自动关机待机方式，具体如下。

（一）常规关机

数据采集结束后，点击实时分析窗口工具栏中"仪器开与关"按钮，关闭液相系统流动相、检测器、馏分收集器等单元，最后直接关闭 LabSolutions 工作站实时分析窗口，退出工作站并关闭电脑及各硬件单元的电源。

（二）批处理后自动关机

点击助手栏实时批处理"批处理分析"图标进入实时批处理界面，再点击助手栏中的"设置"按钮。

在弹出的"设置"对话框中点击"关机"标签，如下所示设置自动关闭分析仪器的条件，然后点击"确定"，见图 13-47。

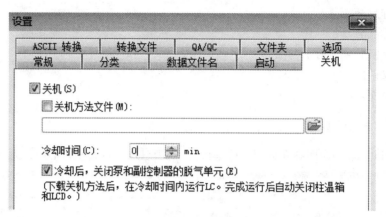

图 13-47 关机设置

1. 勾选"关机方法文件"可以选择关机方法，通过点击文件图标更改方法的路径。

2. "冷却时间"为分析仪器关闭前将关机方法下载到仪器之后，仪器以关机方法中的参数运行的时间，可根据当前方法文件的条件设置。

3. 如果没有指定方法文件，分析仪器将按照当前下载的方法参数关机。

4. 点击工具栏中的保存按钮。

5. 也可在工具栏中点击"关机"按钮，如上方法设置参数后则会在批处理表运行结束执行关机操作。

第三节　Waters 自动纯化系统的操作规程

一、开机

打开计算机电源，进入 Windows 操作系统，打开检测器（MS or/and UV）、馏分收集器 2767、泵 2545，待仪器通过自检。

二、软件操作规程

（一）登录软件

双击桌面"MassLynx V4.1"图标进入软件运行样品界面（图 13-48）。界面的最左边包括了本仪器使用到的两个主要模块控制程序："Instrument"和"FractionLynx"。

（二）连接馏分收集器

点击"FractionLynx"项下的"Collection Control"。点击"Activate"工具键，待仪器显示"Ready"状态。点击"Control"下拉列表中的"Reset Beds"，设置收集位置从第一根试管开始收集（图 13-49）。

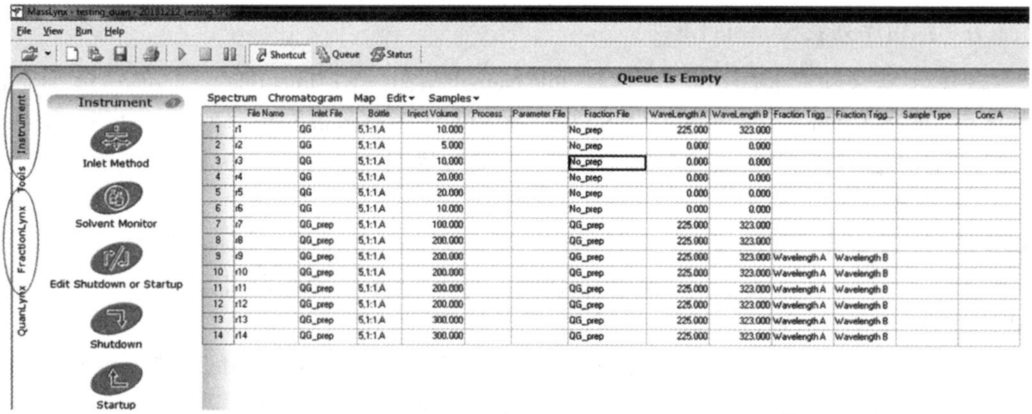

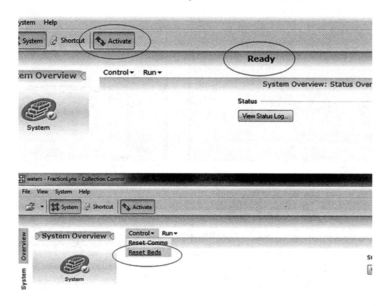

图 13-48　"MassLynx V4.1"窗口界面

图 13-49　"FractionLynx"窗口界面

（三）质谱条件设置（若有质谱检测器）

双击"MS Tune"，在调谐界面进行质谱参数的设置：打开氮气（点击"API"图标），设置"毛细管电压（Capillary）""锥孔电压（Cone）""源温（Source Temp）""脱溶剂温度（Desolvation Temp）"等，点击"Operate"图标，右下角图表转为绿色，代表质谱已就绪。

（四）新建项目文件 Project File

点击工具栏中的"File"，在下拉列表中选择"Project Wizard"，在弹出的对话框中选择"Yes"，输入"Project"名称，"Description"（可根据需要选择是否填写），点击"下一步"，选择"Create using existing project as"，在"Browse"中选择"Default.PRO"，点击"OK"。

如已建"Project"，则打开自己的"Project File → Open Project → Yes"，选择自己的"Project"，点击"OK"即可。

（五）编辑序列表 Sample List

制备样品常用的序列表中包括：文件名"File Name"，液相方法"Inlet File"，样品瓶位置"Bottle"，进样体积"Inject Volume"，质谱方法"MS File"，收集方法"Fraction File"，质谱检测离子"Mass A、B、C"，紫外检测波长"Wavelength A、B、C"，收集触发"Fraction Trigger 1、2、3"等。

1. 编辑液相方法 ①在"Inlet File"方法框中任选一方法，点击鼠标右键，选择"Edit"。②编辑洗脱方法：点击"Inlet"，在弹出的对话框中编辑液相洗脱方法（图13-50）。③编辑进样器信息：点击"Autosampler"，选择进样流路，左侧为分析，右侧为制备（图13-51）。④编辑紫外方法：设定扫描波长和速率，注意运行时间与液相时间一致（图13-52）。⑤保存"Inlet File"：在"File"下拉列表中选择"Save as"进行保存。⑥调用"Inlet File"：在"Inlet File"方法框点击鼠标右键，选择"Browse"，在"Inlet File"对应的方框内双击鼠标，进行选择。

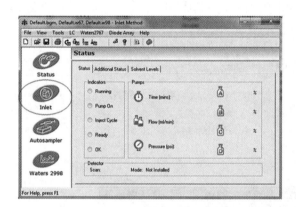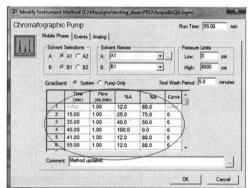

图13-50 液相色谱泵"Inlet Method"窗口界面

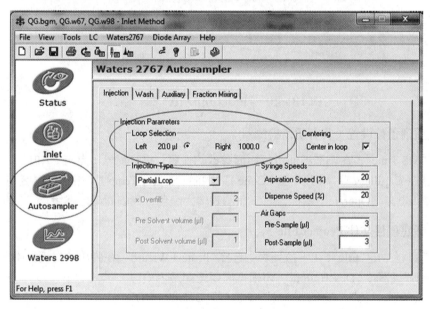

图13-51 自动进样器"Autosample"窗口界面

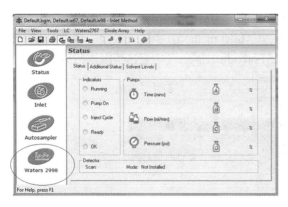 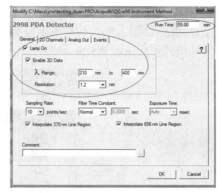

图 13-52　紫外"Waters 2998"窗口界面

2. 进样位置设置"**Bottle**" 可直接手动输入，也可以点击鼠标右键，在下拉列表中选择 "AutoSampler"，在弹出的"Bed Layout"对话框中选择（图 13-53）。

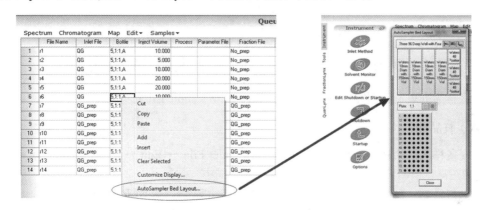

图 13-53　自动进样盘"AutoSampler Bed Layout"窗口界面

3. 编辑质谱方法　①在"MS File"方法框中任选一方法，点击鼠标右键，选择"Edit"。②设置：选择"MS Scan"，输入 Mass 扫描范围、扫描模式（正离子或负离子）和扫描时间（与液相时间一致）。③保存：编辑完成后，"File → Save as → 文件名"。④调用：在"MS File"方法框点击鼠标右键，选择"Browse"，"MS File"对应的方框内双击鼠标，进行选择。

4. 编辑馏分收集方法　①在"Fraction File"方法框中任选一方法，点击鼠标右键，选择"Edit"。②设置：分别对收集方法对话框"FractionLynx Method"中的各个参数进行设置，主要包括"General""Timing""Volume""PDA""ES⁺""ES⁻"等（图 13-54）。③保存：编辑完成后，"File→Save as→文件名"。④调用在"Fraction File"方法框点击鼠标右键，选择"Browse"，"Fraction File"对应的方框内双击鼠标，进行选择。

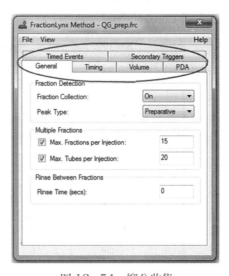

图 13-54　馏分收集 "FractionLynx Method"窗口界面

5. 输入其他参数 见图 13-55。①输入需要检测的目标峰"Mass"（可以输入多个，MassA、B、C、D 等）。②输入需要检测的紫外波长（与"Inlet method"中波长设定一致）。③选择需要按照何种模式（质谱或紫外）触发收集，在"Fraction Trigger"中双击可以进行选择。

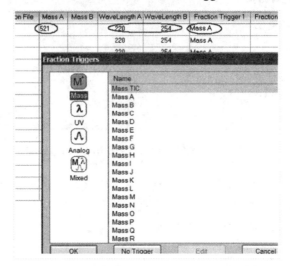

图 13-55 馏分触发收集"Fraction Trigger"窗口界面

6. 保存序列表 编辑完成后，"File → Save as → sample list 名称"。

（六）样品测定

1. 制备样品前的柱平衡 右击所需运行的"Inlet File → Edit → Load Method"，确保仪器显示一切正常，所有图标显示绿色。

2. 运行样品 在编辑结束的"Sample List"中选中所需运行的样品列（可以一个，也可多个，整行显黑色），点击工具栏中运行键"▶"，选择"Acquire Sample Data"，点击"OK"即可开始。

3. 图谱显示 见图 13-56。可以同时查看到"MS TIC""紫外图谱 Wavelength""提取离子流图谱 ChroTool"以及每一个峰的收集结果，可以通过"Display"进行各种图谱显示设置。

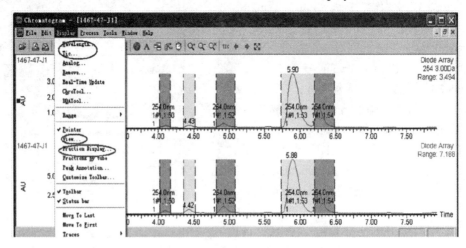

图 13-56 色谱图结果显示窗口界面

4. 自动关泵　运行完样品后自动关泵，点击"Edit Shutdown or Startup"，在弹出的对话框中勾选"Enable Shutdown after batch"，点击确认"OK"即可。

（七）关机程序

清洗系统及柱子（此时可以将质谱检测器切换至"Waste"），打开"MS Tune"，点击"Standby"，待"Source Temp"降低至 80℃以下时，关掉氮气，停掉流动相流速，关闭仪器电源（质谱检测器不关），退出 MassLynx 软件，关计算机。

第四节　仪器保养维护及故障诊断与排除

对于制备液相色谱仪，仪器的保养及故障诊断与排除与常规分析型液相色谱仪基本相同（可参考常规分析型液相色谱仪进行）。

一、仪器保养维护

1. 泵在使用缓冲盐时要清洗柱塞杆（即泵需配装有 10%异丙醇水溶液的清洗瓶）。

2. 选择合适的上样溶剂，保证样品充分溶解在溶剂中，上样前使用 0.45μm 滤膜过滤，避免不溶性颗粒进入色谱系统而堵塞管线。

3. 色谱柱要定期清洗，保证柱效及使用寿命。

4. 系统中不要长期保存水和盐，长时间不用时应将仪器所有部分全部更换为 70％以上的甲醇，避免细菌的滋生及盐的析出。

二、故障诊断与排除

（一）泵

故障：泵的进出口单向阀中的宝石球或球座受污染或密封不好。

故障表现形式：压力波动大或压力为零。

解决办法：

1. 打开排液阀，用注射器推异丙醇清洗。

2. 取下色谱柱，换上阻尼管，以异丙醇为流动相输液清洗。

3. 拆下进出口单向阀，放入异丙醇中超声清洗 15 分钟即可。

注：当泵压力很小或是为零的时候，也有可能是泵进了大量的空气，此时可使用注射器手动排气，然后导入流动相进行多次的自动排气，排除空气即可恢复正常的压力。

（二）在线过滤器

故障：堵塞。

故障表现形式：系统压力偏高。

故障判定依据：关闭泵的排液阀，断开出口管路，设定流速为每分钟 1.0ml，如此时压力＞0.3MPa，则堵塞。

解决办法：先后使用 5%稀硝酸、水和异丙醇分别超声清洗 15 分钟即可。

（三）色谱柱

对于制备柱，由于可能上样量较大带来色谱柱常常过载使用，因此需注意上样量不宜过大，同时分析完成后需使用强洗脱溶剂进行清洗，以保证色谱柱的柱效。

（四）紫外检测器

对于紫外检测来讲，主要关注检测器的流通池是否污染和灯是否老化。通常的判定方法：设定 250nm 波长，通甲醇或水，查看检测器控制面板中样品池和参比池的能量。仪器面板操作方法：面板 Function 进入 Monitor 即可查看。

表 13-4 紫外检测器各种情况下的能量值

	新仪器	A	B
SMPL EN	800	100	150
REF EN	900	800	150

当面板显示如表 13-4A 所示状态，则表示池子、透镜污染或流动相污染，此时若排除了流动相的污染，则是流通池受污染，需用针筒注入异丙醇，清洗样品池；如污染严重，拆开样品池，将透镜等放入异丙醇中清洗。若面板显示如表 13-4B 所示状态，则表明检测器的灯已老化，需要更换。

（五）馏分收集器（FRC-10A）

日常使用中，馏分收集器的故障较少，使用中要避免在馏分收集器工作的时候触碰样品架，进而导致机械臂故障。

还有，馏分收集器延迟体积通常在仪器安装完毕是一个固定的数值，因此在仪器使用过程中，不可以随意裁剪检测器至馏分收集器之间管路，导致延迟体积的改变，进而导致收集的馏分有误。

除此之外，方法参数中的馏分收集器命令设置的准确合理与否也是馏分收集的关键。

（六）进样后发现没有色谱峰出现或峰强度与预期相差甚远

原因 1：进样针的位置校准错误，导致样品完全没有进到或部分进到进样阀中。

解决方案：检查进样针进样是否正常。然后进一针 DMF（N，N-二甲基甲酰胺），看是否有色谱峰出现或色谱峰是否正常。

原因 2：样品管理器管路中出现气泡影响进样。

解决方案：检查强洗（T2）弱洗（T1）管路是否在液面以下，强洗弱洗溶液是否足够，检查所有管路的接头是否拧紧，冲洗系统，然后进一针 DMF，看是否有色谱峰出现或色谱峰是否正常。

（七）样品管理器不能通过初始化，进样针不停地清洗、找位置

原因 1：进样架或收集架设置的位置参数 "X，Y，Z" 有参数超过了仪器的范围。

解决方案：将进样架或收集架的位置参数调大或调小到正常范围，保存方法，然后再重启软件。

原因 2：样品管理器的有关部件坏了。

解决方案：更换样品管理器的有关部件。

（八）在"Waters 2767"样品管理器手臂的移动过程中出现"Fraction error"等错误

原因："Waters 2767"样品管理器手臂积累了大量的异物，导致手臂在移动过程中阻力超过仪器能承受的范围。

解决方案：用无尘纸将手臂的异物擦干净，然后用"Waters 2767"专用的润滑剂润滑。

（九）Waters 2767 不收集峰

原因："FractionLynx"参数设置有错误。

解决方案：检查"FractionLynx File"的相关参数；"Fraction Trigger"是否设置正确；目标 Mass 是否在"Mass Scan"范围之内。

起草人：钟木生（广东省药品检验所）

段营辉（厦门市食品药品质量检验研究院）

复核人：李锐（海南省药品检验所）

修虹（福建省食品药品质量检验研究院）

第十四章 全自动凯氏定氮仪

凯氏定氮采用标准的凯氏蒸馏法，通过消化装置在控温条件下使用浓硫酸和催化剂（按一定比例混合的硫酸钾和硫酸铜的混合物或其他适宜的催化剂）高温消化样品至澄清透明；样品消化后生成的硫酸铵加入浓碱液后经蒸馏系统蒸馏，使硫酸铵中被氢氧化钠分解后释放出的氨馏出，冷凝后利用一定量的硼酸吸收液以硼酸铵的形式吸收固定，吸收液用标准酸滴定，用指示剂指示、初始 pH 回滴或其他合适方法指示终点，依据标准酸消耗量即可计算出供试品中的含氮量。用于氮和粗蛋白质的含量分析。

第一节 格哈特凯氏定氮仪

一、仪器结构及原理

（一）消化炉

1. 仪器结构 消化炉由控制面板、基础加热单元、控制器、过温保护器、试管架、排气罩、凯氏消化管、过流开关、废气收集排放系统和冷却搁架等部分组成。

2. 原理 红外消化炉采用远红外高效快速加热，井式铝块消化炉采用整体具有特殊涂层的铝模块井式加热方式。

（二）凯氏蒸馏仪

不同型号全自动凯氏定氮蒸馏仪的工作原理一致，区别在于滴定系统的差异，分为外置滴定仪和内置滴定仪。内置滴定仪需电脑工作站软件控制，代表型号 VAP50S；外置滴定仪由蒸馏仪控制，代表型号 VAP450。

1. 仪器结构

（1）**VAP450 全自动凯氏蒸馏仪** 由控制面板、内置的供液组件、排液组件、蒸馏组件、监测组件和外置的滴定组件等部分组成。

（2）**VAP50S 全自动凯氏蒸馏仪** 由控制面板、蒸馏装置、在线滴定装置、陶瓷微量进样泵、过温保护器及各溶液接入口、连接接口和排液口等部分组成。

2. 原理 全自动凯氏定氮蒸馏仪通过程序调节蒸汽功率，控制蒸馏时间，自动控制试剂添加，监测冷凝系统，利用起始 pH 回滴技术自动滴定，结果自动显示，实验过程全程监控。

二、蒸馏测定系统的操作规程

（一）格哈特 TT 红外消化炉

1. 打开仪器开关。

2. 控制面板显示"Pr.1"和"H2"，其中"Pr."表示程序编号，"H2"表示加热步骤，按下"Prog"键，"Prog"显示屏出现闪烁，按住"+"或"−"键调整加热功率，直到需要的加热功率，一般设定为 80%。

3. 设定完加热功率后，按下"Time"键，加热功率自动保存，同时"Time"显示屏出现闪烁，按住"+"或"−"键直到需要设定的加热时间。

4. 设定完时间后再按"Prog"键，进入第二步的编程，第一步程序的加热参数自动保存。可以根据需要重复以上步骤继续编制加热步骤。

5. 全部加热步骤设定完成后，需增加如下程序作为结束步骤：在"Time"中设定"000"分钟，再按一下"Prog"。

6. 将凯氏消化管放入消化管架中，按要求加入适宜的催化剂和定量的样品，添加适宜量体积的硫酸。

7. 将消化管架连同消化管一起放入加热室中，移除滴漏盘，将排废罩小心的放置到消化管架上。

8. 打开气体排废装置水龙头。

9. 通过按键"+"或"−"选择设置好的消化程序。

10. 按"run"键来启动程序：这时能看到显示器交替闪烁，"Pro"显示的是实际的加热功率，"Time"显示的是当前步骤倒计时剩余时间。

11. 当程序完成时，将听到一个简短的哔哔声，"Time"显示的是"End"，将试管架提到仪器支架上进行冷却，在冷却阶段，排气设备必须保持运转，即回流水保持常开。

12. 冷却阶段结束后，将排废罩放在仪器上方的支架上，将滴盘放在排气罩下方，取出消化管架，样品待分析，关闭回流水，关机。

（二）格哈特井式铝块 KT 消化炉

1. 创建方法

（1）打开控制器，使用"上"和"下"按钮定位到"创建方法"图标，按下"OK"按钮激活该选项。

（2）使用"上"和"下"按钮输入一个数字给程序命名，命名后按"OK"按钮进入下列方法设定界面。

（3）通过控制面板上的"上""下""OK"键输入所需消化温度、消化时间、消化加热功率，自动控制升降，自动控制涤气系统。如需创建一个多级程序，按下"右"导航按钮，第二个加热阶段的程序窗口打开。不需添加更多的加热阶段，则输入温度"000"。

（4）添加冷却阶段，此时抽气排废仍然打开，但加热不再运行，可以排出仍然存在的酸性气体。

（5）按下"OK"按钮确认结束编程。

2. 编辑方法

（1）打开控制器，使用"上""下"定位到"编辑方法"图标，按下"OK"按钮激活该选项。

（2）从方法列表中选择您希望编辑的程序，选择单个程序参数来进行更改。

3. 删除方法

（1）打开控制器，使用"上""下"定位到"删除方法"图标，按下"OK"按钮激活该选项。

（2）从方法列表中选择您希望删除的程序。

4. 消化示例

（1）将凯氏消化管放入消化管架中，按要求加入适宜的催化剂和定量的样品，添加适量体积的硫酸。

（2）将装好的消化管架挂到多级控制台，移除滴漏盘，将排废罩小心的放置到消化管架上。

（3）打开仪器开关，选择一个方法程序，按下"OK"按钮然后按下"开始"。消化管架自动降落到加热铝块，冷却水和涤气装置自动开启，消化结束后，发出提示音，试管架自动抬升冷却，冷却风扇自动打开，冷却水和涤气装置自动关闭（需配涤气装置和冷却风扇配件）。

（4）冷却完成后，将排废罩挂到多级控制台上，将滴漏盘插入排废罩内，以便接收冷凝液滴。从多级控制台上取下消化管架，小心地将其放置在耐热的表面上。取出消化管进行下一步的样品处理。

（三）格哈特 VAP50S 凯氏蒸馏仪操作（内置滴定仪）

1. 创建新方法

（1）打开方法列表 打开菜单"Operation"→"Method"，进入方法创建界面。已经创建好的方法在列表中显示，此时可以新建、删除、查看、打印已经存在的方法。

（2）创建一个新方法 按"New"键，然后在对话框中输入方法名称，然后按"OK"，打开一个方法的编辑窗口，输入各程序参数，点击"Save"键保存（图 14-1）。

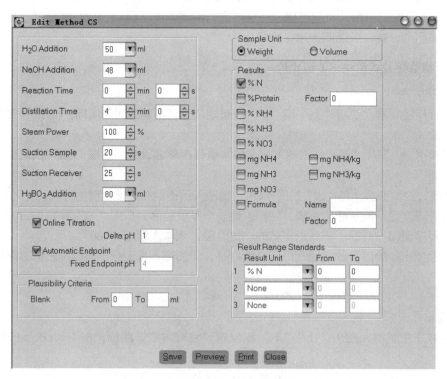

图 14-1 格哈特 VAP50S 凯氏蒸馏仪新建方法界面

各项参数中，添加 H_2O 的用量一般是硫酸用量的 5 倍；NaOH 溶液的用量取决于消化后多余的硫酸总量，如使用 32% NaOH 溶液，用量约为硫酸用量的 4 倍；Reaction Time（系指凯氏蒸馏前加入碱液与消化后剩余的硫酸中和时的等待时间）对于凯氏法分析是不需要设定的；蒸馏时间根据需要取得的馏出液体积和蒸气功率进行相应的调整，例如要产生 100ml 左右的馏出液，蒸汽发生器功率设为最大，蒸馏时间则相应的设置为 3 分 30 秒到 4 分钟。

2. 执行方法　注意事项：移取消化管时，应戴防护手套或手持玻璃钳并戴好防护眼镜。

（1）分析之前确认冷却水管接上冷却水机或自来水龙头（水龙头已打开），冷却水流量：蒸馏期间大约 5L/min，冷却水压力：最小 0.5bar，最大 6bar，确认 NaOH 和 H_2O 的存量在高位，确认废液桶液位在低位。

（2）开启仪器背面过流保护开关及正面开关启动"Vapodest"。仪器开始自动注水到自动蒸汽发生器，当水位到预设值的时候，开始加热。需要等待 5 分钟，蒸汽压力达到操作所需值。

（3）打开电脑，双击控制软件图标"VAPODEST Manager"，启动 Vapodest 管理器软件。

（4）系统设置　在菜单栏中，点击"System"→"Settings"→"Configuration"，打开系统设置窗口，可依次设置语言、串口（软件自动默认选择串口 1）、天平类型、选择天平接口类型、管理储存结果（结果文件数据以 CSV 格式保存）。按"…"键可以定义分析结果的存储路径，定义分析存储路径的文件夹或者打开需要导入的文件路径。

（5）滴定管气泡的排空　在菜单栏选择"System"→"Titrator"→"Rinse micro dosing pump"，出现滴定液排空窗口，在方框中输入纯净水体积，一般情况下体积为 10～15ml。按"Start"键，开始清理陶瓷微量进样泵程序。清理之后，如果还有气泡存在，检查陶瓷微量进样泵与滴定储液灌是否连接紧密。然后重复清理程序。取下滴定缸，将缸内的溶液倒掉并清洗干净。

（6）滴定参数的设置　打开菜单"System"→"Settings"→"Titration"，显示滴定参数设定窗口，输入滴定液的类型与实际的摩尔浓度、滴定速度与模式（图 14-2）。

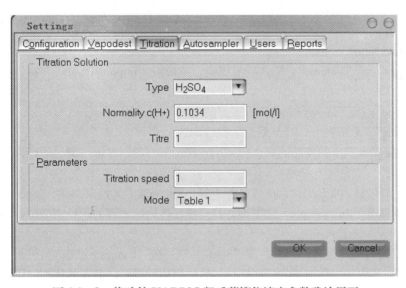

图 14-2　格哈特 VAP50S 凯氏蒸馏仪滴定参数确认界面

（7）电极校准　按下"pH-Calabration"，出现校正电极窗口，根据提示校正 pH 7 和 pH 4 后关闭窗口，将电极小心放入到滴定缸里，此操作每月进行 1 次。

（8）打开样品序列表　打开菜单"Operation"→"Sample input"，或者按"Sample input"

打开样品序列表界面，已经创建好的样品序列在列表中显示，可以创建一个其他的样品编号，或者编辑、删除、打印以前存在的编号。点击"Import"或者"Export"键，可以导入或者导出 CSV 文件格式的数据。

（9）设置新的样品系列　按样品序列表中的"New"键，在对话窗口中输入批次名称。然后按"OK"键打开新的样品序列表

（10）样品信息输入　按"insert sample"键，打开一个输入样品信息的窗口（图 14－3）。

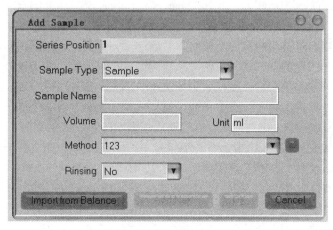

图 14－3　格哈特 VAP50S 凯氏蒸馏仪样品序列表样品信息输入界面

① "Sample type"。Sample：定义待分析的样品重量和体积；Standard 1，2 and 3：表示测试标准样品；Blank：表示测试空白；No Titration：蒸馏后不需要滴定，如果需要可以以后手工滴定；Cleaning：用来清洁仪器管路，比如在测试完易产气的样品后，放上一个空白干净的消化管在这个位置。

② "Sample Name"。输入样品名称。

③ "Weight"或"Volume"。输入样品重量，或者按"Import Balance"键，从天平中读取样品重量。

④ "Method"。在下拉列表中选择设定好的方法。

⑤ "Rinsing"。分析完一个样品后是否执行清洗。

⑥如果需要输入更多的样品信息，按"Add Next"。如按"OK"键，则结束信息录入并关闭窗口。

（11）装上消化管，检查消化管位置是否卡好，关上安全门。打开菜单，"operation"→"Run sample"，或者点击"Run sample"功能键，打开样品序列列表界面。特别提醒：装消化管时不需要旋转。

（12）在已输有样品信息的界面，按"Start"，然后按"continue"进入待分析的状态。选中需要分析的序列名称，然后按"OK"，打开样品序列运行界面，非蒸馏状态时可以利用窗口右侧的按钮手动添加相应的试剂（图 14－4）。

（13）样品分析结束后，分析数据会在结果表格中显示。打开菜单"Data"→"Results"，或者按"Result table"功能键，打开窗口，点击"OK"可以查看所有数据并对数据进行后期编辑；数据可以用 CSV 格式文件导出，点击鼠标右键，选择"Export"，输入文件名后按"Store"，导出的文件可以使用 Excel 表格打开。

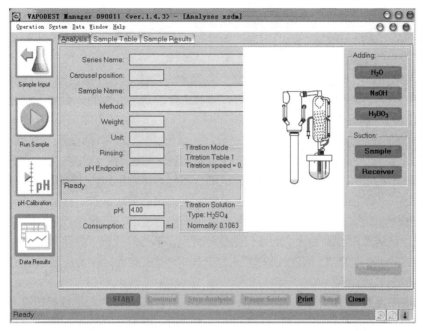

图 14-4　格哈特 VAP50S 凯氏蒸馏仪样品序列运行界面

（14）分析完成，打开安全门，取下试管。重复操作步骤（12）～步骤（14），直到全部样品分析完成。分析完最后一个样品，会显示"Analysis terminated"，按"Enter"键返回到开始分析的界面。这时，可再选择一个新批次进行分析，也可以按"Esc"退出软件。

（15）全部样品测定结束后对仪器进行清洗，清洗时选择不加氢氧化钠的清洗方法（H_3BO_3 0 秒，NaOH 0 秒，反应时间 0 秒，蒸馏时间 7 分钟，蒸汽功率 100%，排空时间 20 秒）；也可以在样品的分析序列最后添加一行调用清洗方法的空白样品。

测定硫酸铵时，需确认结果在 99.5%～100.5%之间证明仪器正常，才可以继续测定样品；否则需要查找原因，直至硫酸铵结果满足要求，方可进行下一步操作。

（四）格哈特 VAP450 凯氏蒸馏仪操作（外置滴定仪）

1. 系统设置　仪器初次使用，需对系统进行设置。

（1）基础信息设置　进入"系统设置"主菜单，依次进行显示屏设置、语言和 LED 灯控制设置、日期和时间设置，设置完成后使用导航按钮返回到主菜单，设置自动保存。

（2）设备设置　进入"系统设置"主菜单，点击"设备设置"，设置出错提示音和冷却水管理。冷却水耗水量可选择 2、5、7L/min，取决于样品类型和蒸汽发生器蒸汽的输出，正常设定为 5L/min，设置完成后使用导航按钮返回到主菜单，设置自动保存。

（3）用户账户管理　点击控制面板顶部的标题栏，进入登录界面，以管理员身份登录，用户名：admin，密码：pw，管理员用户可以设置新用户，并设置用户级别及权限。设置完成后使用导航按钮返回到主菜单，该设置会自动保存。

（4）蒸馏设置　导航进入"系统设置"主菜单，点击"蒸馏设置"，按工作需要进行测定计数法、完成声音提示类型、样品编号方式、蒸汽延迟时间、多次分析测定等选项的选择设置。设置完成后使用导航按钮返回到主菜单，该设置会自动保存。

（5）加液泵校准 泵的加液速度取决于试剂的黏度、高度和其他外围条件。因此在初次操作时必须校准泵。通常只要该系统的初次配置没有改变，就没有必要做一个新的泵校准。设置完成后使用导航按钮返回到主菜单，该设置会自动保存。

（6）储液罐设置 导航进入"系统设置"主菜单，点击"储液罐设置"，点击"激活"可使用储液桶液位感应器，可为每个储液罐进行单独选择设置。设置完成后使用导航按钮返回到主菜单，该设置会自动保存。

（7）数据输出设置 导航进入"系统设置"主菜单，点击"数据设置"，设置文件储存位置及输出格式，指定是否将文件输出到 LIMS 或导出到电脑查看；点击右箭头"→"按钮切换到"LOGO 和地址设置"菜单，设置实验室 LOGO 和地址，输出报告中即会包含实验室 LOGO 和地址。设置完成后使用导航按钮返回到主菜单，该设置会自动保存。

（8）滴定设置 导航进入"系统设置"主菜单，点击"滴定设置"，选择滴定仪是否使用，pH 终点设定，滴定液浓度的输入（此处仅做文档记录，不参与计算，具体计算结果在滴定仪上显示，滴定仪的设置详见"3.滴定仪设定"），自动开始模式的选择；使用导航按钮返回到主菜单，该设置将被自动保存。

2. 蒸馏程序设置 在方法管理菜单中，您可以选择仪器预设的程序或自定义方法程序。导航进入"方法管理"菜单，可以自定义新的方法或删除、编辑、查看仪器预存的方法。各项参数设定与格哈特 VAP50S 相同。

3. 滴定仪设定

（1）语言选择 点击"Mode"模式按钮，使用箭头上"↑"或下"↓"选择"系统设置"，然后点击"OK"确认。在"选择语言"菜单里，选择语言，点击"OK"确认，点击"ESC"退出菜单。

（2）管道排空 确保抽取滴定液的管道完全浸入滴定溶液里，关闭滴定仪然后再打开，点击"Mode"模式按钮，选择"冲洗→连续操作"，开始程序，空管将被充满；管道充满后点击"停止"，检查管子里有没有气泡，如果仍有空气在管道里，检查连接处，然后重新执行这步程序。

（3）校准电极 点击"CAL"校准按钮，出现"校准 pH 电极"菜单，按照滴定仪界面的指令去校准电极。

（4）选择滴定方法 凯氏定氮可以使用仪器默认的方法，不需专门设置。

4. 执行方法 注意事项：移取消化管时，请戴防护手套或手持玻璃钳并戴好防护眼镜。

（1）分析之前，检查储液罐液位，打开水龙头，插入消化管，关闭安全门。

（2）运行相应的程序，调用方法程序，要先在主菜单"方法管理"中选择好，按"开始"开始分析。整个过程按设置好的程序实现自动化蒸馏。实验过程中发现加碱量不足，可以手动加碱，也可暂停程序或停止程序。

（3）完成分析后，如不进行其他分析，运行清洗程序清洁系统，关闭设备。

5. 信息管理 信息管理内容包括设备信息，方法信息，结果和样品信息，不可更改。

（1）查询数据结果 如果需要显示进一步的结果信息，请点击相关选项。点击箭头上"↑"或下"↓"键，在"样本数据结果"窗口可滚动查看所有的样品数据信息。

（2）查询日志记录 日志记录以英文记录。导航进入"系统设置"菜单，点击"日志记录"，打开"使用者日志"窗口，使用箭头上"↑"或下"↓"键，查看不同的日志文件，日记文件包括显示设备和使用的所有操作，显示使用者在设备上的所有操作，显示所有的错误信息，显示发生错误时用户的操作。

（3）数据输出到 PC 或 LIMS

①在 Vapodest USB 端口上插入一个 USB 存储设备。

②导航到"结果"主菜单，所有结果数据显示在同一个表格里，选择导出行，如果没有选择任何行，所有的样品数据将被导出，激活导航按钮，然后点击"打印"按钮，数据将被写进 USB 存储设备里。

③从 USB 存储设备拷贝数据时，要确保不改变文件指定的路径。在电脑上开启 ISOdoc – CREATORTM 程序，然后点击"样品数据"按钮，样品数据以 PDF 格式被打印并进行电子存档。

④设备信息和方法信息以上述同样方式导航到主菜单"设备数据"或者"方法数据"导出数据，在电脑上开启 ISOdoc – CREATORTM 程序，然后点击"设备数据""方法数据"按钮，设备信息和方法信息以 PDF 格式被打印和电子存档。

三、仪器保养维护及故障诊断与排除

（一）TT 红外消化炉

1. 仪器保养维护

（1）消化炉应放置在通风橱中，不能在潮湿或危险的地方运行，环境最大湿度不得超过 80%，最高室温不得超过 40℃。

（2）消化炉每次使用完成后需要对排废罩做清洗，滴落在消化炉上的残液待冷却后用抹布擦净。清洗消化管，检查管壁有无破损、裂纹。

（3）排气歧管的酸气收集在滴漏盘里，把滴液盘清理干净。

（4）实验前检测管路的连接情况，如果损坏请更换。

2. 故障诊断与排除 当电流过大时，过流保护开关就会切断。再次打开过流开关，如果这个问题再次发生，请联系厂家。

（二）KT 井式铝块消化炉

1. 仪器保养维护 同红外消化炉。

2. 故障诊断与排除 仪器一旦出现故障，会有灯光和声音的提示。在联系维修人员前，可依照以下提示，自己尝试修正错误。

（1）屏幕错误信息显示

①显示为"01""05""06""07""08"或"09"时，出错原因可能是硬件故障，解决办法是关掉设备，联系厂家。

②显示为"02"或"03"时，出错原因可能是温度传感器，解决办法是安装新的传感器，如果不能解决故障，请联系厂家。

③显示为"10"时，出错原因可能是没有定义方法导致方法无效，解决办法是检查方法程序，重新启动方法。

④显示为"11"时，出错原因可能是程序设置错误导致方法温度过高，解决办法是调整程序温度，使其小于最大温度，或增大最大规定温度。

⑤显示为"12"或"13"时，出错原因可能是温度实际值超过设定值 10℃导致超温，解决办法是让加热铝块冷却并重新启动程序。

（2）运行故障

①过流断路保护器断开。仪器当前功率过高时，过流断路保护器会断开，应当重新打开过流断路保护器。

②铝块无法加热。检查超温保护器是否断开，重新启动超温保护器。

③升降模块没有反应。当升降模块的运行时间超过了最大操作时间（＞1.5分钟）时，会启动过热保护作用，使升降模块无法正常工作，此时应将电机冷却，过热保护会自动关闭。

（三）全自动凯氏定氮蒸馏仪 VAP50S

1. 仪器保养维护 Vapodest 系统必须在正常的实验室条件下运行。允许的最大空气湿度为80%，最高温度是 40℃，仪器应该放置在稳定、固定的实验平台，并且靠近上下水的位置，水压至少是 0.5bar。

（1）清洗

①玻璃部件和管道：分析结束前后，设置清洗程序，放入干净的消化管，对各玻璃部件和管道进行清理。如出现脏污严重的情况，可以将大约 50ml 醋酸加入消化管内，然后开始清洗程序。

②碱泵，碱管，硼酸泵，硼酸管：每周把碱液、硼酸溶液换成清水，用温热的清水泵过碱泵、硼酸泵，以防止内部部件结晶。

③每周将滴定缸拆下清洗干净至无残留物。每月对冷却水阀的滤网进行 1 次清洗，以保证滤网干净无堵塞物，具体做法如下：关闭冷却水注入口的水龙头，松开冷却水注入口，用钳子将滤网从冷却水阀里拉出来，水冲洗滤网至洁净后，重新安置滤网，装好冷却水管。

（2）电极

①电极不使用时，放置于在 3.0mol/L 的 KCl 电解液中保存，并每周更换新鲜的电解液，长期不用时，用密封的保护套套住电极，防止溶液挥发。电极在使用的过程中，禁止用手擦拭或碰触，防止灵敏度的降低。

②每月对电极进行一次校准，以保证电极的高灵敏度。

（3）管道及连接部位的检查

①每月检查设备、容器连接口的紧致度，以保证连接处不漏水漏气，如有需要可用管夹加强固定。

②每年更换蒸汽管道、试管接头、蠕动泵管、蒸汽平衡阀等易损耗配件，保证仪器在安全、良好的状态运行。

2. 故障诊断与排除 蒸馏系统的功能都处于连续监视中。出错的时候会在显示屏上显示出来，并伴随有提示音。

（1）显示为 "Sensor error steam generato" "Excess steam pressur" "water level steam generator" 或 "hardware. Switch power off" 时，出错原因可能是检测不到蒸汽发生器压力，解决办法是关闭仪器电源开关，等待 15 分钟然后再打开电源开关，如果不能解决故障，请联系厂家。

（2）显示为 "Stabilization time＞30s" 时，出错原因可能是电极老化，解决办法是检查电极，如有必要则更换新电极。

（3）显示为 "Measuring range zero point＞+/－15mV"、" Slope / pH = x. tolerance range: ＜50～70mV/pH＞" 或 "Measuring range 180mV +/－15mV" 时，出错原因可能是缓冲液 pH 不准确，或者电极球膜受损，解决办法是重新配缓冲液或者检查电极，然后再重新校准。

（4）显示为"No cooling water"时，出错原因可能是没冷却水或水压太低，解决办法是检查冷却水入口。确保开启冷却水供应。按"Continue"键则继续分析，否则按"Stop"键则放弃此样品。

（5）显示为"Receiver overfilled"时，出错原因可能是液位探头有液体残留，解决办法是终止分析，取出滴定缸清空，或手动启动抽液泵清空残液。

（6）显示为"No sample tube or door open"时，出错原因可能是消化管位置没有放好，或者安全门没有关好，解决办法是装上消化管或者关闭安全门。如果在分析过程中打开安全门，那么本次分析终止。

（7）显示为"Wait for steam"时，出错原因可能是压力不够，解决办法是等待蒸汽压力达到要求，此信息显示即会消失。

（8）显示为"No NaOH""No H_3BO_3""No H_2O"或"No Titrant"时，出错原因可能是对应溶液液位不足，解决办法是检查储液灌，如果必要须填充满。检查液位传感器。蒸馏滴定完成后，在解决这个问题之后才能开始分析。

（9）显示为"Waste full"时，出错原因可能是分液回收罐液位太高，解决办法是检查废液回收灌，如果必要清空回收灌。蒸馏滴定完成后，在解决这个问题之后才能开始分析。

（10）显示为"Incompatible Vapodest data on PC. Copy data to PC"时，出错原因可能是非正常开关机，解决办法是 PC 机上保存 ComBox 数据。按"OK"键开始程序。

（11）显示为"Titration time out"时，出错原因可能是滴定管有气泡或者电极问题，解决办法是：检查电极，必要的话重新校准电极；检测滴定液；滴定头是否有气泡，特别是在更换滴定液之后；检查陶瓷微量进样泵是否工作。

（12）显示为"No device found"时，出错原因可能是连接线松动，解决办法是检查连接 PC 与 VAP50S 数据线。

（13）显示为"No method available""No rinsing method"或"There are undefined method"时，出错原因可能是未方法设置，解决办法是定义新方法，并且检查程序。

（14）显示为"Blank value is out of range"时，出错原因可能是空白值超过允许范围，解决办法是检查连接 PC 与 VAP50S 的数据线。

（四）全自动凯氏定氮蒸馏仪 VAP450

1. 仪器保养维护　同全自动凯氏定氮蒸馏仪 VAP50S。

2. 故障诊断与排除　蒸馏系统的功能都处于连续监视中。出错的时候会在显示屏上显示出来，并伴随有提示音。

（1）显示屏上出现的错误信息

①信息显示为"冷却水的流量太低"时，出错原因可能是冷却水压力小于 1bar，解决办法是打开水龙头，检查冷却水入水压力和冷却水入水管，错误得到修正后，程序自动继续运行。

②信息显示为"试剂的存储/废弃"时，出错原因可能是一个或者多个储液罐空置，解决办法是储满储液罐或者清空废物收集罐后检查通用传感器是否就位，错误得到修正后，程序自动继续运行。

③信息显示为"操作系统"时，出错原因可能是操作系统没有正常的运作，解决办法是先关闭设备再重启，如错误信息再次出现，请关闭设备并联系厂家。

④信息显示为"设备分析次数超过 5000 次"时，请联系客户服务并安排设备维护保养，在

此之前，可以继续进行分析。

（2）蒸汽发生器错误信息

①信息显示为"等待蒸汽"时，出错原因可能是蒸汽压力还没有达到待机的压力值，解决办法是等待蒸汽生成器蒸汽压力达到它的待机压力值，该信息会消失。

②信息显示为"蒸汽发生器水位低"时，出错原因可能是蒸汽发生器中水量不足，或者进水管破裂，解决办法是检查储水罐到主机的连接并检查储水罐水量，错误得到修正后，程序自动继续运行，如问题反复出现，请联系厂家。

③信息显示为"蒸汽发生器压力传感器（错误）"时，出错原因可能是无法检测到蒸汽发生器中压力的变化，解决办法是关闭设备并重新打开，错误得到修正后，程序自动继续运行。

④信息显示为"蒸汽发生器压力过大"时，出错原因可能是蒸汽发生器液位太低，加热过早，解决办法是关闭仪器15分钟左右再重开，错误得到修正后，程序自动继续运行。

（3）滴定错误信息

①信息显示为"接收液过满"时，出错原因可能是接收太多蒸馏液，解决办法是手动排掉接收液，错误得到修正后，程序自动继续运行。

②信息显示为"滴定时间＞15分钟"时，出错原因可能是蒸馏时间过长、蒸汽功率太高、电极反应太慢或者有损坏，解决办法是减少蒸馏时间、降低蒸汽功率或者校准或更换电极。

③信息显示为"滴定仪通讯问题"时，出错原因可能是滴定仪通讯中断，解决办法是检查滴定仪和 VAPODEST 之间的连接电缆，必要时更换电缆绳。

（4）温度过高 信息显示为"过高的温度使得过热保护开关跳闸"时，出错原因可能是异常的加热导致温度过高，解决办法是重新打开过热保护开关，请小心用细长的物体去按下按钮，错误得到修正后，程序自动继续运行，如问题反复出现，请联系厂家。

（5）分析结果偏高 出错原因及解决办法如下。

①使用的化学药品含有氮化合物，解决办法是逐个检查化学药品，检测空白值，或者更换使用的化学药品。

②消化管内反应太激烈，碱液进入接收瓶，解决办法是增加稀释水量，减缓反应剧烈程度。

③玻璃冷凝器破损，碱液进入接收瓶，解决办法是更换玻璃冷凝器。

④消化管有残留，未清洗干净，解决办法是事先用蒸馏水清洗消化管。

⑤前一个样品有氨残留，解决办法是增加蒸馏时间并检查是否加了足够量的碱液。

（6）分析结果偏低或没结果 出错原因及解决办法如下。

①蒸馏未结束或蒸馏时间太短，解决办法是确保蒸馏液体积大于100ml。

②氨气泄露，解决办法是检查各接口、冷凝器的单向阀和玻璃蒸馏头的密封性，检查消化管是否完好，清理或者更换相应部件。

③加碱量太少，不足以反应，解决办法是检查碱泵的供给量，供应速度为约每秒4ml。

④接收瓶里没有足够硼酸或者管子没有完全浸入硼酸接收瓶中，氨气没有被完全吸收，解决办法是增加硼酸接收液的量。

⑤氨化合物没有被碱溶液所分解，此情况只会在催化剂中含有汞的时候发生，因为硫酸钠溶液能分解这些化合物，建议更换适宜的催化剂或试验方法。

第二节　福斯（FOSS）Kjeltec 8400 凯氏定氮仪

一、仪器结构及原理

福斯（FOSS）Kjeltec 8400 凯氏定氮仪是一套完整的根据凯氏定氮原理自动检测氮的仪器，由全自动定氮仪、FOSS Tecator 消化炉、打印机等组成（图 14-5）。

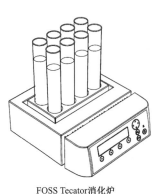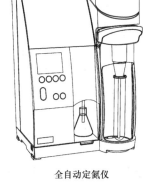

FOSS Tecator消化炉　　　　　　全自动定氮仪

图 14-5　仪器组成

二、福斯（FOSS）Kjeltec 8400 凯氏定氮仪操作规程

（一）开机

先打开冷凝水阀，确保废液排除管道通畅，检查纯净水桶、接收液桶、碱桶、废液桶容量。再打开电源开关，待仪器自检结束后，出现登录菜单。

（二）登录

按"用户"菜单键。使用导航键查看所有用户，被选择的用户会被突出显示，输入密码，然后按"登录"。

（三）分析程序的设置

点击"工具"菜单中的"分析数据"后进入程序设置界面，按触摸屏可以突出显示选中的程序，点击"编辑"按钮，进入编辑界面，根据需要对"程序名称""稀释液体积""碱体积"等参数进行设置。

（四）批次的建立

1. 批次的建立和参数设置　在"列表"菜单中可以查看、打开、编辑批次和样品。使用导航键可以查看所有的批次。点击"新批次"图标可以在批次列表中添加一个新的批次。仪器最多储存 40 个批次。选中所要编辑的批次，点击"编辑"图标进入编辑界面，对"批次名称""分析类型""程序"等进行设置。

2. 样品的添加和参数设置 在"列表"界面中选中所要分析的批次，点击"样品"进入样品界面，添加样品并编辑"样品名称""样品类型""结果类型"等信息，每个批次最多添加 40 个样品。

（五）注册

批次和样品编辑完成后，进入"注册"界面选中要分析的批次，点击"注册"，注册后的批次会有"A"的标志。

（六）分析

1. 进入 "工具"界面的"手动"菜单，选择并启动"加接受液到滴定缸"，多次反复加入吸收液并且排除，直至排除吸收液颜色与试剂桶中吸收液颜色相同为止。检查并排空滴定器玻璃桶上方及与其上方连接各管道中存在的气泡。

2. 预热 在"工具"界面"手动"菜单中选择"安全门"图标，点击屏幕右下方的"打开"按钮打开安全门，下拉蒸馏头把手，放入装 2/3 管水的消化管，确认消化管与蒸馏头连接牢固，点击屏幕右下方"关闭"按钮关闭安全门。选择"启动/停止蒸汽发生器"图标，点击屏幕右下方的"开始"按钮进行预热，3～5 分钟后点击"停止"按钮结束预热，完毕后，安全门会自动打开，拿出消化管。

3. 进入 "分析"界面，点击右下角"开始"，仪器依次向下分析，每支消化管测定完后，安全门会自动打开，手动换样。

（七）结果查看

进入"列表"界面，选中要查看的批次后点击"样品"，进行分析结果的查看，数据记录可通过安装 Compass 软件的计算机打印出来。

（八）清洗

分析完成后，对仪器进行清洗（同预热步骤），然后用湿抹布擦净蒸馏头、试管接头、安全门内侧，将底部托盘小心拆下进行清洗。

（九）关机

关闭仪器电源，关闭水阀。

三、仪器保养维护及故障诊断与排除

（一）仪器保养维护

1. 环境要求 工作温度范围：5～40℃，湿度：5～31℃时最大相对湿度为 80%，线性递减为 40℃时 50%。外接电源波动不超过电压的 ±10%。避免脏污、多尘环境。

2. 安全功能检查 如果仪器不能通过以下任何一项测试，请立即关闭仪器，联系厂家进行维修。

（1）在分析运行过程中，打开安全门（用手旋转）。运行中的分析是否停止，屏幕上出现警告信息。

（2）不放消化管在仪器中，然后启动一个分析。分析是否开始，并出现警告信息。

（3）开始分析后，停止供给冷却水。检查蒸汽是否停止加入，并出现警告信息。

（4）在分析过程中，打开进样器的舱门。检查蒸汽是否停止加入，并出现警告信息。如果蒸汽没有停止，立即关闭进样器舱门（配置自动进样器的仪器需进行此项检查）。

3. 蒸汽清洁　打开安全门，在仪器中放入一个消化管，在"手动"菜单中使用加水功能，添加 150ml 水到消化管中。启动蒸汽功能，持续 5 分钟以清理系统。停止蒸汽，将消化管移出，倒掉内容物。也可用消化管排空功能进行排空。

4. 清理消化管导筒和支座　取出消化管导筒，用温水或湿布清洁消化管导筒和支座（注：当移动消化管导筒的时候，不要弯曲 Teflon 管，因为其可能被损坏或喷溅液体），然后擦干，如必要，可拆下支座进行清洁。

5. 清洁滴液盘和安全门　提起消化管支座，拉出滴液盘。向下压蒸馏头把手，取出安全门。用温水清洁，然后用软布擦干。重新装回各个部件。不要使用海绵等会将透明的安全门表面划伤的物质。

6. 清洁蒸馏头　将大约 25ml 的蒸馏水和同体积的冰醋酸倒入消化管中。启动蒸汽发生器 5～10 分钟。放入另一盛有 100～125ml 蒸馏水的消化管，继续蒸馏 5 分钟。如此操作至少 3 次，以除去系统中残余的酸，不影响后面的分析。

7. 清理碱泵　用温水清洗碱桶，再注入适量 40℃的蒸馏水，连接至仪器上。将蒸馏管就位，运行几次加碱程序，泵出残余的碱。再运行几次加碱程序，用温水冲洗碱液传送系统。使用约 200ml 温水冲洗后，可使用排空功能，更换蒸馏管继续冲洗，这一程序可保证对整个碱液系统的清洗，避免产生碱结晶影响泵和连接头的工作。完成清洗后，重新注入新鲜碱液冲洗整个系统，除去残留的水和空气。

8. 长期停机/储存　如果仪器将有很长的一段时间不用，建议在停机前用蒸馏水冲洗整个系统，然后排掉系统内的液体。可通过"工具"界面中的"手动"菜单完成。首先拔掉仪器后面碱泵上的管路，临时连接一根管路到泵上，并将此管插入到有蒸馏温水的烧杯中，插入一根空消化管到仪器中，关闭安全门。然后选择碱泵图标，按"添加"传送碱液。重复操作直到消化管中的液体达到 2/3，排空消化管内的液体，重复 5～6 次直到大约 1L 水通过仪器。最后将管路从仪器后面取下，继续操作直到仪器内部的液体被彻底排干。吸收液管线上也按上述步骤进行。打开仪器后面排废管路上的阀门，将剩余的水（大约 0.5L）排到一个容器中。断开仪器后面所有的管路和线路连接，将仪器储存在符合要求的清洁环境中。

（二）故障诊断与排除

1. 测定值不稳定或过高　可能是蒸汽发生器不干净，将蒸汽发生器内的水排空，换新水后再作测定。或者是消化管内液体过多，有碱液冲到蒸馏系统中，这时可以空蒸蒸馏系统后再作测定。

2. 不能排空或排空不干净　检查蒸馏管或输气管是否有破损脱落。

3. 不能加碱液（吸收液、水）　检查桶内试液的液位是否正常，液位探测器是否放置正确，检查管路是否堵塞。

一些警告/错误信息需要使用者的确认。在一些情况下，采取合适的措施后分析会暂时中断，可根据警告/错误信息提示内容进行检查和故障排除，常见的警告和错误信息见仪器使用手册。

第三节　BUCHI KjelMaster K–375 全自动凯式定氮仪操作规程

一、仪器结构及原理

（一）仪器结构

定氮仪是由进样器系统（样品管、蒸馏管、接收容器）、滴定系统（pH 电极、外部滴定管）和数据处理系统组成（图14－6）。

（二）工作原理

含氮有机物经消化后生成的铵盐或含铵的无机化合物被氢氧化钠分解释放出氨，氨借水蒸气被带入硼酸液中生成硼酸铵，最后用硫酸或盐酸等强酸滴定，依据强酸消耗的量即可计算出供试品中的含氮量。

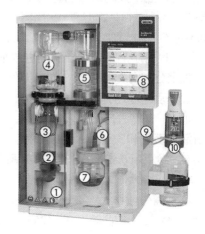

图 14－6　定氮仪结构图
①防护门　②样品管　③防喷溅保护器　④蒸汽发生器
⑤冷凝器　⑥pH 电极或视觉传感器　⑦接收容器
⑧触摸屏　⑨检修门　⑩外部滴定单元

二、BUCHI KjelMaster K－375 全自动凯式定氮仪操作规程

（一）开机

检查试剂桶中试剂液面高度，确保试剂剩余量足够完成实验；检查冷却水是否打开；打开电源开关，仪器显示"任务选项"页面（图 14－7）。

（二）滴定液准备

在"选择准备步骤"页面，选择"滴定管功能"，可进行外部滴定单元加液、排液和准备等工作。

（三）系统准备

在 "选择准备步骤"页面，依次运行"预热""试运行"（图 14－8），完成系统准备工作后，点击"返回"回到上一级菜单。

（四）样品测定

1. 用已有方法进行样品测定　在"任务选项"页面，点击"单个样品测定"图标进入"选择编辑样品参数"页面，依次在"类型"（空白、样品、参考物质、控制空白）、"名称"（输入样品名称）、"方法"（选择相应的方法名称）、"群组"（可新建也可选原有的群组）中输入相应的内容（图 14－9）。点击"返回"，回到上一级菜单，点击"开始"，开始样品测定。

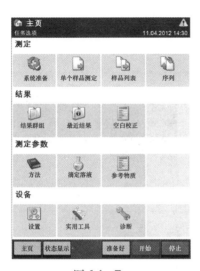
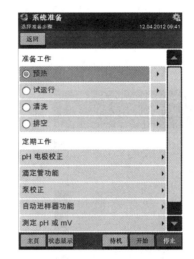

图 14-7　　　　　　　　　　　　　图 14-8

2. 新建样品测定方法后再进行测定　在"任务选项"页面，点击"方法"图标进入"方法管理"页面（图 14-10），点击"新建"，在"新方法名称"页面输入新建方法的名称，点击"确定"进入"设置方法参数"页面（图 14-11），可修改相应参数，完成后点击"返回"回到上一级菜单，按上述"1.用已有方法进行样品测定"项进行样品测定。

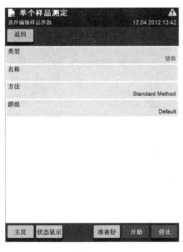

图 14-9　　　　　　　　　　　　　图 14-10

3. 比色法　需在"设置方法参数"页面中将"传感器类型"选为比色传感器，"滴定模式"选为在线或标准。

（五）结果

在"任务选项"页面点击"最近结果"图标，可查看、打印和导出最近的40条结果（图

14-12）。

选择需要查看的结果，点击进入，点击"上一个样品"或"下一个样品"可在存储的样品报告中来回浏览（图14-13）。

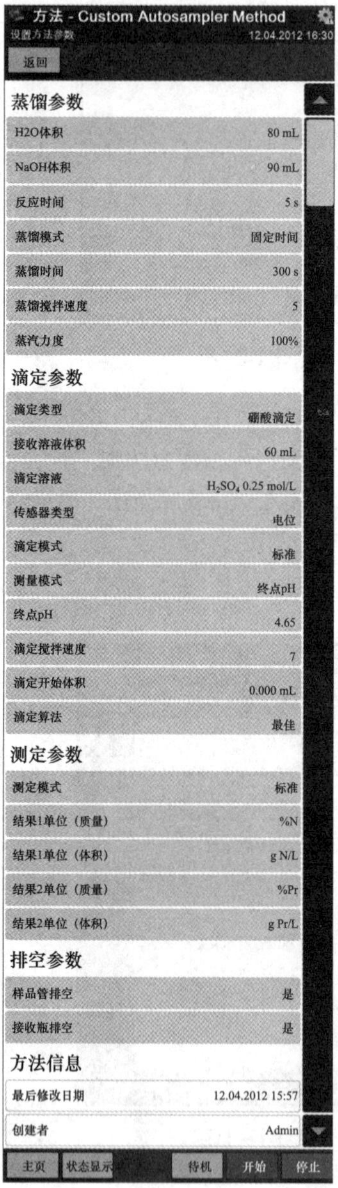

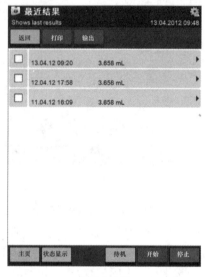

图 14-11

图 14-12

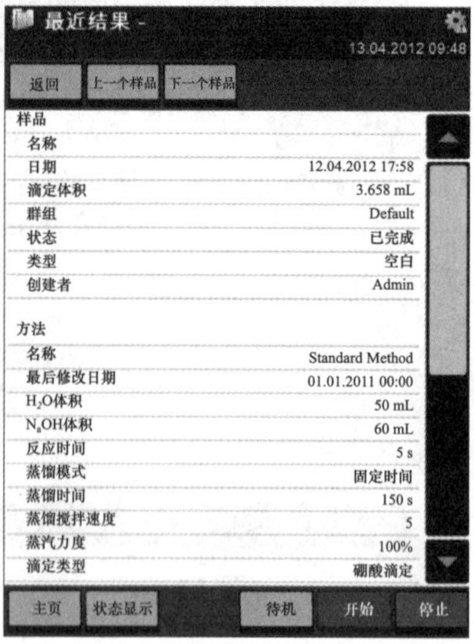

图 14-13

（六）试验结束

回到"任务选项"页面，点击"系统准备"图标进入"选择准备步骤"页面，依次进行"清洗""排空"。

三、其他

（一）样品列表

可在无进样器情况下逐一测定一系列样品，测定顺序与列表中样品排序相同，还可从列表中选择单个样品进行测定，一旦有样品被测定，该样品将从列表中删除，列表中的下一个样品会成为首选，测定完成空列表会保留在仪器上。

列表中每一个样品都带有名称、类型、方法及重量。

（二）结果群组

在定义单个样品、样品列表和样品序列时设置了参数"组"后，其结果会归入相应的"组"内（图14-14）。

（三）空白校正

可打开或关闭空白校正计算功能。

在"任务选项"页面，点击"空白校正"图标进入"空白管理"页面，可通过"设置""手动""平均值"三个选项对不同的空白进行定义。

1. "设置"选项　　"空白校正"选择"开"，将"自动生成空白"选择"开"，点击"确定"完成设置，样品测定结果会自动减去空白（图14-15）。

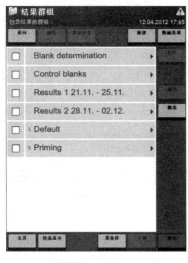

图 14-14

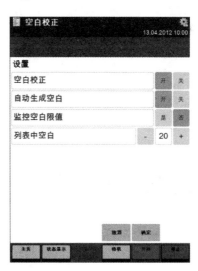

图 14-15

2. "手动"选项　　输入手动空白值的名称和空白的体积，在"空白管理"页面会出现手动输入的结果。

3. "平均值"选项　　勾选用于计算平均值的空白测定结果，点击"确定"完成设置。

（四）方法

可新建和修改方法。

1. 新建方法 见操作规程下"（四）2. 新建样品测定方法后再进行测定"项。

2. 修改方法 在"任务选项"页面，点击"方法"图标，进入"方法管理"页面，选择需要修改的方法名称，进入需要进行修改的参数，修改完成后点击"返回"回到上一级菜单。

（五）"滴定溶液"

可增加或修改滴定液浓度和类型。

1. 新增滴定液 在"任务选项"页面，点击"滴定溶液"图标进入"滴定溶液管理"页面，点击"新建"，在"编辑参数"界面依次填入相关信息，完成后点击"返回"回到上一级菜单。

2. 修改滴定液的参数 在"任务选项"页面，点击"滴定溶液"图标进入"滴定溶液管理"页面，选择需要进行修改的滴定液名称并点击进入，修改完成后按"返回"回到上一级菜单（图14-16）。

（六）电极校准

在"任务选项"页面，点击"系统准备"图标进入"选择准备步骤"页面，选择"pH电极校正"，按"开始"进行电极校准（图14-17）。建议使用pH 4.00和pH 7.00的缓冲液。校正结果在25℃室温下应达到以下标准：斜率95%～105%，零点pH 6.4～7.6。

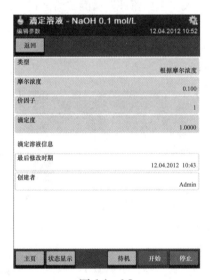
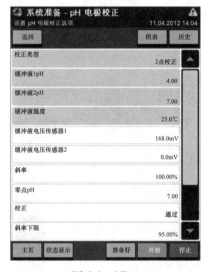

图14-16　　　　　　　　　　图14-17

四、仪器保养维护及故障诊断与排除

（一）仪器保养维护

1. 环境要求 工作环境温度：5～40℃，如果最大相对湿度达到80%，则温度应不超过31℃。

2. 检查样品管 进行样品测定前应检查样品管是否有刮痕或缺口，如有应立即更换。

3. pH电极保养 不使用pH电极时必须存放于饱和KCl溶液（4.2mol/L）中。如电极干燥存放，需在使用前将其浸泡于饱和 KCl 溶液 24 小时或至少隔夜。切勿触摸电极尖端，不要使用棉纸或布擦拭。每次测定样品前必须进行校正。

4. 清洗比色传感器和保护网 使用蒸馏水进行淋洗，然后用柔软纸巾擦拭，避免划伤表面。保护网变形时应进行更换。

5. 泵校正、馏出量检查 每月进行一次。

6. 橡胶密封件 建议每半年更换一次防喷溅保护器上的橡胶密封件，或大约 1500 次蒸馏后进行更换。

（二）故障诊断与排除

见表 14 – 1。

表 14 – 1　仪器故障诊断与排除

问题	原因	排除措施
氮含量太高	1. 滴定系统、滴定管、玻璃管中有空气 2. 滴定剂错误 3. 计算错误 4. pH 电极故障 5. 玻璃器皿脏污 6. 气泡干扰比色滴定	1. 重新加注滴定管 2. 使用合适的浓度 3. 检查滴定液的计算和浓度、摩尔反应系数、滴定剂系数 4. 校准电极，必要时更换清洁保护网 5. 只使用干净的玻璃器皿 6. 检查并纠正保护网的位置
氮含量太低	1. 消解未完成 2. H_2SO_4 不足 3. 凯氏定氮片和 H_2SO_4 比例错误 4. 每支样品管中的氮含量太高 5. NaOH 不足或所用的 NaOH 浓度不正确（应为 32%） 6. 蒸馏时发生泄漏 7. 消解时发生泄漏 8. 所用的滴定剂错误 9. pH 电极故障 10. 玻璃器皿脏污 11. 气泡干扰比色滴定	1. 延长消解时间 2. 增加用量 3. 纠正比例 4. 每支样品管中不超过 200mg 氮 5. 纠正用量，直到可以观察到颜色变化 6. 检查并拧紧，查看冷凝器和防喷溅保护器之间的连接情况，必要时更换密封件 7. 检查密封情况和尾气吸收装置抽吸力 8. 检查并纠正 9. 校准电极，必要时进行更换，清洁保护网 10. 只使用干净的玻璃器皿 11. 检查并纠正保护网的位置
重复性不佳	1. 滴定系统、滴定管、样品管中有气泡排空无法正常工作 2. pH 电极校准不正确或未校准（仅适用于电位测定） 3. 样品非均质 4. 样品称重问题 5. 消解未完成，消解时间太短	1. 固定管路并重新加注滴定管，检查并修复泄漏 2. 使用新鲜缓冲液校准电极 3. 将样品均质化 4. 使用称量舟改进步骤 5. 检查样品在消解期间的颜色，并相应地选择消解时间

续表

问题	原因	排除措施
重复性不佳	6. 消解期间抽吸力太强	6. 使用旁路阀降低尾气吸收装置的抽吸力
	7. 搅拌器不工作	7. 清洗搅拌器，必要时进行更换
	8. 滴管被堵塞、松脱、太短或损坏	8. 检查并纠正
	9. 气泡干扰比色滴定	9. 检查并纠正保护网的位置
	10. 滴定配液嘴位置错误	10. 检查并纠正位置
	11. 指示剂过期	11. 使用新鲜溶液更换带有指示剂的硼酸
	12. 指示剂与硼酸的比例错误，或使用了不匹配的指示剂	12. 根据 BUCHI 应用说明书检查并纠正
	13. 传感器电缆接触不良	13. 检查电缆并纠正

起草人：李磊　闫雪霏　吴小英（安徽省食品药品检验研究院）

张高飞（深圳市药品检验研究院）

朱荣　卢日刚（广西壮族自治区食品药品检验所）

复核人：连莹　张俊朋（河南省食品药品检验研究院）

苏广海　方海顺（广州市药品检验所）

田向斌（甘肃省药品检验研究院）

第十五章 全自动凝胶净化（GPC+SPE+Accuvap）前处理平台

全自动凝胶净化（GPC+SPE+Accuvap）前处理平台，包括 GPC 凝胶色谱、SPE 固相萃取、Accuvap（AVM）在线浓缩系统。样品通过 GPC 凝胶净化色谱基于分子排阻原理排除大分子杂质，有目的地截取和收集目标物；通过 SPE 色谱柱进行选择性地吸附和洗脱；洗脱液在线减压浓缩，全自动完成整个过程。

第一节 仪器结构及工作原理

一、 凝胶渗透色谱

凝胶渗透色谱简称 GPC，是一项比较传统的分离技术，GPC 的柱子由化学惰性的中空小球组成，利用空间排阻的原理对样品进行分离，见图 15-1。

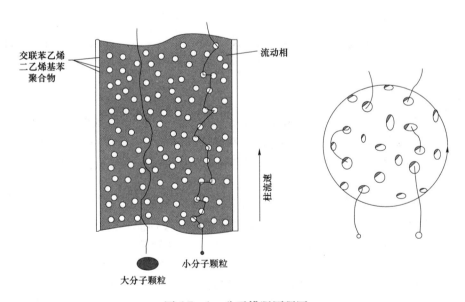

图 15-1 分子排阻原理图

由于小分子化合物会从填料的孔中通过，而大分子从填料周围的空间通过，会造成小分子与大分子之间的行程差距，这样大分子与小分子会先后从柱中流出，起到分离的作用。这一分离技术与样品的分子量大小有关，不受样品极性的影响。

二、固相萃取

固相萃取（solid-phase extraction，SPE）。SPE 运用了液相色谱法的分离原理，使液体样品通过吸附剂，选择性地保留其中被测成分，再选用适当溶剂洗去杂质，然后用适当溶剂迅速洗脱被测成分，从而达到快速分离净化与浓缩的目的。

三、Accuvap（AVM）在线浓缩

用抽真空的方式降低溶剂的沸点，同时对溶剂进行加热，使溶剂蒸发，达到浓缩目的。

第二节 J2 Scientific 全自动凝胶净化
（GPC+SPE+Accuvap）前处理平台操作规程

一、开机

1. 氮气瓶或气源的压力调节至 50～60psi；如有浓缩仪，确认浓缩仪上的压力在 10psi 左右。

2. 打开计算机，再打开仪器开关。顺序为总开关→自检结束→GPC→Accuvap→中间模块从右到左（ASM→SPE 进样→SPE 柱模块）。

3. 待仪器初始化完成后，方可打开"PrepLinc"软件。

二、仪器准备

（一）ASM 自动进样

在菜单栏中点击"ASM"→"ASM Service Item"→"Prime"，对 B、C、D 各个管线排气泡。通常每根管"Prime"一次，每次 10ml，管路无气泡即可。

（二）GPC

1. 在菜单栏中点击"GPC"→"GPC Service Items"→"Pump control"，选择"V4 / Column Bypass"至"bypass"，将流速（Flow Rate）设置至 5ml/min，点击"Set"键，此时仪器 GPC 部分的泵将会开启，待仪器 bypass 管路填充完毕（3～5 分钟，依据实际情况），按"Stop Pump"停泵。

2. 当系统管路充满溶剂（流动相）后，选择"V4 / Column Bypass"至"Inline"，流速 2ml/min，点击"Set"，此时可听见阀门切换的声音，即柱子已经接入系统。

3. 待 3～5 分钟后，将泵速调至 5ml/min，运行 5～10 分钟灌注 GPC。灌注过程视柱状态而定，柱子保持湿润时，仅需维护 5 分钟左右即可。但如果柱子已有干燥现象，需平衡 15 分钟以上（依据实际情况定，一般柱尾管无气泡流出即可）。如长时间不使用仪器时，将"V4 / Column Bypass"选择至"Bypass"状态并点击"Set"按钮，关闭泵（"Stop Pump"），延长平衡柱子时间。

（三）Accuvap 浓缩仪

1. 在菜单栏中按顺序点击"Accuvap"→"Accuvap Service Item"→"Hardware Furictions"→

"Prime"按钮排管路气泡。

2. 如发现浓缩杯中有液体，点击"Empty Chamber"排液。

3. 必要时，点击"Rinse Loop"手动清洗浓缩杯。

（四）SPE 固相萃取

准备好活化、淋洗、洗脱所需的溶剂。在工具栏中点击"SPE"→"Service Items"→"Prime"，对各个管线排气泡，通常每根管"Prime"两次即可（共 10ml），操作同 ASM。

三、编辑方法

在每一个主模块（包括 GPC、SPE、浓缩）下都有 Method 界面，可以分别对其进行方法编辑。每个工具栏下点击"Method"（方法），出现"New"（新建）、"Open"（打开）、"Edit"（编辑）、"Save"（保存）、"Save As"（另存为）选项，根据需要进行选择。通常在原有方法基础上有针对性地改变几个选项即可。

（一）GPC 方法编辑

1. 在菜单栏中点击"GPC"→"GPC Method Editor"，在右下角栏里"Sameple Injection"下输样品体积，其他值设定可参照仪器使用说明书上的输入值，如："Pre – Air Gap"40μl；"Overfill 0μl；"Post Air Gap"40μl；"Post Inject"500μl；"Asprate"7500μl/min；"Dispense"5500μl/min。

2. 时间段的设置，一般 GPC 标准方法分为三段，dump（丢弃时间）、collect（收集时间）、wash（冲洗时间），点进去可输入时间段。

3. 确认柱子的"在线/离线"状态，切记将"Column"（柱子）选成"Inline"状态。

4. "Detectors"（紫外检测器）按照默认选择"use detector1"即可。

5. "Direct Inject port Rinse"清洗直接进样口功能要必选，使用 3～5ml 的溶剂将 GPC 的直接进样口清洗干净，防止交叉污染。

6. "Pump control"下"Equilibration"（平衡），此泵平衡功能可以在做每一个样品时将泵平衡一定时间。

7. "Dilution"（稀释），此功能可以抽取一定的溶剂注入到样品瓶中，将样品稀释。不用时"Dilution"下"Volume、Aspirate、Dispense"均设为 0。

8. "Probe Rinses"洗针功能中，分别为 Post Inject（进样后）和 Post Collect（收集后）洗针，防止交叉污染。

9. 联机功能。使用 SPE 联用或浓缩联用，如果使用，则在"Use Current SPE"或在"Use Current Accuvap"相应位置打勾，并且载入相关方法。

（二）SPE 方法编辑

1. 在菜单栏点击"SPEi"→"SPEi Method Editor"，然后"SPEi Method Type"中选择方法类型"Single Column Method"。

2. 勾选"Collect to Accuvap"联机功能。则 SPE 的洗脱液将直接转移至在线浓缩仪。在"Accuvap Options"的"Method"处调入浓缩方法。

3. 以下为 SPE 过程中可能会用到的所有功能。方法中需要的步骤，通过双击或"Add"键添加至右侧，进行使用。SPE 方法按照从上至下的步骤运行，因此可以通过"Up/Down"调整步骤的顺序。"Remove"为删除某一步骤，"Clear"为删除全部步骤。

（1）"Clear Probe Line"（清除管线溶剂）下"Duration"，可以选择运行时间。

（2）"Condition"（活化）可以选择溶剂、体积、注射泵抽提速度。

（3）"Dilution"（稀释）可以吸取一定的溶剂，将样品稀释，可以选择溶剂、体积、抽提速度。

（4）"Drying/Clear"（干燥/清除）可以进行小柱的干燥，使用空气吹干小柱。可以选择时间。

（5）"Elution"（洗脱）选择溶剂进行小柱的洗脱。可以选择溶剂、体积、抽提速度。并且可以使用"Air Purge"功能将存留在管线中的洗脱剂也同时吹扫进收集管或在线浓缩仪。

（6）"Flow Path Rinse"（流路清洗）选择溶剂进行管路的清洗。

（7）"Prime SPEi Syringe"冲洗 SPEi 注射器管路。

（8）"Probe Rinse"（洗针）选择一定量的溶剂将针清洗。

（9）"Prime"（排气）用一定量的溶剂将管路气泡排净，充满液体。

（10）"Sample Injection"（进样）可以选择进样体积，Pre – Air Gap 表示前气泡，Post Air Gap 表示后气泡，Overfill 表示过载死体积，Post Inject 表示后进样，一般需要将"Prime"选项进行勾选，每针都会进行洗针。如果在前面维护过程中已完成"Prime"，在这里可以不勾选。

（11）"Sample Mixing"（混合）可以将样品瓶中的样品进行混合，一般可以与稀释功能联用。

（12）"Sample Vial Rinse"清洗样品瓶。

（13）"Rinse Direct Inject Port"（清洗直接进样口）吸取一定量的溶剂清洗直接进样口，防止交叉污染。

（14）"Transfer Sample Dispense"可以选择固定位置，将样品打入。

（15）"Sample Introduction"（样品引入）可以用一定量的溶剂在进样之后注射到小柱上，确保样品全部上样。

（16）"Transfer Sample Pickup"可以选择固定位置，吸取样品进入系统。

（17）"Wait/Soak"（等待/浸泡）可以选择一定时间，充分浸润小柱。

（18）"Wash"（淋洗）选择某种溶剂进行淋洗，可以选择溶剂、体积、抽提速度。

（三）Accuvap 浓缩方法编辑

在菜单栏中点"Accuvap"→"Accuvap Method Editor"。当点击"New"时，会弹出"Accuvap Method Type"对话框，选择浓缩的类型。"Inline"表示在线方法，此类方法类型为".amf"文件，可以载入到 GPC 或 SPE 方法里面，进行在线浓缩。"EVS"表示预浓缩方法，此类方法类型为".evs"文件，可以独立使用，进行单独浓缩或者预浓缩。

1. "Sample Introduction Zone Settings"浓缩条件的设定，包括温度和真空度。在这里设定三个工作区适用的温度和真空度。浓缩杯被上下两个传感器分成三个区域，自下而上定义为 1、2、3。软件可以分别设定三个区的温度和真空度，使系统达到与 GPC 或 SPE 流速的动态平衡，使得液面维持在一个合适的水平。

2. "Endpoint"下根据方法可选择蒸干模式或者近干模式。系统有两种到达浓缩终点的方式，"Dryness"（完全蒸干模式）和"Level Sensor"（液位传感模式）。当最后一段 GPC 馏分进入到浓缩杯后，系统自动将浓缩杯的温度和真空度改变，具体的数值在"Endpoint zone settings"的窗口 1 和 2 中设定，如果样品容易分解，则应设定较低的温度，如果易挥发，则应设定较小的真空度。如果设定的参数需要较长时间才能达到终点，则要"Endpoint time"适当延长，以完成浓缩过程。"Endpoint"表示终点报警时间，一般默认 10 分钟，如果浓缩条件非常缓慢，可以将此时间延长，避免报警。"Cool Time"为冷却时间，一般默认 10 秒吹氮气冷却，。

3. 设定容用试剂及定容体积。输定容体积和定容溶剂，"Transfer"中输转移体积。

4. 其他选项的含义

（1）"Sample Introduction"下"Pre‐Evap Spike"中，可以设定添加内标或保护剂的体积，一般 1000～2000μl 为宜。如果所需浓缩的样品中无易挥发性成分，则这一体积可设为 0。此溶剂可在浓缩过程中对易挥发性成分减少损失。

（2）"Chamber Dump"，预浓缩或者 GPC 在线浓缩，建议值为 20 秒；SPE 在线浓缩，建议值为 8 秒。含义是样品在 Loop 环中缓冲，每隔 8 秒/20 秒喷入到浓缩杯中一次。

（3）"Chamber Rinse"为浓缩杯清洗，可以使用#1 和#2，如果全部选上时间，则会清洗浓缩杯两次。

（4）"Tranfer Rinse"为管路清洗，正常样品使用 1 次即可。

（5）"Stage1"～"Stage5"为相同的 5 个步骤，都为定容转移步骤，可以使用其中的一个或者几个进行浓缩。

方法编辑完，进行命名和保存。

四、编辑序列

在菜单栏点击"Sequence Editor"，从相应工具栏"Current Mat："中导入相应文件。序列以电子表格为格式，点击"Add"导入相应方法文件。点击下拉键定义样品处理和处理序列，可编辑进样位置和收集位置。

1. "Priority"（优先）。选择后优先处理这一样品。

2. "Status"（当前样品的状态）。未处理，处理之中或则已处理。

3. "Device"为处理选择设备（包括 GPC/SPE/浓缩和 Linc）。如果使用多个设备，选择起始的设备。例如，如果样品经过 GPC 净化进入浓缩仪或 SPE，则选择 GPC1。如果样品经过 SPE 净化，进入浓缩仪，则选择 SPE1。

4. "Method"为选择样品处理的方法。

5. "Volume"为这一空格会自动显示方法中样品进样体积。

6. "Cartridges"为 SPE 柱类型与位置。

7. "Output"为选择收集架类型和位置。

8. "Accuvap"，如果使用 Accuvap，选择收集瓶的类型和位置。

编辑序列完成后，保存序列，点击"Start"运行序列。

五、查看色谱图

在菜单栏点击"GPC"→"Chromatography"，查看色谱图。在"GPC"状态栏里点击色谱图快捷键，可查看在线色谱图。

六、分析流程简介

根据凝胶渗透色谱的原理，大分子干扰物先从柱子中流出，随后流出小分子的目标化合物。设 GPC 的方法关键在于找出适当时间收集、适时停止收集及最佳的进样量。基本流程如下。

1. 取适当样品用流动相使溶解。在软件中，编辑 GPC 方法，对于快速柱来说，GPC 方法类型选择"Calibration"，则只设"dump"（丢弃时间），设定流速 5ml/min，保存方法名称。

2. 编辑样品序列，待序列运行完毕后点击"GPC"→"Chromatography"，导入数据，根据标样的峰来设定收集时间，为了保证回收率，通常设收集时间段略宽于峰宽。

3. 回到方法编辑界面，按照目标物和杂质的出峰时间，分别确定"Dump""Collect""Wash"三段时间。注意要设定的不是保留时间，而是一个时间段。比如运行的谱图中目标峰出峰时间为 10 分钟到 12 分钟，则设定"Dump"时间为 10 分钟，"Collect"收集时间为 5 分钟，"Wash"时间设为 5 分钟。最后保存方法，完成建立方法。

4. 通常在分析中需要收集很多种目标物，那么只要找到在当前样品色谱图中分子量最大和最小的化合物作为开始和结束收集的标志即可。

5. 目标成分在紫外检测器上没有明显的吸收时，可以用分子量和结构与目标成分相似、紫外有吸收的化合物来代替。由于 GPC 原理与样品的极性等化学活性无关，只与分子量大小有关，所以通常这样的方法完全可以找到准确的收集时间。另一种方法是进行分段收集。首先根据分子量信息可以预测待测成分的馏出时间，然后分段收集，进行色谱分析，可判断其所在的位置。如果分子量最大的成分回收率偏低，则证明收集时间偏后，反之如果分子量最小的成分回收率偏低，则需要延长收集时间。

七、关机

实验完毕后，先关闭软件，再关闭仪器（与开机顺序相反），最后关闭气源即可。

第三节 仪器保养维护及故障诊断与排除

一、仪器保养维护

1. 由于使用挥发性溶剂，仪器要摆放在通风、避光环境下。

2. 样品架上勿放其他物品。

3. 仪器不常用条件下通常 2～3 个月灌注一次凝胶柱。通常 GPC 柱处在流动相保护当中，但如果长时间停机，虽然有柱切换阀对柱子进行保护，但流动相还是会挥发，造成柱子变干，此时需要先用 2ml/min 的小流速平衡 10 分钟，再使用常规流速，并注意观察柱压的变化，直到柱压稳定并在正常的 8～12psi 之间即可进行分析。

4. 样品在进样之前必须经过 0.45μm 微孔滤膜滤过。

5. 含水量大的样品在进样前须脱水。

6. 对于快速柱来说，脂肪耐受力为 0.5g，传统柱为 1g，在进样前请以此为根据来计算取样量。例如某种样品的脂肪含量为 20%，那么称样量请不要大于 2.5g。

7. 在完成前面的样品处理后，如液液萃取，要将样品体系转换成 GPC 所用的流动相，一般除石油醚外，其他基质如丙酮，必须进行转换。如果采用乙酸乙酯等与水互溶的溶剂进行萃取，最好过无水硫酸钠脱水。如果样品溶剂无法进行转换，那么不同的溶剂总量不得大于进样量的 10%。

8. GPC 柱要求流动相与柱子规格一致，请不要随意变更流动相的比例及组成。

9. 系统主要采用尼龙接头，在连接时适当拧紧即可，过度用力会造成螺纹损坏。

10. PTFE 的连接管比较脆，不可折成死弯，并在移动仪器时小心。

11. 严禁使用酸、碱性流动相，严禁使用水做为流动相，严禁使用缓冲盐。

12. 流动相最好每次配制足够量，如果放置时间过长，最好重新配制。对于乙酸乙酯来说长时间放置会吸收水分，二氯甲烷见光分解后会产生盐酸，这些都非常不利于 GPC 分析。

13. 如果有其他不明事项，请咨询公司工程师，请勿自行尝试。

二、故障诊断与排除

1. 当仪器空闲状态下，状态栏中 GPC 压力超出 −5～5psi 时，按顺序点击"GPC"→"GPC Service Items"→"Zero Pressure Sensor"→"Zero Sensor"→"Close"→"Yes"→"Yes"即可。

2. 收集瓶未收集到样品。首先用软件检查"V1/V2"阀是否工作正常，并检查流动相是否足够。

3. 检测器出现负峰

（1）请检查流动相是否走空。

（2）是否采用了其他的流动相。

（3）检查流动相是否分层，在分析前最好摇匀。

（4）重新配制流动相，可能流动相存储时间过长，造成吸水。

4. 收集瓶中只收集到流动相，没有样品

（1）请检查"V4（inject valve）"工作是否正常。

（2）请检查自动进样器位置是否正常。

5. 自动进样器不能对准收集架。在"hardware"设置中选择了错误的收集架。自动进样器需要重新校正。

6. 检测器的读数不稳定。检查流动池入口及出口接口处是否有漏液。清洗流动池，排除气泡，更换新的光源。

起草人：笔雪艳　太成梅（黑龙江省食品药品检验检测所）
复核人：赵啸虎（吉林省药品检验所）

第十六章 红外分光光度计

第一节 红外光谱的基本原理

红外光谱是一种分子光谱。当红外光照射样品时，其能量可引起分子内不同基团的振动和转动能级的跃迁，从而得到的吸收谱图为红外光谱。红外光谱区实际所测得的谱图是分子的振动与转动运动的加和表现，故红外光谱亦称为振转光谱。

通常将红外光谱区间划分为三个区域，即近红外区、中红外区和远红外区（表16-1）。

表16-1 不同红外区对应的波长和波数

区间	波长（μm）	波数（cm^{-1}）
近红外区	0.78~2.5	12800~4000
中红外区	2.5~25	4000~400
远红外区	25~1000	400~10

一、分子的振动

（一）分子的振动形式

分子中不同的基团具有不同的振动模式，相同的基团（双原子除外）具有几种不同的振动模式。在中红外区，基团的振动模式分为两大类：基团中的原子沿着价键的方向来回运动的振动形式为伸缩振动（stretching vibration），基团的原子运动方向与价键方向垂直的振动形式为弯曲振动（bending vibration）。

（二）分子的振动频率

分子的运动符合量子力学的规律，当分子从较低的能级跃迁到较高的能级时，其吸收的能量应等于两个能级之差。分子中原子之间的振动能级是量子化的。把原子的振动看作谐振子，若振动能级由$n=0$向$n=1$跃迁，即当振动量子数由$n=0$变到$n=1$时，分子所吸收光的波数等于谐振子的振动频率，这种振动叫作基频振动，基频振动的频率叫作基频。

二、红外光谱图的表示

红外透射光谱的纵坐标有两种表示方法，即透射率 T（%，Transmittance）和吸光度 A（Absorbance）。纵坐标采用透射率 T 表示的光谱称为透射率光谱，纵坐标采用吸光度 A 表示的光谱称为吸光度光谱。

透射率光谱和吸光度光谱之间可以相互转换。透射率光谱虽然能直观地看出样品对不同波长红外光的吸收情况，但是透射率光谱的透射率与样品的质量不成正比关系，即透射率光谱不能用于红外光谱的定量分析。而吸光度光谱的吸光度值 A 在一定范围内与样品的厚度和样品的浓度成正比关系，即吸光度光谱能用于红外光谱的定量分析，所以现在的红外光谱图大都采用吸光度光谱表示。

光谱图的横坐标通常采用波数（cm^{-1}）表示，也可以采用波长（μm）或（nm）表示。

三、傅里叶红外光谱仪

（一）傅里叶变换的基本理论

传统的色散型红外光谱仪，采用光栅获取单色光，逐个波长（频率）扫描，不仅能量损失大，而且工作效率低。傅里叶变换红外光谱仪通过全波长的扫描，得到吸收强度与时间的干涉谱图，再经过傅里叶变换，得到强度与频率的红外谱图。

傅里叶变换技术的应用，提高了红外光谱仪的扫描速度和分辨率。

（二）傅里叶变换红外光谱仪的结构及工作原理

1. 仪器结构　傅里叶变换红外光谱仪由光源、光阑、干涉仪及分束器、检测器、主控板、激光器、样品仓等组成（图16-1）。

2. 工作原理　傅里叶变换红外光谱仪中，红外光源发出的红外线经反射镜、光阑后进入干涉仪，干涉仪出来的光线再经反射镜进入样品仓，照射样品后的光线再经聚光镜聚焦后到达检测器。检测器得到的干涉光谱再经傅里叶变换得到样品的红外光谱图。

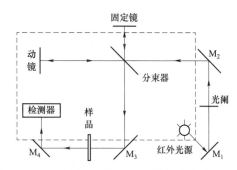

图16-1　傅里叶变换红外光谱仪光学系统示意图

（三）红外测试方法及附件

红外测试最常用的是透射法，可以对固体、液体和气体样品进行检测。但常规的检测手段在实际运用中常会受到样品的限制而无法得到希望的结果。随着傅里叶变换技术的发展，新的红外检测技术不断涌现，如：红外显微镜、拉曼光谱附件、气红联用附件、漫反射附件、衰减全反射附件、镜面反射（掠角反射）附件、偏振器、光导纤维附件、高压红外附件、光声光谱附件、变温光谱附件等，使红外光谱得到了更广泛的应用。

下面简单介绍检验中常用的漫反射附件、衰减全反射附件和红外显微镜附件。

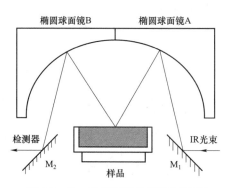

图16-2　漫反射附件光路示意图

1. 漫反射附件　漫反射附件适合于测定粉末状样品的红外光谱，特别适合于测定那些载体中待测组分含量很低的样品，如煤炭中的有机物、分子筛中吸附的物质。

将粉末状样品装在漫反射附件的样品杯中，红外光束从右侧照射到漫反射附件的平面镜 M_1 上，反射到椭圆球面镜 A，椭圆球面镜 A 将光束聚焦后射到样品杯中粉末状样品表面。从样品表面射出来的漫反射光，经椭圆球面镜 B 收集并聚焦后，射向左侧平面镜 M_2 上，再沿着原光路入射方向射向检测器（图16-2）。

利用漫反射附件测试红外光谱不需要对样品进行特

别处理，有些粉末状样品可以直接测试，不能直接测试的固体样品可以和漫反射介质（如 KBr）混合研磨，将固体样品均匀地分散在漫反射介质中测试。样品的浓度可以从 0.1% 到纯样品之间变化。

漫反射样品的粒度应在 2～5μm，粒度越小，镜面反射成分越少，漫反射成分越多，测量的灵敏度越高。

2. 衰减全反射附件　衰减全反射（Attenuated Total Reflectance，ATR）光谱技术是红外光谱测试技术中一种应用十分广泛的技术，是傅里叶变换红外光谱分析中经常使用的测试手段。

当红外光束进入晶体的入射角大于临界角时，红外光束在晶体内发生全反射。红外光在晶体内表面发生全反射时，一方面反射光强等于入射光强，另一方面在晶体外表面附近产生驻波，称为隐失波（Evanescent Wave）。当样品与晶体外表面接触时，在每个反射点隐失波都穿入样品。从隐失波衰减的能量可以得到吸收信息。隐失波振幅随空间急剧衰减而消失，这种衰减随离开晶体界面距离的增大按指数规律衰减。当隐失波振幅衰减到原来振幅的 1/e 时的距离称为穿透深度。

一般来说，穿透深度越大红外吸收的强度越大。在 ATR 红外光谱图中，低频段的吸收峰强度大于高频段的吸收峰强度。

ATR 方法测试红外光谱，样品一般不需要进行特殊处理，只需选取表面光滑的部位与晶体压紧，进行试验即可（图 16-3、图 16-4）。

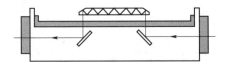 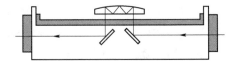

图 16-3　水平 ATR 附件光路示意图　　　　图 16-4　单次反射 ATR 附件光路示意图

3. 红外显微镜　红外显微镜一般由可见光光源、滤光片、光阑、红外物镜、聚光器、玻璃目镜和摄像系统、样品台、光路补偿器和检测器等部件组成。

（1）可见光光源　如白炽灯或发光二极管等，是红外显微镜用来观测样品的辅助光源，用于帮助寻找需要检测的部位。

（2）光阑　作用是改变红外光斑的大小，实现对样品细微局部的检测。因为显微红外的检测范围为 4000～650cm^{-1}，对应的光源的波长为 2.5～15.4μm，所以以红外显微镜检测的最小面积的直径为 8～20μm。

（3）样品台　用来承载测试样品的载物台，可以通过旋柄在前后、左右和上下移动、对焦。

（4）光路补偿器　通过对红外光路进行补偿，防止红外光在检测过程中焦点发生变化。

（5）MCT 检测器　又称为光电导检测器，其检测灵敏度比 DTGS 检测器高 10 倍以上，但必须在液氮保护下才可以获得更高的信噪比。具有面扫描功能的红外显微镜配有焦平面 MCT 阵列检测器或线阵列 MCT 检测器。

（6）显微红外光谱的采集与制作　应优先考虑透射法，其次选用反射法、ATR 法。

①透射分析是指检测通过样品的红外光谱能量，是指透过的那部分能量。能量被物镜聚焦在样品上方，在样品下方被聚光器采集。然后到达检测器，从而得到红外光谱图（图 16-5）。透射样品的制备在通常要求样品是扁平的或被切割成非常薄的形状。感兴趣区域的光谱强度的谱带应小于 0.7 吸光度单位，以防止红外检测器饱和。

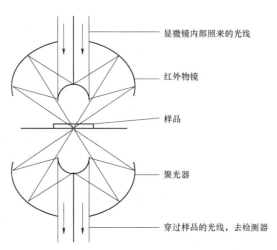

图 16-5　红外显微镜透射法光路示意图

　　②反射分析是一种简单的光学技术，这其中涉及样品反射的红外光。在此模式下，物镜将红外光聚焦在样品表面，从样品表面反射回来的红外光被检测器采集，从而得到反射红外光谱图（图 16-6）。

　　③衰减全反射附件是源于光的内反射原理设计的。

　　红外显微镜上的 ATR 有两种：ATR 物镜和滑块式 ATR。当使用 ZnSe 晶体或金刚石晶体的 ATR 物镜时，可以直接看到样品，能精确定位样品位置，保证样品与 ATR 晶体最佳的接触（图 16-7）。

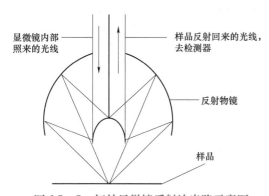

图 16-6　红外显微镜反射法光路示意图

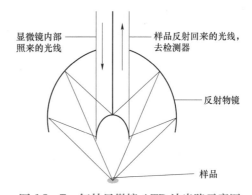

图 16-7　红外显微镜 ATR 法光路示意图

（四）红外测试样品的制备

1. 一般注意事项　在定性分析中，所制备的样品最好使最强的吸收峰透过率为 10% 左右。

2. 固体样品

（1）压片法　取 1～2mg 的样品与约 100mg 溴化钾粉末（分析纯）在玛瑙研钵中研匀，取适量装入压片模具内，在压片机上压制成片。压片时，应先取样品研细后再加入 KBr 再次研细，这样比较容易混匀，研磨时应按同一方向均匀用力，如不按同一方向研磨，有可能在研磨过程中使样品产生转晶，从而影响测定结果，

（2）糊状法　样品适量置玛瑙研钵中，再加入 1～2 滴液体石蜡混研成均匀的糊状，涂于 KBr 或 NaCl 窗片上测试。

（3）溶液法　把样品溶解在适当的溶液中，注入液体池内测试。所选择的溶剂应不腐蚀窗片，在分析波数范围内没有吸收，并对溶质不产生溶剂效应。一般使用 0.1mm 的液体池，溶液浓度在 10%左右为宜。

（4）ATR 法　取样品适量，置 ATR 附件晶体上，并铺满，压紧，测试。

3. 液体样品

（1）涂膜法　用药匙蘸取样品，涂于 KBr 窗片上进行测试。低沸点样品不适宜采用此法。一般使用无水乙醇清洗红外窗片。

（2）液体池法　取样品适量，注入液体池，测定。

（3）ATR 法　将样品滴于 ATR 附件晶体表面并覆盖晶体即可。

（4）注意　应注意测试的液体样品不含有对窗片或 ATR 晶体腐蚀作用的成分，如样品中的水会对 KBr 或 NaCl 窗片造成破坏。如确需测定含水样品，可选用 BaF_2、CaF_2 等窗片进行测试。

4. 气体样品　直接注入气体池内测试。

（五）红外光谱的分析

1. 定性分析

（1）基团定性　根据被测化合物的红外特性吸收谱带的出现来确定该基团的存在。

（2）化合物定性　从待测化合物的红外光谱特征吸收频率（波数），初步判断属何类化合物，然后查找该类化合物的标准红外谱图，待测化合物的红外光谱与标准化合物的红外光谱一致，即两者光谱吸收峰位置和相对强度基本一致时，则可判定待测化合物是该化合物或近似的同系物。或者同时测定在相同制样条件下的已知组成的纯化合物，待测化合物的红外光谱与该纯化合物的红外光谱相对照，两者光谱完全一致，则待测化合物是该已知化合物。

2. 未知化合物的结构鉴定　未知化合物是单一纯化合物时，测定其红外光谱后，进行定性分析，然后与质谱、核磁共振及紫外吸收光谱等共同分析确定该化合物的结构。未知化合物是混合物时，通常需要先分离混合物，然后对各组分进行准确的定性鉴定。

3. 定量分析

（1）原理　当入射光照射样品时，样品分子会选择性地吸收某些入射光，使透射光（或反射光）强度变弱，这是红外光谱所以能够形成的依据。红外定量分析同样遵循朗伯－比尔（Lambert－Beer）定律，即：

$$A=KLC$$

式中：A 为吸收度；K 为吸收系数；L 为样品厚度；C 为样品浓度。

由于不同官能团的红外活性不同，在进行红外定量时应尽量选择吸收系数较大的谱带进行计算，如 O－H、C=O、C－O、C－F 等。因为朗伯－比尔定律只适用于吸光度光谱，因此在进行定量计算时，应将透过率光谱转换为吸光度光谱。

（2）定量的计算　定量计算时应尽量选用具有专属性而且对称性好的吸收峰，测量吸收峰的峰高或峰面积进行计算，重叠峰的峰高和峰面积一般可以采用校正值计算或采用曲线拟合法测量峰高和峰面积。常用外标标准曲线法计算，亦可考虑采用适合的内标进行计算，减少误差。

（3）定量分析的样品处理　当样品浓度稳定时，由朗伯–比尔定律可知，影响定量分析准确度的因素为样品厚度，因此在样品处理时应尽量保持样品厚度一致。如溴化钾压片时，模具中应加入精密称定的研磨后的样品；液体样品测定时应确保液体池厚度的一致，现在大都采用聚四氟垫片调节液体池的厚度，但需要考虑垫片受力变形导致的厚度改变。

（六）红外光谱仪的校正

1. 波数准确度　用聚苯乙烯薄膜（厚度约为 $0.04 \sim 0.05mm$）测定红外光谱图，用 $3027.1cm^{-1}$、$2850.7cm^{-1}$、$1944.0cm^{-1}$、$1801.6cm^{-1}$、$1601.4cm^{-1}$、$1583.1cm^{-1}$、$1154.3cm^{-1}$、$1028.0cm^{-1}$、$906.7cm^{-1}$ 处的吸收峰与参考值比较，傅里叶变换红外光谱仪在 $3000cm^{-1}$ 附近，波数误差应不大于 $\pm 5cm^{-1}$，在 $1000cm^{-1}$ 附近，波数误差应不大于 $\pm 1cm^{-1}$。

2. 波数重现性　用聚苯乙烯薄膜重复扫描 $3 \sim 5$ 次，从红外光谱图中读取上述相应吸收峰计算波数重现性，应不大于 $2cm^{-1}$。

3. 分辨率　用聚苯乙烯薄膜校正时，要求在 $3110 \sim 2850cm^{-1}$，范围内应能清晰地分辨出 7 个峰，峰 $2851cm^{-1}$ 与谷 $2870cm^{-1}$ 之间的分辨深度不小于 18% 透光率，峰 $1583cm^{-1}$ 与谷 $1589cm^{-1}$ 之间的分辨深度不小于 12% 透光率。

第二节　赛默飞公司红外光谱仪

本仪器的光学系统示意图见图 16–8。

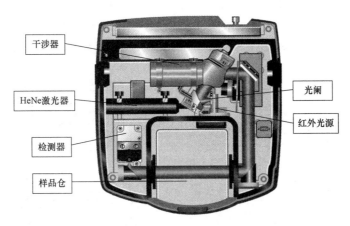

图 16–8　赛默飞红外光谱仪光学系统示意图

一、红外工作站操作规程

（一）OMNIC 红外工作站

1. 开启工作站　打开红外光谱仪开关，待仪器通过自检后，再打开 OMNIC 红外工作站，主界面如图 16–9 所示，红外光谱仪连接成功后，状态显示为绿色。

第十六章 红外分光光度计

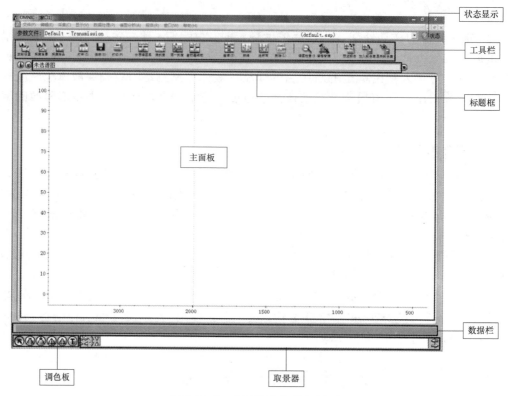

图 16-9 OMNIC 软件主界面

2. 基础设置 在 OMNIC 工作站中，点击"编辑"菜单下的"选项"，在弹出窗口的"文件"卡片，可以设置谱图、实验、记录等各类数据文件的保存路径（图 16-10）。

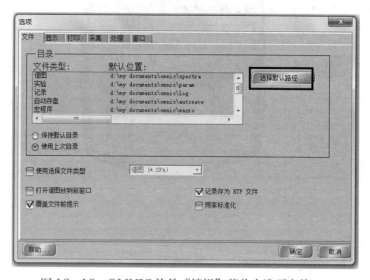

图 16-10 OMNIC 软件"编辑"菜单中选项卡片-1

"显示"卡片中，可以设置主界面中显示的效果，可以设置峰位标注的文字方向、小数点位数、谱线粗细等参数（图 16-11）。

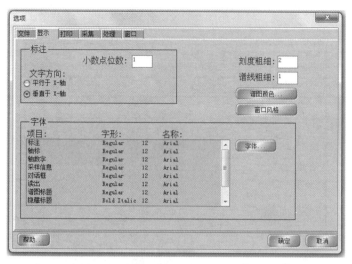

图 16-11 OMNIC 软件"编辑"菜单中选项卡片-2

3. 实验设置 在 OMNIC 工作站中，选择"采集"菜单下的"实验设置"选项。

（1）扫描次数 当采集红外图谱时，扫描次数越多，信噪比越高，通常情况下可选 16 次，如果样品的信号较弱，可适当增加采集次数。

（2）分辨率 固体和液体通常选择 $4cm^{-1}$，气体样品视情况而定，可选 $2cm^{-1}$ 甚至更高的分辨率。

（3）背景处理 共有四个选项，第一项"采集样品前采集背景"和第二项"采集样品前采集背景"，均需在每次采集样品同时采集背景。一般情况下，常选择第三项，指定一个采集背景的时间范围，这样在有较多样品进行检测时，可以不必每次都采集背景。第四项为"使用指定的背景文件"，一般很少选用（图 16-12）。

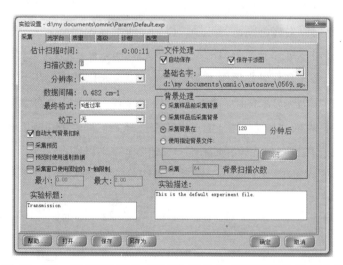

图 16-12 OMNIC 软件"采集"菜单中"实验设置"选项卡片

4. 显示参数 在 OMNIC 工作站中，"显示"菜单，选择"显示参数设定"。在"显示参数设定"弹出窗口，可以设置主窗口的显示模式（图 16-13）。红外谱图在高频段信息较少，一般在 2000cm^{-1} 处改变显示比例，这个功能在"X–轴格式"的下拉菜单中可以设置。

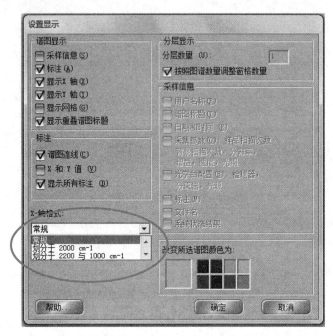

图 16–13　OMNIC 软件"显示"菜单中"显示参数设定"选项卡片

5. 数据处理　在 OMNIC 工作站中，选择"数据处理"菜单，可以对采集的红外谱图进行校正、差谱、求导等处理。

（1）红外定量分析时应选择吸光度光谱，定性分析可以选择透过率光谱。

（2）调色板　位于主界面左下角，一共六个工具按钮，从左到右依次为选择工具、区域工具、光谱坐标工具、峰高工具、峰面积工具和标注工具。

选择工具：可以对光谱图进行选择、移动、放大等操作。

区域工具：可以选择一定波数范围，以便对光谱数据进行下一步处理。

光谱坐标工具：在红外光谱图上指定任意一点，光谱数据会在下方的数据栏中显示。

峰高工具：在吸光度谱图中，指定峰的校正峰高和未校正峰高会在数据栏显示。

峰面积工具：在吸光度谱图中，指定峰的校正峰面积和未校正峰面积会在数据栏显示。

标注工具：可以在红外谱图添加指定位置的坐标。

6. 图谱分析　在 OMNIC 工作站中，选择"谱图分析"菜单，可以对采集的红外谱图进行测量分析（图 16–14）。

（1）吸收峰拟合　选择"谱图分析"菜单中"峰 分辨"选项，可以对重叠的吸收峰进行拟合。

（2）红外谱库的功能　选择"谱图分析"菜单中"检索设置"选项，可以选择谱库。

（3）谱库管理　选择"谱图分析"菜单中"谱库管理"选项，在弹出窗口中可以对谱库内的谱图进行编辑，可以建立新的谱库（图 16–15）。

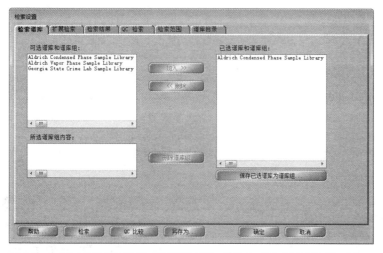

图 16-14　OMNIC 软件"谱图分析"菜单中"检索设置"选项窗口

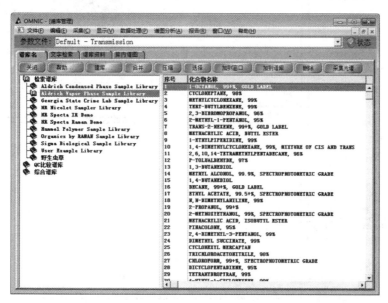

图 16-15　OMNIC 软件"谱图分析"菜单中"谱图管理"选项窗口

（4）添加红外谱图　选择"谱图分析"菜单中"加谱图入库"选项，可向已有的谱库添加新的红外谱图（图 16-16）。

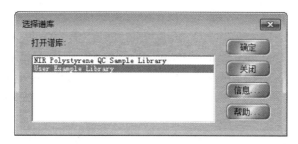

图 16-16　OMNIC 软件"谱图分析"菜单中"加谱图入库"选项窗口

7. 报告书 在 OMNIC 工作站中，选择"报告"菜单中"报告模板"，在弹出窗口中，可以选择、编辑报告书模板；然后选择"预览/打印报告"进行报告书打印。

（二）OMNIC Picta 显微红外工作站

1. 打开 OMNIC Picta 软件，以 iN10MX 显微红外为例，当软件与显微红外仪连接成功，会点亮仪器前方右侧的蓝灯。

2. 初始化载物台，需要移除载物台上所有样品和 ATR 物镜。

3. Picta 软件的主界面，包括参数区、图像区、功能区和光谱区四个区域（图 16-17）。

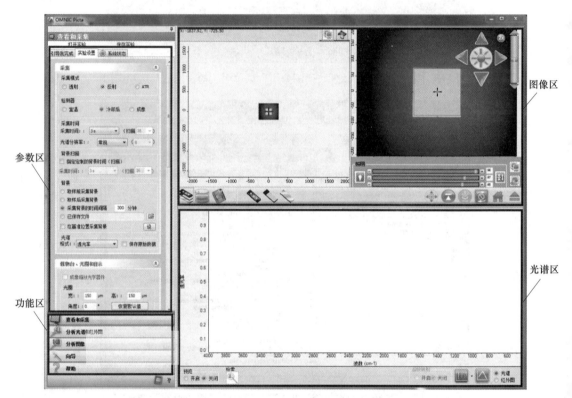

图 16-17 OMNIC Picta 主界面

4. **实验参数的设置** 先于左下角功能区选择"查看和采集"，再到左上角参数区"实验设置"卡片中"采集"区域设置实验参数，可以选择透射、反射或 ATR 等三种红外光谱的采集模式，以及红外光谱的采集时间、分辨率等（图 16-18）。

5. **图像区的控制**

（1）红外能量 优化红外光路，减少红外能量遗失。点击图像区域右下角的"红外能量"按钮后，下方出现控制面板。当采用透射方法采制红外图谱时，按"优化 Z 轴"按钮；当采用反射方法采制红外图谱时，按"停放聚光镜"按钮，将聚光镜降到最低的位置（图16-19）。

（2）照明区的调整 点击图像区右下角的照明控制区域的相应位置调节，应以可以看清样品细节为宜（图 16-20）。

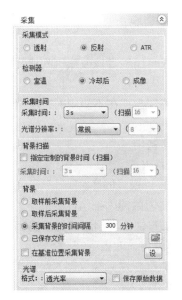

图 16-18　OMNIC Picta 软件采集参数区

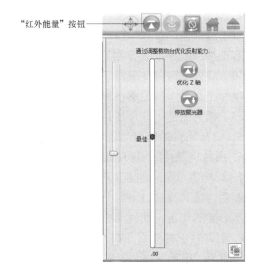

图 16-19　OMNIC Picta 软件红外能量调整

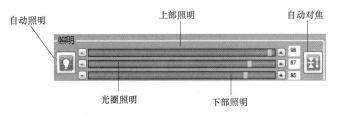

图 16-20　OMNIC Picta 软件照明设置区

（3）移动虚拟操纵杆找到并聚焦样品（图 16-21）。

（4）样品测试　鼠标拖动调节合适的光阑大小，定位需要检测的样品区域，先按光谱区下方的"采集背景"按钮■采集背景，再按"采集"按钮■采集样品的红外图谱。再选择功能区的"分析光谱和红外图"保存红外测试数据。

（5）ATR 采集红外光谱时，需要设置适合的压力。

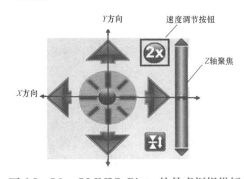

图 16-21　OMNIC Picta 软件虚拟操纵杆

二、仪器保养维护及故障诊断与排除

（一）仪器保养维护

1. 仪器放置环境要求　使用工作温度：15～35℃，湿度＜60%，最佳试验温度 22～27℃；应置于洁净、干燥区域，避免脏污、多尘、潮湿的环境。

2. 仪器干燥　应观察干燥指示的颜色变化，当颜色由蓝变粉时，说明干燥剂已失效，应及时更换。也可以在仪器样品仓内放置硅胶干燥剂，协助保持仪器干燥。在潮湿的环境下，至少每天要开机几个小时，驱赶可能进入仪器内部的水分。

3. 仪器搬动 搬动仪器，需要用光学台内的海绵固定镜子，防止搬动过程中损坏仪器。

4. 清洁

（1）红外色谱仪光学台的反射镜和聚焦镜，如有灰尘，只可用洗耳球或氮气吹掉，不允许使用溶剂冲洗或擦镜纸等物品擦拭。

（2）红外显微镜样品台下方的聚光镜开口向上，容易沉降灰尘，在不使用时，应用纸张盖在载物台上，减少灰尘落在聚光镜上的几率。

（3）模具清洁 红外压片用模具，应用无水乙醇擦拭干净备用。

5. ATR 附件的使用 应尽量缩短使用时间，减少晶体损坏几率。

6. 压片 压片时不应超出压片机的压力范围，以免造成压片模具损坏。

7. 红外显微镜 加液氮时应确保将漏斗插入填充口，避免显微镜内部组件受损害，加入少许液氮后，让其冷却 1~2 分钟，再缓慢添加直到加满，添加过快，易引起液氮沸腾和飞溅，造成不必要的伤害。杜瓦瓶中加满液氮后，冷却 20 分钟后再测定，效果更好。

8. 意外情况的处置 在测试过程中发生停电时，按操作规程顺序关掉仪器，保留样品。待恢复正常后，重新测试。仪器发生故障时，立即停止测试，找维修人员进行检查。故障排除后，恢复测试。

（二）红外光谱仪的光路校准

1. 打开 OMNIC 软件，点击"采集"菜单，选择"实验设置"选项（图 16-22）。

2. 在"实验设置"弹出窗口中，选择"光学台"卡片，参数栏的增益应设为：1.0。

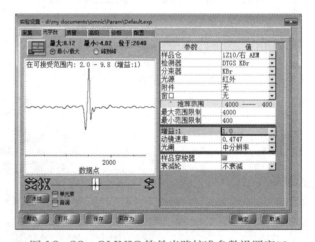

图 16-22 OMNIC 软件光路校准参数设置窗口

3. 再选择"诊断"卡片，点击"准直"按钮。仪器自动进行光路校准，待校准完成后，校准窗口自动关闭（图 16-23）。

（三）红外显微镜的光路校准

1. 打开 OMNIC Picta 工作站，并在功能区选择"查看和采集"（图 16-24）。

2. 参数区选择"透射"和"室温"，并确认载物台没有样品。

3. 选择"系统状态"并点击"准直"，仪器入自动光路准直提示界面直到校准完成。校准完成后再选择"能量"并观察下面的柱状能量图是否正常。

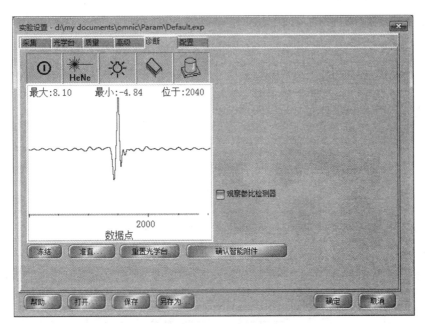

图 16-23　OMNIC 软件光路校准窗口

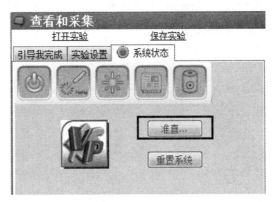

图 16-24　OMNIC Picta 准直界面

第三节　布鲁克公司红外光谱仪

一、红外分光光度计操作规程

以布鲁克公司傅里叶变换红外光谱仪 TENSOR27 为例，介绍如下操作规程。

（一）开机前的准备

1. 确认工作环境　电源电压：85～265V，47～65Hz；温度范围：18～35℃；相对湿度范围：小于 70%；放置仪器的房间须保持无尘，无腐蚀性气体，无强烈振动。

2. 检查样品腔内有无异物。

（二）开机及测试步骤

1. 接通电源

（1）开启稳压电源开关。

（2）开启仪器后侧的电源开关。

（3）开启计算机主机、显示器及打印机开关。

2. 系统启动

（1）主机开启后，开始一个自检过程，约 30 秒钟。自检通过后，状态灯由红变绿。仪器加电后至少要等待 10 分钟，等电子部分和光源稳定后，才能进行测量。

（2）用鼠标双击桌面"OPUS"图标，出现 OPUS 登录页面，选择相应的"用户名"，输入"口令"，点击"登录"，出现"关于 OPUS"页面，点击"OK"，进入操作系统。

3. 光谱测定

（1）点击"测量"菜单下的"高级测量选项"进入测量页面（图 16-25）。

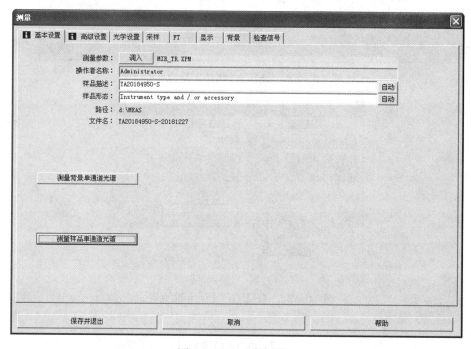

图 16-25 测量页面

（2）点击第二栏"高级设置"，依次在"文件名"和"路径"中输入文件名和数据保存路径，再设置如下常用参数（图 16-26）。

分辨率：$4cm^{-1}$。

样品扫描时间：16 Scans。

背景扫描时间：16 Scans。

保存数据：$4000cm^{-1}$，$400cm^{-1}$。

结果谱图：Transmittance。

要保存的数据块：将"Transmittance""单通道光谱""背景"三项选中。

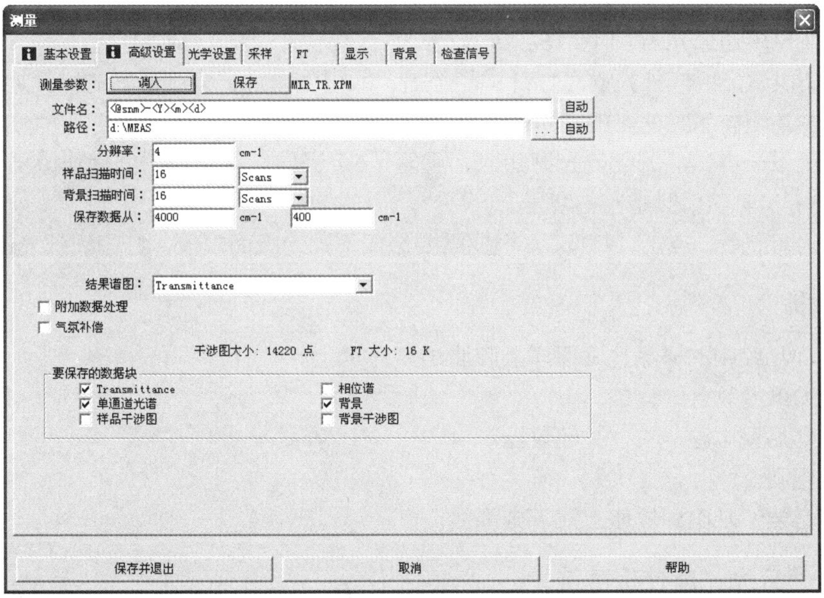

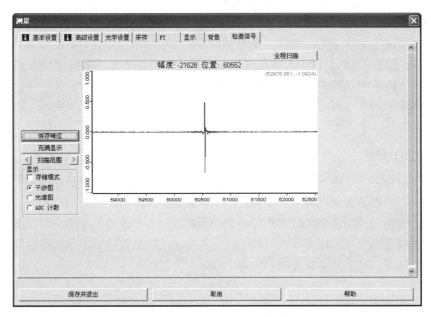

图 16-26　参数设置页面

（3）开机后第一次测定之前，确认样品腔光路上无样品片，点击第八栏"检查信号"，出现峰之后，点击"保存峰位"，并观察"幅度"数值，如低于 10000，应检查光管能量（图 16-27）。

图 16-27　保存峰位页面

（4）点击第一栏"基本设置"，在"操作者名称"中选择相应的用户名，然后依次在"样品描述"和"样品形态"栏输入供试品名称和剂型（图 16－25）。

（5）采集背景红外光谱：打开样品腔盖，将空白片放入样品室的样品架上，关闭样品腔，点击"测量背景单通道光谱"（图 16－25）。

（6）采集供试品的红外光谱：打开样品腔盖，取出空白片，将制备好的样品片放入样品腔的样品架上，关闭样品腔，点击"测量样品单通道光谱"（图 16－25）。

（7）测试下一供试品的红外光谱图时，重复（6）操作，如果长时间操作或更换空白基质时，应照（5）步骤重新测定空白背景。

（8）确认图谱后，点击"打印"，根据需要选择不同的版面模板，打印红外光谱。

（三）关机

1. 移走样品腔中的样品，确保样品腔清洁。

2. 退出 OPUS 软件。

3. 按仪器后侧电源开关，关闭仪器。

4. 关闭电脑。

5. 若有必要，从电源插座上拔下电源线。

二、红外分光光度计保养维护

（一）安全注意事项

1. 红外分光光度计的使用应严格遵守操作规程，如仪器出现故障，须立即退出检测状态。

2. 当进行任何维护之前，先关闭仪器电源开关并拔掉电源线。

3. 当仪器在"开"的状态下仪器盖板被打开时，必须注意避免可能的激光辐射泄漏，并注意潜在的高压危险。

4. 避免静电对仪器的损坏。操作人员身上释放的微弱静电足以损坏半导体芯片，接触电源腔体或光源/电子腔体之前，操作人员应通过使用接地的手腕电缆或触摸仪器金属体部分的方式，释放掉身上的静电。其中接地手腕电缆是最有效（首选）的接地方法。

5. 完成维护操作后（除了换干燥剂），建议运行 OPUS 软件的"仪器测试"程序，以检查仪器的状态。

（二）更换干燥剂

1. 封在筒中可更换的干燥剂（分子筛）能够保持干涉仪和探测器腔体中的空气干燥。尽管密封在腔体中，仍然必须定期再生分子筛，如果频繁更换探测器的话，更是如此。每六个月、或者当仪器上面的电子湿度指示灯表明应该更换干燥剂时，应更换干燥剂。若仪器长期不用，则每周至少开启主机一次，每次开机时间不低于 4 小时，样品腔内干燥剂为变色硅胶，再生按变色硅胶方法处理。分子筛位置见图 16－28。

2. 更换干燥剂

（1）取下探测器腔体左侧螺钉的塞子，转大约半圈，松开螺钉（6mm），移开盖子，拔出干燥剂筒。

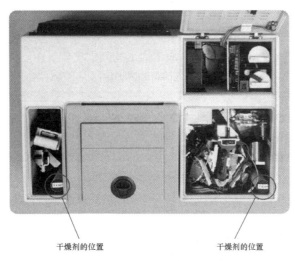

干燥剂的位置　　　　　　　　　　　干燥剂的位置

图 16-28　分子筛干燥剂的位置

（2）按下光源腔体盖，打开盖子。在面向干涉仪腔体的壁上有一个螺钉，转大约半圈，松开螺钉（6mm）。取下干涉仪腔体盖子，拔出干燥剂筒。

（3）BRUKER 提供两个备用干燥剂筒（装在藏筒中），供替换装在仪器中的两个干燥剂。干燥剂从仪器中取出后应立即再生，为下次更换备用。再生后，存入所提供的藏筒中。

（4）干燥剂的再生。将分子筛在 150℃，烘干 24 小时以上即可。待冷却至室温后装入存放管中，以备下次更换。

（三）更换激光器模块

激光损害后，用户可以自行更换 HeNe 激光器与电源。激光器安装在光源/电子腔体内。激光器位置见图 16-29。

 Warning：仪器电源拔掉前绝不要动激光器

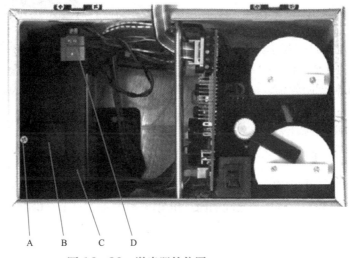

A　　　　　B　　　　C　　　D

图 16-29　激光器的位置

1. 关掉仪器电源。

2. 按下盖子，打开光源/电子腔体盖板。

3. 松开 Phillips 螺丝（A，约两圈），取下边上的固定支架（B）。

4. 抬起激光单元约三毫米、稍稍顺时针并向前倾斜，从腔体中取出。注意这时仍然连着电源电缆！

5. 拧开两个小螺钉、取下电源插头（D）。

6. 换上一个新的激光单元，按反顺序操作。

7. 关闭全部腔体，并打开电源。

8. 检查仪器上盖上的激光诊断指示灯。

9. 初始化后（红色和绿色灯交替闪烁约 30 秒），然后只有绿灯闪烁。如果不是这样，参考"故障诊断"。

10. 用 OPUS 软件初始化新激光器。

（四）更换 IR 光源

如果光源损坏，用户可以自行更换光源。参考仪器使用手册。

（五）更换保险丝

1. 如果仪器后面的电压指示灯不亮，并且电源开关也是开着的（假定电源电压没问题），主电源保险丝可能烧毁。主电源保险丝在仪器后面的电源插座上。保险丝位置见图 16-30。

2. 更换保险丝

（1）关仪器电源开关（A）到"O"的位置。

（2）拔掉仪器电源线。

（3）找到保险丝座（B）。

（4）向槽（C）中插入一个小扁平改锥。

（5）轻轻撬动改锥、放开保险丝座卡簧。这时可取下保险丝座。

（6）这时能看到两个保险丝。换上两个 5mm×20mm 、4AT 的保险丝。建议使用的保险丝为WICHMANN195，4.00AT 系列。

（7）插回保险丝架、直至听到卡簧的响声。

（8）插上电源电缆。

（9）打开电源开关。

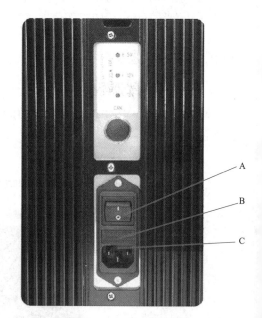

图 16-30　保险丝的位置

（六）取下窗片

1. 如果样品腔内壁上（将样品腔与干涉仪腔隔离）法兰安装的窗片起雾时，可能需要抛光或更换。样品腔与探测器腔之间的窗片也可能需要如此处理。起雾可能导致光通量急剧下降。可用法兰专用工具取下（或重装）装有窗片的法兰。图 16-31 显示了法兰上的每个部件，以及装配顺序。

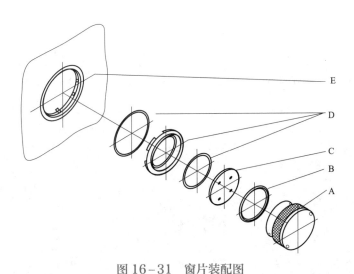

图 16-31　窗片装配图

A. 窗片法兰取出工具　B. 固定环　C. 窗片　D. 窗片法兰部件　E. 样品仓壁

注意：装卸窗片时需要小心，大部分窗片是易碎材料制成的，绝不能触摸窗片表面，这有可能导致永久性的污染。

2. 取下窗片

（1）将法兰取出工具上的针插入窗片法兰（装在样品腔壁上）上的洞中。

（2）逆时针转动工具，从样品腔壁上取下固定环。

（3）其他部分都还留在腔体壁上。

（4）取下窗片。

（5）如果需要，抛光或更换窗片。从仪器的附录 B 中查找窗片配件号。

（6）向法兰中放入一个新的或抛过光的窗片。

（7）装回固定环。

（8）将法兰取出工具上的针插入窗片法兰（装在样品腔壁上）上的孔中。

（9）顺时针转动工具，固定该环（及窗片）到法兰上。

三、傅里叶红外显微镜的操作规程（布鲁克 LUMOS）

（一）开机

1. 打开电源，加液氮冷却 MCT 检测器，注意速度不宜过快，以免挥发气体将液氮冲出，造成冻伤。

2. 打开电脑，点击 OPUS 软件快捷方式，键入"用户名""口令"，点击"登录"。

（二）重置样品台

1. 点击"助理程序"图标，打开 LUMOS 助理程序，点击"重置 xyz 样品台"。

当圆环轮廓不清楚且圆环中心与黄色十字中心不重合时，如图 16-32 所示，点击右键，进行样品台位置重置。

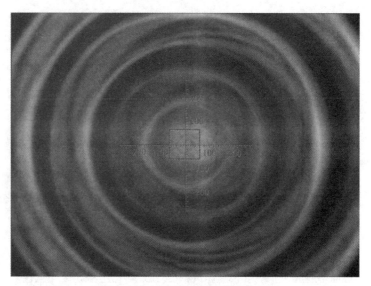

图 16-32　圆环轮廓不清晰示意图

2. 通过操作杆将圆环聚焦清晰（图 16-33），移动使其中心位置重合（图 16-34），操作完毕，点击"OK"。

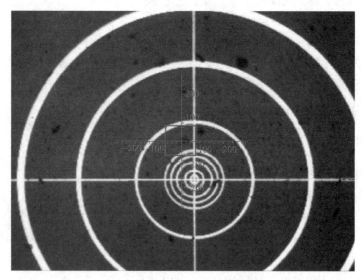

图 16-33　圆环聚焦示意图

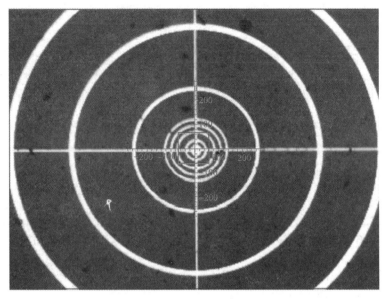

图 16-34　中心位置重合示意图

（三）更换样品或清洁 ATR 晶体

重置样品台完毕后，可以进行清洁 ATR 晶体和更换样品的操作，具体操作如下。

1. 更换样品　点击"替换样品"，样品台自动移动至预设位置后，更换样品，点击"复位"，样品台自动复位。

2. 清洁 ATR 晶体　点击"清洁 ATR 晶体"，样品台自动下移，ATR 晶体移出，此时可用不起毛布清洁 ATR 晶体，必要时可用乙醇或异丙醇溶剂清洗；清洗完毕后，点击"ATR 晶体已准备好"，ATR 晶体及样品台自动复位。

（四）聚焦样品

选择反射或者透过模式，在合适的可见光强度下，拍摄样品可见光图片，点击下一步。有"拍摄单张图像"和"大区域图像"两种功能可以选择（图 16-35）。

（五）测量背景

1. 第一次测量时选择"测量一次背景"，相同条件测其他样品时，可以选择"使用已存在的背景"，点击"下一步"（图 16-36）。

2. 根据测试样品的特点，选择相应的测量模式：ATR、反射、透射三种模式。以 ATR 模式为例，进行操作演示。首先选择"ATR 模式"，点击"下一步"（图 16-37）。

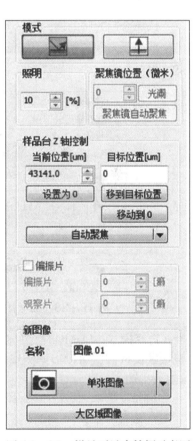

图 16-35　样品可见光拍摄示意图

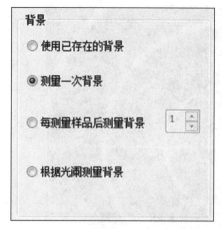

图 16-36 背景测量模式选择示意图

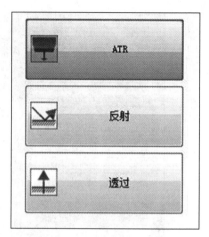

图 16-37 测量模式选择示意图

3. 设置适合的测量参数，点击"测量背景"（图 16-38）。

（六）测量样品

1. 按照上述操作测量好背景后，可以进行样品测试。

选择合适的压力档，定义测量点位置，有点、线、面三种模式可选。点击"下一步"。

选择压力档：ATR 压力有不同的档位可以选择，可根据测量需求选择合适的压力档（图 16-39）。

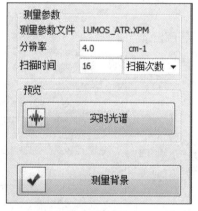

图 16-38 测量背景示意图

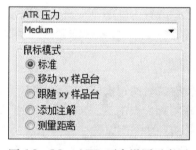

图 16-39 ATR 压力设置示意图

选择模式：LUMOS 红外显微镜有点、线、面三种测量模式供选择，可以根据测量需要选择相应的测量模式（图 16-40）。

2. 定义文件名和相应保存路径，点击"测量样品"。

3. 测量完毕后，继续测量点击"重复"，结束测量点击"结束"。

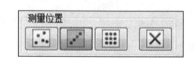

图 16-40 测量位置模式选择示意图

（七）测试模式及背景选择

1. 标准参考样品板　标准参考样品板组成如图 16-41 所示。

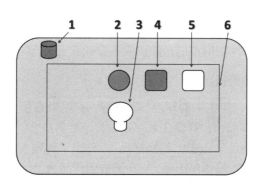

图 16-41　标准参考样品板示意图

1. 圆形把手　2. 反射模式测试背景金镜　3. 透射测试及透射模式测试背景位置
4. 尼龙标准物（用于 ATR 镜头性能测试）　5. 校准样品台　6. 自动台移动标示线

2. 测试模式

（1）透射模式　直接将样品放置在图 16-41 中 3 位置，留出背景测试区域，以空气为透射背景，或以 KBr、CaF_2 等盐片为背景进行测试。

（2）反射模式　直接将样品放置在图 16-41 中 6 标示线范围内，固定好，以 2 号金镜或基底为反射背景进行测试。

（3）衰减全反射 ATR 模式　直接将样品放置在上图 16-41 中 6 标示线范围内，固定好，以 ATR 晶体-空气或基底为背景进行测试。

四、傅里叶红外显微镜保养维护

（一）仪器保养

1. 要保持仪器清洁，严禁用有机试剂、酸、碱擦拭仪器，以免仪器腐蚀；长时间不使用仪器应用保护罩盖好，防止灰尘进入设备。

2. 定期检查电源线，如发现断裂及时更换，防止漏电或电击危害。

（二）干燥剂的更换与再生

定期检查设备后面板的干燥剂盒，如干燥剂状态指示灯变黄或 OPUS 操作界面右下方干燥剂指示图标显示干燥剂失效应及时更换。更换干燥剂盒时，应关闭仪器，拔掉主电源；取出的干燥剂可在 160～180℃烘箱中干燥 8 小时，再生后的干燥剂放在存储筒中。

（三）拆卸机械样品台（xyz 样品台）

样品台故障或有杂物掉进聚光器时，需要拆下样品台进行操作，需根据 OPUS 指导进行如下操作。

1. 打开"OPUS"软件，点击"助理程序"图标，打开助理程序。

2. 打开"LUMOS 程序"界面，点击"准备分析"，点击"替换样品"，样品台沿 z 轴自动下降至预定位置。

3. 关闭机箱后面电源开关，待状态指示灯停止闪烁后，拔掉电源。

4. 拔掉样品台左侧的带状电缆，旋开右侧螺栓，小心取出样品台。

5. 检查或更换新的样品台：按照"4"的相反顺序安装好样品台后，插好电源，打开机箱后部电源开关，状态灯变绿后显示正常。

备注：详情见 OPUS 软件使用手册，建议联系专业人士进行维护。

（四）检查 ATR 晶体是否损坏

1. 打开"OPUS"软件，点击"助理程序"图标，打开助理程序。

2. 如有需要，请重置样品台，详见上述"重置样品台"操作。

3. 进入"准备分析"界面，点击"替换样品"，选择"清洁 ATR 晶体"。

4. 样品台自动下降，ATR 晶体移出后，将金镜放到样品台上，通过操纵杆调整样品台位置，使晶体图像出现在视野中。

5. 仔细观察 ATR 晶体是否损坏或污染。

6. 通过操纵杆调整样品台下降，取出金镜。

7. 如果 ATR 晶体未损坏，点击"ATR 晶体已准备好"，自动复位；如果 ATR 晶体损坏，请使用 OPUS 软件使用手册指导更换 ATR 晶体，建议联系专业人士进行维护。

第四节　岛津公司傅里叶变换红外光谱仪

一、岛津公司傅里叶变换红外光谱仪操作规程

（一）开机及启动软件

1. 打开仪器前部面板上的电源开关。

2. 打开计算机。

3. 双击桌面 LabSolutions IR 快捷键，出现登录界面，用户名：Admin，密码：空，点击"确定"。

4. 出现快捷菜单界面。

（二）光谱测定

1. 选择模式　在快捷菜单界面点击"光谱扫描"按钮，进入联机设定。

2. 联机设定　点击功能条"仪器"，选择"初始化"点击进行联机，各项显示均为绿色表示联机成功。

3. 参数设定

（1）在数据项下，如下设置。测定模式（O）：透过率（%，Transmittance）；变迹函数（P）：Happ－Genzel（哈－根函数）；扫描次数（N）：20；分辨率（R）：4 ；波数范围（cm^{-1}）：最小 400、最大 4000（或根据测试条件设置参数）。

（2）在仪器项下，如下设置。光束（B）：内部；检测器（D）：标准；动镜速度（S）：2.8。

（3）在详细项下，如下设置。增益（G）：自动；光阑（A）：自动；增益（N）：1；模式：能量光谱，或者根据样品情况进行设置，可以参考帮助菜单。

（4）在功能条项下，写入待测谱图的文件名，选择合适的路径，在描述框中输入文本加以说明。

4. 光谱测定

（1）点击"扫描"，进入扫描窗口，放入空白片，点击"背景扫描"按钮，进行背景扫描。

（2）放入样品，点击窗口的"样品扫描"按钮，即可进行样品扫描。

（3）测定完成后可选择自动保存或更名保存为 ispd 文件（*.ispd）。

5. 显示操作

（1）波数范围以及纵轴范围的变更　变更图谱范围，只需点击图象上 X 轴和 Y 轴，对话框中输入适当的数字即可。

（2）放大谱图　用左键拖曳方框到需要放大的部位，松开左键，方框内的部分就被放大成整张谱图大小。

（3）显示全谱　在已放大的谱图的任意位置单击鼠标右键，选择全视图，谱图即恢复原状。

6. 数据处理　点击功能条中"处理"按钮，可进行相关操作。

（1）峰值检测　打开谱图，选择"处理"，选择"峰检测"，可设置噪音（N）、阈值（T），根据峰的高度选择合适的阈值和噪声值，点击计算，各峰波数标在峰的下面。也可以通过按钮中的"添加"或者"删除"钮，添加或者删除峰，如果对计算结果满意，点击"确定"，即可显示峰表。

（2）基线校正　打开谱图，选择"处理"，选择"基线校正"，基线校正操作中可选择零（Z）、3 点（3）或多点（M），通常选择多点，选择多点之后，点击"添加"按钮，出现十字游标，选中需要校正的，点击左键，完成之后，点击鼠标右键，点击"计算"，点"确定"，即可完成基线校正。

（3）四则运算　打开谱图，点击"处理"，选择"四则运算"，选择一种运算（＋、－、×、÷），输入与之计算的常数值，点击 "计算"，结果显示在窗口中，如对结果满意，点击"确认"。

（4）数据集运算　打开需要计算的两张谱图，点击"处理"，选择"数据集运算"，以差谱为例，在打开的谱图文件树上点右键，分别点击发送到源和参比（注：待减去的谱图是参比），输入因子值，点击"计算"，结果显示在窗口中，如对结果满意，点击"确认"。

（5）平滑　打开谱图，选择"处理"，选择"平滑"，选择平滑点数，点击"计算"，点击"确定"完成。

（6）X 轴调节　打开谱图，选择"处理"，选择"X 轴"，可以进行波数－波长转换，或者更改 X 轴坐标。

（7）纯度　打开两张谱图，选择"处理"，选择"纯度"，在打开的谱图文件树上点右键，分别点击发送到源和参比，选择"显示数据"或者"纯度图"，点击计算，确定，在谱图下方出现两张图匹配的相关信息。

（8）校正　打开谱图，选择"处理"，选择校正方法，如果选择"高级 ATR 校正"，输入样品折射率、晶体折射率、入射角、反射次数等信息，点击"计算"，点击"确定"完成。

7. 文件

（1）打开谱图　选择主菜单"文件（F）"，选择打开"文件（O）"，或点击工具条中的"打开"键，选择文件类型，列表中选择路径目录文件名，双击打开。

（2）关闭谱图　选择主菜单"文件（F）"，选择关闭（E），关闭激活的谱图，选择主菜单文件（F），选择全部关闭（A），关闭所有打开的谱图。

（3）保存/另存为　选择主菜单"文件（F）"，选择保存（S）/另存为（V），可以保存/另存谱图。

（4）导出　选择主菜单"文件（F）"，选择导出（T），选择导出路径，输入文件名，选择保存类型，点击保存，可以把数据文件导出需要的类型。

（5）退出　选择主菜单文件（F），选择退出（X），关闭软件。

8. 透过率（T）　吸光度（B）的转换　选择图表（G），选择 Y 轴设置（D），选择透过率（T）或吸光度（B）。

（三）谱图检索

点击工具条上"检索"，出现相应界面。

1. 常规　点击"常规"，选择"添加（A）"，可以添加谱库，软件自带谱库添加路径是：C盘→Program Files→LabSolutions→IR→Library。如果想删除谱库，选中谱库变蓝色之后，点击删除（D）。点击"批量选择（E）"，可以全选中谱库，点击"批量取消（T）"，可以取消全选中谱库。点击"信息（I）"，可以了解谱库信息。"参数"设置可以按照默认设置。

2. 光谱　按照默认设置。

3. 峰　点击峰标签，出现所示界面，输入波数，点击"添加"键，进行峰添加，想删除添加的峰，直接点击"删除"键。参数设置可以按照默认设置。

参数设置之后，可以进行谱图检索，可以根据需要选择谱图检索类型。

（四）新建谱库及谱图添加

1. 点击"再解析"界面进入菜单。

2. 打开待加入谱库的红外光谱图，点击"检索"菜单栏右侧下拉按钮，选择编辑谱库。

3. 点击谱库，后选择新建。

4. 弹出窗口，输入文件名和标题，点击确定。

5. 右键点击树状图中红外谱图（待加入谱库中的谱图），选择添加到谱库中，即可完成。

（五）定量分析

1. 可以通过直接读取数据文件或者加载已有红外谱图。以既得红外光谱文件的定量分析为例，在界面中，选择"定量测定"，出现定量测定界面。

2. 点击工具条的"导入"按钮，出现导入光谱界面。

3. 选择路径，找到需要进行定量的光谱图，左键，然后点击右边"导入"按钮，谱图导入完成之后，点击关闭。出现相对应界面，浓度栏中输入相应的浓度。

4. 点击右侧工具条在"标准曲线"栏，点击"设置"，出现标准曲线参数界面。"标准曲线参数"，选择"多点标准曲线法"（K 因子法较少使用）再在相应的方法下面点击"次数"，根据要求选择"一次、二次或三次"，一般是"一次"。原点选择：不使用、作为数据点或者通过。在"定量方法"中，点击"设置"，在出现的"公式设置"下，点击"编辑"，选择定量使用的公式类型，比如"指定位置的强度"，选择好指定峰，点击"登录"，点击"确定"。

5. 回到定量测定的界面，点击"标准曲线"按钮，即可以看到标准曲线谱图、标准曲线方程等相关信息。

6. 在未知样品表中点击"导入"，导入未知样品的红外光谱图，软件自动计算出未知物浓度。

备注：点击"保存标准曲线"，以后使用可以直接调出该方法及曲线。

（六）光度测定

1. 光度测定程序具有以下功能：

（1）在测定样品或导入光谱的同时进行光谱计算。导入的光谱图和扫描完成的光谱图无法同时在一个样品表中打开。

（2）数值为根据峰高、峰面积和峰比获取的计算结果。

（3）先对光谱进行预处理后再执行光度计算。

（4）将光度测定结果用于计算公式或判断公式从而进行再处理或合格判定。

2. 可直接读取数据文件或者加载已有红外谱图。

3. 打开软件，进入光度测定界面。在功能条"计算公式/判断公式"，点击"计算公式/判断公式"，点击"编辑"，在弹出的"公式设置"窗口下，点击"编辑"，在"公式类型"下，选择峰高、指定位置的强度、峰高比率、面积等相关项目。比如选择了"峰高"，指定峰的"起点，终点，顶点"，点击登录，点击确定。

4. 回到光度测定的界面，点击导入，出现的界面中，左键选择需要的谱图，点击"导入"，点击"关闭"，出现相应界面，峰高出现在表中。

（七）打印报告

1. 点击工具条"打印编辑"键，点击"文件（F）"，选择"打开（O）"。

2. 在 C 盘→Program Files→LabSolutions→IR→ReportTemplates 路径下找到需要的打印报告模板，选中，点击打开，或者直接双击打开。

3. 点击"文件（F）"，选择"打开预览（R）"，如满足要求，点击"打印"。

（八）关机

1. 点击文件（F），选择退出（X），点击退出程序。

2. 从计算机桌面的开始菜单中选择关机，出现安全关机提示。

3. 关闭计算机电源。

4. 关闭仪器电源。

二、岛津公司傅里叶变换红外光谱仪仪器保养维护及故障诊断与排除

（一）仪器保养维护

1. 保持室内干燥，室温应控制在 15～30℃，相对湿度应小于 65%。

2. 经常检查干燥剂颜色，如果蓝色变浅，立即更换。

3. 设备停止使用时，样品室内放置盛满干燥剂的培养皿。

4. 光路中有激光，开机时严禁眼睛进入光路。

5. 放置设备的桌子应稳定、水平，避免震动。

6. 干燥剂再生：将干燥剂在烘箱内105℃烘干至蓝色即可。

7. 将压片模具、KBr晶体、液体池及其窗片放在干燥器内备用。

8. 液体池使用NaCl、CaF_2、BaF_2等晶体的用户注意，晶体很脆易碎，小心保存。

9. 液体池使用KRS-5的用户注意，KRS-5晶体剧毒，使用时避免直接接触（戴手套），打磨KRS-5晶体时避免接触或吸入KRS-5粉末，研磨废弃物必须妥善处理。

（二）故障诊断与排除

1. 仪器与软件连接不上　先检查仪器与电脑相连接的数据线是否松了；如果是重装了软件，先确认仪器驱动已经安装，然后对仪器进行配置，点出"环境"→"仪器参数选择"→"仪器"选择相对应的仪器型号。

2. "动镜错误"提示　如果在搬动仪器时没有固定动镜、定镜螺丝，直接移动了仪器，在初始化时失败，同时做不了背景及测试，提示"动镜错误"窗口，建议其对仪器进行粗细自动调节；仪器工作温度15~35℃，在北方一些地区冬季室内温度过低会造成动镜初始化错误现象，打开空调等室内取暖装置，待室温达到工作温度范围即可正常初始化。如果仍然报错的，报修请工程师进行仪器光路的调整。

3. ATR附件测试信号弱　ATR附件测试时，光线穿透样品的深度只有几个微米，所以测试出来吸收值比较小，信号比较弱。但如果信号比正常的还低，请确认附件装在样品室时是否位置没对好，样品测试时样品跟晶体是否紧密接触，晶体是否有刮花或已经损坏，如果选择的附件是PIKE-MIRacle单次反射附件，除了固定附件的螺母外，附件两侧还有两个调整附件内部镜面角度的螺母，用户一定不要调整此处，否则会造成信号低，甚至无信号。如果不能解决问题，请致电岛津售后服务电话。

4. 干燥剂的检查和更换　在仪器顶部的干燥剂查看窗口观察密封舱的干燥剂状态，正常的情况下，干燥剂袋中散落一些蓝色的干燥剂颗粒或透明颗粒，如果蓝色颗粒消失或者透明颗粒变得混浊，请立即更换，最好每周检查一次。

5. 如何判断仪器是否正常　使用聚苯乙烯薄膜片，点击文件菜单栏"测量"下面的"ASTM有效性确认"和"日本药典有效性确认"，检查的项目包括：能量、波数准确性、透过率、波数重现性、透过率重现性等，一般每半年做一次或者感觉仪器不正常时做一下。

6. 压片法测试样品基线倾斜的原因　研磨不够，样品颗粒比较大造成，应该继续充分研磨。

7. 异常峰　在2250~2400cm^{-1}经常会出现一个峰，有时甚至是倒峰，这是空气中的二氧化碳峰。由于做背景跟测样品时样品仓中二氧化碳的浓度不一致所致，可以点击"处理2"中的"大气校正"改变"CO_2"一项旁边的数值，直至该峰消失为止，或者点击菜单栏中的"环境"→"仪器参数选择"中的"大气校正"把CO_2和H_2O两项打上勾，则仪器测量完谱图后可以自动进行大气校正。

三、岛津公司红外显微光谱仪（型号：**IRTracer – 100+ AIM – 9000**）操作规程

（一）开机

1. 添加液氮。使用配置的漏斗，少量多次添加液氮到杜瓦瓶。液氮容量为 170ml，约可保温 8 小时。

2. 打开仪器的电源开关。

3. 打开电脑，双击打开红外显微镜 AIMsolution Measurement 软件。点击菜单栏"仪器"，选择"仪器初始化"。初始化过程中，窗口中心将显示"仪器初始化"界面，初始化成功后，"未连接"变成"就绪"。

4. 仪器状态。与仪器建立通讯连接后，可通过点击"就绪"查看仪器状态。如果仪器正常运行，状态部分将显示绿色，如果出现问题，则出现问题的部分变成红色。

（二）大视野相机的使用

1. 从"设置显微镜"的物镜列表中选择"大范围拍摄用相机"。大视野镜头自动转向视野中心。"显微范围"内当前的图像显示为大视野相机的图像。视野范围为 10mm×13mm。

2. 使用"XY 样品台移动按钮""Z 样品台移动按钮"或"自动聚焦按钮"，移动 X、Y 或 Z 样品台，查找测定目标物。可通过使用"样品台移动速度按钮"，更改样品台移动速度。

3. 在"显微范围"的大视野相机图像上双击，该位置即移动至宽视野相机图像的中心位置。

（三）15 倍反射物镜的使用

1. 在"显微范围"上使用"XY 样品台移动按钮"和"Z 样品台移动按钮"移动 X、Y 和 Z 的样品台，直到显示样品的位置。

2. 在"显微范围"上双击需设置为中心的位置。双击部位将移动到视野中心位置。

3. 拖动"AF"图标旁边的按钮，将光斑聚焦到样品上。在焦点附近处可以点击"AF"按钮，自动对焦。

（四）显微透射法

1. 显微透射法时，红外光穿透样品，得到透过处样品的全部信息，能量大，灵敏度高，所以样品测试时，以透过法为首选方法。

2. 选择物镜。大视野拍摄用相机可帮助迅速定位样品位置，15 倍反射物镜为测试用镜头。

3. "光学模式"选择透过。

4. 调整底部卡塞格林聚光镜，直至光斑聚焦到样品处。

5. 设置扫描参数。分辨率可选：$4cm^{-1}$、$8cm^{-1}$、$16cm^{-1}$、自定义（可设置 $0.25cm^{-1}$、$0.5cm^{-1}$、$1cm^{-1}$、$2cm^{-1}$）；扫描次数：10；测定模式：吸光度（可选吸光度、透过率、能量光谱）；波数范围：$700\sim4000cm^{-1}$。

6. 选择登录测定点或自定义设置光阑大小，在"显微范围"上，登录合适背景位置及测试位置。

7. 在"设置保存目的地"的"文件夹"内单击"更改"后，指定数据的保存路径。直接在

"文件名"内输入文件名。

8. 点击"测定"的"样品扫描"。开始扫描背景，然后依次对登录的样品位置进行测定。生成数据后，自动发送至 AIMsolution 的分析程序。

（五）显微反射法

显微反射法，可以测试表面平整光滑，反射率较高的样品，如金属表面污染物。步骤如下。

1. "光学模式"选择反射。

2. 选择物镜。大视野拍摄用相机可帮助迅速定位样品位置，15 倍反射物镜为测试用镜头。

3. 设置扫描参数。

4. 将样品放置样品台上，调整 Z 轴高度，直至光斑聚焦至待测样品处。

5. 选择或自定义设置光阑大小，在"显微范围"上，登录合适背景位置及测试位置。

6. 在"设置保存目的地"的"文件夹"内单击"更改"后，指定数据的保存路径。直接在"文件名"内输入文件名。

7. 点击"测定"的"样品扫描"。开始扫描背景，然后依次对登录的样品位置进行测定。生成数据后，自动发送至 AIMsolution 的分析程序。

（六）显微 ATR 法

1. 点击"设置显微镜"，其中"光学模式"选择 ATR；点击设置，选择"手动测定"，选择晶体类型。

2. 滑动 ATR 晶体（目视观察模式）。如果使用 Ge 晶体，可见光无法穿透 Ge 晶体，所以不能透过晶体确认样品，应滑动 ATR 晶体切换至目视观察模式。如果使用 ZnSe 晶体，可以透过可见光，则无需滑动晶体。

3. 选择物镜。大视野拍摄用相机可帮助迅速定位样品位置，15 倍反射物镜为测试用镜头。将样品放置样品台上，调整 Z 轴高度，直至光斑聚焦至待测样品处，选择测定位置。

4. 设置扫描参数。对于 ATR 法，使用 Ge 晶体时，有效直径为 12.5μm，使用 ZnSe 晶体时，有效直径为 20μm（MCT 检测器），设置光阑大于上述范围时，可以减少噪音。建议设置光阑尺寸为 50μm×50μm 或 100μm×100μm。

5. 在"设置保存目的地"的"文件夹"内单击"更改"后，指定数据的保存路径。直接在"文件名"内输入文件名。

6. 点击"测定"的"样品扫描"。弹出"预先采集登录点图像"的提示，确认处于目视观察模式后，单击"确定"，自动采集图像。

7. 滑动 ATR 晶体，切换至红外模式后，单击"确定"，开始扫描背景。背景扫描结束后，将监控晶体与样品的密合程度。

8. 确认红外光谱的峰强度，在缓慢升起样品台的同时，使晶体与样品接触紧密。

9. 单击"开始测定"。生成数据后，自动发送至 AIMsolution 的分析程序。

（七）关机

1. 与仪器断开连接。点击"仪器"菜单栏中的"未连接"，将与仪器断开连接，且显示"未连接"。

2. 退出 AIMsolution。单击"文件"菜单的"退出"，关闭 AIMsolution 的窗口。如果有数据尚未保存，将显示确认信息，询问是否保存。

3. 依次关闭计算机电源、显微红外、红外光谱仪开关。

四、岛津公司红外显微光谱仪仪器保养维护及故障诊断与排除

（一）仪器保养维护

1. 建议环境温度：15～30℃，湿度小于 65%，注意防尘。

2. 电源插座都必须配备有 3 线线路：火线、零线和地线。接地线必须是与主配电盒中的地线连接并不带电流的线。为确保良好的接地连接及避免电击危险，请勿使用接地线连接到管道的电源插座，若电压不稳定，需配备稳压器。

3. 注意事项

（1）在做实验过程中，样品聚焦时要随时留意反射物镜、载物台（Stage）和聚光器（Condenser）位置，不能相互接触，以免对显微镜造成不必要的损害。

（2）做 ATR 实验时，一定要留意软件中压力指示条，一旦压力感应工具条出现红色，立刻停止移动载物台（Stage）。

（3）添加液氮时，应先少量加入，预冷检测器。

（4）不要让皮肤接触液氮，添加液氮时不要过快，以免引起液氮沸腾和飞溅。

（5）液氮有溢出后，应立即停止添加，以免溢出的液氮对仪器造成损伤。

（6）请勿试图清洗或触摸镜面。光谱仪的镜子进行了正面抛光，因此很容易被刮伤。灰尘不会损害红外线信号，但是指纹会降低光谱性能或对镜子造成永久性损坏。如果有必要清除灰尘，请使用温和的干净空气或氮气气流来清除。只用吹扫空气清洁镜面，商业制备的罐装空气含有污染物，会损坏镜面或干扰光谱数据。

（7）不能测试易燃易爆样品。

（8）不要锁紧检测器加液氮。

（二）故障诊断与排除

1. 干涉仪不扫描

（1）计算机与红外仪器通讯失败，解决办法：检查连接线，重启计算机和光学台。

（2）软件出现问题，解决办法：重新安装软件。

（3）分束器损坏，解决办法：请维修工程师检查更换。

（4）光路转换后，穿梭镜未移动到位，解决办法：切换光路，重试。

2. 自检能量低

（1）光路中有遮挡物，解决办法：确认光路畅通，重新初始化。

（2）光路没有准直，解决办法：仪器细调，粗调，维修工程师检查。

（3）各种反射镜不干净，解决办法：请维修工程师检查清洗或更换。

3. 空光路检查基线漂移大

（1）开机时间不够长，仪器不稳定，解决办法：开机 1 小时后重新检测。

（2）MCT 检测器工作时间不够长，解决办法：稳定后再测试，添加液氮后 20 分钟再测试。

4. 空气背景光谱有杂峰

（1）光学台有污染物或气体，解决办法：清洁或氮气吹扫光学台。

（2）使用的红外附件有污染物，解决办法：清洁附件。

（3）反射镜、分束器或检测器有污染物，解决办法：请维修工程师检查。

第五节　近红外光谱仪

一、近红外光谱的基本原理

（一）近红外光谱

近红外光谱是介于可见光区和中红外区之间的光谱，其波长范围为 0.78～2.5μm，对应的波数范围为 12800～4000cm^{-1}。与中红外区出现的吸收谱带主要是分子基频振动吸收谱带和指纹谱带不同，近红外区吸收谱带基本上都是分子倍频振动和合频振动吸收谱带。

只有分子中基频振动频率在 2000cm^{-1} 以上的振动，其倍频才会落在近红外区，如 O–H、N–H、C–H 等的伸缩振动。由于发生倍频与合频振动的几率小于基频振动，所以有机物在近红外区的摩尔吸收强度比中红外区小 1～2 个数量级，但合频振动谱带强度往往比倍频振动强度高得多（表 16–2）。

表 16–2　近红外各基团吸收带近似值

基团		cm^{-1}			nm		
		C–H	N–H	O–H	C–H	N–H	O–H
基频	伸缩振动	3000	3400	3650	3300	2940	2740
	弯曲振动	1450	1600	1350	6900	6250	7700
合频		4347	4545	5000	2300	2200	2000
一级倍频		5100	6600	7000	1750	1515	1430
二级倍频		8700	10000	10500	1150	1000	950

注：此表引自《近代傅里叶变换红外光谱技术及应用》（上卷）（吴瑾光主编）

（二）近红外光谱仪

1. 仪器结构　近红外光谱仪由光源、光阑、干涉仪、检测器、主控板、激光器、反射镜和透镜、衰减轮等组成。

2. 特点　本仪器具有快速、准确、对样品无破坏的检测特性。

（三）近红外光谱技术的应用

近红外常用的检测方法为漫反射法和透射法。由于物体对光散射的强度随着波长减小而增强，所以漫反射光谱和散射光谱在近红外区可以得到较高的信噪比，应用广泛，可适用于各类样品的无损检测。

如果样品是真溶液，在近红外区透射光的强度与样品浓度也遵循朗伯比尔定律，可以开展定量分析。但由于近红外区的特性，不能选用含氢的溶剂，所以在应用中受到一些限制。

二、赛默飞近红外光谱仪 RESULT 工作站操作规程

赛默飞近红外光谱仪结构示意图见图 16-42。

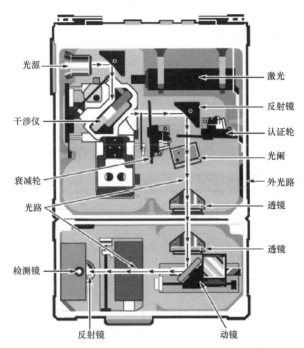

图 16-42　赛默飞 Antaris II 近红外光谱仪结构示意图

（一）基本框架

赛默飞近红外工作软件 RESULT 由三部分组成：RESULT Integration 用于建立工作流（workflow），RESULT Operation 用来采集样品光谱，TQ Analyst 用于建立分析模型。

（二）建立模型过程

1. 设置工作流

（1）开启"RESULT Integration"软件（图 16-43）。

（2）点击工具栏中"向导"（Wizard）按钮，在弹出窗口中"样品物质"（Sample material）栏输入样品信息。选中"采集"（Collect），"样品规格"（Sample specification）选项中选择适用的检测方式，如"光纤"（Fiber Optic Sample）、"积分球"（Integrating Sphere Sample）、"透射"（Transmission Sample）等，并添加"样品提示"（Sample prompt）及"背景提示"（Background prompt），如果选择"透射"或"积分球"方法可以不添加"背景提示"，此两种方法的默认背景检测方法不会影响样品检测。最后点击"确定"生成工作流（图 16-44）。

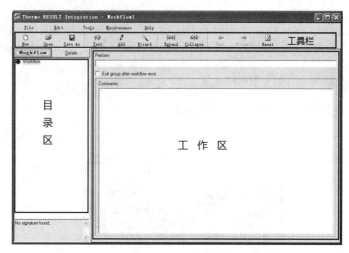

图 16-43　Integration 软件主界面

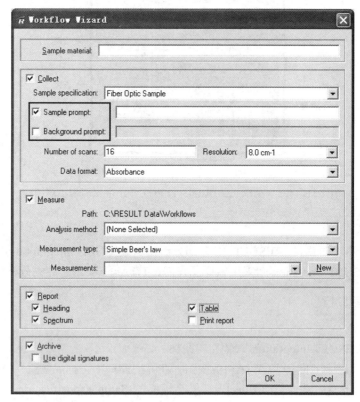

图 16-44　Integration 软件工作流设置向导窗口

（3）点击工具栏"添加"（Add）按钮，向工作流中添加项目（图 16-45）。

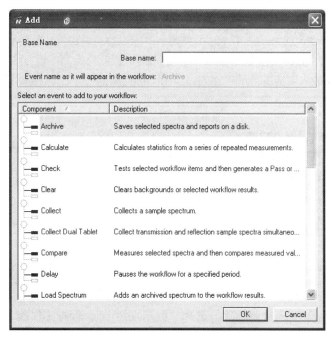

图 16-45　Integration 软件"添加"窗口

（4）"采集"（Collect）的参数设置（图 16-46）。"添加"窗口选项栏中，选择"采集"，主界面工作区内"样品规格"（Sample Parameters）栏输入采样相关的参数，如扫描次数、数据格式、背景频率等信息。如选用液体透射可选择 32 次扫描次数，固体漫反射或漫透射等可选择 64 次扫描次数。

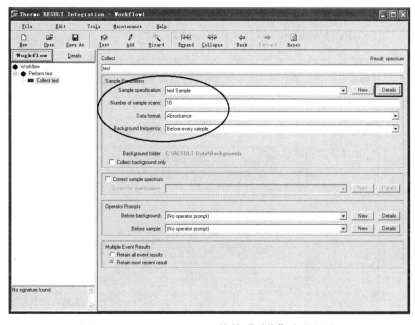

图 16-46　Integration 软件"采集"参数设定

点击"详细"（Details）设置采样参数，选择"光纤"测定方式需设置成"Antaris SabIR"（仅对 Thermofisher 原装光纤）（图 16-47）；"液体透射"需设置背景位置：前样品仓（样品使用），"背景位置"为空气背景，"后样品仓"为空白样品（溶剂等，近红外检测中该方法使用较少）；设置"优化增益"需要将样品放入对应的检测部件内，点击"优化增益"，仪器将自动设置合适的优化参数。

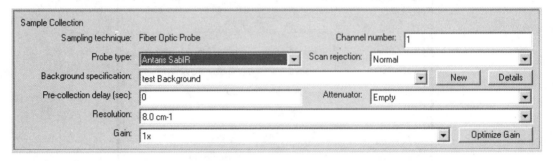

图 16-47 Integration 软件采样详细设置窗口

（5）"归档"（Archive）设置。光谱自动保存位置，将保存位置复制粘贴到"文件夹"后的空格中，空格中原始"."一定要删除。选择"提示文件名"，保存工作流（图 16-48）。

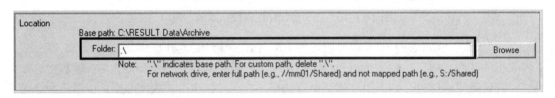

图 16-48 Integration 软件归档路径填写

2. 光谱采集

（1）打开"RESULT Operation"软件（图 16-49）。

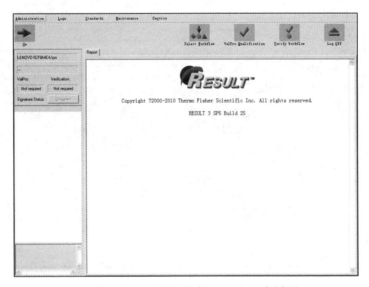

图 16-49 RESULT Operation 主界面

（2）在"管理"（Administration）菜单下，选择"管理工作流"（Manage Workflows），在弹出窗口点击"添加"按钮；选中"指定自定义路径"，选择工作流的保存路径后，"选择文件"中选择建立好的工作流方法后，点击确定（图16-50）。

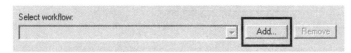

图16-50　Operation软件 管理工作流

（3）点击"选择工作流"按钮，选择添加的工作流，单击确定（图16-51）。

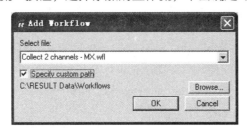

图16-51　Operation软件 选择工作流窗口

（4）点击工具栏中"执行"（Go）按钮采集光谱。为降低样品不均匀带来的误差，采集3遍求平均光谱图，并保存每个样品光谱及平均光谱图。

3. 建立模型（TQ）

（1）打开"TQ Analyst"软件（图16-52）。

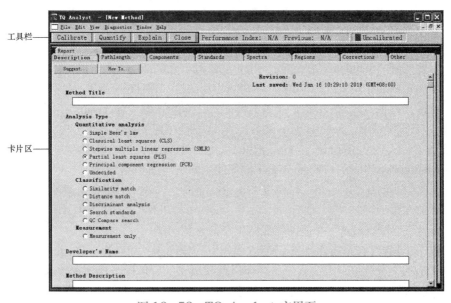

图16-52　TQ Analyst 主界面

（2）选择需要的建立模型的方法，在"Description"卡片分析类别选项中，定量分析（Quantitative analysis）一般选用"偏最小二乘法"；分类（Classification）通常使用"判别分析"方法进行判别（图16-53）。

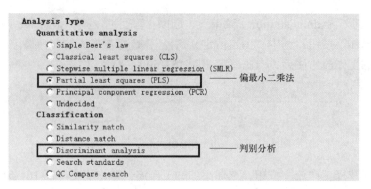

图 16-53 TQ Analyst Description 界面

（3）设置预处理方法"Pathlength"，常用的预处理方法包括：Constant 无预处理方法；Multiplicative signal correction 多元散射校正；Standard normal variate 变量标准化（图 16-54）。

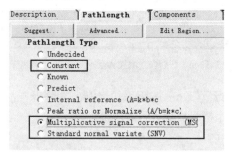

图 16-54 TQ Analyst Pathlenth 界面

（4）分析信息"Components"，输入检测的信息，定量时需输入检测物信息，如蛋白质、乳糖等；判别分析时，需输入判别的种类名称。

（5）添加光谱"Standards"，选中"Show spectrum file names"，点击"Open Standards"添加光谱，添加光谱后，输入光谱的信息，如检测物浓度、判别的分类等。

（6）选择光谱格式"Spectra"，数据三种格式：原始光谱（Spectrum）；一阶导数谱（First derivative）；二阶导数谱（Second derivative）。同时配合相应的去噪平滑方法：无平滑方法（No smoothing）；S-G 平滑（Savitzky-Golay filter），使用较为光滑的一种平滑方法；Norris 导数平滑（Norris derivative filter），Thermofisher 推荐使用方法（图 16-55）。

（7）光谱范围选择，"Regions"可通过"Suggest"自动推荐光谱范围；也可使用"Edit Regions"手动选择添加光谱范围。

（8）其他设置，"Other"中最佳匹配结果个数设置。

（9）点击工具栏"Calibrate"按钮建立模型，观察结果，可选择"Diagnostics"→"Cross Validation"进行交叉验证，交叉验证结果可以反映模型的好坏以及模型参数选择是否恰当。

（10）优化模型，并保存，注模型文件需与工作流文件保存在同一文件夹下。

（11）模型建立完成后保存成三个文件，其中一个以.qnt 为后缀名的文件为模型的计算文件，其他两个文件名相同，后缀名分别为.lbt 和.lbd 的文件为库文件；当此三个文件在同一路径下时，组成完整、可编辑、维护和扩展的模型文件；当只有.qnt 时，模型只能用于预测分析，不能编辑；模型保存时可设定保存密码。

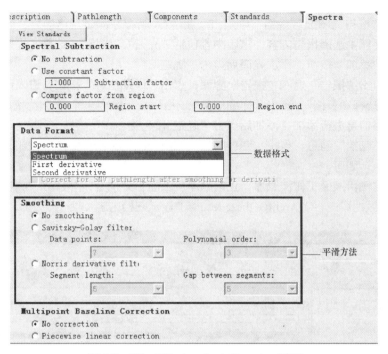

图16-55　TQ Analyst Spectra 界面

4. 完善工作流

（1）打开"Integration"软件，打开保存工作流，点击"添加"按钮，分别添加"测量"和"报告"。

（2）"测量"设置。"测量规格"中选择"新建"（若已存在测量规格信息，可直接单击"详细信息"），在弹出的对话框，选择"TQ 分析测量"，单击确定，进入设置界面。点击"文件名"下拉菜单，选择建立好的分析模型，其他信息将自动加载（图16-56）。

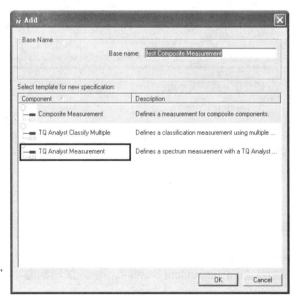

图16-56　Integration 软件样品测量新建设置栏

（3）设置"报告"。"报告规格"中点击"新建"（若存在测试规格信息，可直接单击"详细"），弹出对话框中选择报告内容，常用内容包括"光谱""表格"。选择"光谱"后，进入设置界面，点击"添加"按钮，添加光谱后点击"确定"。

（4）重新点击"报告"返回"报告"界面，点击"详细信息"按钮，进入设置界面。点击"新建"按钮，选择"表格"，点击"详细信息"，进入相应设置界面。点击"添加项目"按钮，选择相应的表格信息进行添加，添加后点击"确定"。

（5）修改"归档"信息，点击"归档"进入相应界面。单击"添加"按钮，选择"报告"后，单击"确认"即可。

（6）调整左侧目录区工作流顺序，正常顺序自上而下分别为："采集""测量""报告""归档"。右侧工作区档案内容（Archive these results）显示归档内容（图16-57）。

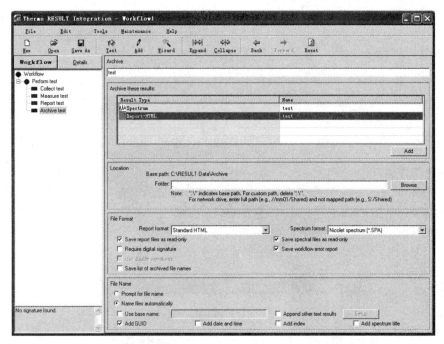

图16-57 Integration 软件样品归档界面

（7）保存工作流。

5. 样品检测 打开"Operation"软件，"选择工作流"按钮，选择建立好的工作流，点击工具栏中"执行"（Go）按钮，即可开始实际测量。

6. 日常使用 工作流完成后，日常使用可以直接使用"样品检测"栏中的操作。不需对工作流进行任何修改工作。

（三）仪器状态检测

1. 自检 通过 RESULT Operation 软件"保养"（Maintenance）菜单下的"仪器检测"（Instrument Check）、"仪器状态"（Instrument Status）项检查仪器状态（图16-58、图16-59）。

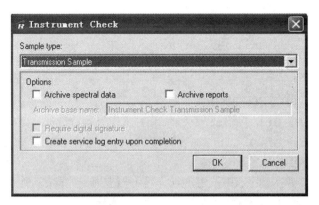

图 16-58　Operation 软件设备检测窗口

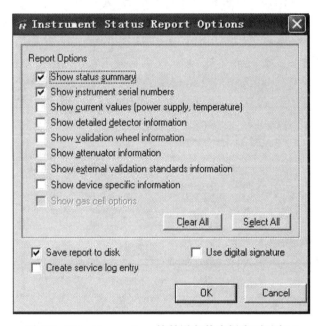

图 16-59　Operation 软件设备状态报告项目窗口

2. 准直　RESULT Operation 软件"保养"（Maintenance）菜单下"准直仪器"（Align Instrument）；仪器出现一些不明故障时，也可先通过准直仪器进行排除。

三、布鲁克公司近红外光谱仪的操作规程

（一）打开仪器以及计算机电源

打开仪器电源后，开始一个自检过程；约 30 秒钟。该过程中，显示板上的"繁忙"图标亮，表明仪器处于繁忙状态。自检通过后，状态灯变为绿色。仪器加电后至少要等待 10 分钟，等电子部分和光源稳定后，才能进行测量。

（二）检查仪器是否与计算机连接正常

OPUS 软件正确安装后，在 WINDOWS 桌面点击"OPUS"图标进入该程序。"用户名"下

拉列表中有事先定义的用户记录，选择相应的"用户名"，输入"口令"，点击"登录"，出现"关于 OPUS"页面，点击"OK"，进入操作系统。

（三）设置测量参数

在扫描光谱之前，设定正确的测量参数是非常重要的。

1. 在 OPUS 软件中，点击"测量"下拉菜单中"高级测量选项"或对应快捷键。

2. 在"基本设置"子窗口，点击"调入"按钮。默认弹出 OPUS 安装目录\XPM 文件夹，已经为用户设置好了常用的一些测量参数。

3. 根 据 光 谱 仪 不 同 的 测 量 附 件 ， 我 们 选 择 不 同 的 测 量 参 数 。 以 MPA_SphereMacrosample_rotating_Res16.XPM 为例，调入后可以在"高级设置"中看到各项参数的具体设置（图 16-60）。例如：分辨率、扫描时间、光谱范围等。如果此参数无法满足要求，还可以在该功能内修改测量参数。点击"路径"后面图标，可以修改谱图的保存路径。"分辨率""样品扫描时间""背景扫描时间"都可以点击相应的数字进行修改，也可以在下拉菜单中选择是按时间扫描还是按次数扫描。对于"结果图谱"，显示方式都是吸收光谱图，即 Absorbance。对于"要保存的数据块"，一般选择"Absorbance""单通道光谱""背景"等。

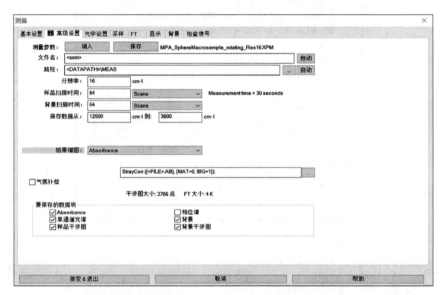

图 16-60　"高级设置"窗口

4. 保存干涉峰的位置。在第一次测量之前，正确的干涉峰位置必须确定并且保存。切换到"检查信号"子窗口，看到十字干涉峰后，点击"保存峰位"，保存傅里叶变换所需的干涉峰位（图 16-61）。

5. 在"基本设置"子窗口下，在"样品描述"中写入样品的名称。点击"测量背景单通道光谱"，背景扫描完后，点击"测量样品单通道光谱"，光谱即保存在"路径"中。

（四）测量模块的选择

1. 选择透射测量模块　对于光通透性较好的液体样品，近红外光可以穿透整个样品，多采用透射方式进行光谱扫描。一般油品、液态奶等样品，主要以样品腔或液体光纤探头测量方式为主。

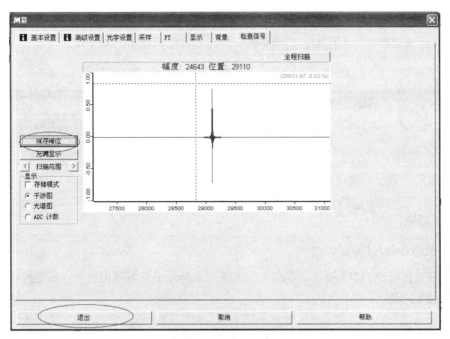

图 16-61　"保存峰位"子窗口

2. 选择漫反射测量模块　对于固体样品，近红外光不能完全穿透样品，多采用漫反射方式进行光谱扫描。一般颗粒、粉末、片状、糊状等样品，主要以积分球漫反射或固体光纤探头测量方式为主。

（五）样品测定

根据样品的形态和物态，选择适宜的检测附件，如固体光纤探头、积分球及旋转样品台、漫透射附件、变温液体透射样品架等进行检测。

使用完毕后，退出应用程序，关闭仪器和计算机。

四、仪器保养维护及故障诊断与排除

（一）仪器保养维护

1. 仪器放置环境要求　使用工作温度：18～35℃；湿度（无水凝结）＜80％；避免将仪器安置在靠近任何潜在电力感应干扰（如泵、频繁启动的马达及微波炉等）、高能脉冲以及磁场或无线电干扰源的地方；上述干扰会影响光谱仪的使用。确保大型设备不要与光谱仪在同一条电力线上。如果电源的可靠性有问题的话（如经常掉电、电压起伏过大、雷击活动频繁等），可以考虑使用一个 UPS 电源；避免脏污、多尘环境。

如果经常使用挥发性溶剂，特别建议使用清洁、干燥的空气或氮气吹扫仪器。

请勿将暴露的溶剂长时间放在仪器附近、留在其内或其上。

2. 更换干燥剂　按照仪器提示，及时更换干燥剂。干燥剂必须定期活化（150℃烘干 24 小时），以保证仪器在最佳状态。其他维护工作仅在必须时才进行。

3. 光纤注意事项　光纤是由熔融的硅玻璃光学纤维构成，使用和包装时要特别小心，避免损坏。使用或包装时，不能超过表16-3中所示的最小弯曲半径；不能拉或扭光纤接头或端点；不能在光纤上放置物体；不用时，只能将光纤探头放在随机提供的箱子中。

表16-3 光纤最小弯曲半径表

光纤直径（mm）	瞬间最小弯曲半径（mm）	长期最小弯曲半径（mm）
0.6	60	180
1	100	300

4. 仪器的清洁 如果仪器外部需要清洁，请关闭电源并从交流电源断开电源线。使用半湿的软布和中性皂液清洁仪器外表面。切勿使用强力清洁剂、溶剂、化学物质或研磨剂，这些会对涂层造成损坏。

（二）故障诊断与排除

1. 近红外图谱中 H2O 吸收带过高 可能的原因是分子筛需要再生，一般更换已再生的分子筛，再生换下的分子筛。

2. 光谱分辨率达不到要求 可能是系统失准，此时建议联系专业人士进行维护。

3. 光谱仪上的指示灯全部不亮 故障诊断与排除办法见表16-4。

表16-4 故障分析及解决办法表

可能的原因	解决办法
光谱仪的电源没有开	打开电源开关
电源没有连接	接上电源线
无电压	仔细检查接到光谱仪的电源电压
保险丝损坏	检查主保险丝，换上新的
电源短路	常伴有"嘀嘀"的响声，立即关闭电源。假如有任何外部设备连接到 CAN 总线或 MPE 接头，断开它们，然后再试。如果短路消失，问题就在外部设备。否则问题在光谱仪内部
电源损坏	更换电源。检查仪器后面的电源指示灯。如果不亮，联系厂家维修部门

4. 一个电源指示灯不亮 故障诊断与排除办法见表16-5。

表16-5 故障分析表及解决办法表

可能的原因	解决办法
某个外部设备短路造成	拔掉所有 CAN 或 MPE 总线上的外部设备，再试
仪器内部短路造成	关闭仪器电源，30 秒后再接通。初始化后状态灯应转绿
LED 指示灯损坏	该情况仪器功能正常，不影响使用，建议更换损坏的 LED 指示灯

5. 检查信号模式看不到干涉图　故障诊断与排除办法见表 16–6。

表 16–6　故障分析表及解决办法表

可能的原因	解决办法
没有样品（例如固体探头的情况）	将探头放入测量或参考背景位置上
被样品全吸收（例如液体探头的情况）	取出样品或清洁探头
测量参数不对	使用正确的测量参数
检测器没有安装或安装不正确。会弹出"没有连接设备、没有选择模拟板的错误信息"	联系厂家维修人员
没有或错误选择了检测器	用 OPUS™软件中测量菜单的高级测量选择正确的检测器
保存了错误的峰位	用 OPUS™软件测量菜单的高级测量中的检查信号，找到正确的峰位并保存
光源被关闭	单击 OPUS™软件右下角状态条的状态指示灯
NIR 光源损坏。这时会弹出光源损坏或没有连接的错误信息	仔细检查光源外壳是否有热度，如果是，则光源没有损坏；如果不是，则需要更换光源
光谱仪后面红色的 ERR 灯亮	光谱仪出错，如：强烈机械振动引起的临时或永久性光路失准或氦氖激光器损坏。如果是光谱仪失准，请联系厂家维修工程师；如果是激光器损坏，会显示警告信息，更换激光器单元
光纤损坏或故障	检查整个光纤探头组合。注意光纤探头对可见光范围是透明的
电源损坏	检查光谱仪后面的电源指示灯。如果都不亮，可能需要更换电源。请联系厂家维修工程师
检测器饱和或 ADC 溢出	降低增益设置

起草人：王峰（中国食品药品检定研究院）
　　　　施颖　张姮婕　陈红　廉向金　江华（成都市食品药品检验研究院）
　　　　高文分（云南省食品药品监督检验研究院）
复核人：厉进忠（北京市药品检验所）
　　　　王璐　冯文（四川省食品药品检验检测院）
　　　　黄翰林（贵州省食品药品检验所）

第十七章　自动电位滴定仪

电位滴定法是容量分析中用以确定终点或选择核对指示剂变色域的方法。选用适当的电极系统可以作氧化还原法、中和法（水溶液或非水溶液）、沉淀法等的终点指示。电位滴定法在到达滴定终点时，因被分析成分的离子浓度急剧变化而引起指示电极的电位突减或突增，此转折点称为突跃点。通过突跃点就可以确定滴定终点。

第一节　自动电位滴定仪仪器结构及工作原理

一、仪器结构

本仪器主要由控制终端、滴定管驱动器、通讯接口、激光打印机以及各种型号的电极组成。

二、工作原理

自动电位滴定仪采用柱塞控制滴定过程并采集电极的动态信号。在滴定过程中，滴定池内溶液的电位发生变化，当电位变化发生突跃，仪器停止滴定并给出测定结果。被测成分的含量通过消耗滴定剂的量来计算。

第二节　Mettler Toledo T50 自动电位滴定操作规程

一、实验前准备和开机

1. 根据不同反应类型选择相应的电极（如非水滴定用 DGi113 – SC），并按各电极说明书上的预处理方法进行处理，然后接到电位滴定仪上。

2. 装入滴定液，搭好装置。接通主机、触摸屏和打印机的电源开关。

3. 待主机自检完毕后，仪器自动识别电极，触摸屏两侧有 4 个附加硬键，Reset 为重置键，可中断所有正在进行的任务，i 为信息键，可调出相应屏幕内容交互式在线帮助，其余 2 个均为起始键，可返回主页。

4. 在主页上选择"手动操作"→"滴定管"→"冲洗"，输入循环次数，按"开始"冲洗滴定管管路，同时赶走管路中的气泡。在所有冲洗循环都完成后，点击"确定"重新返回手动操作界面，点击起始键回到主界面。

二、方法编辑和分析

（一）标准液方法编辑

1. 在主页上选择"方法"，显示存储在滴定仪中的方法列表。

2. 选择按键"新建",显示方法模板。选择标识号为 00007 的模板滴定度"滴定（等当点滴定）"。

3. 选择"样品（滴定度）",显示参数,选择输入。在输入项下选择"之前",则在开始确定滴定度时要求输入样品大小。按"确定"退出。

4. 选择"计算 R1",已经为确定滴定度预设了最初的五个参数,选择输入。按"确定"退出。

5. 调用"滴定（等当点滴定）",并选择"中止",显示参数。勾选复选框"到达识别的 EQP 数目之后",并为参数"EQP 数目"输入数值例如"1",即在探测到第一个 EQP 之后结束滴定度确定实验。

6. 按"确定"键分别退出"中止"和"滴定（等当点滴定）"界面,随后选择"保存",储存这个新方法。

7. 选择"开始",即进入方法起始屏。

8. 选择"创建快捷键",输入快捷菜单名称,选择"保存",在主页上生成快捷键。按下新建的快捷键,进入分析起始屏。

（二）标准液方法分析

1. 在进入分析起始屏后,输入"样品数量""样品大小"等参数,点击"开始",开始测定滴定度。

2. 屏显现在要求添加样品物质。将盛有样品溶液的滴定杯固定在滴定头上,并按"确定"键确认,开始滴定。

3. 确定滴定度时在联机屏上以曲线的形式显示测量值（单位：pH；滴定的体积单位：ml）。选择"测量值"可以切换到测量数据表。选择"轴"可以更改联机曲线坐标轴的设置。

4. 测定结束后,选择"任务",再选择"排除"可以进行数据的删减,在"结果"中自动输出计算结果。确定滴定度后在打印机上输出报告。测定的滴定度被自动接受到"设置"中。

5. 按"确定"进入结果屏。再按一次"确定"键可返回主页。

（三）样品分析方法编辑

1. 在主页上选择"方法",显示储存在滴定仪中的方法列表。

2. 选择按键"新建",显示方法模板。选择模板标识号为 00001 的模板"EQP"。

3. 选择"标题",显示参数,为新方法输入一个标题（如滴定盐酸）。将自动分配标识,但也可以更改。按"确定"退出。

4. 选择"样品",显示参数,选择输入在"样品号 1"下为要分析的样品输入一个标识（如 HCl）。在输入类型项下选择"体积";将"上限"数值提高到 6ml。在输入项下选择"之前",则在开始滴定时要求输入样品的大小。按"确定"退出。

5. 调用"滴定（等当点滴定）",并选择"中止"显示参数。勾选复选框"到达识别的 EQP 数目之后",并为参数"EQP 数目"输入数值例如"1",即在探测到第 1 个 EQP 之后结束滴定度确定实验。

6. 选择"确定"键分别退出"中止"和"滴定（等当点滴定）"界面。

7. 选择"计算 R1",显示参数及预设的标准值。

8. 选择"结果建议",显示带有不同参数组合的建议表,可以不同的单位说明结果。选择后，"计算 R1"的最初四个参数（"结果""结果单位""公式"和"常数 C="）相应地自动填写。

9. 必须为参数"M"选择摩尔质量（如盐酸）。点击参数"M"旁的列表框，显示一个按照物质名称归类的摩尔质量和当量数 z 的选择列表。选择"盐酸"。参数"M"和"z"的数值自动填入"计算 R1"中。按"确定"退出。

10. 可依次选择"计算 R2"和"计算 R3"，可用按键"删除"各个删除。

11. 选择"保存"，储存这个新方法。

12. 选择"开始"，进入方法起始屏。

13. 选择"创建快捷键"，也为该方法设置一个快捷键。

（四）样品分析方法分析

1. 在进入分析起始屏后，按下"开始"，准备滴定。

2. 输入样品的大小，并按"确定"退出输入窗口。

3. 然后按要求添加样品，将盛有样品溶液（如 HCl）的滴定杯固定在滴定头上，并按"确定"确认，开始滴定。

4. 测定结束后，得出的结果自动储存，按"任务"，再按"排除"可以进行数据的删减，可以在主页上"结果"中查看计算结果。在打印机上输出报告，报告的范围在方法开始前在"报告"中编辑确定。

三、关机

实验结束，按"退出"再按"shutdown"关机，关闭电源，用纯水或指定溶剂冲洗电极、滴定头，保存电极并妥善放置。

第三节　瑞士万通公司 916 Ti-Touch 自动电位滴定仪操作规程

一、实验前准备和开机

1. 检查确保各部件与主机正确相连。必须在开启仪器前连接其外围设备（例如打印机）。

2. 按下位于仪器后背面板左侧的主机电源开关，仪器将进行初始化系统测试。

3. 仪器若安装了加液单元，仪器开机后则会出现需执行准备操作要求的提示，点击"OK"键确认。

4. 仪器正常开机后将显示主页面（图 17-1）。在屏幕下方是控制面板上的固定操作键，可供随时一键操作。

二、滴定剂的管理

Ti-Touch 自动电位滴定仪具有 2 个 MSB 接口，可同时连接 2 个加液单元。2 个加液单元可用于滴定或者加液。加液单元可存储对应试剂的信息。这些试剂信息的管理可通过自动电位滴定仪实现。

点击主页面上的"系统"，选择"滴定剂"。这里可以新建滴定剂，也可以编辑管理已有的滴定剂。滴定剂的信息包括滴定剂名称、浓度、备注信息和滴定度。编辑完成后可通过固定键

"首页"回到仪器主页面。

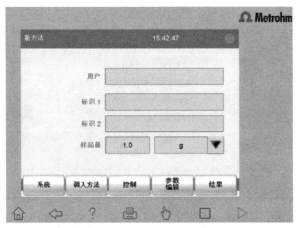

⌂ **[首页]**（Home）可打开主对话框

⇦ **[返回]**（Back）储存输入内容，并打开上级对话页

? **[帮助]**（Help）打开所显示的对话框的在线帮助

🖶 **[打印]**（Print）打开打印对话框

☝ **[手动]**（Manual）打开手动控制

□ **[停止]**（Stop）可中断正在进行的测定

▷ **[开始]**（Start）可开始一次测定

图 17−1

三、电极的管理

点击主页面上的"系统"，选择"传感器"。如果使用的是瑞士万通智能型电极（iTrode），则电极数据会自动传送到仪器中。如果使用的是瑞士万通普通模拟电极，则电极数据不会自动传送到仪器中，需要手工进行添加。编辑完成后可通过固定键"首页"回到仪器主页面。

四、配置打印机

Ti−Touch 自动电位滴定仪数据报告可通过打印机打印，也可以生成 PDF 版本报告储存在 U 盘中，或者生成 txt 文本数据传送至 LIMS 系统。点击主页面上的"系统"，选择"设备管理"。选择"打印机"并点击"编辑"，这里可以定义是否连接打印机、打印机的类型、打印机接口类型。如需要 PDF 版本报告，可点击"PDF 设定"中进行设置。编辑完成后可通过固定键"首页"回到仪器主页面。

五、创建滴定方法

可以创建一个单次滴定的方法。如果仪器内已存储有编辑好的滴定方法，可直接调用。

1. 载入方法模板　在主页面中先点击"调入方法"，然后再点击"新方法"（图 17−2）。

选定所需的模板，这里以选择 Dynamic Titration pH 为例进行说明，并点击"载入模板"。通过"是"确认可能出现的信息。

2. 编辑方法参数　点击页面固定键中的"参数编辑"。

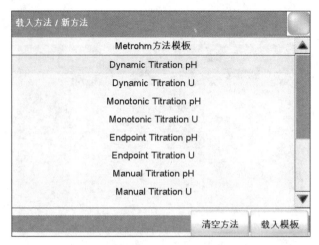

图 17-2

Dynamic Titration pH 方法模板包含 3 个命令：DETpH 可定义滴定过程相关硬件及软件参数；CALC 可定义结果计算相关参数；REPORT 可定义报告相关参数。

3. 存储方法 通过主页面上的返回键，返回至界面图，点击"保存方法"后出现保存方法界面，点击文件名输入栏，输入方法的名称，然后点击"OK"图标确认输入，点击"保存"图标完成方法的保存。

六、滴定剂的准备

通过准备功能，可对计量管和计量管单元的管路进行清洗，并在计量管中排出气泡、充满试剂。应在第一次测量前或每天一次执行该功能。

通过主页面的固定键"手动控制"，可进入手动控制界面。选择"加液"。请确保滴定管头已放入一个容器，该容器应可容纳几倍于计量管体积的液体。

点击"准备"。将显示信息"检查滴定管头，应放入容器内"，点击"是"将执行准备过程，同时显示屏中可显示动态的流程。

七、进行测定

1. 载入方法 点击主页面上的固定按键"调入方法"，弹出方法列表。选中需载入的方法，点击"载入"，载入所需的方法。

2. 输入样品数据 在主页面上输入样品信息"Identification 1/2"和样品量。

3. 样品测定 将准备好的样品放置到滴定台上，将电极和加液滴定头完全浸没到样品溶液中。点击主页面上的固定按键"开始"，开始滴定后，将显示滴定曲线和当前的值（测量值、体积、温度）。随着滴定的进行，将自动重新按比例显示曲线，这样就能总是显示整个滴定流程。

八、显示测定结果

滴定结束后，将显示测定结果。若连接了打印机，可自动打印出结果报告和滴定曲线。

点击结果里的"曲线"，可显示测量曲线。

第四节　瑞士万通公司 Titrando 系列自动电位滴定仪操作规程

一、实验前准备和开机

1. 检查确保各部件与主机、主机与计算机正确相连。接通主机电源，双击工作站图标运行 *tiamo* 工作站，听到滴的一声蜂鸣表明主机和工作站通信完成。

2. 系统自检完毕后，进入到"工作平台"界面。点击工作站左侧的"配置"图标，进入配置界面，在"仪器"模块中查看各部件与工作站连接的状态，相应仪器名下的"状态"栏应显示"OK"，表示相应的仪器与软件连接正常。

二、滴定剂的管理

Titrando 自动电位滴定仪具有 4 个 MSB 接口，可同时连接 4 个加液单元。4 个加液单元可用于滴定或者加液。加液单元上都具备智能芯片，可存储对应试剂的信息。这些试剂信息的管理可通过 Titrando 自动电位滴定仪实现。配置界面的右上角为"滴定剂/溶剂"管理窗口，双击需要编辑的试剂，即可打开该试剂的管理界面。

通过该试剂管理界面，可以定义试剂的名称、浓度、滴定度等试剂信息，还可以打开试剂监控功能，对试剂的有效期及滴定度进行监控。

三、电极的管理

电极的信息管理也可通过 Titrando 自动电位滴定仪实现。

配置界面的左下角为"传感器"管理窗口，传感器即是电极。如果使用的是瑞士万通智能型电极（iTrode），则电极数据会自动传送到软件中。如果使用的是瑞士万通普通模拟电极，则电极数据不会自动传送到软件中，需要在"编辑"里手工进行添加。

双击需要编辑的电极，即可打开该电极的管理界面。通过该电极管理界面，可以定义电极的名称，查看电极的校正数据等信息，还可以打开电极监控功能，对电极的工作寿命及校正数据进行监控。

四、创建滴定方法

1. 载入方法模板　点击软件左侧"方法"图标，进入到方法查看界面。点击"文件"下拉菜单的"新建"或点击菜单栏上"创建新方法"的快捷键，弹出新方法创建对话框。在"滴定"的子目录中，根据实验需求选中相应的模板，点击"OK"确认，进入新方法编辑界面（图 17 - 3）。

2. 编辑方法参数　我们以动态电位滴定 DET U 为例，DET U 的标准模板见图 17 - 4。

一个方法由多个命令组成，动态电位滴定 DET U 包含的命令有：DET U 定义滴定过程相关硬件及软件参数；CALC 定义结果计算相关参数；REPORT 定义报告相关参数；DATABASE 定义数据库相关参数。

还可以根据实验的需求增加命令，例如滴定前进行溶剂自动添加。增加命令只需要右键点击下一个命令，点击"新命令"，即可弹出添加命令界面。选择需要的命令并双击该命令，即可完成命令的添加。

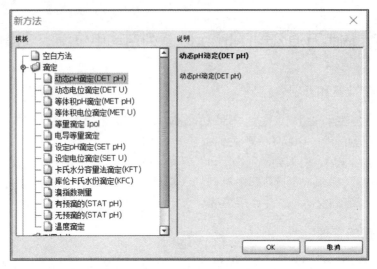

图 17-3

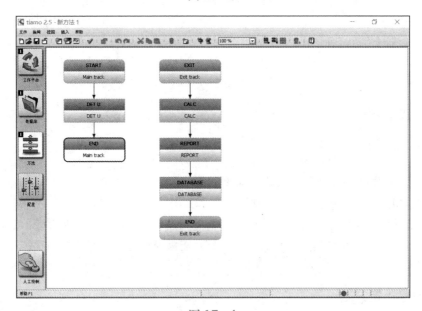

图 17-4

3. 方法的保存 方法编辑完成后，点击"文件"下拉菜单的"保存"，对话框中，输入方法名称，点击"保存"完成新方法的创建。

五、滴定剂的准备

通过准备功能，可对计量管和计量管单元的管路进行清洗，并在计量管中排出气泡、充满试剂。应在第一次测量前或每天一次执行该功能。

点击工作站左侧"人工控制"图标，进入到人工控制界面。点击相应的"加液器"图标，在操作界面上方的菜单中，点击"准备"进入相应操作界面。

点击"开始"软件会提示将加液管放入容器中。点击"是"将执行准备过程，同时软件中可显示加液单元动态的过程。

六、进行测定

1. 载入方法　点击"工作平台"图标，切换至工作平台界面。点击"运行"模块中的"单次测量"图标，进入到测量界面（图 17-5）。

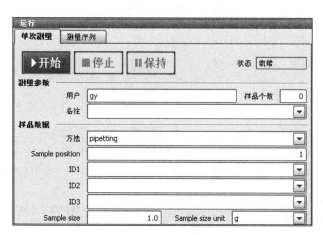

图 17-5

在"方法"对话框的下拉菜单中，选中所要调用的方法。

输入样品数据：在"运行"模块中输入样数据息"ID 1/2/3"和样品量及单位。

2. 样品测定　将准备好的样品放置到滴定台上，将电极和加液滴定头完全浸没到样品溶液中。点击"运行"模块中"开始"按键即可开始测定。开始滴定后，将显示滴定曲线和当前的值（测量值、体积、温度）。随着滴定的进行，将自动重新按比例显示曲线，这样就能总是显示整个滴定流程。

七、数据查看

滴定结束后，点击工作站左侧"数据库"图标，进入到数据查看界面。单击目标的数据，可查看数据详细信息。如果需要修改数据，可右键点击该数据，选择"再处理"。

第五节　注意事项

装入滴定液时，应注意管路和活塞中无气泡存在，例如，在非水滴定时应注意滴头和电极安插紧密，以防滴定体系吸收外界水分。

滴定时，为使复合电极内外平衡，滴定时应注意将填液帽打开。当电极内充液下降后，应及时补充电极内充液。

实验时一般应控制室温 20～30℃。使用空调时需注意有足够的平衡时间，以保证滴定液容器、滴定管、传输管中滴定液的温度与室温一致。

测定时，加入的溶剂量应适量，一般控制总体积在 60ml 左右。

起草人：左宁（中国食品药品检定研究院）
复核人：陈华（中国食品药品检定研究院）

第十八章 抗生素效价测定仪/抑菌圈测定仪标准操作规程

抗生素效价测定仪/抑菌圈测定仪是通过摄像头的光电转换，将图像的灰度信息转变为电信息，处理后，分离出只包含图像本身的信息，利用图像面积为该图像内所包含圆面积的积分原理，直接算出图像面积或圆面积的直径值，再由工作软件按《中国药典》四部通则中规定的相关计算公式，计算出可靠性检验中各参数数值并给出统计学判定指标、效价测定结果和可信限率等。

第一节 抗生素效价测定仪/抑菌圈测定仪仪器结构及工作原理

一、仪器结构

本系统由测量仪、电脑（含测量操作软件）及打印机三部分组成，应用于抗生素微生物检定管碟法中抑菌圈的测量。

二、工作原理

见图 18-1。

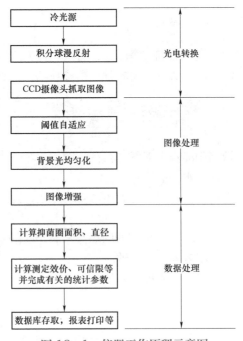

图 18-1 仪器工作原理示意图

第二节　抗生素效价测定仪/抑菌圈测定仪操作规程

一、开、关机顺序

目前设备无需严格规定开关机顺序，但当工作站无法与抑菌圈测量仪正常连接时，应在测量仪保持开启的状态下再开启电脑。

二、测量操作软件

可分为三个部分：参数设定、抑菌圈测量和测定结果输出。

（一）参数设定

此部分包括基本信息和结果计算必备信息两个部分。基本信息包括：测量单位信息、供试品信息和操作人员信息等；结果计算必备信息为参与最终计算效价结果的相关信息，必须认真、准确填写，包括：剂间比、D 值（浓度比）、估计效价等。

（二）建立测量文件

测量开始前，应在工作软件新建测量文件，建议文件以待测样品编号命名并保存。已保存文件不允许删除或覆盖。

（三）抑菌圈测量

测量时，应首先明确测量类型，即：一、二、三剂量的测量应与实际实验一一对应。测量时，菌碟个数可预先设定，也可根据实际情况增减。抑菌圈的测量为自动测量过程，应尽可能减少人为干预，保证测量的真实性，工作软件均配有图像补偿功能，应谨慎使用，如使用此功能应将修补前后的图像进行保存，以便复核人员核对。

测量时应注意：双碟应平稳摆放至规定测量位置，不应出现倾斜的现象，实际菌圈应完整出现在各自的测量区域内；菌碟上形成的各抑菌圈（图 18-2、图 18-3）位置应与测量仪规定

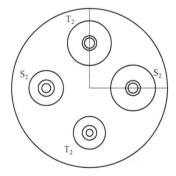

图 18-2　二剂量法示意图

S_1. 标准品低剂量　S_2. 标准品高剂量

T_1. 供试品低剂量　T_2. 供试品高剂量

滴加顺序：$S_2 \rightarrow T_2 \rightarrow S_1 \rightarrow T_1$ 或 $T_2 \rightarrow S_2 \rightarrow T_1 \rightarrow S_1$

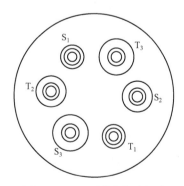

图 18-3　三剂量法示意图

S_1. 标准品低剂量　S_2. 标准品中剂量　S_3. 标准品高剂量

T_1. 供试品低剂量　T_2. 供试品中剂量　T_3. 供试品高剂量

滴加顺序：$S_3 \rightarrow T_3 \rightarrow S_2 \rightarrow T_2 \rightarrow S_1 \rightarrow T_1$ 或

$T_3 \rightarrow S_3 \rightarrow T_2 \rightarrow S_2 \rightarrow T_1 \rightarrow S_1$

的各抑菌圈位置一一对应，即：在实验过程中，应注意按所配测量仪规定的位置确定菌碟上滴加各抗生素溶液的钢管位置，如实验过程中出现滴加位置出错时，可在测量过程中通过软件配备的位置调整功能重新确认正确的位置，但当使用该功能时，应在报告中明确说明原因，并标注出具体调整菌碟的编号及被调整菌圈的信息，以便复核人员核对。

（四）测定结果输出

完成全部测量后，测量结果将自动生成。

工作软件均提供删除和恢复菌碟的操作，在测定结果输出界面可以完成删除问题菌碟的操作，删除的菌碟在文件重新保存前均可通过恢复功能找回，一旦删除后点击保存文件将无法恢复。因抗生素微生物检定法规定了可靠性检验和可信限率要求，仅在全部测量菌碟的输出结果无法同时满足可靠性检验和可信限率要求时，才可通过删除问题菌碟的方式减小误差。但应控制删除菌碟的个数，在同时满足可靠性检验和可信限率要求的前提下，应以删除问题菌碟个数最少为标准；在删除问题菌碟个数相同时，应选择使可信限率数值最小的方案为佳。当需要删除菌碟时，可以在删除菌碟后打印报告，但不能将删除后的菌碟结果进行保存，应保存原始测量结果，以便复核人员核对。

（五）手工输入

工作软件均提供抑菌圈直径手工输入功能，该功能仅在极个别品种和特殊情况下应急使用，可使用经检定的游标卡尺对各抑菌圈直径大小进行测量，将各抑菌圈直径数据手工输入到工作软件中计算结果。例如：当个别品种的抑菌圈边缘模糊不清，仪器无法准确测量时，或仪器突然出现故障，无法及时排除时。如出现此情况，应在报告中说明发生的情况，以便复核人员核对。

（六）合并计算功能

由于效价测定结果是由 n 个菌碟（通常，二剂量不少于 4 个）共同计算获得，因此任一一个效价测定结果均带有自由度和标准差，故在计算测定结果均值时应采用合并计算功能获得不同次测量结果的加权均值，而不是简单计算算术均值。工作软件均可提供合并计算功能，在常规检品的效价测定检验时通常不需要采用该功能，在采用多次平行实验结果对标准品定值时需使用该功能。该功能计算时，可根据软件实际情况，按要求将各单次测量结果中的测定效价、自由度和标准差输入到工作软件中的相应位置即可计算出结果。

第三节　仪器保养维护及故障诊断与排除

一、仪器保养维护

1. 为保证本仪器的测量精度，严禁擅自拆卸或调整其光学部分，包括装载固体摄像头与光学镜头支架上的任何螺丝。

2. 该仪器要求电压为 220V，为保证人身与设备的安全，严禁在带电的情况下打开箱盖或拔除各个设备间的连接电缆及其电源线等。

3. 保证有良好的测量环境。保持托盘表面的洁净，经常清除灰尘与杂屑；保证平皿底部的洁净，擦除水汽与污垢。

4. 应定期对仪器测量抑菌圈直径结果的一致性和重复性进行核查，部分仪器自带检定功能，其他仪器可联系厂家建立检定规程。

二、故障诊断与排除

光源灯有一定的寿命，仪器不工作时不要打开光源，一旦灯泡发黑、亮度不均匀或不稳定时，应尽快更换。

起草人：常艳（中国食品药品检定研究院）
复核人：姚尚辰（中国食品药品检定研究院）

第十九章　折光仪

第一节　原理总论

折光率是反映物质光学性质的参数，可用于鉴定物质、检查某些药品的纯杂程度、测定液体的浓度。

一、光的折射现象与折射定律

当光线从一种介质射到另一种介质时，在分界面上，光线的传播方向发生了改变，一部分光线进入第二种介质，这种现象称为折射现象。

光的折射遵守以下定律。

1. 入射线、法线和折射线在同一平面内，入射线和折射线分居法线的两侧。

2. 无论入射角怎样改变，入射角正弦与折射角正弦之比，恒等于光在两种介质中的传播速度之比。

二、折光率

所谓折光率系指光线在空气中进行的速度与其在供试品中进行速度的比值。根据折射定律，折光率 n 是光线入射角的正弦 $\sin i$ 与折射角的正弦 $\sin r$ 的比值，即

$$n = \frac{\sin i}{\sin r}$$

式中：n 为折光率；$\sin i$ 为光线入射角的正弦；$\sin r$ 为光线折射角的正弦。

折射与入射光的波长有关，折射率以在钠光谱 D 线（589.3nm）处测得的为标准，并用 n_D 表示，折射率不仅和用来测量的波长有关而且与被测溶液的温度有关，标准温度是 20℃，如在不同的温度下测量例如 25℃，必须注明 n_D^{25}。

第二节　ATAGO 爱拓公司 DR‑A1 数显折光仪

一、折光仪的结构及工作原理

（一）折光仪的结构

ATAGO 爱拓公司 DR‑A1 数显折光仪由主机（包括目镜、样品照明灯、棱镜开关、主棱镜、次棱镜等）（图 19‑1）、电源适配器、电源线等组成。此外，仪器还附测试片、接触液、六角扳手、光源适配器等附件（图 19‑2）。

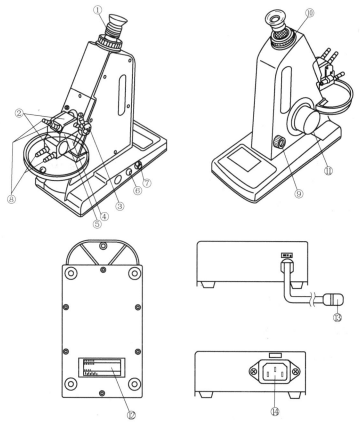

图 19-1 折光仪主机结构图

①目镜；②样品照明灯；③棱镜开关；④主棱镜；⑤次棱镜；⑥电源输入接口；⑦电源开关；
⑧水管连接口；⑨干燥盒；⑩色差补偿旋钮；⑪测量旋钮；⑫铭牌；
⑬电源输出接口；⑭电源输入接口

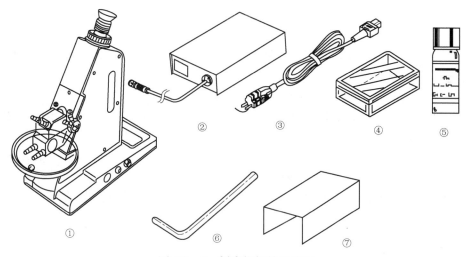

图 19-2 折光仪部件组成图

①主机；②电源适配器；③电源线；④测试片；⑤接触液；⑥六角扳手；⑦光源适配器

（二）折光仪的工作原理

当光线从光疏介质进入光密介质，它的入射角接近或等于 90°时，折射角就达到最高限度，此时的折射角称为临界角 r_c，而此时的折光率应为

$$n = \frac{\sin i}{\sin r_c} = \frac{\sin 90°}{\sin r_c} = \frac{1}{\sin r_c}$$

因此，只要测定了临界角，即可计算出折光率。折光仪主要就是基于测定临界角这一原理来设计的。

物质的折光率大小与光线所经过的第二种物质性质有关，并与测定时的温度以及入射光线的波长有关，透光物质的温度升高，折光率变小，入射光线的波长越短，折光率就越大。折光率常以 n_D^t 表示，D 为钠光谱 D 线（589.3nm），t 为测定时的温度。

二、ATAGO 爱拓公司折光仪（DR-A1 数显折光仪）的操作规程

（一）开机

打开主机上的电源开关，屏幕显示模式、折光率及温度。

（二）折光仪接通循环恒温水浴

测定时应调节温度至 20℃±0.5℃（或各品种项下规定的温度），建议使用循环恒温水浴与折光仪搭配使用。

准备三条橡皮软管用来连接循环恒温水浴与折光仪，循环恒温水浴的泵出口用橡皮软管与次棱镜左侧入水口相连，主棱镜的右侧出水口与次棱镜的右侧入水口相连，主棱镜的左侧出水口连至水浴回水口。橡皮软管与管嘴连接处应用束线带扎紧，防止漏液。

当使用循环恒温水浴时，如折光仪屏幕显示的温度值与循环恒温水浴器上显示的温度值有误差，应以折光仪显示温度值为准，改变循环恒温水浴器的温度设置，直到折光仪显示所需要的温度值。

（三）模式选择

1. 每按一次选择键"SELECT"，屏幕依次显示"nD""Brix""Test"，表示折光率、糖度和测试模式。

2. 当出现需要的模式时，按设置键"SET"确认。

在 nD 测试模式中，DR-A1 折光仪显示的折光率测试值，是在屏幕上所显示出的温度值的情况下，所测得的折光率。

在 Brix 测试模式中，DR-A1 折光仪会利用内嵌的 CPU，将棱镜表面的实际温度测试值，自动补偿为 20℃的测试值（当样品液温度在 5～50℃的范围内）。

在 Test 测试模式中，DR-A1 折光仪可以选择 [1]、[2]、[3]，分别表示校准、照明灯调整、显示屏自检。

（四）照明灯的选择

棱镜上部及下部都有照明灯。上部照明灯适用于测量较明亮的样品。若样品较混浊、有色彩时，明暗视场较暗，不易观察到分界线，此时应使用下部照明灯。使用上部照明灯或下部照

明灯，分界线的位置都是一样的，不影响测量结果。

1. 按选择键"SELECT"，直到出现"Test"，同时屏幕中间会显示"[1]"。

2. 用上下箭头"∨∧"使"[1]"变为"[2]"，按选择键"SELECT"。

3. 屏幕显示"－1－"或"－2－"。"－1－"表示选择上部照明灯，"－2－"表示选择下部照明灯。用上下箭头"∨∧"选择所需要的灯，再按设置键"SET"。

4. 按设置键"SET"后，显示光的强弱度。用上下箭头"∨∧"选择光的强度，再按设置键"SET"确认后，完成参数设置，仪器进入待机状态。

（五）折光仪的读数标尺校准

测定前，折光仪读数应使用水或校正用棱镜（测试片）进行校正。通常使用水进行校正。

1. 打开次棱镜，把主棱镜及次棱镜表面擦拭干净，可用乙醇、乙醚或两者的混合液清洗，再用滤纸或医用棉将清洗溶剂吸干，需擦拭时应使用擦镜纸。

2. 滴一小滴蒸馏水在主棱镜上，再关上次棱镜。

3. 从目镜观察明暗视场，调节测量旋钮，使明暗分界线正好通过交叉线的交叉点（图19－3）。

4. 按选择键"SELECT"，屏幕上部显示"Test"，中间显示"[1]"。

5. 当中间显示"[1]"时，按设置键"SET"，此时屏幕显示折光率。

6. 确认明暗分界线通过交叉点后，再按设置键"SET"，此时，仪器会自动校准。20℃时，水的折光率读数应为1.3330。

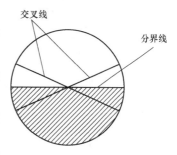

图19－3　明暗分界线示意图

（六）液体样品的测定

1. 打开次棱镜，用滴管将样品滴在主棱镜上。

2. 关上次棱镜，调节测量旋钮，使明暗分界线通过交叉点，若分界线模糊，旋转色差补偿旋钮，使分界线清晰。

3. 记录选择模式下屏幕显示的测量值。

（七）固体样品的测定

可以测量透明或者半透明固体样品（玻璃、塑料、胶片状样品等）的折光率。

测量固体样品时，应使用接触液。接触液的折光率应大于样品的折光率。配有折光率为1.63的溴代萘。若样品折光率大于1.63，应使用其他接触液（可作为接触液的物质：甲基水杨酸1.53，亚甲基碘1.73）。

1. 玻璃、塑料的测量　所测量的样品应为规则状的长方体（长约20～30mm，宽约8mm，厚度约3～10mm）。

打开次棱镜，在主棱镜表面中央滴一小滴接触液；把样品放在主棱镜上，光亮面与棱镜接触；接触液会在棱镜与样品间扩散，若没有扩散，轻轻地按一下样品；盖上光源适配器（图19－4）；调节测量旋钮，使明暗分界线刚好通过交叉点，若分界线模糊，调节色差补偿旋钮使分界线清晰；记录屏幕显示的测量值。

2. 胶片状样品的测量　测量胶片状样品时，应另外配置胶片测量装置。

将样品物切割成规则状的长方体（长约20～30mm，宽约8mm）。每一个切割面必须平坦、干净。

打开次棱镜，在主棱镜表面中央滴一小滴接触液；把样品放在主棱镜上，光亮面与棱镜接触；接触液会在棱镜与样品间扩散，若没有扩散，轻轻地按一下样品；将测试套件内的光线分散板，装在折光仪的光线反射窗上（图19-5）；从目镜往内看，并旋转测量旋钮，一直到内部视野的明暗分界线在两交叉线的交叉点上，如果分界线颜色模糊不清楚时，可旋转色差调整旋钮来消除模糊状；记录屏幕显示的测量值。

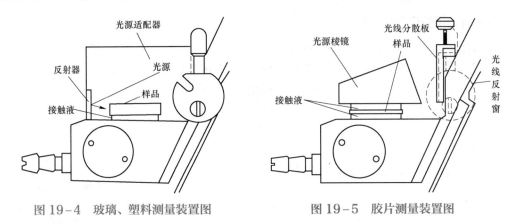

图19-4　玻璃、塑料测量装置图　　　图19-5　胶片测量装置图

（八）关机

1. 测定结束时，必须用能溶解供试品的溶剂，如水、乙醇或乙醚将上下棱镜擦拭干净，晾干。

2. 仪器长时间不操作，建议将电源关闭；有外接电源转换模块的，需从插座上拔下电源线插头。

第三节　梅特勒-托利多数字折光仪

一、仪器结构

折光仪由光源、偏振滤光镜、干涉滤光片、透镜、棱镜、测量室、光学传感器（CCD）等组成。发光二极管（LED）作为光源，其光束穿过一片偏振滤光镜、一片干涉滤光片（589.3nm）和各种不同的透镜，之后透过蓝宝石棱镜抵达样品。反射光（入射角＞临界角）会通过一片透镜传导到光学传感器上，由它来探测临界角。使用内置传感器探测棱镜/样品极限范围内的温度。

二、梅特勒-托利多数字折光仪的操作规程

（一）开机

在打开电源之前，先用少量无水乙醇清洁测量槽，之后打开仪器的电源，预热15分钟，即可准备进行样品的测定。

（二）仪器校正

当测定的样品有疑问时，或者仪器使用超过三个月，就需要重新校正。校正应当在与测量相同的温度下进行，具体操作方法如下。

1. 创建校正方法

（1）在"主界面"选择"方法/产品"选择"方法"，在"方法"对话框中点击快捷图标"新建"，打开"方法标准模板"对话框。

（2）在其中点击方法样本"ADJUSTMENT"，打开"配置"对话框，点击"确定"。

（3）点击方法功能"标题"。

（4）在参数字段"方法号"中为方法指定一个标识号，点击"确定"，对于其他方法功能不必更改参数，可以采用预设的参数。

（5）保存方法。

2. 进行校正　确保检测器清洁干净且完全干燥，接通设备后请等待，直至调整到设置温度。

（1）在"主界面"选择"方法/产品"选择"方法"中打开新定义的校正方法。

（2）点击"开始"打开"开始分析"对话框，在其中点击"开始"，根据预设置校正检验器。

手动模式：在要求"添加样品"后，借助移液器，加适量去离子水或二次蒸馏水到测量槽中，按"确定"确认，大约一分钟之后就会校正结束，按"确定"即可。

FillPal 模式：在要求"吸液管浸没到样品中"后，将吸液管放入样品杯中，按"确定"确认。

SC1 或 SC30 模式：开始校正前将盛放样品的小瓶放入自动进样器上。

（三）样品测量

1. 添加测量方法

（1）在"主界面"选择"方法/产品"选择"方法"，在"方法"对话框中点击快捷图标"新建"，打开"方法标准模板"对话框。

（2）在其中点击方法样本"MEASURE"，打开"配置"对话框，点击"确定"。

（3）点击方法功能"标题"。

（4）在参数字段的"方法号"中为方法指定一个标识号，点击"确定"，对于其他方法功能不必更改参数，可以采用预设的参数。

（5）保存方法。

2. 进行测量　加适量样品（样品不能有气泡），到测量槽中，样品要盖过金属圈，按 meas 快捷键，约一分钟左右即出结果。或者在主界面点击"开始"，进入"开始分析"，选择需要的方法，点击"开始"。

（四）结果查询

如果需要查询之前测定的结果，返回"主界面"，点击"结果"就可以看到之前的测定结果。

（五）仪器清洁

测量完毕后，用水和乙醇清洁测量槽。用一块乙醇润湿的抹布擦洗测量仪的外表。

（六）关机

在主界面按"退出"退出界面后，按"Shutdown"关机，上述操作结束后拔掉外部电源。

第四节　鲁道夫公司折光仪

鲁道夫公司折光仪的操作规程如下。

一、开机

打开仪器电源开关，仪器屏幕出现自检画面，自检过后出现测量界面。仪器预热 15 分钟后即可进行测量。

二、加样

将样品滴加在测量池上，样品中不能存留气泡。"Smart Measure™"窗口指示加样量（图 19-6），当进度条靠向"Poor"时说明样品添加不够，需要继续补加；当进度条靠向"Good"时，说明样品已经正确添加，可以进行测量。

三、测量

当进度条显示"Good"，同时显示"Measuring"时，盖上盖子，点击"Start"按钮，仪器开始测量。测量完成后，读数窗口显示结果（图 19-7）。

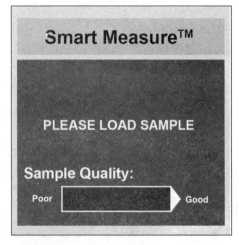

图 19-6　加样量进度条

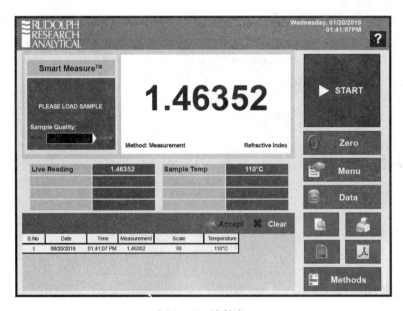

图 19-7　读数窗口

四、清洗

测量完成后应尽快清洗测量池，应先用擦镜纸将样品擦拭掉，然后再选择合适的溶剂反复清洗。多次清洗后将测量池吹干。当测量池清洗干净后，读数窗口会重新显示为空白。

五、关机

关闭仪器电源即可。

第五节　仪器保养维护及故障诊断与排除

一、仪器保养维护

1. 仪器放置环境要求：使用工作温度 5～35℃，空气相对湿度小于 80%；避免日光直射；仪器要放在坚硬的台面上，仪器在使用中不能受到震动；摆放仪器尽量远离墙壁；避免强磁场、电场；避免脏污、多尘环境。

2. 请勿用金属物摩擦棱镜表面，以免划伤棱镜；勿用粗糙的纸或布及酸性乙醚擦拭棱镜，以免擦花镜面。保持仪器清洁，防止镜筒和上下棱镜污染灰尘和油渍。

3. 勿用折光仪测定强酸性、强碱性或具有腐蚀性的供试品，测定弱腐蚀性的供试品后须立即用蒸馏水或有机溶剂清洁。测量槽每次使用仪器前和使用仪器结束后，用少量无水乙醇清洁测量槽，并保持测量槽的干燥。

4. 干燥盒内有干燥剂，当干燥剂受潮时，颜色变红，此时需要更换。

5. 仪器只能用于液体或膏状固体的测量，不能用于固体的测量。

6. 一般情况下 3～6 个月执行一次仪器校正操作。

（1）方法一　空气校准。空气校零之前，确保棱镜已经清洗干净，然后盖上压盖。点击屏幕上 Zero→Air→Continue，仪器自动完成空气校零工作。

（2）方法二　水校准。水校零之前，确保棱镜已经清洗干净，在棱镜上加入洁净的水，然后盖上压盖。点击屏幕上 Zero→Water→Continue，仪器自动完成水校零工作。

（3）方法三　标准物质两点校准。需要两种已知折光值的液体来完成两点校准。液体 1 的折光指数小于液体 2 的折光指数。通常液体 1 为水。可根据屏幕提示完成相关校正。

二、故障诊断与排除

1. 仪器无法正常开机　应检查电源线是否正常，可以用新的电源线替换；检查电源适配器开关是否正常。

2. 明暗线模糊　应用棉签擦拭目镜等玻璃部分。

起草人：曹琳（宁波市药品检验所）

郭日新（中国食品药品检定研究院）

黄钰馨　马玲（宁夏回族自治区药品检验研究院）

复核人：周震宇（苏州市药品检验检测研究中心）

纪宏（北京市药品检验所）

杨林（内蒙古自治区药品检验研究院）

第二十章　总有机碳测定仪

碳在水中以两种形式存在：有机碳和无机碳。有机碳（TOC）可与氢或氧结合，形成有机化合物；无机碳（IC 或 TIC）是构成无机化合物（如碳酸、碳酸根离子等）的基础。两种形式的碳合称总碳（TC），两者的关系表示为：TOC=TC－IC。

总有机碳测定法原理是将溶液中有机碳经氧化为二氧化碳，在消除干扰物质后由检测器测得二氧化碳含量，利用二氧化碳与有机碳之间碳含量的对应关系，对溶液中的总有机碳进行定量测定。

第一节　总有机碳测定仪的结构及工作原理

一、仪器结构

总有机碳测定仪由气源、进样器、流速控制器、紫外灯（紫外法）或燃烧管（催化燃烧法）、光源、检测器以及数据处理、记录（计算机）等部分组成。

二、主要测定方法工作原理

（一）紫外氧化法

使用 UV 灯照射待测样品，水会分解成羟基和氢基，羟基将有机碳物质氧化生成二氧化碳（CO_2）和水，然后检测新生成的二氧化碳以计算出总有机碳含量。在使用本方法时，通过添加过硫酸盐等提高氧化能力。

（二）催化燃烧法

样品被分别注入高温燃烧管（680℃）和反应器中。经高温燃烧管的样品受高温催化氧化，使有机化合物和无机碳酸盐均转化成为二氧化碳；经反应器的样品受酸化而使无机碳酸盐分解成为二氧化碳。所生成的二氧化碳依次导入非色散红外气体检测器中，从而分别测得水中的总碳（TC）和无机碳（IC）。

第二节　岛津公司总有机碳测定仪的操作规程

一、载气源

打开载气源确认供气压力在 300kPa±10kPa 之间。固定参数为载气流速，应设定为150ml/min，载气可以使用高纯空气、高纯氧气或者高纯氮气。

二、开机

检查稀释水、冷凝水、排水瓶、加湿器水位。打开仪器右侧主电源开关，点击仪器前方电源开关，打开计算机，打开 TOC–Control L 软件，进入主菜单。

三、仪器设置

使用"硬件设置"功能建立需使用的系统，选择"创建新设置"通过仪器设置向导，创建并根据向导依次填入相应信息及设定相应参数（若已经建立则跳过此步骤）。

四、联机

从 TOC–Control L 软件的主菜单中打开"样品表编辑器"，点击"联机"键（预热约 30 分钟）。

五、标准曲线模板编辑

若已经建立好所需模板，则跳过该步骤。

1. 打开标准曲线文件视图，选择"新建"选项，通过标准曲线向导，建立标准曲线模板，可以反复调用。

2. 标准点列表中，可对标准点进行"编辑""添加""删除""全部删除"操作。"编辑"可对标准点参数进行设置；"添加"可增加标准点数量；"删除"可删除选中的标准点；"全部删除"可删除列表中全部标准点。

六、样品分析模板建立

若已经建立好所需模板，则跳过该步骤。

1. 打开方法文件视图，选择"新建"选项，通过方法向导，建立方法模板，可以反复调用。

2. 分析类型可选择 TOC、TC、IC、NPOC 等，选择 TOC 时，需要选择 TC 和 IC 两种标准曲线。测定中每种组分最多可选择三条标准曲线（不同浓度范围），工作站会择优选择一条（选择标准：样品浓度包含在范围内）。

七、监控样品模板建立

若已经建立好所需模板，则跳过该步骤。

1. 打开监控样品视图，选择"新建"选项，通过监控样品向导建立监控样品模板，以后可以反复调用。

2. 参数来源选择：使用样品创建参数时，若需要监控 TOC（TC 与 IC）方法项，不能用于监控样品。

八、样品测定表建立

1. 打开新的样品表，建立样品测定系列。根据测定需要插入对应测定标准曲线、样品分析方法，或者控制样品。待仪器稳定后，即背景监视中各项目显示绿色后，点击"开始"，开始测定。

2. 从"视图"中选择"样品窗口"可实时看到样品出峰情况。实验结束，保存测试结果。

九、关机

从"仪器"中选择"关机",确定后载气立刻停止,可以关闭载气阀门。炉内自动降温,半小时后自动关闭仪器电源(主电源开关需要手动关闭)。

第三节 仪器保养维护及故障诊断与排除

一、流路清洗

可在软件中设定,仪器自动进行。"仪器"→"维护"→"清洗",每次样品测定后均应清洗流路。仪器较长时间未使用也应该清洗流路。

二、催化剂维护

1. 催化剂再生 由于无机物的累积,出现重现性差或灵敏度降低等问题时,需进行催化剂再生。再生可在软件中设定,仪器自动进行。"仪器"→"维护"→"TC 催化剂再生",可用于标准、高灵敏度催化剂。如完成再生过程后性能未恢复,须对催化剂进行清洗或更换。

2. 催化剂清洗 拆下燃烧管,倒出催化剂。用自来水彻底清洗催化剂后,再用稀 HCl 清洗(浓 HCl 稀释大约 5 倍)。用纯水冲洗,除去 HCl,干燥(按催化剂说明书操作)。高灵敏度催化剂不可清洗。

3. 更换催化剂 拆下燃烧管,倒出催化剂。用 HCl 溶液清洗 Pt 网和燃烧管内部,用纯水冲洗,除去 HCl,干燥。催化剂填充(参照说明书),燃烧管加热数小时老化催化剂。使用 1mol/L 的盐酸溶液再生催化剂 2 次,减少空白峰的大小。连续注入纯水直至空白峰变小且稳定。催化剂即可使用。

三、卤素吸收装置更换

卤素吸收装置用于保护检测器,内含铜吸附剂,吸收氯后改变颜色。当变色到达图 20-1 位置时更换。新更换后,运行仪器 1 小时左右,至基线波动稳定。使用过的卤素脱除器应按照工业废物处理条例的规定进行处理,必须注明使用后的卤素脱除器中含有铜。

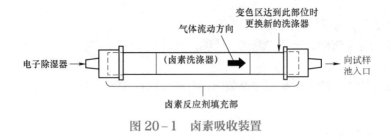

图 20-1 卤素吸收装置

四、二氧化碳吸收器更换

二氧化碳(CO_2)吸收器中装有石灰,更换频率取决于分析频率、载气纯度和样品中 TC 的量。吸收能力降低时,会发生基线不稳、向上漂移、重现性变差等问题。如上述问题出现应该更换。使用过的二氧化碳吸收器应按照工业废物处理条例的规定进行处理，必须注明使用后的二氧化碳吸收器中含有碱石灰。

起草人：袁浩（河北省药品检验研究院）
复核人：李青翠（山西省食品药品检验所）

第二十一章 显微镜

显微镜是能使样品产生高度放大成像的仪器，检验中常用光学显微镜。显微镜的放大原理为透镜成像。成像过程简述：样品（AB）发出的光通过物镜后得到一个放大的实像（A1B1），该像位于目镜焦距以内，再经过目镜成像后形成一个放大的虚像（A2B2）（图 21－1）。

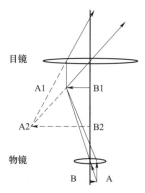

图 21-1　显微镜放大成像原理示意图

第一节　显微镜的结构及工作原理

光学显微镜结构上可简单分为光学系统和机械系统，机械系统支持光学系统工作；光学系统主要由物镜和目镜两部分组成。

光学显微镜可利用紫外－可见波段（200～700nm）的光，一般放大倍数为 1500 倍，人眼使用显微镜观察时一般能分辨的最小样品约 0.2μm。显微镜的分辨力：由于光的波动性，光波之间有干涉现象，使得理想点光源经过透镜折射后，在平面上形成的是具有干涉纹样的光斑。当两个光斑靠近时，干涉纹叠加，叠加强度接近光斑中央强度一定程度时，两个物点就难以分辨了。对于光学显微镜而言，其分辨力的大小取决于光源的波长、物镜数值孔径以及介质的折射率。例如，使用油镜就是通过改变介质的折射率来获得更大的分辨力，而电子显微镜则主要是使用波长更短的电子束得到更大的放大倍数。

显微镜用于测量时，常用的量具是目镜测微尺和载物台测微尺。目镜测微尺，又称目镜量尺或目微尺，是放在目镜筒内的一种标尺，为一个直径 18～20mm 的圆形玻璃片，中央刻有精确等距离的平行线刻度，常为 50 或 100 格。目镜测微尺是用以直接测量物体的，但其刻度所代表的长度是根据显微镜放大倍数不同而改变的，故使用前必须用载物台测微尺来标定（有些显微镜的目镜测微尺已经标定为放大 100 倍时，目镜测微尺一小格为 10μm，其他倍数可精确换算得出）。载物台测微尺又称镜台测微尺或台微尺，为一种特制的载玻片，中央粘贴有一刻有精细尺度的圆形玻片，通常将长 1mm（或 2mm）精确等分为 100（或 200）小格，每 1 小格长为 10μm，用以标定目镜测微尺。

第二节　徕卡公司显微镜的操作规程

一、开启显微镜

1. 将显微镜电源线插入适当的接地电气出口。

2. 将照明控制旋钮（位于显微镜支架的底部左侧）设为可以启动的最低设置。使用照明控制旋钮可以调节照明系统产生的光强（图 21−2）。

3. 使用位于显微镜支架底部右侧的开关开启显微镜（图 21−3）。

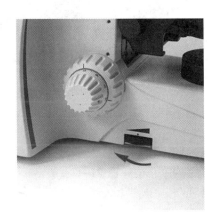

图 21−2　照明控制旋钮

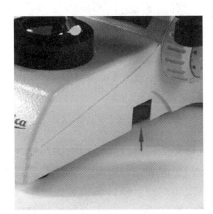

图 21−3　显微镜开关

二、聚光器对中

1. 向右旋转聚光器上的凸边环，打开聚光器光圈（图 21−4）。

2. 在名片大小的纸上画一个 X 并把它放在显微镜支架的出光口上，这样 X 就在照明的上方对中了。

3. 通过目镜观察并使用固定螺钉的配套工具（如果是带 Koehler 照明的 Leica DM750，就是指旋螺钉的配套工具），通过观察 X 并旋紧螺钉将它置于查看区域中心，更精确地对中聚光器。

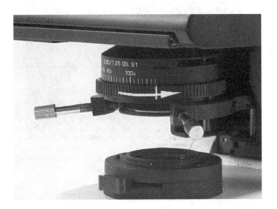

图 21−4　聚光器上的凸边环（箭头方向为向右旋转）

4. 如果是带标准照明的 Leica DM750（无 Koehler 视场光阑），现在可以借助提供的工具用聚光器叉架两侧背面的固定螺钉把聚光器锁定到位。

三、使用聚光器

1. 要打开和关闭光圈，只需将滚花式聚光器环旋至右侧或左侧，使旋转环上的线与正在使用的物镜放大倍率对齐即可（图 21−5）。

2. 要启动聚光器，通过将聚光器环旋至最右侧以完全打开孔径聚光器的可变光圈。

四、准备观察样本载玻片

1. 通过将样本载玻片滑入载玻片夹，以将样本载玻片放置在载物台上（图21-6）。
2. 使用 X/Y 载物台控件定位载玻片，使样本的一部分位于所使用物镜的下面。

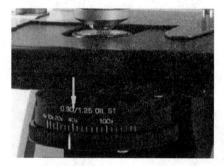

图21-5 使用物镜放大时对齐旋转环的线

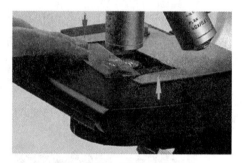

图21-6 载玻片夹具

五、聚焦

1. 旋转物镜转换盘（使用物镜转换盘环），以将最低放大倍率的物镜移到工作位置。
2. 旋转粗调旋钮，把载物台提升至最高位置的确定的停止位（图21-7）。
3. 将眼睛对准目镜，调整荧光照明强度以致适合观察。
4. 使用微调旋钮，将样本置于锐聚焦范围内（图21-8）。

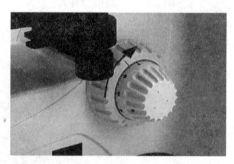

图21-7 粗调旋钮

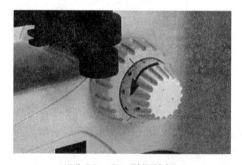

图21-8 微调旋钮

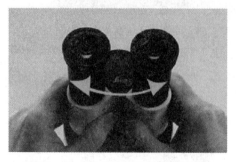

图21-9 调节镜筒以适合您的瞳距

六、观察镜筒调节

1. 调节镜筒以适合您的瞳距。折叠或展开镜筒以减小或增加目镜之间的距离，直到看见一个照明圈为止（图21-9）。

2. 在只通过一个目镜进行观察时，使用显微镜的微调旋钮聚焦样本（如果您有一个可聚焦和一个不可聚焦目镜，此时通过不可聚焦的目镜进行观察）。为帮助聚焦，请盖住或闭上另一只眼睛。

3. 现在换至用另一只眼睛通过另一个目镜（聚焦目镜）进行观察。这次使用聚焦目镜中的聚焦功能来聚焦样本。

4. 用一只手握住聚焦目镜的圆形按钮部分，然后用另一只手旋转目镜的顶部，直到样本与这只观察用的眼睛和这个聚焦目镜对焦为止。这可纠正右眼和左眼之间的视觉差别。

5. 现在转至高倍物镜（非油浸物镜），用双眼观察时聚焦显微镜。

第三节　奥林巴斯显微镜的操作规程

一、开机与低倍镜观察

1. 打开显微镜电源开关，显微镜主机右手边主开关拨到"I"。

2. 选择目镜观察光路，三目观察筒选择杆拨至最内。

3. 聚光镜选择，在物镜（4×）下摇出顶透镜。

4. 在载物台上放置标本片，转动标本位置调节器，使标本移入光路，用固定标本的标本夹夹好载玻片。

5. 选择合适物镜进入光路，先用低倍镜视察（物镜 10×、目镜 10×）。观察之前，先转动粗调焦钮，使载物台上升，物镜逐渐接近玻片。然后，通过目镜观察并转动微调旋钮，直到看清物像。

6. 调节瞳间距，左右推拉目镜，使两目镜距离与自己两眼距离相等，此时两眼的视野重合。

7. 调节屈光度，转调焦钮使右眼观察到清晰的图像后，调节左侧目镜上的对焦调整环，调节到两眼都能清楚地观察到标本的图像。

8. 寻找标本，如果在视野内看不到特征的物像（物像偏离视野），可渐渐调节载物台左右、前后移动旋钮。调节时应注意玻片移动的方向与视野中看到的物像移动方向相反。

二、高倍镜与偏光观察

1. 根据观察的标本特征，转动物镜转换器，依次增高显微镜倍数，通过微调旋钮把物像调节到清晰。在高倍物镜下视野较暗，可通过光强调节钮把亮度调节到合适的程度。

2. 根据物镜的倍数调节孔径光阑的大小，调节聚光器上的孔径光阑，使物镜的孔径数与孔径光阑的数值吻合，一般是调到孔径光阑的数值为物镜孔径数的 60%～70%。

3. 偏光观察时，将检偏器推入光路，将 U–POT 放在聚光镜下的光路出口上，水平转动直至最佳状态。

三、图像采集与关机

1. 图像采集，打开电脑采图软件，选择照相光路，光路选择杆拨至中间，采集图像，保存。

2. 显微镜使用完毕，转动粗调钮，降下载物台，转动物镜转换器使物镜离开光路，取下标本片，然后再上升载物台使接近物镜，把电压控制器调到 0 伏状态（最基部），关闭电源开关。

第四节 仪器保养维护及故障诊断与排除

一、各步骤使用注意与维护

1. 显微镜在使用前，应进行必要的清洁，放置在显微镜前方的实验台上，离桌子边缘6～7cm为宜，以便使用与观察。打开电源开关（ON），调节光强调节钮到适宜的光强。在打开显微镜的电源开关之前要确保光强调节旋钮（电压调节器）处在最低一侧，然后再逐步调高电压到需要位置，一般调到中间状态或打开光预置开关"ON"。

2. 转动物镜转换器，将10倍物镜转到工作位置，此时物镜转换器上的卡锁会发出"咔嚓"一声进入到卡锁内。先把镜头调节至距载物台1～2cm左右处，而后用左眼通过目镜观察，接着调节聚光器的高度，同时把孔径光阑调至最大，使光线通过聚光器入射到镜筒内，使视野呈明亮的状态。

3. 不能使物镜碰及玻片，以防镜头将玻片压碎污染物镜镜头。

4. 先低倍镜（10×）观察，后高倍镜观察。在低倍镜下观察到标本物像后，如果需要，再把需要放大的部分移至视野正中，并转换为高倍镜，通过微调旋钮把物像调节到清晰。

5. 调节视野光阑，将光阑调节到与视野外接的程度，这样可以遮断余光，从而获得反差较好的图像。

6. 在低倍物镜下视察清楚时，换高倍物镜后物像不一定很清楚，转动微调钮调节即可。在高倍物镜下视野较暗，可通过光强调节钮把光强调节到合适的程度。同时，应根据物镜的倍数调节孔径光阑的大小。

二、油镜的使用

1. 在高倍镜下（40×）找到所要观察的标本后将需要进一步放大的部分移至视野中心。

2. 把聚光器上升到最高位置，孔径光阑开到最大。

3. 转动物镜转换器，移开高倍镜（40×）。在要观察部位的盖玻片上滴加一滴香柏油作为介质（因香柏油的折射率和玻璃的折射率大致相同）。

4. 用眼观察目镜，转换到油镜位置，转动微调旋钮，稍微上升载物台，即能清楚观察到物像。切忌使用粗调螺旋，或在视野中看不到模糊的图像时，一直单方向转动微调旋钮使载物台上升，这样会压碎玻片标本或损坏镜头。

5. 油镜使用完毕，必须把镜头上的香柏油擦净。先用擦镜纸蘸少许二甲苯将镜头上的大部分油去掉，再用擦镜纸沾上少量的乙醚:乙醇（7:3）的混合液或少量的无水乙醇轻轻擦拭。擦拭时要沿镜头的圆周擦。

三、聚光器的定心

显微镜都具有可拆卸的聚光器，建议在每次使用显微镜的时候，先把光路调整到中心状态或调整聚光器处于中心状态；若发现光照不均匀，应调整后再进行观察。

1. 用手转动粗调旋钮使载物台下降，然后转动物镜转换器使用低倍镜（10×），把孔径光阑开到最小，同时把视野光阑开到最小。

2. 从目镜进行观察，同时用手慢慢转动粗调旋钮，使载物台上升，当视野中出现视野光阑的 8 边形物像时，再调节细调旋钮，直至视野中出现视野光阑的 8 边形清晰物像为止。

3. 旋转聚光器下方左右两侧的 2 个定心调节钮，使光阑像移至视野的中心部位。

4. 慢慢打开视野光阑，使其与视野内接，这表示聚光器已经定心。在实际观察时，可以调节至光阑与视野正好外接；照相时，调节至光阑与视野正好内接，此时，照片的质量会较好。

四、显微镜的清洁

保持显微镜的清洁，当发现有灰尘或操作中不慎使镜头和载物台沾上染料、水滴等，应及时用擦镜纸擦去。光学玻璃镜面只能用擦镜纸或用擦镜纸沾上少量的乙醚:乙醇（7:3）的混合液轻轻擦拭；物镜不能用擦镜纸或绸布干擦，以免磨损镜面。

五、故障诊断与排除

仪器故障诊断及排除，见表 21 – 1。

表 21 – 1　显微镜故障分析及排除

问题	原因	处理
可视性不好 图像不明显 反差不好 细节不清 图像眩目	浸油中有气泡	除去气泡
	没有使用推荐的浸油	使用所提供的浸油
	样品上有污物/灰尘	擦净
	聚光镜有污物/灰尘	
	载玻片、盖玻片厚度不合适	更换推荐厚度的玻璃片
图像一边模糊	物镜没有正确转到光路中	确保物镜转换器正确转到"喀嚓"声的位置
	物镜转换器没有正确安装	将侧面的燕尾接口一直推到最里面
	载物台没有正确安装	重新安装
	样品没有正确放置到载物台上	将样品正确放置到载物台上，并用样品夹固定
图像出现波动	物镜转换器没有正确安装	将侧面的燕尾接口一直推到最里面
	物镜没有正确转到光路中	确保物镜转换器正确转到"喀嚓"声的位置
	聚光镜没有正确对中	对中聚光镜
电压升高后视场亮度变化不大	聚光镜没有正确对中	对中聚光镜
	聚光镜降得太低	调整聚光镜高度

起草人：张南平　康帅　连超杰（中国食品药品检定研究院）
　　　　米玛次仁　旺杰次仁（西藏自治区食品药品检验研究院）
复核人：刘亚蓉（青海省食品药品检验检测院）
　　　　次旦多吉（西藏自治区食品药品检验研究院）

第二十二章　费休–容量法及费休–库仑法水分测定仪

费休–容量法是根据碘和二氧化硫在吡啶和甲醇溶液中与水定量反应的原理来测定水分。由溶液颜色变化（由淡黄色变为红棕色）或用永停滴定法指示终点；利用纯水首先标定出每1ml费休试液相当于水的重量（mg）；再根据样品与费休试液的反应计算出样品中的水分含量。

费休–库仑法是以卡尔–费休反应为基础，应用永停滴定法来测定水分。碘是由含碘化物的阳极电解液电解产生，只要滴定池中存在水，那么生成的碘就会直接与水发生反应。当所有的水被滴定完全，阳极电解液中会剩余少许过量的碘，使铂电极极化而停止碘的产生。根据法拉第定律，产生碘的量与通过的电量成正比。因此，可以通过测量电量总消耗的方法来测定水分总量。

第一节　费休–容量法及费休–库仑法水分测定仪的结构及工作原理

一、费休–容量法水分测定仪的结构及工作原理

（一）仪器结构

费休–容量法水分测定仪由电极、泵、滴定台、均质器和外围设备等部分组成。

（二）工作原理

同上述基本原理，滴定终点是利用双电压测量指示进行探测，即激化双铂（针）电极上的电位降低到一个特定值以下（例如100mV）。

二、费休–库仑法水分测定仪的结构及工作原理

（一）仪器结构

费休–库仑法水分测定仪由电极、滴定池、搅拌器、泵等部分组成。

（二）工作原理

同上述基本原理，滴定池由阳极室和阴极室组成，阳极室内有阳极电解液，其中包含二氧化硫、咪唑和碘化物。溶剂使用甲醇或乙醇。阴极室内有阴极电解液，可以使用专用的试剂，或使用与阳极室相同的电解液。

第二节　梅特勒费休-容量法水分测定仪

一、仪器操作规程

（一）测定前的准备工作

1. 开机　开机前先检查各部件是否连接好，在交换单元的试剂瓶中注入卡氏试剂，甲醇瓶中注入无水甲醇。检查滴定系统密封后，连通电源，打开主机。

开机后，在出现的对话框中点"确定"，进入主界面（图22-1）。

2. 排液和加液　在主界面状态下，点击"手动操作"，进入手动操作模块，点击"泵"，排液时废液管先插入到滴定杯底部中，在动作中选择"排空"，点击"开始"，仪器开始排液（图22-2）。加液时在动作中选择"加液"，点击"开始"，仪器开始加液。

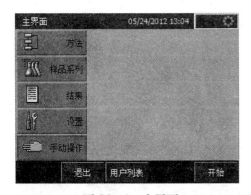

图22-1　主界面

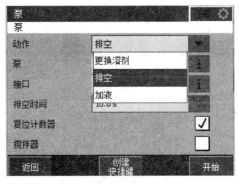

图22-2　排液和加液界面

3. 冲洗滴定管　当更换新的费休滴定液时，需要清洗管路和排出气泡。在主界面状态下，点击"手动操作"，进入手动操作模块，点击"智能识别滴定管"，点击"冲洗"。点击"开始"进行冲洗操作（图22-3）。

4. 预滴定　在主界面下状态下，点击"方法"，进入到方法模块。选中需要的测样方法，点击"开始"启动方法，此时"开始标定"键和"开始样品"键呈灰色状态。仪器进入预滴定状态，用于除去溶剂中的水分，使滴定杯保持干燥的状态（图22-4）。

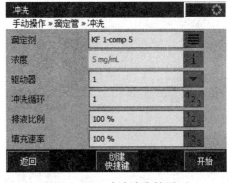

图22-3　冲洗滴定管界面

（二）费休滴定液的标定

预滴定完成后，仪器会保持在待机的状态下，"开始标定"键变亮，点击"开始标定"进行卡尔费休试液浓度的标定（图22-5）。

按照仪器的提示先向滴定杯内添加水标样，然后点击"确定"，输入所添加水标样的质量，点击"确定"。滴定结束后，仪器会自动显示结果，再点击"确定"，仪器回到待机界面。重复上述标定过程（至少标定3份）（图22-6）。

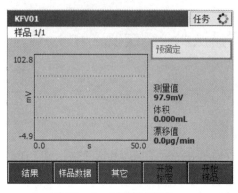

图 22-4 预滴定界面

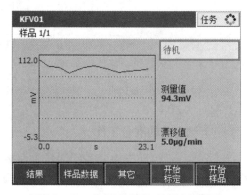

图 22-5 费休滴定液开始标定界面

（三）供试品测定

在待机的界面下，"开始样品"键变亮，点击"开始样品"进行样品测试（图 22-7）。

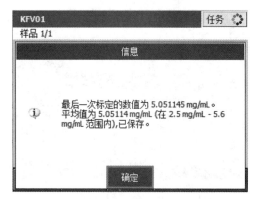

图 22-6 费休滴定液标定结果界面

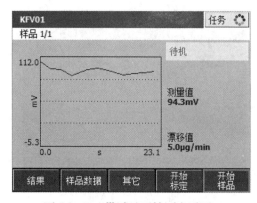

图 22-7 供试品开始测定界面

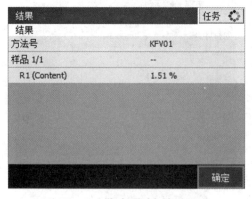

图 22-8 供试品测定结果界面

按照仪器的提示先向滴定杯内添加样品，然后点击"确定"，输入所添加样品的质量，点击"确定"。滴定结束后，仪器会自动显示结果，再点击"确定"，仪器回到待机界面（图 22-8）。重复上述测定过程（至少测定 3 份）。

（四）关机

测试结束后，排除滴定杯中的废液，用无水甲醇清洗滴定杯和电极，再加入无水甲醇浸泡电极，点击"Reset"（红色按键）。待"任务"（黄色）消失后，点击"退出"，仪器自动关闭并断电。

二、仪器保养维护及故障诊断与排除

（一）仪器保养维护

1. 实验条件与要求　仪器应干燥，并能避免空气中水分的侵入，测定应在干燥处进行。

2. 分子筛干燥剂　用于过滤气体的分子筛干燥剂要定期更换处理。

3. 滴定管　定期检查滴定管有无泄漏并更换泄露的滴定管。

（二）故障诊断与排除

1. 系统不易达到平衡　检查系统密闭性和环境湿度，防止外界湿气侵入滴定系统。

2. 系统漂移值升高　检查分子筛干燥剂的状态，视情况予以更换或再生。

第三节　Mettler TOLEDO C20 费休－库仑法水分测定仪

一、仪器操作规程

（一）操作前的准备

1. 检查各部件是否齐全，滴定系统是否密封，电极是否已连接，是否需要更换干燥剂。

2. 如水分测定仪首次使用或需要更换电解液时，打开滴定池上的塞子，将原有的电极液倒出，加阳极液约 100ml；拔出干燥管，将阴极液加入内滴定管内，使之刚好低于阳极液的水平线，检查玻璃接头是否润滑，再插入干燥管。可使用单组元电解液，即阴、阳极电解液为同一卡尔－费休电解液。

（二）开机

接通电源，按下仪器开关。

（三）方法的建立

在主界面屏幕中按"方法"键，选择方法类型"KF Coul"，设定各参数。

1. 标题　点击"标题"，输入"方法号"和"标题"项，按"确定"键，保存。

2. 样品　点击"样品"，将"输入类型"设置为"重量"，并根据实际情况设置"下限""上限"和"密度"，按"确定"键，保存。

3. 滴定台　点击"滴定台"，输入"最大的起始漂移"，默认为 $25\mu g/min$，可根据实际情况修改，按"确定"键，保存。

4. 混合时间　点击"混合时间"，输入"耗时"，按"确定"键，保存。

5. 计算　输入"单位""公式"及"小数点位数"，按"确定"键，保存。

在主界面屏幕中按"创建快捷键"可在主界面上为已建立的方法创建快捷键（最多只能创建四个快捷键）。

（四）供试品的测定

1. 在主界面选择已建立的方法。

2. 按"开始"键打开"开始分析"对话框，进行预滴定，仪器开始持续测定漂移值，当漂移值降低到规定值以下时自动切换到待机模式。"开始试样"键激活。

3. 点击"开始试样"键，添加样品，打开加样盖，从加样孔立即加入样品，盖好加样盖，按下"确定"键开始分析测试。输入加入的样品量。滴定结束后显示"结果"对话框。"结果"对话框会列出方法中定义的各项结果，例如扣除漂移修正值后的含水量等。

（五）关机

点击"退出"键，再点击"shut down"，自动关机。

二、仪器保养维护

1. 操作应在相对湿度较小的环境中进行，建议相对湿度在40%以下。

2. 滴定池上的干燥剂应定期更换，否则系统漂移将升高，测定灵敏度下降。分子筛干燥剂建议2周处理1次，可在180～220℃活化24小时后再次使用。

3. 更换电解质溶液时，滴定池无需特别清洗，如果确需清洗，注意不要损坏内滴定管中的铂网。

第四节 瑞士万通费休－容量法及库仑法水分测定仪

瑞士万通费休水分测定仪目前的主流型号为 Ti－Touch 系列和 Titrando 系列。Ti－Touch 系列费休水分测定仪均为单机版操作仪器，采用触摸屏控制，Titrando 系列费休水分测定仪可以采用触摸屏控制，也可以采用 tiamo 软件进行控制，二者均具备用户分级管理、数字签名、审计追踪等功能。水分测定仪可与费休加热炉联用测定水分，主要针对溶解性不好和有副反应的热稳定性样品。瑞士万通多样品位费休加热炉可全自动进行批量样品的测定，具备程序升温功能，可用于样品水分释放温度及不同形态水分含量的研究。

一、操作规程

（一）瑞士万通 Ti－Touch 系列费休水分测定仪的操作规程

1. 开机

（1）检查确保各部件与主机正确相连。其他外围设备（例如打印机）必须在开启仪器前连接到主机上。

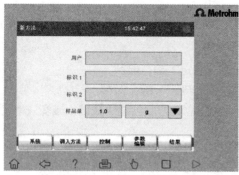

☖[首页]（Home）可打开主对话框
◁[返回]（Back）储存输入内容，并打开上级对话页
?[帮助]（Help）打开所显示的对话框的在线帮助
🖶[打印]（Print）打开打印对话框
🖑[手动]（Manual）打开手动控制
□[停止]（Stop）可中断正在进行的测定
▷[开始]（Start）可开始一次测定

图 22－9

（2）按下位于仪器后背面板左侧的主机电源开关，仪器将进行初始化系统测试。

（3）仪器若安装了滴定单元，开机后则会出现需执行准备操作要求的提示，点击"OK"确认。

（4）仪器正常开机后将显示主对话框（图22－9）。在屏幕下方是控制面板上的固定操作键，可供随时一键操作。

2. 试剂的准备 试剂的准备工作为样品测定前的准备工作。

（1）容量法费休试剂的准备 检查确保滴定管头已安装到滴定杯中，点击控制面板上的"手动控制"固定键（图22－9），进入到手动操作界面（图22－10）。点击"加液"图标，再点击"准备"，然后点击"是"，仪器自动完成滴定单元的准备操作。

通过试剂的准备操作，可对定量管进行冲洗和排除管路气泡，使定量管内充满与试剂瓶内浓度一致的费休试剂。通常需重复准备操作 1～2 次。

（2）库仑法费休试剂的准备　在滴定池中加入适量的库仑法费休试剂。若使用的是有隔膜发生电极，阳极电解液加入量约为 100ml，阴极电解液加入量约为 5ml，阳极液和阴极液的液面应基本持平。若使用的是无隔膜发生电极，只需加入 100ml 阳极电解液。

与容量法费休试剂不同，库仑法费休试剂

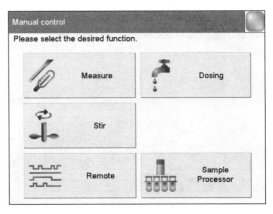

图 22–10

中的碘是以碘离子形式存在，参加反应的碘单质通过发生电极电解含有碘离子的电解液直接生成，通过电解碘消耗的电量对水分进行定量分析。故库仑法费休试剂在使用前无需标定。

3. 方法的创建　对于费休容量法水分测定仪，至少需要创建 2 个方法，一个为费休试剂标定的方法，另一个为样品测定的方法。对于费休库仑法水分测定仪（不带费休加热炉的情况下），由于库仑法费休试剂不需要进行标定，仅需要一个样品测定的方法。

下面以费休容量法滴定度标定方法编辑为例，说明方法创建的操作程序。费休容量法样品测定方法和费休库仑法样品测定方法的编辑操作程序类似。

（1）方法模板的载入　点击主对话框（图 22–9）上的"调入方法"，弹出方法列表，点击"新方法"，打开储存有方法模板的方法列表，在列表中选择"Karl Fischer Titration"模板，点击"载入模板"（图 22–11），点击"是"完成方法模板载入。

（2）方法的编辑

①点击"参数编辑"，显示已载入方法的命令序列（图 22–12）。

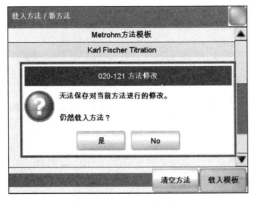

图 22–11

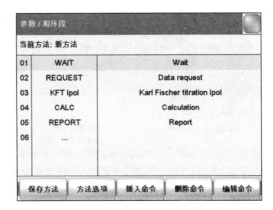

图 22–12

②选中"KFT Ipol"命令，点击"编辑命令"，选择费休试剂连接的 MSB 接口（可选择 1 或 2），点击控制面板上"返回"固定键，确认返回上级菜单。

③选中"CALC"命令，点击"编辑命令"，再点击"新建"，显示模板列表，选择"KFT Titer"（KFT 滴定度）模板，点击"载入模板"，显示在 F1 下输入标准溶液水分含量的要求，再点击"继续"，弹出要求输入以 mg/g 为单位标准溶液的水分含量的提示。若用纯水标定，则输入

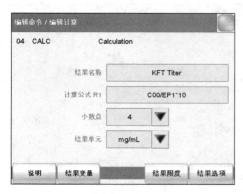

图 22-13

"1000"。然后，点击"继续"，显示带计算公式的对话框（图 22-13）。点击控制面板上"返回"固定键，确认返回上级菜单。

（3）方法的保存　完成方法编辑后，回到上级菜单界面（图 22-12）。点击"保存方法"，弹出保存方法界面，点击文件名输入栏，输入方法的名称，然后点击"OK"确认输入，点击"保存"图标完成方法的保存。

4. 测定操作　费休容量法滴定度标定、样品测定和费休库仑法样品测定的操作步骤类似，均按以下步骤操作。

（1）方法的载入　点击主对话框（图 22-9）上的"调入方法"，弹出方法列表。选中需载入的方法，点击"载入"，载入所需的测定方法。

（2）工作介质的添加　按住仪器前面的排液箭头"↑"，将滴定池中的废液排出（前面费休试剂准备步骤中，滴定管中费休试剂排入了滴定池中产生的废液）。然后按住吸液箭头"↓"，加入适量的工作介质（通常为无水甲醇），工作介质需完全浸没双铂针指示电极和加液滴定头。

（3）预滴定的启动　点击控制面板上"开始"固定键，平衡开始，该过程将溶剂、滴定杯及管路中的水分在进样前消耗掉，以确保测试过程中水分完全来自于样品。

当显示屏上显示"平衡正常"时，表示仪器已完成平衡，可以开始进样测定。

（4）测定　点击控制面板上"开始"固定键，弹出请求加入样品的对话框，并显示等待加入样品的剩余时间界面。

称取适量样品，在规定的时间内将样品注入或倒入滴定杯，并在对话框中输入样品称样量，点击"继续"确认，滴定开始，屏幕显示实时的样品测定曲线（图 22-14）。

滴定结束后，将显示测定结果。若连接了打印机，可自动打印出结果报告和滴定曲线。仪器会在后台重新启动平衡，准备下一个样品的测定。

5. 审计追踪

（1）审计追踪的设置　点击"系统"后点击"用户管理"，再点击"登录选项"，进入到登录选项设

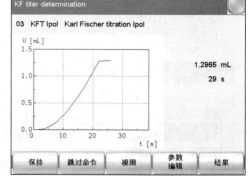

图 22-14

置界面，点击"审计追踪"（若为旧版软件可能显示为"查账索引"），可设置的内容包含以下选项：安全记录、用户管理记录、方法记录、数据记录、系统记录。

（2）审计追踪的查看　通过备份功能，仪器可将审计追踪档案导出到 U 盘中。U 盘中的审计追踪档案可在电脑上打开查看并备份。

首先将 U 盘插入仪器后面板的 USB 接口上，点击"系统"，再点击"文件管理"，然后点击"外部记忆卡 1"，再点击"后备"，审计追踪档案会自动导出到 U 盘中。

再将 U 盘插到电脑上，将 U 盘中的 log.madt 文件用 AuditTrailViewer 软件（瑞士万通免费提供的审计追踪档案查看软件，仪器安装时由工程师负责安装到电脑上）打开，即可查看相应的审计追踪内容。

（二） 瑞士万通 Titrando 系列费休水分测定仪的操作规程

1. 开机

（1）检查确保各部件与主机、主机与计算机正确相连。

（2）接通主机电源，双击工作站图标运行 *tiamo* 工作站，听到滴的一声蜂鸣表明主机和工作站通信完成。

（3）系统自检完毕后，进入到以下"工作平台"界面（图 22－15）。

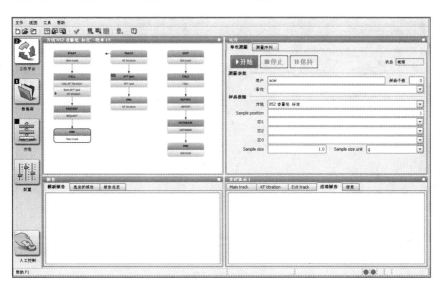

图 22－15

点击工作站左侧的"配置"图标，进入配置界面（图 22－16），在"仪器"模块中查看各部件与工作站连接的状态，相应仪器名下的"状态"栏应显示"OK"，表示相应的仪器与软件连接正常。

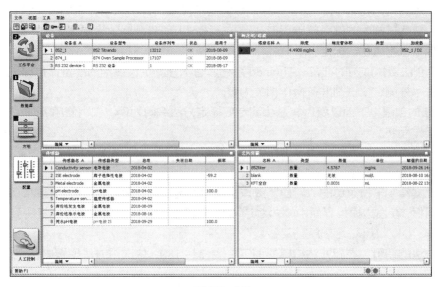

图 22－16

2. 试剂的准备 试剂的准备工作为样品测定前的准备工作。

（1）容量法费休试剂的准备 正确安装装有费休试剂的滴定管单元，点击工作站左侧"人工控制"图标，进入到人工控制界面。点击工作界面左侧菜单栏子目录下相应的"加液器"，再点击工作界面上方的菜单栏中的"准备"进入相应操作界面（图22-17）。

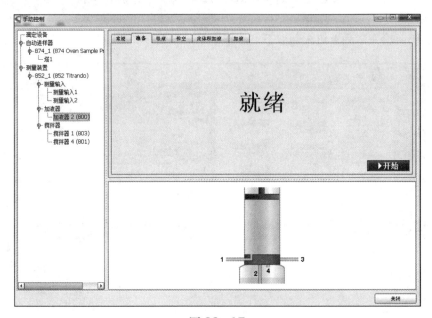

图 22-17

点击"开始"，水分测定仪自动进行定量管冲洗和排除管路气泡。仪器操作完成后，重复点击"开始"操作1～2次，使定量管内充满与试剂瓶内浓度一致的费休试剂。

按住滴定台上滴定杯座下的排液箭头"↑"，将滴定池中的废液排出（前面费休试剂准备步骤中，滴定管中费休试剂排入了滴定池中产生的废液）。然后按住吸液箭头"↓"，加入适量的工作介质（通常为无水甲醇），工作介质需完全浸没双铂针指示电极和加液滴定头。

容量法费休试剂中的碘以碘单质形式存在，试剂极易吸潮导致滴定度变化，故临用前应先用纯水或标准水物质进行标定。

（2）库仑法费休试剂的准备 Titrando系列库仑水分测定仪试剂的准备操作详见Ti-Touch系列库仑法水分测定仪试剂准备操作相关内容。

3. 方法的创建 下面以费休容量法滴定度标定方法编辑为例，说明使用 *tiamo* 软件进行方法创建的操作程序。

（1）方法模板的载入 点击"工作平台"界面（图22-15）左侧"方法"图标，进入到方法查看界面。

点击"文件"下拉菜单的"新建"或点击菜单栏上"创建新方法"的快捷键，弹出的新方法创建对话框，在左边模板界面中的"滴定"的子目录中，选中"费休水分容量法滴定（KFT）"模板，点击"OK"确认，完成模板载入。

（2）方法的编辑 在新方法编辑界面下（图 22-18），依次对方法模板中各个模块的参数进行编辑。

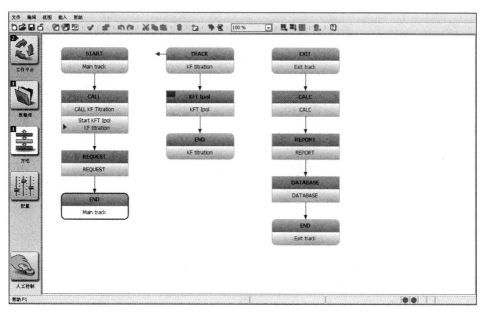

图 22–18

①统计计算编辑：双击"START"命令模块，在弹出的对话框中可设置方法滴定结果的统计次数等。

②滴定过程参数编辑：双击"KFT Ipol"模块，在弹出的对话框中可设置滴定过程相关的参数等。

③公式编辑：双击"CALC"模块，弹出计算公式编辑对话框，按提示依次点击"新建"和"下一步"，弹出"结果新建"对话框。点击"公式"对话框旁边的"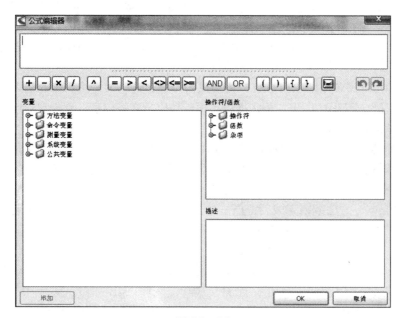"按钮，弹出"公式编辑器"（图 22–19），即可进行公式编辑。

图 22–19

下面以滴定度公式编辑为例，说明公式编辑步骤。滴定度公式如下：

$$滴定度(mg/ml) = \frac{样品量(g) \times 1000}{消耗卡氏试剂的体积(ml)}$$

点击"方法变量"，展开的子目录中，双击"sample size"，然后手动输入"×1000/"，然后点击"命令变量"，在展开的子目录"KFT Ipol"项下的"EP"中，双击"VOL"选项（滴定终点体积）。完成滴定度公式编写操作（图22-20）。

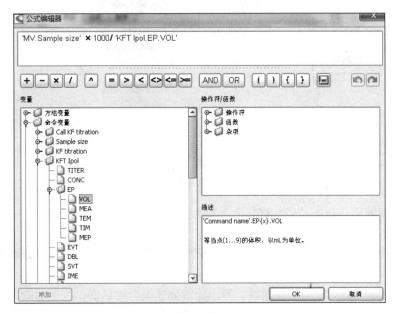

图 22-20

点击"OK"，回到结果对话框。点击"单位"栏的下拉菜单，选择滴定度的单位"mg/ml"。在"小数点位置"的对话框中，选择滴定度显示的小数点位数，通常滴定度要求结果保留至小数点后4位。点击"OK"，回到"CALC"界面，完成单次测量的滴定度结果计算公式的编辑。

④结果报告编辑：若对"REPORT"模块进行设置，运行该方法测得的结果可自动进行报告打印。在弹出的对话框中，设定报告模板和报告输出方式等信息。测定完成后，可自动打印PDF报告或打印纸质报告。

⑤数据存储编辑：双击"DATABASE"模块，在弹出的对话框中选中目标数据库，点击"OK"，运用本方法所测定的所有数据将被保存在目标数据库中。若需新建数据库，点击"新建"按钮，在对话框中输入数据库文件名即可完成新建。

（3）方法保存　方法编辑完成后，点击"文件"下拉菜单的"保存"，对话框中，输入方法名称，点击"保存"完成新方法的创建。

（4）方法的管理　在方法查看界面，点击"文件"下拉菜单的"打开"，可以打开已保存的方法文件。点击"文件"下拉菜单的"方法管理器"，可对已有方法进行管理。在方法管理器中，可进行方法的"复制""移动""删除""导入"和"导出"等操作。

4. 测定操作　费休容量法滴定度标定、样品测定和费休库仑法样品测定的操作步骤类似，均按以下步骤操作。

（1）点击"工作平台"图标，切换至工作平台界面（图 22－15）。点击"运行"模块中的"单次测量"图标，进入到测量界面（图 22－21）。

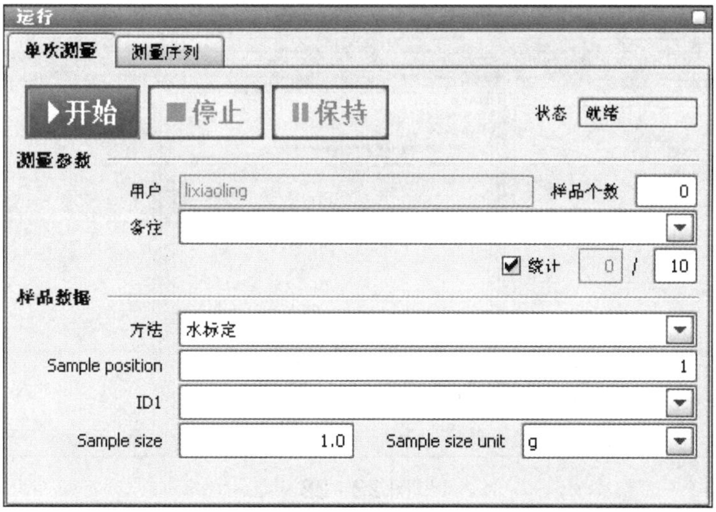

图 22－21

（2）在"方法"对话框的下拉菜单中，选中所要调用的测定方法。

（3）点击"开始"，平衡开始，该过程将溶剂、滴定杯及管路中的水分在进样前消耗掉，以确保测试过程中水分完全来自于样品。平衡时，工作界面下显示的漂移值箭头表示漂移的变化趋势，其中"▼"表示下降，"▲"表示升高，" ◀▶ "表示稳定。

（4）待显示"平衡 OK"时，点击"开始"，弹出"样品数据请求"窗口，用注射器或称量舟，称取适量样品，置于天平上，去皮重。

（5）将样品迅速注入或倒入滴定池中，注意针头勿接触滴定池内溶液或避免样品挂到滴定池的上壁。

（6）将注射器置于天平上称量，待读数稳定后，在弹出的"样品数据请求"窗口中，"sample size"栏中输入称量数据。若将天平与工作站（计算机）相连接，待读数稳定后，按天平上的"打印"键，可将读数自动传输至软件中。待达到预设的加样时间后，水分测定仪自动进行滴定。

（7）滴定结束后，仪器会在重新启动平衡，准备下一个样品的测定。

5. 数据查看及手动报告打印　滴定结束后，点击工作站左侧"数据库"图标，进入到数据查看界面（图 22－22）。

单击目标的数据，可查看数据详细信息。

若需手动打印报告，可选中所要打印的数据（可多选），在"文件"下拉菜单中，依次选中"报告"和"打印"键，在弹出的报告输出对话框中，选择"报告模板"和报告输出方式，进行报告打印操作。

点击"文件"下拉菜单中"数据库管理器"图标，可对数据库进行管理。在数据库管理器中，可对数据文件夹进行"新建""删除""改名""备份"和"恢复"等操作。

6. 审计追踪

（1）审计追踪的设置　点击工作站左侧的"配置"图标，进入配置界面（图 22－16），点

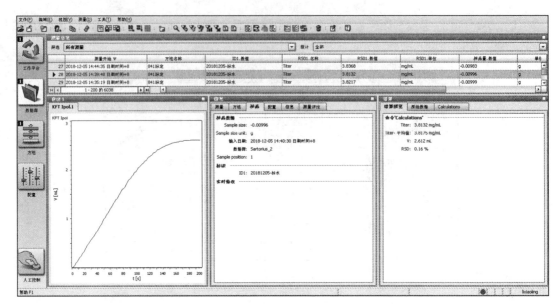

图 22-22

击菜单栏"工具"，在下拉菜单中点击"安全设置"，或点击"安全设置"的快捷键，弹出安全设置对话框。在"追踪记录/修改"界面可以设置审计追踪相关内容，比如勾选追踪记录有效，要求修改方法、修改测量数、修改样品数据时进行评注等。

（2）审计追踪的查看　点击工作站左侧的"配置"图标，进入配置界面（图 22-16），点击菜单栏"工具"，在下拉菜单中点击"跟踪记录"，即可查看审计追踪文件。

（三）瑞士万通费休加热炉与水分测定仪联用的操作规程

费休加热炉与水分测定仪联用的开机、费休试剂的准备和费休试剂标定等操作详见 Ti-Touch 系列或 Titrando 系列费休水分测定仪的相关操作内容。

下面以瑞士万通 874 费休加热炉样品处理器为例，说明操作规程。

1. 费休加热炉方法创建　费休加热炉自动样品处理器通常需要 2 个方法，一个为空白样品瓶的测定，另一个为样品的测定。空白样品瓶通常建议测定 3 个，取平均值作为空白值进行扣减。

费休加热炉自动样品处理器的方法由瑞士万通工程师在仪器安装时编辑好，用户直接调用方法即可。

2. 费休加热炉测定操作

（1）若环境湿度较大或所测样品含水量较低时，需先将样品瓶和样品瓶盖放置到烘箱中干燥除水，然后保存在干燥器中备用。

（2）于自动进样器样品盘的"Cond. pos"（平衡位置）位放置一个空的样品瓶，供仪器平衡使用。

（3）将 3 个空白样品瓶依次置于自动进样器样品盘的 1、2、3 号位置上。

（4）精密称量适量样品置于样品瓶中，将样品瓶依次放置于样品处理器上。

（5）点击工作站左侧"工作平台"图标，切换至工作平台界面（图 22-15）。点击"运行"模块中的"测量序列"图标，进入到测量界面（图 22-23）。

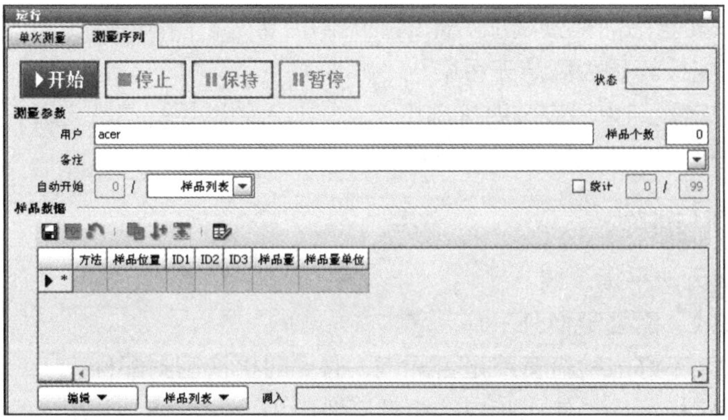

图 22－23

（6）样品列表的建立：双击"样品数据"列表，弹出以下对话框（图 22－24），按照要求输入样品测试信息。

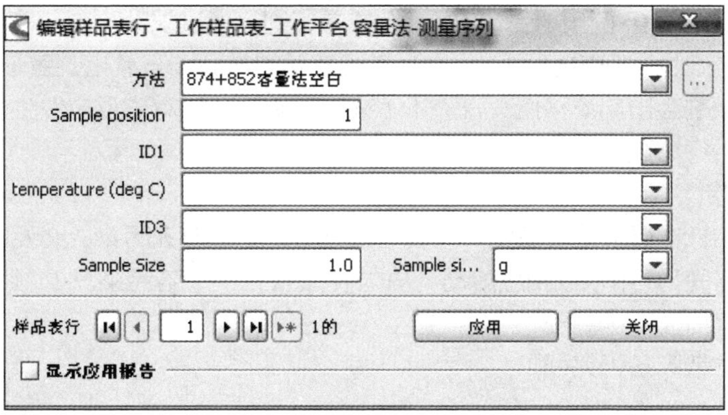

图 22－24

点击"方法"下拉菜单，调用所需的测定方法。通常先测 3 次空白样品瓶，然后再测样品。对话框中："sample position"对应该样品瓶所在样品盘的位置；"temperature"为样品加热的设定温度，最高为 250℃；"sample size"为样品量。

点击"应用"，完成其中一个样品测定编辑。重复以上操作，直至所有样品参数设定完成，点击关闭。

（7）点击"开始"，仪器会按照样品列表的顺序依次运行。全部过程无需人工操作，完全由仪器全自动完成。

二、仪器保养维护及故障诊断与排除

（一）仪器保养维护

1. 费休水分测定仪应置于干燥的环境中；费休试剂、分子筛等最好保存在干燥器中。

2. 要确保滴定系统的密封性。经常检查仪器的气密性，需要时更换密封圈和密封垫等配件，同时需检查分子筛是否失效。通常建议分子筛每 6 周更换一次，更换下来的分子筛可 300℃烘干 24 小时进行再生。

3. 费休容量法实验前需检查滴加费休试剂的滴定头防扩散阀是否完好，双铂针电极是否竖直平行，滴定杯、电极等是否清洁无污染。

4. 费休容量法实验结束后应及时排出废液，并加入新的甲醇清洗电极，必要时用相应的溶剂清洗滴定杯和电极，并将电极浸泡在新鲜的甲醇中或干燥保存。

（二）故障诊断与排除

1. 仪器长时间无法平衡系统

（1）分子筛失效　需要更换分子筛。

（2）管路密封性不好　检查管路是否漏气，必要时更换密封配件。

（3）电极或滴定杯污染　使用相应的溶剂清洗电极及滴定杯，并用乙醇清洗，60℃过夜烘干；必要时采用 1:1 的 HNO_3 浸泡 30 分钟，然后清洗、烘干。

2. 实验结果重复性差

（1）检查滴定剂的消耗量是否合适　费休容量法：样品所消耗滴定剂体积最好为滴定管满管体积的 10%到 90%；库仑法：最佳测量范围 500～2000 μg 绝对水量。

（2）观察样品溶解性是否良好　若溶解性较差，则可通过加助溶剂改善。

（3）有副反应发生　强酸/强碱、含有醛基或酮基的产品、强氧化、强还原性物质测试时，使用普通的费休试剂会出现漂移值一直降不下来的现象，此时有副反应发生。可换专用费休试剂或费休加热炉进行测试。

3. 经常过滴定

（1）检查双铂针电极　检查双铂针是否竖直平行，电极有无污染，必要时清洗电极。清洗电极的具体操作步骤为：用水或相应溶剂清洗电极，然后烘干。若污染严重，则采用 1:1 的 HNO_3 浸泡 30 分钟，然后清洗、烘干。

（2）检查防扩散阀是否完好。

起草人：刘杨　傅蓉　邹宇　岳青阳　张耀文　徐万魁（辽宁省药品检验检测院）
李筱玲（深圳市药品检验研究院）
复核人：王戈（大连市药品检验所）
张立雯（广州市药品检验所）

第二十三章　原子吸收分光光度计

　　原子吸收光谱法是基于气态原子蒸气由基态跃迁至激发态时对特征辐射光吸收的测量，通过选择一定波长的辐射光源，使之满足某一元素的原子由基态跃迁到激发态能级的能量要求，则辐射后基态的原子数减少，由吸收前后辐射光强度的变化可确定待测元素的浓度。

　　定量基础为朗伯－比尔定律：当一定强度的光照射处于基态的原子时，部分光被原子吸收，原子密度决定吸收强度。

　　如图 23－1 所示，当强度 I_0 的光照射到密度为 C 的原子蒸气上，蒸气的长度是 l，光经过原子蒸气以后强度减弱为 I。

　　I 和 I_0 之间具有下列关系：

$$I = I_0 \times e^{-k \cdot l \cdot c} \quad (k：比例常数) \quad 或 \quad -\log\frac{I}{I_0} = k \cdot l \cdot c$$

　　上述关系式称为朗伯－比尔定律，$-\log\dfrac{I}{I_0}$ 为吸收值。

　　上述公式表明吸收值正比于原子密度（浓度）。

　　当得到未知样品的吸收值后，其浓度就可如图 23－2 所示求得。

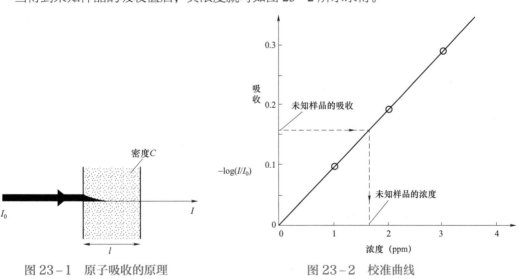

图 23－1　原子吸收的原理　　　　　图 23－2　校准曲线

第一节　仪器结构及工作原理

一、仪器结构

　　原子吸收分光光度计有单光束和双光束两种。仪器主要由光源、原子化系统、单色器、检

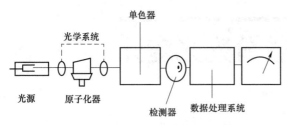

图 23-3 原子吸收分光光度计基本结构

测器及数据处理系统组成，单色器位于原子化器与检测器之间，如图 23-3 所示。

二、工作原理

单光束仪器结构简单，操作方便，但受光源稳定性影响较大，易造成基线漂移。为了消除火焰发射的辐射线的干扰，空心阴极灯可采取脉冲供电，或使用机械扇形板斩光器将光束调制成具有固定频率的辐射光通过火焰，使检测器获得交流信号，而火焰所发出的直流辐射信号被过滤掉。双光束仪器中，光源（空心阴极灯）发出的光被斩光器分成两束，一束通过火焰（原子蒸气），另一束绕过火焰为参比光束，两束光线交替进入单色器。双光束仪器可以使光源的漂移通过多参比光束的作用进行补偿，能获得稳定的输出信号。图 23-4 和图 23-5 分别是单、双光束原子吸收分光光度计的原理及光路图。

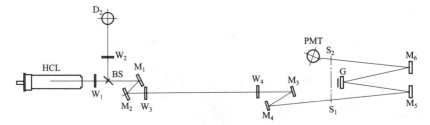

图 23-4 单光束原子吸收分光光度计光路图

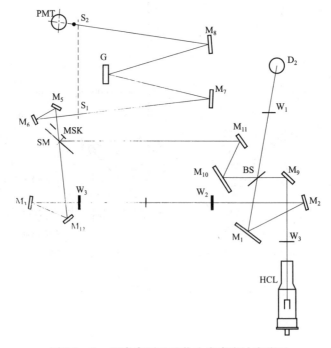

图 23-5 双光束原子吸收分光光度计光路图

第二节　岛津公司原子吸收分光光度计

一、火焰法

打开风机；打开乙炔钢瓶主阀（逆时针旋转 1～1.5 周），调节旋钮使次级压力表指针指示为 0.09MPa；打开空压机电源，调节输出压力为 0.35MPa；打开仪器电脑，打开原子吸收主机电源。检查确认待测元素灯已安装好。如果要移去灯，需要将灯电流降至 0 mA 或灯已经关闭。

1. Wizard 选择　在 windows 桌面上，双击"WizAArd"图标，出现原子吸收软件的 Wizard 选择画面。在窗口中选择"操作"，然后点击原子吸收（以下简称 AA）的主机图片，输入"Admin"，点击 OK。在出现的 Wizard 选择画面中，直接双击"元素选择"图标或者选择"元素选择"图标，然后点击"确定"键。

2. 元素选择　点击"选择元素"，出现装载参数画面。选择待测定的元素，选择后，测定波长、灯电流、狭缝大小、火焰的高度、火焰的类型以及燃气流量等都将自动列出；如果使用自吸收灯，需在 SR 灯处作标记；如果需要使用自动进样器（以下简称 ASC），在使用 ASC 处作标记。选择完毕，点击"确定"，返回元素选择画面。

选择测定元素的灯如果未登录，在插座号栏中将出现"无"并出现如图 23－6 所示的信息，点击"是"即可进入进行灯位设定。结束后点击"下一步"，进入到制备参数页。

3. 制备参数　图 23－7 为制备参数画面，在图中首先点击测定元素行，然后点击图中的"校准曲线设定"键，进入到图 23－8 校准曲线设置画面进行设置。设置结束后，点击"确定"键，返回到制备参数画面，点击"样品组设定"，进入图 23－9 画面。

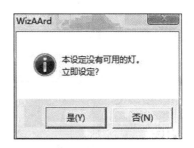

图 23－6　元素灯设定提示画面

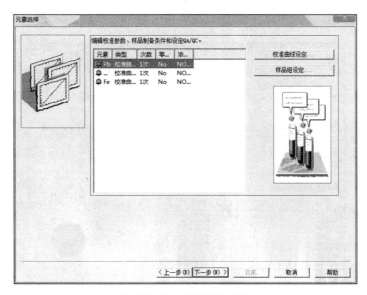

图 23－7　制备参数画面

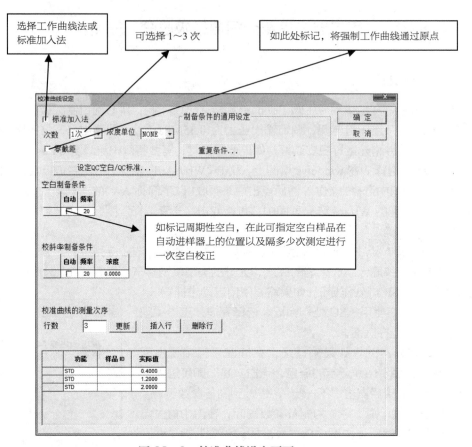

图 23-8　校准曲线设定画面

4. 样品组设置　图 23-9 为样品组设置画面，设置样品名称和位置。完毕后点击"确定"键，返回图 23-7 画面，点击"下一步"。

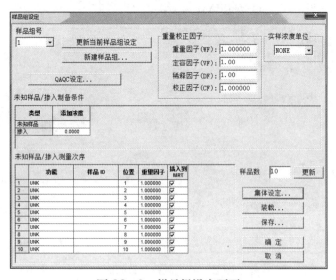

图 23-9　样品组设定画面

5. 发送参数　确认 AA 主机和外围设备的电源已经打开后，在图 23-10 连接主机/发送参数画面中，点击"连接/发送参数"键。

如果不进行测定只建立测定文件，则直接点击"下一步"键，此时将出现"未与主机连接，希望连接？"的提示信息，在信息框中选择点击"否"。

图 23-11 为仪器初始化画面，仪器开始初始化。

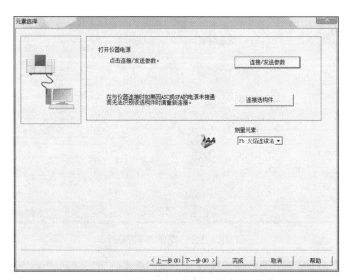

图 23-10　连接主机/发送参数画面

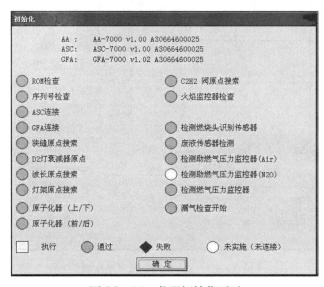

图 23-11　仪器初始化画面

6. 设置光学参数　图 23-12 为光学参数设置画面，点击"谱线搜索"键。出现图 23-13 谱线搜索/光束平衡画面，确认谱线搜索/光束平衡是否完成，如果正常完成，点击"关闭"键返回到图 23-12 光学参数画面，并点击"下一步"键。

如要对下一个测定元素的空心阴极灯的预热，可在图 23-12 光学参数画面中点击"预热"键，对下一个待测元素灯进行预热。

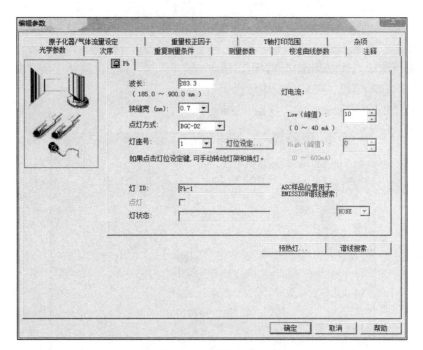

图23-12 光学参数画面

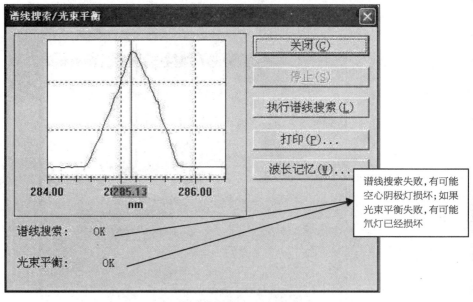

图23-13 谱线搜索/光束平衡画面

7. 燃烧器/气体流量设置 图23-14是燃烧器/气体流量设置画面,在此可设置火焰的类型、燃烧气的流量、燃烧器头距光轴的观察高度以及燃烧器的转动角度等,设置完毕后点击"完成"键将进入到主画面。

最优的燃气流量和最优的观察高度可以自动搜索。

图23-15是测定主画面,主画面下方的表格为 MRT 工作单(MRT, Measurement Result Table)。

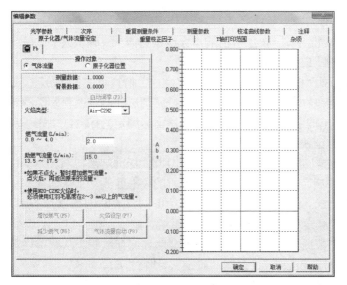

图 23-14 燃烧器/气体流量设置画面

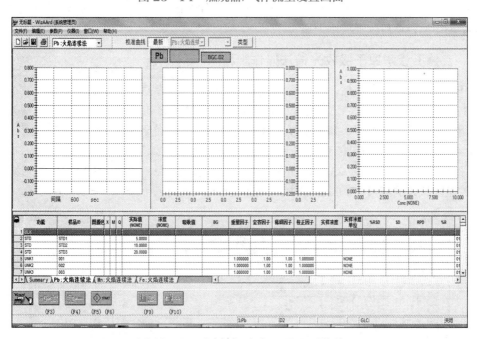

图 23-15 测定主画面 - MRT 工作单

8. 燃烧头原点位置调节 燃烧头的高度会影响吸收灵敏度。调节方法：将"光学参数"画面点灯方式设为"NON-BGC"，灯点亮后进行谱线搜索。从菜单中选择"仪器"→"维护保养"→"燃烧器原点调节"，打开"燃烧器原点调节"对话框，单击"上""下"将燃烧头高度定为 10mm 左右。此时将燃烧头的角度设到"0°"。将附带的燃烧头高度测量卡放在燃烧头中间，使卡片刻度一侧朝向灯一侧。用"前""后"键调节燃烧头的水平位置，使光束通过燃烧头缝口的正上方。不改变燃烧头高度测量卡的方向，将其移到燃烧头的右侧，用燃烧头角度调节杆慢慢的转动燃烧头，使光束从燃烧头缝口的正上方通过。然后再将燃烧头高度测量卡放在燃烧头中间，检查光束位于燃烧缝口的正上方。单击"上""下"键，使燃烧头高度达到 10mm，单击"原点记忆",调节完毕。

9. 点火 方案设置完毕,按主机上的点火键进行点火。确认火焰的颜色和形状无异常状况后,点击"开始"键(F5 或 F6)。

10. 空白测定 如 MRT 工作单上已设置"空白"行,可按"开始"(或 F5/F6 键)。如果标准或未知样品的测定是在执行空白测定以后进行,则这些测定值是实际测定值减去空白值以后的数值。MRT 工作单的[Abs]域中显示的总是实际测定的标准或未知样品的数值与测定的空白值之间的差值,直至执行下一次空白测定。

11. 标准样品测定 按输入到 MRT 工作单中的"标准溶液行"的次序进样。检查校准曲线:当标准样品测定完毕后,检查显示在窗口右上方的校准曲线。

12. 未知样品测定 按输入到 MRT 工作单中的"未知样品"次序进样。

13. 熄火 完成测定后,进纯水清洗进样系统,洗毕,按主机上的熄火键,熄灭火焰。

14. 保存、打印数据 测定完毕后,输入文件名保存数据。从菜单栏选择"文件"→"打印数据/参数"或"打印表数据",点击"确定",执行打印。

15. 关机 关闭风机、空压机、乙炔气(高温火焰法同时含有氧化亚氮气体);在菜单栏上选择"文件"→"退出";关闭与仪器的通讯,关闭软件主窗口;关闭 AA 主单元上的电源开关,关闭化学工作站;填写仪器使用记录。

二、岛津石墨炉原子吸收光谱法操作规程

打开风机、仪器电脑开关、ASC 电源开关和石墨炉(简称 GFA,下同)电源开关;打开氩气钢瓶主阀(完全旋开),调节旋钮使次级压力表为 0.35MPa;打开冷却循环水电源开关。检查确认待测元素灯已经安装好,如果要移去灯,需要将灯电流降至 0 mA 或灯已经关闭。

"设置光学参数"及以前的步骤同上述火焰法,后续步骤如下。

1. 石墨炉程序设置 图 23-16 为石墨炉温度程序的画面,在此可设置石墨管的类型、温度程序、内部气体的流量等。设置完毕,点击"完成"键。

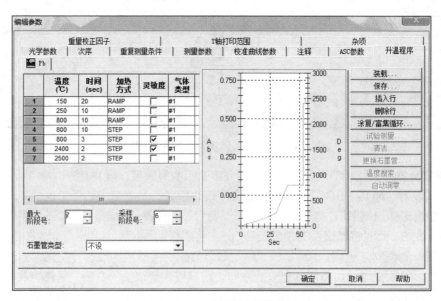

图 23-16 石墨炉温度程序画面

在此还可进行试验测定最优的温度条件并搜索用以确定温度的程序。

2. 石墨炉原点位置调节　安装石墨管。在"光学参数"画面设定点灯方式为"NON – BGC"，返回到主画面时将显示提示信息"需要谱线搜索/光束平衡"，此时单击"取消"。从菜单选择"仪器"→"维护"→"石墨炉原点位置调节"。单击"谱线搜索"。谱线搜索和光束平衡都 OK 时单击"关闭"。通过"前""后""上""下"键调节前后/上下位置，使"石墨炉原点位置调节"画面显示的测量数据达到最小，单击"原点记忆"完成调节。

3. 调整自动进样器喷嘴位置　当使用 ASC 时，应检查自动进样器的位置是否合适，先将 ASC 推至右侧锁定。

（1）选择菜单上"仪器"→"石墨炉喷嘴位置调节"，执行石墨炉管口位置调整。

（2）出现"设置石墨炉测定专用的 ASC 转盘和从臂上移去样品吸样管口"对话框，点击确定。

（3）自动进样器会自动移动管口到转盘 1 号位置，并出现"请安装样品吸样管口和调节管口的垂直位置"对话框，调整吸样管高度，保证样品杯底部的样品可以被吸入后，点击确定。

（4）自动进样器的摆臂将移动到石墨炉进样位置的上方，出现"ASC 石墨炉管口位置调节"画面。

（5）选择"C 粗（30 脉冲）"并点击"向下移动"，移动进样管到石墨锥孔的上方，然后使用 ASC 工作台上的注入位置调节旋钮，调节前后、左右位置使自动进样器的进样针处于石墨锥孔的中心位置，并逐步选择相应的脉冲向下移动，调节至进样针可注入石墨管口的中心为止。使用观察镜，监视进样针注入石墨管三分之二至五分之四左右位置，保证样品溶液正常注入石墨管。

（6）位置调整后点击"确定"，保存调整结果退出。同时确认样品在自动稀释转盘上的位置与工作表的设定一致。

注意：每一次执行石墨炉管口位置调整，必须保证调整到进样位置！

4. 空白样品测定　如工作单上已设置"空白"行，可按"开始"（或 F5/F6 键）直接测定。如果标准或未知样品的测定是在执行空白测定以后进行，则这些测定值是实际测定值减去空白值以后的数值。MRT 工作单的［Abs］域中显示的总是实际测定的标准或未知样品的数值与测定的空白值之间的差值，直至执行下一次空白测定。

5. 标准样品测定　按输入到 MRT 工作单中的"标准溶液行"的次序进样。检查校准曲线：当标准样品测定完毕后，检查显示窗口右上方的校准曲线。

6. 未知样品测定　按输入到 MRT 工作单中的"未知样品"的次序进样。

7. 清洁石墨管　测定完毕，空烧石墨管，以清洁石墨管内壁。

8. 保存、打印数据　当所有的测定完毕后，输入文件名保存数据。从菜单栏选择"文件"→"打印数据/参数"或"打印表数据"，然后点击"确定"，执行打印。

9. 关机　关闭风机、循环冷却水；关闭气体阀门；在菜单栏上选择"文件"→"退出"，退出软件；关闭与仪器的通讯，关闭主窗口；关闭 AA 各单元的电源开关；关闭化学工作站；填写仪器使用记录。

三、氢化物发生器操作说明

氢化物发生器流路见图 23 – 17。

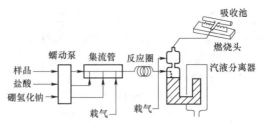

图 23-17 氢化物发生器流路图

1. 准备试液

（1）硼氢化钠（0.4%NaBH$_4$溶液） 在烧杯中加入 2.5g 氢氧化钠和 2.0g 硼氢化钠，加水溶解并定容到 500ml。

（2）盐酸（测 Sn 以外的元素用 5mol/L HCl，测 Sn 用 0.5mol/L HCl）配制 0.5mol/L HCl 溶液 500ml。

（3）标准溶液 准备适当浓度的标准溶液，部分标液浓度见表 23-1。

表 23-1 推荐标准溶液的浓度范围

元素	浓度（ppb）
As	5～20
Se	10～40
Hg	20～80
Sn	30～90
Sb	5～20
Te	5～20
Bi	5～20

2. 准备样品

（1）测定 As、Se、Hg 时需要样品是无机的，有机样品需要用合适的酸消解和灰化。

（2）测定 As 时，根据氧化态是 3 价还是 5 价可以给出不同的灵敏度。因此，有必要先把样品还原到 3 价 As。为得到 3 价 As 样品，可以把 2ml 20%KI 溶液加到 20ml 标液或者样品溶液中，静置 15 分钟。

（3）装载试剂 分别为 0.4%NaBH$_4$溶液和 5mol/L HCl 溶液（或者 0.5mol/L HCl）。安装瓶子，放有 5mol/L HCl 溶液（或者 0.5mol/L HCl）的瓶子装到前面。

（4）准备泵

①放松调节器螺丝到最大，转动旋钮塞，打开管装置。

②把泵管桥钩在管子支架沟槽处。管子从凹槽处被安置的顺序依次为 NaBH$_4$、HCl、样品。

③关闭管装置，转动旋钮塞子，使管子轻轻地被固定。

④确保载气在 0.32MPa 压力下供应，打开 POWER 到 ON 状态。

⑤把去离子水倒入合适的容器，里面放 3 个吸液管。

⑥慢慢旋转样品旁的调节器旋钮，直到溶液开始被平稳地通过样品吸收管吸进去，然后在

大概 1/2 圈处进一步拉紧。

⑦类似地，拉紧试剂旁的调节器旋钮，直到溶液开始被平稳地通过样品吸收管吸进去，然后在大概 1/2 圈处进一步拉紧。

（5）调速器的安装　灵敏度可能会受到样品和试剂吸收率的影响。样品的吸收速率一般调到 5～6ml/min。一般来说，吸收速率越快灵敏度越高，但是太高，噪音会破坏重现性。推荐把吸收速率设置到原来定好的值，既保证合适的灵敏度也保证好的重现性。

（6）启动原子吸收分光光度计

①按照原子吸收分光光度计说明手册设置灯电流，波长，狭缝和其他参数。

②调节吸收池位置，保证光束通过吸收池中心，是通过调节燃烧器位置来实现的。

③点燃空气–乙炔火焰，如果分析 Hg，则不需要点火。

3. 测量操作

（1）一般测量程序

①泵运行起来、火焰点燃后，将试剂吸收管放入指定瓶子里。可以通过标签颜色识别，黄色的为 $NaBH_4$，蓝色的为 HCl，注意不能放错，确保管顶端伸入到瓶底。

②调整吸液管，放入样品瓶中。

③在样品吸收开始后，吸收信号增加，在 30～70 秒内达到稳定状态。

④确保吸收信号稳定后读数。

（2）与 AA 联机

①在菜单中选择"火焰（连续）"。

②点燃火焰之后等待 5 分钟后执行"自动调零"。

③放样品，把样品吸收管放到样品容器中。

④当吸收信号读数稳定之后，执行测定。

⑤重复步骤③～④，测定下面的样品。确保空白和样品交替测定，顺序如下：空白，未知样品（或者标品），空白，未知样品（或者标品）……。

（3）冲洗开关操作　当样品浓度比空白溶液浓度高的时候，信号归零可能需要较长一段时间，或者噪音增加。这种情况在测量 Sb 经常发生，也会发生在测量 Te 和 Bi 时。要避免这个问题，当信号开始下降时，把吸收管放到空白溶液中，压下 flush 开关。泵的转子开始很快旋转，很快冲洗流程。当冲洗结束，零点信号稳定，按下 BLANK（空白）键。

（4）关机操作

①当最后一个样品测试结束后，在去离子水里放 3 个吸液管（样品和试剂），让泵运行 5～10 分钟，继续吸纯水清洗管路。

②将吸液管从去离子水中拿出，吸空气，直到流路没有水滴为止。

③熄灭原子吸收分光光度计的火焰，关闭 HVG–1 的 POWER 键。

④关掉载气。

⑤打开调节器旋钮，转动旋钮塞，打开管装置。

⑥松开泵。

⑦断开管子和吸收池与气体/液体分离器。卸开组件，用去离子水清洗，在清洁的地方干燥。

四、冷汞测定装置（MVU–1A）的操作方法

冷汞发生器流路见图 23–18。

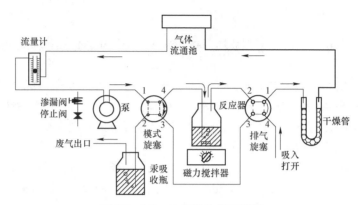

图 23-18 冷汞发生器流路图

1. 准备工作

（1）加回收液（0.5%高锰酸钾和5%的硫酸溶液）1～1.5L 至汞蒸气吸收瓶中，安装好橡胶塞，将玻璃管深入到液面以下 5cm，测定完毕后，小心谨慎的处理回收废液。

（2）打开原子吸收光谱仪，设置合适的汞测定参数。

（3）打开冷汞测定装置 MVU-1A。

（4）配置合适的标准样品和待测样品，加到各自的反应瓶中，放入搅拌磁子。

（5）加入硫酸至以上溶液中，酸的最终浓度控制在大约 1mol/L。

2. 相关试剂标样的准备

（1）汞标样 购买商品标准试剂 1000mg/L Hg。

（2）氯化亚锡溶液 20g 氯化亚锡（$SnCl_2 \cdot 2H_2O$）溶解到 40ml 盐酸中，用水稀释至 200ml。

（3）硫酸（1:20） 3ml 的硫酸溶解在 60ml 水中。

（4）标样

①精密量取 1000ppm 的汞标准样品 100μl 至 100ml 量瓶中，加水稀释至刻度得到 1ppm 的溶液。

②精密量取 1ppm 的汞溶液 100μl 至 100ml 量瓶中，加入 2.7ml 浓硫酸，加水稀释至刻度，得到 1ppb 的溶液。

③精密量取 1ppm 的汞溶液 200μl 至 100ml 量瓶中，加入 2.7ml 浓硫酸，加水稀释至刻度，得到 2ppb 的溶液。

④精密量取 1ppm 的汞溶液 500μl 至 100ml 量瓶中，加入 2.7ml 浓硫酸，加水稀释至刻度，得到 5ppb 的溶液。

（5）样品 取消解过的样品溶液适量至 100ml 量瓶中，加入 2.7ml 浓硫酸，加水稀释至刻度，即得。

3. 仪器设置

（1）选择火焰测定模式。

（2）设置仪器的汞测定条件。

（3）安装吸收池到燃烧器头，确定光束通过吸收池，否则应作适当的调整。

4. 测定步骤

（1）设置 MODE COCK 至 CIRCULAR 位置，STOP COCK 至 CLOSE 位置。

（2）设置 EXHAUST COCK 至 CLEAR 位置。

（3）将装好溶液的反应瓶放到搅拌器上，放入搅拌磁子，开始搅拌，执行 AUTO ZERO 调零。

（4）在反应瓶中加入 5ml 氯化亚锡溶液，快速盖上橡胶塞；同时设置 EXHAUST COCK 至 MEASURE 位置。

（5）等信号读数稳定，点击软件中的开始键记录数据。

（6）设置 EXHAUST COCK 至 CLEAR 位置，清空管路中的汞蒸气，使信号线归零。

（7）撤去反应瓶。

按照（4）～（7）的步骤测定下一个样品。

五、仪器保养维护及故障诊断与排除

（一）仪器放置环境及使用要求

1. 放置环境要求　温度：10～35℃，湿度：45%～80%（如果温度超过 30℃，湿度应小于 70%），通风良好，无尘土、无腐蚀性气体、无强光直接照射。

2. 气体要求　常用气体类型及要求见表 23-2。

表 23-2　常用气体类型及要求

气体类型	压力（MPa）	纯度
空气	0.35±0.03	无水无油无尘
乙炔	0.09±0.01	≥98%
氧化亚氮	0.35±0.03	≥98%，水汽≤1%
氩气	0.35±0.03	≥99.9%

3. 气瓶　气瓶应安装在室外通风处，温度不能高于 40℃，2m 之内不容许有火源，如果气瓶压力低于 0.5MPa 就应该换新瓶，避免溶剂流出。

乙炔瓶的主阀只能打开 1 圈或 1.5 圈，如果主阀打开不足，则当火焰从空气－乙炔火焰切换到氧化氩氮－乙炔火焰时会由于乙炔流量不够而引起回火；打开过大则有可能导致丙酮等溶剂流出。

4. 定期清洁燃烧头及石墨炉

（1）清洁燃烧头　如果燃烧头的细缝被碳化物或盐等物质堵塞后，火焰会变得不规则或出现分叉。在出现这些状态时，应该熄灭火焰，等燃烧器冷却后用厚纸或薄的塑料片擦去锈斑和堵塞物。处理完毕后再次点火，若出现闪烁的橙色火焰时，进纯水样，直到不再闪烁为止。如果还有此现象，取下燃烧器头，用纯水清洗内部或者用稀酸或合适的洗涤剂浸泡过夜，然后使用纯净水冲洗干净。当测定样品有高浓度共存物组分时（如高盐等），可能会附着到缝的内壁。因此在测定样品后，务必使用纯净水进样冲洗，保证燃烧器的清洁。

（2）清洗石墨炉　使用随机配带的石墨炉拆卸工具，将石墨帽、石墨锥拆下进行清洁。首先用乙醇将石墨锥、石墨帽的内壁碳粉清洁干净，将温度通光孔通开，并检查石墨锥、石墨帽是否消耗严重，如果发现与石墨管接触的地方已经成凹槽状，必须更换石墨锥、石墨帽。检查石墨锥、石墨帽与冷却块接触的地方是否有腐蚀发生，如果有可以用1000目的砂纸打磨干净（请避免此操作频繁发生）。清洁后重新安装好，并确认升温正常。

（二）故障诊断与排除

1. 谱线搜索/光束平衡失败

（1）原点位置没有最优化，检查元素灯位置是否正确。

（2）检查元素灯是否点亮。

（3）检查原子化器是否有遮挡。

（4）光照检查石英窗口是否需要清洁。

2. 石墨炉法重复性不好 常见有两方面原因：仪器原因和样品原因。首先排除仪器原因，方法是采用标准溶液进样测试，如果重复性好，排除仪器原因；如果重复性差，原因可能来自石墨管污染、进样针污染、升温程序设定不合理等仪器因素。排除仪器原因后，如果样品测试重复性差，通常是由样品基体复杂造成，要优化样品前处理，减小复杂的基体干扰，或者选择合适的基体改进剂。

3. 检测灵敏度低

（1）石墨炉法 ①进样针污染；②石墨管损坏；③原点位置没有最优化。

（2）火焰法 ①进样系统堵塞造成提升量下降；②原点位置没有最优化。

4. 标准曲线向浓度的方向弯曲 原子吸收的线性范围较窄。曲线向 X 轴（浓度的方向）弯曲，很可能是浓度太高超出了线性范围，可以降低标准点的浓度或者选用次灵敏线分析。

5. 火焰法时，何时需要偏转燃烧头角度 测定高浓度的样品时，常用偏转燃烧头角度的方法来降低测定灵敏度，可避免多倍稀释而带来的误差。

这是针对在正常测试情况下超出线形范围的一种解决办法。由于燃烧头偏转后光程长减小，吸收共振光的原子减少，从而使吸光度下降，使较大浓度的标准不会超出线形范围。

测试时，可以先测最高浓度的标准溶液，如吸光度值高，可偏转燃烧头角度，直到其吸光度达到可接受水平。然后其他标准点和样品都在此角度下进行分析。

6. 采用标准加入法求得测试结果是否需要扣除空白 在标准加入法中，空白加标与样品加标的曲线的斜率是不同的，因为其基体和干扰都会不同。因此不能直接用吸光度扣除空白，而要将空白和样品分别用标准加入法测试，得到的结果再进行空白扣除。

7. 标准曲线与 Y 轴（吸光度轴）截距高 高的截距通常来自于配制标准溶液的试剂污染（包括纯水或酸溶液）和容器污染带来的空白。要使用高纯度的酸和去离子水来配制。另外在标准曲线测试前要进行试剂空白的测试。

8. 原子吸收分析样品空白值高 原子吸收试验，通常要分别对标准溶液和样品做试剂空白和样品空白，并分别在标准曲线测试（STD）和未知样品测试（UNK）之前进行空白测试（BLK），软件会自动进行扣除。空白试验的目的是扣除来自仪器、试剂、消解液、容器等方面的污染带来的空白。

可以依次测石墨管（不进任何样品，执行升温程序）、纯水和含酸的试剂空白来确定污染来源。

原子吸收分析中，样品前处理的同时，需要按同样的方法做样品空白。做样品空白试验的目的是去除前处理过程中因为消解液或容器引入的污染造成的空白。如果空白值太高，会对样品测定结果造成较大的误差。因此，在样品前处理中，建议使用高纯度的消解液和去离子水。

9. 检出限的测量 根据将样品空白连续进行多次测定（一般为 6～11 次，具体次数参考相关标准要求），得到吸光度标准偏差值（SD），按照如下公式进行计算，得到元素检出限和定量限。元素检出限 $= \dfrac{3SD}{k}$ ，元素定量限 $= \dfrac{10SD}{k}$ 。 $k = \dfrac{dA}{dC}$ （ k 为标准曲线斜率）。

10. 排液系统检查的重要性

（1）定期检查废液罐水位，如果水位不够应及时补水，否则水位开关激活，阻止点火。

（2）排液管应保持通畅，排液管不能拧转，且不能浸入废液的液面之下，否则排液不畅产生噪音，影响重现性。

（3）废液可能产生有害气体，应经常清理。

11. 其他注意事项

（1）更换空心阴极灯时应戴上干净手套，取下插座时要确认灯电流已经设置为 0 或灯已经关闭。

（2）更换新石墨管后应进行石墨管老化。

（3）重装燃烧头后应进行燃烧器原点位置调节。

（4）抽风系统排风力不能过大，否则会引起火焰不稳定，导致噪音过大。

第三节 PerkinElmer 原子吸收分光光度计

一、PinAAcle 900F/900T/900H/500 系列火焰操作规程

（一）开机

1. 操作前仔细阅读安全须知，确证仪器及其他辅助仪器安装正确；确认环境温度达到要求，最佳 20℃±2℃。

2. 打开工作区排风系统，接通气体，将空气压力调至 0.4MPa，乙炔压力调至 0.1MPa；接通循环冷却水系统，按撤其后板上开关。

3. 接通计算机并装灯（开机前必须已有一只空心阴极灯在灯架上）；打开面板上 ON/OFF 开关（待空压机达到额定压力后，再开主机）；双击 Syngistix for AA 软件进入工作界面。

4. 样品托盘可安装在仪器前方。如已经安装连接石墨炉自动进样器，请先将自动进样器移到仪器左侧。样品托盘有上、下两档可放置的位置。取出样品托盘，将废液管留在托盘凹槽里，将托盘支架装入位置。样品托盘安装到位，确保没有挤压到废液管。

（二）火焰原子吸收方法的建立（以 Cu 为例）

1.“分析”→“方法”→“新建”，进入“新建方法”对话框，选择元素：Cu，点击“确定”（图 23-19）。

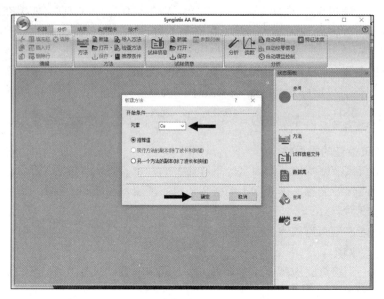

图 23-19

2. 在"方法编辑器"→"光谱仪"中，可设置测量波长、积分时间和测定次数等参数（图 23-20）。

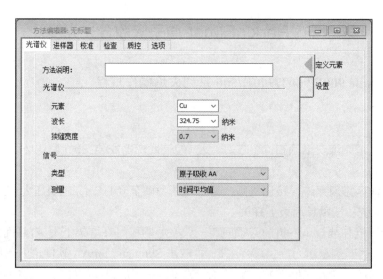

图 23-20

3. 在"进样器"中可设置气体流量。

4. 在"校准"→"方程式和单位"中选择校准方程、小数位数和浓度单位。在"校准"→"标样浓度"中设置标准空白、试剂空白、标样浓度等。

5. "分析"→"方法"→"保存"→"另存为"，输入新方法名，点击"确定"保存。

6. 建立样品信息文件，"分析"→"试样信息"→"新建"→"新建试样信息文件"→"确定"，进入"试样信息编辑器"对话框。在"试样信息编辑器"对话框中可设置样品参数（图 23-21）。

7. 保存新的样品信息文件，"试样信息"→"保存"→"另存为"→"保存"。

8. 点击"分析"→"分析"，进入"分析"控制窗口，在"将数据保存到结果数据组"前的方框内打上勾号（√）。在"选择结果数据集"对话框中，在"名称"处输入结果文件名（图 23-22）。

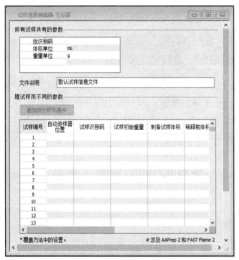

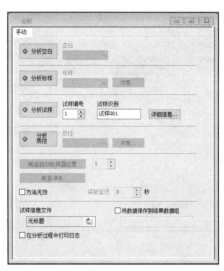

图 23-21　　　　　　　　　　　图 23-22

9. 设置工作界面，包括火焰控制、结果、校准显示、分析等。保存工作界面：左上角"S图标"→"工作图标"→"另存为"→"文件名"→"保存"（图 23-23）。

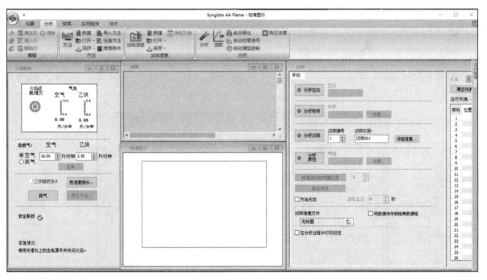

图 23-23

（三）火焰原子吸收测定过程

1. 点击"火焰控制"→"火焰点燃/熄灭"点燃火焰，吸入空白，火焰预热 5～10 分钟（图 23-24）。

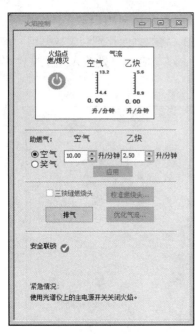

图 23-24

2. 在"分析"对话框中，吸入空白，点击"分析空白"分析"校准空白溶液"。分别点击"分析标样"，测量校准浓度 1、校准浓度 2 和校准浓度 3。

3. 在校准显示中查看相关系数，相关系数要求 $r \geqslant 0.999$。

4. 点击"分析空白"分析"样品空白溶液"。分别点击"分析试样"测定样品。

5. 分析结束后，用蒸馏水冲洗进样系统，点击火焰控制熄灭火焰，关闭乙炔气瓶，点击"排气"排除管路中残留的乙炔。在"灯设置"中点击"开/关"关闭灯。关闭所有窗口后，点击"技术"进入"石墨炉"分析；或关闭 Syngistix 软件，关闭空压机、主机、计算机。

二、PinAAcle 900Z/900T/900H 系列石墨炉操作规程

（一）开机

1. 改换技术。移去样品托盘和火焰观测门，并断开废液管连接。按住安全锁，向后推动控制杆，即可移除整个火焰系统。拆除石墨炉保护盖。

2. "技术"→"石墨炉"，出现对话框，"现在将更改技术"→"确定"。务必确保火焰防护门已打开或拆卸。

3. 连接自动进样器。将石墨炉自动进样器从仪器左侧推至石墨炉前方，两个固定旋钮拧紧。

4. 进样针调节

（1）进样针长短调节 ①"石墨炉控制"→"调整进样针位置"；②"将自动取样器取样针悬挂在冲洗容器的上方以更换和切割"→"下一步"；③用镊子将进样针拉出金属管和塑料保护套外，用锋利的刀片（如切纸刀）切一约 30°～45° 斜口，进样针留在塑料保护套外约 7mm（图 23-25）。

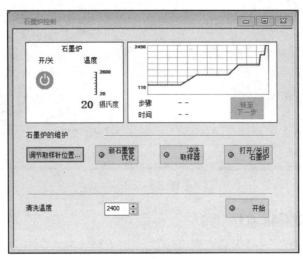

图 23-25

（2）进样针在石墨管中位置调节 ①"石墨炉控制"→"调整进样针位置"；②调整自动取样器取样针在石墨管中的位置→"下一步"；③转动深度调节，小心地将进样针向下调节进入石墨管中，进样针不能触碰到石墨炉的任何部件；④进行 X-Y 方向调节，确保进样针左/右、前/后进入石墨管进样孔的中心位置；⑤转动深度调节，"仪器"→"石墨管观测"，观测进样针在石墨管中的位置，将进样针调至距离石墨管平台 1～2mm 左右的位置；⑥点击"完成"，保存当前进样针位置（图 23-26）。

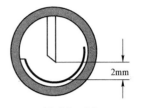

（3）检查进样针位置 ①"石墨炉控制"→"调整进样针位置"→"检查自动取样器取样针在石墨管中的位置"；②检查进样针左右、前后的中心位置，深度距离石墨管平台 1～2mm 处，如未能满足要求，可作进一步调整；③点击"完成"，保存当前进样针位置。

图 23-26

（4）可重复（2）（3）步骤，反复检查，确保进样针位置正确。

（5）进样针在样品杯和清洗盘位置调节 ①"石墨炉控制"→"调整进样针位置"→"设置自动取样器取样针在取样杯中的深度，使用取样杯或使用冲洗位置"→"下一步"；②调节进样针在样品杯或清洗盘中的位置，金属部分不要接触样品，点击"完成"。

5. 石墨管空烧 在"石墨炉控制"中，点击"开/关"，清洗石墨管 1～2 次。

（二）石墨炉方法建立（以 Pb 为例）

1. 点击"分析"→"方法"→"新建"，元素选择 Pb，点击"确定"。
2. 在"方法编辑器"对话框中，编辑 Pb 方法（图 23-27）。

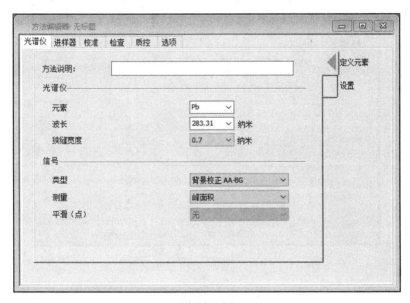

图 23-27

3. 在"光谱仪"→"设置"中，选择积分时间、测定次数等。
4. 在"进样器"→"石墨炉程序"中点击"默认程序"选择仪器推荐的干燥、灰化、原子化、清洗条件（注：此推荐条件为在有基体改进剂条件下的参数）；在"进样器"→"自动进样器"中设置样品体积 20μl，稀释体积 10μl，基改剂体积 5μl，按自动进样器位置输入各溶液

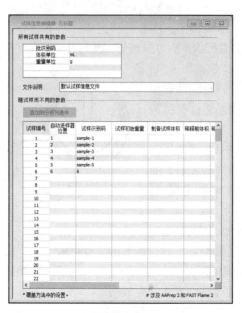

图 23-28

位置。

5. 在"校准"→"方程式和单位"中可设置校准方程、小数位数和单位；在"校准"→"标样浓度"中可设置样品名称、浓度及进样位置，在"标样浓度"→"计算标样体积"中输入标样位置浓度及空白溶液位置，即可配制一个高浓度母液使仪器自动稀释成所需要的浓度。

6. 点击"分析"→"方法"→"保存"→"另存为"保存方法。

7. 点击"分析"→"试样信息"→"新建"，打开试样信息编辑器对话框。编辑自动取样器的位置、试样识别码。保存样品信息文件："试样信息"→"保存"→"文件名"→"保存"（图 23-28）。

8. 打开分析控制窗口，点击"分析"→"分析"按钮，在将数据保存到结果数据组前打勾，并输入结果数据文件名。在分析窗口，点击"重建列表"显示分析序列（图 23-29）。

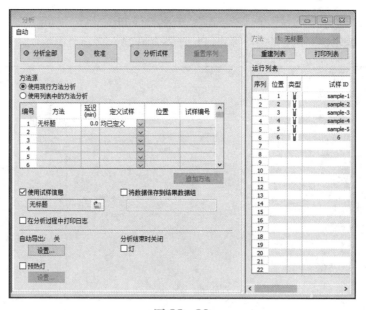

图 23-29

9. 设置工作界面，包括峰、结果、校准显示、分析等。保存工作界面：左上角"S 图标"→"工作图标"→"另存为"→"文件名"→"保存"。

（三）石墨炉法分析流程

1. 在分析窗口点击"分析全部"测定所有样品（空白+标准溶液+样品溶液）。如果需要停止分析，可以再点击"分析全部"按钮，出现"停止分析程序"图标，点"确定"立即停止分析。点击"重置序列"重置分析序列。

2. 点击"重建序列"重建分析序列，点"校准"进行标准系列分析。如曲线相关系数满足要求（如 $r \geq 0.995$），可继续分析样品。

3. 点击"分析试样"按钮，分析样品。在"结果"窗口中查看结果。

三、仪器保养维护及故障诊断与排除

（一）仪器保养维护

1. 仪器放置环境要求　房间门窗要密封（最好用双层窗）；房间有一个隔墙（最好里外套间），不要进门便看到仪器。使用工作温度：10～35℃，建议温度为 20℃±2℃，且每小时变化速率最大不超过 2.8℃；室内相对湿度：20%～80%（最好有冷热空调、温湿度计、除湿机）；窗户应有窗帘，避免日光直射；避免震动；避免强磁场、电场；远离腐蚀性气体，避免脏污、多尘环境；需要安装排风装置（火焰石墨炉均需要）。

2. 火焰系统

（1）火焰法测定无机样品完成后，吸入 5% 的 HNO_3 溶液几分钟；再吸入蒸馏水几分钟，清洗燃烧系统。

（2）直接测定有机溶液之后，吸入纯丙酮几分钟；再吸入 5% 的 HNO_3 溶液几分钟；再吸入蒸馏水几分钟，清洗燃烧系统。

（3）定期清理进样系统（根据使用的时间及测定的样品而定），清洗燃烧头、雾室（预混合室）及端盖、雾化器，同时清理样品间的灰尘。

（4）发现燃烧头火焰上有很多一闪一闪的黄金光条，说明燃烧头已脏，要进行清洗。把燃烧头拆下来，先用自来水冲洗，边冲边用刀片垂直平行地刮燃烧缝的两边，然后用纸片（打印纸那样厚），来回刷缝的两边，直到纸上的刷痕不那么黑（如果缝中的水被刷干，再用水弄湿，然后再用纸刷）为止。

（5）如果测定浓度很高的金属盐类样品时，使用上面的清洗方法不能达到清洗目的。这时应使用 5% HCl 溶液浸泡过夜，然后用上述方法清洗（为加快清洗，可加热浸泡）。预混合室也要用水清洗。

（6）空气压缩机要经常放水（最长一个星期一次）。要用无油空气压缩机，否则容易损坏仪器内部气体通路或油上升到火焰，引起测定不稳定。

（7）用纯的乙炔气，不能用工业用乙炔气，容易造成压力传感器损坏或堵塞气路。没有条件时，应用脱脂棉过滤或用活性炭吸附（但不能使活性炭跑到仪器内部气体通路上，否则会造成堵塞，可以在活性炭装置的上下表面，用厚的脱脂棉或其它东西封好）。

（8）定期检查气体管路是否漏气，接口处是否密封良好；钢瓶及减压表需定期检定。

3. 石墨炉系统

（1）外接气体管路时，特别是金属管，管里一定要清洗干净，否则会把仪器内的气体过滤器堵死。对于石墨炉、石墨管，没有氩气保护（或流量很小），石墨管很容易损坏。如果氩气管路过长，应适当增大分压表压力。

（2）石墨炉和主机样品室两边的石英窗中的石英片脏时，会出现挡光的情况，需要进行清洗。用 50ml 烧杯，装上去离子水，滴加几滴中性洗涤剂。用药用棉签蘸上这些溶液进行清洗，然后用去离子水冲洗几遍，最后用氮气或氩气把水冲干。

（3）石墨炉不加热，并显示电阻太大，这可能是石墨管已损坏或者石墨锥太脏与石墨管接触不好。更换新的石墨管后还出现这种现象，用随仪器带来的泡沫塑料棒蘸乙醇或丙醇清洗石墨锥内部，如果还不行就要更换新的石墨锥。

（4）石墨炉测定的酸度不能过高（酸度越大，石墨管寿命越短），最好不超过5%。

（5）每次石墨炉测定之前，检查自动进样器进样针的位置是否正确；检查自动进样器使用的样品盘是否为仪器所选用的型号，否则容易损坏进样针。

（6）定期检查气体管路是否漏气，接口处是否密封良好；钢瓶及减压表需要定期检定。定期检查冷却循环水的管路，接口是否密封良好，定期更换循环水。

（二）故障诊断与排除

1. 系统显示灯能量低 点亮其他灯位上的元素灯，查看其他灯位上的元素灯能量是否正常。若其他灯位上的灯能量正常，将能量低的元素灯安装到其他灯位上点亮查看灯能量，确认是灯的问题还是灯位的问题，若是元素灯的问题，需要更换新的元素灯，若是灯位的问题，请联系当地维修。若所有元素灯能量都显示很低，请尝试重启仪器，重启不奏效，请联系当地维修。

2. 火焰点火失败

（1）长期不使用，乙炔管里充满空气（尤其管路长时），要预先放气一段时间才可能点燃火焰。

（2）长期不使用，废液桶里水封的水蒸发干，仪器起保护作用。拧开盖子与废液管连接锁紧装置，从桶盖的塑料管孔上加入50ml水。

（3）乙炔没有打开或乙炔压力太低，要求0.08MPa，如果气管太长则压力要更大一些，在出口压力表的红线以外。

（4）空气压力太低，要求0.4~0.6MPa，如果刚开机能把火点燃但立即灭火，这是由于空压机供气量不足，火焰点着后气量增大压力迅速下降，当压力低于仪器所要求的压力时就立即灭火。

（5）检查燃烧系统的两个电插头有没有插好。

（6）检查雾化器上的塑料杆有没有将传感器压到位。

3. 火焰法测定结果精密度不好

（1）检查样品的均匀性，进样前将样品摇匀再测定。

（2）检查元素灯是否稳定。

（3）检查气路是否稳定，包括空气和乙炔气路的稳定性。

（4）检查进样管及雾化器中的进样针部分是否有堵塞的情况。

（5）检查雾化器雾化效率是否稳定，如有需要，使用1或2mg/L铜标准溶液对雾化效率进行调节。

（6）检查进样系统是否有残留，尤其是测定K、Na这些常量元素，很多样品中这类元素的含量很高，在测定其他元素的过程中容易造成残留。

4. 石墨炉测定结果精密度不好

（1）查看样品是否均匀，石墨炉测定时间较长，一定要确保样品的均一和长期稳定性。

（2）检查元素灯的稳定性，尤其要检测元素灯的长期稳定性。

（3）检查石墨管是否干净，在做样之前，对石墨管空白进行测定，确定石墨管中无待测元素的残留方可开始做样，若石墨管中有待测元素的残留，需要高温空烧石墨管去除残留的元素。

（4）检查进样针位置是否合适，进样针需要从石墨管正中间进入注射样品，若进样针位置调节不合适，会导致部分样品无法正常进入石墨管，造成精密度变差。

（5）定期检查进样针的清洁程度，进样针管内是否有残留，可将进样针头用 1:1 的 84 消毒液进行隔夜浸泡；同时也需要定期对清洗槽进行浸泡清洗。

（6）查看自动进样器有没有漏液或回液，若出现漏液或回液的情况，需要将泵上的螺母旋紧，或将宝石取出清洗，宝石脏了除了会造成漏液，还有可能会造成取样量不准确的情况，宝石可用无水乙醇进行清洗，然后用超纯水冲净。

5. 火焰法测定校准曲线线性不好

（1）检查元素灯短期和长期稳定性，在连续谱图界面观察基线漂移的状态，若灯稳定性不好，建议延长预热时间。

（2）检查进样系统是否有待测元素的残留，分别在连续谱图测定灯、点火进空气和点火进水的波动值，若灯和火焰稳定性没问题，进水后系统波动大，需要对进样系统进行清洗。

（3）若是手动配置的标准曲线，可重新现配一条校准溶液上机进行测试，以排查标准溶液的问题。

（4）查看标准曲线浓度范围是否合适，仪器推荐条件中会给出每个元素每条波长校准浓度范围，超出范围太多，朗伯-比尔定率会发生偏移，导致校准曲线相关系数变差。

（5）检查雾化器是否有堵塞，雾化效率是否正常，必要时使用 1mg/L 或 2mg/L 铜标准溶液对雾化效率进行调节。

6. 石墨炉法测定校准曲线线性不好

（1）检测系统是否有记忆效应，测定样品前测定石墨管空白、0.2%硝酸和改进剂的空白，确定空白均符合标准后开始实验。

（2）通过仪器的推荐条件查看所设置的浓度是否合适，若浓度太高会出现朗伯-比尔定律的偏移，造成校准曲线弯曲，最高浓度点往下掉。

（3）在仪器推荐条件的基础上，适当优化石墨炉升温程序，以确保待测元素峰形图的重现性。

（4）石墨炉做样时间较长，建议检查元素灯的长期稳定性是否符合要求。

（5）如果是手动配置的校准曲线，可重新现配一条校准曲线，检查是否是由于校准曲线配置的问题，或是放置时间太长导致校准曲线溶液发生变化使标准曲线偏移；石墨炉测定的元素含量较低，建议校准溶液现配现用，所使用的容器要提前用酸浸泡，用超纯水冲洗干净，配置过程中使用的试剂必须干净，酸纯度优级纯以上，水使用超纯水。

（6）如果是仪器自动配置的校准曲线，查看自动进样器是否有存在漏液或回液的情况，可通过拧紧泵上的螺母来解决，另外检查宝石是否脏了，可采用乙醇进行浸泡，用超纯水冲洗干净再使用。

7. 火焰法测定灵敏度低

（1）首先确认标准溶液是否正常，然后对进样管、雾化器中的进样针进行检查是否有堵塞的情况，若出现堵塞，可以用仪器标配的铜丝进行疏通。

（2）检查雾化效率是否正常，必要时使用 1mg/L 或 2mg/L 铜标准溶液对雾化效率进行调节。

（3）检查燃烧头的位置，燃气和助燃气比例是否合适，必要时可准备含有一定浓度（能产生 0.2 Abs 吸光度）待测元素的溶液对燃烧头位置和燃助比进行优化。

（4）撞击球和扰流器的使用，撞击球和扰流器均可以确保样品溶液雾化更均匀，测定稳定性更好，但是扰流器会阻挡液体粒子较大的气溶胶进入系统，因此会在一定程度上影响灵敏度。

8. 石墨炉测定灵敏度低

（1）首先确认溶液是否有问题，包括溶液保存时间以及溶液配置过程中的稀释倍数等。

（2）通过仪器上的摄像头查看样品是否有顺利注入到石墨管中，若未看到进样针进去，说明进样针位置调节不合适，需要冲洗进行调节；若看到进样针已经进入炉体，但是没有液体注入，检查样品取样是否正常，样品杯位置是否放置有误，进样针深度是否合适；若取样正常，检查系统是否有漏液的情况。

（3）查看石墨管的状态，若石墨管平台出现蜂窝状，样品注入后会渗入蜂窝中，造成样品的损失，进而导致灵敏度降低。

（4）升温程序的优化，根据待测样品的类型，决定是否添加改进剂来消除基体的干扰，部分改进剂起到保护待测元素的作用，可提高灰化温度烧干扰基体，若未添加改进剂，则需要使用较低的灰化温度，否则会造成待测元素的损失，此外，合适的原子化温度也至关重要，过低的原子化会导致原子化不完全，影响信号值。

9. 石墨炉不加热，显示电阻太大 石墨管已经损坏或者石墨锥太脏，导致石墨锥和石墨管接触不好。更换新的石墨管后还出现这种现象，用药棉棒蘸上乙醇溶液进行清洗，然后用去离子水擦拭几次，最后用氮气或氩气把水冲干。

第四节　赛默飞原子吸收分光光度计

一、火焰系统操作

1. 开机　打开分光光度计电源开关，仪器完成自检后左侧 Standby 指示灯闪动。打开计算机，双击软件图标启动 SOLAAR 软件，显示以下登录对话框，输入设定的用户名。如数据工作站与分光光度计已通讯连接，即会在该操作界面的右下角出现"on-line"；如果主机与工作站未建立通讯显示为"off-line"，则可下拉"动作"菜单，在"通讯"中选择"连接"来建立通讯，通讯连接完成后，即出现"on-line"。

2. 打开排风、打开空气压缩机调节空气压力 0.22～0.25MPa，打开乙炔气阀调节压力 0.06～0.08MPa。如要使用氧化亚氮 - 乙炔火焰，则打开氧化亚氮阀并开启加热电源，调节压力在 0.3MPa。

3. 安装空心阴极灯，设置灯信息，开灯并至少预热 15 分钟。SOLAAR 可装六个灯。点击进入系统操作界面中"灯的配置和状态"对话框，输入相关的信息。

4. 点击系统操作软件中的方法设定按钮，弹出"方法"对话框，点击"概述"进入该对话框。输入方法名称、操作者。在"技术"中选择实验需要的火焰类型（火焰、石墨炉、氢化物可选）。

（1）序列参数设定　在"概述"对话框中点击"序列"，出现方法编辑的序列对话框，见图 23-30。

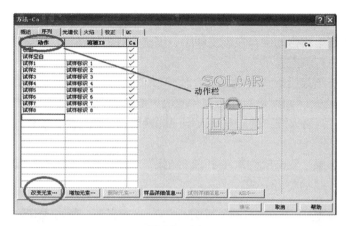

图 23-30

　　点击"改变元素"，出现元素周期表。点击要测定的元素，例如选择钙，序列对话框右上角即会出现 Ca。在动作栏的第一行双击，出现"插入动作"对话框，见图 23-31。

　　选定校正，点击确定，校正动作即会加入进去，在动作栏的第二行双击，同上插入试样，样品的数量可在样品数目中输入，可根据实验需要插入其他动作如自动调零。

　　（2）分光光度计参数设定　点击"光谱仪"，出现方法编辑的分光光度计对话框，缺省的参数设定已显示其中，根据实验要求进行修改。

　　（3）火焰参数设定　点击"火焰"，出现方法编辑的火焰对话框。缺省的参数设定已显示其中，根据实验要求进行修改。

　　（4）校正参数设定　点击"校正"，出现方法编辑的校正对话框。根据实验要求选择合适的工作曲线拟合方式，从小到大输入标准的浓度，最多可设定为 10 个。

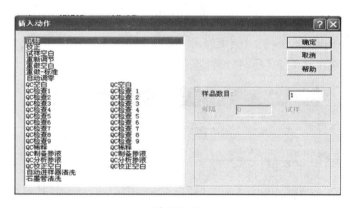

图 23-31

　　全部参数设定完毕，返回"概述"窗口，保存方法文件，点击"确定"，退出方法设置窗口。

5. 样品测定

　　（1）点火　点火前确保气源连接正确，无泄漏，压力正确。雾化室干净，排液管充满去离子水，燃烧头干净并正确插入。当气体压力正确，燃烧头正确安装并连接好燃烧头电源时，仪器的点火开关灯将闪烁，按住点火开关直到火焰点燃。如要切换为氧化亚氮-乙炔火焰，首先确认方法中火焰类型为氧化亚氮-乙炔，然后按软件中"调整火焰"键来切换。

（2）样品测定　点击系统操作软件中的"文件"菜单，选择新建结果，输入文件名，然后保存，此次分析的结果将自动保存在该文件中。点击"分析"图标，按照软件提示逐个喷入标准溶液和样品溶液进行测定。

（3）熄火　分析结束后继续喷吸去离子水5～10分钟，从水中取出毛细管，按分光光度计左下方的红色按钮熄火。如果是氧化亚氮–乙炔火焰，首先将方法中火焰类型转换为氧化亚氮–乙炔火焰，按"调整火焰"键，观察火焰已切换后，再执行熄火操作。

6. 数据处理和报告打印

（1）查看分析结果　双击放大软件中的"结果"显示图标，显示结果窗口。鼠标放置在该图标上，单击右键，显示图23–32。

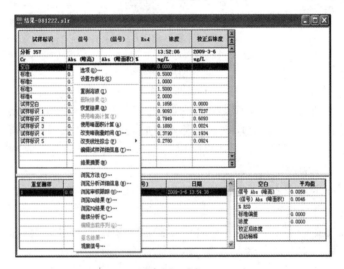

图 23–32

点击"选项"，出现图23–33"结果显示选项"对话框。"分析"页中，根据实验需要选择分析类型，可供选择的有3种（所有分析、选择分析、筛选分析）。

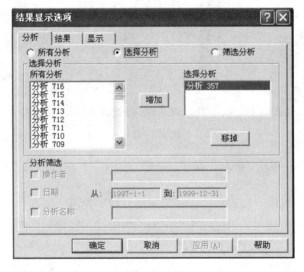

图 23–33

选定"结果"而后显示"结果"对话框，见图23-34。

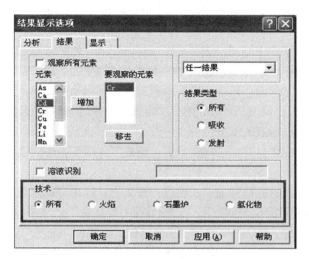

图23-34

结果页中可选择元素，以分析元素来显示结果，"技术"中可根据实验需要选择分析的结果（可以选择所有、火焰、石墨炉和氢化物）。最后选定"显示"后呈现显示对话框。显示页中，可根据需要选择结果参数，如 RSD%、SD 等。以上选项设定好后点击确定，关闭结果显示选项对话框，所选择的结果将会显示在结果窗口。

（2）结果打印　需要的结果选定后，点击主菜单中的"文件"菜单，选择"打印选项"。点击"打印选项"，对要打印的内容或格式，如页眉、方法、方法描述、试样结果、校正曲线等进行选择后，打印分析结果。

（3）结果输出　选择要输出的分析结果，点击"文件"菜单，选择"输出"→"结果以 CSV格式"。出现"结果输出选项"对话框，选择需要输出结果的选项，点击确定。出现另存为对话框，选择要保存该结果的文件夹和文件名，点击确定，即可在 EXCEL 中打开该文件。

7. 关机　关闭乙炔钢瓶气阀，在空气压缩机上相应的部位放掉气液分离器中的水，关闭空气压缩机，关闭空心阴极灯，退出 SOLAAR 软件，关闭分光光度计电源，并关闭计算机。

二、石墨炉系统操作

1. 打开分光光度计主机和计算机电源，启动 SOLAAR 操作软件，如果主机与工作站未建立通讯，则可下拉动作菜单，在通讯中选择连接来建立通讯（同火焰系统操作）。

2. 打开石墨炉电源，打开氩气钢瓶气阀，调整压力约为 0.12MPa 左右，打开冷却循环水系统。

3. 检查自动进样器的洗液瓶中是否有去离子水，如无则先断开自动进样器的气源，再打开洗液瓶并加入 2/3 的去离子水，并拧紧瓶盖以防止漏气。

4. 安装或调入一个空心阴极灯，并点亮预热 15 分钟（同火焰系统操作）。

5. 根据不同应用，安装各种石墨管，并在方法中设置石墨管类型（装入管的类型一定要和方法中实际选择的一致）。

6. 按"准直进样针"键来调整自动进样器进样针的位置和深度，直到毛细管尖伸进石墨管的进样孔中。如配置 GFTV 可视系统可打开它便于观察，没有则需用牙医镜来观察。反复按"准直进样针"键，确保进样针位于最佳位置。

7. 新更换的石墨管至少高温清洗 2～3 次，以消除石墨管空白。

8. 进入方法设置

（1）点击系统操作软件中的"方法"设定按钮，弹出"方法"对话框，点击"概述"进入该对话框。输入方法名称、操作者，在技术中选择火焰类型为石墨炉。

（2）点击"石墨炉"界面，显示石墨炉参数页，根据实验需要输入相关参数。

（3）点击"校正"，出现方法编辑的校正对话框。根据实验要求选择合适的工作曲线拟合方式，从小到大输入标准溶液的浓度。

（4）点击"进样"标题，显示进样参数页。设置工作体积，同时确认其他的进样参数是否符合实验需要。

全部参数设定完毕，返回概述窗口，保存方法文件，点击"确定"，退出方法设置窗口。

9. 按"分析"键根据提示完成分析，分析过程中要注意防止样液暴沸飞溅现象。

10. 分析完毕后要确保自动进样器臂已正常复位，否则按"清洗"键使之复位。

11. 数据处理和报告打印（同火焰系统操作）。

12. 关闭冷却循环水系统，关闭氩气钢瓶气阀，关闭空心阴极灯，退出 SOLAAR 软件，关闭石墨炉和分光光度计电源，关闭计算机。

三、仪器保养维护及故障诊断与排除

（一）外观保养维护

原子吸收分光光度计的外壳由 ABS 高强度塑料制成，强溶剂与浓酸将损坏外壳。仪器外壳及原子化仓内的任何溢出溶液应立即清除，外壳上的污渍用软布蘸稀的清洁剂擦去，不使用任何其他化学试剂。

（二）火焰系统保养维护

1. **燃烧头** 每次分析后吸喷去离子水 5～10 分钟清洗燃烧头，或手工清洗燃烧头外表面和内表面。同时定期清洗雾化室，根据燃烧头的受污染程度用不同的清洁方法：中性肥皂水清洗和擦亮燃烧头的表面；用塑料片轻轻刮去燃烧头上硬的沉积物；用硬的纸片或塑料片清除燃烧缝中的沉积物；用清洁剂溶液和去离子水清洁燃烧头。清洗燃烧头时需要等待温度降到室温后才能进行，安装前必须确保燃烧头干燥。

2. **雾化室** 火焰点燃过程中，喷入 1%盐酸溶液 5 分钟，然后喷入去离子水。如要进行彻底的清洗，要拆卸雾化室。

3. **雾化器** 用随机配备的通针清除雾化器中的堵塞物，检查溶液提升量，0.5mm 内径的毛细管提升量为 4.5～5.5ml/min。

4. **排废液管** 定期检查排废液管，保持废液排放管道畅通避免形成二次水封，如果有裂缝或损坏就需更换。如果排废液管堵塞，可从雾化器上口注入 5%盐酸溶液，并浸泡一段时间。当堵塞物溶解后，排空排废液管并重新充满去离子水（排空和充满排废液管的液封：关闭燃气气源，保持空气压缩机运转。拿掉燃烧头，用合适的塞子塞住雾化室上口，按压熄火开关至少 30 秒钟，使排废液管中的废液排出。向雾室中注入去离子水，直到排废液管中有水自由流出）。

5. 其他注意事项

（1）定期检查乙炔钢瓶的气体总压力，当乙炔气体总压力小于 0.7MPa 时需要及时更换新的高纯乙炔。

（2）定期检查气体管路避免气体泄漏，燃气使用的管路要经常检查，确保每 4 年更换一次。

（3）测试的样品要求不含沉淀物或悬浮物，否则需要过滤后再测试。

（4）火焰测试前或后均需检查并及时放掉空气压缩机气液分离器中的水。

（5）关闭空压机后，必须等压力降低到 0.14bar（2psi）以下后，才能重新开启。

（三）石墨炉系统保养维护

1. 定期检查氩气钢瓶的气体总压力，当氩气气体总压力小于 1.0MPa 时需要及时更换新的高纯氩气。

2. 定期检查冷却水循环机中循环水的水位，当循环水的水位低于最低刻度线时需要及时补充适量的水，并且每 3～6 个月至少更换一次水循环机中的水。

3. 至少每周清洁一次石墨炉炉头。用棉签擦拭光学温度反馈镜、炉腔、石英窗、石墨堆和石墨管。

4. 当进样针未停在初始位置时，执行"停放"命令使其归位。

5. 定期更换清洗液，及时倒掉废液。

6. 及时擦除溅在样品盘表面的任何液体，以免腐蚀仪器。及时清洗用过的样品杯和试剂杯（用稀酸浸泡）。

（四）故障诊断与排除

1. 灵敏度差　调节燃烧头、撞击球位置，检查进样毛细管和雾化器是否有堵塞，燃烧头狭缝、雾化室是否清洁。

2. 精密度差　除了上述检查外，还要检查排废液管是否堵塞，气体稳压器是否正常。

3. 点火故障　检查点火电极的位置，燃烧头狭缝是否清洁及干燥。

第五节　安捷伦原子吸收分光光度计

一、火焰原子吸收分光光度计

（一）开机

1. 打开排风，打开乙炔气瓶，调节输出压力为 75kPa 左右。

2. 打开空气泵，调节输出压力 350kPa 左右。

3. 打开电脑电源开关，打开 AA240FS 主机电源开关，运行 SpectrAA 软件。

（二）建立方法

1. 单击"工作表格"按钮，选择"新建"，在弹出页面中选择仪器"AA240FS……"，进入目标文件夹建立分析文件。

2. 选择数据存储路径，输入工作表格名称，点击"确定"。

3. 单击"添加方法"，进入添加分析方法界面。

4. 选择从"手册方法"进行装载，方法类型选择"火焰"，在元素列表中选择需要分析的元素，点击"确定"。

5. 双击选择元素，进入建立分析方法界面。

6. 在编辑方法界面，点击"类型/模式"，选择"进样模式"为"手动"；点击"测量"，选择"测量模式"为"积分"；点击"光学参数"，选择正确的元素灯位置，根据元素灯信息填写"灯电流"，根据实际情况选择"扣背景"；点击"标样"，输入待测标样浓度；点击"校正"，选择"曲线拟合法"为"新合理"，"曲线重校频率"设为 100；方法编辑完之后点击"确定"。

（三）建立序列

1. 点击"标签"，输入样品名称、重量和体积等。

2. 点击"分析"，进入分析界面，点击"选择"，确认待测序列均被选上。

（四）优化仪器

1. 在"分析"界面下，点击"优化"按钮，双击待测元素，点击确定，等待仪器寻峰后出现元素灯能量指示条。

2. 旋转元素灯位的两个黑色旋钮，使元素灯能量最高，如果能量升高到 1 以上，点击"自动增益"按钮，重复以上操作，至能量不再超出 1（图 23-35）。

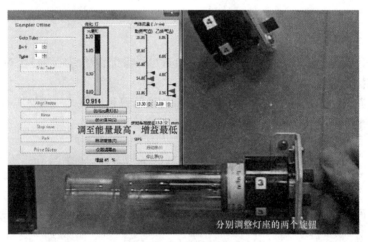

图 23-35　自动增益

3. 调整燃烧头的位置　见图 23-36。

（1）将专用卡片的准直线对准燃烧头狭缝的中间位置，调整燃烧头前后和上下调节旋钮，使元素灯光斑落在⊗位置（燃烧头移动时，卡片要随着燃烧头一起移动）。

（2）将卡片移至燃烧头一端，准直线依旧对准燃烧头狭缝，捏紧燃烧头旋转手柄，转动燃烧头使光斑落在⊗位置（燃烧头转动时，卡片要随着燃烧头一起移动）。

（五）采集数据

在"分析"界面，点击"开始"，根据系统提醒，点燃火焰，依次放入待测溶液。

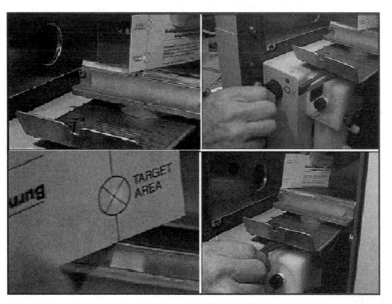

图 23-36　燃烧头调整

（六）打印报告

1. 点击菜单栏的"报告"按钮，选择需要打印的工作表格，点击"下一步"。

2. 选择需要打印的方法和溶液范围，点击"下一步"。

3. 选择报告中需要显示的内容和方式，点击"下一步"。

4. 可点击"打印预览"，查看报告是否合适，不合适可以返回上一步重新选择，报告格式合适后，可直接打印报告。

（七）关机

1. 点火状态下，依次放入5%稀硝酸清洗5分钟、纯水清洗5分钟。

2. 熄火→关闭软件→关闭乙炔→点火烧掉余气→关闭仪器电源→关闭排风→关闭空压机及放水→清空废液罐。

二、石墨炉原子吸收分光光度计

（一）开机

1. 打开排风，打开氩气气瓶，调节输出压力为140～200kPa。

2. 打开冷却水系统，压力在30psi左右。

3. 打开电脑电源开关，打开AA240Z主机电源开关，运行SpectrAA软件。

（二）建立方法

1. 单击"工作表格"按钮，选择"新建"，在弹出页面中选择仪器"AA240Z……"，进入目标文件夹建立分析文件。

2. 选择数据存储路径，输入工作表格名称，点击"确定"。

3. 单击"添加方法",进入添加分析方法界面。

4. 选择从"手册方法"进行装载,方法类型选择"Zeeman",在元素列表中选择需要分析的元素,点击"确定"。

5. 双击选择元素,进入建立分析方法界面。

6. 在编辑方法界面,点击"类型/模式",选择"进样模式"为"自动配制";点击"测量",选择"测量模式"为"峰高";点击"光学参数",选择正确的元素灯位置,根据元素灯信息填写"灯电流",根据实际情况选择"扣背景";点击"标样",输入待测标样浓度;点击"校正",选择"曲线拟合法"为"新合理","曲线重校频率"设为100;点击"进样器",设置母液、制备液位置及母液浓度,设置曲线浓度,当设置的浓度标记为红色时,应根据系统建议修改,方法编辑完之后点击"确定"。

(三)建立序列

1. 点击"标签",输入样品名称、重量和体积等。

2. 点击"分析",进入分析界面,点击"选择",确认待测序列均被选上。

(四)优化仪器

1. 在"分析"界面下,点击"优化"按钮,双击待测元素,点击确定,等待仪器寻峰后出现元素灯能量指示条。

2. 旋转元素灯位的两个黑色旋钮,使元素灯能量最高,如果能量升高到1以上,点击"自动增益"按钮,重复以上操作,至能量不再超出1。

3. 在"分析"界面下,点击摄像头按钮,将跳出石墨炉视频窗口。

4. 点击"石墨炉实用工具"按钮,点击"调整进样器",进样针移动到指定的样品位之后,调整进样针,使之对准样品杯中心,并调整进样针在样品杯的深度,然后点击"确定"(图23-37)。

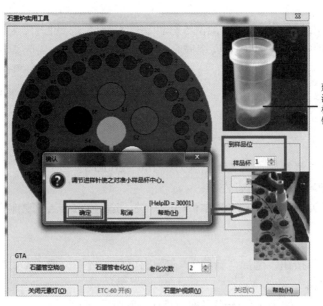

图 23-37 优化

5. 通过石墨炉视频确认进样针正常进入石墨管，如果无法进入石墨管，按图 23–38、图 23–39 所示调节 PSD120 进样器的位置。

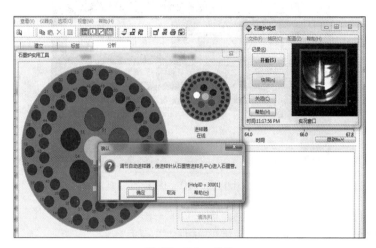

图 23–38　优化

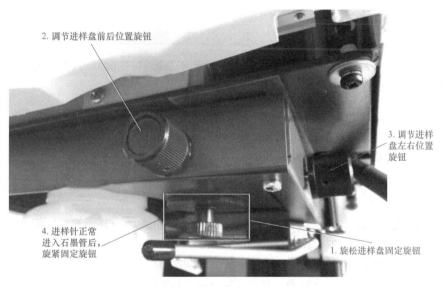

图 23–39　优化

6. 调节进样针进入石墨管的高度，高度与进样量有关，最佳高度是毛细管顶端与进入石墨管的样品液滴表面相切（图 23–40）。

7. 关闭石墨炉实用工具界面，回到"分析"界面，仪器优化完成。

（五）采集数据

在"分析"界面点击"开始"，根据系统提示操作，仪器开始自动采集数据。

（六）打印报告

1. 点击菜单栏的"报告"按钮，选择需要打印的工作表格，点击"下一步"。

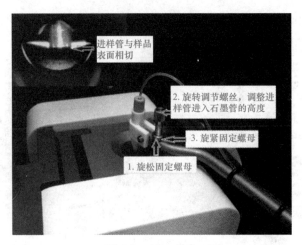

进样管与样品表面相切

2. 旋转调节螺丝，调整进样管进入石墨管的高度

3. 旋紧固定螺母

1. 旋松固定螺母

图 23-40 优化

2. 选择需要打印的方法和溶液范围，点击"下一步"。

3. 选择报告中需要显示的内容和方式，点击"下一步"。

4. 可点击"打印预览"，查看报告是否合适，不合适可以返回上一步重新选择，报告格式合适后，可直接打印报告。

（七）关机

1. 关闭氩气气瓶阀，关闭冷却水系统，关闭所有被打开的窗口并退出 SpectrAA 软件。

2. 关闭仪器电源。

三、仪器保养维护及故障诊断与排除

（一）火焰系统保养维护

1. 放干空压机贮气灌内的冷凝水、检查燃气是否关好；用水彻底冲洗排废系统，如果用了有机溶剂，则需清空废液容器，并用自来水冲洗废液罐。

2. 高含量样品做完，应取下燃烧头放在自来水下冲洗干净并用滤纸仔细把封口积碳擦除，然后甩掉水滴晾干以备下次再用。同时继续用纯水喷雾几分钟以清洗雾化器。

3. 检查燃烧器混合室内是否有沉积物，若有要用清洗液或超声波清洗。

4. 检查毛细管是否有阻塞，若有应按说明书的要求疏通，注意疏通时只能用软细金属丝。

5. 关闭通风设施，检查所有电源插座是否已切断，水源、气源是否关好。

（二）石墨炉系统保养维护

1. 检查自动进样针的位置是否准确。

2. 石墨炉原子化温度一般不超过 2650℃，尽可能驱尽试液中的强酸和强氧化剂，确保石墨管的使用寿命。

3. 维护石墨炉的清洁，更换新管时，应当用清洁器或清洁液（20ml 氨水+20ml 丙酮+100ml 去离子水）清洗石墨锥的内表面和石墨炉炉腔，除去碳化物的沉积。

4. 新的石墨管安放好后，应进行热处理，空烧 3~4 次。

5. 清除灯窗和样品盘上的液滴或溅上的样液水渍，并用棉球擦干净，将测试过的样品瓶等清理好，拿出仪器室，擦净实验台。

（三）故障诊断与排除

由于原子吸收分光光度计属精密仪器，维修时，不能碰触光学元件表面，不要损伤电路板上的印刷电路，维修前要切断原子化系统的气源、水源，关闭气体钢瓶的总阀，以防造成事故。

1. 空心阴极灯点不亮　可能是灯电源已坏或未接通；灯头接线断路或灯头与灯座接触不良，可分别检查灯电源、连线及相关接插件。

2. 空心阴极灯内跳火放电　这是灯阴极表面有氧化物或杂质的原因。可加大灯电流到十几毫安，直到火花放电现象停止。若无效，需换新灯。

3. 空心阴极灯辉光颜色不正常　这是灯内惰性气体不纯，可在工作电流下反向通电处理，直到辉光颜色正常为止。

4. 波长偏差增大　应利用空心阴极灯校准波长。

5. 电气回零不好

（1）阴极灯老化　更换新灯。

（2）废液不畅通　雾化室内积水，应及时排除。

（3）燃气不稳定　使测定条件改变。可调节燃气，使之符合条件。

（4）阴极灯窗口及燃烧器两侧的石英窗或聚光镜表面有污垢　逐一检查清除。

（5）毛细管太长　可剪去多余的毛细管。

6. 输出能量低　可能是波长超差；阴极灯老化；外光路不正；透镜或单色器被严重污染；放大器系统增益下降等。若是在短波或者部分波长范围内输出能量较低，则应检查灯源及光路系统的故障。若输出能量在全波长范围内降低，应重点检查光电倍增管是否老化，放大电路有无故障。

7. 重现性差（火焰原子吸收分光光度计）　重现性差的原因分析及解决办法，见表 23-3。

表 23-3　重现性差的原因分析及解决办法

故障解析	解决办法
原子化系统无水封，使火焰燃烧不稳	可加水封，隔断内外气路通道
废液管不通畅，雾化筒内积水，大颗粒液滴被高速气流引入火焰	可疏通废液管道排除废液
撞击球与雾化器的相对位置不当	重新调节撞击球与雾化器的相对位置
雾化系统调节不好，使喷雾质量差，是毛细管与节流管不同心或毛细管端部弯曲所致	重新调整雾化系统或选雾化效率高、喷雾质量好的喷雾器
仪器长时间不用，盐类及杂物堵塞雾化器或有酸类锈蚀，引起喷雾质量不好	可用手指堵住节流管，使空气回吹倒气，吹掉脏物

续表

故障解析	解决办法
雾化筒内壁被油脂污染或酸蚀，造成大水珠被吸附于雾化筒内壁上又被高速气流引入火焰，使火焰不稳定，仪器噪声大或由于燃烧缝口堵塞，使火焰呈锯齿形	可用酒精、乙醚混合液擦干雾化筒内壁，减少水珠，稳定火焰；火焰呈锯齿形，可用刀片或滤纸清除燃烧缝口的堵塞物
被测样品浓度大，溶解不完全，大颗粒被引入火焰后，光散射严重	根据实际情况，对样品进行稀释，减少光散射
乙炔管道漏气	检查乙炔气路，防止事故发生

8. 灵敏度低

（1）阴极灯工作电流大，造成谱线变宽，产生自吸收　应在光源发射强度满足要求的情况下，尽可能采用低的工作电流。

（2）雾化效率低　若是管路堵塞的原因，可将助燃气的流量开大，用手堵住喷嘴，使其畅通后放开。若是撞击球与喷嘴的相对位置没有调整好，则应调整到雾呈烟状、液粒很小时为最佳。

（3）燃气与助燃气之比选择不当　一般燃气与助燃气之比小于 1:4 为贫焰，介于 1:4 和 1:3 之间为中焰，大于 1:3 为富焰。

（4）燃烧器与外光路不平行　应使光轴通过火焰中心，狭缝与光轴保持平行。

（5）分析谱线没找准　可选择较灵敏的共振线作为分析谱线。

（6）样品及标准溶液被污染或存放时间过长变质　立即将容器冲洗干净，重新配制。

9. 稳定性差

（1）仪器受潮或预热时间不够　可用热风机除潮或按规定时间预热后再操作使用。

（2）燃气或助燃气压力不稳定　若不是气源不足或管路泄漏的原因，可在气源管道上加一阀门控制开关，调稳流量。

（3）废液流动不畅　停机检查，疏通或更换废液管。

（4）火焰高度选择不当　造成基态原子数变化异常，致使吸收不稳定。

（5）光电倍增管负高压过大　虽然增大负高压可以提高灵敏度，但会出现噪声大、测量稳定性差的问题。只有适当降低负高压，才能改善测量的稳定性。

10. 背景校正噪声大

（1）调整氘灯与空心阴极灯的位置，使两者光斑重合。

（2）降低氘灯能量，在分析灵敏度允许的情况下，增加狭缝宽度。

（3）原子化温度太高，可选用适宜的原子化条件。

11. 校准曲线线性差

（1）光源灯老化或使用高的灯电流，引起分析谱线的衰弱扩宽，应及时更换光源灯或调低灯电流。

（2）狭缝过宽，使通过的分析谱线超过一条，可减小狭缝。

（3）测定样品的浓度太大，基态原子不成比例，使校准曲线产生弯曲，因此，需缩小测量浓度的范围或用灵敏度较低的分析谱线。

12. 产生回火　造成回火的主要原因是由于气流速度小于燃烧速度造成的，其直接原因有：突然停电或助燃气体压缩机出现故障使助燃气体压力降低；废液排出口水封不好或根本就没有水封；燃烧器的狭缝增宽；助燃气体和燃气的比例失调；防爆膜破损；用空气钢瓶时，瓶内所含氧气过量；用乙炔-氧化亚氮火焰时，乙炔气流量过小。

发现回火后应立即关闭燃气气路，确保人身和财产的安全，然后将仪器各控制开关恢复到开启前的状态后方可检查产生回火的原因。

13. 清洗反射镜　乙醇乙醚混合液，不接触清洗或用擦镜纸喷上混合液后贴在镜子上，过段时间后掀下；注意镜片不能擦。

第六节　北京普析通用仪器有限公司原子吸收分光光度计

一、仪器特点

谱析通用公司生产的 A3 及 TAS990 系列原子吸收分光光度计可实现火焰法及石墨炉法测定，配合氢化物发生装置，可满足砷、汞元素测定要求。A3 系列产品可提供三种化学火焰（空气-乙炔火焰、空气-液化石油气火焰以及氧化亚氮-乙炔火焰）以满足不同元素分析的需求。TSA990 系列具有一体化的火焰原子化器与石墨炉原子化器的结构设计，火焰与石墨炉模式自动切换。全系列仪器采用横向加热石墨炉技术，实现了石墨管的温度均匀一致，可选石墨炉自动进样器和火焰自动进样器实现自动进样，具备较为完善的火焰和石墨炉自动识别和安全保护措施以及基于软件工作站的全方位仪器控制、数据处理、报告输出等功能。

二、简单操作规程

（一）开机

依次打开抽风设备、稳压电源、打印机、电脑，电脑完全启动后再打开原子吸收主机电源，如果需用石墨炉法，再打开石墨炉电源。

（二）联机初始化及选择元素灯

1. 双击计算机桌面上 AAwin 图标，输入密码，点击确定，选择"联机"点击"确定"，仪器初始化（3～5 分钟），各项出现确定后，弹出"选择工作灯和预热灯"窗口。

2. 依照实验顺序选择需要的工作灯（W）和预热灯（R），点击"下一步"，出现"设置元素测量参数窗口"。

3. 可以根据需要更改相应元素参数（一般不用更改）。设置完成后点击"下一步"。出现"设置波长"窗口。

4. 选择合适的特征谱线（一般使用推荐的特征谱线），点击"寻峰"，弹出"寻峰窗口"（根据所选谱线不同，整个过程需要时间不同，一般在 1～3 分钟）。寻峰过程完成后，点击"关闭"。点击"下一步"，点击"完成"。

（三）仪器调整

1. 选择测量方法　单击"仪器"下"测量方法"选择相应的方法：火焰吸收、火焰发射、石墨炉后点确定。

2. 火焰法燃烧器设置　单击"仪器"下"火焰"出现"火焰选择"界面输入适当的高度和位置，回车。反复调整燃烧器位置使得元素灯光束从燃烧器缝隙正上方约 3mm 处通过，按"关闭"退出。

3. 石墨炉原子化器设置　切换方法（在火焰法寻峰完成后进行此步骤）。

抽出金属挡板，点击"仪器"→"测量方法"，选择"石墨炉法"，等待石墨炉自动推到前方光路位置。

（1）打开石墨炉电源的电源开关，打开氩气总开关，调出口压力为 0.5MPa。

（2）装好石墨管，调整石墨炉原子化器下的白色圆盘使原子化器的高低位置合适，单击"仪器"下"原子化器位置"反复调整原子化器前后位置，使原子化器位置合适（能量最大）。

（3）单击工具栏里的"加热"设置相应的干燥温度、灰化温度、原子化温度、净化温度和冷却时间。按"确定"退出。

（4）若需要氘灯扣背景，单击"仪器"下"扣背景方式"，选择"氘灯"后点击"确定"。单击"能量"选择"高级调试"，选择"氘灯反射镜电机"，用"正、反"转调整使光斑重合。点击"自动能量平衡"后，关闭此窗口。

（四）设置参数

点击"参数"，弹出测量参数窗口。

1. 火焰法　根据需要设置测量次数；测量方式选"自动"；计算方式选"连续"；积分时间一般设为 2 秒；滤波系数一般设为 1。

2. 石墨炉法　计算方式为"峰高"；滤波系数为"0.1"。

（五）设置测量样品和标准样品

点击"样品"，弹出样品设置向导窗口。

1. 按照提示设定，一般校正方法为"标准曲线"；曲线方程为"一次方程"；选择浓度单位后点"下一步"。

2. 输入标准样品的相应浓度后点"下一步"。

3. 如果需要空白校正和灵敏度校正则勾选"空白校正"和"灵敏度校正"，点"下一步"。

4. 输入样品数量及样品名称。

5. 如果计算样品的实际含量，则要依次输入"重量系数""体积系数""稀释比率"和"校正系数"，点击"完成"退出。

（六）火焰吸收测量（使用前必须装好烟囱）

空气–乙炔火焰吸收的测量过程如下。

1. 打开空气压缩机，使空气压力稳定在 0.24MPa 后，打开乙炔钢瓶主阀，调节分压表压力（A3 系列：0.1MPa；TAS990 系列：0.05～0.07MPa），检查水封及隔板，在"火焰"菜单中的空气–乙炔框中输入合适的乙炔的流量（A3 系列：1000～3000ml/min；TAS990 系列：1500ml/min以上），回车，点击"点火"，待火焰正常点燃后按"确定"关闭对话框。等燃烧器预热 15 分钟或稳定后进行测量。

2. 测量前看状态栏能量值是否在 100%左右，如不在则点"能量"，再点"自动能量平衡"。

3. 点工具条上的"测量"按钮，出现测量对话框。

4. 吸入标准空白溶液，等数据稳定后点"校零"。依次吸入标准样品，等数据稳定后点"开始"按钮读数。

5. 标准系列测量完毕后，关闭测量对话框。点击"视图"下的"校正曲线"，查看曲线的相关系数，决定测量数据的可靠性。

6. 依次吸入样品空白溶液和其他未知样品，等数据稳定后点"开始"按钮读数。

7. 测定完成后吸喷去离子水 5 分钟。

8. 如果需要测量其他元素，单击"元素灯"，操作同上。

9. 完成测量，一定要先关闭乙炔，等到计算机提示"火焰异常熄灭，请检查乙炔流量"，关闭空压机，先按下放水阀 2～3 次，排除空压机内水分，最后关闭空压机电源。

（七）石墨炉吸收测量

1. 打开冷却水开关，冷却水流量应大于 1L/min。

2. 打开氩气阀门，调整分压表压力为 0.5MPa。

3. 首先看状态栏能量值是否在 100%左右，如不在则点"能量"，然后点"自动能量平衡"，平衡后关闭能量菜单。

4. 点工具条中的"空烧"以除去石墨管中的杂质。

5. 点"校零"按钮。

6. 点"测量"按钮，用移液器（或自动进样器）依次加入标准和样品溶液，点"开始"进行测量、读数。

7. 测定完成后，关闭冷却水和氩气总开关。

（八）数据处理及关机

1. 测量完成后按"保存"或"打印"依照提示可保存测量数据或打印相应的数据和曲线。

2. 退出"AAwin"操作系统后，依次关掉石墨炉电源、主机、计算机、打印机电源、稳压器电源。15 分钟后再关闭抽风设备。

3. 盖上仪器罩，检查乙炔、氩气、冷却水等是否已经关闭，清理实验室。

三、注意事项与仪器保养维护

1. 以上内容只是简单操作顺序，适用软件版本为 AA win2.1，具体操作步骤和详细内容请参考各型号仪器说明书的相关内容。

2. 原子吸收在分析过程中干扰因素较多，如基体干扰、光谱干扰、化学干扰等，需熟悉待测元素性质特点，并结合样品基质特点，采取有针对性的解决方案，具体请查阅相关手册和资料。

3. 气瓶一般开关顺序

（1）开气　确认分阀旋钮处于活动关闭状态，打开主阀，旋紧分阀旋钮使分压调节为 0.05～

0.07MPa。

（2）关气　关闭主阀，待两表压力均下降为 0 后，旋松分阀旋钮。

4. 石墨管的更换　点击"石墨管"图标，打开石墨锥，取出石墨管，换上新的石墨管，然后合上石墨锥，拨正气筒，点击"确定"使气柱顶起合紧石墨锥。

起草人：易必新（湖南省药品检验研究院）

李震（青岛市食品药品检验研究院）

许文佳（海南省药品检验所）

杨诞兴（广东省药品检验所）

金红宇（中国食品药品检定研究院）

复核人：丁银平（江西省药品检验检测研究院）

李俊婕（山东省食品药品检验研究院）

靳贵英（广东省药品检验所）

梁颖（海南省药品检验所）

魏亚宁（陕西省食品药品监督检验研究院）

第二十四章　原子荧光光度计

原子荧光是原子蒸气受到具有特征波长的光源（常用空心阴极灯）照射后，原子的外层电子跃迁到较高能级，然后又跃迁回基态或较低能级，同时发射出原激发波长相同或不同的发射光谱。原子荧光是光致发光，也是二次发光。当激发光源停止照射之后，再发射过程立即停止。

原子荧光可分为3类：共振荧光、非共振荧光和敏化荧光，实际得到原子荧光谱线这三者荧光都存在。其中以共振荧光最强，分析应用最广。共振荧光是所发射的荧光和吸收的辐射波长相同，只有当基态是单一态，不存在中间能级，才能产生共振荧光。非共振荧光是激发态原子发射的荧光波长和吸收的辐射波长不相同，又可分为直跃线荧光、阶跃荧光和反斯托克斯荧光。敏化荧光是受光激发的原子与另一种原子碰撞时，把激发能传递给另一个原子使其激发，后者再以发射形式去激发而发射荧光（火焰原子化器中观察不到敏化荧光）。

各元素都有其特定的原子荧光光谱，根据原子荧光强度的高低，可以测得试样中待测元素的含量。其荧光强度与元素的浓度存在以下关系：

$$I_f = \Phi I_o (1 - e^{-k_\lambda LN})$$

其中：I_f——原子荧光强度；Φ——原子荧光量子效率；I_o——光源辐射强度；k_λ——在波长时的峰值吸收系数；L——吸收光程；N——单位长度内基态原子数。

对于给定的元素来说，当光源的波长和强度固定，吸收光程固定，原子化条件一定，在元素浓度较低时，荧光强度与荧光物质的质量浓度成正比，即：

$$I_f = kc（k 为常数）$$

第一节　仪器结构及工作原理

一、仪器结构

原子荧光光度计由原子荧光光度计主机（原子化系统、光学系统、电路系统、气路系统）、自动进样器、气动流路系统、数据处理系统等部分组成。

二、工作原理

气源提供恒压环境，实现恒流供液，电磁阀控制流路的进样时序，将采样环中的样品、还原剂瓶中的硼氢化钾溶液载入气液分离器中混合反应，产生的氢化物气体由载气带入原子化器进行原子化，由检测器检测荧光强度后由计算机进行处理并显示结果（图24-1）。

原子荧光光度计具有原子吸收光谱和原子发射光谱两种技术的优势，是一种优良的痕量分析仪器，能够测定易形成氢化物的元素、易形成气态组分和易还原成原子蒸气的元素的测量仪器，是测试 As、Hg、Cd、Ge、Se、Pb、Bi、Te、Sn、Zn、Sb 十一种元素的专用仪器。

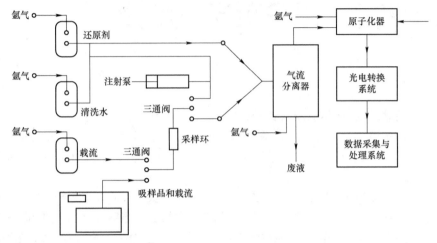

图 24－1　原子荧光光度计原理图

第二节　普析 PF5/7 原子荧光光度计

一、仪器操作规程

1. 打开电脑，进入 WINDOWS 桌面。

2. 打开氩气瓶减压阀，分压表调至 0.25MPa 左右。

3. 更换所需元素灯，打开仪器主机电源，双击桌面上"PFWin"软件图标进入仪器工作站，出现登录画面，输入用户名、密码，点"确定"。自检完成后点击"参数设置"进入仪器设置界面。

4. 点击"仪器设置"设置载气、屏蔽气等，"原子化器温度"测量汞元素时温度设成 120℃，其他元素设成 200℃。单击"点火""开控温"。点击"下一页"或点击"进样与测量设置"。

5. 在"进样与测量设置"里设置"测量参数"与"重复测量次数"，点击"下一页"或点击"标样浓度"。

6. 在"标样浓度"中，选择样品区，选择样品盘，设置标样杯位，载液空白位置默认为 0 位（载液槽），其他位置按各个标样放在样品盘的位置来设定，在浓度处输入配制的曲线浓度；选择自动稀释时，在本液浓度处，选择样品区，输入样品盘、杯位和本液浓度，下方输入要稀释的曲线浓度。点击"下一页"或点击"样品设置"。

7. 在"样品设置"中，单击"样品空白"，添加样品空白个数，选择样品空白盘区、盘号，输入杯位号，点击"应用"；在样品区处选择样品盘，在弹出对话框里输入添加的样品个数，在详细设置里，设置其他参数点击"应用"。压力三联瓶中，分别加入载液、还原剂、纯水；自动进样器载流瓶中加入载液。

8. 点击"样品测量"，出现测量界面。点击"自动测量"，参比光调整完成后，仪器依次测量载流空白、标准空白、标准曲线、样品空白、样品。测量完成后点击"保存"，保存测量数据。

9. 点击"标准曲线"查看曲线，点击"测试结果"查看、打印数据。

10. 仪器清洗，关闭软件时会提示是否进行关机清洗，选择"是"或"否"。

11. 清洗完成后关闭氩气，关闭主机电源、自动进样器电源，关闭电脑。

二、仪器保养维护及故障诊断与排除

（一）仪器保养维护

1. 严格遵循开、关机程序。

2. 观察管路的密闭性能，如果管路漏液应及时查清漏源再次连接好管路，应及时清除漏液避免液体腐蚀仪器表面。

3. 样品盘上测试完成的样品，及时清理，避免长期放置，酸气对自动进样器的腐蚀。

4. 为了自身健康和环境请您及时处理废液。

5. 测试完成以后，关闭软件时，请执行关机清洗程序。

6. 仪器的外壳表面经过了喷漆及喷塑工艺的处理，在使用过程中请不要将溶液遗洒在外壳上，否则会在外壳上留下斑痕，如果不小心将溶液遗洒在外壳上请立即用湿毛巾擦拭干净，杜绝使用有机溶液擦拭。

7. 气液分离器和加热石英管为石英玻璃件，应避免碰撞以免破碎，使用过程中可用 10%盐酸浸泡 24 小时来清除杂质，用去离子水清洗干净晾干备用。禁止超声清洗。

8. 仪器长期不用时，需每隔 1 个月预热仪器半小时左右（在测量状态下预热才有用），有助于延长灯及仪器的寿命。

（二）故障诊断与排除

维修准备仪表工具：万用表，一字和十字改锥，两条短连接线，有条件的再准备一台双踪示波器。

1. 通讯失败

（1）检查仪器主机与计算机之间的通讯联线是否有松动，个别插针是否弯曲，连线是否脱焊。

（2）检查仪器是否接通电源，按下电源开关后指示灯是否点亮，电源线是否松动、脱落，电源开关处 3A 保险管是否融断。

（3）检查计算机软件串口设置是否与计算机实际工作串口匹配。

（4）关机状态下，检查仪器电源板、主板部分各连线是否有漏接、松动、脱落情况。

（5）观察主板指示灯，是否在正常工作状态。

（6）测量主板直流工作电压是否正常。

（7）尝试重启计算机再联机，或者更换一台计算机重试。

2. 软件维修

（1）串口被占用问题　当登录 PFWin 系统后，系统提示"警告：无法使用 COM1 端口，请检查端口是否正在被其他应用程序使用"信息，上述现象表明，当前选择的串口已被电脑的其他资源占用，此时需选择其他串口如 COM2，或者把占用该串口资源的应用程序关闭。

（2）无法与仪器联接　当登录 PFWin 系统后，系统提示"警告：无法与仪器联接，请检查线路是否正常"信息，此时首先点击信息框中的"重试"按钮，重新联机。若重新联机三次后仍然不能联接，则需对如下问题进行逐一排除。

①首先确保 PFWin 系统选择的串口与仪器连接的计算机串口一致，如 PFWin 系统选择的是 COM1，则不能把串口线连接到计算机的 COM2 上。然后确保计算机与仪器之间的串口线连接可靠，没有接触不良的情况。可以换一根串口线试一试，排除是串口线本身的问题。

②确保仪器处于开机状态。

③确保仪器工作正常，可换另一台装有 PFWin 软件且工作正常的计算机进行测试。

④确保计算机串口工作正常，排除计算机本身串口是坏的可能。

仪器联机正常后，在软件界面左下角的状态栏中会提示"联机工作"字样。

（3）无法打印测试报告　解决方法：首先确保打印机工作正常，其次确保打印机的驱动安装正确，点击 PFWin 软件界面中的"文件"菜单下的"打印机设置"栏，确保打印机选择正确。

3. 元素灯点不亮或者元素灯工作异常

（1）检查智能元素灯识别是否异常，确保使用本厂家提供的专用智能元素灯。注意：对于 Hg 元素灯，需要较高的起辉电压，长时间使用后容易出现点不亮现象，可在仪器上电后，使用灯盒内的海绵摩擦或者放电枪等协助 Hg 灯起辉发光。

（2）检查元素灯是否损坏，更换其他元素灯再试。

（3）检查灯驱动板是否松动、是否插接正确，检查灯线、灯插头、灯插座等接插部分是否有松动、脱落现象。

（4）检查灯驱动板、主板电压（±12V、+5V、+3.3V 等）是否正常。

（5）检查是否输入了灯电流，重新输入一遍灯电流。

（6）更换灯驱动板再试。

（7）检查点灯电源+500V 是否有，如果没有更换电源板后重试。

（8）更换主板后重试。

4. 测定过程中的问题

（1）灵敏度低　检查光路是否调节得当；是否没有设置点火，或者点火后炉丝不亮；加热温度是否过低，可调节加热温度，但设置温度不能超过 250℃；标准溶液保存时间是否过长，更换标准溶液来解决；载液是否流畅和反应正常，可检查管路流速是否流畅。

（2）气源　如果氩气气源已经打开程序运行正常，但在测试过程中听到噼啪声响，有可能是氩气没有进入反应管造成的，可通过调节氩气流量来改变。通过调节氩气流量还不能解决，可以拆下流量阀来进行修理。

（3）没有产生氩氢火焰　查看电炉丝有没有点亮，如果炉丝是亮的，再查看反应系统是否正常。

5. 进样器进样针偏差　在系统菜单选择"进样器调整"，打开进样器调试工具，按照操作步骤提示，先执行第一步："进样器零点复位"；第二步："定位至清洗中心点"，注意只需要选择清洗区即可；第三步：使用"前""后""左""右"及"下探"按钮调整进样针位置到合适位置；第四步："存储设置"；第五步："加载新设置"，即可修正进样器偏差问题。注意：如果位置保存错误，可以使用恢复默认按钮进行恢复。恢复后，需要从新调整位置。

6. 炉丝的更换　原子荧光的炉丝是用来点燃氢化物气体的重要组成部分，由于炉丝长时间高温下使用，再加上酸气的腐蚀，会造成炉丝在使用一段时间后发生熔断影响仪器的使用，因此炉丝的更换是必不可少的，下面简单介绍一下炉丝的更换过程，如图 24-2 所示。

（1）旋下压在陶瓷帽上的压盖，拆掉陶瓷帽。

（2）将陶瓷接线座、接线片、电阻丝（三种件已固定在一起）一起拔下来，注意不要把石英管碰碎。

（3）将新电阻丝按照原方式重新固定上。

（4）按拆卸的反顺序进行装配即可。

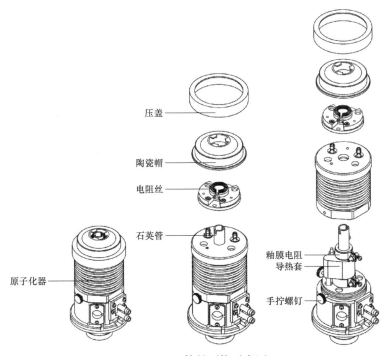

压盖

陶瓷帽

电阻丝

石英管

原子化器

釉膜电阻

导热套

手拧螺钉

图 24-2　炉丝更换示意图

第三节　北京吉天公司原子荧光光度计

目前，常用市售北京吉天公司原子荧光光度计主要有间歇泵进样的 AFS-8X 系列和顺序注射进样的 AFS-9X 系列产品。AFS-8X 系列和 AFS-9X 系列均可通过 AFS 系列 7.0x 版本软件控制。

一、仪器操作规程

（一）开始运行

1. 开机登录　安装检测所需的元素灯，打开氩气开关，将压力调至 0.2～0.3MPa，打开电脑电源开关，打开主机电源开关，运行 AFS 系列 7.0x 软件系统。系统出现"用户登录"对话框输入用户名和密码后，单击"确定"按钮登录系统。

2. 自检测　电脑与原子荧光光度计进行自动联机通讯，联机正常时，软件自动进入自检测画面。单击"检测"按钮，自动进行系统状态检测。如果检测通过，"状态栏"显示"√"，否则显示"×"。自检测通过后，单击"返回"按钮，进入程序主界面，如图 24-3 所示。

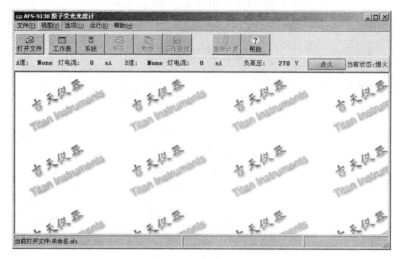

图 24-3 程序主界面

3. 新建文件　选择"文件"菜单中的"新建"可以新建一个文件。选择"文件"菜单中的"由…新建"将一个已有的文件作为模板来新建一个文件。

（二）数据采集

1. 方法编辑

（1）元素灯识别及选择　单击图 24-3"工作表"按钮,显示工作表窗口,如图 24-4 所示。单击"元素设定"按钮,进入元素选择画面,仪器自动识别 A、B 道元素灯的种类,并分别显示出来。也可以选择"手工设置"元素灯,手工设置元素灯时,作为单阴极灯处理。单击"重测"按钮,可重新判别元素灯。当元素灯设置好以后,单击"确定"按钮,退出该界面。

（2）编辑采集方法　在图 24-4 界面中,单击"编辑方法"按钮,进入"工作方法设定"对话框,如图 24-5 所示（此图为顺序注射 AFS-9X 系列仪器方法设定界面,若为间歇泵进样 AFS-8X 系列仪器则"顺序注射"按钮相应变为"间歇泵"）。

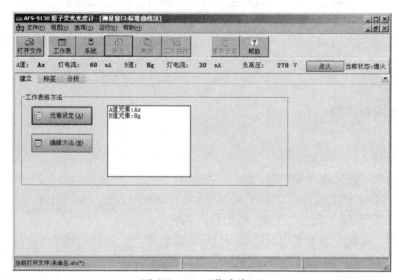

图 24-4 工作表窗口

①类型/模式。在图 24-5 界面单击"元素设定"按钮设定元素灯，具体设定过程同"(1)元素灯识别及选择"；进样模式可选自动进样或者手动进样；设定载气流量和屏蔽气流量。图中"省气方式"选中时，氩气只在数据采集的前一步才按设置的流量打开，其余时间只按基础流量打开。"省气方式"只是对 AFS-9X 系列的设备有效。

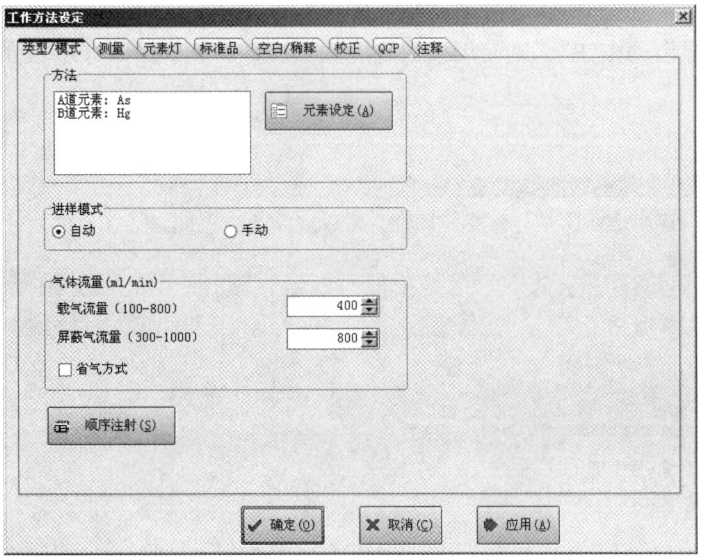

图 24-5　工作方法设定（类型/模式）

②测量。单击"测量"选项卡，可以设置测量条件，如图 24-6 所示。依次设置测量方法、读数方式、读数时间及延迟时间、RSD/检出限有效测量次数、标准品/样品重复测量次数及有效测量次数、标准品和样品精密度阈值、是否允许浓度负值、基线稳定性测量次数及起始位置、Test 溶液位置等。

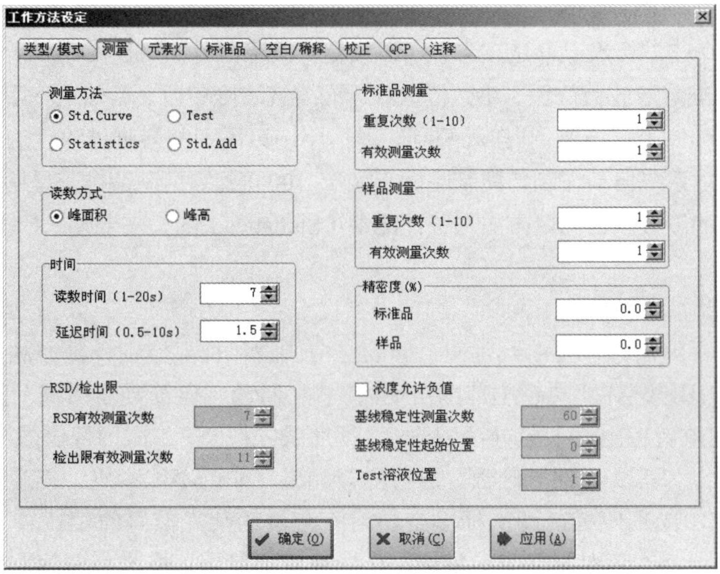

图 24-6　工作方法设定（测量）

③元素灯。单击"元素灯"选项卡，可以设置灯电流和光电倍增管负高压，如图 24－7 所示。对于单阴极灯，只需设置总电流即可，对于双阴极灯，总电流为主阴极与辅助阴极灯电流之和，设置好总电流后，辅助阴极电流自动设置为总电流的一半。当勾选"自动识别元素灯"时，系统在测量前会自动检测元素灯，当仪器中所安装元素灯与设定元素灯不一致时，系统给出提示并且终止测量。"B 道灯漂自动校正"功能是为波长 210nm 以上的汞等元素设计的，如果选择了"灯漂自动校正"，则使用校正后的数据。只有 9230 和 9330 设备有灯漂自动校正功能。

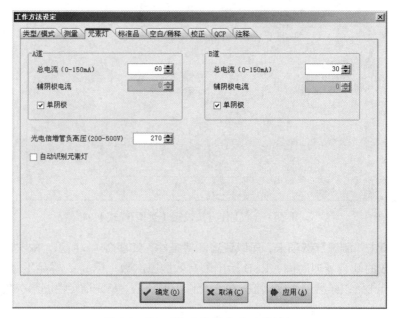

图 24－7　工作方法设定（元素灯）

④标准品。单击"标准品"选项卡，可以设定标准品条件，如图 24－8 所示。依次设置 A 或 B 道浓度及标准溶液放置位置、小数位数、标准溶液浓度单位、有效上下限浓度、曲线拟合次数、曲线是否强制过零点等。"自动配制"是指用户只需配制最高点浓度的标准溶液，其他标准点由顺序注射系统自动配制，配制比例不大于 100 倍。"自动编排"是指按顺序自动编排选中的标准系列的位置。当测量方法为统计测量（Statistics）时，需要输入检测 RSD 的浓度和位置信息。

⑤空白/稀释。单击"空白/稀释"选项卡，设定空白/稀释条件，如图 24－9 所示。设置稀释液的类型、稀释倍数、空白判别值、标准空白位置和样品空白计算方法，勾选"自动判断稀释""校正前重做空白""超出范围自动清洗"。勾选"自动判断稀释"时，如果样品测量结果 A/D 溢出或者超出最大标准系列浓度，程序将先按"第 1 次稀释倍数"进行稀释测量，如不能满足，将以"第 2 次稀释倍数"进行稀释测量，如仍不能满足，将跳过此样品，继续下面的测量。空白判别值指以两次标准空白溶液测量的荧光信号值相比较小于设定值为界限，认为测试稳定，这两次测量值取平均，作为空白测量值。标准空白溶液用量较大，建议用 0 号载流位置。

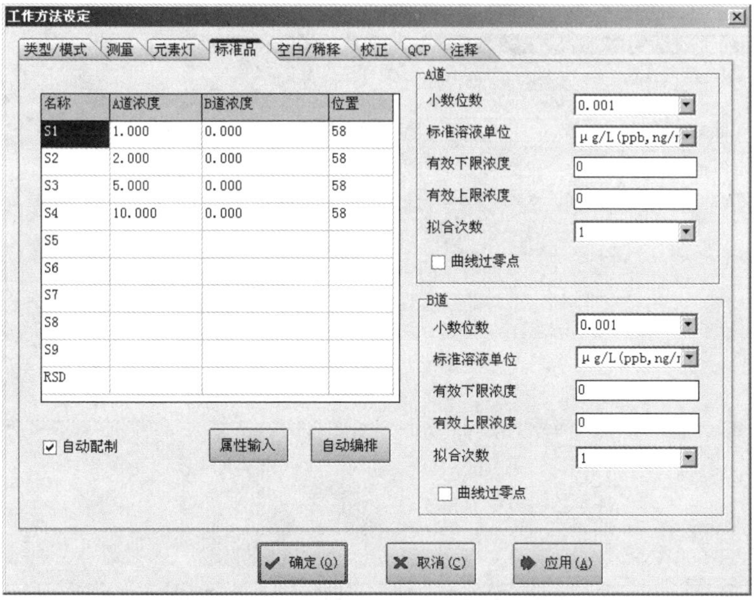

图 24-8　工作方法设定（标准品）

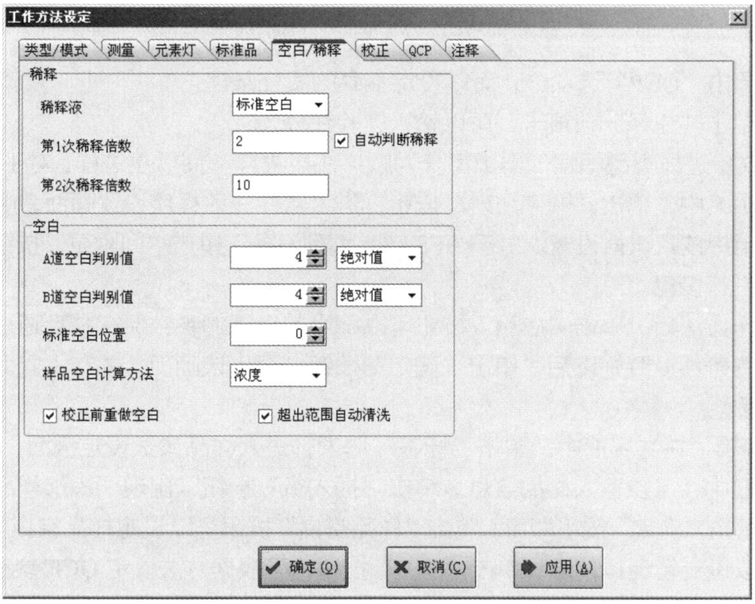

图 24-9　工作方法设定（空白/稀释）

⑥校正。单击"校正"选项卡，可以设定校正条件，如图 24-10 所示。当"使用曲线校正"选项选中时，系统每检测完一定数目样品后，会自动重做整个工作曲线，其中曲线重校频率为样品数目。当"使用斜率校正"选项选中时，系统每检测完一定数目样品，会自动进行斜率校正标准点的测量，并重校斜率，其中斜率校正频率为样品数目。斜率校正标准点为进行斜率校正时所使用的标准品顺序号，如果斜率校正标准点输入值为 3，系统会用标准品 S3 来进行斜率校正。

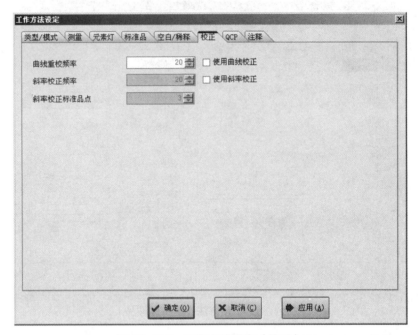

图 24-10 工作方法设定（校正）

⑦QCP。单击"QCP"选项卡，可以设定不同的质控条件。

⑧注释。单击"注释"选项卡，可以输入实验注释。

⑨进样设置。进样类型根据仪器类型分为顺序注射进样和间歇泵进样。对于 AFS-9X 系列设备，在图 24-5 中，单击"顺序注射"按钮，进入顺序注射程序设置画面，顺序注射程序较为复杂，建议用户按默认值设置。对于 AFS-8X 系列设备，单击"间歇泵"按钮，进入间歇泵程序设置画面进行设置。

设定完工作方法后，单击"应用"按钮可以将当前设置的参数保存并且通过串行口设置仪器参数。当所有条件设置好以后，单击"确定"按钮，退出该画面，并在主界面点击"点火"按钮，进行预热。

2. 样品编辑　在主界面中，单击"标签"选项，进入样品参数设定画面，如图 24-11 所示。在该对话框中，可以输入样品信息。单击"插入行"按钮，出现"添加样品"对话框，输入完信息后，单击"确定"按钮即可。单击"样品空白"按钮可以设定样品空白信息。单击"管理样"按钮可以设定管理样信息。单击"QCP"按钮，可根据方法设定 QCP 参数。对于已经编辑好的样品信息，可以单击"标签导出"按钮，系统出现"标签导出"对话框，输入文件名后，可以将编辑完成的样品信息存入独立的文件，文件的扩展名为.lbl。存盘完成后，也可以单击"标签导入"按钮，自动将样品信息进行导入。

3. 测量　单击"分析"选项，出现测量窗口，如图 24-12 所示，就可以开始测量。单击"预热"按钮，将灯预热 30 分钟。测量前调整取样针到合适的高度，将载流、还原剂 2 个管路放入相应溶液中（取样针槽内注入足量标准曲线稀释溶液，载流瓶中装入足量载流，还原剂瓶中装入足量还原剂）。蠕动泵压块卡入槽内，保证泵液正常。将少量水加入二级气液分离器液封盒中。

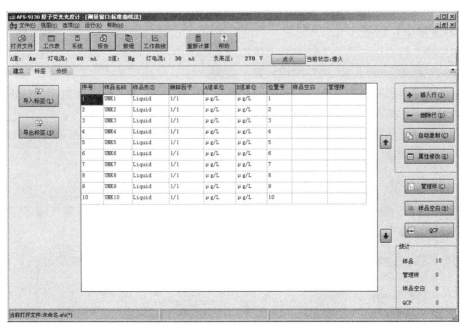

图 24-11　样品参数

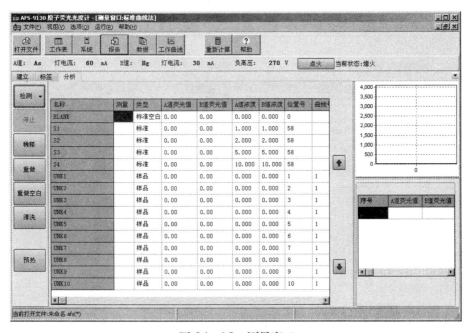

图 24-12　测量窗口

单击"检测"按钮，就可以开始测量。测量过程中，可以单击"停止"按钮，停止测量。测量后，可以使用"重做""稀释""清洗""重做空白"等功能。单击"检测"按钮旁边的下拉按钮，出现下拉菜单，用户可以选择"从当前位测量"或者"选中区域测量"。测量时，样品荧光强度值前出现"*"，表示此样品超出工作曲线的最大标准点；样品荧光强度值前出现"X"，表示此道样品在测量过程中出现了 A/D 溢出。

4. 测量结束　测量结束后，单击"清洗"按钮，出现"清洗程序"对话框。使用"清洗程序"清洗整个管路。先将 3 个管路放入载流溶液中，单击"清洗"按钮，完成后，再将 3 个管路放入纯化水中，单击"清洗"按钮，完成清洗。

如对工作曲线和样品参数进行任何修改，必须单击"重新计算"按钮对数据进行重新计算。需要说明的是原始数据一旦测试后不可更改，无法对其重新计算。

保存所有测试数据后，点击主界面"熄火"按钮，退出操作软件，关仪器主电源、计算机电源，关气，并做好使用登记。

（三）报告打印

1. 工作曲线　在程序主界面中，单击"工作曲线"按钮进入工作曲线设定画面，如图 24-13 所示。在该对话框中，可以设定工作曲线信息。

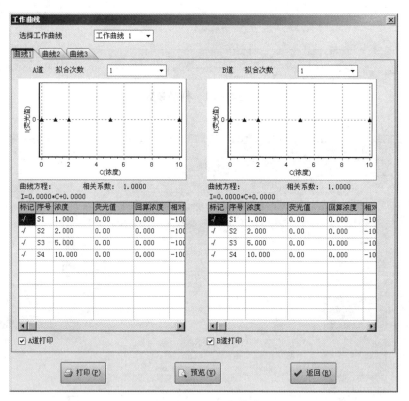

图 24-13　工作曲线

在本系统中，每道可以设定三条工作曲线，每一条工作曲线的拟合次数、标准点都可以分开选定。单击"打印"按钮，可以打印工作曲线报告，单击"预览"按钮，可以预览工作曲线报告。

设定完工作曲线后，在测量界面中选定样品或样品空白后，再选择"曲线号 A"或者"曲线号 B"所在列，单击鼠标右键，出现右键菜单，就可以指定该样品或样品空白所用的曲线号。

在主界面中，选择"选项"菜单中的"曲线号设定"菜单项，进入"曲线号设定"对话框，可以根据样品荧光值自动设定曲线号。注意实验时调整工作曲线第一点荧光值在 100 附近，最高点荧光值在 3500 以内，否则线性不理想。

2. 测量结果的打印

（1）条件、原始数据、结果和样品参数的打印　在主界面中，单击"数据"按钮或选择"视图"菜单中的"条件、原始数据、结果和样品参数"菜单项，进入"条件、原始数据、结果和样品参数"对话框。按"打印"即可打印上述内容。

（2）报告打印　在主界面中，用鼠标左键单击"报告"按钮或选择"视图"菜单中的"报告"，进入如图 24-14 所示画面（标准曲线法）。不同的测量方法，报告的格式不尽相同。

①标准曲线法。在图 24-14 对话框中，选择"报告 1""报告 2""省纸方式""详细信息报告"四种模式，在对话框的右边，可以选择 A、B 道进行打印。单击"环境参数"按钮，出现"测量环境参数"对话框，在其中输入相应信息后，单击"确定"按钮即可打印相关环境参数。

②统计测量法。有"相对标准偏差"和"检出限"两项，选择相应的选项后，单击"打印"按钮即可。

此外，在主界面中，选择"视图"菜单中的"综合报表"或"分道打印"菜单，可以对多个工作表中的数据进行打印，或是打印出指定通道的测量信息。

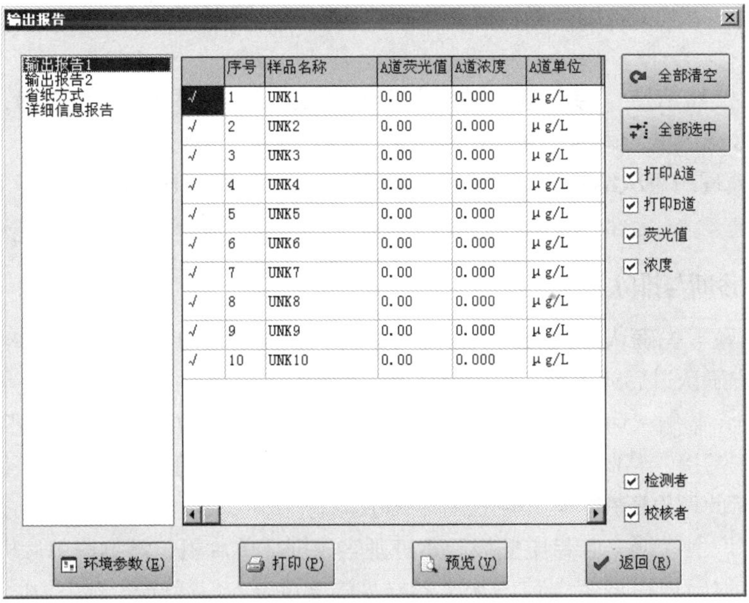

图 24-14　报告打印

二、仪器保养维护及故障诊断与排除

（一）仪器保养维护

1. 仪器放置环境要求　实验室温度应在 15～30℃之间，实验室应清洁无污染，仪器周围不能放置酸碱等化学物质。

2. 透镜和石英窗 透镜和空心阴极灯前端石英玻璃窗应保持清洁，避免手直接接触。如发现不洁现象，可用脱脂棉蘸乙醇和乙醚混合液拧干后擦拭（混合液比例乙醇:乙醚=30:70）。

3. 元素灯 在测试前建议至少预热30分钟以上。更换元素灯时，注意灯插头凸处一定要与插座的凹处吻合，且不要带电插拔，以免损坏仪器。元素灯不宜长期放置不用，应每隔半个月开机预热半小时。

4. 原子化室 原子化室内容易受酸气和盐类的侵蚀，因此透镜前帽盖和原子化器上会有白色沉淀物形成的斑点，可用干净的纱布擦拭，以保持清洁；石英炉芯如被污染，应及时正确清洗；更换电点火炉丝要按照说明书要求，将备有的专用炉丝换上即可，不可将炉丝剪短，否则阻值发生变化，与输入的电压不能匹配。

5. 气源 进行测试时，要先开气瓶，以防止液体倒灌，腐蚀气路系统，使用的氩气纯度在三个9以上；仪器运行过程中应保证气源气体稳定充足，保证气体入口管道的清洁，以防止灰尘堵塞气路。

6. 气液分离器 每次实验开始前检查二级气液分离器是否完全液封，如未液封，则补水；测试中，进行氢化反应时避免液体及气泡喷出一级气液分离器的上部出口。

7. 自动进样器 转盘式自动进样器由于Y向升降机的导轨轴外露，因此要注意防尘，当轴上润滑油干涸时应擦拭导轨轴并上润滑油；进样针为玻璃针，易断，因此在更换溶液等操作时要小心，避免将进样针碰断。

8. 蠕动泵 每次实验结束后将蠕动泵固定杆旋松，使泵管处于松弛状态，定期润滑蠕动泵压块。

9. 管路及仪器清洁 每次测试结束后要用纯净水清洗进样系统及反应器；仪器表面可用洗涤剂浸湿的纱布擦拭，再用干净纱布擦拭。

10. 废液处理 每次结束测试后应及时处理废液，不要放置过夜，废液桶上的通气口请勿遮挡或堵塞。

（二）故障诊断与排除

1. 通讯失败 先确认开机顺序是否正常；其次看仪器和电脑通讯电缆是否损坏，如损坏需更换；前两步确认过后还不行，可能是仪器硬件损坏。

2. 测量时无载气 可能是载气压力不足、气保开关不灵敏、控制电路故障。可将气保开关插头用短路子短接，若此现象消失，则说明气保开关内的弹簧压力过大，可将气保开关上部的顶丝拧松。若此现象还在，则说明控制电路故障。

3. 元素灯识别错误 若带电插拔元素灯则容易损坏单片机，需维修单片机。

4. 测量过程出现串口错误或溢出 若样品浓度过高，应稀释再测量；也可能是元素灯产生干扰，更换产生干扰的元素灯。

5. 顺序注射运行异常 可能是驱动电路故障或接触不良。

6. 自动进样器不复位 可能是驱动电路故障、光敏对损坏、机械或电缆故障。

7. 测量无信号 先检查进样反应系统有无堵漏，样品溶液、载流及还原剂吸入是否正常，是否有载气，观察有无氩氢火焰；再查看反应条件是否正确，具体可参考吉天仪器分析方法手册或其他资料；若还未解决，可能是仪器硬件故障。

8. 测量信号偏低 可能涉及到元素灯灵敏度下降、光路调节不正确、反应条件有问题及反应系统故障等问题。应检查光路，调节光路使灯发出的光斑落在原子化器石英炉芯的中心线与透镜的水平中心线的交汇点；检查反应系统，注意泵管有无堵漏；更改合适的反应条件，看信号是否能提升；以上问题排除后，更换新的元素灯，查看信号值。

9. 测量信号稳定性差 可能的原因有元素灯不稳或信号漂移、电路噪声大、气路有泄漏或堵塞、光路调节不正确、反应条件不正确、反应系统故障、存在污染等。可按下面顺序依次排查：灯预热 30 分钟以上试验，或换灯试验；不插灯测量，观察电路稳定性；检查维修气路；检查调节好光路；更换反应条件；检查反应系统，注意泵管压力、管道的清洁、堵塞、漏气等；查找污染源并清除，主要是容器污染、试剂污染、环境污染和仪器使用中产生的污染。

第四节 北京海光公司原子荧光光度计

一、仪器操作规程

（一）仪器测量前准备

在仪器管路和电气线路均连接妥善后，按照下列步骤进行测量前准备工作。

1. 安装元素灯 打开灯室上盖，可看到元素灯、灯架（两个或四个）、灯插座等部件。将待测元素灯安装在任意一个灯架上。

（1）元素灯安装 进行元素灯安装和拆卸时，均应先关闭主机电源。安装元素灯时，将灯插头上的定位销对准灯插座上的定位槽，垂直插入并插到底。然后打开灯架上盖，将元素灯放入、固定。取下时，应先拔掉灯插头，用手按住元素灯，再打开固定装置，以防止灯体被弹出而损坏。

（2）元素灯更换 更换元素灯时应先将灯电流设置为"0"，待灯冷却半分钟左右，切断主机电源，再进行更换操作。更换时首先将灯插头从插座上拔下，一只手扶住灯架上盖或元素灯（避免固定旋钮松开后元素灯因弹簧作用而弹出摔坏），另一只手旋转灯固定旋钮，至旋钮凹槽与灯架上的卡销吻合，然后缓慢打开灯架上盖，将灯取下。

2. 开机

（1）检查计算机与仪器线路连接状态，确保连线正常。

（2）打开计算机。

（3）依次打开蒸气发生装置电源开关、原子荧光主机电源开关，待仪器完全进入复位待机状态后，即可打开操作软件。

注意： 自动进样器上电复位所需时间随初始状态不同而有所不同，故最好在自动进样器复位动作完成后，再开启主机电源开关，以免引起主机与自动进样器通信失败故障。

3. 灯位调节 不同元素所需的原子化器高度不同，可根据操作软件推荐高度进行调节，原子化器高度常用范围：8～10mm。使用升降机构调节原子化器高度，调光器调节光斑位置。

以砷元素为例（其他元素灯的调节方法同砷元素），砷元素最佳原子化器高度为 8mm，具体调节步骤如下。

（1）仪器操作软件执行关气功能，将调光器放在炉芯上，使调光器刻度面垂直于砷元素灯透镜镜筒。

（2）调节原子化器升降结构，使原子化器高度为 8mm，即升降机构标尺在 8mm 处。

（3）调节砷元素灯架上的灯位调节旋钮，四个旋钮配合使用，使光斑圆心与调光器垂直刻线和 8mm 刻线的十字交叉点重合。

（4）调节完毕后，取下调光器。

如果光斑不清晰（说明聚焦不好），可适当调节元素灯的前后位置，调节完成后，需确保元素灯保持水平。如果两种元素同时测定，另一只元素灯调节方法同上。最后，调整调光器，使其刻度面垂直于检测器入射光镜筒，保证两只灯的光斑圆心在调光器上垂直刻线和相应高度的十字交叉点重合。

汞元素灯激发荧光较弱，光斑不明显，调节时可打开"仪器自检"选项，点击元素灯能量自检，在光斑较亮的状态下进行调节。

4. 开气　打开气瓶阀门，调节压力表出口压力在 0.25～0.30MPa 之间。仪器安装、重新连接气路或在实验过程中发现数据异常波动时，应考虑气路密封性问题，可使用泡沫丰富的肥皂水检查。

注意：不开气源或者气源压力不足均可导致测量时出现"无载气"提示，禁止操作。

5. 仪器预热

（1）静态预热　双击软件图标，进入仪器软件操作界面，打开"方法条件设置"标签，可进行元素灯设置，仪器可自动识别相应通道上的元素灯种类，如进行单元素测量，将不测元素设置为"None"（位于下拉菜单内）即可。根据实际分析需求选择不同的灯电流，空心阴极灯点亮后应发光稳定、无闪烁现象。点击"点火"按钮，炉丝发亮，仪器开始对空心阴极灯和原子化器进行预热，一般 20 分钟后即可达到相对稳定状态。点击工具栏中的"静态"按钮，"仪器静态监视"窗口打开，可实时监测灯预热情况。适当升高原子化器挡光，荧光信号增大，更利于观察。

（2）动态预热　准备好所需试剂，点击"检测"按钮，对载流进行连续测定，可对空心阴极灯及原子化器等各个部分进行充分预热，通常预热 10～20 分钟即可。

注意：在进行元素灯预热时，需点击"检测"按钮，在测试状态下进行，若仅打开主机而不运行测量功能，元素灯不启用工作电流，达不到预热效果。

6. 分析条件设置　在"方法条件设置"界面中，可对元素灯参数、灯工作方式、进样方式以及测试时所用负高压、气流量、读数和延迟时间等基本条件进行设置。使用者依据待测元素的含量确定标准曲线的浓度范围，并将灯电流、负高压等各项参数值设定合适。载气流量和屏蔽气流量按照软件默认值即可。延迟时间、积分时间需根据实际测样过程中出峰位置情况进行调节，一般按照软件默认值即可。

注意：参数设定可采用默认值，也可根据实际情况进行调整。灯电流和负高压值越大，荧光信号越强，但灯电流过大会缩短灯的使用寿命，负高压过高会降低信噪比。

（二）仪器工作参数的设置与优化

1. 光电倍增管负高压设置　光电倍增管负高压指施加于光电倍增管两端的电压。光电倍增管将光信号转换成电信号，并通过放大电路将信号放大。在一定范围内，负高压与荧光信号（荧光强度 I_f）成正比。负高压越大，放大倍数越大，但同时暗电流等噪声也相应增大。因此，负高压设置满足分析要求既可，不能设置过高。一般采用仪器默认值 300V 左右即可。

2. 灯电流设置　原子荧光光度计注射泵系列不仅可自动识别元素灯种类，也可自动判别单、双阴极灯。对于单阴极灯，只需设置总电流即可；对于双阴极灯，总电流为主阴极灯与辅助阴极灯电流之和，设置好总电流后，辅助阴极电流自动设置为总电流的一半，即主阴极灯与辅助阴极灯电流配比为 1:1。不同的元素，主阴极灯与辅助阴极灯电流的最佳配比不同，用户可通过实验进行调整。A、B 道的灯电流需分别输入，范围为 0～150mA，最小变量为 1mA。一般采用软件默认值即可。汞灯实际上为阳极汞灯，灯电流设置不宜过高，常用范围 15～30mA。汞灯易受温度等外界因素的影响。

3. 原子化器高度设置　原子化器高度指原子化器顶端到透镜中心水平线的垂直距离，而不是原子化器的实际高度。因而其指示数值越大，原子化器反而越低，氩氢火焰位置也越低。在载气和屏蔽气流量、反应条件不变的情况下，氩氢火焰的形状是一定的，激发光源在氩氢火焰上的照射位置决定于原子化器的高低。当激发光源照射在氩氢火焰上原子蒸气密度最大位置时，激发出的原子荧光信号（即荧光强度 I_f）最强。而原子蒸气以火焰中心线为轴心呈扩散状分布，通常在火焰的中心线，原子蒸气密度最大，外围逐渐减小；在火焰中的不同高度，原子蒸气密度差异很大。不同元素在火焰中的最佳原子化高度不同，但在实际运用中，元素灯照射在火焰上的光斑较大，而各元素最佳观测高度相差不大。一般原子化器高度范围为 8～10mm。

4. 气流量设置　由蒸气反应产生的待测元素气态原子或化合物、氢气及少量水蒸气在载气（氩气）的推动下进入屏蔽式石英炉芯内管，即载气管。氢气被点燃，形成氩氢火焰，待测元素的气态原子或化合物在此火焰中进行原子化形成原子蒸气。石英炉芯外管和内管之间通有氩气，作为氩氢火焰的外围保护气体，称为屏蔽气，具有保持火焰形状稳定、防止氢化物被氧化及防止荧光猝灭的作用。载气流量对氩氢火焰稳定性及荧光强度大小影响较大。载气流量过小，氩氢火焰不稳定，重现性差；载气流量过大，原子蒸气被稀释，荧光信号降低，过大的载气流量还可能导致氩氢火焰被中断，无法形成，使测量没有信号。屏蔽气流量过小，屏蔽效果差，氩氢火焰宽大，信号不稳定；屏蔽气流量过大，氩氢火焰细长，信号不稳定且灵敏度降低。一般载气流量和屏蔽气流量按照软件默认值即可。

（三）样品测量

试验用试剂和溶液准备好后，点击"清洗"按钮，执行清洗程序，在此过程中调节蠕动泵卡板调节轮，观察还原剂管、样品管、排废管及载流补充管，以液体能稳定流动为准，同时观察蒸气反应是否发生，反应管中有丰富气泡产生即为正常。标准溶液和样品溶液可按默认位置摆放，也可根据实际情况进行修改。

1. 标准曲线测量　选择"样品测量"标签下的"空白测量"，选中"标准空白测量"，点击"测量"按钮。当两次测量结果小于空白判别值时，仪器自动停止，同时读取标准空白值。

点击"标准测量"，输入标准系列浓度值。光标回到首行，点击"测量"按钮。标准曲线测量完成后，仪器自动停止，同时显示标准曲线信息。

2. 未知样品测量

（1）点击"空白测量"标签，选中"样品空白测量"，设定空白测定次数，点击"测量"。测量完毕后，仪器自动停止，同时读取样品空白值。

（2）点击"未知样品测量"标签，点击"样品设置"按钮，弹出"样品参数设置"对话框，设置起始行、样品个数、样品名称、起始编号等信息。设置完毕后，将光标放至第一行，点击"测量"按钮，仪器开始测量未知样品，并给出样品浓度、荧光强度等信息。

注意： 测量标准空白值时，如果仪器自动停止，空白值为最后两次测得的平均值；如果手动停止，则为最后测量值。

（四）数据处理

点击"保存"按钮保存测量结果。点击工具栏中"报告"按钮，可编辑各项报告信息。点击"文件"→"报告打印"，可选择打印各项报告内容。

（五）清洗

测量结束后，倒出载流槽中剩余载流液，将采样针和还原剂管放入去离子水中，执行软件上"清洗"功能。清洗干净后，将管路从水中拿出，继续"清洗"功能，排空管路中液体。

（六）关机

执行软件上"熄火"功能，退出操作软件，关闭主机电源、自动进样器电源及计算机电源，关闭气瓶。

（七）标准溶液、载流液与还原剂等溶液的配制方法

1. 标准溶液的配制

（1）试剂及纯度　硝酸：优级纯；盐酸：优级纯；实验用水：去离子水。硫脲：分析纯；硼氢化钾（或硼氢化钠）：含量不小于 95%。氢氧化钾（或氢氧化钠）：分析纯；重铬酸钾：分析纯。所有玻璃器具均需用 20%（V/V）硝酸溶液浸泡 24 小时以上，晾干、备用。

（2）1mg/ml 砷、汞标准储备液　均从国家标准物质研究中心购买。

（3）10 μg/ml 砷、汞标准使用液的配制　砷标准使用液：准确移取（2）中砷标准储备液 1.00ml，于 100ml 量瓶中，加入浓盐酸 5ml，用去离子水稀释至刻度，摇匀，备用。汞标准使用液：准确移取（2）中汞标准储备液 1.00ml，于 100ml 量瓶中，加入浓硝酸 3ml 及重铬酸钾 0.05g，用去离子水稀释至刻度，摇匀备用。

（4）1 μg/ml 砷标准使用液的配制　准确移取（3）中 10 μg/ml 砷标准使用液 10.00ml 于 100ml 量瓶中，加入浓盐酸 5ml，用去离子水稀释至刻度，摇匀，备用。

（5）0.1 μg/ml 汞标准使用液的配制　准确移取（3）中 10 μg/ml 汞标准使用液 1.00ml 于 100ml 量瓶中，加入浓硝酸 3ml 和重铬酸钾 0.05g，用去离子水稀释至刻度，摇匀，备用。

2. 载流液的配制　（体积分数为 5%的盐酸溶液）量取盐酸 50ml，倒入预先加入去离子水的 1000ml 烧杯中，再用去离子水稀释至刻度，摇匀，备用。

3. 还原剂的配制　（20g/L 硼氢化钾或 14g/L 硼氢化钠溶液）称取氢氧化钾（或氢氧化钠）5g 溶解于约 500ml 去离子水中，加入硼氢化钾 20g 或硼氢化钠 14g 并使之溶解，用去离子水稀释至 1000ml，摇匀，备用。

4. 硫脲溶液的配制　称取硫脲 20.0g，溶于 200ml 量瓶中，用去离子水稀释至刻度，摇匀，备用。

5. 标准系列溶液的配制

（1）砷标准溶液的配制　见表 24-1。

表 24-1　砷标准溶液的配制

序号	配制标准溶液浓度（ng/ml）	移取 1 μg/ml 砷标准使用液体积（ml）	加入 100g/L 硫脲溶液的体积（ml）	加入盐酸体积（ml）	定容体积（ml）
1	0.00	0.0	10.0	5.0	100
2	1.00	0.1	10.0	5.0	100
3	2.00	0.2	10.0	5.0	100
4	4.00	0.4	10.0	5.0	100
5	8.00	0.8	10.0	5.0	100
6	10.00	1.0	10.0	5.0	100

注意：标准系列均用去离子水定容至刻度

（2）汞标准溶液的配制　见表 24-2。

表 24-2　汞标准溶液的配制

序号	配制标准溶液浓度（ng/ml）	移取 0.1μg/ml 汞标准使用液体积（ml）	加入盐酸体积（ml）	定容体积（ml）
1	0.00	0.0	5.0	100
2	0.10	0.1	5.0	100
3	0.20	0.2	5.0	100
4	0.40	0.4	5.0	100
5	0.80	0.8	5.0	100
6	1.00	1.0	5.0	100

注意：标准系列均用去离子水定容至刻度

二、仪器保养维护及故障诊断与排除

（一）仪器保养维护

大部分金属化学性质活泼，极易受外界环境条件（如水汽、酸、碱等）影响而发生锈蚀。为使仪器能够保持良好性能，延长使用寿命，需经常对其进行维护及保养，减少锈蚀侵袭。

1. 日常维护

（1）严禁将酸液、碱液及水等液体洒在仪器上，误洒时，请及时清理。

（2）每周用钟表润滑油涂抹裸露活动部件，如自动进样器丝杆、滑轨部件、蠕动泵等，既可保证设备部件的润滑，又可有效隔离金属与空气中的酸碱，减少部件的腐蚀。

（3）每两周用纱布或毛巾蘸取少量凡士林反复擦抹仪器表面及内部可接触到的部位（光学仪器，严禁触碰透镜）。

（4）泵管老化时及时更换。

（5）仪器应定期通电运行，不可长期搁置。

2. 操作注意事项

（1）安装元素灯时务必关闭主机电源，确保灯头上定位销与灯座定位槽吻合，错位连接可能烧坏主板，导致通讯失败。

（2）调光时应先关闭氩气，以免调光器堵塞载气通路导致返液。

（3）更换元素灯时要在关机一段时间后再进行操作，防止灯丝在过热时受到振动而发生阴极材料溅射，影响灯的发光强度和寿命。

（4）仪器运行前，应先打开氩气阀门，调好出口压力。

（5）若样品浓度过高，可点击"清洗"按钮，反复清洗采样管及样品环再进行测量。

（6）测试结束后，应将样品管和还原剂容器管插入去离子水中运行仪器，以清洗管道，并将管道内液体排空，再将卡板调节轮调节至最下端，使泵管处于非挤压状态，最后关闭氩气瓶阀门，以防液体回流腐蚀气路控制箱。

（7）注意各泵管应无泄漏，应定期向泵管和滚轴间滴加硅油，防止磨漏。

（8）应及时清理二级气液分离器中的积液，以防溶液进入原子化器。

（9）打开操作软件的同时打开仪器电源，间隔不要太长，否则可能造成计算机与仪器主机的通讯中断。

（10）载流液和还原剂应注意及时更换，不可使用放置时间较长的载流液和还原剂，测量时宜现用现配。

（11）元素灯预热需在测量点灯状态下进行，仪器需预热 30 分钟以上才可达到预热稳定作用。汞灯、锑灯预热时间应长些，最好在 1 小时左右。

（12）更换溶液时，避免进样针折断及自动进样器表面滴上液体而损坏仪器。

（二）故障诊断与排除

常见故障诊断及排除，见表 24-3。

表 24-3　仪器常见故障诊断与排除方法

序号	故障现象	故障原因或解决办法
1	开机电源指示灯不亮	检查电源保险丝
2	灯能量检测无反应	接触不良或检测电路故障
3	测量时注射泵不动作	柱塞锁紧螺母脱落；注射泵驱动器损坏
4	软件点火后炉丝不亮	检查炉丝是否烧断，更换电炉丝
5	软件提示无载气	检查氩气钢瓶是否打开或压力是否调节到规定范围
6	软件提示信号溢出	降低测量条件、稀释高浓度样品
7	软件功能菜单灰化，禁止使用	连接数据库

续表

序号	故障现象	故障原因或解决办法
8	测量时信号弱	校正灯位；更换泵管；压紧排废泵管
9	测量时无信号	检查反应管是否有气泡；更换泵管；更换气液隔离膜
10	测量时空白值高	管路污染；试剂污染（例如酸、硼氢化钾、水等）
11	标准曲线线性不好	用 20%硝酸溶液浸泡所用试剂瓶

起草人：杜娟（山西省食品药品检验所）

　　　　钱叶飞（苏州市药品检验检测研究中心）

　　　　张欣华　张建平（内蒙古自治区食品药品检验研究院）

复核人：苏建（河北省药品检验研究院）

　　　　陈仲益（宁波市药品检验所）

　　　　撖志明　马玲（宁夏回族自治区药品检验研究院）

第二十五章　核磁共振仪

在静磁场中，具有磁矩的原子核存在着不同能级，此时，如运用某一特定频率的电磁波来照射样品，原子核即可进行能级之间的跃迁，这就是核磁共振。原子核能级的变化不仅取决于外部磁场强度的大小及不同种类的原子核，而且取决于原子核外部电子环境，这样我们就可获得原子核外电子环境的信息。宏观上讲，当用适当频率的电磁辐射（RF）照射样品，宏观磁化强度矢量从 Z 轴转到 X 或 Y 轴上，通过接受器及傅里叶转换就得到核磁共振谱图（图 25−1）。常用的核磁谱有氢谱、碳谱、氟谱、二维谱（同核相关、异核相关、DEPT 等）等，可用于解决化合物的定性与定量问题。核磁共振氢谱能提供重要的结构信息：化学位移、耦合常数及峰的裂分情况、峰面积。在核磁谱图上，通过化学位移可判断出官能团的情况，通过 J 耦合可判断出原子的相关性，通过偶极耦合可判断化合物的空间结构，峰面积则能定量的反映氢核的信息。在氢谱中，氢的峰面积与其个数成正比，与紫外响应等无关，因此亦被称为绝对定量，此外氟谱、二维谱等也被用于定量实验中。在测试时，所用样品应为非磁性且非导电性，样品浓度要适当，在定量实验中，则需要关注脉冲序列、增益值（rg）、采样频率（AQ）、弛豫时间（D1）等参数。

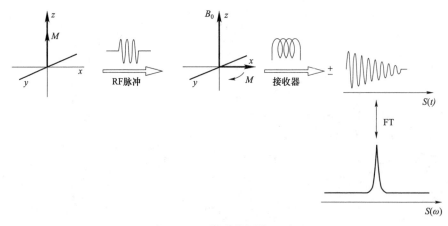

图 25−1　核磁共振仪器原理

第一节　核磁共振仪结构及工作原理

核磁共振仪通常由磁体、探头、前置放大器、机柜、计算机五部分组成（图 25−2）。

样品经过脉冲照射后，磁化矢量将以脉冲的照射方向为轴在垂直于脉冲的照射方向的平面内转动。如经过 Z 轴脉冲照射后，磁化矢量被转到 XY 平面上并绕 Z−轴旋转。由于此转动切割了接受器的线圈，并在接受器的线圈中产生振荡电流，其频率就是 Larmor 频率。在核磁共振仪中，接收线圈与发射线圈是同一线圈。信号首先被送到前置放大器然后送到接收器，接收器分解此信号并经过傅里叶变换使之频率衰减到声频范围，模拟数字转换器将此信号数字化，存储到计算机内。

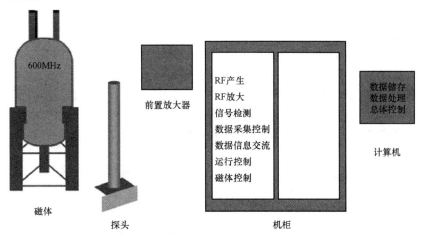

图 25-2　核磁共振仪构造示意图

第二节　核磁共振仪操作规程

一、开机操作

需要严格遵守以下开机顺序。

1. 开空压机。

2. 开计算机。

3. 开机柜总电源，此时交换机已经开始工作。

4. 开 Acquisition system（AQS），等待红灯灭及 Intelligent Pulse Sequenz Organizer（IPSO）引导结束。

5. 开功放电源，要等待该功放初始化结束（红灯灭）。

6. 开 Bruker Smart Magnet control System（BSMS）单元，等待初始化结束（红灯灭）。

7. 如果要使用自动进样器，将其开启。

8. 在计算机上运行 TOPSPIN 软件。

二、样品制备

核磁共振测定常用的溶剂的为氘代二甲亚砜、氯仿、甲醇、水等，样品如果只做氢谱，3～10mg 样品量即可，对于分子量较大的样品，有时需要更高的浓度，但是浓度太大可能会由于黏度增加等原因降低分辨率；样品如需做碳谱，应尽量配饱和溶液，以减少采样时间。

三、1H 谱定性试验

1. 设置　新实验在"Start"菜单中点击"Create Dataset"功能，在弹出的菜单中设置新实验，填写实验名、实验号、处理号、存放路径、用户名、溶剂名、实验参数类型、谱图抬头。点击"OK"。

2. 进样 用 "sx 样品位置" 指令，使用自动进样器放样品。待样品完全放入核磁腔体后执行下一步。

3. 自动锁场 在 "Acquire" 菜单中点击 "Lock" 功能，在弹出的菜单中选择对应的氘代试剂。待锁场完成后进入下一步。

4. 自动调谐 在 "Acquire" 菜单中点击 "Tune" 功能，自动调谐实验设置的通道。

5. 自动匀场 在 "Acquire" 菜单中点击 "Shim" 功能，运行 Topshim 匀场。

6. 设 90 度参数 在 "Acquire" 菜单中点击 "Prosol" 功能，程序会调用该探头的 90 度标准参数。

7. 自动增益计算 在 "Acquire" 菜单中点击 "Gain" 功能，程序会临时采样，以确定信号放大倍数 rg 的值。

8. 采样 在 "Acquire" 菜单中点击 "Go" 功能，程序将开始采样。

9. 在界面下方的命令输入行输入 "efp" 完成傅里叶变换。

10. 在界面下方的命令输入行输入 "apk abs" 完成相位调整和基线调整。

11. 峰值检测 在 "Process" 菜单中直接点击 "Pick Peaks" 功能，在子窗口中摁住鼠标左键选定峰，退出窗口前要选择保存退出。

12. 积分 在 "Process" 菜单中直接点击 "Integrate" 功能，数据图形将进入手工积分的子窗口，根据需要选定积分之后选择存盘退出。

四、1H 谱定量试验

除第 6 步外，其余均参考 "1H 谱定性试验" 步骤操作。第 6 步变更如下。

设弛豫时间（D1）以及 90 度参数：在 "Acquire" 菜单中点击 "Prosol" 功能，程序会调用该探头的 90 度标准参数，在参数设置界面将 D1 参数修改为适宜的弛豫时间，一般弛豫时间要求大于 5 倍观测核的纵向弛豫时间（T1）。注：在 1H 谱定性试验中弛豫时间一般默认为 1～2 秒，定量试验中必须要调整此项参数，否则结果将产生较大偏差。

五、常用命令

见表 25-1。

表 25-1 常用命令

指　令	注　解	指　令	注　解
.all	显示全谱	atma	全自动调谐
abs	自动基线校准	atmm	半自动调谐
apk	自动校正相位	bsmsdisp	打开软件匀场菜单
ased	编辑简要采样参数	cf	开机初始化
eda	编辑所有采样参数	rga	自动计算增益
edasp	编辑实验通道	rpar	读实验参数
edc 或 new	编辑新实验文件	rsh	读匀场文件，主要读取匀场线圈电流值，setsh 改场值，回车后生效

续表

指　令	注　解	指　令	注　解
edhead	定义当前探头	sref	将 0ppm 附近的峰标定为 0ppm（专用于 TMS 氢谱、碳谱）
edlock	编辑锁参数	sym	同核二维谱的对称化处理
edte	打开温控窗口	topshim	自动匀场，针对当前样品基础匀场
efp	乘以窗函数、傅里叶变换、相位处理	tr	将内存中正在累加的采样信号转存到硬盘上
gs	一直采样，但不存盘	wobb	手动调谐
iconnmr	运行自动进样器流程	wsh	写匀场文件
ii	初始化	xfb	二维谱傅里叶变换
lock	锁场	xwinplot	运行全屏幕画图软件
lockdisp	打开锁场窗口	zg	执行采样
pps	自动峰值检测	zgefp	采样，然后乘以窗函数、傅里叶变换、相位处理
re m n	跳转到实验 m 处理号 n 处（m、n 均为阿拉伯数字）		

六、常用参数

见表 25-2。

表 25-2　常用参数

指　令	注　解	指　令	注　解
cy	谱图中最高峰的相对高度值	Lb	EM 类型窗函数的指数衰减系数
d1	延迟时间（作用于每次采样之前）	ns	累加次数
ds	空采次数	ol	观察道中心频率偏置（单位 Hz）
dw	相邻两个采样点之间的时间间隔	olp	观察道中心频率偏置（单位 ppm）
o2	去偶道中心频率偏置（单位 Hz）	si	谱图点数
o2p	去偶道中心频率偏置（单位 ppm）	sr	谱图横坐标校正偏移量（单位 Hz）
pc	峰值检测灵敏度	sw	谱宽（单位 ppm）

续表

指　令	注　解	指　令	注　解
p1	脉冲宽度	swh	谱宽（单位 Hz）
pLwl	观察道功率	td	FID 采样点数
rg	增益		

第三节　仪器保养维护及故障诊断与排除

一、安全注意事项

1. 磁场强度及 5 高斯线范围　一般而言，核磁共振仪的 5 高斯线范围水平方向在 0.5～1m，垂直方向 1～2m，应根据不同的仪器型号磁体强度以及屏蔽装置，在说明书中确定仪器的 5 高斯线范围。

2. 张贴磁场警示标志　带有手表、钥匙、磁卡、金属股关节，尤其是心脏起搏器的人不得入内。

二、仪器保养维护

1. 室温设定　由于机柜会产生大量热量，所在的磁体间应设定温度不高于 21℃。在潮湿的季节应该除湿。

2. 清理机柜滤网　机柜前门上的滤网应定期清洗。将滤网拆下后可用清水冲洗，冲净后晾干，再放回机柜内。

3. 空压机及气源　空压机工作时会散发出大量热量，所处的房间应使用空调，保持室内空气干燥。应定期检查有无积水。

4. 经常检查并记录液氮、液氦高度，按时添加　此项维护十分关键，液氮、液氦过分消耗情况下，可能导致超导线圈失去超导性，会造成较大损失。应定期添加液氮、液氦，一般而言，液氮需要每周添加一次，液氦为数月至半年添加一次，液氮高度与指示灯的关系如表 25-3。

表 25-3　液氮高度与指示灯关系

指示灯	液氮高度
4 个绿灯亮	大于 90%
3 个绿灯亮	70%～90%
2 个绿灯亮	50%～70%
1 个绿灯亮	30%～50%
1 个红灯亮	10%～30%，必须立即补加
1 个红灯闪	小于 10%，必须立即补加

三、故障诊断与排除

1. cf 出错　重做 cf；检查各个单元的电源指示灯，包括单元后部的电源指示灯，或者联系仪器厂商。

2. 运行突然缓慢或报奇怪错误　做"ii"指令，重启 TOPSPIN 电脑或者重启整个系统。

起草人：刘阳　张才煜（中国食品药品检定研究院）
复核人：宁保明（中国食品药品检定研究院）

第二十六章　氨基酸分析仪

氨基酸是含氨基和羧基的有机物，是组成蛋白质的基本单位，氨基酸通过缩合形成肽链，一条或多条多肽链组成了蛋白质。氨基酸分析首先需要把蛋白或肽水解成单个氨基酸，采用阳离子交换色谱分离，茚三酮试剂柱后衍生，形成可被检测的有色物质，从而对游离氨基酸的组成和组分含量进行分析。

第一节　Sykam 氨基酸分析仪

一、仪器结构及工作原理

（一）仪器结构

氨基酸分析仪的仪器主体包括溶液存放单元、进样器、洗脱泵、衍生检测系统等，通过外接的色谱工作站和计算机进行仪器控制及数据采集处理。

（二）工作原理

氨基酸样品通过进样器注入，氨基酸被洗脱液传送到分离柱中并吸附在分离柱的树脂上，当不同的洗脱液被泵入分离柱时，因洗脱溶液的 pH 值、离子浓度、分离柱温度以及氨基酸本身的性质不同而使各种氨基酸得以分离，分离后的氨基酸与衍生泵传输过来的茚三酮进入高温反应器中发生衍生反应，生成可以被分光光度计检测的有色物质，有色物质对应的吸收强度与洗脱出来的各氨基酸浓度之间的关系符合朗伯−比尔定律，检测后的电信号被转换成数字信号，经计算机系统分析处理。仪器通过精确控制各种分离条件以保证分离、检测的重复性，根据相对测量原理，对比标准样品即可对未知样品中的氨基酸进行定性定量检测。原理流程见图 26−1。

根据用途，氨基酸分析仪可以配置不同类型的色谱柱和洗脱液，Na^+ 型分离柱和 Na^+ 洗脱液一般用于蛋白质水解氨基酸分析；Li^+ 型分离柱和 Li^+ 洗脱液能分离更多种类的氨基酸，一般用于动植物体液中的氨基酸和酰胺分析，也可以分析蛋白水解氨基酸；K^+ 型分离柱和 K^+ 洗脱液分离柱一般用于生物胺分析。

二、Sykam 氨基酸分析仪操作规程

（一）开机

打开各模块电源，各模块自动进入待机状态。此时应检查仪器的基本状态，包括气压、液面、仪器显示等。

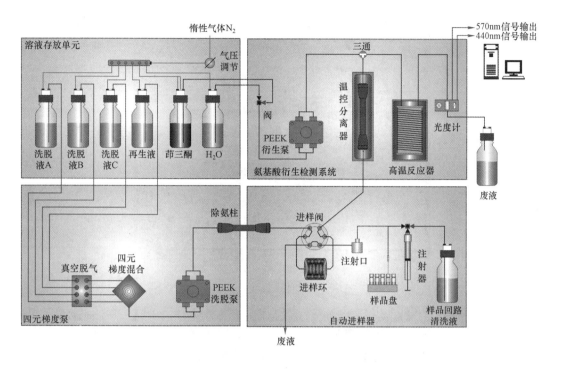

图 26-1　氨基酸分析仪原理流程

　　初次使用，需安装 Clarity 软件并进行仪器和软件配置，包括仪器模块添加、端口设置、数据文件目录、审计追踪文件目录、账户权限等。此工作通常已经由安装工程师完成，如果必要，可参照仪器提供的说明书进行安装和配置。

　　仅进行数据处理时，则不必开机。可登录软件的"离线数据处理"。如果没有设置专门的"离线数据处理"虚拟仪器，登录软件时会显示"无法联机"，选择"取消"也可进入脱机数据处理界面。

（二）运行软件，登录项目

　　运行 Clarity 软件，点击"Login"或仪器图片进入仪器窗口，点击"设置项目目录"进入"项目设置"窗口，点击"新建"编辑文件夹名（如果文件夹是以前在此添加过的，点击"打开"选择路径即可），输入文件夹名。点击"确定"。仪器自动建立"Data"（数据文件路径）和"Calib"（校正文件和标样文件路径）文件夹，分别用于存放样品图谱和标样图谱。把校准文件复制到当前路径"新建文件夹"下 Calib 文件夹中。登录界面见图 26-2。

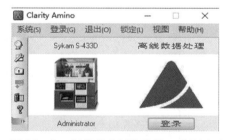

图 26-2　氨基酸分析仪软件-登录界面

（三）初步检查和准备

　　如果仪器闲置了一段时间，或者更换了某种液体，登录后应进入软件的设备监视器窗口，进行泵排液、进样器洗针、柱温和反应器升温等准备工作。设备监视器窗口界面见图 26-3。

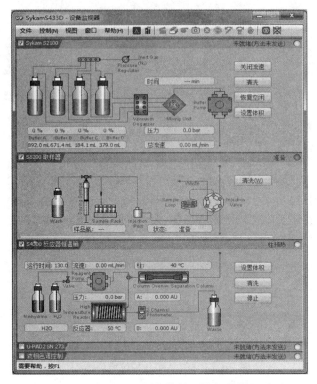

图 26-3　氨基酸分析仪软件-设备监视器界面

（四）编辑样品序列

　　点击"序列"进入序列编辑窗口，表中 SV（首瓶）、EV（末瓶）、I/V（针/瓶）、文件名（图谱文件名）、进样体积、方法名是必须编辑的内容，标准项下选择"标准"则图谱存入 Calib 文件夹，选择"空白"或"未知"则存入 Data 文件夹。编辑并保存 Sequence，第一步导入自动再生平衡程序，第二步开始编辑正常的样品序列，最后一步导入自动冲洗反应器程序，在"空闲时间"栏输入"3"分钟。序列窗口界面见图 26-4。

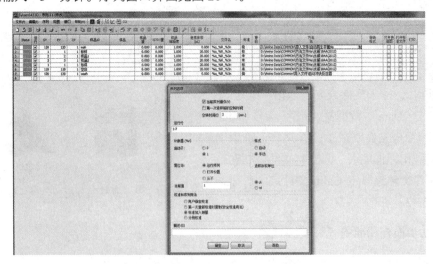

图 26-4　氨基酸分析仪软件-序列窗口界面

（五）编辑方法

右键点击序列中调用的方法，选择"编辑方法"，检查、编辑所调用的方法文件。根据分析的具体需求，修改洗脱梯度程序、温度程序、图谱时间等。方法编辑界面见图26-5。

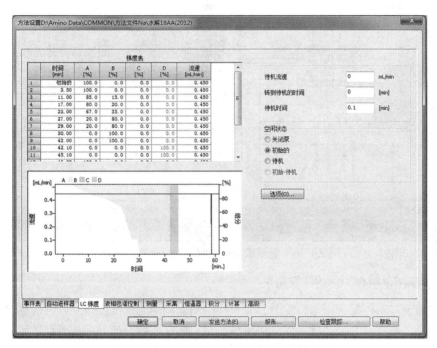

图26-5　氨基酸分析仪软件–方法编辑

（六）检查并运行序列

点击"检查序列"按钮，根据错误提示修改序列。序列无误后，保存，点击"运行序列"图标，开始分析。运行后应观察仪器的流速、压力、温度及采集窗口的信号是否正常。

（七）标样图谱积分，建立校准曲线

得到图谱后，先在色谱图窗口对标样图谱进行积分，合理确定每个峰的起止点，删除不必计算的峰。打开预设的校准文件或选择新的校准文件，根据标样浓度和校准选项中设置的单位，在校准表中输入标样中氨基酸的含量，输入并核对峰的名称和时间，点击"添加所有峰"按钮，标样的氨基酸峰面积将自动添加到表格中，并生成对应的校准曲线。当在校准窗口打开不同浓度的标样图谱时，应选择不同"级别"，并确保含量输入正确，可以通过观察校准曲线的相关系数和曲线上不同浓度点的位置判断校准曲线的好坏。校准窗口界面见图26-6。

如果不需要软件计算结果，则无需输入浓度、建立校准曲线。但可以保留校准文件并将保留时间一一对应，以便软件自动识别峰名称。氨基酸分析方法一旦固定，氨基酸的出峰顺序就保持不变，尽管有时会有保留时间的漂移变化，但也可以根据固定的顺序来识别氨基酸的峰名称。

第二十六章 氨基酸分析仪

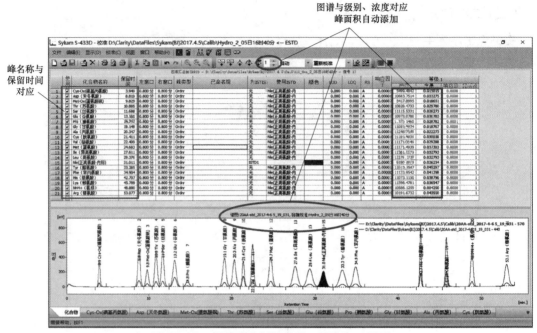

图 26-6　氨基酸分析仪软件-校准窗口界面

（八）样品图谱积分，自动计算结果

在色谱图窗口对样品图谱进行积分，如果样品图谱调用的是已经建立好的校准文件，软件将直接给出样品的计算结果。样品序列中的称样量、稀释倍数、样品名称等参数若录入错误，修正后，计算结果将自动更新。色谱图窗口界面见图 26-7。

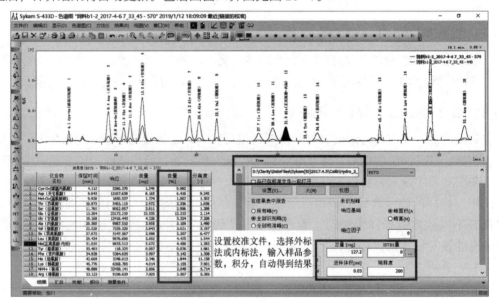

图 26-7　氨基酸分析仪软件-色谱图窗口界面

（九）打印报告

选择适当的报告模板，或根据需要修改模板，预览，符合要求后打印分析报告。

（十）关机

关机前确保仪器已经冲洗完成、停止运行。先关闭软件，再关闭仪器电源。

三、仪器保养维护及故障诊断与排除

（一）仪器保养维护

1. 仪器工作环境要求　工作温度：10～30℃，湿度＜80%；避免日光直射；避免震动；避免强磁场、电场；远离腐蚀性气体；避免脏污、多尘环境。

2. 溶液存放单元

（1）钠系统的洗脱液 C 一般闲置，可于洗脱液 C 瓶中加入适量 5%～10%甲醇水溶液，每 2～3 个月更换一次。

（2）若衍生试剂瓶中仍有茚三酮溶液，须保证氮气的持续供给。

3. 自动进样器

（1）每次使用仪器前，检查进样针清洗液（仪器背后），此清洗液为约 10%的甲醇水溶液（摇匀后脱气），建议每个月更换一次。配制后静置 1 天再使用，可以降低气泡进入注射器的可能性。

（2）洗针废液瓶应每月清洗 1 次。如果长菌，可先后用 95%乙醇、1%硝酸、10%甲醇水溶液清洗，必要时更换有菌管路。

4. 四元梯度泵

（1）每 5～10 天给泵头的回形软管内加超纯水（仪器闲置时间较长，可在每次使用时加）。可以将进样针洗针废液连接到回形管，方便自动冲洗。

（2）更换溶液或断开管路容易进气泡，需要排出对应通道至少 10～20ml，对其中任一通道排气后，都需要回到 A 路排 10～20 秒钟。

5. 衍生检测系统

（1）每 5～10 天给泵头的回形软管内加超纯水（仪器闲置时间较长，可在每次使用时加）。可以将进样针洗针废液连接到回形管，方便自动冲洗。

（2）更换溶液或断开管路容易进气泡，需要排出对应通道至少 5～10ml，对其中任一通道排气后，都需要回到水路（由水和醇构成的洗液）排 10～20 秒钟。

6. 仪器闲置前的处理

（1）仪器闲置 1 周以上，无论是否经过自动冲洗管路，闲置前都应手动再次冲洗至少 20 分钟，并且确认废液口持续出液，以保证冲洗有效。

（2）仪器闲置 1 个月以上,需用 10%～30%甲醇水溶液置换茚三酮试剂,置换体积至少 5ml。

（3）仪器闲置 2 个月以上，需将再生液用超纯水过渡、10%～30%甲醇水溶液置换，置换体积至少 20ml。

（4）仪器闲置 6 个月以上，需用 10%～30%甲醇水溶液置换 ABC 洗脱液，每个通道置换体积至少 20ml。

（5）如果需要断氮气，应先关闭所有瓶盖阀门，并将茚三酮试剂瓶上的空气阀打开排气，之后再关闭。

（6）对于沿海或潮湿环境，建议每 2～3 天开机 30 分钟，防止内部电器受损（开机后自动待机即可，无需运行分析）。

7. 仪器闲置后的启用

（1）若仪器断开氮气，应检查各处管路，先接通氮气（调节气源压力 1～3bar，仪器氮气表压 0.5～0.6bar）。

（2）各试剂瓶换上正常分析用的溶液，将瓶盖的阀门恢复到正常状态。

（3）更换新的进样针清洗液（仪器背后）后，应清洗进样针至少 5 遍。

（4）将各种已经被置换的溶液重新置换成正常分析溶液，茚三酮溶液置换体积至少 5ml，ABCD 每个通道至少 20ml。

（5）仪器闲置超过 6 个月，或更换色谱柱，需用缓冲液 A 以 0.1ml/min 的流速冲洗柱子半小时以上，之后按正常操作开始使用。

（6）发现异常，请先检查气压、阀门、流路等，不能排除问题时与工程师联系。

（二）故障诊断与排除

1. 不出峰 建议将异常图谱和最近的正常图谱叠加观察，根据图谱做大致判断。

（1）如果 570nm 和 440nm 两条基线明显在正常图谱下方，很直，两条基线间距过小，则是衍生剂未进入流路，见图 26-8。

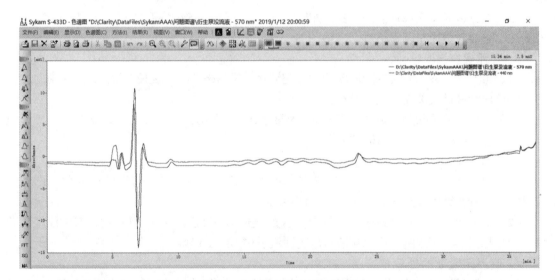

图 26-8 衍生剂未进入流路

此时，首先检查 S4300 茚三酮放空阀排液是否正常（液面、瓶盖阀门、过滤头、管路、3/2阀），若排液正常，以 2ml/min 流速用洗液和茚三酮溶液交替冲洗，反复 10 次，每次 20～30秒，最后一次用洗液冲洗。

（2）如果两条基线基本与正常图谱的基线重叠，可能是样品未进入流路，见图 26-9。

此时，首先检查样品瓶液面高度，防止样品被吸空，其次检查软件设置（进样体积、是否旁路），再检查 S5200 进样器背后的洗针液是否被吸空，进样针本身有无折弯、折断，检查洗针、进样过程有无废液滴出，或观察进样口是否有明显液体痕迹。这种情况很可能是进样流路严重堵塞，需要排查进口到六通阀之间、进样针、进样转移管（包括注射器的 3/2 阀），大多是

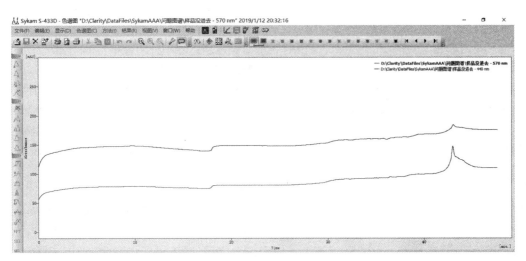

图 26-9　样品未进入流路

进样口到六通阀之间堵塞，需取下进样口清洗，并从洗针废液口用注射器注射纯化水反冲（用纸或毛巾遮挡避免喷出的水溅射），直到注射器的阻力明显减小、出水水柱不歪斜，反冲后还要用注射器反复冲、吸进样口螺钉孔，避免堵塞物残留、重新堵塞；偶尔有进样针本身堵塞，可取下清理后重新装上，无需调整位置；偶见杂质从洗针液进入注射器，最后堵在注射器 3/2 阀或转移管口，严重时可能导致注射器或 3/2 阀泄漏（当排除堵塞后一般不再泄漏，多数情况经验证后可以继续使用）；偶有进样六通阀位置传感器（光耦）电路板损坏、进样电机或电路损坏，导致六通阀不切换（始终在 LOAD 或 INJECTION 位置），这种情况基线大致与正常图谱相同，但是看不到进样脉冲（4 分钟左右出现进样峰），此时必须报修。

（3）如果两条基线明显特别高，甚至高过正常图谱的峰顶，则很可能是洗脱液未进入流路，氨基酸未被洗脱下来，见图 26-10。

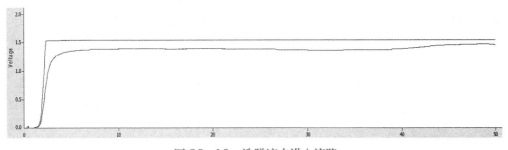

图 26-10　洗脱液未进入流路

此种情况非常少见，故障易排除，先检查 S2100 放空旋钮排液是否正常（液面、瓶盖阀门、流路等），排液正常后，保持放空旋钮处于打开状态，用洗脱泵的 F5（purge 键）或设备监视器，大流速冲洗 ABCD 4 个通道，最后一遍用 A 冲洗，再回到正常流速，关闭旋钮，观察压力是否稳定（一般在 30～50bar 之间，波动不超过 3bar）。

（4）如果图谱两条基线都是－700mV 或都在 1.55V 以上且完全呈直线，可能是调零失败或者未调零，图谱被淹没；亦可能是钨灯不亮（请检查）。

首先应检查钨灯，钨灯正常时，重新运行"自动再生平衡"程序，或待 A 液和洗液运行稳定后，手动点击衍生泵的 F5 键调零（AUTOZERO），即可恢复正常。

2. 峰面积重复性不好 在保证保留时间基本稳定及排除积分明显不合理的情况下，仍出现峰面积重复性不好的问题时，可能是衍生流路或进样器的问题。

（1）若图谱叠加后，基线明显不能重合、上下起伏较大，或基线明显波动，可判定为衍生流路问题。此时，首先观察茚三酮泵泵压是否稳定，建议打开茚三酮泵的放空旋钮，以 2ml/min 流速用洗液、茚三酮溶液交替冲洗，反复 10 次，每次 20～30 秒（最后一次用洗液冲洗）；另需确认衍生试剂是否过期或有沉淀；再确认气压、茚三酮瓶盖阀门、瓶内过滤头、背压阀等是否正常。流路问题通常会导致基线噪声大，必要时可以拆除背压阀和单向阀。

（2）进样器故障主要有两种可能：①进样流路堵塞，常见位置为进样口到进样阀，偶见进样针本身堵塞、注射器 3/2 阀出口堵塞等（轻微堵塞引起重复性问题，严重堵塞时不出峰）。②进样注射器内有较大气泡。进样或洗针后，进样口有液体反渗、潮湿或洗针时废液流速不均，可能是进样口堵塞，此故障可参考"1.不出峰（2）"项下进样流路堵塞的处理方法。将进样器前面移至左侧，后部因有管路连线，尽量保持原位。拆开进样器右后侧的小板，洗针时观察注射器内部，如有气泡，在中途按进样器键盘的 STOP 键停止，松开注射器下方螺丝，再拧注射器玻璃管上端的金属部分取下注射器（千万不能拧玻璃管），抽出推杆擦洗干净，在注射器底部有水的情况下塞入推杆（保证推杆上方至少有 1cm 左右的水柱），拧上注射器（上端不能太紧也不能太松，推杆下方金属螺钉可以拧紧），将洗针液充分脱气，洗针 3～5 次。

（3）恢复管路，连续进样测试重复性，仍有问题时联系工程师。

3. 保留时间重复性不好

（1）更换洗脱液后应从放空阀处排出至少 30ml 对应管路的液体。重复性数据应为同一样品瓶连续进样，且弃去第一针数据（保留时间与样品 pH 关系密切，不同样品瓶的保留时间有差异是正常的）。若图谱前几个峰和后几个峰重复性好，仅中间部分的几个峰来回漂移，这种情况请直接跳转到第三步。

（2）检查原因时，首先观察洗脱泵的泵压。如果泵压波动较大或者明显偏低，则先打开放空旋钮，检查各流路在 0 流速时排液是否正常（靠氮气压力排液，0.5bar 气压时通常 ABC 大约每秒 2～3 滴，D 每秒 1～2 滴）；如果排液异常慢，可能是从瓶子到泵头的管路有堵塞，可逐段排查（确定是仪器内部某处堵塞时，请尽快报修，不要轻易尝试和拖延）；如果 0 流速排液正常，再关闭对应瓶盖阀门验证，即排 A 时，关上 A 瓶盖阀门则液体完全停流，依次类推，如果关上阀门后仍有液体（流速可能变慢），则依次关闭其他阀门直到液体完全停流，表明对应流路内部密封不严（如果是钠系统 AB，可以将问题流路和 C 交换，并在方法中把对应流路改成 C；如果是 D 或锂系统请直接报修）；如果各流路正常，可能是泵头脏或者小气泡引起保留时间漂移，可用洗脱泵键盘的 F5 键或者软件的设备监视器 purge 各流路 5～10 次，每次 20～30 秒，最后一次用 A 液。

（3）如果压力已经稳定正常，但保留时间仍不稳定，可能是 A 或 B 梯度阀内部参数变化，可以改变方法中的"液相色谱控制–混合速度"，这个参数通常为 4.6 秒、4.7 秒、4.8 秒或 5 秒（改变后需要连续测试 4～6 针才能确定是否合适）；如果几个参数都不能改善，钠系统可以将问题流路和 C 交换（交换后方法中把对应流路改成 C），交换后如果明显改善可长期使用；而锂系统则需要报修。

（4）当峰的保留时间差异在1分钟以内，通常不会影响定量结果，而识别峰可以依靠出峰顺序、峰形及相对位置等判断。

4. 泵压力报警

（1）先确定压力显示是否正常：拧开报警泵的放空旋钮，若压力回到0附近，则证明压力显示正常，可以确定为超压引起的报警。

（2）所有的超压问题，都是堵塞问题，首先确定是单个泵报警，还是两个泵都报警（即是判断是一个泵的管路堵，还是两个泵的公共流路堵）。可通过设备监视器控制，依次单独运行某一个泵，如果两个泵分别都报警，则判断为公共流路堵塞（99%是反应器堵塞）；如果只是其中一个泵运行时才报警，则判断为此泵到三通之间的流路堵塞（例如柱压高或进样阀的 inject 回路堵塞，但较少发生）。

（3）当判断为单个泵的流路堵塞时，从泵头到三通逐段依次断开管路检查，如果是除氨柱或色谱柱堵塞，可小流速反冲或更换筛板、重填；如果是管路，可以取下超声或加热，多数情况下杂质会聚在管路两头，因为管路连接时需要拧紧密封，拧紧时管路收缩内径变细，这种情况可以用极细的铜丝疏通，或截断1cm左右重新连接。

（4）当判断为公共流路堵塞时，极有可能为反应器堵塞（因为反应器内径细、管路长），这种情况下可调高衍生泵耐压到60bar、调高反应器温度到150℃、用洗液反冲反应器，有时将反应器管路塞到反应器油浴内更容易冲开；有时需正冲反冲反复多次；如果压力呈起落式上升，或者报警后迅速下降，则说明内部堵塞物正在移动，这种情况比较容易冲开；如果压力报警后下降极慢，可以拧开放空旋钮泄压，拧紧再冲，反复多次；仍不能冲开时，可以打开反应器盖子，查看反应器线圈，如果堵在两端，可以剪断一截后重新缠绕（如果堵塞点靠近三通，则冲洗时压力上升很快，如果堵塞点靠近废液出口，则冲洗时压力上升很慢。新反应器长15m，无论剪断几次，最后要保证反应器长度大于12m，当剪断较多时，应适当调高反应器温度以保证充分反应）。

（5）排除堵塞后，压力回到正常值，且废液端应该持续出液5分钟以上，恢复管路，故障排除。

5. 结果异常

（1）如果仪器重复性正常，但结果异常，有以下四种可能：前处理过程有问题；标样不准确或过期；氨基酸峰受杂质干扰；计算过程有误。

（2）如果样品前处理步骤比较复杂，应确保每个步骤都规范操作。必要时用内标、添加回收等方法进行辅助。

（3）标样配制必须尽可能减小误差，且应注意保存。必要时可以用固体另配单标溶液加以验证。

（4）杂质干扰包括试剂峰的干扰，可以通过扣除空白图谱或建立多点校准曲线（不能强制曲线通过原点）来消除影响。另一种情况是样品中包含一些复杂成分，某些成分可能正好与某个氨基酸峰重合，这样仅通过图谱无法识别，可以借助氨基酸分析仪的双波长特性，先计算出标样中两个波长的面积比值，再计算出样品中结果异常的氨基酸峰两个波长的比值，如果这两个比值差异较大，通常判断是样品中对应氨基酸峰位置包含杂质，可以通过改进前处理方法或改变分析条件去除或分离杂质。

（5）计算过程中的一些问题也可能导致结果异常，包括氨基酸峰识别错误、校准文件调用错误、积分明显不一致等等，仔细检查后，这些问题可以随时纠正。

第二节 日立 L-8900 全自动氨基酸分析仪

一、仪器结构及工作原理

（一）仪器结构

氨基酸分析仪一般由双柱塞串联往复半微量泵（泵 1 与泵 2 共两台泵）、九通道脱气机、除氨柱、自动进样器、柱温箱、3 μm 分离柱、衍生单元、检测器、氮气自动控制单元和控制软件等部件组成。

与液相色谱仪常用分离柱填料有所不同，氨基酸分析仪分离柱填充的阳离子交换树脂使用一段时间后如柱效达不到要求，一般无需购买新分离柱，可将填料冲出用丙酮等试剂简单清洗再自行装填回分离柱，即可达到进口分离柱柱效。

氨基酸检测时需要进行衍生，目前衍生单元已经研发到第 3 代。

第一代是研发于 1962 年的反应圈衍生技术。通常采用 Teflon PFA 或 Teflon PTFE 材质，为了减小流动阻力产生的流速差一般采用约 0.25mm 的内径，过细的内径会导致堵塞几率增加。随着半导体柱温箱技术的发展，反应圈的长度目前已从 1500cm 缩短到 700cm，长度的缩短可进一步减小流速差，提高检测灵敏度，使检出限达到 10pmol。

第二代是研发于 1997 年的 4cm 反应柱技术。通过内置特殊填料消除了导致灵敏度变差的流速差，同时降低了堵塞几率，使用寿命是第一代的 10 倍，灵敏度也提高到 10pmol。

第三代是研发于 2011 年的 TDE^2 衍生技术。通过内置高效热传导膜进一步提高衍生效率，使用寿命是第二代的 2.5 倍，灵敏度提高到 2.5pmol。

日立高速全自动氨基酸分析仪软件内置 3 种测试程序："Standby"（待机预热）程序为开机程序，可直接运用该程序打开 2 台泵电源并设定到所需流速，打开 2 个柱温箱电源并设定到所需温度，打开检测器电源；"RG"（再生）程序，可将仪器平衡到测试所需的最佳状态；"Test"（分析）程序，可直接调用进行样品测试。

另外，日立高速全自动氨基酸分析仪软件还内置了自动维护清洗程序，该程序不需调用，在样品测试完成后仪器会自动激活该程序，清洗程序结束后仪器会自动关闭"Standby"程序打开的所有部件电源。

（二）工作原理

通常所说的柱后衍生法指被测物先经过分离柱分离再进行衍生。泵 1 输送的流动相（又称缓冲溶液）将被测物带入分离柱进行分离，分离后的氨基酸与泵 2 输送的衍生试剂（茚三酮试剂）混合后进入衍生单元进行衍生，衍生后进入检测器检测，与对照品的保留时间相比进行定性分析，与对照品的面积相比进行定量分析。

二、日立 L-8900 全自动氨基酸分析仪操作规程

适用于配置 OpenLABEZChrom 版本软件的日立 L-8900 型氨基酸分析仪。

（一）实验准备

准备好实验使用的缓冲溶液、茚三酮试剂和自动进样器的清洗溶液。

（二）开机

打开 L-8900 电源，启动电脑，双击电脑桌面工作站图标打开软件，点击"启动"进入在线工作站。点击菜单栏"控制"选择"仪器状态"。在仪器状态界面（图26-11）点击"System"选项中的"Connect"图标联机，联机成功后可对仪器进行操作。

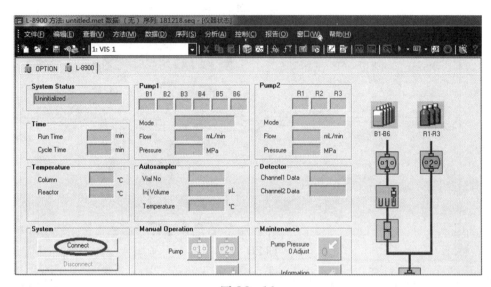

图 26-11

（三）仪器运行

1. 选择"OPTION"界面（图26-12），打开主机上泵1的排放阀，点击 Pump1 选项的"Purge"（灌注）图标。在弹出的"Pump1 Purge"对话框设置"Buffer"选项 B1、B2、B3 和 B4 的比例分别为25%，点击"Start"大流量运行泵几分钟，观察泵前管路，确保气泡排除完全后，点击"Purge"键结束；再次点击 Pump1 选项的"Purge"图标，设置"AUX/RG"选项 B5 和 B6 的比例分别为50%，点击"Start"进行灌注，确保泵前管路中气泡完全排除。关紧泵1排放阀。

2. 打开主机上泵2的排放阀，点击 Pump2 选项的"Purge"图标，在弹出的"Pump2 Purge"对话框设置 R2 和 R3 比例分别为33%，点击"Start"，大流量运行泵几分钟确保泵前管路中气泡排除完全后，关紧泵2排放阀。两个泵可同时进行灌注。

3. 若更换了新的茚三酮试剂，点击"N_2Gas Valve"选项中的"Bubbling"图标鼓泡，在弹出的"BUBBLING"对话框设置鼓泡时间，一般鼓泡30分钟。

4. 灌注和鼓泡操作结束后返回"L-8900"主界面，在"Manual Operation"手动操作区点击"Pump"图标1，在弹出的"Pump1 Setup"对话框设置"Flow Rate"选项流速为 0.1ml/min，"Solvent"选项 B1 比例为100%，点击"OK"确认并退出，点击"Manual ON/OFF"选项中的"Pump1 SW"图标，运行泵1。

第二十六章 氨基酸分析仪

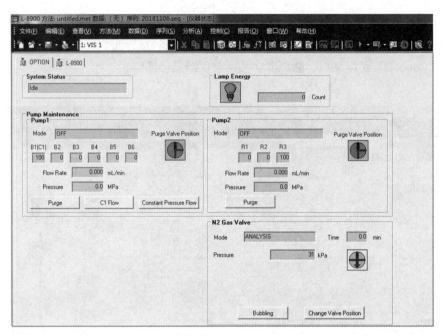

图 26-12

在"Manual Operation"手动操作区点击"Pump"图标 2，在弹出的"Pump2 Setup"对话框设置"Flow Rate"选项流速为 0.1ml/min，"Reagent"选项 R3 比例为 100%，点击"OK"确认并退出，点击"Manual ON/OFF"选项中的"Pump2 SW"图标，运行泵 2。

为了防止茚三酮试剂倒流至分离柱，开泵时务必先开泵 1 后开泵 2，关泵时务必先关泵 2 后关泵 1。

5. 点击"Manual Operation"手动操作区"Autosampler"图标，在弹出的"Autosampler"对话框依次选择"Sampler Wash"和"Pump Wash"，清洗进样器和泵的活塞。要注意观察注射器内是否有气泡，如有气泡多进行几次"Pump wash"排除气泡。

6. 点击"Manual Operation"手动操作区"Column Oven"图标，在弹出的"Column Oven"对话框设置分离柱柱温，点击"OK"键确认并退出。

7. 点击"Manual Operation"手动操作区"Reactor Heater"图标，在弹出的"Reactor Heater"对话框设置反应柱柱温，点击"OK"键确认并退出。

8. 点击"Manual Operation"手动操作区"W Lamp"图标，在弹出的"W Lamp"对话框选择"ON"打开紫外灯，点击"OK"键确定并退出。

9. 执行预热程序。点击菜单栏"控制"按钮，选择"单次运行"。在弹出的"单次运行"对话框（图 26-13）中，样品 ID 栏输入样品名称，方法选择"Standby"预热程序，结果路径根据需要设置，进样量设置为"0"，点击"开始"执行预热程序。

注意：部分版本软件"Standby"预热程序需使用"单次运行"程序来运行，部分版本软件需编辑到序列表中运行。

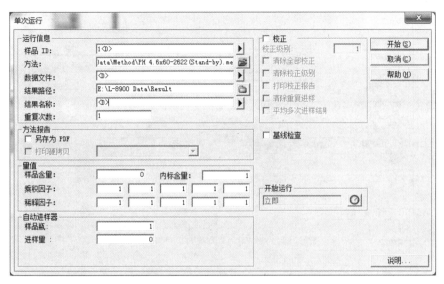

图 26-13

（四）编辑采集序列和数据采集

1. 点击菜单栏"帮助"，选择"仪器向导"，在弹出的"仪器向导-L-8900"对话框中选择"创建序列"，点击"确定"。

2. 在弹出的"序列向导-方法"对话框"方法"选项选择分析方法，点击"下一步"。L-8900软件内置三个测试方法，分别为预热程序"Standby"、再生程序"RG"、分析程序"Test"等，需注意不同操作人员所使用的方法命名可能有差异。

3. 在弹出的"序列向导-未知"对话框中输入样品 ID（样品 ID 不能重复），数据文件可暂不输入，将待测样品个数输入到"序列中未知运行的数目"选项，点击"下一步"。

4. 在弹出的"序列向导-自动进样器"对话框"自动进样器进样量"选项中输入进样量，一般建议进样量为 20 μl。

其他未提到的设置，采用默认设置即可，点击"完成"。

5. 每次分析样品前先进行色谱柱再生，上述步骤创建的序列表（图 26-14）第一行的"方法"选择为"RG"方法，"重复次数"设为"1"，"样品瓶"可设为任意瓶号，"体积"设为"0"。序列表第二行开始分析样品，在"样品瓶"字段下输入相应样品在进样盘的瓶号，在"文件名"下输入相应样品的名称，文件名不能重复。如行数不够可于序列表中需插入行的位置点击右键选择"插入行"。点击菜单栏"文件"，选择"另存为"→"序列"，保存序列。

运行号	状态	运行类型	级别	重复次数	样品瓶	体积	样品 ID	方法	文件名
1	未知		0	1	1	0	RG	PH 4.6x60-2622(RG)-20181010.met	再生 .dat
2	未知	▶	0	1	191	20	STD	PH 4.6x60-2622-test.met	STD.dat
3	未知		0	1	192	20	sample	PH 4.6x60-2622-test.met	sample.dat

图 26-14

6. 待预热程序完成后运行序列，点击菜单栏"控制"，选择"序列运行"。在弹出的"序列运行"对话框（图 26-15）中，"序列名称"选项选择上述新建的序列，然后点击"开始"运行序列。

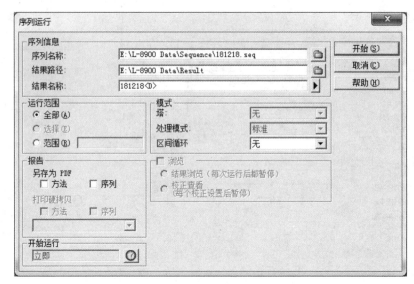

图 26-15

7. 序列提交运行后，L-8900 将按照设置自动运行。序列运行过程中如需修改序列，可点击菜单栏"控制"，选择"运行队列"，在弹出的对话框可暂停序列，对序列进行编辑后再开始序列，亦可中止序列。

序列运行结束后，仪器将自动执行清洗程序，清洗程序完成后自动停泵关灯，进入待机状态，方便 L-8900 在夜间自动运行序列。

（五）关机

点击仪器状态界面"System"选项中的"Disconnect"图标，确认"System Status"选项显示为"Uninitialized"后关闭工作站界面，关主机电源和电脑。填写仪器相关使用记录。

（六）数据分析

双击桌面工作站图标打开软件，点击"离线启动"进入离线工作站。

1. 点击菜单栏"文件"，选择"打开""数据"。在弹出的"打开数据文件"对话框中调用数据文件。

2. 点击菜单栏"文件"，选择"打开""方法"。

3. 调整色谱图的显示。在菜单栏选择"VIS 1"通道，鼠标右键点击谱图空白处选择"注释"，打开"色谱注释属性"对话框，将"名称""保留时间"通过绿色箭头移至对话框右侧，点击"确定"。点击菜单栏"分析"按钮，将名称及保留时间显示在各色谱峰上。

4. 优化谱图的积分参数。点击菜单栏"方法"，选择"积分事件"，在弹出的积分事件表中设置宽度、阈值、积分关闭等积分条件，也可通过工作站底部的快捷按钮调整积分条件至最佳。保存方法，点击菜单栏"分析"按钮。

5. 点击菜单栏"方法"，选择"峰/组"，打开峰/组表。在峰/组表中命名色谱峰，输入各组分的保留时间。注意，脯氨酸定性及定量在通道 2 进行，需打开"VIS 2"通道操作。保存方法，点击菜单栏"分析"按钮。

6. 谱图处理完毕后，建立序列进行批处理。点击菜单栏"帮助"，选择"仪器向导"，在弹出的"仪器向导–L–8900（离线）"对话框中选择"创建序列"，然后在弹出的"序列向导–方法"对话框（图 26–16）"方法"选项打开 2、3、4、5 步骤完善的方法，"数据文件类型"选项选择"从现有数据文件"，点击"下一步"。

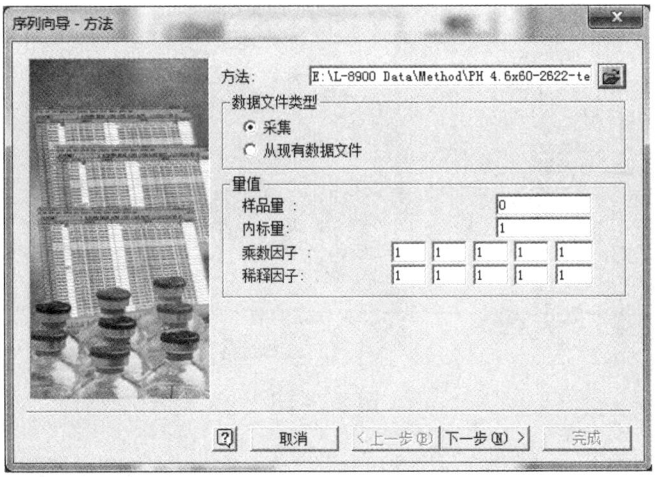

图 26–16

在弹出的"序列向导–选择文件"对话框点击"数据文件"选项的文件夹图标进入需要批处理的数据所在文件夹。

在弹出的"打开数据文件"对话框（图 26–17）中双击需要处理的数据文件，需要处理的数据文件将出现在"打开数据文件"对话框下方表格中，点击"打开"。注意先双击标样数据，确保标样在序列的前列。

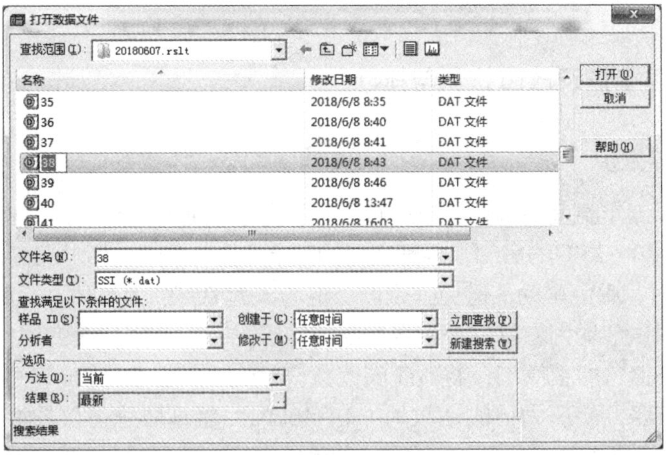

图 26–17

在弹出的"序列向导–选择文件"对话框中点击"完成"按钮。

在上述步骤创建的序列中设置标样的级别。点击标样"运行类型"单元格的小三角，在弹出的"样品运行类型"对话框（图 26–18）勾选"清除所有校正"，清除之前存在于方法中的校正信息。

第二十六章 氨基酸分析仪

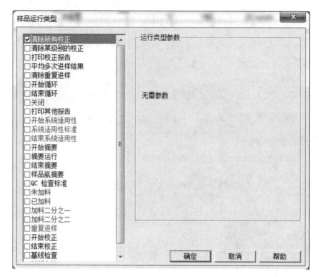

图 26-18

点击菜单栏"方法"，选择"峰/组"打开峰/组表。在峰/组表中设置拟合类型、是否过原点等校正信息，在级别栏输入标样各组分的浓度。点击菜单栏"文件"，选择"另存为""序列"，保存序列，在弹出的"序列文件另存为"对话框中设置序列文件名和序列保存路径。

点击菜单栏"序列"，选择"处理"，批处理新建的序列。在弹出的"重新分析序列"对话框中确认序列名称，设置结果路径和结果名称，点击"开始"批处理序列。

点击菜单栏"文件"，选择"打开""数据"，在弹出的"打开数据文件"对话框中双击需要查看的处理结果。

7. 点击菜单栏"方法"，选择"报告"设定输出的报告格式。点击菜单栏"报告"，选择"打印"，打印报告。

三、仪器保养维护及故障诊断与排除

（一）仪器保养维护

1. 环境要求　工作温度范围：15～35℃，为了确保稳定的检测结果，建议将氨基酸分析仪安装于温度控制在 20～25℃的房间，温度变化的范围应在 5℃内。相对湿度：25%～85%（无凝结），避免日光直射，避免震动，避免强磁场、电场，远离腐蚀性气体，远离可产生 NH_3 场所。

2. 试剂　所用试剂均为氨基酸分析专用品或特级品，可购买成套的试剂。

3. 氮气　打开氮气瓶主阀门，将减压阀读数调整到 0.05～0.1MPa 范围内，轻轻转动分析仪正面的氮气调节器，使压力计的读数为 34～40kPa。氨基酸分析仪的氮气供应压强不得过 100kPa，氨基酸分析仪内部氮气压强不得过 50kPa，否则将对分析仪造成严重损害。

4. 在更换缓冲溶液、茚三酮试剂之前，务必将氮气阀压力设定为 0kPa（将氮气阀开关置于"OPEN"位置并等待 3 分钟）。每次更换茚三酮试剂时，均执行"Bubbling"操作，将瓶中的空气清除以延长茚三酮试剂使用寿命。

5. 在启动 L-8900 设备后，柱炉及反应器的温度不适合立即进行分析，否则分离柱和反应柱可能受损。请在启动设备后，执行预热程序（软启动，采用单次操作方式）。

6. 每次测试结束后，仪器会自动执行清洗程序，清洗后自动关机，一般不需要手动维护清洗。在因软件出现错误无法转入清洗程序时，请手动清洗流路系统：泵 1（100%B1）和泵 2（100%R3）分别以 0.2ml/min 的流速清洗流路系统 30 分钟，然后关闭泵。

（二）故障诊断与排除

1. 泵压异常

（1）泵 1、泵 2 中的压强过高　①检查反应柱。从混合器上卸下柱出口的特氟隆管，只运行泵 1，如果压力恢复正常，说明反应柱堵塞，更换反应柱。②如果压力未下降，反应柱可能正常，检查至柱的流路。

（2）泵 1 的压强过高　拆掉分离柱，以 0.4ml/min 流速运行 100%B1，如果压力小于 0.5MPa，说明压力来自分离柱，因样品或试剂中不溶性颗粒堆积导致。可用缓冲液低流速反冲分离柱，如反冲后压力不下降，可将树脂冲出清洗，然后使用仪器的分离柱填装功能将树脂装回分离柱，此操作后柱效可恢复到进口分离柱柱效。

（3）泵 2 的压强过高　此故障极少见，可拆掉衍生单元（根据实际配置反应柱或 TDE2），泵 1 以 0.35ml/min 流速运行 100%B1，泵 2 以 0.35ml/min 流速运行 100%R3，如果压力接近于 0MPa，则压力来自衍生单元，可反接衍生单元以小流速用 100%R3 反冲。

（4）泵 1、泵 2 的压强不足或波动　泵头有气泡，可打开泵头排放阀，大流量运行泵几分钟确保排除气泡，排气结束后，关闭泵头排放阀。

2. 漏液　密封垫、密封圈磨损或管路接头未拧紧会造成漏液。查找漏液位置，如果密封垫或密封圈磨损导致漏液，更换新的配件；如果管路接头没有拧紧导致漏液，则松开接头用超纯水冲洗后拧紧。金属接口建议用手拧不动时再用扳手。密封圈老化或磨损会造成仪器漏液，导致仪器腐蚀影响仪器寿命，请及时更换密封圈。

3. 基线噪音　如果噪声检测结果过高，大于质量保证书对每次分析所规定的性能指标，或者色谱图上出现噪声，检查以下几点。

（1）氮气组件　如果氮气组件中的压强下降，泵入口阀门将出现负压，这将使泵内产生气泡并使溶液无法注入，从而导致基线噪音。将氮气瓶内的压强范围设置为 0.05～0.1MPa，轻轻转动分析仪正面的氮气调节器，调整压强至 34～40kPa。

（2）泵组件　①在监视屏幕上检查泵压的波动是否超过 1MPa。氨基酸分析仪停止使用 1 周以上后泵组件中可能已经自然形成了气泡，重新开始操作系统时要打开排水阀门清洗泵。②泵阀门中的密封圈碎屑会导致仪器产生基线噪音。使用蒸馏水超声清洗泵头，如果无法彻底清洗入口阀门和出口阀门，需从泵头上卸下，然后使用中性洗涤剂超声清洗。③密封圈超过了使用寿命（1 个月）导致液体渗漏，更换密封圈。

（3）流路过滤器　从泵上卸下流路过滤器并目测检查是否有黑色的密封圈碎屑。如果有碎屑引起堵塞，使用超声波清洁器清洗。

（4）线性过滤器　样品杂质或自动进样器注射口密封圈碎屑会导致线性过滤器堵塞，线性过滤器堵塞时会增加缓冲溶液泵中的压强。从过滤器组件上卸下线性过滤器并用超声波清洁器清洗。为防止线性过滤器和柱堵塞，务必通过 0.45 μm 的过滤器加入样品并定期（每 6 个月）清洗和更换线性过滤器。

（5）光度计电源灯老化　请在显示器的维护界面检查运行时间，如运行时间达到或超过 1000 小时，更换光度计电源灯。

（6）光度计比色槽有气泡和灰尘　卸下反应柱出口管并连接一个注射器，注入蒸馏水、丙酮清洗比色槽，然后用蒸馏水再次清洗（每次 5ml 以上）。

4. 基线漂移

（1）分离柱积累的杂质和污染物析出　需再生分离柱，再生后若无改善，需重新填充或更换分离柱。

（2）缓冲溶液中混入了氨气　更换缓冲溶液并确认系统安装和存储试剂溶液位置均无氨气产生。

（3）基线出现大面积背景，无法执行基线的归零调整　①光度计电源灯老化。请检查氨基酸分析模块环境设置日志文件的运行时间，如运行时间达到或超过 1000 小时，更换光度计电源灯。②光度计比色槽有气泡和灰尘。卸下反应柱出口管并连接一个注射器，注入蒸馏水、丙酮，清洗比色槽，然后用蒸馏水再次清洗（每次 5ml 以上）。③取氨基酸混合标准液 20 μl 进样（氨基酸浓度均为 0.1 μmol/ml），若门冬氨酸峰高远低于 50mV，说明茚三酮溶液已劣化，需更换茚三酮溶液（R1，R2）。

5. 结果异常

（1）灵敏度降低　①检查注射器阀门是否渗漏，注射器中是否出现了气泡。如果注射器阀门中的转子密封圈老化导致注射器阀门渗漏，则更换转子密封圈；如果注射器中出现了气泡导致吸入量不足，则进行清洗去除气泡。②取氨基酸混合标准液 20 μl 进样（氨基酸浓度均为 0.1 μmol/ml），若门冬氨酸峰高远低于 50mV，说明茚三酮溶液已劣化，需更换茚三酮溶液（R1，R2）。为了防止茚三酮溶液劣化，即使分析已结束，也需向试剂瓶中充入氮气。

（2）分离度下降　①分离柱样品中的杂质和流路中的污染物在柱内积累，或柱内出现空隙，需重新填充或更换分离柱。为了防止样品杂质积累，除了预处理还需用 0.45 μm 的过滤器过滤样品，避免直接分析带有白色悬浮物或沉淀物的样品。②根据说明书中的分析条件（峰移动表）检查色谱图并适当修改分析程序的柱温和缓冲溶液的转换时间。

（3）峰面积的重现性下降　①自动进样器的注射口密封圈如果出现液体渗漏，更换注射口。②泵 2 的流速不稳定，校正泵 2。③取氨基酸混合标准液 20 μl 进样（氨基酸浓度均为 0.1 μmol/ml），若门冬氨酸峰高远低于 50mV，说明茚三酮溶液已劣化，需更换茚三酮溶液（R1，R2）。

（4）保留时间的重现性下降　检查泵 1 的流速是否稳定，流路中是否有液体渗漏。然后根据"1. 泵压异常"中"（4）泵 1、泵 2 的压强不足或波动"部分加以校正。

起草人：李宝生（广东省药品检验所）

乔冲（河南省食品药品检验所）

方海顺　祝艺娟（广州市药品检验所）

复核人：傅俊（海南省药品检验所）

李显庆（安徽省食品药品检验研究院）

庞学斌　石兴红（深圳市药品检验研究院）

第二十七章　流变仪

流变仪是研究流体性质的仪器，可用于测定流体的黏度、弹性、屈服力、触变性等，黏度测定是其用途之一。流变学原理和流体分类内容见第三十三章旋转黏度计。

第一节　流变仪的结构及工作原理

一、仪器结构

流变仪可采用旋转模式测试液体的黏度，也可以采用振荡模式测试半固体及固体的黏弹性。采用旋转模式测试液体黏度时，结构与旋转黏度计相似（图27-1），马达系统和传感器系统取代了传统的弹簧系统，测量范围更宽。

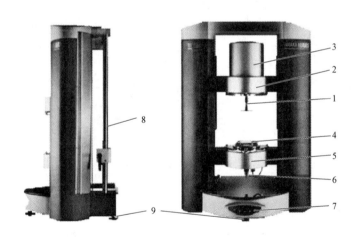

图 27-1　流变仪结构

1. 具有轴的测量体　2. 测量头支架　3. 测量头　4. 测量板（用于放置待测样品）　5. 半导体控温单元支架
6. 管路接头（用于空气和液体冷却）　7. 控制面板　8. 控制实验单元（CTC）的安装支柱　9. 高度可调节的支撑腿

二、工作原理

流变仪测定黏度的原理与黏度计相同，测量系统将扭矩通过计算转换成剪切应力，转子速度转换成剪切速率，两者相除得到流体的黏度。流变仪具有固定规格的转子和载样系统，可作为绝对黏度计测定流体的绝对黏度。

三、转子可测定的黏度范围

此内容详见第三十三章旋转黏度计。

四、仪器分类

旋转流变仪按照测试系统的类型可分为同轴圆筒系统、锥平板系统。黏度的计算公式及选择测试系统的原则见第三十三章旋转黏度计。

第二节 赛默飞 HAAKE MARS Ⅲ型流变仪的操作规程

一、开机

1. 根据测定条件，安装同轴转筒夹具或锥板夹具，连接循环水和电缆线，开启循环水泵。

2. 开启无油空气压缩机，待气压表读数至 0.18～0.25MPa 后，开启控制箱主机，待仪器自检通过，大约需要 2 分钟。待机时的仪器面板见图 27-2。

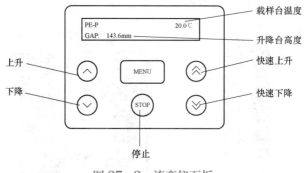

图 27-2 流变仪面板

二、端口的设置

流变仪具有 192.168.2.140 的 IP 地址，通过网络接口与计算机连接。仪器 IP 地址不能更改。

三、仪器的添加

开启计算机，将网卡的地址设置为 192.168.2.10，再点击菜单栏中的设备管理器图标，通过"SCAN"功能找到仪器，并用"Test"功能连接，并根据说明书输入所配转子的剪切率系数（M）和转子系数（A）。

四、仪器的连接

启动"RheoWin Job Manager"工作站。控制栏各图标功能如图 27-3 所示。

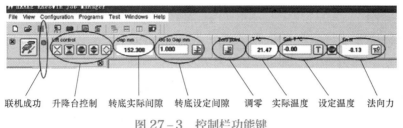

联机成功　升降台控制　转底实际间隙　转底设定间隙　调零　实际温度　设定温度　法向力

图 27-3　控制栏功能键

五、测定

（一）新建方法

以在规定的温度和剪切率条件下测定黏度的方法为例。点击"File"→"New"→"Method"，在方法设定窗口中的"measuring geometry"栏的下拉菜单中选择安装转子的型号，型号选定后，立即出现该转子对应的转底间隙（Gap）、加样量要求（Volume）等参数。

左侧为功能区，依次将升降台控制图标、温度控制图标、测试模式图标拖曳至方法设置窗口。

将升降台控制图标双击打开，弹出升降台控制窗口，在"Zero point"项下依次勾选转子下降自动调零、调零后转子抬起、设置加样提示信息等；在"measurement position"项下勾选转子下降速度。其他选项缺省。

将温度控制图标双击打开，出现温度控制窗口。依次设置测试时间、平衡时间等参数。

将测试模式图标双击打开，出现测试参数设置窗口。在"parameters"页面选择应变控制模式（CR），依次设置剪切率（$\dot{\gamma}$）或转速（Ω）、测试时间等参数；在"Temperature"页面勾选"take from previous"选项，表示温度与上一步一致；在"Acquisition"页面选择记录数据的个数、以线性（lin）或对数（log）时间间隔记录数据（图 27-4）。

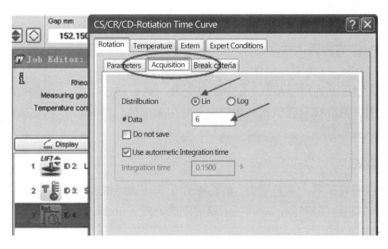

图 27-4　数据记录参数设置

方法设置完成后，保存方法至预先设定的文件夹中。

（二）安装转子

选择合适的转子进行安装，将转子连接杆上的缺口对准主机转子连接头上的箭头插入，逆时针拧紧连接头上的螺丝即可。

（三）样品测试

点击"start"在弹出的测试信息窗口依次输入操作者、样品名称等信息后，点击"ok"。

1. 调零 转子随升降台缓慢下降，至法向力开始大于 0 N 时，升降台自动停止并设置为零点，随即升降台自动升起至安全距离。

2. 装样 待升降台升起停止后，立即弹出提示装样的信息窗口，将转子要求的样品量缓慢加入圆筒或平板中心，避免产生气泡，再点击提示窗口的"ok"。

3. 测试 转子随升降台起初以设定的速度下降，再慢慢减速至达到转子要求的转底间隙时停止，样品开始在设定的温度下平衡，至平衡时间达到后，转子以设定的剪切率开始转动，记录剪切力、黏度、剪切率、时间等数据，测试时间到达后，保存数据文件至预先设定的文件夹中。

4. 换样 测试完毕后应立即彻底清洁转子和装样系统，清洁转子时，动作应小心轻柔；若需取下转子进行清洁，装上后应重新调零，再进行下一份样品的测试。

六、转子与转速的选择

与第三十三章第四节博勒飞 LVDV－Ⅲ+型旋转黏度计操作规程中"七、转子与转速的选择"中作为绝对黏度计项下的原则一致，也可以直接设定剪切率，重现非牛顿流体在其他型号绝对黏度计上的绝对黏度测试结果。

七、流变曲线测试方式

使用控制应变的流变仪对待测样品进行测试，改变剪切率时记录剪切力，建立剪切力（τ）－剪切率（$\dot{\gamma}$）变化曲线，可进行 Herschel-Bulkley 方程的拟合，判断待测样品的流体性质，可为黏度测试方法的建立提供依据。

Herschel-Bulkley 方程表达式为：

$$\tau = \tau_0 + k\dot{\gamma}^n$$

其中 τ_0 为屈服力、k 为稠度系数、n 为黏度指数。当 n 接近 1 时，待测样品近似为牛顿流体；当 n 大于 1 时，待测样品近似为剪切变稠的非牛顿流体；当 n 小于 1 时，待测样品近似为剪切变稀的非牛顿流体。

（一）建立方法

升降台、温度设置同前。将剪切力－剪切率变化测试图标拖曳至方法窗口，并双击打开，设定剪切率的变化范围，以及测试时间、记录时间的方式（lin 或 log）等参数。

（二）样品测试

见"五、测定 （三）样品测试"项下。

（三）数据处理

在桌面上双击"RheoWin Data Manager"图标，启动数据处理工作站，调出需要处理的数据文件，点击右边侧 Ⅰⅅ 快捷键，选择 $\tau - \dot\gamma$ 曲线（图 27－5），以及剪切率的变化范围；再点击 快捷键，选择 Herschel－Bulkley 模型方程后点击"ok"（图 27－6）。左栏为文件夹索引；中栏上部为曲线图，可自行选择拟合类型，下部为测试的原始数据；右栏为数据处理结果，包含Herschel-Bulkley 方程的各个参数（图 27－7）。

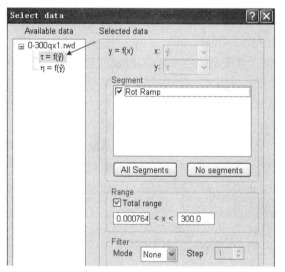

图 27－5　选择曲线类型

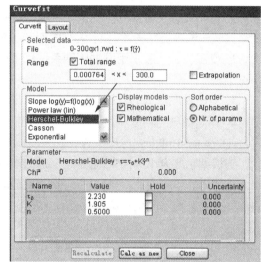

图 27－6　选择方程类型

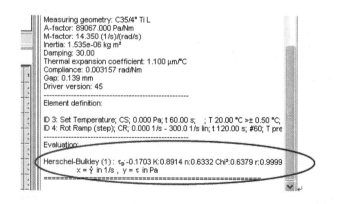

图 27－7　方程计算结果

八、打印报告

在数据处理工作站中，调出需要打印的数据文件，点击"File"→"Print report"，出现报告模板选择窗口，选择"GraphAndTable.LST"模板，点击"打开"后，点击打印即可。

九、关机

测试完毕后应立即取下转子和装样系统，彻底用水清洁，再用乙醇清洗并干燥，存放至干燥的专用器具中。

在计算机中分别退出"RheoWin Job Manager"和"RheoWin Data Manager"工作站，再依次关闭流变仪控制箱、循环水泵、空压机。

十、注意事项

1. 锥平板系统替换同轴圆筒系统时，应先手动设置高位零点后再调零，防止因同轴圆筒系统零点低于锥平板系统零点而导致锥平板转子撞击载样平台。

2. 变温实验一般采用同轴圆筒系统和平板系统，锥板系统用于变温实验时，要勾选"Thermo Gap"项。

3. 对于黏度较低的样品，可选用超低黏度夹具进行测试。

4. 建立样品的黏度测试方法时，可先采用流变仪建立剪切力（τ）–剪切率（$\dot{\gamma}$）变化曲线，进行 Herschel-Bulkley 方程拟合，判断流体性质，根据流体性质来建立测试方法。如为牛顿流体，则根据黏度大小选择同轴圆筒系统或锥平板系统，再根据尽量大扭矩的要求选择转子转速组合；如为非牛顿流体，则要在选择同轴圆筒系统或锥平板系统的前提下，规定测试的剪切率条件，以保证在不同型号绝对黏度计上得到一致的结果。

第三节 仪器保养维护及故障诊断与排除

一、仪器保养维护

1. 因温度对流体的黏度有较大影响，半导体精密控温系统配合循环水浴用于确保待测样品的温度满足精度要求；转子浸入样品后还应平衡足够时间以保证温度不变，但要防止使用锥平板系统时平衡时间过长使待测样品水分挥发导致黏度偏高。

2. 要严格按仪器要求准备待测样品的样品量，样品量的多少会影响测试结果的准确性和精密度。

3. 待测样品装样后，应仔细观察是否存在气泡并小心排出，气泡的存在也会影响测试结果的准确性和精密度。

4. 每次测试完毕后，要将转子和载样容器彻底清洁干燥，轻拿轻放，严禁摔打，防止转子形变。

5. 空气轴承对于尘垢、颗粒、液体（油或水）很敏感，因此空气压缩机应为无油型，环境湿度要低于 80%，室温控制在 15~40℃。

二、故障诊断与排除

1. 在温度一定的条件下，牛顿流体的黏度在不同剪切率条件下为定值，因此可采用不同的转子转速组合来测试，原则是高黏度样品选用小体积转子和低转速组合，低黏度样品选用大体积转子和高转速组合，优先选择扭矩较大的转子转速组合，可以提高测试结果的准确性和精密度；悬浊液、乳浊液、高聚物及其他高黏度液体大部分为非牛顿液体，其黏度随剪切率变化而变化，故在不同的转子、转速条件下测定的结果不一致属正常情况，并非仪器不准，而是需要在规定的剪切率条件下测试才能得到一致的结果。

2. 如果测试时待测样品的温度不能达到设定温度，可以检查循环水浴的水量是否足够循环，管路是否堵塞或者折叠，水箱中是否有微生物生长导致堵塞，或者检查电源转换器工作状态是否正常。

3. 如果测试时仪器自检不能通过，可关机重启，或检查真空泵压力是否符合要求。

起草人：李苗（武汉药品医疗器械检验所）
复核人：袁怡（湖北省药品监督检验研究院）

第二十八章 热重/差热分析仪

第一节 原理总论

一、差示扫描量热法

差示扫描量热法（Differential Scanning Calorimeter，DSC）是在程序控温和一定气体氛围下，测量输给样品和参比物的热流速率或加热功率（差）与温度或时间关系，从而定性或定量地表征样品物理或化学转变过程的一种分析测试技术。所使用的仪器即为差示扫描量热仪。差示扫描量热法有补偿式和热通量式两种，常见的是热通量式 DSC。

差示扫描量热仪记录到的曲线称 DSC 曲线（图 28-1），通常以样品吸热或放热的速率，即热流率 dH/dt（单位毫焦/秒）为纵坐标，以温度 T 或时间 t 为横坐标，可以测定多种热力学和动力学参数，例如比热容；检测吸热和放热效应；测量峰面积（转变焓和反应焓）；测定可表征峰或热效应的温度等。不同药物具有不同 DSC 曲线，可根据曲线鉴别药物的真伪或检查其纯度。

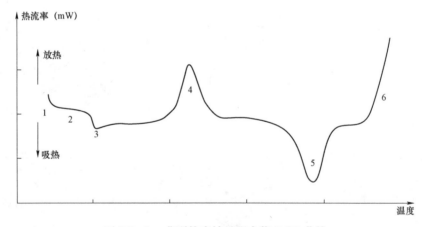

图 28-1 典型的半结晶聚合物 DSC 曲线

1. 与样品热容成比例的初始偏移；2. 没有热效应的 DSC 曲线（基线）；3. 无定形部分的玻璃化转变；
4. 冷结晶；5. 熔融；6. 空气中氧化分解

二、热重分析法

热重分析法（Thermogravimetric Analysis，TGA）是指在程序控温和某一气体氛围下测定样品重量和重量变化率随温度的变化关系。一般用于确定样品的分解和材料的稳定性，也可用于测定样品发生分解、氧化、脱水、吸附等过程中的重量变化。用于进行这种测量的仪器称为热重分析仪。

通常用质量对温度或者时间绘制的 TGA 曲线表示 TGA 测量的结果（图 28-2）。当温度保持不变，物相产生变化（如失去结晶水、结晶溶剂、热分解等）时，TGA 曲线通常呈台阶状。TGA 信号对温度或者时间的一阶导数，表示质量的变化速率，称为 DTG 曲线，是对 TGA 信号的重要补充性表示。

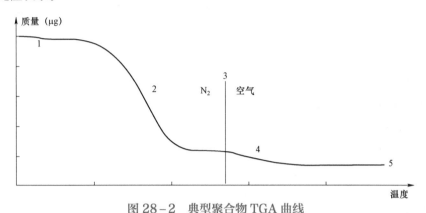

图 28-2　典型聚合物 TGA 曲线

1. 挥发分（水、溶剂、单体）；2. 聚合物分解；3. 气氛改变；4. 炭燃烧台阶（炭黑或碳纤维）；
5. 残留物（灰分、填料、玻璃纤维等）

三、差热-热重同步热分析法

差热-热重同步热分析法（Simultaneous Differential Scanning Calorimeter/Thermogravimetric Analyzer，SDT），是在程序控温和一定气体氛围下，同时测量样品的重量以及样品和参比物的热流速率的差与温度或时间关系，从而定性或定量地表征材料物理或化学转变过程的一种分析测试技术。

第二节　热重/差热分析仪的结构及工作原理

一、差示扫描量热仪

（一）仪器结构

差示扫描量热仪（DSC）由主机（包括传感器、炉体、程序温度控制系统和气体吹扫系统等）、仪器辅助附件（包括冷却附件、自动进样器、压力单元、光附件和制样工具等）、数据处理和记录模块（计算机）等部分组成。

（二）工作原理

根据测量原理的不同，差示扫描量热仪可分为热流型和功率补偿型，其中热流型差示扫描量热仪因其基线性能优异、灵敏度高、分辨率高、经久耐用等优点，是市场的主流类型。

热流型差示扫描量热仪是在程序控制温度下，对置于同一均热块上的样品和参比物进行加热，测得样品与参比物间的温度差 ΔT，通过热流方程将 ΔT 换算为热流差，获得热流差与时间或温度的关系。

二、热重分析仪

（一）仪器结构

热重分析仪（TGA）由主机（包括热天平、炉体、程序温度控制系统、气体输送模块和样品温度测量系统等）、仪器辅助附件（包括自动进样器和真空装置等）、数据处理和记录模块（计算机）等部分组成。

（二）工作原理

TGA 所采用的热天平，其工作原理是零位平衡原理。在程序升温过程中，当样品重量损失或增加时，电磁平衡传感器检测到位置传感器的信号存在差异，输出电流驱使测量系统回到零位平衡位置，施加的电流值与重量损失或增加成正比。

三、差热–热重同步热分析仪

（一）仪器结构

差热–热重同步热分析仪（SDT）由主机（包括热天平、传感器、炉体和吹扫气体系统等）、仪器辅助附件（包括自动进样器、真空附件等）、数据处理和记录模块（计算机）等部分组成。

（二）工作原理

差热–热重同步热分析仪将差示扫描量热仪与热重分析仪结合为一体，能同时获得样品在给定温度扫描或时间历程下热流与重量的改变，此热流变化往往是材料内部各种物理或化学状态的改变所外显的能量吸收或释放所衍生的；而重量改变则是依照材料成分、热稳定性等不同而不同。

第三节　美国 TA 仪器公司 Discovery 系列差示扫描量热仪的操作规程

目前，市售的美国 TA 仪器公司 Discovery 系列差示扫描量热仪主要有 DSC2500、DSC250、DSC25 等型号。

一、准备

（一）气体准备

一般配备高纯氮气，也可以根据实验与维护的需求配备空气、氦气以及氧气。

（二）坩埚选择

TA 仪器公司提供了一系列 DSC 样品盘，适用于不同的样品和应用场合，部分样品盘的使用温度及耐受压力如表 28-1 所示。

1. 通常固体使用非密封盘（Tzero 系列或标准系列），液体使用密封盘（Tzero 系列或标准系列）。

2. 执行氧化诱导实验和光固化实验等，无需加盖（Tzero 盘或标准盘）。

3. 某些复杂情况，需根据样品性质及测试参数进行合理选择。

表 28-1　DSC 样品盘分类

盘型	使用温度范围（℃）	耐受压力	压头
非密封盘			
Tzero®铝盘	-180～600	/	黑色
Tzero®轻质量铝盘	-180～600	/	黑色
标准铝盘	-180～600	/	绿色
铜盘	-180～725	/	/
金盘	-180～725	/	绿色
铂金盘	-180～725	/	/
石墨盘	-180～725	/	/
密封盘			
Tzero®铝密封盘	-180～600	300kPa	蓝色
标准铝密封盘	-180～600	300kPa	白色
Tzero®铝打孔密封盘	-180～600	300kPa	蓝色
阿洛丁处理的 Tzero 铝盘	-180～200	300kPa	蓝色
金密封盘	-180～725	600kPa	白色
大体积盘（不锈钢）	-100～250	10MPa	黄色
高压盘（不锈钢）	RT～300	10MPa	特殊工具

（三）开机与联机

1. 打开高纯氮气或其他吹扫气，调节出口压力不高于 140kPa（20psi）。

2. 打开差示扫描量热仪电源，待自检完成。启动计算机，打开 Trios 控制软件，与差示扫描量热仪取得联机。

二、样品测试

（一）设定吹扫气种类与流速

1. 打开 Trios 软件左上角的"Trios"图标，点击"Options"。

2. 打开通用设置页面"General"。

3. 在气体连接模块的下拉菜单中分别选择"Gas 1"和"Gas 2"的气体种类，点击确认完成修改。在 Trios 软件右侧的默认设置中，可在下拉菜单中选择通入炉子的气氛为"Gas 1"或者"Gas 2"。同时可输入气体流速，点击"Flow rate"更改默认气体流速。氮气流速建议设置为 50ml/min。氦气流速建议设置为 25ml/min。

（二）开启制冷附件

如连接了制冷附件，需点击 Trios 软件右侧控制面板中 "Temperature" 选项中的 "RCS120"、"RCS90"、"RCS40" 或 "LN2P" 等相应制冷附件。

（三）设定实验参数

在 Trios 软件运行序列中点击创建新的运行实验。在出现的新实验中输入样品名称、样品质量、实验人员姓名、存储路径等。在程序模块中点击 "Edit"，进入程序编辑页面。输入升温或降温程序，实验常用的升温速率为 10℃/min，而进行纯度测试时会选择 0.3～0.7℃/min。对于升温与降温范围通常需要预判大致的温度范围。进行玻璃化转变测试首次测试的温度范围比预判的温度范围下限低约 50℃，比上限温度高约 50℃。进行结晶测试首次测试的温度范围比预判的结晶结束温度低约 20℃，比熔融结束温度高约 20℃。

（四）制备样品

将样品称重后依照其形态的不同，选择使用液态或固态样品盘，再用压片机压片。注意控制样品量，建议使用 5～10mg；药物或金属样品，观测熔点时可使用 1～3mg 样品量。

（五）放置样品

打开炉子，将上述制备的样品盘放置在 DSC 炉子的样品端传感器上，参比盘放在参比端传感器上，关闭炉子。如选配了自动进样器，忽略这一步。

（六）开始实验。

点击 "Start"，开始实验。

三、数据分析

（一）玻璃化转变

1. 预选取分析范围：点击鼠标左键选择曲线上转变前某一点，拖动鼠标至转变后某一点，两点之间的范围显示为高亮。

2. 在空白处单击右键，选择 "Analyze"→"Glass transition"，如范围合适，可单击 "Accept"。如不合适，可再次移动圆圈光标来修改范围，或执行下一步。

3. 选择 "Show Parameters"，修改参数，如已经显示结果，可在结果上单击右键，选择 "Edit analysis" 来显示参数界面。在 "Midpoint type" 中选择 "Half height" 或者 "Inflection"，获得相应标准下的玻璃化转变温度。

4. 点击 "Accept"，获得最终结果。

（二）熔融和结晶

1. 预选取分析范围：点击鼠标左键选择曲线上转变前某一点，在不松开鼠标左键的状态下将光标移动至转变后某一点，两点之间的范围显示为高亮。

2. 在空白处单击右键，选择 "Analyze" → "Peak Integration（enthalpy）"，如范围合适，可单击 "Accept"。如不合适，可再次移动圆圈光标来修改范围，或执行下一步。

3. 选择"Show Parameters"，修改参数，如已经显示结果，可在结果上单击右键，选择"Edit analysis"来显示参数界面。

4. 如存在多个峰叠加，分析时可在"Show Parameters"→"Parameters"页面，勾选"Divide peak"，单击"Adjust Drops"修改分割点的位置。确定后单击"Finish Adjust"和"Accept"，完成分析。

5. 如需计算结晶度，可在"Show Parameters"→"Parameters"页面，勾选"Special area calculation"，在其下拉菜单中选择"Percent Crystallinity"，并填入该物质100%结晶的结晶焓（通过文献查阅而得），单击"Accept"即可在结果中查看结晶度。

6. 如需计算熔融程度或结晶程度，可在"Show Parameters"→"Parameters"页面，勾选"Show running integral"和"As percentage"，即可出现转化程度曲线。

7. 单击"Accept"显示分析结果。

（三）纯度

1. 预选取分析范围：点击鼠标左键选择曲线上转变前某一点，在不松开鼠标左键的状态下移动光标至转变后某一点，两点之间的范围显示为高亮。

2. 在空白处单击右键，单击"Analyze"→"Purity analysis（ASTM E928）"。

3. 输入分子量，点击"OK"。

4. 点击"Show Parameters"，选择"Purity"页面，设置纯度分析参数。如已经显示结果，可在结果上单击右键，单击"Edit analysis"来显示参数界面。

5. 单击"Accept"显示结果。

四、报告与数据导出

（一）实验报告生成

1. 单击"Format"的"Report"，创建新报告或使用模板创建报告。

2. 如需增加另外的文件一并进行分析，可在文件管理器中选择该分析文件，点击左键拖动至"Report"界面。

3. 双击或拖动"Report"右侧"Document Tokens"下的各项参数。

4. 单击"Trios"，选择"Save As"的"Save Word"，将报告保存成Word格式的文件。

5. 单击"Trios"，选择"Save"，将分析保存至当前Trios文件。

6. 单击"Trios"，选择"Save As"的"Save PDF"，可将分析曲线结果图保存为PDF文件。

（二）数据导出

单击"Trios"，选择"Export"的"Plain Text or Comma - Separated Values"，可将原始数据导出为文本格式的文件。

五、关机

1. 如使用RCS或LN2P等制冷附件，在Trios控制软件右侧控制面板中"Temperature"处，点击"RCS120"、"RCS90"、"RCS40"或"LN2P"等相应制冷附件，关闭制冷。

2. 等待"Flange Temperature"回到室温后，单击"Instrument"→"Shutdown"。

3. 待关机完成后，关闭仪器电源。

4. 关闭气体和计算机。

第四节 美国 TA 仪器公司 Q 系列差示扫描量热仪操作规程

美国 TA 仪器公司 Q 系列差示扫描量热仪主要有 Q2000、Q200、Q20 等型号。

一、准备

（一）气体准备

同第三节。

（二）坩埚选择

同第三节。

（三）开机与联机

1. 打开高氮气或其他吹扫气，调节出口压力不高于 140kPa（20psi）。

2. 打开差示扫描量热仪电源，待自检完成。启动计算机，于计算机桌面点击"TA Instrument Explorer"，取得与差示扫描量热仪的联机。

二、样品测试

（一）设定吹扫气种类与流速

在 Notes 页面下确定选择气体及流速，使用氮气时推荐设置为 50ml/min。

（二）开启制冷附件

如连接了制冷附件，需先点击"Control"→"Go to standby temperature"，再点击"Control"→"Event on"，启动制冷附件。

（三）设定实验参数

1. 选择"Calibrate"→"Cell"→"Temperature"，确定校正值是否正确，若不正确，请输入校正值或重新校正。

2. 选取工具列中"Experiment View"键，在"Summary"页面下点击输入样品信息。

3. 在"Procedure"页面下点击"Editor"编辑测试条件方法。

4. 在"Notes"页面下点击输入批注，并确认连接气体及气流量。编辑完后点击"Apply"。

（四）制备样品

将样品称重后依照其形态的不同，选择使用液态或固态样品盘，再用压片机压片。注意控制样品量，建议使用 5～10mg；药物或金属样品，观测熔点时可使用 1～3mg 样品量。同时，制备一个和样品盘类型相同的空的参比盘。

（五）放置样品

打开炉子，将上述制备的样品盘通过自动进样器或手动放置于 DSC 炉子的样品端传感器上，参比盘放在参比端传感器上，并关闭炉体。

（六）开始实验

点击"Start"开始进行实验。

在实验进行中可选取"Full Size Plot View"、"Plot View"等键来观看实验的实时图形，也可以用 Universal Analysis 软件打开数据观察并分析实时图形。

可实时对未完成的实验步骤进行修改，在实验程序的空白处单击右键，可以选择"Modify Running Method"修改程序，或者选择"Go To Next Segment"直接进行下一步。

三、数据分析

（一）玻璃化转变

1. 双击打开"Universal Analysis"分析软件。

2. 点击"File"→"Open"，打开测试文件。

3. 点击"Analyze"→"Glass Transition"，出现一对十字光标，双击移动十字光标，选取分析范围。

4. 单击右键，如范围合适，单击"Accept Limits"，或者单击"Manual Limits"，输入特定的上、下限值，获得玻璃化转变温度。

5. 可通过选择"Analyze"→"Options"，更改"Step midpoint at"中的"Half height"、"Inflection"、"Half width"等，获得相应标准下的玻璃化转变温度。

（二）熔融和结晶

1. 打开测试文件后，点击"Analyze"→"Integrate Peak"，出现一对十字光标，双击移动十字光标，选取分析范围。

2. 点击右键，如范围合适，单击"Accept Limits"，或者单击"Manual Limits"，输入特定的上、下限值，获得外推起始点温度、峰温以及焓值。

（三）纯度

1. 打开测试文件后，点击"Analyze"→"Purity"→"Analyze"，移动十字光标，选取分析范围。

2. 单击右键，如范围合适，单击"Accept Limits"，或者单击"Manual Limits"，输入特定的上、下限值。弹出窗口，输入样品的分子量。点击"OK"。

3. 获得样品的纯度信息。

四、报告与数据导出

（一）分析结果保存

1. 选择"File"菜单下的"Save Analysis"，将分析保存为另一个文件。

2. 选择"File"菜单下的"Save Session",将当前打开的所有文件及其分析结果保存至一个集合文件中。

(二)实验报告生成

选择"File"菜单下的"Export PDF File",将当前的分析曲线图保存为 PDF 文件。

(三)数据导出

选择"File"菜单下的"Export Data File",导出当前打开文件的原始数据。

五、关机

1. 如开启了制冷附件,首先点击"Control"→"Event Off"。

2. 等待"Flange Temperature"回到室温后,点击"Control"→"Shutdown Instrument"执行关机程序。

3. 关掉主机电源开关。

4. 关掉其他外围配备,如 RCS、LNCS 或气体等。

5. 结束实验与结果分析后,可将计算机关闭。

第五节 美国 TA 仪器公司 Discovery 系列热重分析仪操作规程

目前,市售的美国 TA 仪器公司 Discovery 系列热重分析仪主要有 TGA5500、TGA550、TGA55 等型号。

一、准备

(一)气体准备

一般配备高纯氮气,也可以根据实验与维护的需求配备空气、氦气以及氧气。

(二)坩埚选择

TA 公司提供了一系列样品盘,适用于不同的样品和应用场合,见表 28-2。

表 28-2 TGA 样品盘分类

TGA 盘型	使用温度范围(℃)	体积(μl)	压头	软件设置
非密封盘				
铂金盘	RT～700	50	/	Platinum(50μl)
铂金盘	RT～700	100	/	Platinum(100μl)
高温铂金盘	RT～1000	100	/	Platinum HT
陶瓷盘	RT～1200	100	/	Alumina(100μl)
陶瓷盘	RT～1200	250	/	Alumina(250μl)
铝盘(无盖)	RT～600(注意上限)	20	/	Other
密封盘				
铝盘	RT～600	20μl	紫色	Aluminum

1. 铂金盘无孔结构及相对惰性的化学性质，对于绝大多数测试而言均为首选盘。

2. 陶瓷盘为多孔结构，容易被污染，通常用于测试某些会与铂金及铝反应且不与氧化铝反应的样品，或在 TGA5500 上执行终止温度为 1000～1200℃的测试。

3. 密封铝盘为一次性盘，必须配合自动进样器和打孔器使用，通常用于某些对空气敏感的化学品的测试，如暴露在空气中会发生吸附、分解、氧化等反应的物质。

4. 液体样品可以使用铂金盘进行实验。也可在铂金盘中加入一个装有液体样品的 DSC 密封打孔盘进行实验，注意上限温度不得超过 600℃。

5. 如样品在实验过程中会熔融，尽量选择较深的盘。

（三）开机与联机

1. 打开高纯氮气，调节出口压力不高于 140kPa（20psi）。

2. 打开热重分析仪电源，待自检完成。启动计算机，打开 Trios 软件。在弹出的仪器浏览器窗口中选择相应的仪器型号图标，然后点击"Connect"，与热重分析仪取得联机。

3. 联机后软件页面布局见图 28-3。

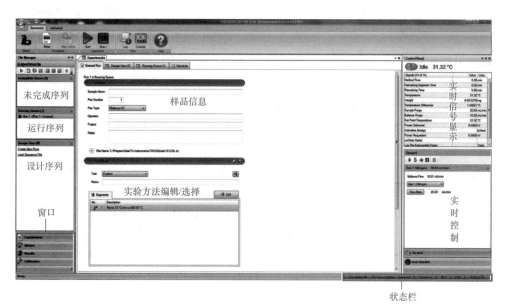

图 28-3 美国 TA 仪器公司 Discovery 系列热重分析仪软件界面

二、测定

（一）设定吹扫气种类与流速

确认实时信号显示窗口的气体流速与实时控制窗口中设置的流速是否一致。TGA55/550，天平室吹扫（balance purge）通常设置为 40ml/min，样品吹扫（sample purge）通常设置为 60ml/min；TGA5500，天平室吹扫（balance purge）通常设置为 10ml/min，样品吹扫（sample purge）通常设置为 25ml/min。

（二）设定实验参数

在"Experiments"窗口中"Running Queue"→"Create New Runs"可以创建新的实验方法，在"Sample"选项卡下输入样品名称、选择样品盘的类型、数据保存路径等，如果仪器带自动进样器，在"Pan Number"处输入样品在自动进样器上的位置。

在"Procedure"窗口"Test"下拉菜单可以选择实验方法，"Custom"模式为自定义编辑实验方法，该模式可以通过点击"Edit"编辑实验方法。

选择右边"Method Segments"下面需要的程序，双击鼠标左键，该命令即进入左面"Segments"下，输入相应的所需数值，编辑完毕后点击"Apply"，即可生成实验程序。也可以通过"Test"下拉菜单选择实验模板编辑实验方法。

（三）制备样品

TGA 样品制备过程中，应尽可能增加样品的表面积，可以提高样品失重的分辨率和温度重复性（如粉末状）。对于块状样品，如可能尽量将样品切成片。薄膜和粉末尽量平铺在样品盘中。普通测试，推荐的样品重量为 5～20mg，对于痕量测试，可适当提高样品量。

加载样品盘时，推荐使用铜镊子消除静电效应。对于液体样品，考虑使用密封盘和打孔密封盖。

（四）开始实验

1. 准备一个空样品盘，放置在自动进样器或自动加载装置上。

2. 在 Trios 控制软件"Instrument"选项卡下选择"Tare"进行归零或者通过点击仪器触摸屏上的清零按钮进行归零，如果仪器带有自动进样器先选择需要归零的样品盘序号再按"Start"进行归零。如使用密封铝盘，清零时必须连同盖子一起。

3. 归零完成后，炉子自动打开并卸载已完成归零的样品盘。放入制备好的样品，样品最好平铺在盘底。如使用密封铝盘，样品放入样品盘后，需进行密封。

4. 在"Experiments"窗口下设置好相关参数，点击工具栏上"Start"按钮开始实验。实验开始之后，可实时对未完成的实验步骤进行修改，点击"Control Panel"→"Running Method List"→"Editing"进行程序修改，修改完之后点击"Apply"或者选择"Skip to next segment"直接进行下一步。

三、数据分析

（一）分析各步骤失重百分比

1. 点击软件左上角的按钮，在下拉窗口中选择"Open"。浏览文件所在的位置，选择一个或者多个文件，点击"打开"即可打开文件。点击鼠标左键选中失重百分比（weight%）曲线，按住鼠标左键不松动，选中部分会高亮显示。

2. 点击鼠标右键，依次选择"Analyze"→"Weight change"。

3. 若选择的数据分析范围合适，点击"Accept"即可得到分析结果，若不合适可以拖动十字光标到合适的位置再点击"Accept"。

4. 重复上述步骤将后续步骤继续分析完成。

（二）分析失重残余百分比

1. 点击鼠标左键选中失重百分比曲线，点击鼠标右键，选中 "Analyze" → "Residue"。
2. 点击鼠标左键拖动十字光标到曲线末端，点击 "Accept"，即可得到残余百分比分析结果。

（三）分析失重速率曲线峰温

1. 点击鼠标左键选中曲线，按住鼠标左键选择需要分析的数据范围，选中部分数据高亮显示。
2. 点击鼠标右键，依次选择 "Analyze" 中的 "Signal max"。
3. 若数据范围合适，直接点击 "Accept" 得到峰温，如果数据的范围不合适拖动十字光标选择合适的范围，再点击 "Accept"。
4. 重复上述步骤将后续步骤继续分析完成。

（四）分析某一失重百分比对应的温度

1. 选中失重百分比曲线，点击鼠标右键，选 "Analyze" → "Weight loss at time/temperature"。
2. 点击 "Show parameters"，在 "Cursors" 选项卡下 Y 值窗口输入失重百分比，点击 "Accept"，即得到样品失重某一百分比的温度和时间。

四、报告与数据导出

（一）实验报告生成

1. 单击 "Format" 的 "Report"，创建新报告或使用模板创建报告。
2. 如需增加另外的文件一并进行分析，可在文件管理器中选择该分析文件，左键选中不放拖动至 "Report" 界面。
3. 双击或拖动 "Report" 右侧的 "Document Tokens" 下的各项参数。
4. 单击 "Trios"，选择 "Save As" 的 "Save Word"，将报告保存成 Word 格式的文件。
5. 单击 "Trios" 的 "Save"，将分析保存至当前 Trios 文件。
6. 单击 "Trios"，选择 "Save As" 的 "Save PDF"，可将分析曲线结果图保存为 PDF 文件。

（二）数据导出

单击 "Trios"，选择 "Export" 的 "Plain Text or Comma – Separated Values"，可将原始数据导出为文本格式的文件。

五、关机

确认仪器炉子温度达到室温，单击 Trios 软件的 "Instrument" → "Shutdown"，待关机完成后，关闭仪器电源，关闭气体和计算机。

第六节 美国 TA 仪器公司 Q 系列热重分析仪操作规程

美国 TA 仪器公司 Q 系列热重分析仪主要有 Q5000、Q500、Q50 等型号。

一、准备

（一）气体准备

同第五节。

（二）坩埚选择

同第五节。

（三）开机与联机

1. 打开高纯氮气，调节出口压力不高于 140kPa（20psi）。

2. 打开热重分析仪电源，待自检完成。启动计算机，然后于计算机桌面点击"TA Instrument Explorer"，与热重分析仪取得联机。

3. 联机后软件页面布局见图 28-4。

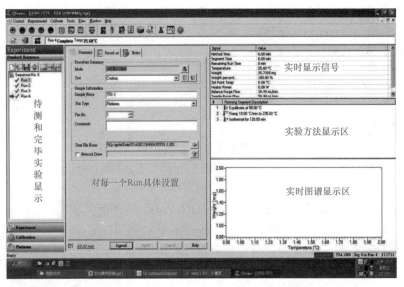

图 28-4 美国 TA 仪器公司 Q 系列热重分析仪操作软件界面

二、测定

（一）设定吹扫气种类与流速

确认实时显示信号区域的气体流速与"Notes"界面中设置的流速是否一致，Q50/500 天平室吹扫（balance purge）通常设置为 40ml/min，样品吹扫（sample purge）通常设置为 60ml/min；Q5000 天平室吹扫（balance purge）通常设置为 10ml/min，样品吹扫（sample purge）通常设置为 25ml/min。

（二）设定实验参数

1. 在"Experiment"窗口下"Summary"界面输入样品名称、选择样品盘的类型、数据保存路径等，如果仪器带自动进样器，在"Pan No."处输入样品在自动进样器上的位置。

2. 在"Procedure"界面点击"Editor"键编辑测试的方法。

3. 选择"Segment list"下面需要的程序，双击鼠标左键，该命令即进入左面"Segment Description"下，输入相应的所需数值，编辑完毕后点击"OK"，即可生成实验程序。也可以通过"Test"下拉菜单选择实验模板编辑实验方法。

（三）制备样品

同第五节。

（四）开始实验

1. 准备一个空的空样品盘，放置在自动进样器或自动加载装置上。

2. 按主机前面板上的"Tare"键将空盘归零或者通过点击仪器控制软件快捷工具栏上的"Tare"将空盘归零，如果仪器带有自动进样器先选择需要归零的样品盘序号再按"Start"进行归零。如使用密封铝盘，清零时必须连同盖子一起。

3. 归零完成后，炉子自动打开并卸载完成归零的样品盘。放入制备好的样品，样品最好平铺在盘底。如使用密封铝盘，样品放入样品盘后，需进行密封。样品量通常为5~20mg，具体的用量需考虑最低重量变化部分的绝对重量是否大于仪器自身的最大偏差。

4. 设置相关参数后，待重量读数稳定，即可按下"Start"执行实验。实验开始之后，可实时对未完成的实验步骤进行修改，点击鼠标右键，选择"Modify running methods"修改程序，修改完之后点击"Send to change"，或者选择"Skip to next segment"直接进行下一步。

三、数据分析

（一）失重百分比数据分析

1. 双击桌面"TA Universal Analysis"软件快捷方式打开数据处理软件。点击"File"→"Open"浏览文件夹找到需要打开的文件，点击"OK"，弹出数据信息窗口。

2. 点击窗口右上角的"Signals"按钮，弹出信号选择窗口，可在窗口内选择 Y 轴与 X 轴信号与种类，设置好之后点击"OK"。

3. 点击窗口左上角"Units"，选择 Y 轴与 X 轴的单位，选择好之后点击"OK"。

4. 当所有选项都设置/选择完毕，点击"OK"，打开数据文件。

5. 鼠标左键点击坐标轴名称，选中需要分析的目标曲线，点击"Analyze"→"Weight change"。

6. 按住鼠标左键分别拖动两个红色十字光标选择失重步骤分析的上、下限，然后点击鼠标右键选择"Accept Limits"，一般失重百分比曲线的分析范围确定需要借助失重速率曲线（DTG），DTG 曲线上一个峰就代表有一步失重。

7. 重复上述步骤继续将曲线上所有失重步骤分析完全。

（二）残余百分比分析

1. 鼠标左键点击坐标轴名称，选中需要分析的目标曲线，点击"Analyze"→"Residue"。

2. 将红色十字光标拖动到数据曲线的最末端。

3. 按键盘上回车键或者点击鼠标右键，选择"Accept Limits"，得到残余百分比分析结果。

（三）分析某一特征失重百分比对应的温度

1. 鼠标左键点击坐标轴名称，选中需要分析的目标曲线，点击"Analyze"→"Temp At Weight%"。

2. 点击鼠标右键选择"Manual Limits"。

3. 在弹出窗口中精确输入失重百分比的值，如分析失重 75%的温度点，在窗口中输入 75，点击"OK"，得到特征失重百分比的温度。

（四）失重速率曲线峰温分析

1. 鼠标左键点击 Y-2 坐标轴名称选中 Y-2 曲线，"Analyze"→"Signal Max"。

2. 按鼠标左键拖动十字光标选择数据分析范围，点击鼠标右键选择"Accept Limits"，即可得到峰温的分析结果。

四、报告与数据导出

（一）分析结果保存

1. 选择"File"菜单下的"Save Analysis"，将分析保存为另一个文件。

2. 选择"File"菜单下的"Save Session"，将当前打开的所有文件及其分析结果保存至一个集合文件中。

（二）实验报告生成

选择"File"菜单下的"Export PDF File"，即可将当前分析曲线图保存为 PDF 文件。

（三）数据导出

选择"File"菜单下的"Export Data File"，导出当前打开文件的原始数据。

五、关机

1. 确认仪器炉子温度达到室温。

2. 单击控制软件的"Control"→"Shutdown Instrument"，在确认对话框中点击"Start"。

3. 等 TGA 触摸屏显示"Shutdown Completed"，或者前面板上的"Ready"灯灭。关闭仪器背面的电源开关。

4. 关闭气体和计算机。

第七节　美国 TA 仪器公司 Discovery 系列
差热－热重同步热分析仪操作规程

目前，市售的美国 TA 仪器公司 Discovery 系列差热－热重同步热分析仪型号为 SDT650。

一、准备

（一）气体准备

一般配备高纯氮气，也可以根据实验与维护的需求配备空气、氧气以及一氧化碳、二氧化碳等反应性气体。

（二）坩埚选择

1. 铂金盘无孔结构及相对惰性的化学性质，对于最高温度低于 1000℃的绝大多数测试而言均为首选盘。

2. 陶瓷盘为多孔结构，容易被污染，通常用于测试某些会与铂金及铝反应且不与氧化铝反应的样品，或者执行最高温度超过 1500℃ 的测试。

3. 上限温度不超过 600℃时，可选择铝盘。具体盘型选择参考表 28–1。

（三）开机与联机

1. 打开高纯氮气，调节出口压力不高于 140kPa（20psi）。

2. 打开差热–热重同步热分析仪电源，待自检完成。启动计算机，打开 Trios 软件。在弹出的仪器浏览器窗口中选择相应的仪器型号图标，然后点击"Connect"，与差热–热重同步热分析仪取得联机。

二、测定

（一）设定吹扫气种类与流速

1. 打开 Trios 软件左上角的"Trios"图标。点击"Options"。打开通用设置页面"General"。

2. 在气体连接模块的下拉菜单中分别选择"Gas 1"和"Gas 2"的气体种类，点击确认完成修改。

3. 在 Trios 软件右侧的默认设置中，可在下拉菜单中选择通入炉子的气氛为"Gas 1"或者"Gas 2"。同时可输入气体流速，流速建议设置为 100ml/min。点击"Flow rate"更改默认气体流速。

（二）设定实验参数

1. 在"Experiments"窗口下，"Running Queue"选项下点击"Create New Runs"可以创建新的实验方法，在"Sample"选项卡下输入样品名称、选择样品盘的类型、数据保存路径等，如果仪器带自动进样器，在"Pan Number"处输入样品在自动进样器上的位置。

2. 在"Procedure"选项卡"Test"下拉菜单可以选择实验方法，"Custom"模式为自定义编辑实验方法，该模式可以通过点击"Edit"编辑实验方法。

3. 选择右侧"Method Segments"下面需要的程序，双击鼠标左键，该命令即进入左面"Segments"下，输入相应的所需数值，编辑完毕后点击"Apply"，即可生成实验程序。也可以通过"Test"下拉菜单选择实验模板编辑实验方法。

（三）制备样品

样品制备过程中，应尽可能增加样品的表面积。对于块状样品，如可能尽量将样品切成薄片。薄膜和粉末尽量平铺在样品盘中。

（四）开始实验

1. 打开炉子，将两个空的同一类型的坩埚放入样品端及参比端，或者放置在自动进样器托盘上。

2. 在 Trios 控制软件"Instrument"选项卡下选择"Tare"进行归零或者通过点击仪器触摸屏上的清零按钮进行归零，如果仪器带有自动进样器先编辑并选择需要归零的坩埚序号再点击"Start"进行归零。

3. 归零完成后，炉子自动打开，卸载已完成归零的坩埚。样品坩埚内放入制备好的样品，样品最好平铺在盘底。

4. 将样品坩埚重新放置于样品端传感器上。如有自动进样器，忽略该步。

5. 样品量通常为 5～20mg，具体用量需考虑最小失重步骤对应的绝对失重量应远大于仪器自身的基线偏差。

6. 在"Experiments"窗口下设置好相关参数后，点击工具栏上"Start Experiment"按钮开始实验。实验开始之后，可实时对未完成的实验步骤进行修改，点击"Control Panel"→"Running Method List"→"Editing"修改程序，修改完之后点击"Apply"或者选择"Skip to next segment"直接进行下一步。

三、数据分析

同第三节。

四、报告与数据导出

同第三节。

五、关机

等待并观察"Signals"信号栏里的"Temperature"回到室温。单击"Instrument"→"Shutdown"。待关机完成后，关闭仪器电源。关闭气体和计算机。

第八节　美国 TA 仪器公司 Q 系列差热–热重同步热分析仪操作规程

美国 TA 仪器公司 Q 系列差热–热重同步热分析型号为 SDTQ600。

一、准备

（一）气体准备

同第五节。

（二）坩埚选择

同第七节。

（三）开机与联机

1. 打开高纯氮气，调节出口压力不高于 140kPa（20psi）。

2. 打开差热－热重同步热分析仪电源，待自检完成。启动计算机，然后于计算机桌面点击"TA Instrument Explorer"，与差热－热重同步热分析仪取得联机。

二、测定

（一）设定吹扫气种类与流速

在"Notes"页面下点击输入批注，并确认连接气体及气流量。编辑完成后点击"Apply"。

（二）设定实验参数

1. 选取工具列中"Experiment View"键，在"Summary"页面下点击输入样品信息。

2. 在"Procedure"页面下点击"Editor"编辑测试条件方法。编辑完后点击"Apply"。

（三）制备样品

同第七节。

（四）开始实验

1. 打开炉子，将两个干净的同一类型的坩埚放入样品端及参比端。

2. 点击主机面板上的"Tare"键将空盘归零或者通过点击仪器控制软件快捷工具栏上的"Tare"将空盘归零。如使用密封铝盘，清零时必须连同盖子一起。

3. 放入制备好的样品，样品最好平铺在盘底。如使用密封铝盘，样品放入样品盘后，需进行密封。

4. 设置相关参数后，待重量读数稳定，即可按下"Start"执行实验。实验开始之后，可实时对未完成的实验步骤进行修改，点击鼠标右键，选择"Modify running methods"修改程序，修改完之后点击"Send to change"，或者选择"Skip to next segment"直接进行下一步。

三、数据分析

同第四节。

四、报告与数据导出

同第四节。

五、关机

结束实验与结果分析后，等待并观察"Signals"信号栏里的"Temperature"回到室温。点击"Control/Shutdown Instrument"，执行正常的关机程序，当显示屏上出现关机确认信息后，再关闭主机电源及外围设备。

第九节 美国 TA 仪器公司热重与差热分析仪的仪器保养维护及故障诊断与排除

一、仪器保养维护

（一）环境要求

房间温度 15～35℃，湿度小于 67%；避免阳光直晒；干净无尘；实验台稳定无振动。

（二）仪器校准

仪器需定期使用标准物质校准，一般每个月一次。

（三）炉体清理

DSC 炉体可使用棉签蘸取少量丙酮、乙醇或其他可溶解污染物的溶剂，从银制炉体向内，轻轻擦拭和溶解污染物。重复该过程直至清理干净，并用干净的干棉签擦干炉子内部。

如上述操作无法消除异常，可使用随机附带的玻璃毛刷轻刷炉体及样品台。用干燥的压缩空气吹出炉子中的残屑。

二、故障诊断与排除

1. GDM 报错（Discovery 系列 DSC、TGA、SDT） GDM 错误通常意味着气体流速不足。观察 Trios 软件"Control Panel"的"Signals"显示栏中的气体流速。如吹扫速率低于设定值，仪器会因为供气不足停止实验。此时更换氮气瓶即可。

2. 开始实验按钮为灰色而实验无法启动（Discovery 系列 DSC、TGA、SDT） 检查仪器是否正确取得联机。检查气体是否打开，并达到设置的流速。实验方法是否在"Running Queue"中正确设置。检测状态栏上代表仪器状态的四个圆形图标，绿色代表正常，红色代表异常，根据状态栏的提示采取相应的解决措施，必要时可以联系维修工程师。

3. 点开始实验按钮之后实验无法启动（Q 系列仪器 DSC、TGA、SDT） 应检查"Run"前面是否有红色对勾，如果有需要用鼠标双击，使红色对勾变为绿色圆点后再开始实验。

4. 上限温度无法输入（Discovery 系列 DSC） 配备的制冷设备为 RCS90、LN2P 时，仪器可实现的上限温度为 550℃。如在选择正确的制冷后，输入的可操作温度仍仅至 400℃时，检查"Options"→"General"的盖子类型，确保盖子类型为高温盖。

5. 自动进样器在加载/卸载过程中没有检测到盘（Discovery 系列 DSC） 检查 DSC 炉子内或自动进样器托盘的对应位置是否有盘。如无，请将盘放到对应位置，并重新开始实验。

6. 自动进样器运动故障（Discovery 系列 DSC） 如在使用 Discovery 系列的 DSC 时，遇到如下几条故障命令：

（1）Auto Sampler Encountered Unexpected Object – Bounce sensor triggered.Halt motion and travel full up and stop；

（2）Auto Sampler X – axis Motion Error – X axis home flag not tripped as expected；

（3）Auto Sampler Y – axis Motion Error – Y axis home flag not tripped as expected；

（4）Auto Sampler Z–axis Motion Error – Z axis home flag not tripped as expected；

（5）Finger Motion Error。

出现上述故障，说明自动进样器在运动过程中遇到阻碍物体或阻碍力，检查其运动轨道，清除障碍物。点击仪器屏幕上的重置按钮，重新设置自动进样器。

7. 实验正在执行，不能打开炉盖（Discovery 系列 DSC） 实验过程中通常不建议打开炉盖，可等待实验结束后打开炉盖。如确实需要打开炉子进行其他操作，可在错误命令"Run in Progress，Cannot Open Lid"出现时点击"确认"键。

8. 实验无法开启且显示热交换器故障（TGA） 检查热交换器与 TGA 主机之间的电源、水管连接是否正常。同时确认热交换器中是否有足够的水以及水的清洁度，必要时需清洗热交换器。

9. 重量信号不稳定，无法开始实验（Discovery 系列 TGA、SDT） 观察信号栏的重量信息。如重量信号一直在下降或上升，表明样品出现了剧烈的物理化学变化。重新编辑一个条件一样的程序，并在设置中将测试开始条件选为不需要稳定即可开始实验。

10. 电脑遇到意外故障重启后实验结果的导出 电脑遇到意外故障使程序退出，不会影响当前实验的运行过程。如重启打开软件后实验仍没有结束，软件自动调取该实验的未存储数据，将其自动存储进之前的文件中。如重启打开软件后实验已结束，根据仪器选择操作方法：①Discovery 系列：重新打开软件后，控制面板右侧状态栏会自动改为"Reading"，软件自动读取数据并存储至原文件中；②Q 系列：点击"Tools"→"Data Transfer"，选择目标路径，输入文件名，点击"Transfer"。

11. 重新设置参数（Q 系列仪器） 如遇到某些不明原因的问题时，可尝试重新设置参数进行修正。具体操作为点击"Tools"→"Instrument Setup"，在对话框中点击下一步，直至看到"Reset Parameters"。点击该按钮进行重新设置。

12. 数据无法保存（Q 系列仪器） 仪器数据保存目的的文件夹必须设置为共享，设置为允许访问和修改。整个路径和实验文件名不能有中文字符。

第十节 岛津公司 DTG-60 型热重和 DSC-60 型差热分析仪

本仪器由 DTG-60 型热重和 DSC-60 型差热分析仪主机（可进行样品的热重分析和差热分析）、TA-60WS 数据处理单元、计算机、稳压电源、FC-60A 气体控制器和打印机组成。

一、岛津公司 DTG-60 型热重和 DSC-60 型差热分析仪的简单操作规程

（一）开机

顺序开启稳压电源、热分析仪主机（根据需要开热重 DTG 或差热分析 DSC 模块）、TA-60WS 数据处理单元、计算机主机开关、FC-60A 气体控制器和打开气瓶阀门。

（二）实验方法的编辑与参数设置

1. 双击计算机桌面上"TA-60WS Collection"图标，进入热分析系统工作站（图 28-5）。

2. 双击右侧悬浮窗口中"DTG-60"或者"DSC-60"的采集数据通道，进入数据采集窗口。

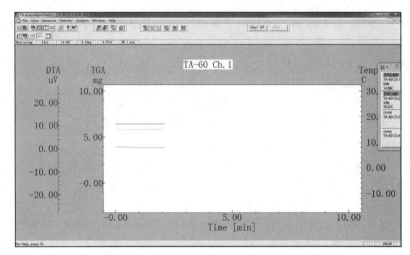

图 28-5 TA-60WS 主界面

3. 选择菜单栏中"Measure"按钮，选中下拉菜单中"Measuring Parameters"，设定热分析方法（热重法 DTG 或差热分析法 DSC）参数 Temperature Program 窗口（图 28-6），根据分析方法的要求设定下列参数：勾选"Initial Start Temperature"，设置起始温度，以及升温程序中的参数，如升温速率、终止温度、保持时间等。DTG 和 DSC 的升温速率范围为 0.01～99.9℃/min，常规使用的升温速率一般为 10℃/min。

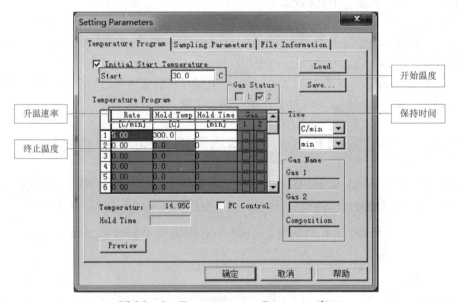

图 28-6 Temperature Program 窗口

Sampling Parameters 窗口，将"Sampling Time"设定为 1sec（标准品校正时设定为 0.1sec）（图 28-7）。

文件信息：①热重法：输入样品批号、样品名称、读取样品质量、输入样品盘的种类、气体氛围、流速和操作者；②差热分析法：输入样品批号、样品名称、重量、坩埚材料、使用气体种类、气体流速、操作者等信息（图 28-8）。

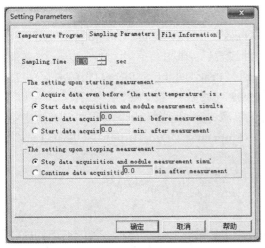

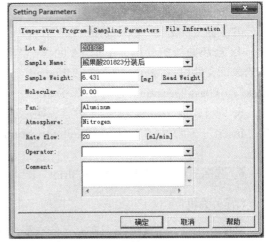

图 28-7　Sampling Parameters 窗口　　　图 28-8　File Information 窗口

4. 选择"确定",关闭参数设定窗口。

(三)样品测定

1. 测定前的准备

(1)热重分析法　取空样品盘及盖各一个,取 5~10mg Al_2O_3 参照物置样品盘中,加盖,用压片机压封。按主机面板上"Open/Close",开启热分析主机罩。将制备好的参比盘置于热分析仪天平左侧托盘,将一套空样品盘和盖子置于热分析天平右侧托盘中,按主机面板上"Open/Close"键,关闭热分析仪主机罩。等待主机面板显示重量示值稳定后,按主机面板上"Zero"键调零。按主机面板上"Open/Close",再次开启热分析主机罩。将空样品盘取下,取 3~10mg 试样置于样品盘中,加盖,将制备好的样品盘置于热分析仪天平右侧托盘中。按主机面板上"Open/Close"键,关闭热分析仪主机罩。

(2)差热分析法　同热重分析法制备参比盘,另精密称取 3~10mg 试样置于空样品盘中,加盖,用压片机压封作为样品盘。

2. 测定　分别将制备好的参比盘和样品盘置于热分析天平左右两侧托盘中,等待仪器基线平稳后,在主窗口中点击"Start p"键,在弹出窗口中设定文件名称以及数据存储路径。点击"Read Weight",这样仪器检测器把置于样品盘的样品重量显示在"Sample Weight"一项。(如果选中"Take the initial TG signal for the sample mass"一项,样品重量的数值将会记录为刚刚开始测定时的 TG 值,这个功能在样品重量随准备测定过程中变化的情况下使用,比如测定高挥发性样品。点击"Start"进行分析测试,仪器会按照设定的参数进行运行,并按照设定的路径储存文件。样品测定分析完成后,等待炉体温度降到室温左右,取出样品,依次关机:所用的热分析仪主机模块、气体控制器 FC-60A、系统控制器 TA-60WS、稳压电源和计算机。

(四)数据分析

1. 打开测量文件　点击桌面"TA60"图标,打开数据分析软件。点击主菜单"文件"的打开项,在分析软件中打开所需分析的测量文件。

2. 视图坐标调整　在主菜单中右键"View",点击"Display Parameters",将"X-axis"变为"Temp"。

3. 热重曲线的分析 单击 TG 曲线，将热重曲线激活。点击菜单栏中"Analysis"，可对所选的数据文件进行"Temp/Time"、"Tangent"、"Peak"、"Peak Height"、"Weight Loss"分析。

4. 差热曲线的分析 单击 TA 曲线，将差热曲线激活。单击菜单栏中"Analysis"，可对所选的数据文件进行"Temp/Time"、"Tangent"、"Peak"、"Peak Height"、"Signal Difference"、"DSC Peak"、"Glass Transition"、"Heat"分析。

5. 对 TG 或 TA 曲线及打印内容，可添加样品信息、测试程序和标题等信息。可点击主菜单"Insert"，可插入"Title"、"File Information"、"Program"、"Data History"、"Scale Line"等信息。

6. 选择主菜单"File"项下"Print"即可将分析结果输出。

（五）关机

实验结束后，待温度降至室温，依次退出热分析工作站，关闭计算机、关闭所用的热分析仪主机模块开关，关闭 TA-60WS 数据处理单元开关、稳压电源开关，并做好使用登记。

二、仪器保养维护

（一）温度校正

依据上述测量的方法测量铟（In）、锌（Zn）等标准物质，并分析得到标准物质的熔点以及熔融吸热量。在数据采集软件界面中，选择菜单"Detector"中的"Temperature Calibration"，点击"Calculate"（图 28-9）。

在弹出 Temperature Correction Coefficient 窗口中（图 28-10），输入标准物质给定的熔点以及测量到的熔点并进行比较。如果两者的差大于标准物质给定的允许范围，说明仪器温度测量的灵敏度下降，需要校正。

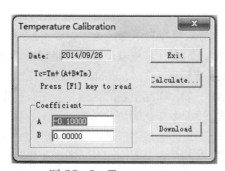

图 28-9 Temperature Calibration 界面

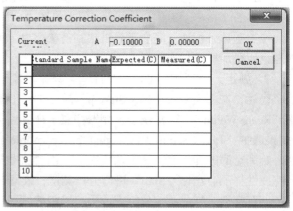

图 28-10 Temperature Correction Coefficient 界面

点击"OK"，在 Temperature Calibration 窗口中校正值 A、B 的值会变化。点击"Download"并确定，仪器完成温度校正。点击"Exit"完成整个过程。

（二）重量校正

按照上述样品准备的过程，把仪器自带的一定重量的标准物质放到 DTG 检测器上，对其重量进行测量。（一般测量 1、2、5mg 三种标准物质即可。）与温度校正过程类似，选择菜单"Detector"中的"Weight Calibration"（图 28-11），打开 Weight Calibration 窗口。点击"Calculate"。输入标准物质重量参考值、测量值以及测定量时的温度，点击"OK"（图 28-12）。

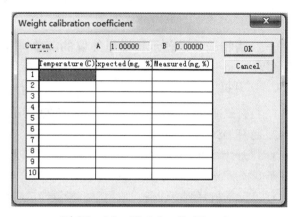

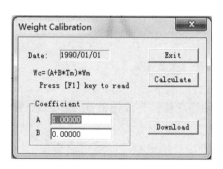

图 28-11　Weight Calibration 窗口

图 28-12　Weight Calibration Coefficient 窗口

在 Weight Calibration 窗口中校正值 A、B 的值会变化。点击"Download"并确定，仪器完成重量校正。点击"Exit"完成整个过程。

（三）检测器的维护

样品制备完毕后放入仪器之前必须仔细检查，以防在实验中试样漏出，污染检测器。若发现样品污染检测器，请升温至 600℃进行空烧，同时通氧气或者空气进行吹扫，如果没有也可以通氮气；然后进行基线、温度以及焓值的校正。

（四）注意事项

1. DSC 样品测量前必须经过干燥，一般不做分解或者沸腾实验；挥发性样品请使用密封坩埚。

2. DSC 和 DTG 使用过程中，需要通氮气保护样品，普通样品测定时，氮气流量 30～50ml/min。

3. 样品取放时，须保证检测器温度在室温或者以上。

4. 校正常用标准物质为铟（In）和锌（Zn），标准熔点取起始点，而不是峰值。In 标准样品可以重复使用；Zn 标准样品最好不重复使用，因为在高温下很容易被氧化成氧化物。

5. 岛津 DTG-60 的最高使用温度是 1100℃，进行 DSC 实验时最高测定温度为 600℃，岛津 DTG-60H 的最高使用温度是 1500℃。

6. 样品制备完毕后放入仪器之前必须仔细检查，以防在实验中试样漏出在坩埚外面，污染检测器。

7. DTG 实验时样品放入后，仪器示数需要稳定数分钟，同时保证炉体内的氛围是实验所需的气体氛围。

8. 普通铝坩埚的使用温度不要超过 600℃，如果 DTG 实验使用温度超过 600℃，请换用三氧化二铝坩埚或者铂金坩埚，三氧化二铝坩埚比铂金坩埚更惰性，但是导热性不如铂金坩埚好。使用不同种类坩埚进行实验时，请在测定参数中相应的进行准确设定。

第十一节　梅特勒公司差示扫描量热仪

一、梅特勒公司差示扫描量热仪的简单操作规程

（一）开机

1. 打开气瓶阀门（或气源阀门），调节副压表使压力小于 0.2MPa。
2. 打开 DSC 主机电源。
3. 打开计算机，双击桌面上的"STARe"图标，自动建立软件与仪器的连接，当软件下方的灰条变绿后表示仪器与软件连接成功。
4. 实验前打开制冷设备，常用于机械制冷或者液氮制冷。风扇制冷可跳过该步骤。

（二）编辑或选择实验方法

点击实验界面左侧的"常规编辑窗口/Routine editor"可以新建和编辑实验方法，其中"New"为编辑一个新的方法；"Open"为打开已经保存在软件中的实验方法。

1. 新建实验方法　点击"New"，弹出的对话框见图 28–13。

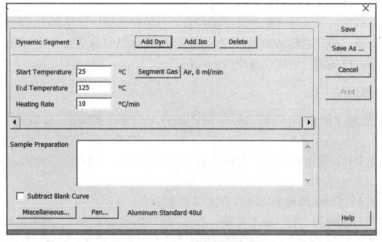

图 28–13　方法建立界面

（1）点击添加动态温度段"Add Dyn"以添加升降温程序，点击添加等温段"Add Iso"以添加恒温程序，根据实验需要编辑起始温度、升降温速率、实验气氛以及等温时间等条件。

（2）点击下方的坩埚"Pan"选择坩埚类型。

（3）根据需要在方法气"Segment Gas"中选择对应气体并输入气流（如 50ml/min）。

2. 选择已保存的实验方法

（1）打开"Open"为打开已经保存在软件中的实验方法见图 28–14。

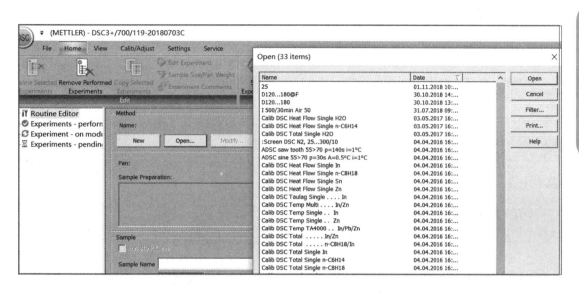

图 28-14 打开已存在的实验方法界面

（2）修改已保存的实验方法见图 28-15，首先打开需要修改的实验方法，然后点击"Modify"修改编辑好的方法，修改后需另存文件名。

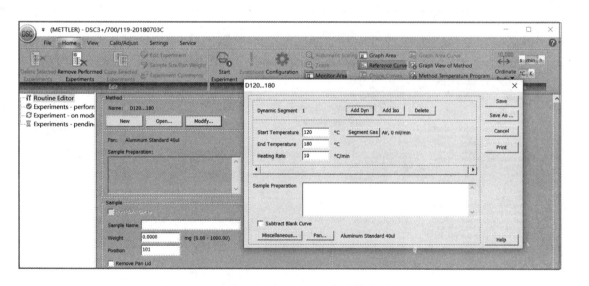

图 28-15 修改已保存的实验方法界面

（三）样品制备

1. 制备样品盘 精密称取样品适量（5～20mg）置铝坩埚中，记录重量，加盖，用压片机压封，并在压好后的样品盘上扎孔。

2. 制备参比盘 另取坩埚及锅盖各一个，用压片机压封成型，作为参比盘。

（四）样品测定

1. 在"Sample Name"一栏中输入样品名称，在"Size"一栏中输入样品重量，仪器配置自动进样器的需输入样品位置，点击发送实验"Sent Experiment"。

2. 样品测试　当电脑屏幕左下角的状态栏中出现等待装样"waiting for sample insertion"时，打开 DSC 的炉盖，将制备好的含有样品的坩锅及空白坩埚放到传感器上，左侧标有"S"的环形区域内为样品位置，盖上炉盖，然后点击软件中的"确认/OK"键，实验即自动开始。

3. 测试结束后，当电脑屏幕左下角的状态栏中出现"等待移去样品"时，打开炉盖，将样品取出。

（五）数据处理

1. 点击软件主窗口下的主页/数据分析窗口"Home/Evaluation Window"打开数据处理窗口。

2. 单击文件/打开测试曲线"File/Open Curve"，在弹出的对话框中选中要处理的曲线（图 28-16），也可利用图 28-16 中右上方过滤器"Filter"直接找到需要处理的曲线，在图 28-16 左下方打开曲线设置"Open Curve Settings"中点击坐标系设定"Coordinate System"，一般情况下 DSC 纵坐标"Normalization"选择热流或者归一化热流（热流除以样品质量），横坐标"X-Axis"选择参比温度（Reference temperature），最后点击打开"Open"打开该曲线。

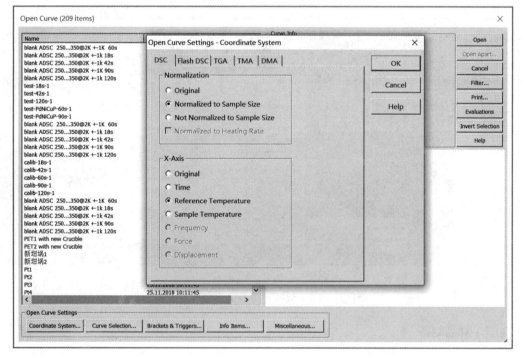

图 28-16　打开曲线界面

3. 曲线处理

（1）玻璃化转变温度　在玻璃化转变台阶前后画框，然后选择曲线，点击主页/玻璃化转变

"Home/Glass transtion"，软件自动给出所要的玻璃化转变相关数值，比如玻璃化转变温度 "Midpoint ISO 77.33"（图28－17）。如果还需其他标准的玻璃化转变温度可右击鼠标后点击可选结果"Optional results"勾选所需要的结果见图28－18。

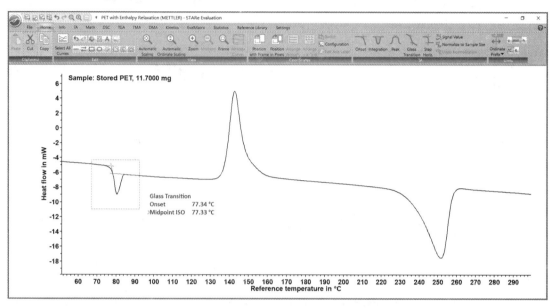

图28－17　玻璃化转变温度计算

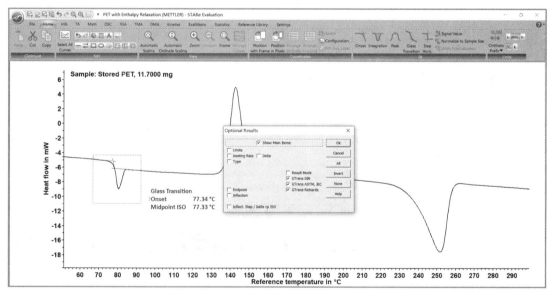

图28－18　显示结果选择

（2）积分计算　对需要积分的峰先画框，然后点击主页/积分"Home/Integration"见图28－19，软件自动进行积分计算，可右击以显示结果后点击可选结果"Optional results"勾选所需要的结果。如果积分基线不合适，可点击设置/基线"Setting/Baselines"进行基线设置见图28－20。

第二十八章 热重-差热分析仪

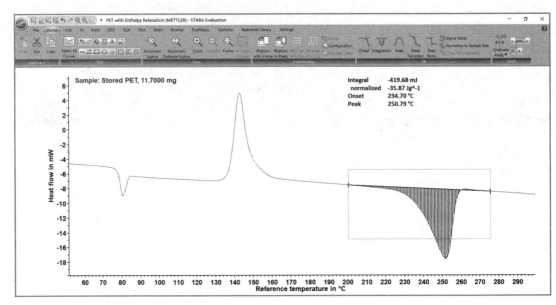

图 28-19 积分计算

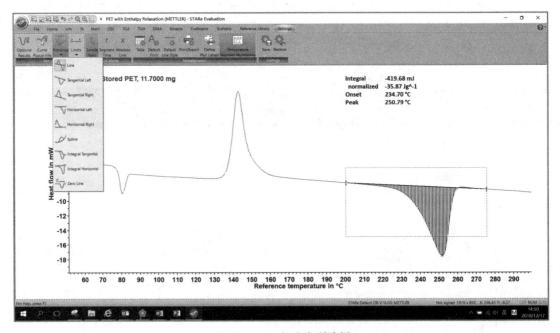

图 28-20 积分类型选择

（3）单击文件/导入导出/导出其他格式"File/Import Export/Export other format"以导出成其他常用格式。

（六）关机

1. 关闭机械制冷，把炉体中的样品取出，发送一个 150℃等温 10 分钟干燥实验，如是风扇制冷可跳过该步骤。

2. 关闭计算机和 DSC 主机（DSC 和计算机的关闭顺序没有严格要求）。

3. 关闭气体钢瓶的总阀。

二、仪器保养维护与故障诊断与排除

（一）仪器保养维护

1. 校准　建议每三个月执行一次检查或者校准。

（1）导出仪器当前的校准数据作为备份。如在校准与调节过程中由于某些原因导致校准错误，可以导入备份的校准数据重新进行校准。

（2）使用的校准标样为铟（In）和锌（Zn），精密称定，使用 40μl 标准铝坩埚，压制标样。

（3）按照"一、（四）"项下方法，选择"Check DSC In exo"和"Check DSC Zn exo"分别测试 In 和 Zn 各两次。如所有标样的二次测试结果均为"The DSC module is within specifications！"，说明仪器已在误差限度内，不需要对仪器进行调节。如有任何一个标样的测试结果中提示"Please calibrate the DSC module to get it within Specifications！"，则说明仪器不在误差限度内，需要进一步对仪器进行调节。将测试结果中的 Normalized 和 Onset 的值记录下来，以备仪器调节时使用。

（4）仪器调节　在仪器操作窗口中点击校准与调节菜单"Calib/Adjust"（图 28-21），可以看到三个校准项目：Single Temp、Single Tau Lag 和 Single Heatflow。一般情况下需要调节的项目是 Single Temp 和 Single Heatflow。Single Tau Lag 通常不需要调节。

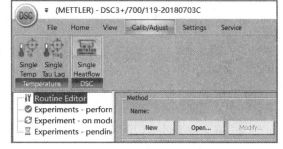

图 28-21　校准与调节界面

（5）校准后复查　在执行完校准与调节步骤后，需要对仪器进行复查。重复"二、（一）、1.（3）"的方法分别再测试 In 和 Zn 一次，如果所有标样的检查结果都在误差限度内，表明仪器校准已成功。如果有任何一个标样的检查结果不在误差限度内，则需要进一步校准仪器。

2. 清洁炉体和传感器

（1）首先确保氧气或空气钢瓶与仪器已正确连接。

（2）移除炉体中的所有坩埚，包括参比坩埚和样品坩埚。

（3）使用自动进样器的用户请暂时关闭自动进样器。

（4）编辑空烧实验方法：500.0℃，30.00min，O_2（Air）50.0ml/min。

（5）执行完空烧程序后将一个盖子上打孔的空坩埚放置在参比位上。

3. 定期清洁电源风扇过滤网

（1）直接取下风扇护片，不需要拧松螺丝，直接扣下即可。

（2）将过滤网取下清洗。

（3）安上过滤网和风扇护片。

4. 备份数据 在仪器主窗口点击离线备份"Offline Backup",在仪器自动弹出的对话框中点击"OK"按键见图 28-22,软件会自动将数据以数据库的形式备份到指定的位置。

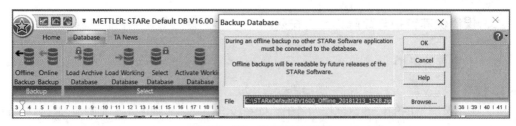

图 28-22 数据备份界面

(二) 故障诊断与排除

1. 自动炉盖出现问题 观察炉盖是否有螺丝松动。

2. 炉体 PT100 出现问题 检查炉体保护气是否符合要求,测试电阻。

3. DSC 传感器出现问题 打开炉盖,观察传感器,或进一步测试电阻。

4. 坩埚粘在传感器上

(1) 首先要获得测试样品的信息。

(2) 尝试与厂家工程师联系,不宜用蛮力取坩埚。

(3) 让炉体冷却到室温,轻轻地提坩埚,看是否可以移除。

(4) 如果是样品挥发或外溢导致的粘连,可尝试升温至熔点温度再移除坩埚,反应气体可选为氧气或空气。

5. 实验无法开始

(1) 如果实验已经开始则会出现,但是由于通信错误,因此无法进行处理。关闭仪器至少一分钟,然后重启仪器。

(2) 在软件安装窗口的 Connections(连接)选项卡中禁用仪器连接。

(3) 再次激活连接,然后在仪器上开始实验。

6. 电路板出错 关闭仪器至少一分钟,然后重启仪器。再次通电时,仪器会进行内部自检。

7. 气压不在允许的范围内

(1) 检查气源是否提供足够多的气体。

(2) 检查气体连接是否紧固。

(3) 检查气管是否扭结、堵塞或者妨碍气体流。

(4) 关闭仪器至少一分钟,然后重启仪器。

(5) 在软件安装窗口的 Connections(连接)选项卡中激活仪器连接。

8. 其他注意事项

(1) 实验方案与仪器配置相吻合。

(2) 对发泡材料和含能材料要格外注意。

(3) 不建议做到样品的分解温度。

(4) 拷贝数据,注意 U 盘病毒风险。

（5）不要随意改动仪器电脑的 IP 地址。

（6）建议经常检查气瓶气体余压与减压阀。

（7）检查各路气流是否设置在正确值，气流是否稳定。

（8）检查仪器背面的电源风扇过滤网是否被灰尘堵上。

（9）机械制冷不建议放置于封闭狭小的范围内，以防其过热保护。

（10）当使用低温冷却配件时，请始终通入干燥气体以防止水汽冷凝及结霜。

（11）不要使用易燃易爆气体，例如：H_2、CH_4、CO 和 C_2H_4 等。DSC 传感器为非气密性元件，使用这些气体可能引起爆炸。

（12）使用腐蚀性气体进行测量后，请使用吹扫气体进行吹扫以保护炉体（例如：使用氮气以 100ml/min 的流速吹扫 30 分钟）。

（13）为了得到最好的信号品质，需要在一个无振动（例如，在测试过程中推拉抽屉）以及无强电磁场的环境下进行测试。

第十二节　梅特勒公司热重分析仪

一、梅特勒公司热重分析仪的简单操作规程

（一）开机

1. 打开气瓶阀门（或气源阀门），调节副压表使压力小于 0.2MPa。

2. 打开 TGA 主机电源。

3. 打开计算机，双击桌面上的"STARe"图标，自动建立软件与仪器的连接，当软件下方的灰条变绿后表示仪器与软件连接成功。

4. 实验前打开制冷设备，待仪器稳定后即可进行样品分析。

（二）编辑或选择实验方法

点击实验界面左侧的常规编辑器"Routine editor"编辑实验方法，点击新建"New"为编辑一个新的方法；点击打开"Open"为打开已经保存在软件中的实验方法。

1. 新建实验方法

（1）点击添加动态温度段"Add Dyn"以添加升降温程序，点击添加等温段"Add Iso"以添加恒温程序，根据实验需要编辑起始温度、升降温速率、实验气体氛围以及等温时间等条件。

（2）点击下方的坩埚"Pan"选择坩埚类型。

（3）点击"其他（Miscellaneous）"选择是否浮力补偿"Compensate for Buoyancy"，如选用该方法，可跳过直接到"（三）样品测定"操作步骤。

（4）如需测定空白，则勾扣除空白曲线"Substract blank curve"，但注意同时将浮力补偿勾选去掉。

2. 选择已保存的实验方法，点击修改"Modify"修改编辑好的方法，修改后需另存文件名。

3. 如果需要测试空白样品，则勾选运行空白曲线"Run blank curve"，然后在位置"Position"

里填写放空坩埚位置的编号（1 为 101，2 为 102，以此类推），最后点击发送实验"Sent Experiment"。一般需要至少测定两次以上，根据测定次数，点击发送实验"Sent Experiment"，空白实验即自动开始。

（三）样品测定

1. 在样品名称"Sample Name"一栏中输入样品名称。

2. 如果样品重量已用外置天平称定，则在重量"Weight"一栏中输入对应的样品重量，最后点击发送实验"Sent Experiment"。

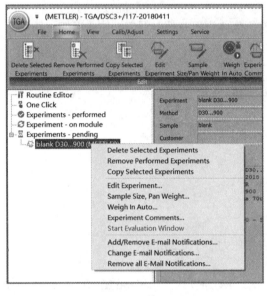

图 28-23　内部称量

3. 使用内置天平时，将自动记录第一个测量值为起始重量，勾选第一个测量值"First measurement value"，然后在位置"Position"里填写样品坩埚位置的编号（1 为 101，2 为 102，以此类推，如果没有自动进样器请根据仪器控制窗口状态条提示进行手动操作），若需自动移除坩埚盖，则勾选移除坩埚盖"Remove pan lid"，最后点击发送实验"Sent Experiment"，发送实验后立刻点击复位"Reset"，在所有使用的盘位上放上空坩埚，点击左侧实验－等待"Experiment- Pending"见图 28-23，然后选中右侧所有已发送实验，右击鼠标，选择自动称量"Weight-in auto"，再勾选坩埚"Pan"，然后点击确认"OK"，即开始自动称量。自动称量后，在每个空坩埚内放入适量的样品，并点击开始"Start"，实验即自动开始。

（四）数据处理

1. 点击软件主窗口下的主页/数据分析窗口"Home→Evaluation Window"以打开数据处理窗口。

2. 单击文件/打开测试曲线"File→Open Curve"，在弹出的对话框中选中要处理的曲线，也可利用右上方过滤器"Filter"直接找到需要处理的曲线，打开曲线设置"Open Curve Setting"中点击坐标系设定"Coordinate System"，一般情况下 TGA 纵坐标"Normalization"选择质量"Original"或者归一化样品质量"Normalized to sample size"，横坐标"X-Axis"选择参比温度"Reference temperature"或者时间"Time"，最后点击打开"Open"打开该曲线。

3. 根据需要对曲线进行处理时，热重主要是台阶计算，可以借助 DTG 曲线进行台阶的选择，特别是对于多步失重和失重台阶临近或无法区分相邻失重台阶时，更需要借助 DTG 曲线。

（1）DTG曲线调出　打开曲线后点击"Math/1st derivative"，在弹出的对话框中再点击"OK"键，即能调出 DTG 曲线。

（2）台阶标注　在 DTG 曲线上画框，选中 TGA 曲线，然后点击"Home/Step Horiz"，即可得该失重台阶失重比例见图 28-24。

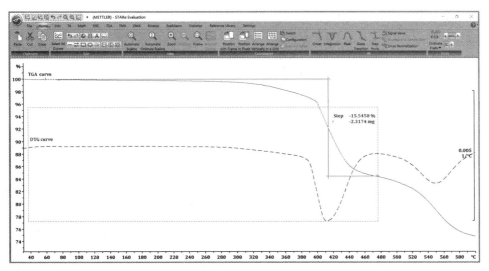

图 28-24　台阶标注

（3）残留设置　一般在最后一步失重台阶，需标注残留物含量。右击最后一步失重比例，点击结果选项，然后在结果选项中"Optional Results"对话框中勾选"Residue"，点击"OK"键就会出现残留物含量，见图 28-25。

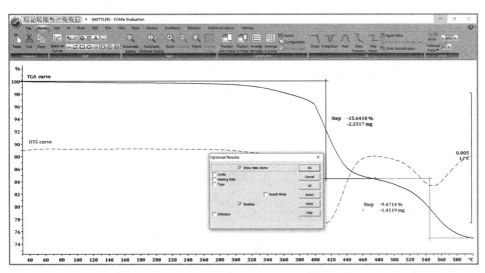

图 28-25　残留物含量

方法和样品信息调用：点击"Info/Method or sample"可调用所需信息。

4. 单击"File/Import Export/Export other format"以导出其他常用格式（图 28-26），包括文本的 txt 格式和图片的 png 格式等。

（五）关机

1. 关闭仪器前，一定要保证炉体中的样品已取出。

2. 待炉体温度低于 200℃时关闭 TGA 电源，然后关闭计算机。

3. 关闭反应气和保护气的阀门，最后关闭恒温水浴的电源。

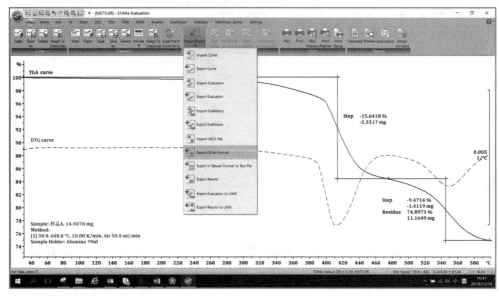

图 28-26 导出其他格式

二、仪器保养维护与故障诊断与排除

（一）仪器保养维护

1. 不定期查看仪器状况

（1）检查气瓶减压阀是否稳定。

（2）检查各路气流是否设置在正确值，气流是否稳定。

（3）检查恒温水浴内的水是否洁净，水量是否充足，温度是否恒定。

（4）通过恒温水浴管路上的红色转子观察恒温水浴的流速是否正常。

（5）打开炉体检查传感器是否被污染。

（6）在炉体打开的情况下，从左侧出气口向炉体内看，是否能看到传感器，如果看不到说明炉体出气口被分解产物堵上了。

（7）检查仪器背面的电源风扇过滤网是否被灰尘堵上。

2. 仪器建议每三个月执行一次检查或者校准，校准的方法先用标物检查 "Check"，主要看标物的温度是否在允许的误差范围内，如果不在范围内根据标准程序执行相应的校准。

（1）导出仪器当前的校准数据作为备份。如果在校准与调节过程中由于某些原因导致校准错误，可以导入备份的校准数据重新进行校准。

（2）准备使用的是高纯度的磁性标准物质 Isatherm、Ni-Alloy 和 Trafoperm86，使用的坩埚为 70μl 氧化铝坩埚（Alumina 70μl）。

（3）按照选择 "Check TGA Temp Single Isatherm"、"Check TGA Temp Single Ni" 和 "Check TGA Temp Single Trafoperm" 分别测试对应标物一次。

（4）计算校准参数 对 Ni-Alloy 和 Trafoperm86 的测试曲线求正切阶跃（Step Tang），分别得到 Isatherm、Ni-Alloy 和 Trafoperm86 的拐点值（Inflect.Pt）。

（5）仪器调节 在仪器操作窗口中点击校准与调节菜单 "Calib/Adjust"，可以看到三个校准项目：Single Temp、Single Tau Lag 和 Single Heatflow。这里我们需要调节的项目是 Single Temp

和 Single Heatflow。Single Tau Lag 通常不需要调节。

3. 清洁炉体和传感器

（1）将反应气体更换为氧气或空气。

（2）移除传感器上的所有坩埚。

（3）关闭自动进样器。

（4）编辑实验方法　氧气气氛下在 1000℃恒温 30 分钟，气体流速为 50～100ml/min。

（5）如果还有未烧干净的污染物可进行第二次空烧。

（6）不要用任何溶剂去擦拭及浸泡传感器。

4. 定期清理出气口　见图 28-27。

（1）用手拧松出气口夹钳上的螺丝，分开出气口夹钳，将出气口拿下进行清理。

（2）出气口为铝制，可以用水或其他有机溶剂进行清洗，清洗后擦干。

（3）然后将出气口安回原位。

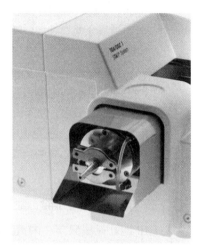

图 28-27　出气口示意图

5. 定期观察和清理出气口法兰，见图 28-28。

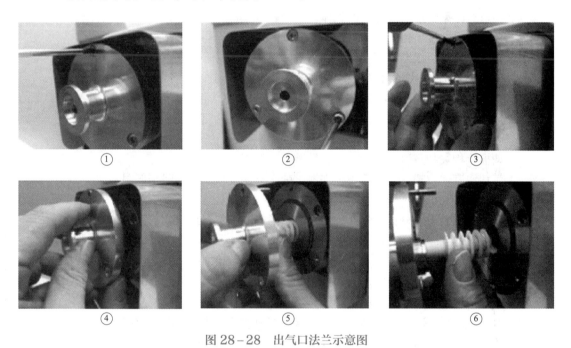

图 28-28　出气口法兰示意图

（1）用随机附带的 L 型 T20 梅花扳手先将三个螺丝拧松，随后再拧下下方的两个螺丝，用手扶住出气口法兰（法兰内有弹簧），最后拧下上方的螺丝。

（2）水平拖出法兰，速度要缓慢，顺着劲儿往外水平拖动。千万不要倾斜法兰，尽可能始终使它处于水平位置。否则，将会损坏内置的陶瓷管和反射挡片。

（3）清理出气口法兰时要小心，防止损坏陶瓷管和反射片。取出掉落在炉体内的坩埚。

（4）安装法兰时要轻柔缓慢，轻晃法兰使弹簧卡入炉体中，然后逐渐拧紧三个螺丝（千万不要先将其中某个拧紧再拧其他的）。

6. 定期清洁电源风扇过滤网。

7. 定期更换水浴中的水

（1）将塑胶管的一头插入水浴中，用洗耳球在另一头吸一下，在虹吸作用下水会慢慢流出。

（2）等水全部流出后，更换干净的蒸馏水或去离子水，加到离上盖 1cm 左右。

（3）打开恒温水浴电源及循环开关，循环半个小时后，将水再次吸出，然后再次更换上干净的蒸馏水或去离子水，加到离上盖 1cm 左右即可。

8. 定期备份数据，避免电脑崩溃数据丢失，在仪器主窗口点击离线备份"Offline Backup"，在仪器自动弹出的对话框中点击"OK"按键，软件会自动将数据以数据库的形式备份到指定的位置。

（二）故障诊断与排除

1. IP 地址无法保存在内置数据库，通知您本地服务工程师并报告错误编号代码和问题。如果问题仍无法解决，请联系当地的服务工程师。

2. 仪器和软件无法连接，检查电脑 IP 和仪器 IP 是否在同一网段。

3. 气压不在允差的范围内

（1）检查气源是否提供足够多的气体。

（2）检查气体连接是否紧固。

（3）检查气管是否扭结、堵塞或者妨碍气体流。

（4）关闭仪器至少一分钟，然后重启仪器。

（5）在软件安装窗口的 Connections（连接）选项卡中激活仪器连接。

（6）如果问题仍无法解决，请联系工程师。气体控制器可能存在缺陷。

4. 降温太慢或者一直无法降温到设定温度

（1）请检查相关制冷设备。

（2）仪器温度严重超标，进行下一次测试前必须保证仪器已经降至低温。

（3）冷却设备后再一步分析。

（4）关闭仪器至少一分钟，然后重启仪器。通电时，仪器进行内部自检。

5. 其他注意事项

（1）TGA 需要由经过培训的人员进行操作，以免造成仪器的损坏。

（2）高温下某些样品或分解产物会与氧化铝坩埚发生反应，为了避免反应所造成的损失，应考虑使用铂金坩埚，但同时也应考虑样品是否会与铂发生反应。

（4）当测试超过 1200℃时，要在样品坩锅与传感器之间垫上蓝宝石垫片。

（5）对于爆炸性的含能材料，测试时应特别小心，样品量要非常少，以保证不会发生爆炸。

（6）对于发泡材料，样品量要非常少。如果样品发泡溢出粘到传感器上或粘到炉体上时，可先尝试在 1000℃在氧气氛围内烧。

（7）测试过程中如果被测样品有腐蚀性气体或产生较大烟尘，应适当加大吹扫气流量（100ml/min）和保护气流量（40ml/min）。

（8）经常在打开炉体的情况下，从左侧观察炉体出气口是否被污染物堵塞，如有堵塞，必须及时拆卸下来清洗。

（9）恒温水浴中的水要经常更换（两个月），推荐使用桶装的纯净水，不得使用自来水或矿泉水。

（10）如果传感器被污染，可以通氧气用高温空烧的方法来清洁，先 800℃，再 1200℃，再更高的温度空烧，不得第一次空烧时就在 1500℃恒温，空烧的时候要取出所有的坩锅，对于上限温度为 1100℃的仪器不可做到更高温度。此项工作需要由仪器管理员来进行。

起草人：金立　艾婕（浙江省食品药品检验研究院）
胡晓茹（中国食品药品检定研究院）
王苏璇（陕西省食品药品监督检验研究院）
复核人：李忠红（江苏省食品药品监督检验研究院）
厉进忠（北京市药品检验所）
张聿梅（中国食品药品检定研究院）

第二十九章　离子色谱仪

第一节　原理总论

离子色谱法（Ion Chromatography，IC）系采用高压输液泵系统将规定的洗脱液泵入装有填充剂的色谱柱对可解离物质进行分离测定的色谱方法。注入的供试品由洗脱液带入色谱柱内进行分离后，进入检测器（必要时经过抑制器或衍生系统），由积分仪或数据处理系统记录并处理色谱信号。离子色谱法是高效液相色谱（HPLC）法的一种，它的分析对象包括无机阴离子、无机阳离子、有机酸、糖醇类、氨基糖类、氨基酸、蛋白质、糖蛋白等。

离子色谱的分离机制主要是离子交换，有三种分离方式，它们是离子交换色谱（HPIC）、离子排斥色谱（HPIEC）和离子对色谱（MPIC）。

一、离子交换色谱

离子交换是离子色谱主要的分离方式。在色谱分离过程中，离子交换色谱柱固定相上的离子与流动相中具有相同电荷的溶质离子之间进行的可逆交换。季铵基的离子交换功能基用作阴离子分离，磺酸基和羧酸基的用作阳离子分离。由于样品离子对固定相亲和力的不同，使得样品中多种组分的分离成为可能。

当固定相选定之后，对于待测离子而言，影响保留的因素主要有三个：

（一）离子的价态

价态越高，保留越强，受淋洗液浓度影响也越大。对于多价电离物质，其价态取决于 pK 值与流动相 pH 的对比。例如磷酸根，在 pH 为 10 左右的碳酸盐淋洗液中，以二价的磷酸氢盐形式存在，为 2 价电离，出峰在硫酸根之前。而在 pH 大于 12 的氢氧化钾淋洗液中，则以三价的磷酸盐形式存在，出峰在硫酸根之后。

（二）离子的极性

极性越大，保留越强，越容易拖尾。极性是基于离子的空间对称度。硫酸根为正四面体的空间对称结构，而硫代硫酸根其中一极的氧被硫代替，变成极性很强的不对称离子，保留远强于硫酸根。分析柱可以通过疏水性修饰的改变来改善极性离子的峰型。疏水性越弱的柱子，极性离子越早出峰，峰型越好。往淋洗液中添加有机溶剂，也可以改善极性离子的保留。

（三）离子的水合半径

水合离子半径越大，保留越强。水合离子半径为物理化学常数，和分子量无关。碘的保留远强于溴和氯，但碘酸盐的保留就弱于氯酸盐。

二、离子排斥色谱

离子排斥是一种特殊的离子保留机制，分离机制主要为 Donnan 排斥。Donnan 排斥在总体磺化的聚苯乙烯/二乙烯基苯共聚物固定相表面形成 Donnan 膜，带有负电荷的 Donnan 膜允许未解离的化合物通过而不允许完全解离的酸通过（如盐酸）。这种原理主要用于有机酸、无机弱酸、醇类、醛类物质的分离。

三、离子对色谱

离子对色谱的主要分离机制是吸附，在流动相中加入一种与被分析物相反电荷的疏水性离子，与样品离子形成离子对。离子对色谱主要用于分离金属络合物和表面活性阴离子/阳离子。

第二节　离子色谱仪器结构及原理

离子色谱仪 IC 系统的构成与 HPLC 基本相同，仪器由淋洗液输送部分、进样器、分离柱、抑制或衍生系统、检测器、数据处理 6 个部分组成（图 29-1）。其主要不同之处是 IC 的管路要求耐酸碱腐蚀，以及在有机溶剂中不溶胀。因此，管道均宜采用惰性材料，如聚醚醚酮（PEEK）。

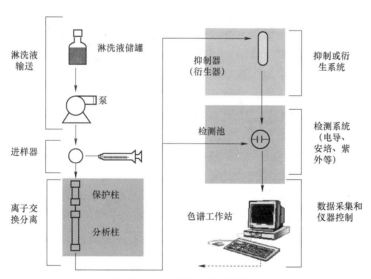

图 29-1　离子色谱系统组成

泵驱动淋洗液在系统中稳定流动，当样品进入六通阀，切换到与分析柱连通时，样品被淋洗液带到分析柱上，样品中的离子在柱头和固定相发生交换，从而富集。但淋洗液继续流动，样品中的离子根据其吸附力不同，在分析柱上进行不断交换，从而达到离子的分离。分离出来的离子经过抑制器，淋洗液被抑制器中和，从而背景得到降低，而被分析离子则与 H^+ 离子（阴离子）或者 OH^- 离子（阳离子）配位，经过电导检测器，产生电流变化，被检测系统收集，送到数据处理系统进行处理，得到色谱图和结果。

一、淋洗液

先进的离子色谱仪配有淋洗液自动发生装置，每次使用前只需加入适量的去离子水，就可以产生预设浓度的淋洗液。离子色谱对复杂样品的分离主要依赖于色谱柱的填充剂，而淋洗液相对高效液相色谱较为简单。分离阴离子样品常采用稀碱溶液、碳酸盐缓冲液等作为淋洗液；分离阳离子常采用稀甲烷磺酸溶液等作为淋洗液。通过增加或减少淋洗液中酸碱溶液的浓度可提高或降低淋洗液的洗脱能力；在淋洗液内加入适当比例的有机改性剂，如甲醇、乙腈等可改善色谱峰峰形。制备淋洗液的去离子水应经过纯化处理，电阻率一般大于 18.2MΩ。使用的淋洗液需经脱气处理，常采用氦气/氮气在线脱气的方法，也可采用超声、减压过滤或冷冻的方式进行离线脱气。

二、色谱柱

离子色谱的色谱柱固定相一般是由载体和功能基构成，按照载体的类型可以将离子交换色谱的色谱柱填充剂分为两种，分别是有机聚合物载体填充剂和无机载体填充剂，这和高效液相色谱色谱柱基本相同。不同的是离子色谱色谱柱填充剂载体大多数情况下是有机聚合物而不是硅胶。

有机聚合物载体填充剂的载体一般为苯乙烯−二乙烯基苯共聚物、乙基乙烯基苯−二乙烯基苯共聚物、聚甲基丙烯酸酯或聚乙烯聚合物等有机聚合物。这类载体的表面通过离子键富聚了大量具有阴离子交换功能基（如烷基季铵基、烷醇季铵基等）或阳离子交换功能基（如磺酸、羧酸、羧酸−磷酸和羧酸−磷酸冠醚等）的乳胶微粒，乳胶本身采用的化学材料通常是氯化乙烯基苯−二乙烯基苯共聚物或甲基丙烯酸酯聚合物。有机聚合物载体填充剂在较宽的酸碱范围（pH=0～14）内可有较高的稳定性，且有一定的耐有机溶剂腐蚀性，可分别用于阴离子或阳离子的交换分离。但由于有机聚合物填充剂在碱性淋洗液中的稳定性更好，主要被应用于阴离子样品的分离分析。

无机载体填充剂一般以硅胶为载体。硅胶表面的硅醇基通过化学键合季铵基等阴离子交换功能基或磺酸基、羧酸基等阳离子交换功能基，分别用于阴离子或阳离子的交换分离。硅胶载体填充剂机械稳定性好、在有机溶剂中不会溶胀或收缩。硅胶载体填充剂在 pH 2～8 的洗脱液中稳定，一般适用于阳离子样品的分离分析。表 29−1 列出了常用的抑制型 IC 的离子色谱分离柱的功能基类型。

表 29−1 常用的抑制型 IC 的离子色谱分离柱的功能基类型

	色谱柱	粒子直径（μm）	功能基	疏水性
	IonPac AS9−SC	13	烷基季铵	中低
	IonPac AS9−HC	9	烷基季铵	中低
阴离子交换	IonPac AS11	13	烷醇季铵	很低
	IonPac AS12A	9	烷醇季铵	中
	IonPac AS14	9	烷基季铵	中高
阳离子交换	IonPac CS12A	8	羧酸和磷酸	中
	IonPac CS14	8	羧酸	低

三、检测器

离子色谱使用到的检测器非常多，几乎所有与高效液相色谱适用的检测器离子色谱都可以使用。但根据离子色谱的特点，日常工作中常用到的检测器主要有电导检测器、安培检测器和紫外检测器等。

（一）电导检测器

电导检测器是离子色谱法最常用的检测器，经典的现代离子色谱法就是采用离子交换分离-抑制电导检测分析阴、阳离子样品。电导检测器主要用于测定无机阴离子、无机阳离子和部分极性有机物，如羧酸等，适用于电离常数（pK）小于 5 的离子型物质的检测。在稀溶液中，待测离子的检测符合 Kohlraush 定律，将电解质溶液置于施加了电场的电极之间时，溶液将导电，此时溶液的阴离子移向阳极，阳离子移向阴极，响应和浓度之间遵循以下公式：

$$\kappa = \frac{1}{1000} \cdot \frac{A}{l} \sum C_i \lambda_i$$

式中：A=液柱的横截面积；l=液柱的长度；C_i=离子的摩尔浓度；λ_i=离子的摩尔电导率。

离子的电导率 κ 与离子 i 的浓度 C_i 及其与浓度有关的当量电导率 λ_i 有关，对于一个固定的检测器，其 A 和 l 均为常数，而离子的摩尔电导率也为固定的物理常数，因此响应和浓度成正比。

（二）安培检测器（电化学检测器）

安培检测器是一种用于测量电活性分子在工作电极表面氧化或还原反应时所产生电流变化的检测器。在外加工作电位的作用下，被测物质在检测池内的电极表面发生氧化或还原反应。当发生氧化反应时，电子从电活性被测物质向安培池的工作电极方向转移；当发生还原反应时，电子从工作电极向被测物质方向转移，由此反应产生的这些电流变化被安培检测器所检测。安培检测器用于分析解离度低、具有氧化还原性质、用电导检测器难于检测的离子。安培检测器有单电位安培检测器（直流安培检测器）和多电位安培检测器（脉冲安培检测器）。安培检测器可以测定碘离子（I^-）、硫氰酸根离子（SCN^-）和各种酚类化合物等；多电位安培检测器除工作电位外，外加一个较工作电位正的清洗电位和一个较工作电位负的清洗电位，用于直流安培检测器不能测定易使电极中毒的化合物，如糖类、醇类和氨基酸等。

安培检测器的检测池内有三种电极，分别是工作电极、参比电极和对电极（图 29-2）。电化学反应发生在工作电极上，当在工作电极与参比电极间施加一个适当的电压（工作电位）时，目标化合物就会在工作电极表面发生电化学反应。

参比电极的作用主要是反馈溶液的电位信息。由于 Ag/AgCl 参比电极的电位在电流中有良好的恒定性，因此常被当做参比电极。目前离子色谱用安培检测器上配备的参比电极一般为 pH-Ag/AgCl 复合电极，但工作模式可以在操作软件上选择。例如使用直流安培检测时多使用 Ag/AgCl 参比电极模式，而在积分安培，在做有 pH 值变化的梯度淋洗时常使用 pH 参比电极模式，例如金电极检测氨基酸时使用了 pH 参比电极模式。

对电极的作用是保持电位的稳定性，同时还可以防止大电流对参比电极的损坏。对电极的材料为钛。

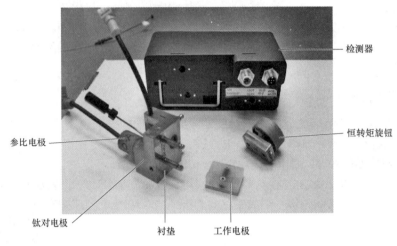

图 29-2　安培检测器的结构

常用的工作电极有四种：银电极、金电极、铂电极和玻碳电极。银电极、铂电极和玻碳电极的直径为 1mm，金电极的直径有 1mm 和 3mm 两种。工作电极面积越大，灵敏度越高。对于灵敏度要求较高的实验，如氨基糖苷类抗生素的杂质检测，可使用 3mm 金电极。表 29-2 列出了四种电极的主要应用。

表 29-2　四种电极的主要应用

工作电极	检测模式	色谱条件	主要应用
金电极	脉冲安培	碱性淋洗	糖类化合物（单糖、低聚糖、多糖、糖醇、唾液酸），氨基糖苷类抗生素
	积分安培	碱性淋洗	有机胺、氨基酸
铂电极	脉冲安培	排斥色谱柱，酸性淋洗液	醇、叠氮根、硫离子、氰根、亚硫酸根
银电极	直流安培	碱性/酸性淋洗	溴离子、硫代硫酸根、亚硫酸根、氰化物、硫氰酸根、硫离子
	脉冲安培	碱性淋洗	氰化物、碘化物、硫离子
玻碳电极	脉冲安培	碱性淋洗	儿茶酚胺、酚类
	直流安培	酸性淋洗	亚硝酸根

（三）紫外检测器及柱后衍生的应用

紫外检测器适用于在高浓度氯离子存在下痕量的溴离子（ Br^- ）、亚硝酸根离子（ NO_2^- ）、硝酸根离子（ NO_3^- ）以及其他具有强紫外吸收成分的测定。柱后衍生－紫外检测离子色谱法常用于分离分析过渡金属离子和镧系金属等。

（四）其他检测器

蒸发光散射检测器、原子吸收、原子发射光谱、电感耦合等离子体原子发射光谱、质谱（包括电感耦合等离子体质谱）也可作为离子色谱的检测器。离子色谱在与蒸发光散射检测器或（和）质谱检测器等联用时，一般采用带有抑制器的离子色谱系统。

四、抑制器

离子色谱所用淋洗液也为离子，因此需要一个特殊的装置把淋洗液背景降低，这个特殊的装置叫做抑制器。抑制器接在色谱柱之后，电导检测器之前。抑制器通过交换作用，把检测对象的配位离子变成 H^+（阴离子抑制器，见图 29-3）或 OH^-（阳离子抑制器），把作为淋洗液的碱或者酸变为水或者弱酸盐，从而降低背景，而被分析对象的信号则凸显出来。抑制器的使用大大提高了离子色谱的应用范围，其诞生是离子色谱从液相色谱独立出来的标志。

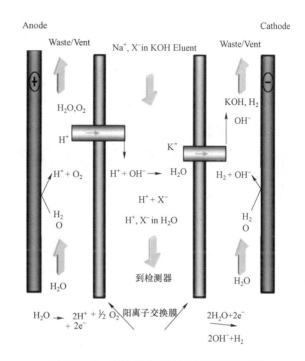

图 29-3 电解再生型阴离子抑制器原理

第三节 赛默飞 ICS-5000+离子色谱仪

一、仪器操作规程

（一）开机

1. 准备淋洗液 必须使用超纯水机产生的 18.2MΩ 超纯水用于配置淋洗液。如果超纯水静置后会产生气泡，则需要抽滤或者氮气/氦气脱气。如果使用淋洗液发生器，则只需准备超纯水作为流动相即可。超纯水需要每天更换，防止长菌。如果使用配制流动相，则需要使用合格的试剂，按需进行配制（参照检验方法和分析柱说明书）。氢氧化钠溶液应为 50%饱和溶液，甲基磺酸为色谱级，碳酸钠为基准级。

2. 启动仪器 打开检测器箱，保证仪器分析所用色谱柱和方法对应。打开仪器各模块背后的电源开关，启动仪器，然后启动电脑。电脑启动完毕后，变色龙服务监视器将会自动启动。如果没有启动，则可双击电脑右下角的变色龙软件的服务管理器图标，跳出待激活的变色龙服务管理器界面：单击 "Start Instrument Controller" 启动仪器控制器，激活服务管理器，其状态变成已激活的变色龙服务管理器（图 29-4），方能进行以后的各项操作（若用软件控制仪器也需要先激活服务管理器）。若需随系统启动服务管理器，则勾选 "Start service on system start"。

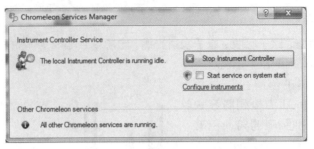

图 29-4 已激活的变色龙服务管理器

3. 启动仪器控制界面 双击电脑桌面上的变色龙图标，启动仪器控制界面（图 29-5）。

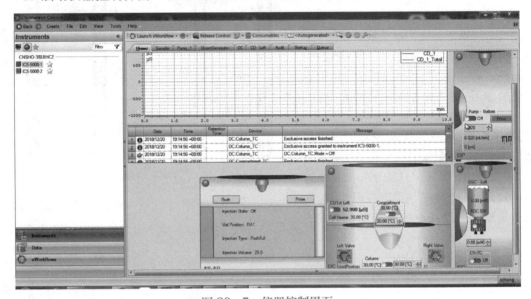

图 29-5 仪器控制界面

在仪器控制界面上，保证各个模块的界面左上角的状态为 Connected。

（二）仪器的平衡

打开仪器控制界面的泵控制界面"Pump_1"，逆时针拧开仪器的排废阀一圈（图 29-6）。

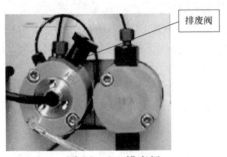

图 29-6 排废阀

将仪器控制界面的"Purge"项下的"Rate"设为 3.000ml/min，"Duration"设为 300 秒，把需要排废的淋洗液通道设为 100%，然后点击"Prime"，自动排废 5 分钟。本次实验需要使用的每个通道更换淋洗液后，均需进行排废操作。各个通道排废完毕后，拧紧排废阀。按方法所需的流速"Flow"和淋洗液比例设置泵参数，启动泵；若使用淋洗液发生器模块产生淋洗液，则把纯水通道设为 100%即可。使用淋洗液发生器，当泵压力到达 1000psi 以后，把界面转到淋洗液发生模块"Eluent Generator"，在"Target Concentration"后输入所需的淋洗液浓度，按电脑回车键启动淋洗液发生器，然后打开 CR-TC，则红色指示灯灭，CR-TC 的绿色指示灯亮起。

在检测器模块"DC"输入柱温和检测器箱温度参数，常规为 25～30℃，温度太高如 35℃，会导致基线波动。如有特殊温度设置，参考检验标准或分析柱说明书。根据抑制器类型在抑制器界面的"Suppressor"下的 Type 选择抑制器类型，根据淋洗液浓度输入抑制电流。

在电导检测器界面，"Cell Heater"中输入检测池温度，常规为比柱温高 5℃。回车启动检测器温度。采集频率"Data Rate"常规设为 5Hz。

点击标题栏的监视基线图标旁的下拉小三角，选择弹出对话框中的"Monitor Baseline"，出现监视基线启动界面，选择电导和压力信号项，点"OK"开始采集基线。观察信号线，其平稳的标志为：对于氢氧根淋洗液或者甲基磺酸淋洗液，总信号"Total Signal"应该低于 3μS，短时波动（1 分钟内）应该小于 0.005μS，60 分钟漂移应该小于 0.5μS。对于碳酸盐淋洗液，总信号应该小于 20μS 左右(信号随碳酸盐浓度会有波动)，短时波动(1 分钟内)应该小于 0.010μS，60 分钟漂移应该小于 0.5μS。

（三）运行样品

1. 即将测试的样品是以前测试过的样品，按下面流程快速生成样品序列表：点击主页面的"Data"项，左上方显示已运行过的样品列表。左键点击选中样品表，然后点标题栏的"File"，选"Save As…"，在弹出的序列另存界面中选择储存位置，并在"Object name"中输入另外一个名字。如果需要保留原来的数据，则勾选"Save Raw Data"，如果无需保存，则不勾选；然后点击"Save"，则会生成一个和原来一样的样品表（示例中 QC 序列–2018，见图 29–7），在"Name"项中输入新的样品名称，在"Position"项中输入样品在自动进样器中的位置（AS–DV自动进样器为 1～50，AS–AP 自动进样器为 R1～BE8），若手动进样，则无需在意位置。在"Instrument Method"项点选已有的仪器运行方法；在"Type"项中，标准品选为"Calibration Standard"；样品选为"Unknow"；标准品在"Level"项给各个标准品规定其标准编号。编辑完成后则可准备运行样品。

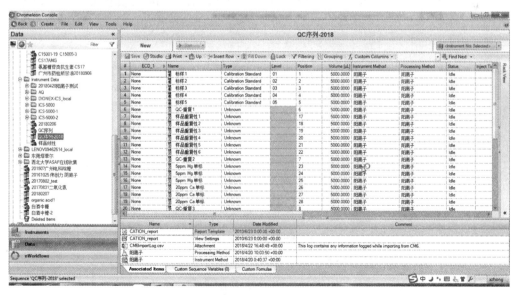

图 29–7　新生成的样品表

2. 即将测试的样品是一个全新的样品，则需创建新的 Instrument Method，再创建样品序列。

点选标题栏的"Create",在下拉菜单中选择"Instrument Method…",则弹出仪器方法向导界面"Instrument Method Wizard-Select Instrument",选择运行样品的仪器,点"Next>"进入下一个界面"Instrument Method Wizard-System:General Settings",在其中的"Run Time"输入运行时间,然后点击"Next>"进入泵运行方法设定界面"Instrument Method Wizard-Pump:Flow":仪器方法若为等度或者使用淋洗液发生器产生梯度,则在"Type"中选择"Isocratic",在"Column Flow"输入流速,在"Solvents"输入各通道流动相的名称及比例;若为比例阀梯度方法,则在"Type"中选择"Muti-Step Gradient",见图29-8。

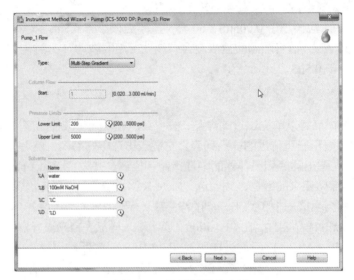

图29-8 比例阀梯度方法

点击"Next>"进入梯度程序设定界面(图29-9):在"Time"项输入时间,"Flow"项

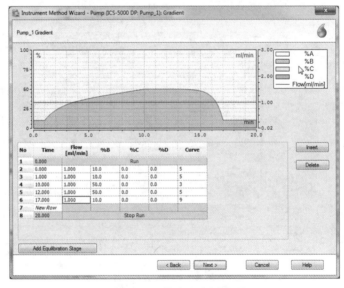

图29-9 泵梯度程序设定界面

输入流速，"%B""%C""%D"项中输入各个时间点时各项的比例。B、C、D 总和不能超过 100%，不足部分由 A 项补充到 100%。"Curve"中输入 5 代表直线梯度。数字小于 5 为先快后慢的曲线梯度，大于 5 则为先慢后快的曲线梯度。数字和 5 差别越大，则曲度越大。

　　编辑完成后点"Next＞"进入下一步。使用比例阀梯度时，通常不使用淋洗液发生器，流路也不流经淋洗液发生模块。

　　若泵使用等度条件，使用淋洗液发生器产生流动相，则进入发生器设定界面：使用等度模式，则在"Concentration"的"Mode"项选择"Isocratic"，在"Concentration"中输入淋洗液浓度。若使用梯度模式，则在"Concentration"的"Mode"项选择"Muti-Step Gradient"，点击"Next＞"进入下一步淋洗液梯度设定界面，类似于泵的比例阀梯度设定，在"Time"项输入时间，"Concentration"项输入对应时间点浓度。"Curve"的意义与比例阀梯度设定一致，5 代表直线梯度。点击"Next＞"进入自动进样器梯度设定界面，离子色谱是外置定量环，一般进样器进样模式"InjectMode"选择满环进样模式"Push Full"；"Loop Overfill"值应为 3～5；如果一个自动进样器给两台仪器进样，则需在"Diverter Valve Position"项选择对应的进样连接位置。点击"Next＞"进入自动进样器参数设置界面"Instrument Method Wizard-Sampler"：一般选用推荐配置即可，点击"Next＞"进入样品自动制备"Sample Prepare"界面，一般无需设定，直接点击"Next＞"进入检测器设定界面，设置电导检测器采集频率、温度等参数。点击"Next＞"进入抑制器参数设定界面：在"Eluent Concentration"项输入淋洗液浓度的最高值，则"Current"下会出现抑制电流推荐值，一般无需更改。点击"Next＞"进入柱温箱设定界面：勾选"Use"和"On"，输入柱温和检测器箱温度，但不要勾选"Wait/Ready"。点击"Next＞"然后点击"Finish"，弹出仪器方法完成界面：点保存图标，弹出保存界面"Save Instrument Method"：在"Object name"中输入方法名称，选择保存位置，点"Save"保存。

　　保存后系统重新回到主界面。点选标题栏的"Create"，在下拉菜单中选择"Sequence…"，则弹出序列设定初始界面"New Sequence Wizard"，仍然选择进样的设备，点击"Next＞"。进入样品位置设定界面（图 29-10），在"Number of Vails"中输入样品个数，在"Start Position"中输入样品摆放的起始位置。进样体积"Injection Volume"根据定量环大小设定。

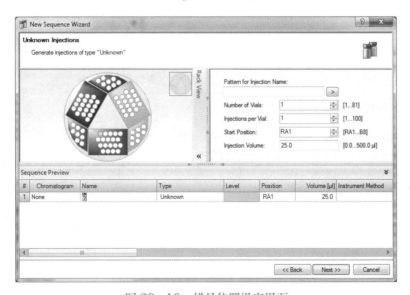

图 29-10　样品位置设定界面

点击"Next＞"进入仪器方法选择界面：点击"Instrument Method"后的"Browse"，选择刚才建立的仪器方法文件，点击"Open"，"Chanel"中选"CD"。

点击"Next＞"然后点击"Finish"，弹出样品表保存界面"Save Sequence"，输入样品表名称，选择保存位置，然后点击"Save"，完成样品表设定。

点击主界面的"Instrument"回到仪器控制界面，点击基线监视图标"Stop"，停止监视基线。然后点击仪器控制界面的"Queue"分项，点"Add"，在弹出界面中选择刚建立的样品表，点"Add"，完成样品表添加，然后点"Ready Check"，检查样品表是否有错误，在正常状态下，点"Start"开始运行样品。

（四）数据处理

Chromeleon CDS 可以提供 Cobra 向导与 SmartPeaks 积分助手，更快地进行积分。

1. Cobra 向导 可以通过简单的几个步骤，完成复杂化合色谱图的积分过程，

启用 Cobra 向导，出现 Cobra 积分向导对话框"Cobra Wizard"：首先选择积分区域。选项"Consider Void Peak（考虑死体积峰）"，勾选此选项，可以自动识别死体积处的负峰，并消除由于负峰导致的错误积分；再依次选择基线噪音范围、设置平滑宽度和最小峰面积，最后选择通道与进样类型，即可得到最终的积分结果。

同时，积分参数也会自动填充到处理方法中。可以直接使用这些参数对其余的样品进行处理，从而保证积分参数的一致性。若对积分结果不满意，也可对处理方法中的积分参数进行调整。

2. SmartPeaks 有助于解决未达到基线分离的色谱峰的积分问题，只需选择 SmartPeaks 图标并通过鼠标在色谱图上进行拖拽选择相关区域，即可出现积分选项（图 29-11）。

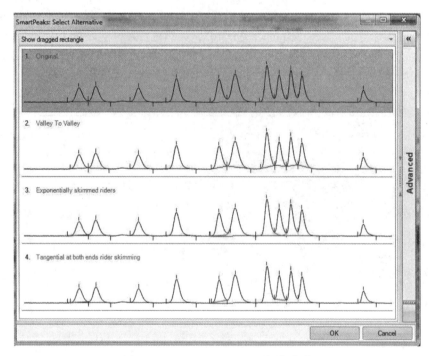

图 29-11　SmartPeaks 积分助手

此时若选择了其中的一种积分模式，例如"Valley to Valley"（谷到谷），积分参数也会自动填充到处理方法中：积分参数被保存，处理方法也会自动应用到其他与其相关联的色谱数据中。

Cobra 向导和 SmartPeaks 的功能减少了积分所需的操作步骤，消除了对手工积分的依赖，对于复杂色谱图的处理非常有用。

需要强调的是，通过 Cobra 和 SmartPeaks 得到的积分参数可以指派给其他的样品，进行样品队列的批处理，并且处理方法指派完成后，处理方法的任何修改都会自动应用到所有相关的样品上，提升了数据处理的效率。

（五）安培检测器的工作规程

安培检测器与离子色谱联用时，与电导检测器使用稍有差别，单独做一介绍：

1. 仪器配置　在电脑开始菜单 Chromeleon 7 目录下选择"Instrument Configuration Manager（仪器配置管理器）"，在仪器名称上（如 ICS5000）双击 DC 模块。在检测器中勾选 ED 电化学检测器完成设置，确定并保存。

2. 参比电极的校正　在实验开始前，先进行参比电极的校正。若校正过程中遇到 Offset（偏移）或 Slope（斜率）校正失败，需更换参比电极。

（1）打开 ED 控制页面，点击面板上的"Calibration（校准）"。

（2）将参比电极从对电极上旋下，用去离子水冲洗干净后，放入 pH 7.00 标准缓冲液中，点击"Offset Calibration（偏移校准）"；校正过程中，"Calibration In Progress（校准进行中）"状态为"True"，仪器状态栏显示"Performing Calibration（开始校准）"。

（3）偏移校正结束，"Current pH Electrode Offset（当前 pH 电极偏移）"显示新的校准值，仪器状态栏显示"Calibration Finished（校准完成）"。

（4）将参比电极取出，用去离子水冲洗干净后，放入 pH 10.00 标准缓冲液（选择与淋洗液 pH 值相近的标准缓冲液）中，在"pH Slope Buffer Value（pH 斜率缓冲液值）"的空格中输入标准缓冲液的 pH 值，点击"Slope Calibration（斜率校准）"；校正过程中，"Calibration In Progress（校准进行中）"状态为"True"，仪器状态栏显示"Performing Calibration（开始校准）"。

（5）斜率校正结束，在"Current pH Electrode Slope（当前 pH 电极斜率）"显示新的斜率值，仪器状态栏显示"Calibration Finished（校准完成）"，校正结束。

3. 系统平衡　根据方法规定，使用合适的淋洗液平衡系统。待系统压力、柱温正常后，切换至 ED 界面，"Cell Control（池控制）"选择"ON"，模式根据方法选择"Int Amp（积分安培）"或"DC Amp（直流安培）"；选择"Mode（模式）"后，在下拉菜单中选择适用的"Waveform（波形）"或设置规定的积分电位；监测基线，待总信号值、基线漂移和噪音均到达正常水平后，运行序列，分析样品。

4. 仪器方法编辑　选择主菜单"Create（创建）"中"Instrument Method（仪器方法）"，按方法要求依次设置采集时间、泵流速梯度、柱温、进样器参数、安培检测器工作模式、电位波形并保存方法。

5. 序列编辑　选择主菜单"Create（创建）"中"Sequence（序列）"，按方法要求编辑标样和样品数量，调用仪器方法，处理方法，报告模板并保存序列。

6. 样品分析　在主窗口中点"Instruments（仪器）"，选择对应仪器型号，在队列中调用序列并运行，序列完成后数据中查看色谱图，设置积分参数，建立标准曲线，打印报告。

7. 仪器关机 样品分析完成，按要求冲洗色谱柱，同时在 ED 界面，把"Cell control（池控制）"选择"OFF"。色谱柱冲洗完成关闭泵，把参比电极、工作电极从对电极上拆下，分别用超纯水冲洗干净，擦干保存。

二、仪器保养维护及故障诊断与排除

（一）仪器保养维护

1. 阴阳离子系统更换 将原系统（保护柱，分析柱，抑制器）卸下后，原来接色谱柱的地方用黑色两通接头连接上黄色反压管（带有标签 0.5ml/min，1000psi），其出口连到电导池中。将淋洗液瓶盖管路放入盛有去离子水的容器中，按开机顺序先排废液，然后启动泵，监视基线，直到电导率"Total Signal"到 2μS 以下。关泵再将淋洗液瓶盖管路放入所要更换的淋洗液瓶中，开泵冲洗，用 pH 试纸检测流出的废液直至显示该淋洗液的酸碱性，最后关泵，卸去前面所接的黄色反压管，将所需更换的保护柱、分析柱、抑制器按其指示标签及管路标签正确连接。然后启动系统进行平衡。

阴阳离子系统更换后，换下的保护柱、分析柱、抑制器和淋洗液发生器都用堵头封住，并放于阴凉避光处保存。

2. 开机注意事项

（1）确认淋洗液储量是否满足需要，即测完样后淋洗液剩余量应≥200ml。如果淋洗液为超纯水，建议每天新制，防止长菌。如果淋洗液是碳酸盐、KOH、MSA 等酸碱类，惰性气体保护下，可以放置 1 个月。超纯水必须经过 0.45μm 以下的水系滤膜过滤（购买进口纯水机的，出口有装 0.22μm 在线过滤膜，不需要另行再过滤）。如果没有使用惰性保护气（氮气、氩气等），新制淋洗液使用之前需要抽真空脱气 2 分钟以上。每种色谱柱的淋洗液的浓度各不相同，请参考所使用色谱柱的说明书，另外，淋洗液建议先配高浓度的储备液，然后用储备液稀释。

（2）拉开 SP 泵或 DP 泵的前门，更换蠕动泵清洗瓶中的超纯水，每次使用前更换。

（3）若仪器有超过 1 个月以上未用，需要拆下抑制器进行活化，并将抑制器上的四接口短接。即将淋洗液入口（ELUENT IN）与淋洗液出口（ELUENT OUT）用黑色直通接头短接、再生液入口（REGEN IN）与再生液出口（REGEN OUT）用灰色直通接头短接。然后活化抑制器。即从抑制器的淋洗液出口（ELUENT OUT）和再生液入口（REGEN IN）分别接上专用的活化接头，用注射器分别注入 5ml 以上的超纯水。注意，大孔（REGEN IN）使用 10ml 的注射器，小孔（ELUENT OUT）使用 1ml 的注射器。

（4）开机前请先开惰性保护气，钢瓶分压表不可调的过高，以防损坏淋洗液分压表，建议调至 0.2～0.25MPa；淋洗液压力表的压力建议调至 5～10psi；AS－AP 洗针瓶的压力调至 5～10psi（建议和淋洗液共用压力表）；再生液外加水压力表：ERS 抑制器调至 12～20psi；SRS 抑制器调至 5～10psi。

（5）开机后或者更换淋洗液后，泵需要彻底的排气泡，每个需要使用的通道建议以 3ml/min 的速度排 4 分钟以上，排气泡时请不要使用比例多通道同时排气泡，避免损坏比例阀。

（6）切忌长时间用纯水冲色谱柱或者用纯水保存色谱柱（淋洗液发生器忘开浓度了相当于用纯水在冲柱子）。

（7）开泵后等待压力升至 800psi 以上方可打开淋洗液发生器 EGC 的浓度设置按钮。

（8）开泵后等待压力升至 800psi 以上且再生液已经有液体流动（外加水模式需开再生液压力表）后，方可开抑制器 ERS 或 SRS 电流或捕获柱 CR－TC 电流。

（9）开泵后等待压力升至 800psi 以上方可打开紫外检测器或 DAD 检测器的氘灯或钨灯。

（10）开泵后等待压力升至 800psi 以上方可打开电化学检测器的电压和波形。

（11）AS－AP 进样器开机后需要排注射器气泡和缓冲环气泡，并观察注射器是否进气泡，如果有气泡，会影响进样的重复性；请使用较薄的样品瓶垫，其他非仪器配套的较厚的液相样品瓶垫可能影响 PEEK 进样针的扎入；在进样器中放置样品瓶时，请勿用手快速转动转盘，以防止皮带与齿轮错位，建议使用软件中进样器控制界面的按键转动转盘；进样器中放置样品盘时，请确认样品盘是否放到位，以防止损坏进样针；当进样器在进行洗针、进样等动作时，切勿转动转盘。

（12）未开泵的情况下，请勿长时间开柱温、上温控箱温度、电导池温度。

3. 关机注意事项

（1）请使用和开机相反的顺序关机　关泵之前请按顺序先关闭紫外检测器或 DAD 检测器的氘灯或钨灯、池温、电化学检测器的电压、上温控箱温度、下温控箱温度、抑制器电流、发生器浓度、捕获柱 CR－TC 的开关，然后关泵，最后关气。请勿先关泵而其他各参数不关闭。

（2）关闭抑制器电流后，请勿长时间继续开泵，以免引起抑制器半透膜的钝化或堵塞。

（3）关闭淋洗液发生器浓度后，请勿长时间继续开泵，以免降低色谱柱的活性。

（4）如果紫外检测器或 DAD 检测器使用的是不锈钢流通池，关机后用注射器往流通池注入 5ml 以上的超纯水将流通池冲干净以免腐蚀或结晶。

（5）如果电化学检测器长时间不用（一周以上），建议关机后将参比电极取出并将电极浸泡在饱和的 KCl 溶液中（瓶底建议放一小块海绵以保护电极）。

（6）关泵后请勿再开上温控箱、下温控箱或池温等几个温度控制单元。

（7）关机后，如果长时间不再使用仪器，建议将保护柱和分析柱从仪器拆下来，将两端用死堵头密封保存；建议将泵头后密封圈清洗系统的黄色橡胶管从蠕动泵上拆下来，防止老化；建议将淋洗液、再生液瓶中的液体倒空，以防止其长菌。

（8）关机后，请从抑制器的淋洗液入口（ELUENT IN）接上专用的活化接头，用 1ml 注射器注入 5ml 以上的超纯水，清洗抑制器和电导池。

（9）倒空废液桶中废液，防止其溢出，尽量不要将废液管伸入液相的下方。

（10）仪器停机后，做好相关的实验使用记录（如压力、总电导率、噪音等）并备份和打印重要数据。

（11）如果使用高浓度盐溶液作为淋洗液（如 0.1mol/L 以上氢氧化钠溶液、醋酸钠溶液等），且一周内不再使用，建议关机前将淋洗液倒空，并用水冲洗各个管路，防止停机后盐的析出。

4. 安全操作注意事项

（1）仪器须有专人保管、专人使用，应有使用记录（包括样品类型、总电导率、系统压力、抑制器的反压、有无漏液等异常现象等的记录）。

（2）注意仪器间的洁净，保持无尘，不能和其他发热和产生气体的仪器置于同一实验室。

（3）使用环境：室温需控制在 10～25℃之间，仪器不能直对着空调，实验室应无腐蚀性气体；使用试剂：使用的化学试剂必须为优级纯，配好的淋洗液最好用带 0.45μm 水系滤膜抽滤装置过滤后，再抽真空脱气 2 分钟；实验用水：超纯水，电导率必须＜1.0μS，建议使用超纯水机（出口有 0.22μm 过滤装置），并按要求定期更换交换树脂。

（4）普通的样品，如饮用水、地表水、降水等，进样前需用 0.45μm 以下孔径的微孔水系滤膜过滤（一次性，不可重复使用），而离子浓度过高或含有机物、过渡金属或重金属浓度较高的样品，如江水、海水、污水或电子五金行业的样品等，进样前需经过其他特殊的前处理（离心、超滤、RP 预处理柱、Na 预处理柱、Ag 预处理柱等）后方可进样。

（5）离子色谱所有管路和接头均为耐酸碱的 PEEK 材料，安装或更换时仅需用手拧紧即可，切忌用扳手拧得过紧，导致管路变形或堵塞。

（6）离子色谱所用的样品瓶、量瓶等容器的清洗，切勿使用自来水、强酸、洗涤剂或高锰酸钾等清洗，只需灌满超纯水超声 20 分钟并浸泡 24 小时以上再洗净晾干即可。为尽量减少污染，建议使用 PP 材料的量瓶和量具，实验过程中使用一次性无尘尼龙手套。样品瓶上样品垫安装时有硅胶的一面朝下，以避免重复使用时粉末堵塞针头。

（7）如果紫外检测器或 DAD 检测器与电导检测器或电化学检测器联用的话，需要将紫外检测器装在前面，电导或电化学检测器装在后面。

5. 仪器日常维护

（1）仪器日常应保持无尘。

（2）必须保证电源的良好接地。地线电压小于 5V。

（3）色谱柱长时间不用，应用淋洗液冲洗约 20 分钟后，从仪器上拆开来并用堵头堵死密封保存，以免其中的液体挥发导致损坏，切忌用超纯水长时间冲洗色谱柱或保存。

（4）抑制器短期不用（一周以上），应定期用注射器分别从淋洗液出口和再生液入口注入 5ml 以上的去离子水，然后用堵头堵死密封存放。抑制器再次使用前也应按此方法活化。

（5）定期分别从抑制器的 Eluent out 和 Regen in 接口处注入 5ml 以上超纯水，以防止抑制器干裂或有沉淀析出。

（6）仪器建议定期使用，若不分析样品，可定期（每周）开机运行 20 分钟后再关机，然后清洗抑制器。

（7）定期（每月或每季度）备份软件中的数据，并拷贝到其他的电脑或光盘中保存，防止电脑故障导致数据丢失。

（8）安培池在停止使用时应从仪器上取下保存。在取下之前，应先用去离子水冲洗安培池至中性，具体的方法是：用泵将去离子水直接泵入安培池而不要经过色谱柱。将安培池上的参比电极取下，保存在 3mol/L 氯化钾饱和溶液中；将工作电极和安培池分别装入清洁的塑料袋中保存。

（二）故障诊断与排除

1. 电导检测器系统常见故障诊断与排除

（1）系统压力变化　系统压力升高原因可能为：流速升高、温度降低、流路堵塞；系统压力降低原因可能为：流速降低、泄漏、流路中有气泡；系统压力波动原因可能为：流路中有气泡、泵头泄漏（柱塞/密封圈损坏）、单向阀堵塞（压力高/杂质）、淋洗液瓶过滤头堵塞、柱塞与磁铁脱离（长时间高速 Prime）、淋洗液瓶加压。

（2）基线噪音 基线噪音异常可能为抑制器方面原因，可以通过调整抑制电流或改变抑制方式改善；电导池中有气泡也会产生基线噪音，可以用连接反压管或用无水乙醇冲洗电导池来解决；泵中有气泡，可对流动相进行超声脱气，或通过氦气鼓泡、真空脱气来解决。

（3）背景电导偏高 可能为以下原因：电流设置不合适、淋洗液浓度偏高、流路中没有淋洗液或流路堵塞（电导池出口）、抑制器离子交换膜污染、抑制器离子交换膜钝化、抑制器损坏等原因。

（4）保留时间的变化 原因可能有：淋洗液浓度变化、泵的流速变化、分析柱污染、温度变化。

（5）峰形异常 峰分离度差原因：淋洗液浓度不合适、分析柱被污染；峰分叉原因：沟流、鬼峰或存在死体积，需要检查毛细管连接，减少死体积；峰拖尾：样品浓度过高、柱过载、pH不合适、死体积大；峰高过大：交叉污染、样品浓度超出线性范围；峰高过小：系统泄漏、电导池需校正。

（6）漏液报警 检查是否有管路接头松动或脱落，重新连接或更换接头后重新连接；检查排液阀是否被旋的太松，废液从排液阀螺纹处流出；检查抑制器是否漏液，若漏液首先检查检测池是否堵塞或检测池后管路是否堵塞，若有堵塞可以通过反冲检测池或更换管路解决。

2. 安培检测器（电化学检测器）系统常见故障诊断与排除

（1）基线噪声及漂移 可能由以下几个原因造成：①检测池中有气泡，造成基线有规律地抖动。可取下检测池出口处的管线，使气泡随溶液流出后，再重新连接管路。②检测池前的系统有泄漏，造成基线无规律的漂移。认真检查全部管路和接头，拧紧或更换，以消除泄漏。③分析泵内有气泡，造成系统压力不稳定，基线噪声加大。④工作电极污染。可重新打磨电极。⑤温度变化的影响。由于安排检测器灵敏度较高，温度变化对检测有较大的影响。开机后应打开 DC 模块的温度控制，使检测器保持恒温。⑥参比电极故障或状态不好。先校正参比电极，如失败，更换参比电极。⑦仪器的工作电压不稳定时检测器的基线噪声会变大。应设法安装稳压电源装置使供电稳定。

（2）灵敏度低 ①参比电极故障或状态不好。先校正参比电极，如失败，更换参比电极。②工作电极污染。可重新打磨电极。③选择合适的淋洗条件。淋洗液的组成对洗脱离子的测定灵敏度会产生影响。例如对某离子半径较大的待测离子，如所使用的淋洗液离子强度较弱，则较难于洗脱，其测定灵敏度通常也较低。

（3）检测背景高 ①试验用水、试剂纯度达不到标准。由于安培检测器灵敏度高，因此一般要求实验尽量使用 $18.2k\Omega/cm^2$ 以上高纯水和优级纯以上的试剂配制淋洗液。淋洗液配制后应脱气并用惰性气体保护，以防空气中的二氧化碳进入淋洗液。如果使用 OH^- 淋洗液，手工配制时，建议使用 50%（g/g）氢氧化钠溶液配制，而不要选用固体氢氧化钠试剂，因为后者含有较高的 CO_3^{2-}。②由于安培池停用前没有彻底清洗造成池内有淋洗液盐的结晶并导致淋洗液流动不畅引起背景升高。③管路污染引起。在进行高灵敏度的安培检测之前，系统管路应先用高浓度的淋洗液清洗 20 分钟以上。④参比电极故障或状态不好。校正参比电极，如不能通过校正，更换参比电极。

第四节 东曹IC-2010离子色谱仪

一、仪器操作规程

(一)开机

启动桌面上"IC2010workstation"图标,进入管理器界面,见图29-12。

输入用户名与密码后,选择相应的应用程序,点击"Logon"。5个应用程序从左至右分别为:系统控制(数据采集)、数据分析、数据库管理、报告模板编辑和分析程序验证。最常用到的2个应用程序为系统控制(数据采集)和数据分析。

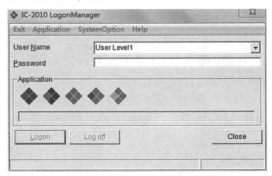

图29-12

(二)数据采集

从IC-2010管理器界面打开"系统控制"界面,打开后仪器显示,见图29-13。

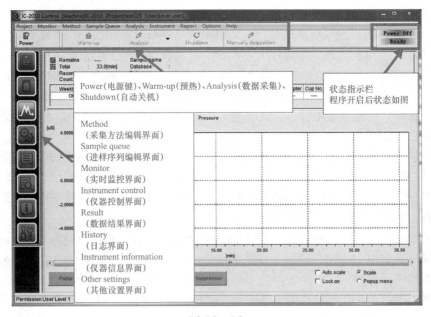

图29-13

点击左上角"Power"键,仪器开机。开机后,右上角状态指示栏会从"Poweroff"变为"Ready",上方"Warm-up(预热)"等按键均由灰色变为可点击状态。界面中各按钮功能名称如图29-13所示。

常用界面为Method(采集方法编辑)、Sample queue(进样序列编辑)、Monitor(实时监控)和Instrument control(仪器控制)4个界面,下面逐一介绍。

1. 采集方法编辑界面 "采集方法编辑"界面的功能为建立或修改采集方法，界面显示、各功能菜单，见图 29-14。需新建方法时，点击上方"New"按键，在图中右侧对话框中填写采集方法参数，主要参数包括流速测定、压力上下限设定、柱温设定和紫外波长设定。其中，流速设定一般为 0.8ml/min，压力上限不得过 25MPa，如单独配置了紫外检测器，在对话框内设定波长。

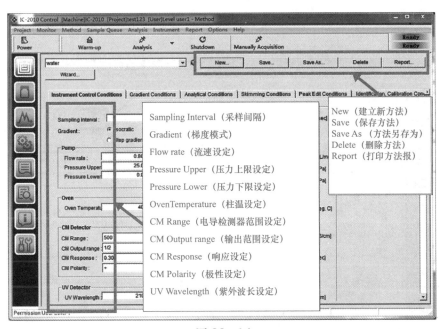

图 29-14

在"梯度条件"选项卡中设定采集时间，界面见图 29-15。其中需要注意的是"运行时间"应比"数据开始和结束时间"多 3 分钟，用于抑制胶的切换。

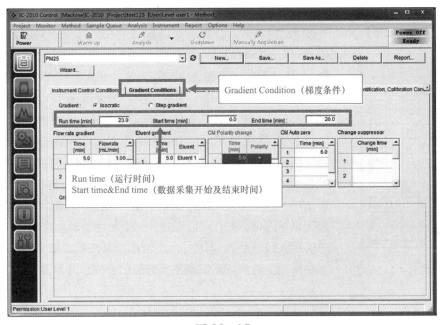

图 29-15

方法参数编辑完毕后，点击上方"保存"或"另存为"按键，将方法命名后保存。

2. 进样序列编辑界面 "进样序列编辑"界面的功能为建立或修改进样序列，界面显示、各功能菜单，见图 29-16。需新建方法时，点击上方"New"按键，在图中表格中填写样品信息，包括样品瓶位置、样品名称、采集方法名称、进样体积、进样次数、稀释倍数等。每次输入完序列后应点击右上角"Error Check"按键对序列进行检查。

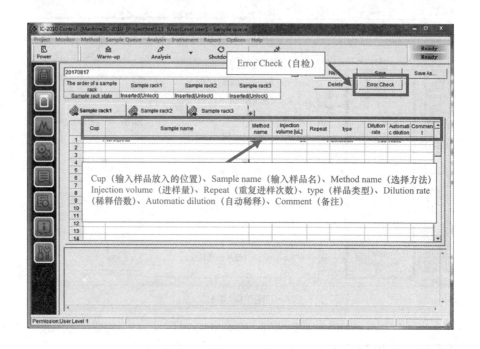

图 29-16

使用仪器自动稀释功能时，样品只能放入奇数排（如 1～5 号位、11～15 号位等），在样品位置对应的偶数位放入稀释杯（如样品在 1 号位，则稀释杯在 6 号位），样品盘布局见图 29-17。

3. 实时监控界面 "实时监控"界面可以实时观察样品信号采集情况，同时监控柱压、柱温的实时变化，见图 29-18。

4. 仪器控制界面 "仪器控制"界面可以很直观的观察到泵的运行情况（流速、柱压）、淋洗液的剩余情况、柱温箱的控制、洗针控制、抑制胶的剩余情况、抑制胶更换及冲洗过程等，见图 29-19。只需要用鼠标右键单击需要控制的部件，就会出现仪器控制菜单选项，如：可以设定流速、柱温、淋洗液总体积、抑制胶总使用次数等参数，其中，淋洗液和抑制胶剩余量会显示在界面中，如观察到上述消耗品所剩不多应及时补充，并更改相应的参数。

	Cup				
1		1	Blank		
2	46	47	48	49	50
3					
4	41	42	43	44	45
5	36	37	38	39	40
6	31	32	33	34	35
7					
8	26	27	28	29	30
9	21	22	23	24	25
10	16	17	18	19	20
11					
12	11	12	13	14	15
13	6	7	8	9	10
14					
15	1	2	3	4	5

图 29-17

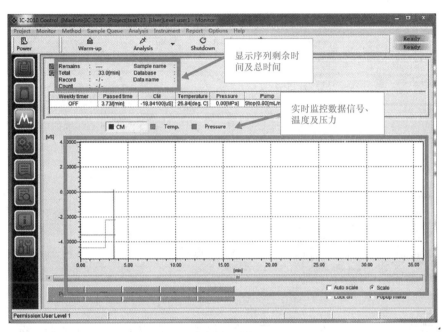

图 29-18

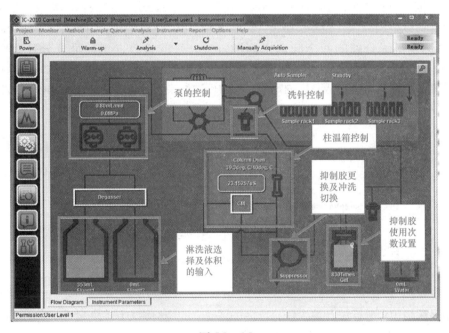

图 29-19

（三）数据分析

从 IC-2010 管理器界面打开"数据分析"界面，打开后仪器显示如图 29-20 所示：我们从峰检测（方法建立）、创建标准曲线、峰计算三个方面介绍数据分析界面。

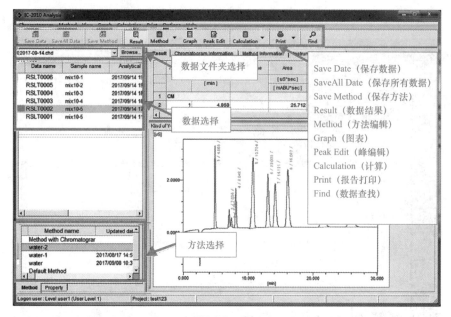

图 29-20

1. 峰检测 在分析方法中设定相应的峰检测条件后，样品色谱图中的峰会被自动识别，如果没有识别到峰，可以通过进一步修改自动检测峰条件设定来解决。点击界面中的"Method"按键，调出相应界面，在"Analytical Condition"界面下修改检测参数，见图 29-21。如果峰未被识别，可以适当降低"检测灵敏度"的参数值，从而检测到最优的峰；"基线灵敏度"是用来将未达到基线分离的两个峰选择何种方式分开的参数，包括垂直分开或横向截取（skimming）；"最小面积、最小峰高和最小峰宽"等参数都是将低于设定值的峰排除在检测对象之外，降低小峰或噪音对待测物的影响。参数设定结束后，点击"Save Method"按键，将峰检测方法保存。

Item	
⊟ **Peak detection condition**	
⊟ **CM**	
Detection sensitivity [uS/min]	0.100
Baseline sensitivity [uS/min]	9999.000
Minimum area [uS*sec]	0.100
Minimum height [uS]	0.000
Minimum width [sec]	0.000

检测灵敏度
基线灵敏度
最小面积
最小峰高
最小峰宽

图 29-21

如果是采用单点外标法计算含量，选择加载建立的峰检测方法后，整个采集序列中的进样均会按照峰检测方法被处理。点击"Result"按键，会在界面右侧显示待测峰的信息，如保留时间、峰面积、理论塔板数、分离度等，我们可以将供试品、对照品的峰面积进行比较计算求出待测物含量。

2. 创建标准曲线 大部分情况下，待测物质的含量是未知的或者在一个较大的范围内，这个时候，含量测定就必须采用标准曲线法。在"数据分析"界面中选中需要编辑的数据及对应的峰检测方法；点击界面最上方的"Peak Edit"按键，进入峰编辑界面，在该界面中，可以对峰进行进一步的编辑，如绘制峰、删除峰等操作，见图 29-22。峰编辑完成后，点击"Calculation"保存积分动作。

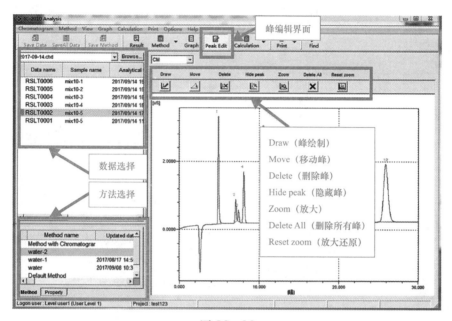

图 29-22

　　将数据都编辑完成后，点击"SaveAll Data"对修改过的数据进行批量保存，保存的数据会以"√"显示，见图 29-23。

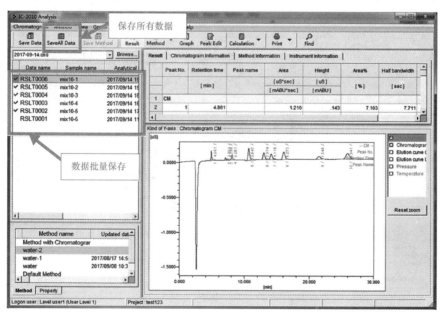

图 29-23

选择制作标准曲线系列标准品数据中的一个及需要建立标准曲线的方法，点击"Method"按键进入方法编辑界面，点击进入"Identification，Calibration Conditions"选项卡，进入峰识别及标曲线建立界面，见图 29-24。

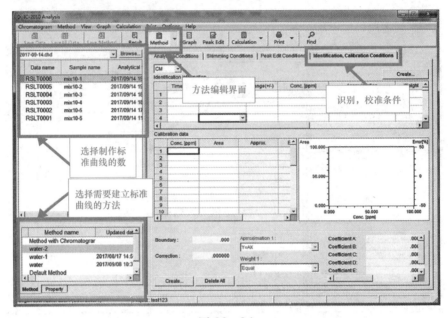

图 29-24

点击右上角"Create"按键创建新的标准曲线，在弹出的对话框中填写参数后点击"Create"按键创建曲线信息。对话框中第三个选项"Approximation"中选择需要的拟合方式，本次介绍选取线性拟合，见图 29-25。

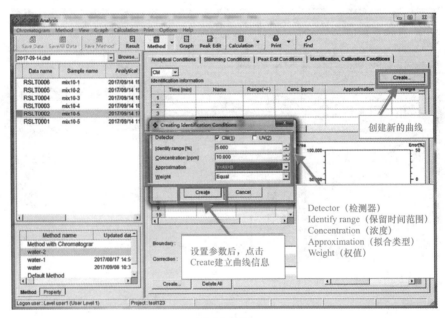

图 29-25

在界面右上方表格中输入标准物质信息：在"Name"中输入标准物质名称，在"Conc.[ppm]"中输入该标准物质曲线最高浓度，见图29-26。

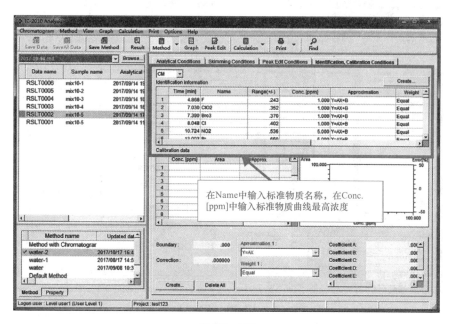

图 29-26

点击界面中下方的"Create"按键，屏幕中间弹出"创建校正曲线"对话框，点击对话框中"标准样品列表"，见图29-27。

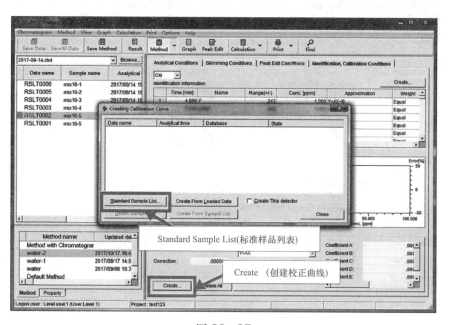

图 29-27

在弹出对话框右侧选择标准曲线所在的数据文件，在右侧选中建立标准曲线所需数据，单击下方"Apply"完成数据添加，见图29-28。

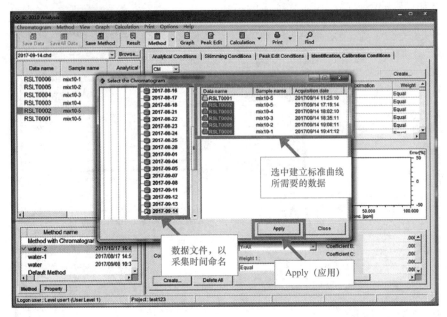

图 29-28

核对并确认所选数据后，点击对话框下方"Create From Sample List"，所有弹出对话框都点击"OK"，见图29-29。

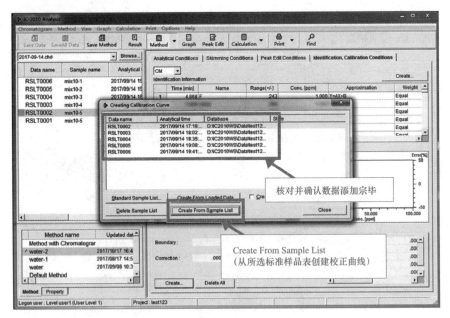

图 29-29

在界面上方点击"Analytical Conditions"选项卡，下方选项中，"计算方式"选择"绝对校正曲线法"，"输出方式"选择"峰面积"，见图29-30。

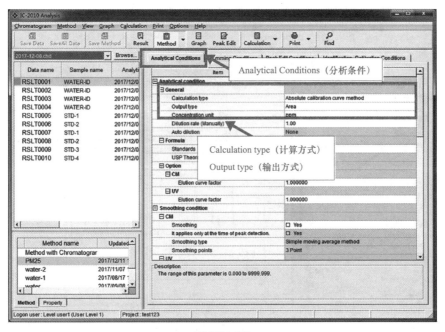

图 29-30

点击上方"Save Method"保存新建标准曲线方法，点击对话框中"OK"确认方法保存完毕，在对话框中可以查看所建标曲基本信息，见图 29-31。

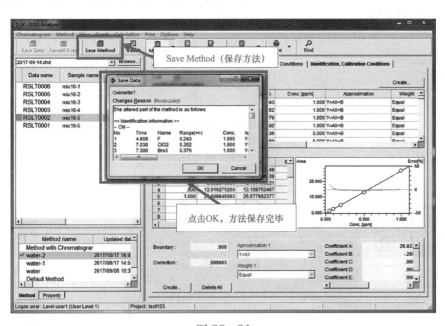

图 29-31

3. 根据标准曲线计算待测物含量 点击界面上方"Result"按键，在右侧上方选择待测量数据，右侧下方选择建立的标准曲线方法，计算结果会显示在界面右边的计算结果窗口和色谱图窗口中，见图 29-32。

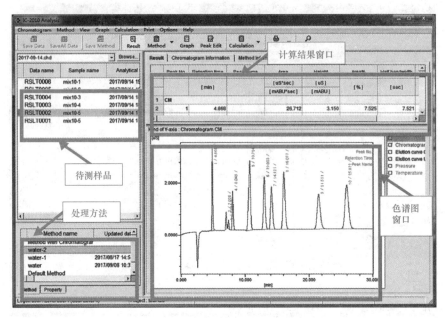

图 29-32

二、仪器保养维护

（一）仪器保养维护

东曹 IC-2010 离子色谱仪的基本组件见图 29-33，重点介绍自动进样器、输液泵、抑制胶转换阀和柱温箱的维护及保养。

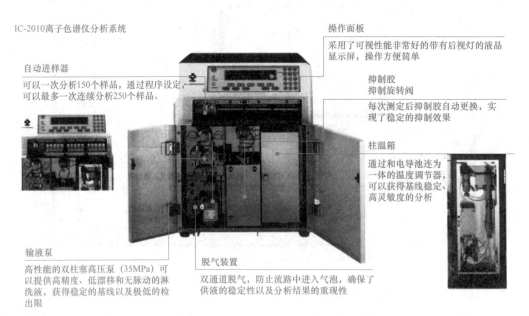

图 29-33

自动进样器有 3 个样品盘，每盘可以放置 50 个样品瓶。每次使用完毕后，应及时将样品瓶及稀释杯取出并保持样品盘的干燥。由于离子色谱的检测灵敏度比较高，样品瓶及稀释杯不建议重复使用，避免样品被残留污染。如需重复使用将其浸泡在纯水中，超声 30 分钟，低温烘干或者凉干即可。

输液泵有 3 条管道，Eluent 1、Eluent 2 和 Water，可以根据需要做 2 相的梯度洗脱，水相一般用作自动稀释样品用溶剂。每次使用完毕后，应将 Eluent 1&2 过渡至水相中，防止管路中盐析出。

抑制胶转换阀为该仪器的核心部件，抑制胶分为阳离子抑制胶和阴离子抑制胶，分别用于阴离子和阳离子的检测。当更换同样种类抑制胶时或长时间未使用仪器时，需空排至少 10 次，排除气泡保证抑制胶均匀。如更换不同种类抑制胶，则需要用纯化水预先将转换阀中残余的抑制胶清洗干净，更换新的抑制胶后，空排至少 20 次，将新抑制胶注满转换阀。

柱温箱为内置式池柱一体控温柱温箱，相比较其他色谱仪柱温箱控温更为精密，在使用过程中应避免色谱柱漏液，腐蚀柱温箱内部。

（二）仪器日常使用注意事项

1. 仪器长时间不使用时（超过 3 个月），应取下色谱柱或每周开启仪器用淋洗液冲洗半小时。

2. 被测试样品浓度过高时，建议稀释进样，若直接进样会造成仪器内残留建议仪器开启一段时间冲洗，之后用纯水进样查看是否有残留。

3. 标准曲线建议每配置一次流动相后，走一次标准品，建立新的标准曲线。

第五节　瑞士万通离子色谱仪

一、仪器操作规程

瑞士万通公司市售的离子色谱仪主要有 ECO IC 系统，883 Basic IC Plus 系统，930 Compact IC Flex 系统和 940 Professional IC Vario 系统等型号产品，以上四种型号离子色谱系统，均可以通过"MagIC Net"操作系统实现仪器控制、数据采集、处理、导出及生成报告等功能。

（一）开机

打开仪器后面的电源开关，再打开电脑主机点击桌面上的"MagIC Net"图标，打开软件，如图 29-34 所示。点击"配置"图标，软件会自动检测所有的硬件是否正常，无错误信息提示说明自检通过。

（二）创建新方法

1. 设置仪器参数　选择"方法"图标，点击"文件"→"新建"，在弹出窗口中选择对应的色谱柱，点击"OK"确认。选择"设备 – Anions – 分析"模块，在空白处点击鼠标右键→"添加"→"设备"，分别添加配置检测器、进样器和离子色谱系统。例如：在弹出窗口中，选择"从设备列表"→"名称"→"944 Professional UV/VIS Detector Vario 1"，点击"OK"，确认添加紫外检测器。

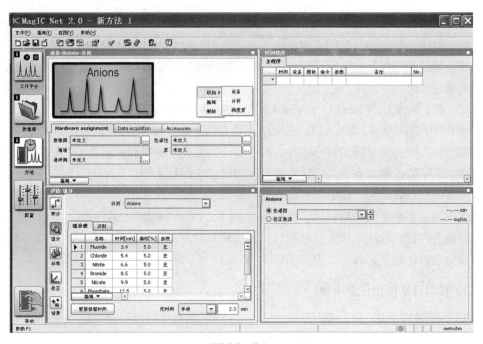

图 29-34

单击"设备-Anions-分析"模块中的"Anions"图标，在下方"Hardware assignment"窗口中，点击"…"图标，分别关联数据源、进样阀、色谱柱、泵等部件，点击"OK"确认。完成关联后，"设备-Anions-分析"一栏如图 29-35 所示。

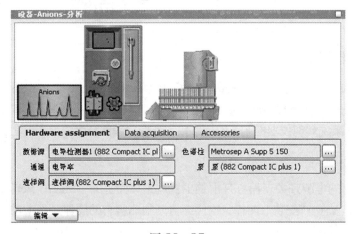

图 29-35

点击仪器图上的相应部件，在下方窗口中设置相关参数（流速、压力、柱温箱温度、检测波长及分析时间等）；点击"MSM"图标，勾选"激活"和"平衡时自动切换"，设置间隔为10分钟；如有 MSM 蠕动泵，点击"MSM 蠕动泵"图标，设置初始状态为"开始"，速度为"3"，并勾选"激活"。

2. 设置数据处理参数　选择"评估-组分"模块（图 29-36），点击"积分"图标，选择"设置"，将平滑度和灵敏度设置为默认值；选择"峰检测"，调整最小峰高、最小峰面积、积分起始时间等参数（一般保持默认值）；选择"通道"，编辑积分事件。

点击"校正"图标，选择"校正曲线"，双击橘黄色区域，将"响应"设置为"面积"（表示使用峰面积进行定量），将"曲线类型"设置为"线形"（表示采用一次线性方程定量）。

点击"结果"图标，选择"报告"，双击空白行，在弹出窗口中，将"报告模版"设置为"Result"，点击"OK"确定；选择"数据库"一栏，双击橘黄色区域，在弹出窗口，选择数据保存的文件夹（一般默认为 MagIC Net），点击"OK"确定。

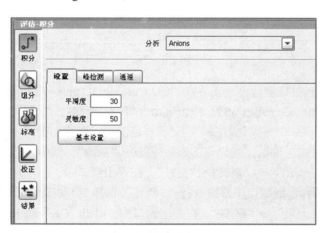

图 29-36

3. 编辑时间程序

（1）选择"时间程序"模块　双击空白行，开始编辑时间程序。在弹出窗口中，选择"离子色谱系统（如：882 Compact IC plus）"→"MSM"→"切换"，如图 29-37 所示。

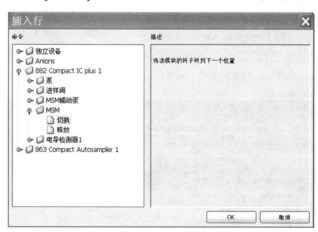

图 29-37

在弹出窗口中，激活执行时间，设置最小再生时间为 10 分钟，点击"OK"确认。继续双击空白行，在弹出窗口中，选择"离子色谱系统（如：882 Compact IC plus）"→"进样阀"→"填充"，点击"OK"确认。继续双击空白行，在弹出窗口中，选择"离子色谱系统（如：882 Compact IC plus）"→"进样阀"→"进样"，在弹出窗口中，输入时间为 3 分钟，点击"OK"确认。继续双击空白行，选择"Anions"→"开始采集数据"，在弹出窗口中，输入时间为 3 分钟，点击

"OK"确认。一个简单的手动进样时间程序完成，见图 29 – 38。

	时间	设备	模块	命令	参数	备注	No.
	0.0	882 Compact IC plus 1	MSM	切换	最小再生时间 10.0 min		1
	0.0	882 Compact IC plus 1	进样阀	填充			2
	3.0	882 Compact IC plus 1	进样阀	进样			3
▶	3.0	Anions		开始数据接收			4
*							

图 29 – 38

（2）添加自动样品处理器程序 首先在"882 Compact IC plus–进样阀–填充"命令行（第 2 命令行）前添加自动样品处理器程序。点击该命令行→"新建"，选择"自动样品处理器（如：863 Compact Autosampler）"→"塔"→"转动（样品盘）"，在弹出窗口中，将"移动"设置为"样品位置"，点击"OK"确认。继续点击该命令行→"新建"，选择"自动样品处理器（如：863 Compact Autosampler）"→"塔"→"提升"，在弹出窗口中，将"升降位置"设置为"工作位置"，点击"OK"确认。继续点击该命令行→"新建"，选择"自动样品处理器（如：863 Compact Autosampler）"→"蠕动泵"→"开/关"，在弹出窗口中，点击"OK"确认。点击"882 Compact IC plus–进样阀–进样"命令行（第 3 命令行）→"新建"，选择"自动样品处理器（如：863 Compact Autosampler）"→"蠕动泵"→"开/关"，在弹出窗口中，输入时间为 3 分钟，选择"关闭"，点击"OK"确认。

（3）编辑进样后的样品流路冲洗程序 如图 29 – 39 所示，双击空白行，选择"自动样品处理器（如：863 Compact Autosampler）"→"塔"→"转动（样品盘）"，在弹出窗口中，将"移动目标"设置为"样品架位置"，"数量"设置为"35"，点击"OK"确认。双击空白行，选择"自动样品处理器（如：863 Compact Autosampler）"→"塔"→"提升"，在弹出的窗口中，将"升降位置"设置为"工作位置"，点击"OK"确认。双击空白行，选择"自动样品处理器（如：863 Compact Autosampler）"→"蠕动泵"→"开/关"，在弹出窗口中，点击"OK"确认。双击

	时间	设备	模块	命令	参数	备注	No.
	0.0	882 Compact IC plus 1	MSM	切换	最小再生时间 10.0 min		1
		863 Compact Autosampler 1	塔	转动（样品盘）	样品位置		5
		863 Compact Autosampler 1	塔	提升	工作位置		7
	0.0	863 Compact Autosampler 1	蠕动泵	开/关	开始, 速度=3		6
	0.0	882 Compact IC plus 1	进样阀	填充			2
	3.0	882 Compact IC plus 1	进样阀	进样			3
	3.0	Anions		开始数据接收			4
	3.0	863 Compact Autosampler 1	蠕动泵	开/关	关闭		8
		863 Compact Autosampler 1	塔	转动（样品盘）	样品架位置 35		9
		863 Compact Autosampler 1	塔	提升	工作位置		10
	0.0	863 Compact Autosampler 1	蠕动泵	开/关	开始, 速度=3		11
▶	3.0	863 Compact Autosampler 1	蠕动泵	开/关	关闭		15
*							

图 29 – 39

空白行，选择"自动样品处理器（如：863 Compact Autosampler）"→"蠕动泵"→"开/关"，在弹出窗口中，输入时间为 3 分钟，选择"关闭"，点击"OK"确认。

点击工具栏右上角的"√"图标（绿色对号），进行方法合理性测试。弹出窗口显示，方法测试已经成功完成，点击"OK"确认。

4. 方法保存 所有设置完毕，点击"文件"→"另存为"，在弹出窗口中输入方法名称，点击"保存"。至此，方法编辑完毕。

（三）平衡色谱柱（仪器走基线）

点击"工作平台"图标→"平衡"图标→"…"图标，在弹出窗口中，选择编辑好的方法，点击"启动硬件"开始平衡仪器。

（四）切换 MSM 抑制器

编辑方法时，激活"平衡时自动切换"，则启动硬件后，仪器会在基线平衡时自动切换 MSM 抑制器。手动切换抑制器方法：启动硬件后，点击软件下面的"手工控制"图标，选择"MSM 抑制器"，点击"切换"，即切换一次。

（五）分析样品

1. 单次测量（手动进样）点击"工作平台"图标，进入工作平台模块，点击"单次测量"图标，见图 29-40。

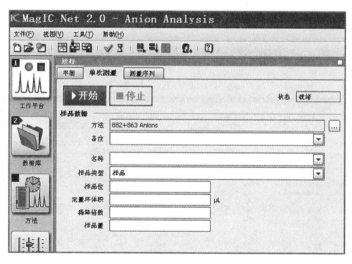

图 29-40

点击"…"图标，选择分析方法，填入有效的名称、样品位（默认值为 1，仪器配置中有自动进样器时输入相应的样品架位置）、定量环体积（默认为 20μl）、稀释倍数、样品量（默认为 1）等信息。

点击"开始"图标（自动进样模式），或者听到抑制器和六通阀嘟嘟的声音后，推入 1ml 以上的样品（观察样品排废管路有液体流出）（手动进样模式），仪器会自动分析，完成色谱数据采集。

2. 序列测量（自动进样器系统）选择"工作平台"图标，进入工作平台模块，点击"测量序列"图标，双击空白行，在弹出窗口中，编辑样品序列表行（同单次测量），编辑完成后，点击"应用"图标，即可继续编辑下一样品行，全部编辑完成点击"关闭"图标，即可出现编辑好的序列表。若需样品测试完毕后自动关闭硬件，请将样品序列表右下方的复选框打钩。

将准备好的标样和样品放在样品架上，点击"开始"，则系统将自动进行样品序列测量，并记录测量结果。

（六）数据查看、谱图处理及报告打印

选择"数据库"图标，进入数据管理模块，点击工具栏中的"文件"→"打开"，在弹出窗口中选择数据所在的文件夹（默认为 MagIC Net 文件夹），点击"打开"。选中需要处理的样品谱图，点击工具栏中的"测量"→"再处理"，在弹出窗口中，点击"评估参数"一栏，设置数据处理参数。如需改变积分参数，点击"积分"图标，重新设置平滑度、灵敏度、最小峰高、最小峰面积及积分起始时间等参数。

如需对各组分命名，点击"组分"→"组分表"→"编辑"→"新建"，在弹出窗口中填入组分名称和保留时间，点击"OK"确认。若需删除某个组分，则选中该组分，右键选择"删除"，点击"OK"确认。

点击"评估参数"一栏下的"更新"图标，更新积分参数，再点击"再处理"图标，在弹出窗口中，选择"从选定的测定"，点击"OK"确定，此操作将更新处理表中所有样品谱图的评估参数。

点击工具栏中的"文件"→"打印"→"报告"，选择报告模板，即可打印数据报告。

（七）建立标准曲线

选择"数据库"图标，选中所要处理的已经做好的标准和样品（注：样品类型均为样品），如图 29-41 所示。

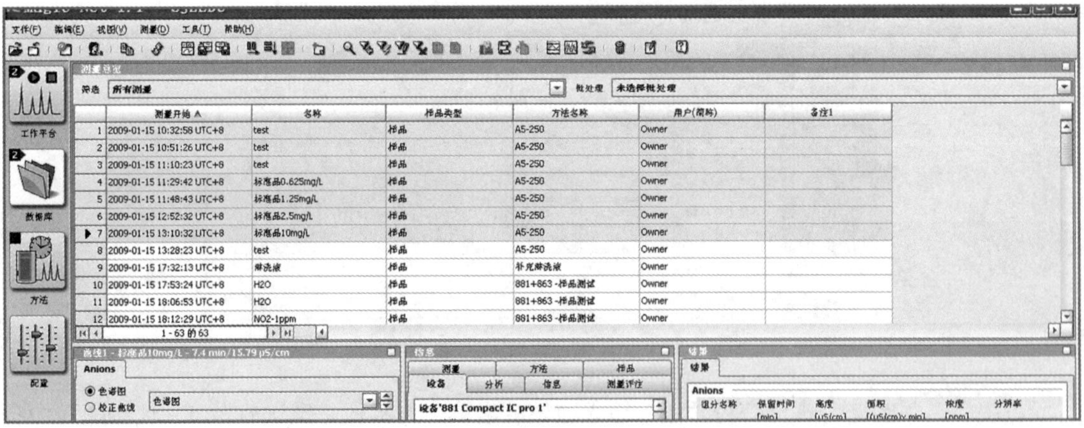

图 29-41

点击工具栏中的"测量"→"再处理"，在弹出窗口中，选择"重新处理表"中的任一标准曲线谱图。选择"评估参数"一栏，点击"组分"图标，对各组分命名。

继续点击"标准"图标→"标准"→"编辑"→"新建"，在弹出窗口中输入标准1（混合标样）的各离子浓度，如果各离子标准品的浓度相同，输入一个浓度后，点击"全复制"，则

完成标准浓度的向下复制，如果各个离子浓度不同，则需要分别输入。用相同方法输入标准 2，标准 3 ……以此类推，直至所有的标准品（混合标样）对应的离子浓度输入完成，如图 29－42 所示。

点击“评估”一栏下“更新”图标，更新积分参数（如：灵敏度），再点击“再处理”图标，在弹出窗口“批处理”，选择“从选定的测定”，点击“OK”确定，更新处理表中所有测量的评估参数。

选择“重新处理表”中的任一标准曲线谱图，点击“编辑”→“编辑样品表行”，在弹出窗口中，将“样品类型”改为所对应的标准（如测定的是标准 1，则对应改为标准 1），点击“应用”图标，并关闭弹出窗口。点击“重新处理表”右侧的上下箭头键，将标准曲线移至最上层，样品测量数据在标准曲线下面，如图 29－43 所示。

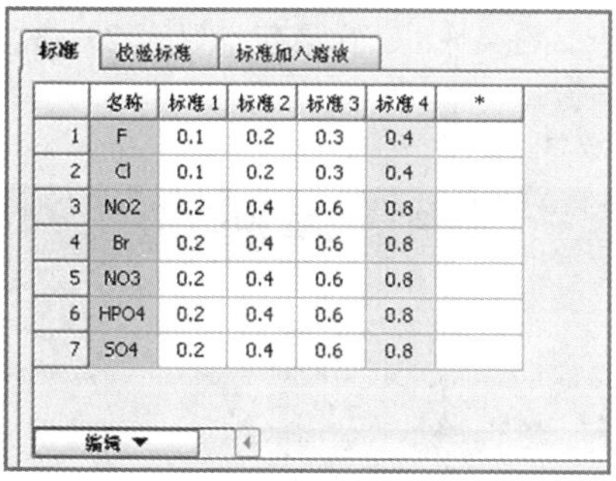

	名称	标准1	标准2	标准3	标准4	*
1	F	0.1	0.2	0.3	0.4	
2	Cl	0.1	0.2	0.3	0.4	
3	NO2	0.2	0.4	0.6	0.8	
4	Br	0.2	0.4	0.6	0.8	
5	NO3	0.2	0.4	0.6	0.8	
6	HPO4	0.2	0.4	0.6	0.8	
7	SO4	0.2	0.4	0.6	0.8	

图 29－42

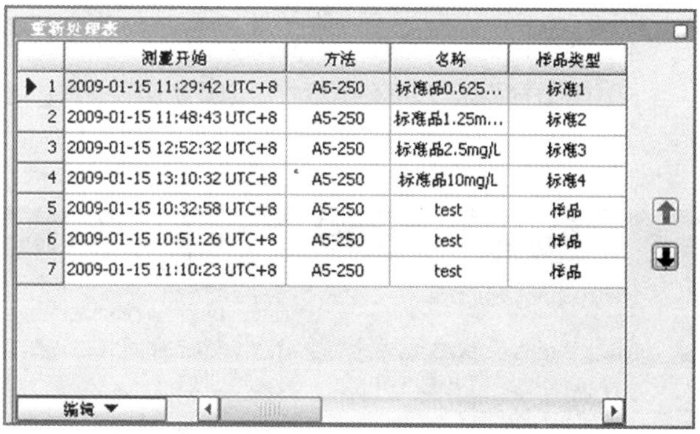

	测量开始	方法	名称	样品类型
1	2009-01-15 11:29:42 UTC+8	A5-250	标准品0.625…	标准1
2	2009-01-15 11:48:43 UTC+8	A5-250	标准品1.25m…	标准2
3	2009-01-15 12:52:32 UTC+8	A5-250	标准品2.5mg/L	标准3
4	2009-01-15 13:10:32 UTC+8	A5-250	标准品10mg/L	标准4
5	2009-01-15 10:32:58 UTC+8	A5-250	test	样品
6	2009-01-15 10:51:26 UTC+8	A5-250	test	样品
7	2009-01-15 11:10:23 UTC+8	A5-250	test	样品

图 29－43

点击“再处理”图标，在弹出窗口中，选择“以重新处理列表的标准为准”，点击“OK”确定。最后点击“OK”确定，软件将自动保存计算后的结果，并返回“数据库”界面，测定结果显示在右下侧的“结果”栏里。

二、仪器保养维护及故障诊断与排除

（一）仪器保养维护

1. 仪器放置环境要求　仪器应放置在实验室内一个水平，易于操作且无振动的实验台，并做好防止化学品腐蚀和污染的防护，不受到温度过渡波动及阳光直接照射的影响。仪器应在 25℃（±3℃）、相对湿度 20%～80%和 220V 电压条件下运行。

2. 淋洗液　使用超纯水（电阻≥18.2MΩ*cm）和分析纯以上级别的化学试剂配制，超纯水应无颗粒物、无藻类、无细菌，如果淋洗液中有细菌产生，可在淋洗液中可加入 5%丙酮抑制细菌生长。

3. 淋洗液瓶吸收管

（1）阴离子淋洗液　吸收管内填充碱石灰颗粒，避免酸性气体进入淋洗液中。每半年更换一次。

（2）阳离子淋洗液　吸收管内填充脱脂棉，避免颗粒物和灰尘进入淋洗液中。每半年更换一次。

4. 吸液过滤头建议每 3 个月更换一次，或者变黄后更换。

5. 高压泵

（1）每年维护一次，由厂家技术工程师进行维护。

（2）使用高浓度的碱性淋洗液完成分析后，需要使用超纯水冲洗系统。

6. 在线过滤器建议每 3 个月更换一次滤膜。

7. 进样阀建议每年维护一次，由厂家技术工程师进行维护。

8. 保护柱无需维护，建议定期更换。

9. 离子色谱柱

（1）需使用保护柱。

（2）样品需要进行前处理后再进入离子色谱系统。

（3）需严格遵循流路方向进行安装。

（4）避免色谱柱干涸。

（5）色谱柱保存，不使用时，按照使用说明书中的要求，在 4～8℃下保存，见表 29-3。

表 29-3　离子色谱柱贮存液

色谱柱型号	贮存液
Metrosep A Supp 1	标准淋洗液
Metrosep A Supp 3	标准淋洗液
Metrosep A Supp 4	标准淋洗液
Metrosep A Supp 5	标准淋洗液
Metrosep A Supp 7	标准淋洗液
Metrosep A Supp 10	标准淋洗液
Metrosep A Supp 15	标准淋洗液
Metrosep A Supp 16	标准淋洗液
Metrosep A Supp 17	标准淋洗液
Metrosep C 3	短时间保存（1～3 天）：淋洗液；长期保存：超纯水
Metrosep C 4	超纯水或者淋洗液
Metrosep C 5	用完后，立即使用 3.0mmol/L 硝酸保存
Metrosep C 6	标准淋洗液
Metrosep Organic Acids	短时间保存：标准淋洗液；长时间保存（1 周以上）：超纯水
Metrosep Anion Dual 2	标准淋洗液
Metrosep Anion Dual 3	标准淋洗液
Metrosep Dual 4	标准淋洗液
MetroSil RP 3	短时间保存（<48 小时）：乙腈/超纯水（1:1），流速 0.5ml/min，冲洗 30 分钟后直接保存；长时间保存（>48 小时）：首先超纯水流速 0.5ml/分钟，冲洗 30 分钟，然后乙腈流速 0.5ml/分钟，冲洗 30 分钟后直接保存

续表

色谱柱型号	贮存液
Metrosep Amino Acids 1	短时间保存:含有 5%乙腈的淋洗液;长时间保存(1 周以上):0.3mol/L 氢氧化锂（含有 5%乙腈）
Metrosep Carb 1	标准淋洗液
Metrosep Carb 2	标准淋洗液
Hamilton RCX – 30	标准淋洗液

（6）色谱柱活化　色谱柱被污染后会使柱效下降，表现为保留时间缩短，分离度下降。这主要是由于复杂样品中的一些无机离子或有机物对离子交换树脂的可逆或不可逆的损害造成的，因此需要对色谱柱进行活化。

在活化前需注意以下几点：清洗前需将保护柱取下，连接到分离柱之后，以防将保护柱内的污染物冲至色谱柱中，造成二次污染；将色谱柱直接与高压泵连接，使得废液不经过系统直接排出，以免废液污染系统。

针对不同的污染物，其活化的方法如下：无机离子的污染：离子半径较大的无机离子的清洗可以使用对应的高浓度淋洗液进行清洗。而阳离子色谱柱上的金属离子可使用高浓度的草酸进行清洗。对于疏水性的污染物，常用酸和有机溶剂配合清洗。有机物的污染：离子色谱柱上的有机污染物（如蛋白质，脂类等）可使用有机溶剂（如丙酮，乙腈等）进行清洗。

10. 抑制器

（1）抑制器不能在干燥状态下开启使用，否则会引发堵塞危险。故在使用前，需保证抑制器至少冲洗 5 分钟。

（2）不使用蠕动泵时，完全放松蠕动泵压紧杆。

（3）蠕动泵泵管，如管路老化，需进行更换。

（4）蠕动泵在线过滤器，每 3 个月更换一次滤膜。

（5）抑制器活化。

抑制器经过较长时间的使用后，会受到某些重金属（如铁）或有机物的污染，平常使用的再生溶液（ 0.1mol/L H_2SO_4 ）无法再将其彻底清除干净，轻则降低磷酸盐灵敏度，重则导致基线大幅上升。若此类问题在一个或者多个位置上出现，则必须对抑制器进行活化。活化前需注意：不允许将 PVC 材质的泵管用于含有有机溶剂的冲洗液，在此情况下必须使用其他泵管用于冲洗；再生过程中可以使用高压泵，必须取下保护柱及分离柱，并将毛细管直接连接到抑制器上，进行反方向再生；根据抑制器污染的情况，可以选用下列溶液中的一种冲洗每个元件约 5 分钟：重金属污染：使用 1mol/L H_2SO_4 + 0.1mol/L 草酸进行冲洗；有机物阳离子络合试剂污染：使用 0.1mol/L H_2SO_4 + 0.1mol/L 草酸+5%丙酮进行冲洗；有机物深度污染:使用 0.1mol/L H_2SO_4 + 丙酮（ ≥20% ）进行冲洗。

11. 二氧化碳抑制器

（1）二氧化碳吸收管，内部填料颜色改变后，需进行更换。

（2）二氧化碳吸收管需安装过滤头，避免颗粒物进入。

12. 仪器停机　停机时间大于 2 周，需移除色谱柱，使用 20%的甲醇溶液冲洗离子色谱系统。

（二）故障诊断与排除

见表 29-4。

表 29-4　故障诊断与排除

故障诊断	原因分析及解决办法
柱压升高	a. 保护柱污染，需要更换保护柱 b. 色谱柱污染，需要再生处理或者更换色谱柱 c. 在线过滤器堵塞，需要更换 d. 柱接头拧的过死，使得输液管端口变形，接头不应安装的过紧，不漏液即可 e. 色谱柱未达到工作温度，会使得柱压较高，柱温箱温度升到工作温度后，柱压会下降到正常范围
分离度下降	a. 系统泄漏 b. 色谱柱受到污染，需要活化再生或者更换色谱柱 c. 淋洗液类型和浓度与色谱柱不匹配，需要重新配置淋洗液
保留时间变化	a. 淋洗液中有气泡，需确定淋洗液脱气装置的所有接口已紧密连接，并给高压泵排气 b. 柱温箱未达到工作温度，调节柱温箱温度 c. 色谱柱受到污染，需进行活化再生或者更换色谱柱
峰形异常	a. 出现分裂峰，可能的原因：存在柱前死体积，需要检查管路连接，减少死体积；保护柱或者色谱柱发生损坏，在此种情况下需要更换保护柱或色谱柱 b. 峰面积大于预期，可能是系统受到污染，需要采用淋洗液冲洗包括进样系统在内的整个系统，并在冲洗过程中切换进样阀 c. 峰面积小于预期：首先确定进样端是否通畅，其次确认系统无漏液，最后还有可能系统受到其他物质的污染从而导致待分析物质出峰小于预期 d. 未知峰无序出现，可能是上一次进样的残留组分在下一次进样的分析过程中从色谱柱流出，这需要适当延长色谱图记录时间
背景电导高	a. 检测抑制器是否连接、再生液和冲洗液的流路是否堵塞 b. 基线大幅上升，抑制器抑制能力降低，对抑制器进行再生处理
抑制器再生液或冲洗液输送不足甚至无液体	a. 系统内漏液，需要检查蠕动泵接口位置，是否有漏液 b. 蠕动泵转速过慢，需要设定正确的转速 c. 蠕动泵过滤器堵塞，需要更换过滤器 d 抑制器反压过高，需要清洁抑制器或更换部件

第六节　岛津 HIC-SP 离子色谱仪

一、仪器操作规程

（一）启动 IC 装置

1. 接通电源　确保离子色谱各单元和电脑已经接通电源，依次打开离子色谱各单元和电脑的电源开关，此时，可观察到各单元的绿色指示灯依次亮起（注：若有某个单元的红色指示灯亮起，请及时联系岛津工程师进行处理）。

2. 软件的开启　电脑开机完毕后，请确认电脑右下方的相关图标为绿色。（注：如果该图标为黄色，说明系统正在启动，请稍等片刻。如果该图标为红色，表示有错误产生，请重启电脑。）

双击电脑桌面上的"LabSolutions"图标，等待，直到出现登录界面，点击"确定"，启动分析程序。在新出现的窗口中点击左侧的"仪器"，再双击右侧的对应的仪器型号图标，启动液相色谱各单元，让仪器各部件开始工作。

（二）冲洗管路（仅适用于新安装仪器或仪器长期未用）

卸下色谱柱，拆去抑制器，用二通代替抑制器，管路以乙醇用 1ml/min 流速冲洗 10 分钟。再依次以纯水 1ml/min 冲洗 5 分钟、1mol/L 硝酸 1ml/min 冲洗 10 分钟、纯水 1ml/min 冲洗 5 分钟、0.1%乙二胺四醋酸二钠 1ml/min 冲洗 30 分钟，最后以纯水 1ml/min 冲洗 30 分钟。

（三）平衡色谱柱

1. 冲洗管路后换上流动相，打开泵的排液阀（逆时针旋转 180°），按泵上的"purge"键，泵自动清洗 3 分钟后停止。

2. 关闭排液阀，流速改为 0.8ml/min，开泵，以流动相冲洗 10 分钟，然后停泵。

3. 在自动进样器的出口管和十通阀的 10 号口之间接上色谱柱，此时注意柱的流向。

4. 取下两通，换上抑制器（注意要让两个电极接触到卡口上）。

5. 开泵运行并观察基线。

（四）电导检测器的设置

在方法设置中，若采用电导检测器，需根据方法注意设置检测器池温度、通道增益、抑制器控制时间和抑制器切换周期等参数。

（五）单次进样分析

确认色谱柱已经平衡完毕，仪器各参数跟实验要求一致后，可以进样分析。点击"数据采集"窗口左侧的"单次分析开始"按钮，打开"单次分析"主窗口。

在"数据文件"项点击右侧黄色的文件夹按钮，选择好存盘的位置并给当前准备分析的样品命名。该名字作为当前准备分析的样品的数据文件名字被保存下来。然后设置"样品瓶（V）"、"进样体积（J）"和"样品瓶架（R）"，对于手动进样器，只需设置进样体积值即可。设置完毕，点击"OK"按钮。此时，配备自动进样器的仪器会按照设定的参数进行进样分析。当运行时间达到方法文件中设定的"数据采集时间"时，数据采集自动结束，数据采集完成，可进入数据处理步骤或接着分析下一个样品。

（六）批处理分析

如果有多个样品需要分析，可采用"批处理分析模式"。具体如下：

1. 在主项目界面选择"批处理"。

2. 在批处理分析界面依次输入"样品瓶号""样品瓶架""样品类型""方法文件""数据文件""进样体积"等信息。

3. 所有信息编辑完毕后，点击"批处理分析开始"。

（七）数据处理双击"浏览器"

在数据浏览器中打开文件夹，将需要处理的数据拖至"定量结果视图"，点击"编辑"按钮，点击"积分"标签，调整积分参数，点击"定量处理"标签调整定量方法，及最大级别数等参数，点击"化合物"标签，输入化合物名称、保留时间、各浓度级别下的浓度值等参数。

在"定量结果视图"中修改"样品类型""级别号"等参数。其中标准品的数据文件的样品类型为"标准（校准点）"，未知样品的样品类型为"未知"。可以查看到校准曲线和定量结果。

（八）结束实验

实验结束后，将离子色谱仪的泵单元停止运行。请务必认真查看色谱柱使用说明书并按照其要求进行冲洗。如果并不明确，请及时咨询色谱柱供应商相关人员。

（九）关机

先关闭所有的窗口，然后退出"LabSolutions"，关闭液相色谱各单元的电源和电脑即可。

二、仪器保养维护及故障诊断与排除

（一）仪器保养维护

1. 使用的离子色谱方法不要轻易改变，要使用仪器说明书自带的标准方法设置参数。

2. 离子色谱分析量瓶、样品瓶、滴管（移液器）要尽量使用塑料材质，因为玻璃容器会对目标离子有吸附或析出作用，主要是析出，致使低浓度如 0.1ppm 氯离子、氟离子、钠离子等测定不准确。

3. 仪器几天不用时，要卸下柱子及抑制器，用纯乙醇封存避免长菌。

4. 柱子的清洗要按照柱子说明书规定的条件进行，柱子不能磕碰摔打。

5. 流动相，样品一般均要使用 0.22μm 或者 0.45μm 的膜过滤，去除杂质避免损伤色谱柱。

6. 抑制器如果脏了会导致基线不良和峰型不好，要按照手册规定的溶剂和方法冲洗。

（二）故障诊断与排除

1. 基线漂移可能原因　①温度波动；②流动相不均匀（脱气，使用纯度更高的试剂）；③电导池被污染或有气泡；④流动相配比不当或流速变化；⑤流动相污染、变质或由低品质试剂配成；⑥样品中有强保留的物质以馒头样峰被洗出。

2. 基线噪声（规则的）可能原因　①流动相、泵、检测器中有气泡；②有地方漏液；③流动相混合不均匀；④温度影响（环境温度波动太大）；⑤其他电子设备的影响。

3. 基线噪声（不规则的）可能原因　①流动相污染、变质或由低质溶剂配成；②有地方漏液；③流动相各溶剂不相溶或混合不均匀；④电导池污染；⑤电导池内有毛刺；⑥系统内有气泡。

起草人：王莉丽　刘军玲（安徽省食品药品检验研究院）
　　　　黄伟　王文晞（湖北省药品监督检验研究院）
　　　　刘辉（海南省药品检验所）
　　　　赵啸虎（吉林省药品检验所）
复核人：李茜　刘英（河南省食品药品检验研究院）
　　　　童颖　谷亦平（武汉药品医疗器械检验所）
　　　　刘兆峰（广东省药品检验所）
　　　　刘永成（黑龙江省食品药品检验检测所）

第三十章　高效液相色谱仪

液相色谱的定义是在 20 世纪早期，由苏联植物生理学家和化学家 Mikhail S.茨维特提出的，按照每一种化合物对填料的化学亲和力的强弱，发现了分析这些化合物的分离规律。样品中的化合物在流动的溶剂（流动相）与固体颗粒（固定相）间的分布不一样，这样使每一种化合物以不同的速度移动，从而产生了化合物之间的分离。今天，各种形式的液相色谱法已经成为分析化学中最有力的工具之一。

液相色谱可应用平面技术或柱技术来实现，前者即薄层色谱和纸色谱，后者即柱色谱。柱色谱是最强大、最有效、拥有最大样品容量的液相色谱技术。

如要提高分离能力，必须使用粒径小的填料颗粒（<10μm），而小颗粒对流动会产生更大的阻力，所以要获得预期的溶剂流速，就需要更高压力，同时必须设计能承受更高压力的泵和柱子。利用中高压力使溶剂流过色谱柱的方法，称为高效液相色谱法（HPLC）。如要将性能提高到一个新的层次，需要设计填有更小颗粒（1.7μm）的色谱柱和能够承受 15000psi（1000bar）流动相压力的装置，这种全新的一体的系统称为超高效液相色谱法（UPLC）。

第一节　高效液相色谱仪的结构及工作原理

一、仪器结构

高效液相色谱仪由高压输液泵、进样器、色谱柱、检测器、积分仪或数据处理系统等部分组成。色谱柱内径一般为 3.9～4.6mm，填充剂粒径为 3～10μm。

超高效液相色谱仪是适应小粒径（约 2μm）填充剂的耐超高压、小进样量、低死体积、高灵敏度检测的高效液相色谱仪。

二、工作原理

图 30-1 描述了高效液相色谱系统的各组成部分，溶剂瓶装有溶剂（流动相），泵（溶剂管理器或溶剂输送系统）用来产生和计量流动相的流速，进样器（样品管理器）可以将样品导入连续的流动相中，进入装有能获得分离效果的填料（固定相）的色谱柱。检测器用来查看化合物流出色谱柱时被分开的谱带。流动相流出检测器后被送至废液瓶，或按需被馏分收集器收集用作后续其他分析。高压管路和附件用来连接泵、进样器、色谱柱和检测器，形成流动相、样品和化合物分离谱带的通路。

一个合适的检测器有能力辨别化合物的存在，并发送相应的信号到计算机数据站，高效液相色谱系统单元先记录电信号，再将电信号转换为色谱图，在显示屏上展现出来。比较色谱图中每个峰和标准物质的保留时间，可以实现定性分析；色谱峰面积或峰高是测量化合物浓度的一种方法，其数值由计算机数据站自动积分和计算得到，这是定量分析的基础。

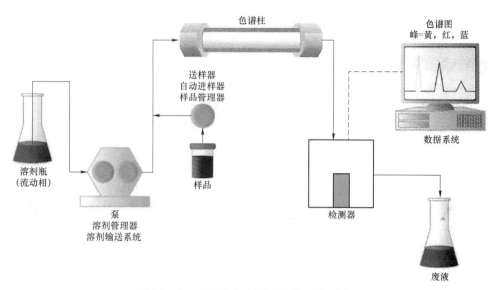

图 30-1 高效液相色谱系统的结构示意图

由于样品中化合物性质差异很大，多种类型的检测器可供选择。例如：

1. 化合物能吸收紫外光，可使用紫外吸收检测器；如需要获得该化合物的光谱图、峰纯度等更多信息，可使用二极管阵列检测器。

2. 化合物自身能产生荧光或与特定试剂反应后产生荧光，可使用荧光检测器。

3. 化合物具有氧化还原性，如含有硝基、氨基等官能团或无机阴、阳离子，可使用电化学检测器。

4. 如果该化合物没有上述性质之一，可使用更广泛的通用型检测器，如示差折光检测器、蒸发光散射检测器。

5. 最强大的方式是顺序使用多个检测器，如紫外和（或）蒸发光散射检测器可和质谱仪联用来分析色谱分离的组分。这样，通过一次进样可得到分析物的更多综合的信息。

第二节 沃特世公司高效液相色谱仪

目前，市售的沃特世公司 HPLC/UPLC 主要有 Alliance HPLC 系统、ACQUITY UPLC 系统、ACQUITY Arc 系统等型号产品。

一、仪器结构

Alliance HPLC 系统主要由 e2695 分离单元和一台或多台检测器组成；ACQUITY UPLC 系统包含溶剂管理器、样品管理器、柱温箱、检测器以及 ACQUITY UPLC 色谱柱等；ACQUITY Arc 系统通过切换可实现 HPLC 和 UPLC 分离之间的转换，填补 HPLC 和 UPLC 之间的性能差距，其由四元溶剂管理器、FTN 样品管理器和色谱柱模块等三个核心模块组成，还包括一台或多台检测器、可选的样品组织器或馏分管理器。

以上三种系统均可通过 Empower 3 色谱工作站实现数据采集、数据处理和报告出版等操作，

Alliance HPLC 系统的部分功能需要通过主机前面板来实现。

二、操作规程

（一）实验准备

1. 开机登录 打开仪器各部分的电源，仪器开始自检，同时启动计算机，进入 Windows 界面。将已脱气的流动相加入贮液瓶中，正确安装色谱柱。双击 Windows 桌面上的"Empower"图标，在弹出的登录窗口中输入"用户名"和"密码"，进入 Empower 3 色谱工作站主界面，

2. 新建色谱系统 单击主界面的"配置系统"，进入"配置管理器"窗口。在"配置管理器"窗口中，单击"文件"菜单下的"新建→色谱系统"，进入"新建色谱系统向导"，选择"新建系统"，在左侧的"可用仪器"列表中选中需要添加至新系统的模块，并用鼠标拖曳至右侧列表中，设置访问控制，输入"系统名"和"系统注释"，完成后工作站开始创建新系统。新系统上线后方可使用，如工作站无其他系统，新系统创建后将自动上线；如工作站已有其他系统，先将当前系统离线，再将新系统上线即可。

3. 新建项目 在图 30-2 所示的"配置管理器"窗口中，单击"文件"菜单下的"新建→项目"，进入"新建项目向导"，依次设置存放位置、表空间、是否支持"全面审计追踪"、数据处理技术、启动的选项、访问权限、复制选项等，输入"项目名"和"项目注释"，完成后工作站开始创建新项目。

4. 灌注柱塞密封清洗泵 回到 Empower 3 色谱工作站主界面，单击"运行样品"，在弹出的"运行样品"对话框左侧列表中选择需要运行的项目，右侧列表中选择需要启动的色谱系统，确定后工作站开始联机，进入"运行样品"窗口，见图 30-3。窗口下方的控制面板可监视各模块的当前状态，更新各模块参数的设定值。单击"样品管理器"控制面板中的"控制台"图标，打开"控制台"窗口，见图 30-2。

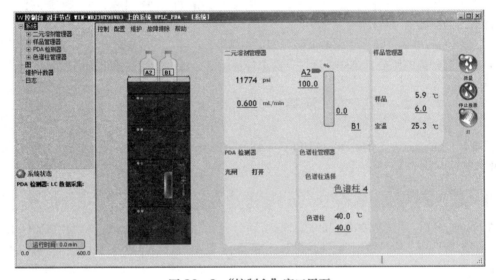

图 30-2 "控制台"窗口界面

选中"控制台"窗口左侧的"二元（四元）溶剂管理器"，单击右侧"控制"菜单下的"灌注密封件清洗液"，在弹出窗口中选择"是"即可。

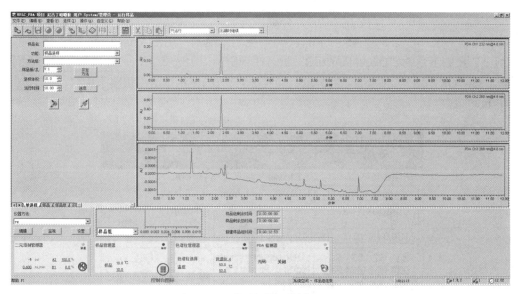

图30-3　"运行样品"窗口界面

对于 Alliance HPLC 系统的 e2695 分离单元，则在主机前面板上操作。仪器自检完毕后，面板主屏幕显示"Idle"，按主屏幕上的"Diag"键，进入图30-4所示的诊断屏幕。将注射器适配器连接到注射器，移除密封清洗入口管路上的入口过滤器，将注射器装满密封清洗溶液，然后将注射器适配器连接到密封清洗入口管路末端。按诊断屏幕左下角的"Prime SealWsh"键，然后按"Start"键启动，推进注射器柱塞以使密封清洗溶剂进入系统，当密封清洗溶剂从密封清洗废液管中流出时，按"Halt"键停止，重新安装入口过滤器并将密封清洗入口管路置于密封清洗容器内，按"Close"键关闭。

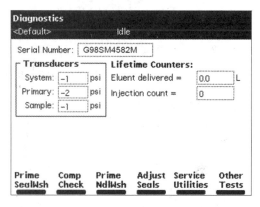

图30-4　Alliance HPLC 系统 e2695 分离单元主机前面板的"诊断"屏幕

5. 灌注针头清洗泵　选中图 30-2 所示"控制台"窗口左侧的"样品管理器"，单击右侧"控制"菜单下的"清洗针"，在弹出窗口中分别设置强清洗和弱清洗的体积，确定后即可。

对于 Alliance HPLC 系统的 e2695 分离单元，则在主机前面板上操作。按图 30-4 所示"诊断"屏幕下方的"Prime NdlWsh"键，开始 30 秒的针头清洗过程，如果 30 秒内废液管无溶剂流出，按"Start Again"键再次启动。

6. 灌注流动相　灌注流动相是指替换从贮液瓶到样品入口阀和注射器阀直至废液阀之间管路中的流动相，从而快速更换系统中的流动相。选中图 30-2 所示"控制台"窗口左侧的"二元（四元）溶剂管理器"，单击右侧"控制"菜单下的"灌注 A/B 溶剂"，在弹出窗口中选择泵和灌注时间，确定后开始灌注流动相，排出管路中的气泡。灌注完毕后，单击右侧"控制"菜单下的"设置流量"，在弹出窗口中选择泵和流速，确定后开始平衡色谱柱。

对于 Alliance HPLC 系统的 e2695 分离单元，则在主机前面板上操作。按小键盘上的"Menu/Status"键，进入图 30-5 所示的"状态/控制"模式，在"Composition"字段中输入流动相组分，按右下角的"Direct Function"键，在弹出窗口中选择"Wet Prime"，设置流速和灌注时间，按"OK"后仪器开始灌注流动相。当仪器长久未使用或溶剂管路干燥时，需要先进行"Dry Prime"操作。

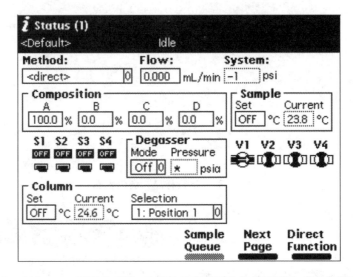

图 30-5　Alliance HPLC 系统 e2695 分离单元主机前面板的"状态/控制"模式

7. 清除进样器　选中图 30-2 所示"控制台"窗口左侧的"样品管理器"，单击右侧"控制"菜单下的"灌注注射器"，在弹出窗口中选择"仅样品注射器"或"样品注射器和清洗注射器"，设置循环次数，确定后即可。

对于 Alliance HPLC 系统的 e2695 分离单元，则在主机前面板上操作。在图 30-5 所示的"状态/控制"模式下，按右下角的"Direct Function"键，在弹出窗口中选择"Purge Injector"，在"Sample Loop Volumes"字段中输入样品定量环体积数，确定后开始清除循环。

（二）数据采集

1. 编辑仪器方法　在图 30-3 所示的"运行样品"窗口中，单击"编辑"菜单下的"仪器方法"，进入"仪器方法编辑器"窗口，显示的可编辑模块与当前仪器系统配置相关。需要设置参数的模块通常包括溶剂管理器、样品管理器、色谱柱管理器和各种检测器。

（1）溶剂管理器　配置二元溶剂管理器时显示 BSM 模块，配置四元溶剂管理器时显示 QSM 模块，两者的参数设置界面基本一致，见图 30-6。在"通用"选项卡中设置压力上下限、流速、梯度洗脱程序（线性洗脱时曲线类型设为 6）等参数。

（2）样品管理器　显示 SM 模块或 FTN 模块，在"通用"选项卡中设置清洗溶剂、样品温度等参数。

（3）色谱柱管理器　单独配置色谱柱管理器时，则显示 CM 模块，在"通用"选项卡中设置色谱柱温度等参数。

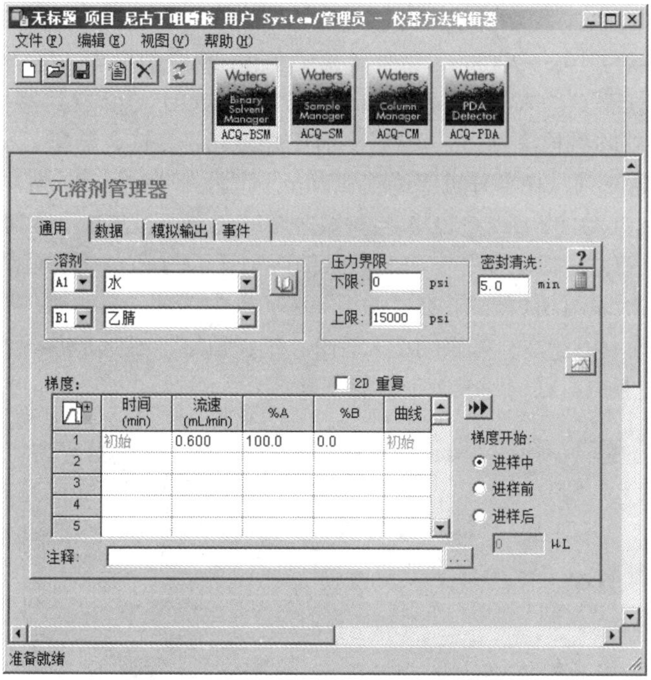

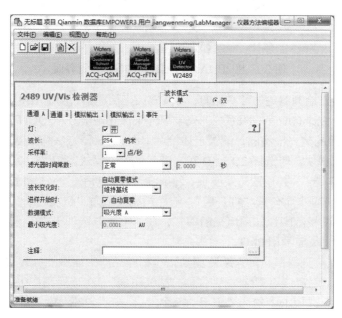

图 30-6　BSM 模块的参数设置界面

（4）检测器　HPLC/UPLC 系统可同时配置多台检测器。

2489UV/Vis 检测器是一种双通道、紫外-可见光检测器，波长范围为 190～700nm，用于 HPLC 系统。配置该检测器时，"仪器方法编辑器"窗口显示图 30-7 所示的 W2489 检测器模块。波长模式可选择"单波长"或"双波长"，"通道"选项卡中设置波长、采样率、自动复零模式等参数。

图 30-7　W2489 检测器模块的参数设置界面

第三十章 高效液相色谱仪

ACQUITY UPLC TUV 检测器是 UPLC 系统专用的双通道、紫外–可见光（可变波长）吸光度检测器，波长范围为 190～700nm，每秒可采集多达 80 个数据点。配置该检测器时，"仪器方法编辑器"窗口显示 TUV 检测器模块，参数设置与 2489UV/Vis 检测器基本一致。

2998 光电二极管阵列检测器是一套紫外–可见光分光光度计，装配了一个包含 512 个光电二极管的光电二极管阵列，光学分辨率达到 1.2nm，可以在 190～800nm 的波长范围内工作，用于 HPLC 系统；ACQUITY UPLC PDA 检测器为 UPLC 专用，波长范围为 190～500nm。配置上述检测器时，"仪器方法编辑器"窗口显示图 30-8 所示的 PDA 检测器模块，可选择 3D 和 2D 两种检测模式。如采用 3D 模式，在"通用"选项卡中勾选"启动 3D 数据"，并设置波长范围、分离度、采样速率等参数；如采用 2D 模式，在"通用"选项卡中不选"启动 3D 数据"，在"2D 通道"选项卡中设置一个或多个检测波长。

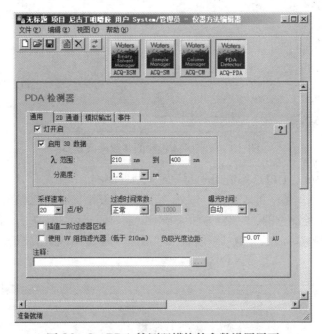

图 30-8　PDA 检测器模块的参数设置界面

2475 多波长荧光检测器是一种多通道、可调式荧光检测器，用于 HPLC 系统，操作范围为 200～900nm，采用设计有增强照明系统的光学组件来优化性能；ACQUITY UPLC FLR 检测器是 UPLC 系统专用的荧光检测器。配置上述检测器时，"仪器方法编辑器"窗口显示图 30-9 所示的 FLR 检测器模块，可选择 2D、3D 和光谱三种检测模式。如采用 2D 模式，在"常规"选项卡中勾选"灯开启"，并设置激发波长、发射波长、数据率、PMT 增益等参数；如采用 3D 模式，在"常规"选项卡中勾选"灯开启"，选择扫描类型为"激发"或"发射"，并设置相应的固定波长和可变波长范围；如采用光谱模式，在"常规"选项卡中勾选"灯开启"，设置激发波长范围、发射波长范围和 PMT 增益等参数。

2414 示差折光检测器是一种连续监测参比池和样品池中溶液的折射率之差来测定试样浓度的通用型检测器。配置该检测器时，"仪器方法编辑器"窗口显示图 30-10 所示的 RID 检测器模块，在"温度"选项卡中勾选"启用内部温度"，在"内部温度"中输入温度，勾选"启用外部温度 1"，在"外部温度 1"中输入温度。

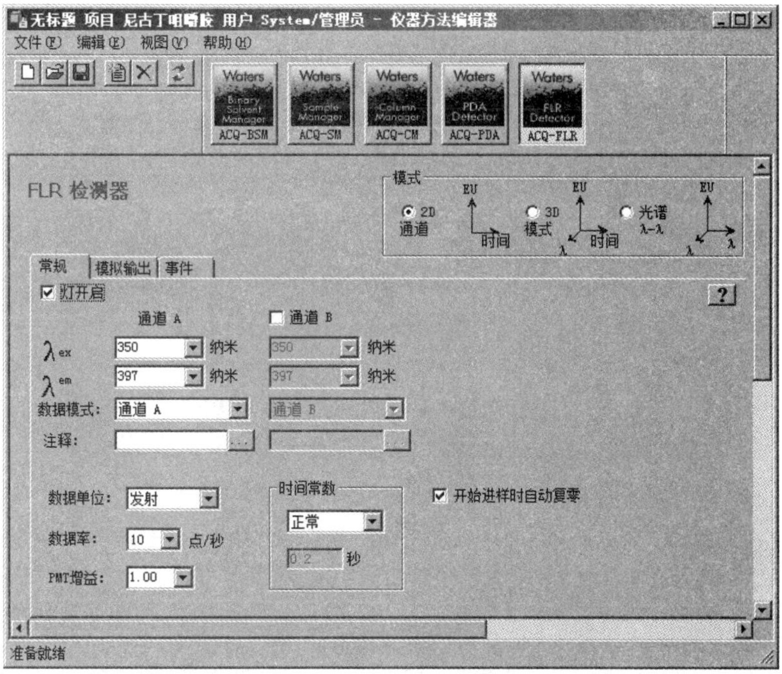

图 30-9　FLR 检测器模块的参数设置界面

　　平衡参比池时，需在图 30-11 所示的控制面板上按"Shift"+"Purge"键，用流动相平衡参比池，其作用是平衡参比池和驱除参比池中的气泡使流动相充满参比池，此时显示器左上角显示 🔧 。再按"Shift"+"Purge"键可停止平衡参比池，平衡样品池至基线稳定后开始测定样品。

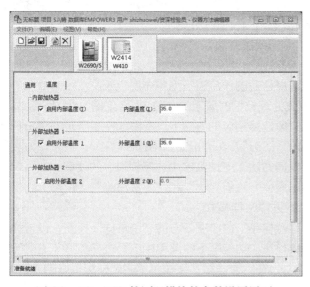

图 30-10　RID 检测器模块的参数设置界面

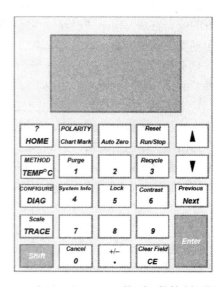

图 30-11　RID 检测器的控制面板

　　（5）e2695 分离单元　Alliance HPLC 系统的 e2695 分离单元集成了溶剂管理和样品管理两大功能，显示图 30-12 所示的 W2690/5 模块。在"通用"选项卡中设置输送体积、注射器吸取速度、针头深度等参数，在"脱气"选项卡中设置脱气模式为"开"，在"流量"选项卡中设置压力上下限、泵模式（等度或梯度）、流速、梯度洗脱程序等参数，在"温度"选项卡中设置柱温和样品温度等参数。

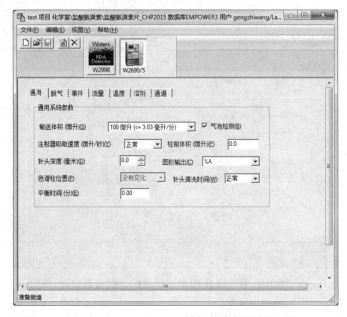

图30-12　W2690/5模块的参数设置界面

（6）保存仪器方法　参数设置完毕后，单击"文件"菜单下的"保存"，在弹出窗口中输入"仪器方法名称"和"方法注释"，保存即可。

2. 平衡色谱柱　在图30-3所示"运行样品"窗口下方的"仪器方法"下拉菜单中选择编辑好的仪器方法，单击"设置"，将色谱参数应用到仪器，开始平衡色谱柱；单击"监视"，可显示平衡时的色谱图；单击"编辑"，亦可编辑仪器方法。

3. 设置样品盘　在图30-3所示的"运行样品"窗口中，单击"编辑"菜单下的"样品板"，打开"给样品组方法定义样品板"窗口，选择合适的样品板类型和布局位置。

4. 编辑方法组　方法组用来定义采集或处理数据时所用的参数，包括仪器方法、处理方法、报告方法及要采集的数据通道，运行样品时需选择相应的方法组。在图30-3所示的"运行样品"窗口中，单击"编辑"菜单下的"新建方法组"，在弹出窗口中选择"否"，进入"方法组编辑器"窗口，见图30-13。在右侧的"仪器方法"下拉菜单中选择编辑好的仪器方法，单击"文件"菜单下的"保存"，在弹出窗口中输入"方法组名称"和"方法注释"，保存即可。

5. 运行样品　可采用单针进样和样品组进样两种模式。

（1）单针进样　单击图30-3所示"运行样品"窗口左下方的"单进样"标签，设置样品名、样品瓶号、进样体积和运行时间等参数，在"功能"下拉菜单中选择进样类型（进对照品时选择"进标准样"，进样品时选择"进样"），在"方法组"下拉菜单中选择编辑好的方法组。设置完毕后单击"进样"，开始数据采集。

（2）样品组进样　单击"运行样品"窗口左下方的"样品"标签，在窗口左侧的表格中为每个样品输入相应的样品瓶号、样品名称、进样体积、进样数、方法组名称、运行时间等参数，在"功能"下拉菜单中选择进样类型。设置完毕后单击"文件"菜单下的"保存样品组方法"，

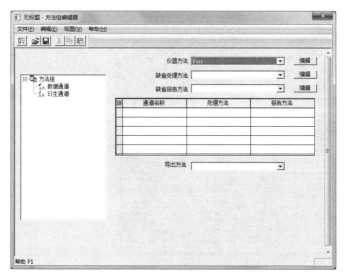

图 30-13 "方法组编辑器"窗口界面

在弹出窗口中输入"样品组方法名称"和"方法注释",保存即可。单击快捷工具栏上的"运行"图标,弹出"运行样品组"对话框,输入"样品组名",确认"样品组方法名",设置"运行模式"和"适应性模式",单击"运行"开始数据采集。

(3)查看当前运行样品组 单击"运行样品"窗口左下方的"正在运行"标签,可查看当前运行样品组中的样品信息;单击"运行样品"窗口左下方的"样品组"标签,可查看当前运行和即将运行的样品组信息。数据采集时如需查看当前色谱图,单击快捷工具栏中的"查看"图标即可。

(4)编辑当前运行样品组 在"正在运行"标签中右击表格,在弹出菜单中选择"编辑正在运行的样品组",可更改当前运行样品组中的样品信息,编辑完成后仍需单击快捷工具栏上的"运行"图标恢复数据采集。如需在当前运行样品组后添加新的样品组,可在"样品"标签中编辑新样品组,保存后单击快捷工具栏上的"运行"图标,新样品组将添加到当前运行样品组之后。

(三)数据处理

1. 查看数据 单击 Empower 3 色谱工作站主界面"浏览项目",在"浏览项目"对话框中选择需要查看的项目名,确定后进入"项目"窗口,见图 30-14。

"样品组"选项卡中显示所有样品组列表,"进样"选项卡中显示所有进样列表,"通道"选项卡中显示所有进样通道列表,"方法"选项卡中显示所有仪器方法、处理方法、报告方法和方法组列表,"结果组"选项卡中显示已处理的结果组列表,"结果"选项卡中显示已处理的结果列表。

在以上各选项卡界面单击列表上方的"编辑视图",进入"视图筛选器编辑器"窗口,可按一个或多个字段名设置筛选条件和排序规则,便于列表内容的查看。单击"更新",可刷新当前列表。

在"进样"或"通道"选项卡中选中需要处理的样品,单击"工具"菜单下的"查看",进入"查看"主窗口,见图 30-15,上方显示样品色谱图,下方表格显示图中每个色谱峰的保

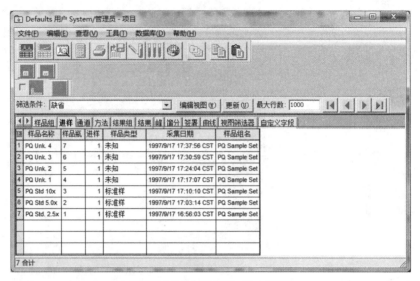

图 30-14 "项目"窗口界面

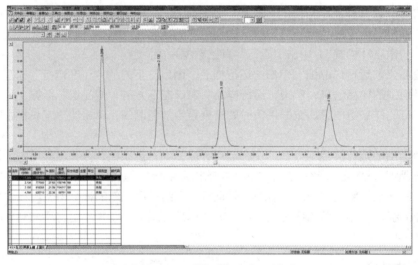

图 30-15 "查看"主窗口界面

留时间、面积、面积百分比、高度等信息。

2. 使用向导新建处理方法

（1）单击快捷工具栏上的"处理方法向导"图标，在"处理方法向导"对话框中选择"新建处理方法"，在"新处理方法"对话框中选择"处理类型"和"积分算法"，勾选"使用处理方法向导"，确定后进入"积分"窗口。

（2）峰宽和阈值，即指定用于计算数据分组因子的峰宽值及指定峰检测的峰起点和峰落点值（检测器信号的最小变化率）。在"积分"窗口中依次输入"峰宽"和"阈值"，单击"下一步"。

（3）选择积分区域，在"开始"和"结束"中分别输入开始积分时间和结束积分时间，亦可使用鼠标在上方色谱图中直接拖曳选择积分区域，完成后单击"下一步"。

（4）设定最小面积和最小高度，剔除不需积分的色谱峰。勾选"最小面积"和"最小高度"，并输入相应的数值，单击"测试"可查看设置结果，完成后单击"下一步"。

（5）选择定量方法为"面积"或"高度"，说明输入的组分信息是"含量"或"浓度"，选择合适的校正曲线拟合类型（通常为线性过原点或响应因子）。单击"下一步"，弹出提示对话框，根据需要选择"是"或"否"。

（6）输入每一色谱峰所对应组分的名称，单击"下一步"。

（7）为每一组分输入缺省的"含量"和"单位"，单击"下一步"。

（8）选择校正类型为"外标校正"或"内标校正"，"内标校正"还需选择"单一内标样"或"多重内标"，完成后单击"下一步"。

（9）输入"方法名"和"方法注释"，单击"完成"保存新建的处理方法。

3. 处理方法的高级设置　如不使用处理方法向导，可按以下方法编辑处理方法。

（1）在图 30-15 所示"查看"主窗口色谱图上方的积分工具栏中，输入"峰宽""阈值""最小面积""最小高度"等积分参数。亦可单击"窗口"菜单下的"处理方法"，在"积分"选项卡中设置以上参数，在下方的表格中可设置"禁止积分""峰谷到峰谷"等其他积分事件，见图 30-16。"传统"和"ApexTrack"两种积分算法的积分参数略有不同。

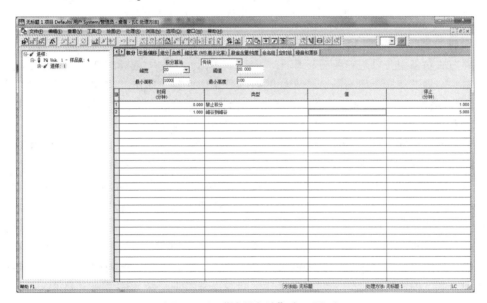

图 30-16　"处理方法"窗口界面

（2）在图 30-16 所示"处理方法"窗口的"组分"选项卡表格中输入各色谱峰对应的组分名称、保留时间、保留时间窗口、校正拟合类型、是否内标等，设置"Y 值"为"面积"或"高度"，"X 值"为"含量"或"浓度"。

（3）在图 30-16 所示"处理方法"窗口的"适用性"选项卡中勾选"计算适用性结果"，在"系统和分离效率"框内选择"全部"，在"空体积时间"框内输入死体积时间，设置完毕即可在图 30-15 所示的"查看"主窗口中显示系统适用性结果。

在"查看"主窗口中右击下方表格，在菜单中单击"表属性"，弹出"表属性"对话框，在"隐藏列"中取消勾选"分离度""USP 理论板数""拖尾因子""对称因子"等需要查看的常见指标，确定后单击快捷工具栏中的"积分"图标，下方表格即可显示相应的指标值。

（4）完成以上设置后单击"文件"菜单下的"保存→处理方法"，保存当前方法。如需查看样品时自动调用该处理方法，单击"窗口"菜单下的"方法组"，在"缺省处理方法"下拉菜单中选择编辑好的处理方法后，单击"文件"菜单下的"保存→方法组"保存该方法组；单击"选项"菜单下的"方法组选项"，弹出"方法组选项"对话框，见图 30-17，选中"命名的方法组"，在下方的"方法组名"下拉菜单中选择编辑好的方法组，并勾选"自动应用方法组"即可。

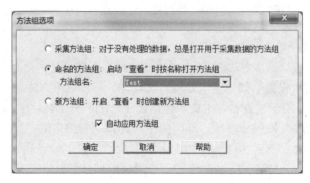

图 30-17 "方法组选项"对话框界面

4. 处理数据 单击图 30-15 所示"查看"主窗口快捷工具栏中的"积分"图标，可采用当前处理方法对各组分峰进行积分；单击"校正"图标，可为所选标准样的各组分创建校正曲线；单击"定量"图标，可对所选未知样的各组分定量计算。单击"文件"菜单下的"保存→结果"，完成数据处理，处理结果显示在图 30-14 所示"项目"窗口的"结果"选项卡中。

5. 外标法定量 采用外标法定量时，按以下方法进行数据处理。

（1）对照品校正 在图 30-14 所示"项目"窗口的"进样"或"通道"选项卡中选中需要校正的对照品（如要选择多个对照品，选择时同时按住键盘上的"Shift"或"Ctrl"键），单击"工具"菜单下的"改变样品"，进入"修改样品"窗口，见图 30-18，将"样品类型"设为"标准样"，根据需要修改"样品重量""稀释倍数"等参数，单击"编辑"菜单下的"含量"，打开"组分编辑器"窗口，在"组分"列中输入各组分的名称（必须与处理方法中的组分名称一致，否则数据处理时出错，亦可从编辑好的处理方法中直接导入各组分名称），在"值"列中输入各组分的浓度，在"单位"列中输入浓度单位，确定后回到"修改样品"窗口，单击"文件"菜单下的"保存"后关闭（如运行样品组时已设定以上参数，该步骤可跳过）。

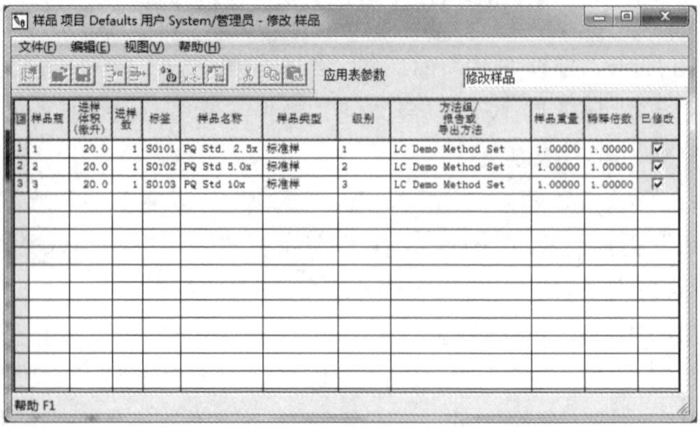

图 30-18 "修改样品"窗口界面

选中需要校正的对照品，单击"工具"菜单下的"处理"，弹出"后台处理及报告"对话框，勾选"处理"，指定用于处理的方法组或处理方法，勾选"清除校正"，在"如何处理"下拉菜单中选择"仅校正"，确定后工作站将开始对照品校正的批处理，处理结果显示在"项目"窗口的"结果"选项卡中。

（2）未知样品处理　在"项目"窗口的"进样"或"通道"选项卡中选中需要处理的未知样品，同上修改"样品类型"为"未知样"，单击"工具"菜单下的"处理"，弹出"后台处理及报告"对话框，勾选"处理"，指定用于处理的方法组或处理方法，在"如何处理"下拉菜单中选择"仅定量"，确定后工作站将开始未知样品的批处理，处理结果显示在"项目"窗口的"结果"选项卡中。

6. 内标法定量　采用内标法定量时，首先指定某一组分峰或多个组分峰为内标峰，然后按外标法定量的方法进行对照品校正和未知样品处理。

（四）报告打印

1. 编辑报告方法　在图 30-14 所示"项目"窗口的"结果"选项卡中选中需要打印报告的样品，单击"工具"菜单下的"预览/出版"，弹出"打开报告方法"对话框，选中"使用对选中的数据适用的报告方法"，确定后进入"报告出版（预览）"窗口，关闭该窗口，进入"报告出版"窗口，见图 30-19，窗口左侧显示可添加至报告中的信息树状结构，右侧显示当前报告格式。

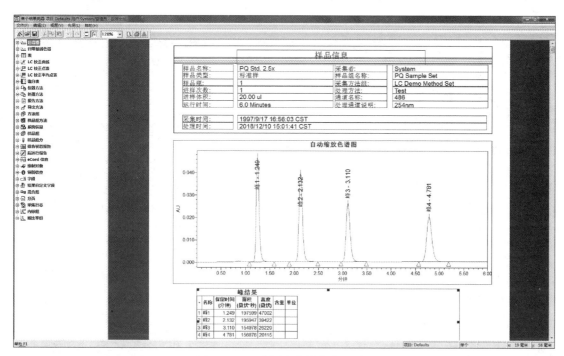

图 30-19　"报告出版"窗口界面

（1）设置报告属性　右击当前报告格式的空白处，在弹出菜单中选择"方法属性"，在"方法属性"窗口中选择报告类型为"单个"或"全部综合"。如选择"全部综合"，多次进样的结果可显示在同一张报告内。

（2）编辑色谱图的显示效果　双击色谱图，弹出"色谱图属性"对话框，在"峰标签"选项卡中设置"峰标记""峰名放置""峰记号"等参数，在"缩放"选项卡中自定义色谱图的横坐标和纵坐标，其他选项卡采用默认设置，编辑结束后单击"确定"或"应用"。

（3）编辑色谱峰结果的显示内容　双击色谱峰结果表，弹出"表属性"对话框，"表"选项卡的左侧显示可添加至结果表中的字段树状结构，右侧显示当前结果表中的字段名。如需在当前结果表中添加新的字段，在左侧字段树状结构中找到该字段，选中后单击"＞＞"即可；如需删除多余的字段，在右侧表格中选中该字段，单击"＜＜"即可；如需改变各字段名的排序，选中需调整的字段，用鼠标直接拖曳即可；如需设置字段的显示属性，选中该字段，单击表格下方的"列属性"，弹出"列属性"对话框，自定义"字段名""数据精度""对齐方式""应用的函数"等参数。

（4）添加其他信息　在图 30-19 所示"报告出版"窗口左侧的信息树状结构中找到需添加的信息，选中后用鼠标直接拖曳至右侧报告中即可。

（5）保存报告方法　报告格式设置完毕后，单击"文件"菜单下的"另存为"，在弹出窗口中输入"报告方法名称"和"方法注释"，保存即可。

2. 预览报告　在图 30-19 所示的"报告出版"窗口单击"文件"菜单下的"打印预览"，即可进入"报告出版（预览）"窗口，见图 30-20。或在图 30-14 所示"项目"窗口的"结果"选项卡中选中需要预览报告的结果，单击"工具"菜单下的"预览/出版"，弹出"打开报告方法"对话框，选中"使用以下的报告方法"，并在其后的下拉菜单中选择合适的报告方法，确定后进入"报告出版（预览）"窗口。

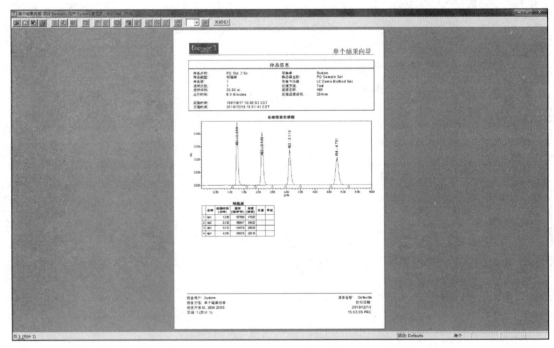

图 30-20　"报告出版（预览）"窗口界面

3. 打印报告　在"报告出版"窗口单击"文件"菜单下的"打印"，在"打印"窗口中选择打印机，设置打印范围和份数，确定后打印当前报告。如需同时打印多个结果的报告，在"项目"窗口的"结果"选项卡中选中多个结果，单击"工具"菜单下的"打印"，在"后台处理及报告"对话框中勾选"打印",指定用于打印的方法组或报告方法,确定后将自动打印报告。

4. 导出报告　在"报告出版"窗口单击"文件"菜单下的"保存报告",选择保存路径,输入文件名,即可将当前报告导出为 PDF 格式文件。

(五) 关机

将仪器使用过的管路和色谱柱冲洗干净,仪器管路可以选择甲醇或乙腈进行保存,色谱柱选择甲醇保存。退出色谱工作站,关闭高效液相色谱仪各模块电源,关闭电脑。

三、仪器保养维护

(一) 仪器保养维护

1. 仪器应置于通风并具有合适温湿度的环境,并定期擦拭仪器外壳,保持仪器的整洁。每次实验结束后,应及时用一定比例的甲醇/水混合液冲洗色谱柱、检测器和整个仪器管路,去除系统内残留的缓冲盐,避免堵塞溶剂管路和流通池、损坏组件、微生物生长。

2. 对于溶剂管理系统,应定期检查密封清洗溶剂,定期清洗泵单向阀和柱塞,保持泵体清洁。此外,可根据需要更换溶剂过滤器、空气过滤器、密封清洗装置密封、泵头密封件和柱塞、单向阀、入口止回阀阀芯、排放阀阀芯、在线过滤器、渗漏传感器等易损耗部件。

密封清洗溶剂能润滑每个柱塞,并冲洗掉由于压力作用从柱塞密封的活塞室高压侧透过的流动相或干盐分。此清洗循环可延长密封的使用寿命,下列情况下应灌注密封清洗系统:①使用缓冲流动相后;②溶剂管理器处于非活动状态几小时或更长时间时;③溶剂管理器为干燥状态时。对于反相 HPLC 应用,应使用包含足量有机物质的水性柱塞密封清洗液以抑制细菌生长。

3. 对于样品管理系统,应定期检查强清洗溶剂和弱清洗溶剂,定期清洗进样针头和样品室。此外,可根据需要更换下部针头清洗玻璃料、样品注射器、样品针和针导向器、密封件、进样阀阀芯、渗漏传感器等易损耗部件。

针头清洗泵用于冲洗样品管理系统内的针头,防止两次进样之间有样品残留。针头清洗还能通过清除针头内缓冲的流动相和样品而延长进样器密封的使用寿命。根据样品和流动相的化学性质选用针头清洗溶剂,确保所有溶液/缓冲液均相溶且可溶。

清除进样器的目的是移除样品定量环和注射器中的流动相,然后用新流动相进行填充。下列情况下应清除进样器:①灌注溶剂管理系统;②更换流动相;③发现注射器内有气泡;④每天首次使用时。

4. 对于检测器,应使用过滤并脱气的流动相以减小压力波动、降低基线噪音、延长色谱柱的使用寿命。检测器长时间不用时,应关闭光源灯。

当出现基线噪音、样品能量级别降低、参比光谱发生变化、校正失败、池液渗出排放管、检测器产生高反压或者其他检测器操作问题时,应对检测器流通池进行冲洗,冲洗仍无效果时需要卸下清洗。

当出现灯连续多次无法点亮、检测器无法校正、灯的能量级别导致灵敏度下降和基线噪音过大等现象时,应更换检测器灯。

当出现检测器电源无法打开、风扇不运行、显示屏空白等现象时,应怀疑保险丝断开或存在故障,检查或更换保险丝。

5. 荧光检测器对溶解气体及其他"淬灭"物质敏感,流动相最好能在线脱气。检测池的耐压较低,注意出口管路要畅通。选择最佳激发波长和最佳发射波长时,易受温度、溶剂极性和黏度、pH 值及样品浓度影响,设置的发射波长至少要比激发波长高 10nm。另外不是所有化合物都有荧光,有时需要衍生化处理。

6. 示差折光检测器是压力敏感和温度敏感型检测器,所用流动相的成分必须恒定,不能采用梯度洗脱模式,使用时应保持泵压力的平稳,保持环境温度的恒定,保持出口管路的畅通,流速范围为 0.1~10ml/min,最大池耐压为 100psi。更换管路时通常需要进行长时间清洗。

7. 示差折光检测器及荧光检测器若与其他检测器串联使用,应将此两种检测器串联在其他检测器的后面。

8. Empower 3 色谱工作站软件的右键快捷菜单功能强大,右击某一对象时,可显示与之相关的绝大部分操作。

9. 仪器进样过程中请勿打开样品管理器舱门,正在运行的样品组无法进行数据处理。

(二)色谱柱的选择、维护和保存

1. 色谱柱的选择 实验室里,为了确保分离效果,以及方法在不同仪器上的重现性,不仅要深刻理解实现分离的色谱柱,还同时需要注意色谱柱与仪器之间的适配性。

常见的错误现象,是不加区分的混用色谱柱,或者,仅仅考虑仪器是不是能够提供色谱柱分离所需的压力。当大家越来越倾向使用较小颗粒、较短色谱柱,以实现更快更灵敏的分离时,需要注意检查,液相系统本身会提供多大的柱外扩散,导致分离度的损失。当色谱柱越细小,液相系统的固有扩散体积对柱效的降低效应就会越明显。以药品克拉霉素为例,将完全相同的方法、同一根色谱柱,分别在 HPLC 系统和 UPLC 系统上进行分析,无论直接从谱图(峰高、峰宽、前杂分离效果),还是从分析数据(峰塔板数、分离度)来查看,我们都可以发现,当色谱柱比较短小时,即使使用相对较高的流速条件,在 HPLC 系统上的理论板数和分离效果,较之 UPLC 系统差很多。

2. 色谱柱与仪器的适配性

(1)评估液相系统自身的扩散体积 实验室可以统一使用同一个相对固定的方法,来统一检测和比对实验室中的不同系统。系统自身扩散体积来自于:进样器、连接管路(系统内部从泵到柱温箱、柱前、柱后)、检测器流通池。只要实验室不随意更换管路、调换流通池规格,测试得到的系统扩散体积,就可以作为该系统的一个重要信息,用于参考该仪器是否合适使用较小体积的色谱柱,还可选择扩散体积相近的系统用于方法重现性的考察。

系统自身扩散体积(或称系统谱带展宽体积)测试方法可以按如下进行:①将色谱柱替换为一个零死体积的两通;②将泵系统的流速设置为 1ml/min;③将测试标准品如丙酮,用流动相条件稀释,进样 2~5μl,其最大峰高响应值应低于 0.5AU;④采用 5-Sigma 法,测量 4.4% 峰高处的峰宽;⑤系统自身扩散体积(谱带展宽体积)=峰宽(分钟)×流速(1000μl/min)。

可以参考如下数据进行色谱柱规格与仪器的匹配:①系统扩散体积大于 30μl,选择 HPLC,理想色谱柱规格为 4.6mm 柱内径,3~5μm 粒径,可接受色谱柱范围 3.0~4.6mm 柱内径,3~10μm 粒径。操作压力小于 6000psi。②系统扩散体积大于 12~30μl,选择 UHPLC,理想色谱柱规格为 3.0mm 柱内径,2~3μm 粒径,可接受色谱柱范围 2.1~4.6mm 柱内径,1.7~5μm 粒径。操作压力 6000~15000psi。③系统扩散体积小于 12μl,选择 UPLC,理想色谱柱规格为 2.1mm 柱内径,1.7μm 粒径,可接受色谱柱范围 1.0~4.6mm 柱内径,1.6~5μm 粒径。操作压力 9000~15000psi。

（2）色谱柱接头与连接管路类型匹配　不同制造商生产的接头和连接管路类型可能有所差异。在将色谱柱连接至系统时，必须确保连接管路与色谱柱接头内深度相匹配。如果匹配不佳，色谱柱的性能就会受到不良影响，诸如：柱效下降、峰形拖尾或者发生渗漏。

当管路接头比色谱柱接头内深度短时（常见于连接沃特世色谱柱时），连接死体积的产生，会导致样品扩散、峰形变宽、柱效下降，甚至可能拖尾。色谱柱体积越小，因为连接不当所导致的柱效下降甚至峰拖尾就会越严重。

当管路接头比色谱柱接头深度还长时，仅靠螺纹并不能密封色谱柱，会导致漏液。如果流速很低且柱温较高时，可能不易发现细微漏液现象，但是色谱峰保留时间可能会发生不规则漂移。

以上两种情况，都需要根据色谱柱来调整管路接头的伸入长度。必要时，需要更换管路接头。

（3）良好的操作习惯　①将 UPLC 柱接到系统上时，要额外注意连接操作，避免额外死体积的引入，否则可能导致柱效下降，甚至拖尾。②常规 HPLC 色谱柱的筛板为 2μm，而 UPLC 色谱柱的筛板仅仅为 0.2μm，来自样品溶液或流动相里的细小微粒，更容易堵塞 UPLC 色谱柱（筛板），造成柱压升高，柱效下降。因此，样品溶液应确保澄清不会析出，如果固体制剂药溶解不理想时，可以先离心再取上清加 0.22μm 滤膜过滤；流动相则应注意水相部分，UPLC 上对流动相的消耗速度大大低于常规 HPLC 分析，水相长放时容易长菌造成堵塞，通常建议分析当天新鲜配制，且连瓶更换流动相，或者预先混合有 5%以上的有机溶剂以抑制长菌，如果配有缓冲盐时还应经过 0.22μm 滤膜过滤。③UPLC 色谱柱体积大大小于常规 HPLC 分析柱，当药品中含有保留较强的辅料或基质时，色谱柱容易在重复分析中逐渐饱和而性能下降。应对方式是增加合理清洗频率与洗脱强度。④可以在柱前加配在线过滤器，以拦截来自样品溶液和流动相中的固体微粒。在线过滤器的筛板，与 UPLC 柱内的筛板大小一致，都为 0.2μm。⑤可以在柱前加配保护柱，除了能够拦截固体微粒，还可以吸附污染物（在线过滤器无法拦截溶解状态下的污染物），增加柱寿命。在使用保护柱时需要注意两点：一是保护柱应该与 UPLC 柱的填料完全一致，以确保选择性的一致和分析结果的稳定重现；二是应注意保护柱与 UPLC 柱的连接，避免死体积的引入，确保不会因此造成分离度下降、无法满足分析要求。

3. 色谱填料介绍

（1）色谱填料的基本概念　在《中国药典》方法各论中，在"色谱条件与系统适应性试验"中最常见到的一句话就是"以十八烷基硅烷键合硅胶为填充剂"，这句话用于描述所使用的色谱柱填料及键合相。具体是如何定义的，有哪些性质可能会影响到怎样的色谱行为表现，在下面稍作说明。

对该色谱柱填料的描述，分为三部分：①十八烷基；②硅烷键合；③硅胶。

一是键合相，除了 C18，常见的键合相还有：C8、C4、苯基、氨基（丙氨基）、氰基（丙氰基）等；二是键合相键合到填料上的方式，通常键合相是通过硅烷化试剂与硅胶表面的硅醇基发生化学反应而键合上去，因此会成为硅烷键合；三是指的是硅胶颗粒基质。

键合相，根据不同分离机制，可以是：①反相：典型如 C18、C8、C4、苯基（苯己基）；②正相：典型如二醇基；③反相/正相都可以，根据具体使用条件：氨基（氨丙基）、氰基（氰丙基）；④HILIC（亲水保留作用机制）：典型如氨基（氨丙基）、酰胺基。

（2）影响色谱填料选择性的因素　色谱填料的各个方面都会或多或少地直接影响到色谱选择性能与分离效果，我们可以按如下顺序理解填料的各个方面，其中，基质构成与键合相是影响填料选择性的最大因素：颗粒形状；粒径（颗粒大小）；填料的孔与孔径；基质构成；键合相；键合方式；封端。

①颗粒形状：早期色谱填料为大的无机硅胶颗粒研磨筛分所得，在电子显微镜下可见其形态为不规则状。这类色谱柱仍偶见于早期产品和检测方法中。在使用时存在的主要缺陷包括：耐压不足，不能紧密装填而导致柱效偏低，使用中容易发生填料碎屑堵塞色谱柱筛板而导致柱压升高的问题。当今 HPLC 色谱柱填料如未做特别说明，普遍为均匀球状。

②粒径（颗粒大小）或称颗粒度，是指色谱填料的大小，球状的直径。填料粒径越小，通常分离性能也会越高（柱效正比于色谱柱长，反比于粒径），而导致的柱背压也会越高（柱背压与粒径的平方成反比）。此外，填料粒径越小，对于色谱柱供应商的柱填装技术能力要求也会越高。

现代 LC 填料的粒径范围常见为如下：

<2μm，常统称为亚二微米，被视作是 UPLC 柱填料粒径级别。常见范围为 1.5～1.9μm。

2～3μm，常统称为亚三微米，被视作是 UHPLC 柱填料粒径级别。常见范围为 2.2～3μm。

3.5μm 和 5μm，是最常见的 HPLC 液相色谱柱填料粒径。

③填料的孔与孔径：将电子显微镜的放大倍数进一步增加，就可以观察到，球状的液相色谱填料颗粒上，还密密麻麻地分布着很多孔。这些孔的存在很重要，它们为填料提供了更高的表面积，能够增加色谱柱的分析载量。一般来说，孔径越小，填料比表面积越大，载量越大；但是，如果分析物的分子量比较大，或者空间直径比较大时，就需要选择较大的填料孔径，以便于分析物的扩散传质速度，降低色谱峰宽。一般来说：小分子化合物：分子量低于 2000 时，不需要考虑孔径问题，常见色谱柱孔径范围 90～150Å 都可以使用。分子量较大时，例如肽（分子量 4000 以上）、蛋白，或者有空间展开直径较大的 PEG 链修饰的小分子或小肽时，通常优先考虑较大孔径的填料，例如 300Å。在使用 GPC 分析药用辅料分子量分布，或者 SEC 分析蛋白或抗生素的聚集体时，填料的孔径是非常重要的选择依据，能够直接影响到分离效果。

④填料的基质构成：填料的基质构成，会极大的影响填料的分离性能与寿命。理解填料基质构成，也能更容易理解特定的色谱行为，并能够根据项目来进行合适的选择。按照液相色谱填料的发展历程，主要介绍以下三种填料：

第一种：硅胶 A 型——早期硅胶。早期以传统方式制造色谱硅胶时，起始原料为矿物硅酸盐，从原料开始即带有大量金属杂质。当硅胶基质中含有金属杂质时，硅醇基的酸性就会更强，很容易与碱性分析物发生离子交换次级作用而导致拖尾。有时，也会因为分析物具有螯合结构，与填料基质的金属杂质发生螯合作用而拖尾。

在 20 世纪 70～80 年代的硅胶 C18 柱，填料基质多为硅胶 A 型，因此在分析条件中常常会添加三乙胺作为"扫尾剂"，甚至使用高浓度的离子对试剂，这些都是用作与碱性分析物竞争硅胶填料上的活性位点，从而减少碱性分析物的拖尾。

如果现在还要对这些药品进行质量分析标准提高，除了参考既有方法之外，还值得考虑，随着现代色谱柱的性能提高，是否能够简化流动相条件，使分析操作更为简便可靠，也进一步提高色谱柱寿命。例如：伊曲康唑的 EP 方法中，流动相条件使用了极高剂量的离子对试剂：27.2g/L 四丁基硫酸氢铵水溶液（相当于 0.08mol/L）与乙腈的梯度洗脱。分析物的结构式中有大量的胺基结构，可知：该离子对试剂并非用于增加分析物的保留，很可能只是作为"扫尾剂"。如取消离子对试剂，在 pH 3 条件下，仍能获得对 API 与各杂质对照品的良好分离。

第二种：现代高纯硅胶。高纯硅胶可确保最终硅胶填料中的金属杂质极低（Na，Al，Fe＜

5ppm），就能直接改善对碱性分析物的峰形。现代主流品系色谱柱，多强调其填料"高纯"，也是为了减少对碱性分析物的拖尾，提供良好峰形与分离。可以通过查看色谱柱供应商的填料批次质量报告中的金属杂质含量值，来了解色谱柱填料的"纯度"，对于某些项目，填料批次的金属杂质含量差异大，可能导致个别敏感杂质分析结果的不重现（例如：被色谱柱吸附等），需要注意。

第三种：杂化硅胶颗粒。随着色谱柱技术的发展，色谱柱耐受能力的提高，越来越多的碱性药物的分析条件开始倾向使用中－高 pH 条件，其原因在于，在中－高 pH 流动相条件下，碱性分析物的胺基结构倾向于不电离，极性减小，有利于在反相色谱上的保留增加，并获得更好的分离。而常规硅胶色谱柱所面临的挑战是，当流动相里含有氢氧根离子时，会对硅胶基质中的 Si 发生亲核进攻，打断硅胶基质中的 Si－O 键，形成 Si（OH）$_4$ 溶于水而流失。填料逐渐溶解于流动相中，柱头开始形成空缺，色谱柱柱效迅速下降。

沃特世在 1999 年首次推出杂化硅胶颗粒 XTerra，2004 年推出在制药分析影响更大的第二代杂化硅胶颗粒 XBridge（对应 UPLC BEH 柱），克服了上述问题，提供了更好的分离效果与色谱柱寿命。

例如，EP8.0 对阿奇霉素的检测方法描述，固定相：end-capped octadecylsilyl organosilica polymer（封端 C18 有机硅胶聚合物），用于流动相条件水相 pH 8.9，柱温 60℃。再例如，《中国药典》2015 年版二部，红霉素原料药及多个制剂品种，对于红霉素组分的检测方法是："用十八烷基硅烷键合硅胶为填充剂（XTerra RP C18 柱，4.6mm×250mm，3.5μm，或效能相当的色谱柱）"，用于水相溶液 0.2mol/L 磷酸钾溶液体系，柱温为 65℃。

阿奇霉素与红霉素同属大环类抗生素，比较典型的是都使用了很高的柱温以及中－高 pH 流动相条件。在检查柱温时可以发现柱温是重要的，而提高流动相 pH 对这类品种的分离也是有利的。红霉素品种，随着柱温的提高，分析物不再吸附于柱上，且与特定杂质的分离度被显著改善。随着 pH 的提高，主峰与之前的特定杂质的分离度会被显著改善。

在阿奇霉素 EP 方法与红霉素《中国药典》方法里，所使用的色谱柱都是 XTerra 杂化硅胶颗粒。与硅胶相比，在基质里有一定比例的 Si－C－C－Si 的桥式键的存在。因为 Si－C 键的化学键能显著高于 Si－O 键，不容易被打开，颗粒表面的溶解速度会显著减缓。因此在较为剧烈的色谱条件下，色谱柱寿命得以延长。

⑤键合相：让色谱选择差异化的最大因素，是色谱分离机制。当键合相属于不同色谱分离机制时，选择性的差异是最大的。即使是同一根色谱柱，当在不同分离机制的色谱条件下运行，可以得到非常不同的分离效果。

因此，当项目比较复杂时，就会倾向于使用不同的分离方法来暴露出不同属性的杂质，例如：对于生物制药分析，可能会综合使用反相分析、SEC 分析、离子交换分析等进行多方面的分离与检查。而《中国药典》对于抗生素药品，除了使用反相分析方法测定含量及有关物质，还会使用 GPC 分析方法来检查其聚合物限量。

对于相对较为简单的小分子化合物，无论是化药还是中药，最常使用的分离机制是反相分析，最常用的键合相是 C18。但是，不同品牌的 C18 柱，可能会在局部显示出不同的选择性。当某些项目的杂质较难分离时，就需要选择特定品牌的色谱柱，以确保对关键杂质的分离与定量。

例如，进入《中国药典》方法的中药品种 UPLC 方法，都不约而同的采用了"T3"色谱柱。其实质仍是硅胶基质 C18 柱，只是通过降低了 C18 的键合密度，与优化的封端技术，使得该色谱柱能够完全兼容 100%水相，并且能够对极性小分子提供更好的反相保留。

对于各种色谱柱品系、具有特殊应用选择性的色谱柱，首先应了解其商品名牌名称后的实际键合相与作用机制，如有可能，了解其能够呈现出这种应用选择能力的原因，这样有利于对于建立方法的色谱柱筛选以及方法的普适性/耐用性考察。

⑥键合密度与键合方式：对于某些较为特殊的硅胶 C18 柱，可以通过降低键合相密度来增加对极性分子的保留。键合密度，又称配基密度，是指在色谱填料的表面，键合相的摩尔密度。键合密度越高，键合相越密集，相对保留能力越强。一般来说，可以通过"填料表面积（或称比表面）"×"键合密度"×键合相保留强度，这三个因素的乘积，预估填料对于分析物的保留能力的相对强弱。

与"碳载量"相比，查看"键合密度"更容易比较填料工艺上的设计目的，还便于比较不同键合相种属之间的工艺。例如比较 C18 和苯基时，查看键合密度会比含碳量更能直观地了解其工艺目的，并能部分推测色谱柱填料保留性能。查看 XSelect HSS T3 时，也能发现，其配基密度显著较低（仅为其他 C18 柱的一半），所以，T3 在对于极性分子的保留增强之外，对于非极性分子的反相保留，T3 色谱柱同时又会比其他常规 C18 柱的保留减弱。

除了键合密度（配体密度），还应了解键合方式，因为键合方式会影响到填料的键合相的牢固程度，进而影响到填料的耐用性（寿命）以及在今天 MS 越来越多的情况下其 LCMS 兼容性。

键合相是通过硅烷化试剂与硅胶填料表面的硅醇基发生硅烷化作用而键合上去的，故称"硅烷键合"。该化学反应的逆过程，就是已键合的硅烷链，在流动相中存在氢离子和水的情况下，可能发生水解，而造成键合相流失。这种键合相流失，可能会导致如下一些色谱应用问题。

质谱/ELSD/CAD 噪音：流失的 C18 虽然 UV 不可见，但当使用 MS/ELSD/CAD 时，就会出现明显的背景噪音。当键合相有紫外吸收时，例如苯基柱，在 LC－UV 上也有可能观察到明显的背景流失峰。

保留不断降低：随着键合相的流失和减少，对分析物的保留能力降低，就可能导致保留不断减少，而且无法通过色谱柱清洗而得到恢复。

碱性分析物的峰形明显拖尾：某些药物例如沙星类，有明显的胺基官能团呈碱性，当色谱柱键合相流失、暴露出更多的硅醇基时，就会发生离子交换次级作用，而导致明显拖尾。这种情况下，对色谱柱使用中性化合物如二氢苊进行简单的柱效测试时，会发现柱效并没有下降很多，甚至可以转用于其他一些品种的检测，但该色谱柱就是没有办法继续对该碱性药物的检测分析。

因此，除了以上的单点键合方式，还发展出二键键合和三键键合方式。随着键合相与填料基质的链接增多，键合相的抗流失能力也得以提高。

在使用高水相条件（100%水相）对极性分析物获得保留和分离的同时，不同的键合方式，会使得色谱柱的键合相抗流失程度有所不同。其中，Atlantis T3 与 Atlantis dC18 的保留选择性类似，差别在于三键键合与二键键合，则 T3 的柱耐受性明显提升。

⑦封端：填料基质颗粒，在经过键合相（如 C18）键合后，因为体积较大的键合相的立体位阻的原因，在填料表面还会存在有大量的硅醇基，而这些硅醇基可能是导致离子交换次级作用的活性位点。因此，在键合相键合之后，往往还会使用体积较小的烷基化试剂，对填料表面继续键合掉尽可能多的硅醇基，这个步骤称为"封端"。

这个工艺步骤，对于较早期的 A 型硅胶基质，尤为重要。如前所述，A 型硅胶基质，金属杂质含量较高，硅胶（其表面硅醇基）酸性较强，大量暴露的硅醇基很容易导致碱性分析物严重拖尾。

即使色谱填料供应商尽可能的封端，因为端基的大小与阻挡，以及填料的孔的不规则性，总会有相当一部分硅醇基不能被键合和覆盖，这些硅醇基被称为残留硅醇基，是造成离子交换次级作用的位点。

有些较早期的色谱柱品系或者现代色谱柱品系，会特意不做封端，从而能够提供一些较为特殊的能力，例如：增强对极性分析物的保留、较为特殊的分离选择性等。这样的色谱柱可能会存在对于碱性分析物较为严重的拖尾。而在特定项目中，可能因为较为特殊的分离选择性，而不容易找到可供替换的色谱柱。

第三节　安捷伦公司高效液相色谱仪

目前，市售的安捷伦公司 HPLC/UPLC 系统主要为 Agilent Infinity Lab 型液相色谱，包括 1220 Infinity Ⅱ 液相色谱、1260 Infinity Ⅱ 液相色谱、1260 Infinity Ⅱ Prime 液相色谱以及 1290 Infinity Ⅱ 液相色谱等型号产品。1220 Infinity Ⅱ 液相色谱主要由输液泵、自动进样器、柱温箱以及紫外检测器或二极管阵列检测器高质量集成式配置整合系统；1260 Infinity Ⅱ 液相色谱配置搭配灵活，主要由输液泵、自动进样器、柱温箱以及一台或多台检测器组成；1260 Infinity Ⅱ Prime 液相色谱是采用 1290 Infinity Ⅱ 技术，实现日常分析工作提供的易用性和丰富的功能，性能范围压力可达 800bar；1290 Infinity Ⅱ 液相色谱是运用新一代的 UPLC 技术，最大程度地提高分析效率的一款超高效液相色谱仪，主要由超高压四元或二元泵、自动进样器、柱温箱以及一台或多台检测器组成。

以上四种系统均可通过安捷伦 OpenLAB CDS 色谱工作站实现数据采集、数据分析处理和报告出版的功能等操作，安捷伦 OpenLAB CDS 色谱工作站包含 ChemStation、EZChrom 和 CDS 2.X 软件版本，由于目前市售产品主要以 CDS 2.X 版本为主，因此以下内容的介绍中色谱工作站为最新的 CDS 2.X 版本。

一、仪器结构

Agilent 1260 Infinity Ⅱ 高效液相色谱系统主要由工作站、在线脱气机、输液泵、自动进样器、柱温箱和检测器等部件组成。各部分的操作及数据处理均由工作站计算机控制完成。

二、操作规程

（一）开机登录

1. 开机　接通电源，打开计算机及工作站各部件开关，约 30 秒钟后，各部件预热完毕，进入待机状态，指示灯为黄色。

2. 启动仪器　打开 OpenLAB 控制面板，进入仪器控制界面，选择"项目"，点击"启动"按钮启动 OpenLAB CDS 工作软件，在仪器状态版面，点击总启动按钮启动仪器（图 30-21）。

（二）设置模块参数

1. 编辑方法　选中"功能区→方法"，可新建、调用（已有方法）、保存、另存、上传、下载仪器运行方法，方法参数设置完成后须保存▣或另存▣方法，并下载↙到仪器（图 30-22）。

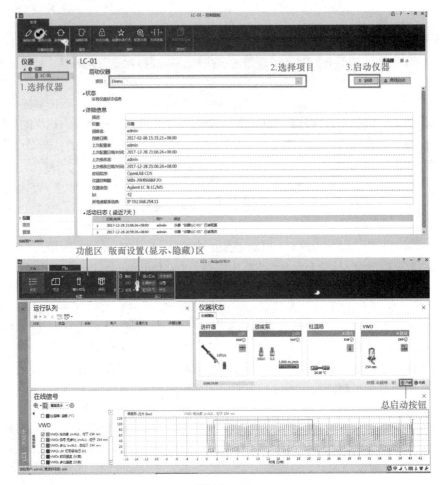

图 30-21

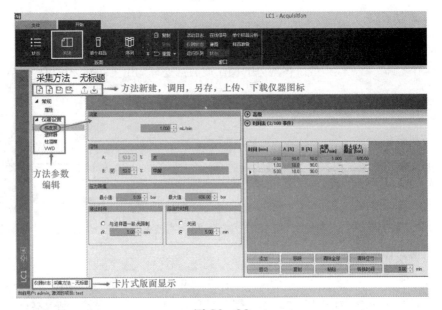

图 30-22

2. 编辑各模块参数

（1）设置泵模块参数　点击"方法→四元泵"或"方法→二元泵"，设置流量、流动相、停止时间、采集时间等参数，还可以根据需要设置流动相梯度变化（图30-23）。

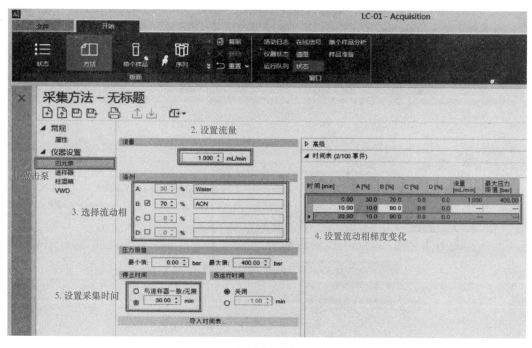

图30-23

（2）设置自动进样器参数　点击"方法→进样器"，设置进样量、洗针参数，根据需要设置样品盘控温（图30-24）。

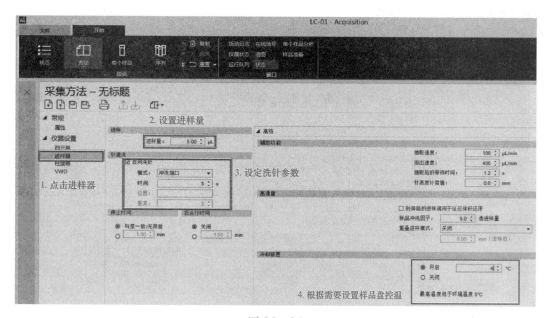

图30-24

（3）设置柱温箱参数　点击"方法→柱温箱"，设置柱温，柱温箱温度可以左右组合一致，也可以分开设置不同的温度。内置柱温箱所控制温度不能低于室温，如果安装了柱切换阀，还可以在此界面选择使用哪一根色谱柱进行样品分析（图30-25）。

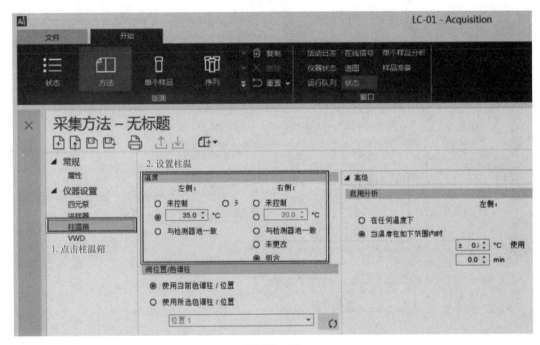

图 30-25

（4）设置检测器参数

①设置 VWD（紫外检测器）参数　点击"方法→VWD"，设置检测波长、选择采集频率和采集期间需要开启灯（图30-26）。

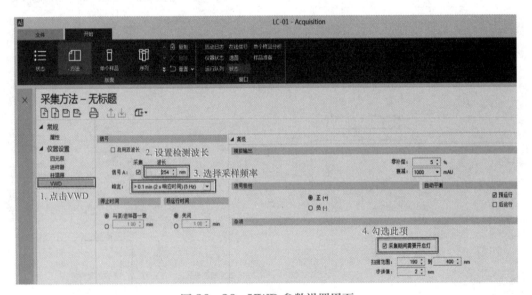

图 30-26　VWD 参数设置界面

②设置 DAD（二极管阵列检测器）参数　点击"方法→DAD"，设置采集波长和参比（可选多通道）以及采样频率，根据需要选择采集光谱和采集期间需要开启灯（图30-27）。

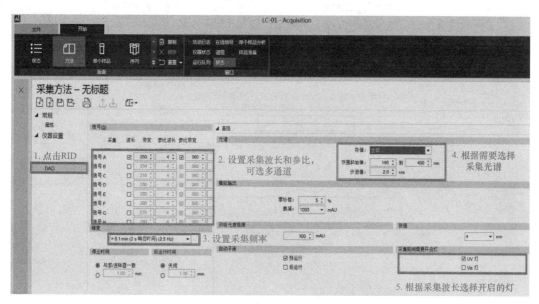

图 30-27　DAD 参数设置界面

③设置 FLD（荧光检测器）参数　点击"方法→FLD"，设置激发波长和发射波长，选择采样频率，根据需要可以选择磷光模式（图30-28）。

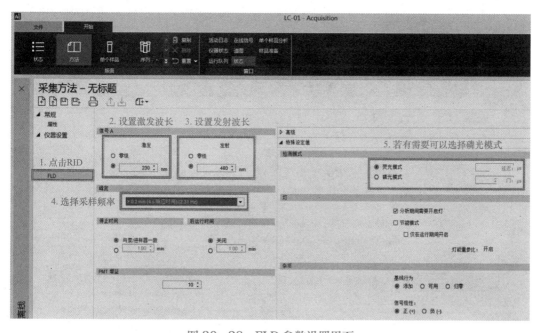

图 30-28　FLD 参数设置界面

④设置 RID（示差折光检测器）参数　点击"方法→RID"，设置检测器温度，选择采集频率（图30-29）。

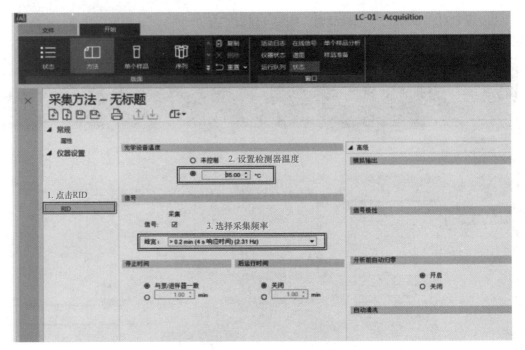

图 30-29　RID 参数设置界面

⑤设置 ELSD（蒸发光散射检测器）参数　点击"方法→ELSD"，设置蒸发温度、雾化温度、气体流量和增益，选择采集频率（图 30-30）。

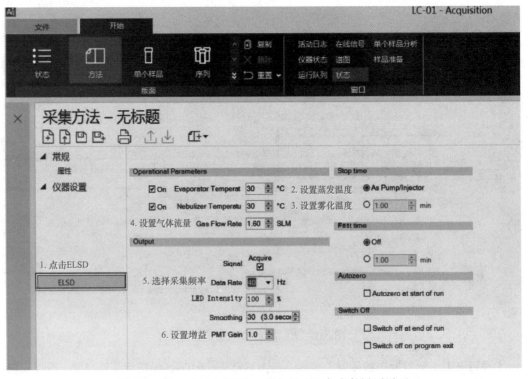

图 30-30　ELSD（蒸发光散射检测器）参数设置界面

（三）进样和数据分析

1. 单个样品进行分析 选中"功能区→单个样品"，在"运行信息""自动进样器"等填入样品相关信息，基线稳定后点"运行"采集数据（图 30-31）。

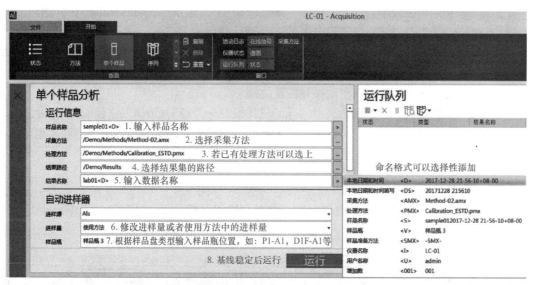

图 30-31

2. 多个样品连续进行分析 选中"功能区→序列"，点"序列表"进入序列表编辑界面，填入各样品对应信息，基线稳定后点"运行"采集数据。若需运行后关机，可通过"控制面板→管理→仪器选项"，设置关闭检测器的时间，再提前设置好冲柱方法和停泵方法（流速设为 0ml/min），加在序列表最后，即可实现自动冲柱、停泵和关闭氙灯（图 30-32）。

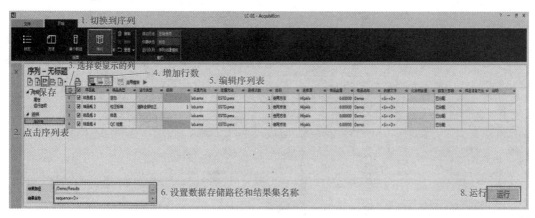

图 30-32

3. 数据分析

（1）启动数据分析 打开 OpenLAB 控制面板，选择"项目"，点击"启动 Data Analysis"进入数据分析界面。

（2）调用色谱图点击左下角导航栏的"数据选择"，并双击选择要处理的数据文件。

（3）创建、保存方法 选中"文件→新建"，点击"新建方法"，选择方法配置，点击"创建方法"。点击"保存方法"，选择"另存为"，给新文件命名，点击"保存"。

（4）关联需要处理的数据 选中要处理的数据和方法，右键"关联已选进样到已选方法"（对多个数据按"ctrl"或"shift"，或者点击"结果集目录"右键"关联已选进样到已选方法"）。

（5）调整积分 在处理方法框，点击"属性→通用"，选择"Chemstataion 积分器"，点击"标准"，在积分事件表中调整修改积分参数。

（6）校正 如果需要进行标准曲线制备，可按此项进行操作。在进样列表框，选择样品类型、运行类型，输入对应级别（最低浓度为1，逐级增加），选中对应的所有标准数据（多选），处理，并点"校正曲线"查看，自动绘制校正曲线。

（7）选择报告模板 在处理方法框，点"进样报告→常规"，选择报告模板，勾选打印机，并重新处理。首次使用项目数据分析须先导入默认报告模板，否则无报告模板可用（也可通过新编模板来使用）。

（四）报告打印

1. 方法一 选择需要打印的数据文件，点击"打印全部"或"打印已选"，即可打印报告（图30-33）。

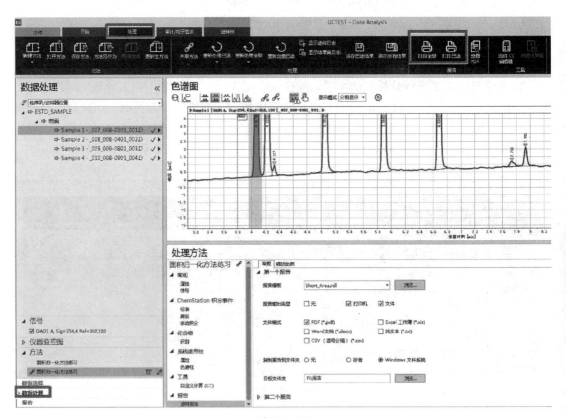

图30-33

2. 方法二 点"报告"，选择需要打印的数据文件，并"刷新预览"，即可预览结果，点"打印机"图标即可打印报告（图30-34）。

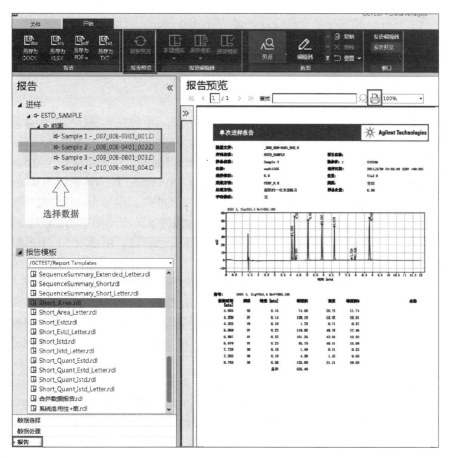

图 30-34

（五）关机

将仪器使用过的管路和色谱柱冲洗干净，仪器管路可以选择甲醇或乙腈进行保存，色谱柱选择甲醇保存。退出色谱工作站，关闭高效液相色谱仪各模块电源，关闭电脑。

三、仪器保养维护及故障诊断与排除

（一）仪器保养维护

1. 整个系统中所用的溶剂、溶液均应先经过过滤，超声脱气后，方可使用。经常检查溶剂过滤器，通常每 6 个月清洗或更换一次。检测过程中如发现损坏、变色时应立即进行清洗，如清洗效果不好则更换新的溶剂过滤器。

2. 泵

（1）更换/清洗主动输入阀芯、输出球形阀、柱活塞　经常检查，当发现压力波动、保留时间漂移时进行清洁，通常每 6 个月清洁一次，每 24 个月建议更换一次。

（2）更换清洗阀过滤芯　经常检查，根据过滤芯判断程序确定更换，通常每 3 个月更换一次。

（3）更换密封圈及清洗组件　通常每 12 个月更换一次。

（4）更换宝石杆 通常每6个月检查一次，若出现划痕则进行更换，每2年建议更换一次。

3. 自动进样器 进样针、针座、密封垫、计量泵密封圈和计量活塞通常每12个月更换一次，定子面通常每24个月更换一次。

（二）色谱柱的选择、维护和保存

（1）新买的反相色谱柱活化平衡 ①甲醇或乙腈冲洗20倍柱体积。柱体积计算：柱规格4.6mm×250mm，柱内体积约为2.5ml；柱规格4.6mm×150mm，柱内体积约为1.5ml；柱规格4.6mm×100mm，柱内体积约为1.0ml；柱规格4.6mm×50mm，柱内体积约为0.5ml；柱规格2.1mm×150mm，柱内体积约为0.3ml；柱规格2.1mm×100mm，柱内体积约为0.2ml；柱规格2.1mm×50mm，柱内体积约为0.1ml。②若流动相含有缓冲盐，用与流动相中盐相等比例的超纯水和有机相冲洗过渡。用量为20倍柱体积，再用含缓冲盐的流动相平衡色谱柱，用量为20倍柱体积或以上。③若流动相不含缓冲盐，用流动相平衡色谱柱，用量为20倍柱体积或以上。④最终到压力基线平稳，若不平稳可延长平衡时间。

（2）新买的正相色谱柱活化平衡 若使用流动相与色谱柱的出厂溶剂类型相同（均为正相溶剂或反相溶剂），可用流动相冲洗20倍柱体积；Hilic模式下，则需冲洗50倍柱体积。若使用流动相与色谱柱的出厂溶剂类型相反，需首先用异丙醇进行冲洗过渡。如Polaris NH₂柱用乙腈水做流动相时，需要先用异丙醇冲洗50倍柱体积，可用0.2ml/min流速，再用流动相（乙腈/水）平衡至少50倍柱体积。

（3）新买的离子交换色谱柱活化平衡 ①阳离子交换柱：用水冲5～10倍柱体积，再用缓冲盐流动相冲洗平衡。②阴离子交换柱：如果初始流动相是磷酸盐水，用初始流动相冲洗50～100倍柱体积；如果含有有机相的流动相，需要保证冲洗过程中不会有盐析出。

（4）新买的Hi-Plex色谱柱活化平衡 此类色谱柱包含Hi-Plex H/Ca/Pb/Na。

Hi-Plex色谱柱必须在升高温度后运行，但是在没有流动相通过色谱柱时，绝对不能给色谱柱升温。设置初始流动相流速为0.1ml/min，并打开色谱柱升温装置，在达到所需温度后，再缓慢再升高流动相流速。建议每次提高0.1ml/min的流速，待压力平稳后，再继续升高流速，直到达到最终要求的流速。用流动相冲洗直到基线平稳即可进样。

注意不能超过色谱柱的最大使用压力。Hi-Plex柱不能承受突然地流速改变。

（5）反相色谱柱的清洗再生 如发生压力升高，柱效下降等问题，若使用保护柱，应先排除是否是保护柱的问题，可以先去掉或更换新的保护柱，检查压力和柱效的情况。若去掉保护柱后仍存在压力高、柱效下降等问题时，首先断开检测器，用以下步骤冲洗色谱柱：①从所使用的流动相开始清洗（但必须去除缓冲盐）按10～20倍柱体积量注入，逐步提高到100%甲醇/乙腈。②检查压力，以查看压力是否返回到正常状态，如果没有返回到正常状态，则使用更强的条件。例如：75%乙腈/25%异丙醇，逐步提高到100%异丙醇、100%二氯甲烷或100%己烷（如果使用二氯甲烷或己烷，则需要使用异丙醇冲洗色谱柱，然后才能使用并返回到反相移动相）。③对于填料颗粒尺寸为1.8μm的色谱柱及Poroshell 1.9μm色谱柱，请勿反冲色谱柱，而是更换此色谱柱。

（6）正相色谱柱的清洗再生 正相色谱柱，建议使用有机溶剂进行清洗。每种溶剂至少用20个色谱柱体积，按浓度增加的顺序尝试使用下列溶剂：①50%甲醇:50%氯仿；②100%乙酸乙酯。

（7）离子交换色谱柱的清洗再生 Zorbax SAX：可用流动相反冲。如有非离子型强保留物质，可先用 50:50 的水和甲醇或乙腈冲洗 20～30 倍柱体积，再用纯乙腈冲洗 20～30 倍柱体积。

Zorbax 300-SCX：可用流动相反冲 25～30ml。如果有强保留的阳离子物质污染可用高离子强度的 1mol/L NaClO$_4$，pH<4 的缓冲液冲洗；非离子型强保留物质可以用 20～30ml 水冲洗，再 100ml 甲醇冲洗。

（8）Hi-Plex 色谱柱的清洗再生　当色谱柱操作压力升高时，可以用高纯水流动相在操作温度下，反向冲洗至少 12 小时以上，可以去除色谱柱入口处堵塞的颗粒。

对强保留污染物，可以在流动相中加少量有机改性剂（<5%乙醇，甲醇（V/V）或者<30%乙腈（V/V）），对离子的污染是个比较严重的问题，可以用 0.1mol/L 的硝酸盐进行长时间冲洗（如果是 H 型柱则用 0.05mol/L 的硫酸），能够帮助再生树脂。

（9）反相色谱柱的保存　反相色谱柱多保存在 100%的甲醇或乙腈中。在存放之前，应用堵头堵住柱接口，密封保存，以防止填充物变干。

（10）正相色谱柱的保存　如使用正相流动相，则保存在正己烷中；如为 Hilic 模式下使用色谱柱，则保存在100%乙腈（Zorbax NH$_2$，Zorbax 糖分析柱），Hilic 色谱柱保存在95%乙腈/5%水中。在存放之前，应用堵头堵住柱接口，密封保存。

（11）离子交换柱的保存　应保存在 100%乙腈，保存前，如果流动相是缓冲盐溶液，需要用 20～30 倍柱体积的甲醇或乙腈:水=50:50 冲洗，再 20～30 倍柱体积的纯有机相冲洗后密封保存。

（12）Hi-Plex 色谱柱的保存　由于流动相为水，因此可用水冲洗色谱柱后，用堵头堵住柱接口，密封，放置于 4℃冰箱中冷藏保存。

（13）C18 柱是否可以耐受 100%水相　由于 C18 链是一个强疏水性基团，因此常规的反相 C18 柱都不能用 100%的纯水相作为流动相，否则会有疏水塌陷的风险，建议在 10%以上的有机相体系下使用。只有经过极性修饰的 C18 柱才可以耐受 100%水相，比如 Polaris C18-A 和 Polaris C18-Ether 色谱柱。

（14）如何检测柱效　按照色谱柱出厂时的 COA 检测报告上的方法和标准品进行测试。以 Zorbax SB-C18 4.6mm×250mm，5μm（PN：880975-902）为例，如需测试该型号色谱柱的柱效，测试方法为：①流动相条件：85%甲醇/15%水；②流速：1.0ml/min；③进样量：5μl；④测试样品：甲苯；⑤样品浓度：850μg/ml。

出厂测试理论板数为参考甲苯峰所计算的值，不低于 16000 为状态正常。

（三）故障诊断与排除

1. 检测器　基线噪声漂移超过使用极限或者灯点不亮时需更换氘灯，通常使用 2000 小时后更换。基线噪声漂移超过使用极限、灯强度较低或者流通池测试时对比度小于 0.6 时需更换或清洗流通池。

2. 压力问题　压力过高可能是泵、管线、进样器和色谱柱堵或污染，压力过低可能是泵、管线连接漏液，压力波动，可能是泵、溶剂入口过滤器有气泡，根据实际情况进行问题排除，清洗或更换相应部件。

3. 重现性问题　峰面积不稳定可能是转子密封垫漏、计量泵漏、针和针座漏、检测器未平衡好，重点关注进样器的运行情况；保留时间发生飘移可能是泵流速问题、流动相组成、柱箱温度不稳定和色谱柱未平衡，可以考虑更换泵、柱温箱和色谱柱。

4. 基线噪音 基线噪音大可能是压力不稳定、氘灯老化和流通池脏,可以考虑清洗或更换泵和检测器。

5. 灵敏度 灵敏度差可能是进样量、氘灯老化和流通池脏,可以考虑清洗或更换进样器和检测器。

6. 峰形问题 出现双峰、峰扩展可能是柱头塌陷、柱前滤芯堵塞、组分共流出,可以考虑更换色谱柱和调整方法;柱外扩散可能是柱外死体积大、管线连接问题,注意安装管线时,要用两把扳手;出现峰拖尾可能是柱效下降,可以考虑更换色谱柱;出现峰前伸可能是进样量过大、样品浓度高,可以考虑调整进样量和样品浓度。

7. 色谱柱压力高 如反压高,需要先进行排查造成压力高的部位。可以断开保护柱和色谱柱,分段检查系统压力情况,如果系统压力没有问题,可以判断为保护柱或色谱柱造成压力升高,见表30-1。

表30-1 色谱柱压力高的原因分析及解决办法

可能原因	解决方法
色谱柱入口筛板堵塞	反冲色谱柱(1.8μm 色谱柱和 poroshell 1.9μm 色谱柱除外)
色谱柱堵塞(化学污染)	清洗和再生色谱柱,如果不能改善则更换色谱柱
色谱柱粒径太小	选择合适的色谱柱规格
在线过滤器或保护柱堵塞	检查在线过滤器的滤头,必要时更换 更换新的保护柱
盐/缓冲液沉淀	确保流动相与缓冲液的兼容性
流动相黏度过高	使用黏度较低的溶剂,或升高温度

8. 色谱峰拖尾 见表30-2。

表30-2 色谱峰拖尾的原因分析及解决办法

可能原因	解决方案
溶剂效应	减少进样量,或使用流动相或比流动相更弱的溶剂溶解样品
色谱柱过载	使用更高容量的色谱柱(增加柱长或内径);减少样品量
硅醇基相互作用 (硅胶类色谱柱)	使用封端或专用柱;增大缓冲液浓度;降低流动相 pH 以抑制硅醇基相互作用;使用竞争碱;采用改变极性相作用的衍生化解决方案;如果没有效果,尝试反向运行色谱柱;如果结果改善,则说明很可能是柱污染所致;清洗或更换色谱柱
柱外效应	检查系统各部件的连接管线是否过长,更换为较短管线;若使用高效柱,将内径 0.18mm 的绿色管线换成 0.12mm 的红色管线
色谱柱在高温下降解 (硅胶基色谱柱)	将温度降至40℃以下,特别是用 pH>6.0 流动相时
色谱柱在高 pH 下降解 (硅胶类色谱柱)	使用特别适合在较高 pH 下操作的色谱柱,如,ZORBAX Extend-C18 和 poroshell 120HPH-C18
干扰共洗脱峰	调节流动相以改善选择性或选择新的固定相,改善样品净化

9. 造成肩峰/双峰　见表 30 - 3。

表 30 - 3　造成肩峰/双峰的原因分析及解决办法

可能原因	解决方案
干扰组分	通过样品制备净化样品；改变流动相或固定相以调节选择性
	如果怀疑该组分来自以前的进样，分析后用强溶剂冲洗色谱柱；在梯度中增加强溶剂浓度；延长洗脱时间
色谱柱筛板部分堵塞	反冲色谱柱（1.8μm 色谱柱和 poroshell 1.9μm 色谱柱除外）；在进样器和色谱柱之间使用 0.2μm 或 0.5μm（UPLC）在线过滤器；过滤样品使用保护柱
色谱柱空洞	更换色谱柱；以后使用保护柱以保护分析柱；使用较少凝聚的流动相条件
进样溶剂效应	使用流动相或较弱的进样溶剂
样品体积过载	使用较小的样品进样体积
样品溶剂与流动相不兼容	使用流动相或与进样溶剂相溶的较弱溶剂
进样器转子损坏	更换进样器转子

第四节　岛津公司高效液相色谱仪

一、仪器结构

　　岛津公司液相色谱仪配置搭配灵活，主要由输液泵、自动进样器、柱温箱以及一台或多台检测器组成。

二、操作规程

（一）实验准备

　　1. 开机登录　确保液相色谱各单元和电脑已经接通电源，依次打开液相色谱各单元和电脑的电源开关（液相色谱各单元的电源开关位于各单元正面的左下方）。

　　确认系统托盘中 🅜 图标为绿色。（注：如果该图标为黄色，说明系统正在启动，请稍等片刻。如果该图标为红色，表示有错误产生，应重启电脑。）

　　双击电脑桌面上的"LabSolutions"图标（图 30 - 35）打开控制软件，根据每个人设定的角色，输入用户 ID 和密码，点击"确定"，进入主项目。进入主项目后，首先在新出现的窗口中点击左侧的"仪器"，再双击右侧对应的仪器型号图标，进入分析界面。

　　2. 流动相配制　按照实验要求配制流动相（对于超高效液相色谱，流动相需要用 0.22μm 的滤膜过滤）。

　　3. 排气　对泵和自动进样器两部分进行排气。排气的方式又分为手动排气和自动排气，实际操作时，只需执行其中一种排气方式。将配制好的流动相放在流动相托盘上，确保输液泵的吸滤头浸没在对应的流动相液面以下。

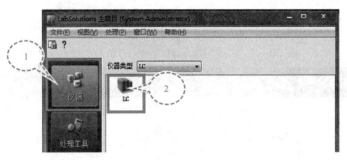

图 30-35

（1）手动排气（面板控制） 旋开液相色谱输液泵的排气阀旋钮（旋开 180°即可），按下对应泵单元面板上的"purge"键，进行排气操作。排气完成约需时 3 分钟，之后请关闭排气阀旋钮。自动进样器排气只需按下左侧面板上的"purge"键即可，耗时约 25 分钟。

（2）自动排气（工作站操作） 在 LabSolutions 工作站实时分析界面的仪器参数视图中（图 30-36），选择"自动排气"项，在下拉菜单中选择需要排气的流动相，同时勾选"自动进样器"。设置完成后，点击"下载"。

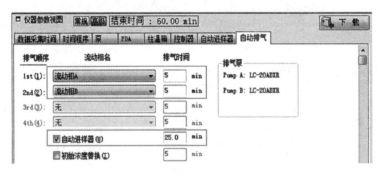

图 30-36

然后点击分析界面上方工具栏图标中的"自动排气"，执行自动排气（图 30-37）。

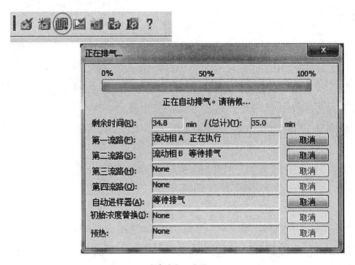

图 30-37

4. 自动进样器清洗　点击分析界面上方工具栏图标中的"自动进样器清洗"，执行自动进样器清洗（图 30–38）。反相色谱清洗液为甲醇–水溶液（50:50）（$V:V$）；正相色谱清洗液使用与流动相一致的溶剂；离子交换色谱清洗液为纯水。

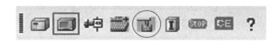

图 30–38

（二）设置模块参数

编辑方法　确认色谱柱已经在柱温箱内正确安装（请务必确认色谱柱的型号、色谱柱安装的方向）。在 LabSolutions 工作站实时分析界面中的仪器参数视图进行方法参数设定。

（1）设置数据采集时间参数　见图 30–39。

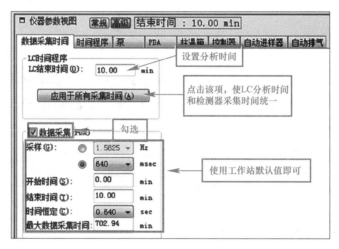

图 30–39

（2）设置泵参数　见图 30–40。

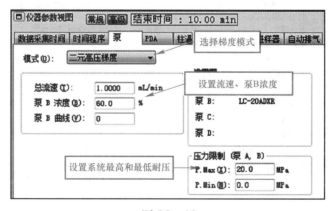

图 30–40

（3）设置时间程序　见图 30–41。

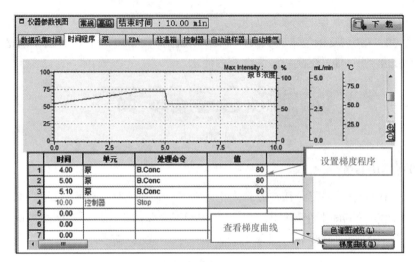

图 30-41

（4）设置柱温箱参数　见图 30-42。

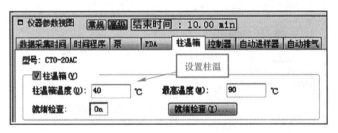

图 30-42

（5）设置自动进样器参数　见图 30-43。

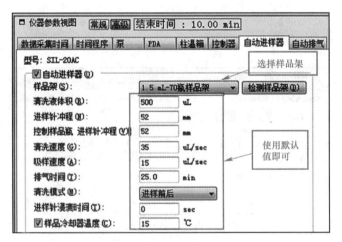

图 30-43

（6）设置二极管阵列检测器（PDA）、紫外检测器（UV）、荧光检测器（RF）参数　以二极管阵列检测器为例：在实时分析窗口数据采集界面下方的"仪器参数视图"进行 PDA 参数设置。选择"数据采集时间"，勾选"数据采集（PDA）"，填写"LC 结束时间"并点击"应用于所有采集时间"使 PDA 结束时间统一。点击"PDA"（UV、RF 检测器选择"检测器 A"），设置对应参数（图 30-44）。

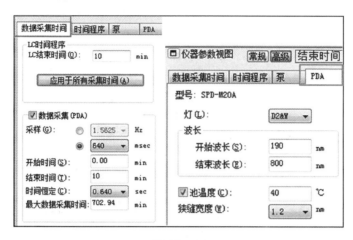

图 30-44

紫外检测器（UV）、荧光检测器（RF）需要设置检测波长，数据采集时间设置方式与二极管阵列检测器（PDA）相似。

（7）设置紫外检测器（UV）、荧光检测器（RF）双波长模式参数 点击分析界面左侧"主项目"栏，进入"系统配置"，点击相应检测器选择"属性"，进入"属性"窗口后，勾选"双波长模式"（RF 检测器选项名称为"波长模式"），点击"确定"（图 30-45、图 30-46）。

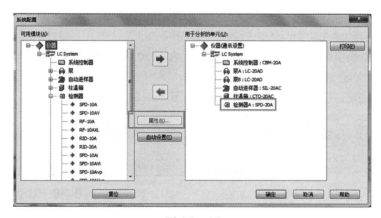

图 30-45

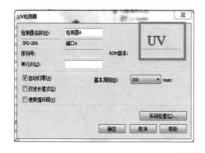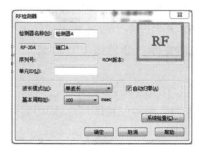

图 30-46

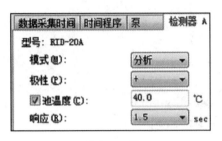

图 30-47

（8）设置示差折光检测器（RID）参数 在实时分析窗口数据采集界面下方的"仪器参数视图"进行检测器参数设置。设置数据采集时间方式与二极管阵列检测器（PDA）相似。点击"检测器"，设置对应参数。色谱柱平衡阶段即可同时进行 RID 检测器平衡（图 30-47）。

①手动冲洗参比池：点击分析界面上方工具栏图标中的"RID（检测器 A）排气 ON/OFF"冲洗参比池（图 30-48）。15～20 分钟后，点击"RID（检测器 A）排气 ON/OFF"停止冲洗，反复点击 3～4 次以消除池内气泡。

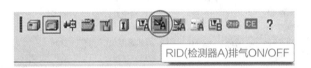

图 30-48

②自动冲洗参比池：该功能为 RID-20A 特有，点击分析界面上方工具栏图标中的"RID（检测器 A）自动冲洗"冲洗参比池（图 30-49）。

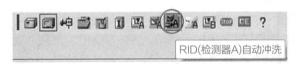

图 30-49

手动冲洗与自动冲洗功能两者执行其中一种即可。

③调零：待基线平稳后检查 balance 值，如果大于 50（绝对值），就进行光路平衡，如果小于 50（绝对值），不必进行（图 30-50）。

待基线基本稳定，按检测器 A 归零键调零（图 30-51）。

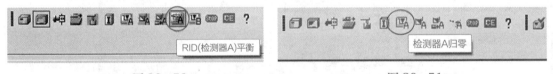

图 30-50   图 30-51

注：手动冲洗与自动冲洗功能两者执行其中一种即可。

（9）下载原有方法参数 在 LabSolutions 工作站实时分析的窗口中点击左上方"文件"按钮，在弹出的菜单中点击"打开方法文件…"，在弹出的窗口中找出该分析实验对应的分析方法文件，选择该文件，然后点击"确定"（图 30-52）；再点击窗口右下侧的"下载"按钮（图 30-53）。

此时，调用方法文件的步骤完成。点击下面窗口中的"仪器的激活 ON/OFF"按钮（点击图 30-54 中的"1"所示位置即可），即可启动液相色谱输送流动相对色谱柱进行平衡。待基线平稳后，即可进样分析。

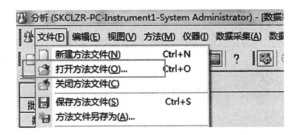

图 30-52

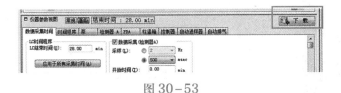

图 30-53

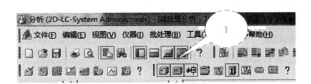

图 30-54

如果需要重新设定分析方法，则单击"新建方法文件（N）"，然后分别进行各参数设置，后续步骤同调用方法文件操作（图 30-55）。

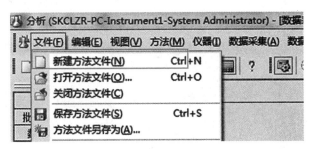

图 30-55

（三）进样和数据分析

对于超高效液相色谱仪，样品溶液同样需要用 0.22μm 的针头滤膜过滤。

1. 单次分析 点击左侧"主项目"中的"数据采集"窗口，找到"单次分析"。点击"单次分析"打开窗口。依次在相应的位置填入数据文件名称、样品瓶号、进样体积和样品瓶架号，设置完毕，点击"确定"按钮，开始数据采集（图 30-56）。

配备手动进样器的仪器，按如上设置，点击"确定"按钮后，出现等待进样的界面。用进样针吸取样品溶液，排去进样针内气泡。在手动进样阀处于"INJECT"位置时插入进样针（确保插入至进样阀底部），快速切换进样阀至"LOAD"位置，将进样针内溶液匀速注入，再切换进样阀至"INJECT"位置。此时仪器会自动开始进行数据采集。

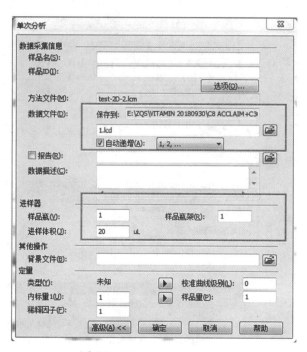

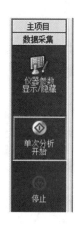

图 30-56

2. 批处理分析 点击左侧主项目，找到"批处理分析"，点击"批处理分析"打开窗口。

新建和编辑批处理表，可通过 3 种途径：1 为"设置"，2 为"快速批处理分析"，3 点击鼠标右键，找到"表简单设置"。填写对应样品瓶号、样品瓶架、方法文件路径、数据文件命名及选择存放路径和进样体积等信息（图 30-57）。

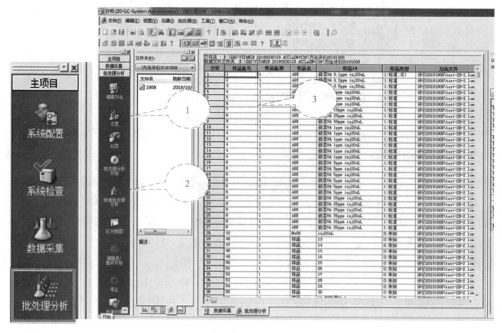

图 30-57

3. 数据处理

（1）数据积分处理　点击 LabSolutions 主项目左侧的"处理工具"，再双击"再解析"
（图 30－58）。

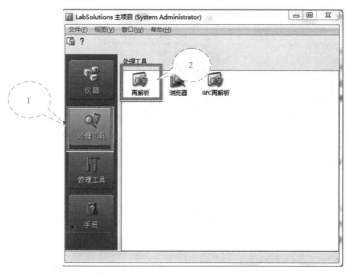

图 30－58

在"数据管理器"界面下选择数据存储路径，例如 C:\LabSolutions\Sample\LC。双击打开
数据文件，例如 Demo_Data－001，如图 30－59 所示。

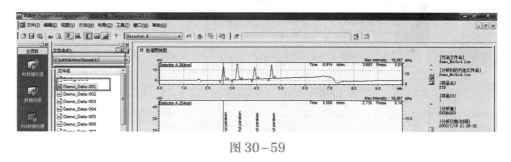

图 30－59

①利用方法视图进行参数设置：打开数据文件后，在右下角"方法视图"窗口，编辑模式
下依次设置积分参数、识别参数、定量处理参数、化合物表等（图 30－60）。

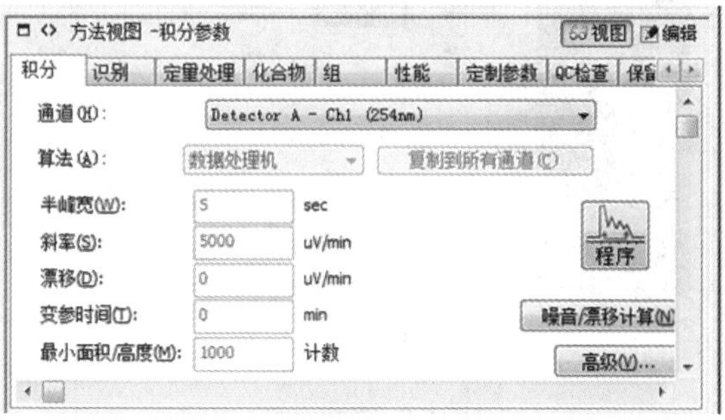

图 30－60

②利用向导进行参数设置：打开数据文件后，在"数据处理"窗口点击"向导"，按照向导指引依次设置积分参数、识别参数、定量处理参数、化合物表等（图30-61）。（请注意：该向导自动生成化合物表，但将删除表中以前的信息。）

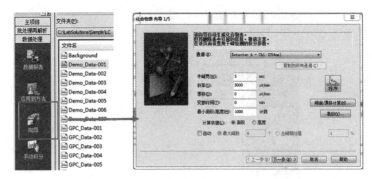

图30-61

设置完成后，选择"数据处理"项下"应用到方法"，另存积分方法文件（图30-62）。

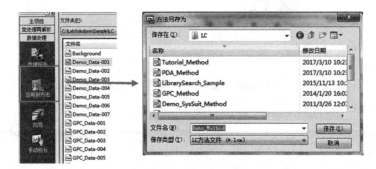

图30-62

（2）定量结果查看　点击 LabSolutions 主项目左侧的"处理工具"，再双击"浏览器"（图30-63）。

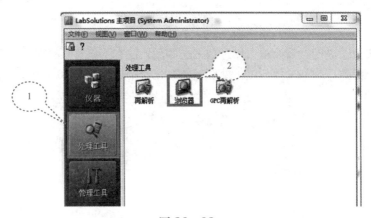

图30-63

在主项目中选择"定量浏览器"。在"数据管理器"中找到上一步保存的方法文件，双击打开方法文件。打开标准样品和未知样品，依次输入"级别号"，设定"样品类型"，即可读取定量结果（图 30－64）。

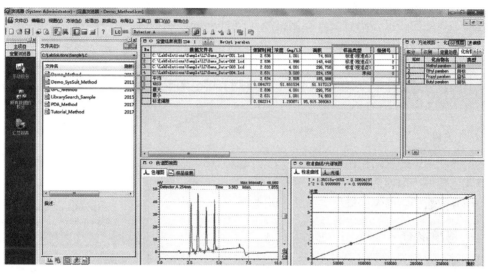

图 30－64

（四）报告打印

在主项目中选择"生成报告"，进入生成报告界面（图 30－65）。

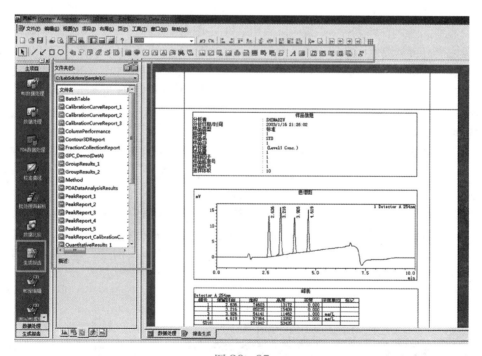

图 30－65

1. 自定义报告格式文件 点击界面上方工具栏"新建"，然后添加界面上方工具栏图标相应报告内容模块（如样品信息、色谱图、峰表等），选择"文件"，点击"保存报告格式文件"。

2. 使用工作站自带报告格式文件 在"数据管理器"界面下选择工作站自带报告格式文件存储路径 C:\LabSolutions\Sample\LC。双击打开报告格式文件。

点击界面上方"文件"，选择"加载数据文件"，把数据文件加载至报告格式文件中。点击"文件"，选择"打印"，即可打印报告（图 30-66）。

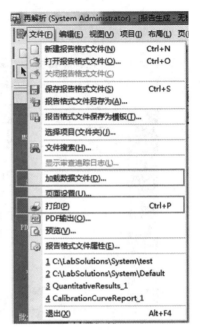

（五）关机

将仪器使用过的管路和色谱柱冲洗干净，仪器管路可以选择甲醇或乙腈进行保存，色谱柱选择甲醇保存。退出色谱工作站，关闭高效液相色谱仪各模块电源，关闭电脑。

三、故障诊断与排除

图 30-66

（一）压力异常

压力是液相色谱中最重要的指标。保留时间的变化通常是由于压力不稳引起的，记下仪器正常状态时，在固定条件下（流动相、流速、温度）的压力值。

1. 压力高 判断压力偏高的方法，一般参考正常压力标准：以水为流动相、1.0ml/min 流速、接双通，新仪器（LC-20A）系统压力<1MPa。发生此情况时，一般推断为液相仪器部分零件发生堵塞，具体的堵塞部件排查可以采用顺推法或逆推法。

一般说来，容易发生堵塞的部件：保护柱、泵的管路过滤器和泵头管路（LC-10ATvp 出口单向阀到右泵头）、混合器预混合室过滤器（主混合器和预混合室建议不要拆洗）、某些细内径的系统管路、自动进样器高压阀和细内径的出口管路（UFLC）、自动进样器的进样口到高压阀管路（LC-2010）、手动进样阀的定子堵塞、检测器流通池半微量池的入口管和背压管、自动进样针堵塞（劣质进样垫）。

2. 压力不上升 导致压力不上升的可能原因有泵头中没有液体，充满气泡；单向阀完全堵塞；吸滤头完全堵塞，流动相管路中没有液体；排液阀没有关紧；管路漏液；主板或者压力传感器故障；泵体锈蚀，柱塞杆不动或折断；LPGE 阀滤网堵塞等。

3. 压力低 导致系统压力偏低的原因有泵头有气泡；单向阀轻度堵塞或者其中一个不能正常工作；柱塞密封垫漏液；排液阀没有关紧或密封不良；管路漏液；某个柱塞杆不动或折断等。

4. 压力波动 压力波动的原因来自于系统无法提供稳定准确的流量，从而导致保留时间的漂移。对于岛津公司不同型号的泵，其日常运行的压力波动允许范围不同，具体的波动允许范围应在表 30-4 的建议范围内。

表 30-4 流速为 1.0ml/min 条件下不同型号泵允许压力波动范围

型号	日常运行标准（MPa）	型号	日常运行标准（MPa）
LC-20AD	0.2	LC-2010	0.5
LC-20AT	0.3	LC-10ATVP	0.5

对于岛津公司的液相色谱仪，其压力波动的主要原因，以及针对不同原因导致的压力波动，其处理方法总结归纳如表 30-5 所示。

表 30-5　压力波动原因及处理措施

原因	措施
流动相有气泡	确保流动相脱气
吸滤头脏	超声清洗吸滤头或更换吸滤头
单向阀脏、堵、损伤	超声清洗或更换
单向阀的宝石球容易与基座粘连	更换最新型的单向阀（耐乙腈）
柱塞密封垫漏液	更换柱塞杆
脱气机脱气效果不良	维修脱气机
泵的相关参数不合适	执行波动校准
在线过滤器脏	更换为新的过滤器
LPGE 不良	暂时排除确认
泵体不良	更换泵体

（二）基线问题

1. 噪音大　观察仪器的基线是否平稳，或信噪比是否在限度内。

仪器灯的使用时长也会影响到仪器的基线噪音。

其他导致仪器噪音大的原因：流动相污染，溶剂纯度不合格；流动相、流通池内有气泡；检测池的能量不够（光路脏或灯源、流动相、流通池脏）；地线没接好；波长设置在 220nm 以下；电源电压波动；电路板故障；强磁场影响；仪器振动；温度不稳定或者室温过低等。

2. 基线漂移　观测基线是否漂移，基线漂移的起因有多种，大体上可以归纳为由以下原因所导致：流动相污染，溶剂纯度不合格；检测器温度受环境温度波动（风口、空调直吹）；冲洗平衡色谱柱时间不充分，柱子没有恒温；柱子或管路污染；波长设置较短（220nm 以下）；特殊流动相温控影响（离子对试剂对恒温要求高）；检测器要预热 30 分钟以上。

（三）进样精度差

各型号进样器的精度标准，见表 30-6。

表 30-6　各型号进样器的精度标准

型号	日常运行标准	条件
SIL-20A/C	RSD＜0.3%	10μl injection
SIL-30AC	RSD≤0.25%	5μl 全量进样

续表

型号	日常运行标准	条件
SIL－16	RSD＜0.25%	10μl
LC－2030	RSD≤1.0%	0.5～0.9μl
LC－2030	RSD≤0.5%	1.0～1.9μl
LC－2030	RSD≤0.25%	2.0～4.9μl
LC－2030	RSD≤0.2%	5.0～2000μl
LC－2010	RSD＜0.3%	10μl injection
SIL－10AP	RSD＜1%	1000μl injection $n=5$
SIL－16P	RSD＜0.5%	1000μl injection
手动进样 7725i	RSD＜1%	10μl injection

表 30－6 所列为岛津公司高效液相色谱常配的进样器型号以及对应的进样精度标准，进样精度差会对测试结果产生较大影响。影响手动、自动进样器精度的常见问题，见表 30－7。

表 30－7　影响手动、自动进样器精度常见问题

手动进样器	自动进样器
进样量不合适（10μl）	清洗液干了
进样针定量不准	没有执行 PURGE 或者排气时间不充分（25 分钟）
进样针有气泡	清洗液没脱气、没有配置在线脱气机或者在线脱气效果不良
进样口白色密封垫松动（用橡皮顶紧）	高压阀转子密封垫堵塞或磨损
进样针太细	进样口密封垫堵塞或漏液
转子密封垫磨损、漏液	非岛津的样品瓶及瓶垫
定量环堵塞	针或样品环漏液或堵塞
废液管堵塞或者位置不对	计量泵 CROSSHEAD 磨损
进样方法不正确	样品瓶盖拧得过紧
进样针用完以后要及时清洗，否则针会粘住	死体积大
	吸样速度不合适
	峰形不好，积分不准确

（四）保留时间精度差

用户通常关注的保留时间精度差可能是由以下一些原因导致的：泵输液送液不正常（压力波动）、柱温变化（室温变化要小于 2℃）、流动相组分挥发变化（无封口膜）、流动相的 pH 值

不同、缓冲能力不够（样品影响）、色谱柱平衡时间不够（一般需要 30～60 分钟）、梯度洗脱未回到初始流动相浓度或时间不够、LPGE 纯有机试剂乙腈与高盐流动相混合、柱子问题、低压梯度阀不良、密封垫漏液、排液阀没拧紧、低波长用磷酸盐、普通波长用醋酸盐等。

（五）峰形问题

峰形出问题，例如出峰变胖或者拖尾，常见的原因有：柱子的原因、柱外死体积较大、没有用匹配的接头、样品中出现碱性化合物，容易与硅羟基发生作用形成拖尾峰、溶剂效应、柱温影响等。

（六）不出峰问题

当仪器出现不出峰问题时，建议用户从以下几个方面逐一确认排查：自动进样器 purge 检查（清洗液干了，排气时间不够等）、自动进样器针吸样确认（针堵塞）、自动进样器计量泵检查（漏液）、流动相是否流动、压力是否正常、流动相是否正确、梯度程序是否正常、柱后是否接入正确的检测器（是否接入、灯是否开启）、样品瓶中是否有足够量的样品（样品是否稳定）、进样流路是否堵塞、柱子是否合适等。

（七）出鬼峰问题

当出现分梯度鬼峰或者等度鬼峰的问题时，一般是由于样品瓶污染（等度）、样品污染（等度）、流路污染（吸滤头、管路、在线过滤器、进样器等）（梯度）、流动相污染或者纯度不合格（梯度）、溶剂或者样品过滤装置污染、清洗液污染、进样器高压流路部分污染、保护柱污染等问题所导致的。

第五节　赛默飞公司高效液相色谱仪

一、仪器结构

根据仪器配置的不同以及仪器耐压的区别，目前，市售的赛默飞公司 HPLC/UPLC 主要有 Ultimate3000 系列与 Vanquish 系列，其中 Ultimate3000 系列的仪器耐压从 620bar 至 1000bar 不等；Vanquish 系列的仪器耐压从 1000bar 至 1500bar 不等。以上不同系列的仪器都由工作站、在线脱气机、输液泵、自动进样器、柱温箱和检测器等部件组成，均可通过变色龙色谱工作站实现数据采集、数据处理和报告打印等操作。

二、操作规程

（一）实验准备

1. 开机登录　打开仪器各部分的电源，仪器开始自检，等待各模块自检完毕，同时启动计算机，进入 Windows 界面。双击 Windows 桌面上的"Chromeleon 7"图标，在弹出的登录窗口中输入"用户名"和"密码"，进入变色龙色谱工作站主界面。

2. 冲洗流动相　是指替换从贮液瓶到溶剂入口阀之间管路中的流动相，从而快速更换系统中的流动相。进入软件后，先将准备好的流动相放到相应的管路，逆时针两圈拧松液相泵模块的冲洗阀，然后进入变色龙 Chromeleon Console "仪器"控制界面下的 "PumpModule"页面，设置需要用到的流动相比例为 100%，选中 "冲洗"按钮，在弹出的 "就绪检查结果"对话框中，选择 "忽略警告执行"。

3. 准备进样器 因目前大部分仪器都配备有自动进样器，故本 SOP 以自动进样器为例进行描述。点击变色龙 Chromeleon Console "仪器"控制界面下的 "Sampler"页面，分别依次点击 "灌注注射器"、"清洗缓冲环"和 "外部洗针"。若自动进样器配备有温控系统，则可以根据供试品溶液的性质设置合适的温度。温控范围为 4～45℃。

（二）数据采集

1. 创建仪器方法 在变色龙仪器控制界面，选择相应的仪器后，点击菜单栏 "创建（C）"下的子菜单 "仪器方法（I）…"，然后根据标准规定按仪器方法向导设置方法（图 30-67）。

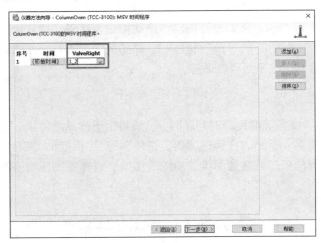

图 30-67

若仪器为双三元系统，则还需要根据所使用的检测器及柱流路，选择相应的阀位。

对方法进行注释和描述后点击 "保存"按钮，选择相应的数据仓库和文件夹并命名（图 30-68）。

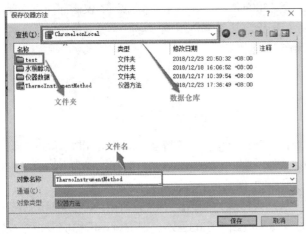

图 30-68   图 30-69

2. 创建一个新的序列文件（样品表）　在 Chromeleon Console "创建" 菜单的下拉菜单中点击 "序列"。然后根据弹出的 "新建序列向导" 页，设置序列文件（图 30−69）。

若为网络版色谱工作站，首先选择该序列采集数据时将要运行的仪器。

然后输入样品瓶数、进样次数、起始位置、进样体积等参数后点击 "下一步"，为新建序列指定所用方法和报告：点击 "浏览…" 按钮，选择相应的文件，然后点击 "打开" 按钮，即得。

在弹出的对话框中选择该序列保存的位置以及该序列的文件名。保存后出现下图，左侧的导航区有新建序列的文件名，右边工作区上部显示该序列表的详细内容，下部还列有该序列所使用的 "仪器方法"、"处理方法" 和 "报告模板"（图 30−70）。

图 30−70

3. 修改并运行样品序列表　在已保存的序列中，根据实验的实际情况，可以添加空白、标样，修改名称，修改进样瓶位置，还可以从其他序列中复制文件并粘贴后使用。待修改完毕后点击保存并点击 "开始" 按钮即可开始运行序列，仪器会采集数据并保存（图 30−71）。

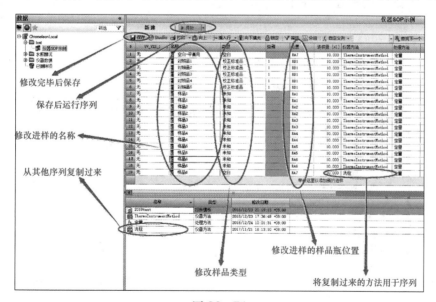

图 30−71

4. 平衡色谱柱　流动相冲洗结束后，拧紧冲洗阀，然后在确保正确安装色谱柱的前提下根据标准规定设置相应的流动相比例和流速，并选中"马达"按钮使泵运行。

5. 设置检测波长参数　在流动相按标准规定的比例开始运行大约 5 分钟后，点击变色龙 Chromeleon Console "仪器"控制界面下的"UV"页面，打开软件中检测器的灯开关并设置相应的波长。其中紫外检测器分为单通道和多通道两种，单通道紫外检测器只能设置一个波长，即只能记录一个通道的数据，多通道的紫外检测器最多可以同时记录四个通道的数据，根据实验的实际需求在后续的方法设置中选择需要的通道。二极管阵列检测器的设置方法基本同紫外检测器，但二极管阵列检测器最多可以同时采集八个通道的数据。若控制界面未出现八个通道，则需在变色龙的仪器配置管理器中进行设置。

紫外光灯：用于紫外区的波长采集，当检测波长小于 340nm 时必须打开紫外光灯。

可见光灯：用于可见光区的波长采集，当检测波长大于 670nm 时必须打开可见光灯。

数据采集频率：在常规 HPLC 模式下，建议采样频率设置为 10Hz 即可；当仪器为 UPLC 并采用小粒径色谱柱时，因普遍出峰较快，需将采样频率适当提高。变色龙软件共有 1Hz 至 100Hz 总计 8 个采样频率可供选择。

若检测器配备的为荧光检测器，则点击变色龙 Chromeleon Console "仪器"控制界面下的"FLD"页面，根据标准规定设置相应的激发波长和发射波长。

6. 设置柱温　若仪器配备有柱温箱，则建议设置合适的柱温使保留时间的重现性更好。方法为点击变色龙 Chromeleon Console "仪器"控制界面下的"ColumnOven"页面，输入设定温度并将温度控制中的"Off"改为"On"。HPLC 的柱温控制范围为 5～80℃，UPLC 的柱温控制范围为 5～110℃，并且 UPLC 会配柱后冷却器。柱温设置需注意仪器与色谱柱的耐受性。当色谱柱的温度高于 40℃时，建议开启柱后冷却器并将温度设定为接近室温。

（三）数据处理

在 Chromeleon Console "创建"菜单的下拉菜单中点击"处理方法（P）…"，弹出"创建处理方法"对话框，一般选择"定量"并保存即可（图 30－72）。处理方法是在进完样后对采集到的谱图进行处理数据时需要用到的，可不作任何改动；也可以直接调用以前的数据处理方法（图 30－73）。

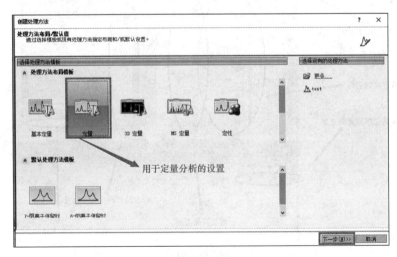

图 30－72

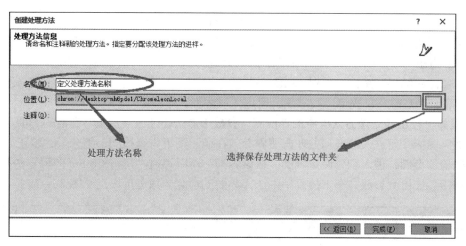

图 30-73

1. 创建报告模板 在 Chromeleon Console "创建"菜单的下拉菜单中点击"报告模板（R）…"，弹出"创建报告模板"对话框。一般情况下选择"默认"即可。点击"确定"按钮后，根据弹出的对话框设置保存报告模板的路径及报告模板的文件名。

编辑后的样品序列在仪器方法设定的色谱条件下完成进样后，就采集到色谱数据并进行了保存。调用其中的数据并对预先设定的处理方法中的积分参数进行优化，完善该处理方法文件并保存后可打印报告。

2. 处理数据 在 Chromleon Console 左下侧目录条选择"数据"，在数据导航界面选择相应的数据仓库和文件夹后找到要处理的样品序列，比如本例中选"黄芩"。当点击"黄芩"序列后，在右边的工作区显示样品序列中所有样品的信息（图 30-74）。

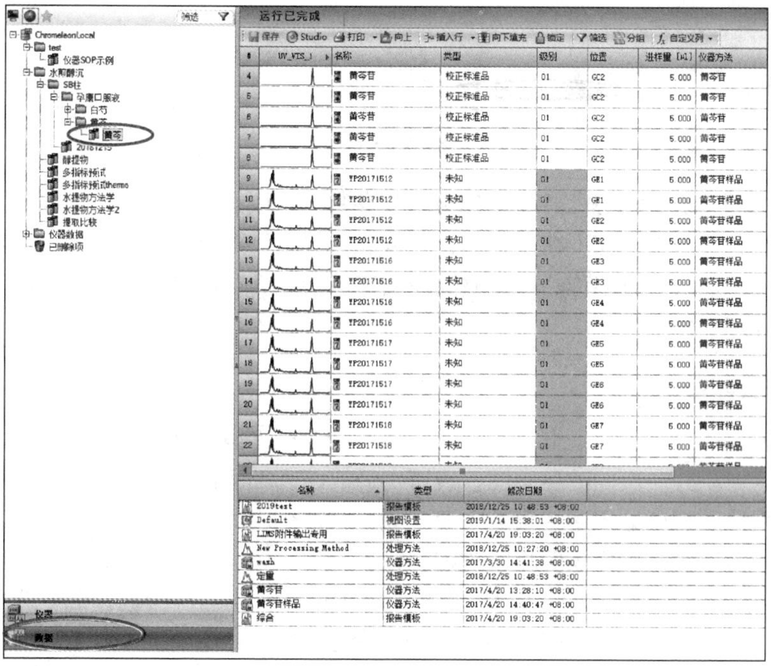

图 30-74

双击上图序列表中某个标准品，切换到 Chromatography Studio。进入色谱数据处理区，上部功能区中有剪贴板、导航、预置、窗格四区。在"预置"区中点击"结果"图标，显示色谱图和结果；点击"校正和处理方法"图标，进入处理方法界面，可对处理方法进行优化和完善；点击"等值图和结果"图标，可对 DAD 采集的色谱和光谱数据进行处理。点击窗格区中各图示，如等值图、UV – Vis 光谱、校准图，可进入该界面。

3. 设置"校正和处理方法"中的"检测"参数　点击功能区"预置"窗格的选项"校正和处理方法"图标，可进入校准和处理方法界面，在色谱图下方有检测、组分表、校正等页面。

点击检测页面，进入积分设定界面。在该界面，可以通过"运行 Corbra 向导"进行设定，也可以直接添加检测参数并在下拉菜单中选择需要的检测参数进行设定（图 30 – 75 ）。

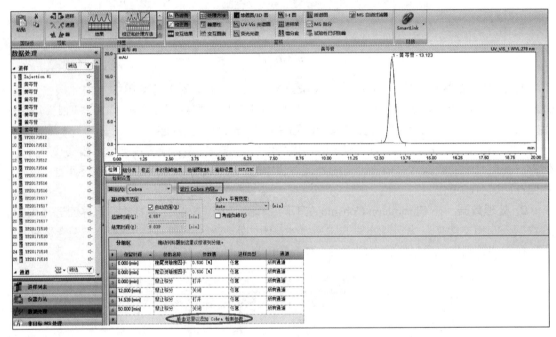

图 30–75

4. 设置"校准和处理方法"中的"组分表"参数　在校准和处理方法界面下，点击组分表页面，则进入组分表设定界面。在该界面，可以通过"运行组分表向导"进行设定，也可以直接添加新的组分并输入组分名称、保留时间及窗口等参数。参数设置完成后点击保存按钮，即基本完成数据处理工作。

（四）报告打印

待数据处理完毕并保存后，点击左下侧目录条的"报告设计器"，导航栏选择相应的数据，鼠标双击工作区"积分"页面的色谱图，设置合适的时间轴和信号轴，点击关闭并保存后即可打印报告。如需修改积分结果中栏目的内容，鼠标双击相应的栏目表头，在弹出的对话框中点击"公式"栏右侧按钮，选择需要打印的内容，确定后即可。打印报告的方法为点击右上角的变色龙图标，然后点击"打印"，在出现的对话框中选择相应的打印机，在"选择要打印的工作表"区域中，将"积分"工作表选中，点击"确定"即可打印（图 30 – 76 ）。

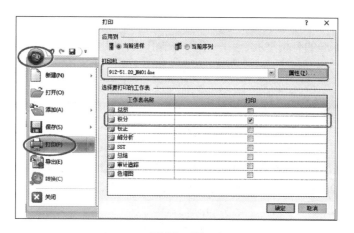

图 30-76

（五）关机

将仪器使用过的管路和色谱柱冲洗干净，仪器管路可以选择甲醇或乙腈进行保存，色谱柱选择甲醇保存。退出色谱工作站，关闭高效液相色谱仪各模块电源，关闭电脑。

三、仪器保养维护及故障诊断与排除

（一）仪器保养维护

1. 流动相

（1）检查流动相是否太少或放置太久。超纯水或缓冲盐溶液建议每天必需更换且过滤，以防止长细菌。超纯水必须为新制，这一点尤其重要。（市售小瓶装质量好的纯净饮用水也是好的选择）

（2）流动相必须过滤，水相或缓冲盐采用水系滤膜，纯有机相或含一定比例有机相的混合流动相用有机系的滤膜，可以采用孔径为 0.45μm 的滤膜；若采用小粒径色谱柱（如亚 2μm 色谱柱）时，则采用孔径为 0.22μm 的滤膜。

（3）过滤后的流动相需要继续抽真空 2 分钟左右或超声脱气 10~20 分钟。

2. 泵

（1）更换泵头清洗瓶中溶液　将清洗瓶置于 U3000 系统上方的托盘中，清洗液为 5% 左右的甲醇或异丙醇的水溶液，所使用的试剂必须为色谱纯，用超纯水或二次蒸馏水来配置。

（2）一般情况下禁止使用三氯甲烷、三氯（代）苯、亚甲基氯、四氢呋喃、甲苯等；慎用四氯化碳、乙醚、异丙醚、酮、甲基环己胺等，以免造成对柱塞密封圈的腐蚀。若需要使用正相系统分析样品，需要另行安装耐腐蚀的正相密封圈。

3. 自动进样器

（1）若泵带有在线脱气机，则自动进样器清洗液使用一个流动相作为清洗液，在泵的比例阀前使用一个三通相连，要注意该路流动相必须不含盐，一般情况下在反相高效液相色谱法中，供试品溶液用到的溶剂为含一定比例的甲醇或乙醇较多，故建议自动进样器清洗液采用甲醇的管路较合适；若没有在线脱气机，则使用自动进样器自带的 125ml 清洗瓶装清洗液，自动进样器使用前建议对清洗液进行超声脱气。

（2）赛默飞高效液相色谱仪自动进样器进样盘为三个扇形分布，分别以R、G、B来区分，每个区可放置一个标准的分析型孔板和一个大号的孔板，每次需要移动相应的样品盘时，必须通过点击软件上的"移动盘到前部"按钮或仪器面板上的"Rotate"功能来实现，切忌用手强行转动。

（3）自动进样器注射针下方严禁放置任何物品，以防阻挡注射器推杆的运行导致仪器损坏。

（4）样品必须要使用相应的微孔滤膜过滤或高速离心，以免堵塞进样器的针头或色谱柱。平时建议采用0.45μm孔径的滤膜过滤或转速12000r/min以上的速度离心；若使用亚2μm的色谱柱，建议采用0.22μm孔径的滤膜过滤，即使离心后也必须过滤。

4. 柱温箱及色谱柱

（1）柱温箱一旦发生报警，一定要及时查找原因。若实验室湿度太高，也可能引起漏液传感器的报警，这时需采取相应的除湿措施或调节该传感器灵敏度。若柱温箱中发生漏液现象，则需及时拧紧色谱柱并擦干漏液，长时间的漏液极易损坏柱温箱中的传感器。

（2）若实验中使用了缓冲盐或其他电解质，在做完实验后，系统和色谱柱一定要充分清洗。

（3）柱温箱使用温控过程中，尽量不要打开前门，否则传感器会报警出故障。

（4）尽量避免在低流速下设定较高温度，易造成色谱柱的塌陷或老化。

5. 检测器

（1）检测器的紫外或可见光灯在长期打开的情况下，一定要保证有溶液流经检测池。若暂时不进样，可设置一个较低的流速（如0.1ml/min），不再使用仪器可关闭灯的电源。

（2）检测器的氘灯或钨灯不要频繁开关，每次开关都会损失灯的寿命。

（3）连续两次开关灯之间应至少间隔15分钟。否则灯过热易导致烧坏。

（4）确保检测器后的废液管畅通，否则易导致流通池破裂。

6. 其他

（1）缓冲溶液与有机溶剂互相转换前一定要用95%的去离子水清洗泵，防止盐在有机相中结晶损坏泵中各组件和堵塞色谱柱。

（2）仪器使用前后一定要用甲醇或乙腈冲洗流路，平衡活化色谱柱，赶走管路中的杂质和水分。

（3）缓冲盐浓度不宜过高，一般情况下不超过0.05mol/L。

（4）当液相系统由反相转换为正相时，先将色谱柱取下，连接二通，然后将需要用到的管路用异丙醇过渡（注意：在用异丙醇之前确保该管路已经没有缓冲盐），再用正己烷冲洗，然后连接色谱柱，冲洗一定时间后用相应的流动相平衡；由正相转换至反相时同理操作。

（5）实验结束后，点击仪器控制界面的"释放控制"按钮以释放该仪器。

（二）故障诊断与排除

1. 压力异常 压力过高可能是泵、管线、进样器和色谱柱堵塞或污染，压力过低可能是泵、管线连接漏液，压力波动可能是泵、溶剂入口过滤器堵塞或有气泡。根据实际情况进行问题排除，清洗或更换相应部件，如将主动阀阀芯用甲醇超声处理15分钟。

2. 仪器泵模块的面板上出现"The rear seal wash system has run out of wash solution" 说明清洗液走空，这时候需要重新配制清洗液，并在左下角目录条选择"仪器"，选择左边导航栏中相应的仪器，再进入泵模块（PumpModule）的页面，点击"更多选项"按钮，将后密封圈

清洗模式由 "Idle" 改为 "Active" 并在键盘上按确认键（图 30 - 77）。

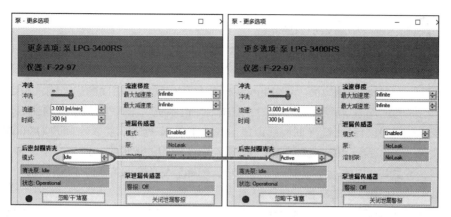

图 30 - 77

3. 出现基线波动、毛刺等现象　首先应检查检测器流通池中是否有气泡或污染，如不是流通池引起，可等待氘灯稳定，同时检查仪器的接地是否良好，必要时，检查氘灯已使用的时间，根据实际情况考虑更换新的氘灯。

4. 峰面积重现性差　可能是转子密封垫漏、计量泵漏、针和针座漏、检测器未平衡好，重点关注进样器的运行情况；也有一种特殊情况，即注射器的洗针液与供试品溶液的溶剂不互溶导致，这时需更换与供试品溶液的溶剂互溶的洗针液。保留时间发生飘移可能是泵流速问题、流动相组成、柱温箱温度不稳定和色谱柱未平衡，可以考虑更换泵、柱温箱和色谱柱。

5. 灵敏度差　可能是进样针堵塞、氘灯老化和流通池脏，可以考虑清洗或更换进样器和检测器。

6. 出现双峰、峰扩展　可能是柱头塌陷、柱前滤芯堵塞、组分共流出或溶剂效应引起，可以考虑更换色谱柱、调整方法或改变进样体积；柱外扩散可能是柱外死体积大、管线连接问题，注意选用合适内径的管线；出现峰拖尾可能是柱效下降，可以考虑更换色谱柱；出现峰前伸可能是进样量过大、样品浓度高，可以考虑调整进样量和样品浓度。

第六节　日立公司高效液相色谱仪

一、仪器结构

该仪器主要由输液泵、自动进样器、柱温箱以及一台或多台检测器组成。

二、操作规程

（一）实验准备

1. 检查电源线，确保电源插头连接完好。

2. 按需求配置清洗液 1（AS1：80%甲醇）、清洗液 2（AS2：20%甲醇）和柱塞清洗液（W：20%甲醇），以及实验所需流动相，流动相需洁净无气泡，确保所有流路的溶剂滤头均在溶剂液面以下。

3. 打开柱温箱，按照流路方向正确安装色谱柱，扣好柱温箱内盖，确保内盖的四个卡扣安装到位。

4. 开启电脑，等待电脑完全启动完成。

5. 开启 Chromaster 组织器的电源开关，依次开启泵、自动进样器、柱温箱、检测器前面板左上方的电源开关，等待仪器各组件开机自检。

6. 新建项目。启动电脑桌面上的 Empower 软件，出现登录对话窗口，输入设定的用户名和密码，点击"确定"，出现管理员主窗口，点击"配置系统"，出现配置管理器窗口，右击"项目"→"新建"→"项目"，选择项目根目录后，点击"下一步"，将表空间改为 200MB，必要时输入"注释"内容后，点击"下一步"，按需勾选要启用的选项中，点击"下一步"，出现访问控制窗口，设置访问权限后，点击"下一步"，选择要复制的源项目，最后输入"项目名"，点击"完成"，即可建立新的项目，关闭窗口。

7. 灌注流动相。在管理员主窗口点击"运行样品"，选择新建立的项目，选择色谱系统，点击"确定"后，出现运行样品操作界面，点击 Pump 模块的设置按钮，出现 Option Screen 窗口，点击"Purge"，设置流速为 5ml/min，点击"Purge on"后，出现 Drain Valvec 窗口提醒用户开启 Purge 阀，此时将泵中的黑色 Purge 阀向逆时针方向开启 15°即可打开泵上的 Purge 阀，再点击"确定"，开始对 A 流路进行排气 3 分钟。A 流路排气 3 分钟后，下拉菜单中选择 B、C、D 流路分别排液 3 分钟。

依次排液完毕后，点击"Close"，提示 Purge 阀在打开状态，请将 Purge 阀顺时针转动 15°，关闭后点击"确定"。

8. 清除进样器。点击 Autosampler 模块的设置按钮，出现 Option Screen 窗口，可点击"Auto Washing"，勾选要清洗的部件，如图 30-78 所示，点击"Wash"可一次性完成 5 个清洗程序（Needle wash：进样针清洗、Syringe Purge：注射器排气、Rinse Port Wash：清洗口清洗、Washing Pump Purge：柱塞清洗泵排气、Plunger Wash：柱塞清洗）。

（二）数据采集

1. 编辑仪器方法 在运行样品窗口中，点击"仪器方法"下的"编辑"，如图 30-79 所示。

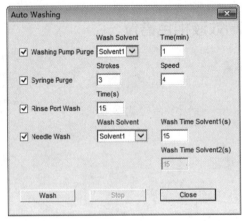

图 30-78

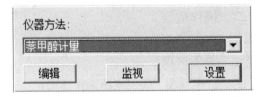

图 30-79

（1）设置泵参数 点击左侧"Pump"设定泵参数，Pressure Limit（压力极限）（表 30-8）：

压力单位可使用 MPa、bar、psi 和 kgf/cm²。

表 30-8　泵压力极限

压力单位	最大压力
MPa	40.0
bar	400
psi	5803
kgf/cm²	408

Gradient mode（梯度模式）：LFM（低频模式）或 HFM（高频模式），增加比例阀切换频率，提升流动相混合能力，可获得更加优秀的梯度、更加优异的保留时间重现性，实现高灵敏度分析。

Turn off at shutdown：漏液等异常情况下自动停泵。

Degassing Unit – Check Status：打√后，自动检查脱气机状态。

Pump 1 Pressure Monitor – Enable：打√后，采集色谱图的同时采集系统压力图。

Description：当泵压监测开启后，此处变亮，可以输入相关信息，如果不输入，系统默认泵的型号。

Plunger wash：可选择"After Injection"，进样后启动柱塞清洗；"After Run Samples"，样品运行完毕后启动柱塞清洗。

Wash Time（s）：输入柱塞清洗时间。

（2）设置自动进样器参数　点击左侧"进样器 5260"。

ASP Syringe Speed 和 DSP Syringe Speed：吸样时注射器抽动速度，5 挡可调，数值越大，速度越快，当样品黏稠时需要降低吸样速度。

Needle Down Speed：进样针扎入样品瓶的速度。通常设定为"fast"，如果隔垫很硬，为防止扎弯进样针，需要选择"slow"。

Syringe Volume（μl）：自动进样器有多重规格注射器可选，标配的注射器是 175μl。

Air Volume（μl）：切割进样方式时吸入空气的量。

Injection Method：①Cut（切割进样）：Lead Volume（μl）（前抛弃的体积），Rear Volume（μl）（后抛弃的体积）；②All（全量进样）：Feed Volume（μl）（全量吸入的量，定量环在 1～100μl）；③Loop（满环进样方式）：Waster Volume（μl）（抛弃的量）。

Time Injection With Pump：泵与自动进样器同步，可以进一步提高保留时间的重现性，当启动 PASS 时，5110 泵最低流速是 0.2ml/min。

Sense Missing Vial：当启动空位传感功能后，自动进样器将在进样前探测样品位是否有进样瓶，如果发现没有进样瓶将停止进样。

Rinse Port Wash：Wash Time（s），进样针在清洗口清洗的时间。

Needle wash（进样针清洗）：Wash Solvent（清洗溶剂，可选择 AS1 清洗，或者 AS1 和 AS2 清洗）；Plunger wash After Run Samples（样品运行完毕后启动柱塞清洗）；Thermostat（自动进样器控温）；Temperature（设定自动进样器温度，温度范围：4～40℃）；Wait Before Injection（达到设定温度后进样）；Tolerance（设定温度波动范围）。

（3）设置柱温箱参数　点击"柱温箱 5310"。

Max Temperature for Column（℃）：设定柱温箱最高温度。

Wait With Tolerance（±℃）：设定柱温箱温度波动范围。

Wait Time（min）：柱温箱达到设定温度后的等待时间。

Control Off at Shutdown：出现异常报警时停止柱温箱工作。

Oven Temperature Monitor：在 enable 前打 √ 后，将记录柱温箱温度波动。

Ambient Temperature Monitor：在 enable 前打 √ 后，将记录环境温度波动柱温箱程序升温时间表。

（4）设置二极管阵列检测器参数 点击"检测器 5430"设定参数，二极管阵列检测器设置如下。

Response Time（s）：响应时间，7 档可选 0.01、0.02、0.05、0.1、0.5、1.0、2.0s，数据在响应时间内经过多次采集后取平均值，数值高，图谱噪音小；数值小，图谱灵敏度高。

Sampling Period（ms）：采样频率，9 档可选 10、20、50、100、200、400、800、1600、3200ms——获取一幅光谱图需要的时间。

Max Runtime（min）：最大运行时间——显示样品的最大运行时间。

Wavelength Range：波长设定范围，见表 30-9。

表 30-9 DAD 检测器波长设定范围

Lamp Mode	Min（nm）	Max（nm）
D2&W	190～850	240～900
D2	190～350	240～400
W	401～850	451～900

Slit Width：物理狭缝，控制进入检测器的光通量，光通量大，灵敏度高，2 档可调："Fine" 1nm；"Coarse" 4nm；Spectral Bandwidth（nm）：数据采集的最小跨度。

Auto Zero Before Injection：前打 √ 后，将在进样前进行调零。

Extracted Chromatogram：提取色谱图，可设定最多四个波长。

（5）设置示差折光检测器参数 当系统有两个检测器时，RID 检测器将被设定为 Channel 2。

Response Time（s）：响应时间，9 档可选，数据在响应时间内经过多次采集后取平均值，数值高，图谱噪音小；数值小，图谱灵敏度高。

Sampling Period（ms）：采样频率，9 档可选 10、20、50、100、200、400、800、1600、3200ms，获取一个数据点需要的时间。

Baseline Shift（%）：相当于该设定值的积分器输出值。

Polarity：谱图极性 Positive（正）and Negative（负）。

Full Scale Range：模拟输出的量程范围，2 档可选，噪音测量和高灵敏测量选用 125uRIU/V；通常检测选用 500uRIU/V。

Auto Zero Before Injection：前打 √，进样器自动调零。

Cell Temp：流通池温度控制；Temp Control：前打 √，表示对流通池进行控温；Temp（℃）：输入流通池温度，流通池温度设定范围为 30～50℃，流通池温度设定过高，将导致噪音增大。

各模块参数设置完毕后，在窗口右击"文件"，将方法另存为指定文件名。

在运行样品窗口，进样表下方点击"单进样"→"开发方法"，选择新建的方法，点击"下一步"至"完成"。

2. 样品运行　直接在运行样品窗口填写进样体积、进样数、样品名称、运行时间等参数，并选择已建立的方法。在窗口右击"文件"，将样品组方法另存为指定文件名。

点击运行图标"⬤"，开始运行样品。

（三）数据处理

在管理员主窗口点击"浏览项目"，在"通道"列表双击已运行完的样品序列，可进入查看主窗口，在查看主窗口点击"处理方法向导"的图标，选择"新建处理方法"，处理类型和积分算法默认为"LC"和"传统"，点击"确定"。

出现积分参数设置窗口，依次填写峰宽、阈值以及积分开始和结束的时间，点击"下一步"，至弹出窗口询问是否要给新组分添加通道名，此处一般选择"否"，至校正窗口，在"名称"列按保留时间对各组分命名，点击"下一步"，至适应性窗口，勾选"计算适应性结果"，"空体积时间"默认填写 1.0 分钟，勾选"计算 USP、EP、和 JP s/n"，点击"下一步"，填入方法名，点击"完成"。

切换至浏览项目窗口，选中要处理的单个或多个样品，右击选择"处理"至后台处理和报告窗口，点选"使用指定的处理方法"，找到已建立的处理方法，点击"确定"，即可处理。

（四）报告打印

在项目窗口切换至"结果"列表，选中单个和多个要查看的数据，右击可选择"查看"和"比较"，也可选择"预览/出版"，进入报告出版窗口，可点选"使用以下的报告方法"选择软件内置的报告模板，并从左侧小窗口内选择需要的内容来编辑模板。点击"🔲"可预览和打印报告，如图 30–80 所示。

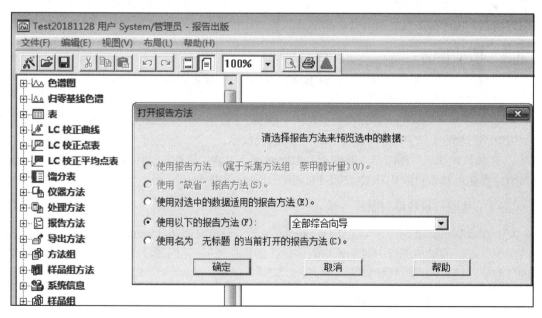

图 30–80

（五）关机

将仪器使用过的管路和色谱柱冲洗干净，仪器管路可以选择甲醇或乙腈进行保存，色谱柱选择甲醇保存。退出色谱工作站，关闭高效液相色谱仪各模块电源，关闭电脑。

三、仪器保养维护及故障诊断与排除

（一）流动相的处理

1. 流动相过滤 除去溶剂中微小颗粒，避免堵塞和磨损系统。

2. 流动相脱气 除去流动相中溶解或因混合产生的气泡。

3. 流动相为混合溶剂 需要先混合充分后，再过相应滤膜滤除微粒，再超声脱气后使用。

4. 纯水相或者含有磷酸盐的水相 必须现配现用，防止长时间放置后长菌，堵塞溶剂瓶中的滤头。

5. 使用含缓冲盐的流动相 需要使用 10%甲醇水冲洗 30~60 分钟（1ml/min），再用甲醇冲洗 30 分钟，最后让系统处于纯有机相状态。并且启动柱塞清洗，对泵柱塞清洗 3~5 分钟，洗去附着在柱塞杆上的缓冲盐。

6. 仪器长期不使用 需将溶剂瓶中的水相或缓冲盐更换为有机相，并且将管路中的水相置换成有机相，防止长霉菌，流动相的保持时间。

7. 流动相的更换 更换新的流动相，用与两种流动相都互溶的溶剂做过渡，同时注意流动相别毁坏色谱柱；使用过滤、脱气的流动相，不使用放置过久的蒸馏水；梯度洗脱时，最好使用黏度相近的溶剂组成流动相；储液瓶中流动相的液位至少要高出流动相入口处 10cm，防止气泡进入溶剂中。

8. 防止溶剂过滤器堵塞及长菌 定期使用超声波进行清洗。判断滤头是否堵塞：①使用单流路（如 A 流路）泵送液体时无液体排出；②关泵，打开脱气机入口或比例阀入口管线，若滤头没有堵塞，由于溶剂瓶处于高处，有溶剂应重力作用流出，若堵塞则流出不畅或不流出。

（二）样品的制备

1. HPLC 对样品制备的要求 必须能溶于流动相；样品溶液要除去微粒及杂质；了解样品对色谱柱的基质填料是否有破坏作用。

2. 样品预处理的目的 除去微粒、杂质，减少干扰；浓缩微量组分，稀释高浓度组分；提高灵敏度及选择性；改善分离效果；保护色谱柱及仪器。

3. 样品预处理的常用方法 高速离心取上清液；过滤、超滤；选择性沉淀（蛋白）；柱前/柱后衍生反应；萃取；固相萃取（Solid Phase Extract，SPE）。

（三）在线脱气机故障判断

判断在线脱气装置是否正常工作：打开 Purge 阀，设定流速 2ml/min，提起溶剂过滤头再放入溶剂中，观察溶剂传送管中气泡体积的变化，如果脱气机正常工作，那么进入脱气机前管路中的气泡要比经过脱气机后管路的气泡大。

（四）四元梯度泵日常维护和故障诊断

1. 日常维护 溶剂瓶放于泵上方；防止在线过滤器堵塞，定期用合适的板子将在线过滤器拆下后，泡入异丙醇中使用超声波进行清洗 15 分钟，再分次用甲醇超声清洗 3 次后安装到流路中。

2. 判断比例阀是否内漏 设定泵使用一个单独通路(A),打开 Purge 阀,流速设为 5ml/min,提起通路（B、C、D）对应溶剂瓶内的溶剂过滤头直至离开液面,观察这些通路内的溶剂是否随着流动,正常时均不应流动。

3. 判断单向阀是否正常 人为地在管路中引入气泡,流量设为 1.0ml/min,然后观察气泡在流路中的运动状态,如气泡是平稳上升,则两个阀功能都是正常的;如气泡是上去后又下来,则入口阀故障;如气泡静止不动或缓慢上升,则出口阀故障。

（五）自动进样器日常维护和故障诊断

1. 日常维护

（1）定期检查样品盘传送轴是否润滑。

（2）防止灰尘污染堵塞针与进样口,定期用酒精棉签擦拭。

2. 故障诊断

（1）漏液 进样口、转子磨损。

（2）进样量不准 转子磨损,进样速度太快。

（3）样品瓶扎不准 样品盘未放置好,传感器故障。

（六）检测器日常维护和故障诊断

1. 日常维护

（1）长时间（3 小时）不用检测器可以关掉光源灯（UV、DAD、FLD）。

（2）不要让缓冲盐溶液长期停滞在流通池内。

2. 故障诊断

（1）漏液 流通池或接头松动。

（2）灯无法点亮 灯能量过低或电源未接好。

（七）系统日常维护和故障诊断

当流动相中含有无机盐时,建议使用"柱塞杆清洗配件",然后用 10%甲醇水溶液冲洗系统 30~60 分钟（1ml/min）,最后再用纯甲醇或乙腈冲洗系统 30 分钟。

使用过程中,要注意观察在线过滤器、单向阀、手动进样阀、色谱柱等一些重要部件的功能是否正常,如果出现故障,应及时排除。主要是观察各接口处是否有漏液、检测器的出口是否有持续的液滴滴出,压力是否稳定等。

（八）常见故障排除

1. 无压力显示

见表 30-10。

表 30-10 无压力显示原因及解决方法

原因	解决方法	原因	解决方法
电源问题	接通电源,开机开泵	泵头内有空气	溶剂脱气、Purge
保险丝被烧坏	更换	流动相不足	补充流动相
柱塞杆折断	更换	漏液	拧紧或更换手紧接头
单向阀损坏	更换	忘关排液阀	关闭排液阀

2. 压力异常升高

（1）断开色谱柱入口处的管路，然后输液，压力仍上升应是柱前流路的溶剂过滤器、在线过滤器、自动进样器－进样针、配管和压力传感器有问题；若压力不上升应是色谱柱或检测器堵塞。

（2）连接色谱柱入口，断开出口处的管路，然后输液，压力仍上升，应是色谱柱堵塞，压力不上升，检测器很可能堵塞。

3. 压力持续降低

压力持续降低，系由多种原因导致漏液引起，具体见表30－11。

表30－11 漏液原因及解决方法

原因	解决方法	原因	解决方法
接头松动	拧紧	进样口：进样阀转子密封老化	更换
泵头：柱塞杆密封垫磨损	更换	管路连接不到位	重新连接

4. 压力波动 压力波动的原因有：①单向阀内有气泡或异物，可最大流速排液3～5分钟；②溶剂过滤器堵塞或产生气泡；③在线过滤器污染；④泵头柱塞杆及柱塞杆密封圈磨损。一般可采用超声波清洗解决。

5. 基线噪音骤然变化 基线噪音出现骤然变化，其原因有：①检测器灯能量不足；②流通池内有气泡或被污染。可密封流通池出液管以增大背压除去气泡，或在输液管处用注射器注入有机溶液清洗。

6. 基线噪音周期变化 基线噪音出现周期变化，其原因有：①流动相不良；②漏液；③静电干扰。

7. 基线漂移 基线漂移时可停泵观察，基线未改善，应是灯能量不足或室温不稳和空气流动引起；若基线改善，应是平衡时间过短、柱温不稳、色谱柱污染、流通池污染、漏液及流动相不良等原因引起。

8. 峰面积重现性不好

（1）自动进样器故障 原因分析及解决办法见表30－12。

表30－12 自动进样器故障分析及解决方法

原因	解决方法
配管连接部漏液	目视，拧紧流路螺钉
进样口漏液、有杂物堵塞	拧紧螺钉，更换进样口密封垫圈
注射阀、进样阀漏液	目视，更换垫圈或固定片
注射器漏液、内部污染	拧紧螺钉，更换、清洗注射器
注射器内有气泡	除气泡，增加清洗次数
进样针堵塞、变形	擦洗更换

（2）样品瓶污染或者太少以致无法吸液。

（3）样品不均匀、不稳定、易分解。

（4）漏液，温度，试剂等。

9. 保留时间重现性不好

（1）漏液——单向阀接口，柱子接口，泵头，进样六通阀。

（2）色谱柱老化、污染或塌陷。

（3）流动相挥发或污染。

10. 色谱图峰多峰少

（1）未出峰　未进样或样品分解；泵未输液或流动相不正确；检测器设置不正确或有问题。

（2）色谱图出峰比预想的少　样品分解；柱效降低；流动相不正确；平衡时间不足。

（3）出峰比预想的多（鬼峰）　样品机制复杂；流动相被污染或不正确；样品残留；保护柱脏、色谱柱污染，分辨率下降。

起草人：陈阳　郑璐侠（上海市食品药品检验所）

吴良发（江西省药品检验检测研究院）

施海蔚（江苏省食品药品监督检验研究院）

陈勇（浙江省食品药品检验研究院）

王文丽　张晓明（甘肃省药品检验研究院）

姚令文（中国食品药品检定研究院）

复核人：程辉跃（重庆市食品药品检验检测研究院）

殷帅（湖南省药品检验研究院）

李正（浙江省食品药品检验研究院）

黄青（江苏省食品药品监督检验研究院）

邓鸣　卢日刚（广西壮族自治区食品药品检验所）

第三十一章　崩解仪

崩解时限检查系用于检查口服固体制剂在规定条件下的崩解情况。崩解系指口服固体制剂在规定条件下全部崩解溶散或成碎粒，除不溶性包衣材料或破碎的胶囊壳外，应全部通过筛网。如有少量不能通过筛网，但已软化或轻质上漂且无硬心者，可作符合规定论。

除另有规定外，凡规定检查溶出度、释放度或分散均匀性的制剂，不再进行崩解时限检查。

第一节　崩解仪的结构及工作原理

一、仪器结构

仪器由主机、水浴箱、吊篮、烧杯、温度传感器（内置）等组成，如图 31-1 所示。主机由传动箱和控制箱两部分构成。机身部分是传动箱，它通过两个吊臂连接升降部分。升降部分由一横梁和一组支臂、吊钩组成。横梁固定在传动箱的吊臂上。各支臂固定在横梁上，再通过吊钩悬挂吊篮。机头部分是控制箱，对时间、温度及吊篮升降进行控制。

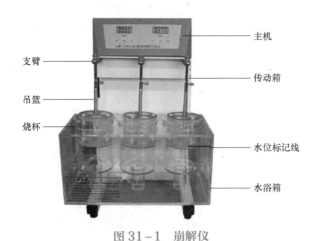

左侧标注（自上而下）：支臂、吊篮、烧杯

右侧标注（自上而下）：主机、传动箱、水位标记线、水浴箱

图 31-1　崩解仪

二、工作原理

仪器是根据《中国药典》有关片剂、胶囊剂、丸剂等崩解时限（或溶散时限）检测的规定而研制的机电一体药检仪器。仪器装置采用升降式崩解仪，主要结构为一能升降的金属支架与下端镶有筛网的吊篮，并附有挡板。升降的金属支架上下移动距离为 55mm±2mm，往返频率为每分钟 30~32 次。

第二节　天大天发公司崩解仪操作规程

一、开机

首先，请确认水箱已注入纯化水到规定高度（烧杯已放入时恒温槽内水位不得低于红线）。

按电源开关，开启仪器，电源指示灯应亮，时间显示窗应显示"00:00"，温度显示窗应显示水浴实际温度。水箱内水开始循环流动。仪器控制面板显示及功能，如图31-2所示。

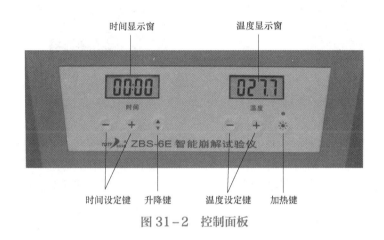

图31-2　控制面板

二、设定温度

接通电源后，温度默认设定值为37.0℃。如需设定，先按一下温度设定键（"+"或"－"），使其显示出温度设定值，接着每按一下"+"或"－"键，即可增加或减小0.1℃，持续按下可快速增减。设置完毕4秒钟后恢复显示实测水浴温度。温度设置范围：5～45℃。

按加热键，启动加热器工作。此时，加热指示灯应亮，显示的温度值开始上升。

三、安装调试吊篮

吊篮由吊篮杆和吊篮体两部分组成，吊篮杆拧入吊篮体顶部，如图31-3所示。

将定位器放入烧杯内，并使定位器的三个柱面朝上，挂好吊篮，按升降键使吊篮停在最低位置，如图31-4所示。

拧松固定螺钉，转动调节螺母调节其上、下位置，使它刚要挑起吊篮又不使吊篮底部筛网面脱离定位器的三个柱面，此时吊篮筛网距杯底25mm±2mm，拧紧固定螺钉。

调节完毕，按升降键使吊篮停在最高位置，方便装取烧杯和吊篮，取出定位器。

四、准备崩解溶液

将各个烧杯分别注入适量的崩解溶液，装入水箱杯孔中。再将各个吊篮分别放入烧杯并悬挂在支臂的吊钩上。调节溶液高度使吊篮上升至高点时筛网在液面下15mm处，吊篮顶部不可浸没于溶液中。（注意：此时杯外水位不应低于杯内水位，否则应补充水浴箱中的水量。）

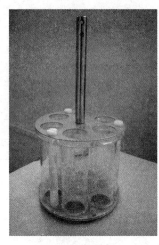

图 31-3 吊篮

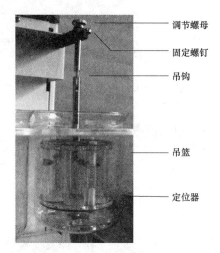

图 31-4 吊篮定位

右侧标注（自上而下）：调节螺母　固定螺钉　吊钩　吊篮　定位器

五、设定时间

开机后，时间默认设定值为 00:15（时:分）。如需设定，先按一下时间设定键（"+"或"–"），使其显示出时间设定值，接着每按一下"+"或"–"键，即可增加或减少一分钟，持续按下可快速增减。设置完毕 4 秒钟后恢复显示计时时间。定时设置范围：00:00～23:59（时:分），可循环设置。

如果需要长定时，按住时间设定"–"键，可使定时设定值迅速减小到 00:00 之前（例如：23:59）。显示计时时间：1 小时以内显示"分:秒"，1 小时以上显示"时:分"。

六、测定样品

用温度计检测烧杯内崩解溶液是否达到温度设定值，当水浴温度达到恒温设定值时，加热指示灯会忽亮忽灭，将稳定于此温度值（37℃±1℃）。此时即可开始崩解实验。

将待测样品分别放入吊篮各管内，必要时放入挡板（注意排出挡板下面气泡，以免其浮出液面）。然后按升降键启动吊篮升降，同时自动开启正计时。

崩解过程中如需暂停，可以按升降键，吊篮升降和计时均停止，再按升降键，再次启动吊篮升降及延续之前时间计时。

运行时，若想终止试验重新开启，同时按下两个时间设定键（"+"和"–"），吊篮升降运动停止，时间窗显示"00:00"，计时清零，仪器恢复到待机状态。

当计时达到设定值，仪器自动发出 30 秒钟提示音，同时计时停止，吊篮自动停止在最高位置。

七、记录结果

实时观察检测样品崩解的全过程，待样品在吊篮内崩解完全，即可记录时间，作为崩解时限的测定结果。若在烧杯内观察不清，则可以按升降键停止，取出吊篮观看样品的崩解情况。若样品完全崩解，可直接记录时间作为崩解时限结果；若样品未完全崩解，将吊篮放回原位，按升降键继续运行，时间继续计时，反复观察，直至崩解完全，所用的时间作为崩解时限的最终结果。

最后，需根据不同检品的质量标准要求，判定其崩解时限的结果是否符合规定。

八、关机

关闭电源开关，取出吊篮，倒掉烧杯内崩解溶液，将吊篮和烧杯清洗干净，收置备用。

第三节　仪器保养维护及故障诊断与排除

一、仪器保养维护

（一）环境要求

使用工作温度：10～30℃，湿度：小于75%，避免日光直射，避免振动，避免酸碱溶液腐蚀，远离腐蚀性气体。

（二）温度修正

当仪器显示的水温值与用标准温度计测量的水温值有差别时，需进行温度修正。具体步骤如下：

1. 首先设定水浴温度为37℃，启动控温。当水浴温度达到设定值并稳定半小时后，用标准温度计测量水浴温度，并记下温度读数（要求精确到小数点后一位数）。

2. 同时按下温度设定的"+"和"−"键，进入温度修正状态（温度显示窗闪烁显示测量值），然后按"+"或"−"键修改当前的温度值，使之与温度计的实测值相同。

3. 等待10秒后，系统自动退出温度修正状态（显示闪烁停止），温度窗恢复显示实测温度，并将新的温度修正值存入系统中，温度修正完成。

（三）水箱

水箱内应加入纯化水，循环管路不容易被污染。若不常使用仪器，则每次使用完，将水箱内的水放干净，避免水箱内部长菌，污染管路。

（四）注意事项

每次使用前，应查看水箱内是否装水，切勿在无水的情况下开机，加热。如果发现不正常现象，应立即关机断电，待检修好后方可继续使用；仪器运行时，如果发现不正常现象，应立即关机断电，待检修好后方可继续开机使用；注意不可将温度传感器探头插入腐蚀性溶液中。不允许使用有机溶剂清洁仪器外壳。

二、故障诊断与排除

（一）电源指示灯不亮

打开电源开关，首先确认电源开关是否打开，插头是否接触牢靠，如果上述都被排除，则可能是控制箱后板上的电源插座下的保险管已烧坏。可以关闭仪器开关，拔下电源插头，然后换上新的保险管，即可恢复正常。

（二）超低温报警

出现声光报警：蜂鸣器急促鸣响，温度显示窗闪烁显示"LLL"，为低温报警。应检查：

1. 温度传感器插头或引线是否连接好。
2. 水浴箱内水温是否太低，若是可加些热水。
3. 温度传感器内部断路或电路故障等。

（三）超高温报警

出现声光报警：蜂鸣器急促鸣响，温度显示窗闪烁显示"HHH"，为高温报警。应检查：

1. 是否人为加热水造成，若是可兑换部分冷水。
2. 是否为温度传感器漏水短路或没有放在水浴中。
3. 是否为水浴循环系统故障（水泵不循环或引线没有连接好）。
4. 是否为加热系统部件故障（加热器控制部件短路故障等）。

（四）吊篮停止升降运动后，不在最高位置或最低位置

关闭电源，打开主机传动箱的前盖，略微调节框架右侧两个黄铜片（升降时分别出入右侧的两个光电位置检测器）的垂直位置。

起草人：于新兰　王雪（新疆维吾尔自治区食品药品检验所）
复核人：郑永彪　张敏娟（青海省药品检验检测院）

第三十二章　旋光仪

平面偏振光通过含有某些光学活性化合物的液体或溶液时，能引起旋光现象，使偏振光的平面向左或向右旋转，旋转的度数，称为旋光度。使偏振光向右旋转者（顺时针方向）为右旋，以"+"符号表示；使偏振光向左旋转者（反时针方向）为左旋，以"–"符号表示。

在一定波长与温度下，偏振光透过每1ml含有1g旋光性物质的溶液且光路为长1dm时，测得的旋光度称为比旋度。比旋度可以用于鉴别或检查旋光性物质的纯杂程度，亦可用于测定旋光性物质的含量。

计算公式：

$$对液体供试品 [\alpha]_D^t = \frac{\alpha}{1d}$$

$$对固体供试品 [\alpha]_D^t = \frac{100\alpha}{1c}$$

式中：$[\alpha]$ 为比旋度；D 为钠光谱的 D 线；t 为测定时的温度，℃；α 为测得的旋光度，以角度表示；d 为液体的相对密度；c 为每100ml中含有被测物质的重量（按干燥品或无水物计算），g。

第一节　仪器结构及工作原理

一、旋光仪的结构

旋光仪的基本构成如图 32－1 所示，由光源、偏振镜、旋光管、分析仪（或第二块偏振镜）、滤光片、光接收器以及数据处理和存储单元等部分组成。

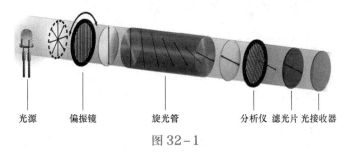

光源　　偏振镜　　　　旋光管　　　　分析仪　滤光片　光接收器

图 32－1

二、旋光仪的基本工作原理

为了测量旋光度，光源生成一束普通光。此光线首先通过偏振镜（偏振滤光片），变为有固定偏振面的定义取向的偏振光。然后偏振光通过旋光管中的样品后，进入相当于第二个偏振镜的分析仪，仪器将旋转偏振镜，直到光接收器测量最小透射。如果样品为非光学活性，偏振镜和分析仪将互为垂直取向。如果样品具有光学活性，偏振面将发生旋转。偏振镜会旋转，直到通过旋光管后的偏振光的偏振面与分析仪垂直。生成的旋转角度是样品的旋光度的直接测量。

第二节 安东帕旋光仪的操作规程

一、开机和准备

打开电源后等待自检完成。将旋光管放入样品槽（图 32-2），样品出口端的软管出口放入废液杯中，往旋光管中填入空白溶剂，并确保旋光管中无气泡。

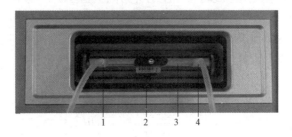

图 32-2

1. 样品入口；2. 旋光管架（受温度控制的帕尔贴）；3. 带 Luer-Lock 接头的不锈钢 Toolmaster 旋光管；4. 样品出口

二、选择模式

首先点击"模式切换"键，选择测量的模式，包括旋光度、比旋度和浓度。

三、测量

点击"旋光度"键进入测量旋光度模式，如图 32-3 所示。

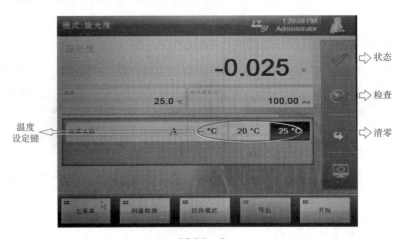

图 32-3

待"状态"中显示绿色的"√"，后点击相应的"温度设定键"以设定测试温度。点击样品名称后的空白区域，在弹出的对话框中键入样品信息。

如果选择的是"浓度"模式，如图 32-4 所示。

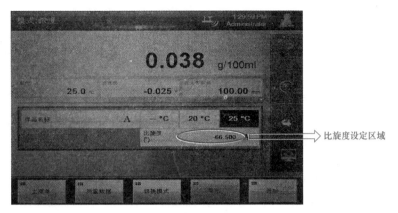

图 32-4

那么在输入样品信息后，还需要点击"比旋度设定区域"，在弹出的窗口中输入待测样品的比旋度。

如果选择的是"比旋度"模式，如图 32-5 所示。

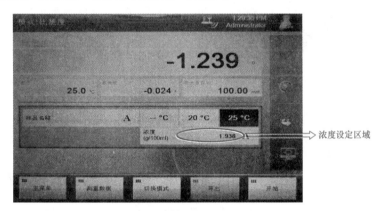

图 32-5

那么在输入样品信息后，还需要点击"浓度设定区域"，在弹出的窗口中输入待测样品的浓度。

输入完成后，点击确定，以回到测定界面，待温度显示值与设定值一致后，点击清零键，待清零完成后，排空旋光管中的空白溶剂，用供试品溶液润洗并填满旋光管，确认无气泡，待温度达到设定温度后，点击"开始"键进行样品的测定。

测定完成后，可以点击"测量数据"键，进行数据的查看。

四、仪器保养维护及故障诊断与排除

（一）仪器保养维护

1. 放置条件要求　使用工作温度：15～35℃，湿度：20%～80%，无冷凝；保证其散热；避免强磁场、电场；避免振动；避免脏污、多尘环境。

2. 旋光管的清洗

（1）清洁频率　每次使用前后均必须清洗。在以下情况下有必要额外的清洗：①执行校正；

②测量与之前的样品不混溶的样品；③旋光管窗口不干净。

（2）清洁液 为了清洁和干燥，应使用两种清洁液：第一种应能溶解并移除测量元件内的样品残渣。它必须是所有样品成分的良好溶剂。第二种应能溶解并移除第一种清洁液，而且能够通过干燥空气流轻松蒸发，从而加快测量元件干燥。针对水溶液样品，建议使用水和乙醇。针对有机溶剂的样品建议使用乙醇和丙酮。

（3）清洁旋光管管体步骤 ①使用第一种清洁液（至少 50ml）冲洗旋光管；②排空旋光管；③使用第二种清洁液（至少 20ml）冲洗旋光管；④排空旋光管；⑤尽可能吹干以干燥旋光管；⑥检查窗口是否干净。

（4）清洁旋光管窗口步骤 ①移除螺丝帽；②移除橡皮垫圈；③移除窗口（如果必要，进行更换）；④依次使用清洁液 1 和清洁液 2 清洁窗口；⑤使用刷子清洁旋光管；⑥重新装配旋光管，构造如图 32-6 所示。

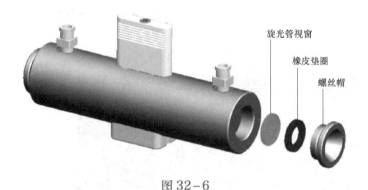

图 32-6

3. 样品槽窗口的清洁 应优先用洗耳球吹，如果仍无法洗净则使用异丙醇或者光谱级丙酮浸润的棉签或镜头清洁纸（切勿使用干抹布），以螺旋式移动的方式从玻璃的中央向外侧清洁。

4. 更换干燥筒 仪器背面的干燥筒保护光学系统不受潮。干燥筒在中央的窗口后面配备湿度指示器，在图 32-7 中"1"的位置。

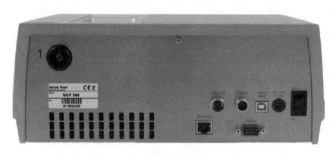

图 32-7

当干燥筒中的干燥剂因吸满水分而饱和时，指示器将其颜色从蓝色更改为浅粉色。如果蓝色消失，则应更换干燥筒。

如果需要更换筒，请使用透明保护套作为螺丝刀。逆时针拧下用过的筒。清除外壳螺纹孔周围的残渣。然后检查新筒的衬垫，并将其拧入孔中。

（二）准确度检查和校正

1. 准确度检查

（1）石英检查　如果备有标准石英管则可以进行标准石英管检查，在图 32－3 的界面中，点击"检查"打开检查窗口，如图 32－8 所示。

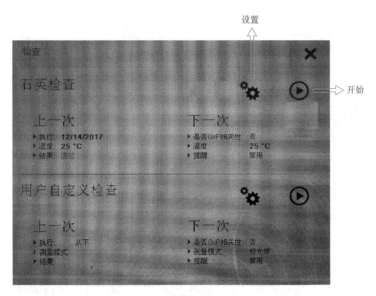

图 32－8

（2）按"设置"（石英检查的旁边），在弹出的窗口中编辑检查设置，设置温度 20℃或者 25℃。完成后，按"确定"以关闭并保持设置。

（3）按"开始"（石英检查的旁边），然后照屏幕上的操作提示放入或者移除标准石英管。

（4）检查完成后，得到检查报告，若要打印或导出检查结果，请按"导出"。

2. 标准物质检查　如果没有标准石英管可以使用一定浓度的蔗糖溶液来测定其旋光度，以验证准确度。

（1）取经 105℃干燥至恒重的蔗糖，精密称定，加水溶解并稀释成每 1ml 中约含 0.2g 的溶液。

（2）按"检查"打开检查窗口。

（3）按"设置"（自定义检查的旁边），编辑检查设置。编辑以下设置：检查的项目为比旋度。温度：20℃，标准的参考值：+66.60，根据需求设置误差范围。按"确定"以关闭并保持设置。

（4）按"开始"键（自定义检查旁边）。然后按照屏幕上的操作提示操作。

（5）检查完成后，若要打印或导出检查结果，请按"导出"。

（三）仪器故障诊断与排除

1. 旋光度数字变化大　一般来说可能是溶解的样品里面有悬浮物或者旋光管中存在气泡，过滤样品或进行排气泡之后，再进行检测。

2. 状态栏中有警告或者错误　当图 32－9 中仪器界面的"状态"栏出现黄色"警告"标志或者红色"错误"标志时，应暂停检测，并点击"状态"会得到进一步的信息，如果为黄色"警告"标志，常见故障有为外接设备连接错误或检查过期，前者应检查外接设备（如打印机的状态或连接是否存在故障），后者应参照本节中"四（二）"进行准确度检查。如果为红色"错误"标志，一般为仪器无法检测等故障，应及时联系工程师。

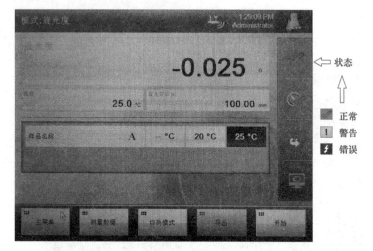

图 32-9

第三节　鲁道夫（RUDOLPH）旋光仪操作规程

鲁道夫公司目前共有 I ～ VI 型共 6 个型号的产品，以下以 VI 型产品为例进行示例。

一、开机

接通电源，开启电源开关，将仪器预热 15 分钟。主显示面板，见图 32-10。仪器型号不同显示面板稍有不同。

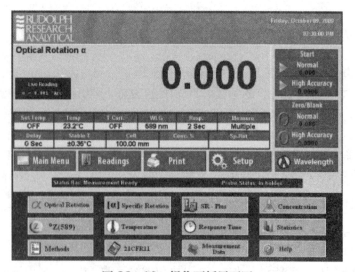

图 32-10　操作面板界面图

二、首先选择测量模式

有"Optical Rotation"旋光度,"Specific Rotation"比旋度,"SR Plus"增强比旋度,"Concentration"浓度,"°Z589"国际糖度五种模式可供选择。因药品检验中最常用的项目为旋光度和比旋度,故以上述两项目的操作为主进行说明。

三、旋光度测定

(一)参数设置

点击"Optical Rotation"键,选择样品管长度,如有特殊样品管长度,可点击"Input"键人工输入。在同一界面下"Multiple"对话框内输入测量次数。根据仪器型号不同,也可以点击"Setup",输入密码"123",点击"MEASUREMENT",选择样品的测量次数。"Single"为单次测量;"Multiple"可作多次测量,需要输入相应的次数;"Continue"是对样品做连续测量,直至按下"Stop"键为止。点击"Wavelength"选择测量波长。点击"Temperature"选择测量温度,如有特殊温度要求,可点击"Input"键人工输入。

(二)空白溶剂调零

用注射器将样品相应的空白溶剂注入样品管,对光从一侧的圆孔观察是否有气泡,气泡会使调零产生偏差,需将气泡完全排出样品管。将样品管靠右侧放置于测量室内,并贴紧温控面,将温度探针插入旋光管中央温度测定位置,待温度平衡后点击"Zero"调零。

(三)样品测定

倒出空白溶剂,使用样品溶液润洗样品管 2~3 次,注入样品溶液,同样排净气泡,将样品管靠右侧放置于测量室内,并贴紧温控面,插入温度探头。温度平衡后点击"Start"开始测量,记录屏幕上显示的数值,或点击"Print"打印数据。测量完毕,将温度探针擦拭干净后放回 home 孔处,将旋光管清洗干净,保持仪器整洁,关闭电源。

四、比旋度测定

(一)参数设置

点击"Specific Rotation"键,按照样品性质选择相应的按键。纯液体样品点击"NEAT LIQUID",先选择样品管长度,如有特殊样品管长度,可点击"Input"键人工输入;再在同一界面下"Density"对话框内输入样品密度。溶液样品点击"SOLUTION",先选择样品管长度,如有特殊样品管长度,可点击"Input"键人工输入;再在同一界面下"Concentration"对话框内输入样品浓度。点击"Wavelength"选择测量波长。点击"Temperature"选择测量温度,如有特殊温度要求,可点击"Input"键人工输入。

(二)空白溶剂调零

操作同本节"三(二)空白溶剂调零"。

第三十二章 旋光仪

（三）样品测定

操作同本节"三（三）样品测定"。

如需对同一类型样品进行重复测量，可以建立统一的检验方法。点击"Setup"，选择"METHODS"进入方法界面，在此界面下可以新建（Add）、编辑与删除方法（Edit、Delete）。依次点击"MethodName"、"Mode"、"Wavelength"、"Cell Length"、"Measurement Mode"设定方法名称、测量模式、波长、管长及测量次数。点击"Next"下一步设定检验温度，"Save"保存，"Exit"退出，方法即设定完成。在主界面下点击"Methods"可直接调用已设定好的方法。

如需查看以前的测量结果，点击"Measurenent Data"、"Data"，进入结果列表。双击所需数据文件显示测量结果，如需打印点击"Print"。

五、仪器保养维护

1. 仪器放置环境平均温度宜为 20～25℃，并放置在稳定无振动的实验台上，连接到一个稳定的电压在 100～240V 的交流电源。避免阳光直射，远离高磁场、高温炉、回旋加速器、高温发热设备。在仪器的各个侧面应至少有 8cm 的间隙。

2. 样品室保持清洁，用后及时清除样品室内残留的液体污物。

3. 样品测量完毕后，及时使用相应的溶剂多次冲洗样品管，再用无水乙醇冲净，最后用纯化水冲洗，晾干后应防尘保管。

4. 样品管两侧的石英窗片应保持清洁，如黏附污渍，应取出后用纯化水或乙醇浸泡并用纯化水冲洗干净，用镜头纸等拭干。

5. 为延长仪器使用寿命，若长时间无需测量，应及时关闭旋光仪。

6. 使用标准石英管验证仪器是否在允差范围内，建议定期或对结果存疑时进行必要的检查。标准石英管校准周期为一年。

起草人：何劼毅（贵州省食品药品检验所）
　　　　寻延滨　吴雨川（黑龙江省食品药品检验检测所）
复核人：方玉林（吉林省药品检验所）
　　　　刘继华（云南省食品药品监督检验研究院）

第三十三章 旋转黏度计

第一节 黏 度

一、流变学原理

黏度系指流体对流动产生阻抗能力的性质，可用动力黏度、运动黏度或特性黏数表示，动力黏度也称为黏度系数。

假设流体分成不同的平行层面（图 33-1），在层面切线方向单位面积上施加的作用力，为剪切应力（τ），单位是 Pa；在剪切应力的作用下，流体各个平行层面发生梯度速度流动；垂直方向上单位长度内各流体层面流动速度上的差异，称之为剪切速率（D 或 $\gamma^{\cdot}$），单位是 s^{-1}。

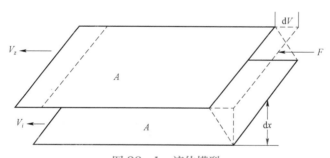

图 33-1 流体模型

动力黏度（η）即为二者的比值，表达式为 $\eta = \dfrac{\mathrm{d}\tau}{\mathrm{d}D}$，单位是 Pa·s。因 Pa 单位太大，常使用 mPa·s。

二、流体分类

流体的剪切速率和剪切应力的关系反映了其流变学性质，根据二者的变化关系可将流体分为牛顿流体（或理想流体）和非牛顿流体。在没有屈服力的情况下，牛顿流体的剪切应力和剪切速率是线性变化的（图 33-2），黏度值恒定，不随剪切速率变化而变化，纯液体和低分子物质的溶液均属于此类；非牛顿流体的剪切应力和剪切速率是非线性变化的，高聚物的浓溶液、混悬液、乳剂和表面活性剂溶液均属于此类，黏度随剪切率增加而变小的流体为剪切变稀型非牛顿流体（图 33-3），黏度随剪切率增加而变大的流体为剪切变稠型非牛顿流体（图 33-4）。

《中国药典》2015 年版四部通则 0633 黏度测定法中采用平氏毛细管黏度计、乌式毛细管黏度计、旋转黏度计三种方法测定黏度。第三法旋转黏度计适用于牛顿流体或非牛顿流体动力黏度的测定。流变仪具有旋转黏度计的所有功能，可作为旋转黏度计使用。

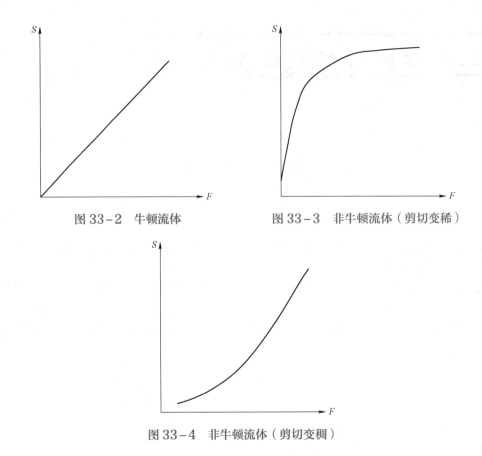

图 33-2 牛顿流体

图 33-3 非牛顿流体（剪切变稀）

图 33-4 非牛顿流体（剪切变稠）

第二节 旋转黏度计的结构与工作原理

一、仪器结构

旋转黏度计由弹簧游丝、扭矩传感器、驱动马达、轴承、转子、载样系统、温控系统以及数据处理、记录（计算机）等部分组成。

二、工作原理

旋转黏度计的工作原理是马达通过一个标准化弹簧驱动转子（转子完全浸没于待测样品中），流体的黏滞阻力（即黏度）使弹簧产生形变，弹簧的形变程度使扭矩传感器产生相应的扭矩，扭矩经数学转换得到待测样品的黏度。

三、转子可测定的黏度范围

旋转黏度计的测量范围由转子的转速、转子的尺寸形状、载样容器的尺寸形状以及标准化弹簧满量程的扭矩决定。

根据黏度的计算公式：$\eta = \tau / \dot{\gamma}$ 可知：在最大剪切率时的最小黏度值为 $\eta_{min} = \tau_{min} / \dot{\gamma}_{max}$；在最大剪切率时的最大黏度为 $\eta_{max} = \tau_{max} / \dot{\gamma}_{max}$；在最小剪切率时的最小黏度值为 $\eta_{min} = \tau_{min} / \dot{\gamma}_{min}$；在最小剪

切率时的最大黏度值为 $\eta_{\max}=\tau_{\max}/\gamma_{\min}$。这四个值形成的平行四边形即为该型号转子可测定的黏度范围（图 33-5）。

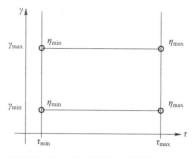

图 33-5　转子可测定的黏度范围

四、仪器分类

旋转黏度计按照测量系统的类型可分为同轴圆筒型旋转黏度计、锥板型旋转黏度计和转子型旋转黏度计三类。

按测定结果的性质可分为绝对黏度计和相对黏度计两类。其中绝对黏度计的测量系统具有确定的几何形状，其测定结果是绝对黏度值，可以用其他绝对黏度计在相同的温度与剪切率条件下重现，同轴圆筒旋转黏度计和锥板型旋转黏度计均属于此类；相对黏度计无专用的载样容器，测量系统不具有确定的几何形状，其测量结果是通过和标准黏度液比较得到的相对黏度值，不能用其他黏度计重现，除非是采用完全相同的测定条件下获得的结果。转子型旋转黏度计属于此类。

（一）同轴圆筒型旋转黏度计（绝对黏度计）

同轴圆筒旋转黏度计常用内筒转动型黏度计（图 33-6），取待测样品注入外筒中，将内筒浸入外筒内的流体内至规定的高度，通过马达带动内筒以恒定的角速度（ω，rad/s）转动，剪切率

$$(\dot{\gamma})=\frac{R_{\mathrm{i}}^{2}+R_{\mathrm{o}}^{2}}{R_{\mathrm{i}}^{2}-R_{\mathrm{o}}^{2}}\times\omega=剪切率系数\times N（N 为转速，r/min，\omega=\frac{2\pi}{60}\times N），$$

测定转筒表面受到的剪切力（τ）$=\dfrac{M}{4\pi h}\times\dfrac{R_{\mathrm{i}}^{2}+R_{\mathrm{o}}^{2}}{R_{\mathrm{i}}^{2}R_{\mathrm{o}}^{2}}$（$M$ 为扭矩），根据以下公式代入测量系统的参数，计算流体的动力黏度（η）$=$

$$\frac{1}{\omega}\times\frac{M}{4\pi h}\times\left(\frac{1}{R_{\mathrm{i}}^{2}}-\frac{1}{R_{\mathrm{o}}^{2}}\right)=K\times\frac{M}{\omega}$$（K 为转子系数）。

剪切率系数仅与转子和载样容器的尺寸有关，与仪器型号无关；转子系数与二者都有关系。因此使用控制应变（剪切率）的黏度计或流变仪时，只需要知道转子的剪切率系数，即可通过设定剪切率来测定绝对黏度。

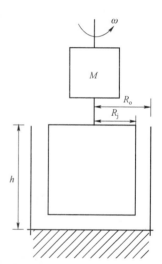

图 33-6　同轴圆筒系统

（二）锥板型旋转黏度计（绝对黏度计）

锥板型旋转黏度计的测量系统由圆锥和平板组成（图 33-7），圆锥与平板之间形成的角度称为锥角（α）。黏性液体样品或半固体样品被加载并充满于圆锥和平板之间的空隙中。马达带动圆锥或平板以恒定的角速度（ω）转动，剪切率（$\dot{\gamma}$）$=\dfrac{\omega}{\alpha}=$剪切率系数$\times N$，对黏性流体产生垂直于方向的剪切作用，同时测定转子表面受到的剪切力（τ）$=\dfrac{3M}{2\pi R^{3}}$，根据以下公式代入测量系统的参数，计算样

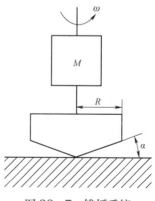

图 33-7　锥板系统

品的动力黏度（η）$= \dfrac{3\alpha M}{2\pi R^3 \omega} = K \times \dfrac{M}{\omega}$。

稀溶液、易挥发的流体宜选用同轴圆筒型系统；混悬液、稠流体、半固体宜选用锥板型系统，转底间隙（Gap）一般应大于混悬微粒粒径的 3 倍。锥板系统也可用于量少不易得到的样品。

（三）转子型旋转黏度计（相对黏度计）

转子型旋转黏度计是直接将各种类型的转子（图 33-8）浸入大量的待测样品中，并以恒定的角速度（ω）转动，测定马达转动的产生的扭矩（M），根据下列公式计算待测样品的黏度（η）$= K \times \dfrac{M}{\omega}$。

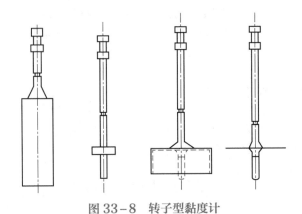

图 33-8　转子型黏度计

通常情况下，转子型黏度计无特定的载样容器，无法计算剪切率系数和转子系数，常数 K 是通过标准黏度液校准得到的，故其测定结果为相对黏度，不是绝对黏度，不能用其型号的黏度计重现结果。

第三节　NDJ-1 型旋转黏度计的操作规程

一、仪器介绍

NDJ-1 型旋转黏度计为转子型旋转黏度计，测定值为相对黏度，因此不能用其他型号的黏度计重现，除非是采用相同型号仪器在完全相同的测定条件下获得的结果。

NDJ-1 型旋转黏度计结构如图 33-9 所示，配有 0、1、2、3、4 号转子，转速为 6、12、30、60r/min 四档。

二、测定方法

1. 取待测样品约 600ml，置于直径不小于 70mm、高度不小于 130mm 的烧杯或直筒形容器中，可使用循环水

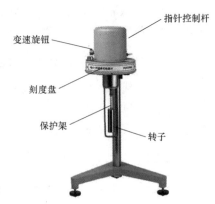

图 33-9　NDJ-1 型旋转黏度计结构

浴等设备准确控制待测样品的温度。

2. 将保护架装在仪器上（向右旋入装上，向左旋出卸下），并仔细调整仪器的水平，使水准器气泡居中，保证仪器处于水平的工作状态。

3. 将选用的转子轻轻旋入轴连接杆（向左旋入装上，向右旋出卸下）。

4. 旋转升降旋钮使仪器缓慢地下降，使转子逐渐全部浸入待测样品中，直至转子液面标线与液面平齐为止，且转子应尽可能处于容器中心，不可与容器四周及底部接触。还要保证待测样品中无气泡存在，并平衡至转子温度与待测样品一致。

5. 接通电源，按下指针控制杆，开启电机，转动变速旋钮，使其在选配好的转速档上，放松指针控制杆，待指针稳定时可读数，一般需要约 30 秒，读数在 30～90 格之间为宜。当指针所指的数值过高或过低时，可变换转子和转速重新测定。

当转速在"6"或"12"档运转时，指针稳定后可直接读数；当转速在"30"或"60"档时，待指针稳定后按下指针控制杆，指针转至显示窗内，关闭电源进行读数。按指针控制杆时，不能用力过猛。可在空转时练习掌握。

6. 当待测样品黏度低于 15mPa·s 时，建议使用 0 号转子和低黏度液体测试附件（图 33－10），可按下列步骤操作：

（1）将 0 号转子装在连接螺杆上（向左旋转装上）；将固定套筒套入仪器底部圆筒上，并用套筒固定螺钉拧紧。

（2）配用有底外筒时，应在外试筒内注入待测样品 20～25ml 后再按下列步骤操作；配用无底外试筒时，可直接按下列步骤操作。

（3）将外试筒套入固定套筒并用固定螺钉拧紧，旋紧时必须注意试筒固定螺钉之锥端旋入外试筒上端之三角形槽内（可在侧面的圆孔中观察试筒三角槽是否位于圆孔中心）。当外试筒和转子浸入流体时，以固定套筒上的红点作为液面线。控制好待测样品温度后即可进行测试。

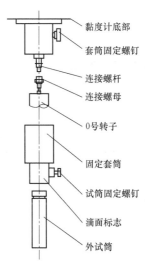

图 33－10　低黏度液体测试系统

三、转子及转速的选择

对于牛顿流体，由于在温度一定的条件下黏度不随剪切率变化而变化，因此可采用不同的转子转速组合来测试，原则是高黏度样品选用小体积转子和低转速组合，低黏度样品选用大体积转子和高转速组合。

1. 预估待测样品的黏度范围，根据量程表（表 33－1）选择适当的转子和转速。

表 33－1　黏度测定最大量程（mPa·s）

转子	60r/min	30r/min	12r/min	6r/min
0	10	20	50	100
1	100	200	500	1000
2	500	1000	2500	5000
3	2000	4000	10000	20000
4	10000	20000	50000	100000

2. 当估计不出被测液体的大致黏度时，应假定为较高的黏度，试用体积由小到大的转子和由慢到快的转速。

非牛顿流体的黏度随剪切率变化而变化，因此使用 NDJ-1 型旋转黏度计（相对黏度计）测定其黏度时，不能改变方法规定的转子转速组合，否则会得到错误的结果。

四、计算

测定时，指针在刻度盘上指示的读数必须乘上系数表（表 33-2）中的特定系数才为测得的黏度（mPa·s）：$\eta = k \cdot \alpha$。

式中：η=黏度；k=特定系数；α=指针所指示读数（偏转角度）。

表 33-2　转子系数表

转子	60r/min	30r/min	12r/min	6r/min
0	0.1	0.2	0.5	1
1	1	2	5	10
2	5	10	25	50
3	20	40	100	200
4	100	200	500	1000

五、关机

测试完毕后应立即取下转子，彻底用水清洁，再用乙醇清洗并干燥，妥善安放于转子架中。

六、注意事项

1. 仪器必须在指定频率和电压允差范围内测定，否则会影响测量精度。当使用电源频率不准时，可按下面公式校正：实际黏度=测得黏度×名义频率/实际频率

2. 测定时尽可能将转子置于容器中心和液面标线，并防止转子浸入样品时有气泡黏附于转子底部或表面。

3. 装卸转子时应将连接螺杆微微抬起小心操作，不要用力过大，不要使转子横向受力，以免影响仪器精度。连接螺杆的端面及螺纹处应保持清洁，否则将影响转子的正确连接及转动时的稳定性。

4. 不得在未按下指针控制杆时开动电机。一定要在电机运转时变换转速。

5. 使用 0 号转子时，不装保护架，不得在无液体的情况下启动旋转，以免损坏轴尖。

6. 尽可能利用支架固定仪器测定。若手持操作应保持仪器稳定和水平。仪器升降时应用手托住仪器，防止仪器自重坠落。

7. 仪器搬动和运输时应用橡皮筋将指针控制杆圈住，并套入黄色包装套圈托起连接螺杆，然后用螺钉拧紧。

第四节　博勒飞公司 LVDV-Ⅲ+型黏度计的操作规程

一、仪器介绍

LVDV-Ⅲ+型旋转黏度计采用液晶显示，显示信息包括黏度、温度、剪切力/剪切率、扭矩、转子号/转速以及程序运行跟踪等，可单机操作，也可使用软件工作站控制（图33-11）。

LVDV-Ⅲ+型旋转黏度计标配转子为61～64号转子（图33-12），转速范围为0.01～250转/分，步进值为0.1转/分。使用61～64号转子时为转子型黏度计，测定值为相对黏度，不能用其他型号的黏度计重现，除非是采用相同型号仪器在完全相同的测试条件下获得的结果。

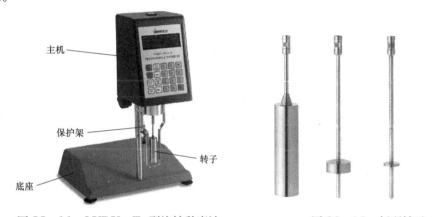

图33-11　LVDV-Ⅲ+型旋转黏度计　　　　图33-12　标配转子

另外可选配小样适配器及合适转子，组合使用作为同轴圆筒型绝对黏度计（图33-13），可通过设定剪切率来测定绝对黏度。可用于测定非牛顿流体的绝对黏度，并可以用其他绝对黏度计在相同温度和剪切率条件下重现结果。

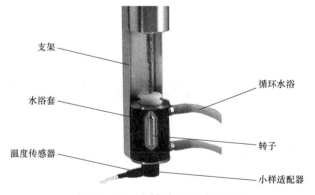

图33-13　小样适配器测试系统

二、仪器的连接

用连接电缆通过串行口RS-232连接DV-Ⅲ+底座和电脑。

三、开机

1. 检查仪器顶部水准器内的气泡是否位于水准器的中心位置，否则应予调节使仪器处于水平状态。

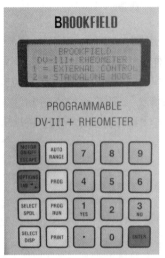

图 33-14　仪器面板

2. 接通黏度计电源，预热 10 分钟。

3. 开启恒温水浴槽电源，设定测量温度，并启动升温或降温。

4. 控制面板介绍（图 33-14）。

MOTOR ON/OFF，ESCAPE：开关电机，或取消当前操作，返回上次界面。

AUTO RANGE：显示当前转子/转速组合下，当扭矩为 100%满量程使得可测量的黏度最大值。

SELECT SPINDLE：配合数字键来设定转子编号。

SELECT DISPLAY：选择所需显示的参数：扭矩百分数(%)，黏度（cP 或 mPa·s），剪应力 SS（达因/平方厘米或牛顿/平方米），剪切率 SR（1/秒）。

OPTIONS/TAB：OPTIONS：开启选项菜单；TAB：在可选参数之间切换。

PRINT：设置打印模式，在选项菜单中选择打印或不打印模式。

PROG：进入编程菜单可以生成、运行或删除程序，并可以浏览或修改已保存的程序。

PROG RUN：执行 DV-Ⅲ 速度/时间对程序。

数字键（0~9）：设定速度，选择对话框和选项菜单的项目。

ENTER：确认键，与电脑的"ENTER"键功能相似。

5. 仪器添加　在黏度计面板上选择"1"，进入"1=EXTERNAL CONTROL"（外部设备控制模式）。

四、端口设置

1. 开启电脑，双击"Rheocalc"工作站图标。

2. 点击工作站首栏中的"仪器使用"，选择"仪器通讯端口"，选择"3"（图 33-15）。

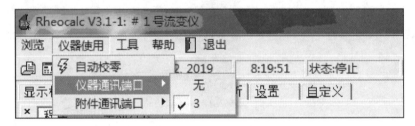

图 33-15　端口选择

五、测定

以使用小样适配器测试系统为例。

1. 点击工作站首栏中的"仪器使用"，选择"自动校零"，确认仪器未装转子和支架后，仪器开始自动校零（图 33–16）。

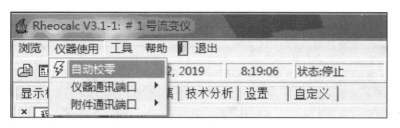

图 33–16　仪器调零

2. 在主机上安装支架、恒温水浴套、温度传感器。

3. 根据所选转子，将规定体积的待测样品装入小样适配器中，连接温度传感器，安装转子。

4. 选择"测试"面板，在程序主界面有下图所示的各键，自左至右分别为：测量向导、添加命令、删除命令、清除程序、选项、开始运行程序、停止运行程序、转到下一个命令行、加载程序、保存程序、打印程序（图 33–17）。

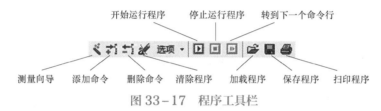

图 33–17　程序工具栏

点击"测量向导"键，弹出如下的"BEL 测量向导"，按照"BEL 测量向导"的提示，依次选择转子、测试类型（一般选择定时功能）；输入时间/转速、温度、数据采集信息、保存路径；选择绘图参数、报表输出格式参数（图 33–18）。

参数设置完成后，点击"下一步"确认设定，出现完整方法（图 33–19），或点击"后退"更改设定。完成后也可以在程序主界面通过"添加命令"和"删除命令"键更改参数。最后命名并保存方法至预先设定的文件夹中。

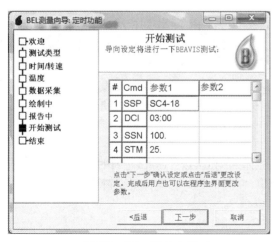

图 33–18　建立方法

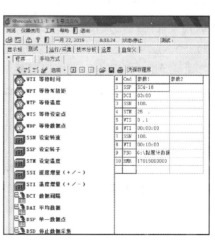

图 33–19　完整方法

5. 点击"显示板"面板，待温度达到设定温度后（图 33-20），回到"测试"面板，点击"开始运行程序"键，保存数据文件后，再开始进行待测样品的测试。

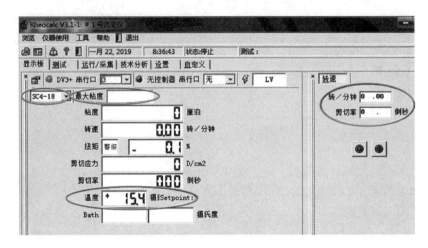

图 33-20　"显示板"面板

六、测试类型

LVDV-Ⅲ+型旋转黏度计可作为控制应变的小型流变仪使用，具有多种测试类型，需要配合不同类型的转子使用。分别介绍如下：

定时功能：在一个转速下采集一个数据点。

定扭矩功能：连续采集数据直到扭矩到达设定值。

速度变化曲线：观察在不同转速下的黏度值。

温度变化曲线：观察在不同温度下的黏度值。

固化过程：测试样品的固化特征，本测试所使用一系列转速，其相邻速度差值为 10。

触变指数：计算触变指数，本方法所使用的两个转速比为 10。

七、转子及转速的选择

LVDV-Ⅲ+型旋转黏度计使用标配的 61～64 号转子时，作为相对黏度计，转子及转速的选择原则同 NDJ-1 型旋转黏度计操作规程"三"项下，且应选择产生的扭矩（%）在 10%～100%之间且尽量大的组合，可以提高测试结果的准确性和精密度。

LVDV-Ⅲ+型旋转黏度计配合小样适配器及合适转子，作为绝对黏度计使用时，可测定牛顿流体和非牛顿流体的绝对黏度。测试牛顿流体时，转子转速的选择与使用 61～64 号转子时一致；测试非牛顿流体时，在温度和剪切率相同的条件下，可与其他型号的绝对黏度计进行测试结果的重现。

1. 在其他型号绝对黏度计上重现非牛顿流体的测试结果　测试运行时，点击"显示板"面板，可以看到该条件下的剪切率（图 33-21），在其他绝对黏度计上设置该剪切率参数，可以重现绝对黏度的测试结果。

2. 重现非牛顿流体在其他型号绝对黏度计上的测试结果

（1）根据方法中其他型号绝对黏度计的测试条件，通过对应仪器和转子的说明书

（表33-3）查找转子的剪切率系数，根据剪切率=剪切率系数×N，计算方法中转子转速组合对应的剪切率。

表33-3　博勒飞旋转黏度计转子参数

转子类型	转子	剪切率系数（SRC）	样品量（ml）
同轴圆筒型（小样适配器用）	SC4-18	1.32	8.0
	SC4-21	0.93	8.0
	SC4-27	0.34	10.5
	SC4-28	0.28	11.5
	SC4-29	0.25	13.0
	SC4-31	0.34	10.0
	SC4-34	0.28	9.5
锥板型	CP40	7.5	0.5
	CP41	2.0	2.0
	CP42	3.84	1.0
	CP51	3.84	0.5
	CP52	2.0	0.5

（2）查阅自有转子的剪切率系数，根据上述公式计算方法的剪切率条件下自有转子的转速，不能超过仪器最大转速，同时不能超出该转子转速组合下的量程。否则应更换其他转子。

（3）如有多个转子转速组合满足要求，应选择扭矩（%）在10%～100%之间且尽量大的组合。

（4）以原方法为"博勒飞锥板型黏度计，CP-41号转子，60r/min"为例。锥板型黏度计是绝对黏度计，查阅仪器和转子说明书（表33-3）得到CP-41号转子的剪切率系数（SRC）=2.0，即该条件下剪切率为 $2.0 \times 60=120s^{-1}$；在 LVDV-Ⅲ+型旋转黏度计"显示板"面板上输入剪切率数值，并选择自有转子的型号，可看到该条件下的转速、最大量程。如果转速不超过仪器最大转速、量程满足样品的黏度范围、扭矩满足仪器要求，则可在 LVDV-Ⅲ+型旋转黏度计上使用该转子转速组合重现原方法的结果。

八、打印报告

点击"运行/采集"面板，上、中、下依次为测试状态模块、数据列表模块、测试数据绘图模块（图33-21）。

在数据列表模块有下图所示的各键（图33-22），自左至右分别：加载数据文件、保存数据、打印数据、查看注析、分析数据、数据导出、数据导入、从黏度计加载数据。点击"加载数据文件"，打开数据文件，点击"打印数据"，打印测定结果。

九、关机

1. 测定完毕后，取下转子、小样适配器，彻底用水清洁，再用乙醇清洗并干燥，妥善安放于工具箱中；拆除支架、恒温水浴套、温度传感器，洗净水浴套内壁并擦干。

2. 依次关闭黏度计、电脑和恒温水浴槽电源。

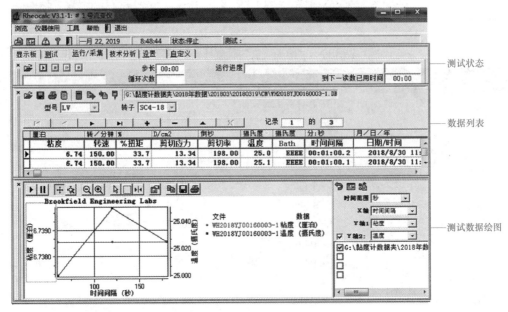

图 33-21 "运行/采集"面板

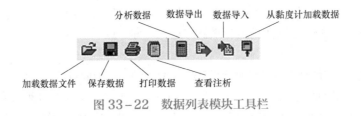

图 33-22 数据列表模块工具栏

十、注意事项

1. 装卸转子时应将连接螺杆微微抬起小心操作，不要用力过大，不要使转子横向受力，以免影响仪器精度。连接螺杆的端面及螺纹处应保持清洁，否则将影响转子的正确连接及转动时的稳定性。

2. 如使用标配的 61~64 号转子进行测试时，取待测样品约 600ml，置于直径不小于 70mm、高度不小于 130mm 的烧杯或直筒形容器中，可使用循环水浴等设备准确控制待测样品的温度。随后同法操作。

3. 对于黏度较低的样品，可选用超低黏度适配器进行测试。

4. 当测试条件的扭矩超出仪器的测试范围时，"显示板"面板会出现以下几种显示情况：①当扭矩超过 100% 时，黏度和剪切率的读数均显示为 "EEEE"；②当扭矩低于 10% 时，黏度和剪切率的读数均会闪动；③当扭矩低于 0% 时，黏度和剪切率的读数显示为 "－－－－"。以上情况说明使用的转子转速组合不合适，需要改变转子转速组合使扭矩读数在 10%~100% 之间。

第五节　仪器保养维护及故障诊断与排除

一、仪器保养维护

1. 因温度对流体的黏度有较大影响，应使用精密控温的循环水浴等合适方法确保待测样品的温度满足精度要求，且转子浸入样品后应平衡足够时间以保证温度不变。

2. 要严格按仪器要求准备待测样品的样品量，样品量的多少会影响测试结果的准确性和精密度。

3. 待测样品装样后，应仔细观察是否存在气泡并小心排出，气泡的存在也会影响测试结果的准确性和精密度。

4. 每次测试完毕后，要将转子和载样容器彻底清洁干燥，轻拿轻放，严禁摔打，防止转子形变。

二、故障诊断与排除

1. 在温度一定的条件下，牛顿流体的黏度在不同剪切率条件下为定值，因此可采用不同的转子转速组合来测试，原则是高黏度样品选用小体积转子和低转速组合，低黏度样品选用大体积转子和高转速组合，优先选择扭矩较大的转子转速组合，可以提高测试结果的准确性和精密度；悬浊液、乳浊液、高聚物及其他高黏度液体大部分为非牛顿液体，其黏度随剪切率变化而变化，故在不同的转子、转速条件下测定的结果不一致属正常情况，并非仪器不准，而是需要在规定的剪切率条件下测试才能得到一致的结果。

2. 如果测试时待测样品的温度不能达到设定温度，可以检查用于控制温度的循环水浴的水量是否足够循环、管路是否堵塞或者折叠，水箱中是否有微生物生长导致堵塞，或者检查电源转换器工作状态是否正常。

起草人：李苗（武汉药品医疗器械检验所）
复核人：孙春艳（湖北省药品监督检验研究院）

第三十四章　高效液相色谱质谱联用仪

第一节　原理总论

　　高效液相色谱质谱联用仪是通过液相色谱的分离技术使化合物进行分离，然后分离组分用多种离子化技术将待测成分物转化为离子（正离子和负离子），经过质量分析器把产生的离子按照质荷比（m/z）的大小分开进行检测的仪器。被分析的样品首先要离子化，然后利用不同离子在电场或磁场的运动行为的不同，把离子按质荷比（m/z）分开而得到质谱，通过样品的质谱和相关信息，可以得到样品的定性定量结果。

　　高效液相色谱质谱联用仪的类型，通常根据质量分析器的不同进行分类，包括：四极杆质谱仪（quadrupole-MS，Q-MS）、飞行时间质谱仪（time of flight-MS，TOF-MS）、离子阱质谱仪（ion trap-MS，IT-MS）、轨道离子阱（Orbitrap）等以及这些质量分析器的组合。常见的质量分析器原理如下。

一、四极杆质量分析器

　　四极杆质量分析器是由四根严格平行并与中心轴等间隔的圆柱形或者双曲面柱状电极构成的正、负两组电极，其上施加直流（DC）和射频（RF）电压，产生一个动态电场即四极场。离子在四极场的运动轨迹由马修（Mathieu）方程解束确定，满足方程稳定解的即有稳定振荡的离子能通过四极场。精确地控制四极电压变化，使定质荷比（m/z）的离子通过正、负电极形成的动态电场到达检测器，对于电压变化的每一个瞬间，只有一种质荷比的离子能够通过，其质荷比正比于射频电压 RF 的振幅，所以质量分析器也被称为质量过滤器。

　　四极杆成本低，价格便宜，虽然目前日常分析的质荷比的范围只能达到 3000，但由于分析器内部可容许较高压力，很适合在大气压条件下产生离子的 ESI 离子化方式，并且 ESI 电离最突出特点是产生多电荷，蛋白质和其他生物分子电喷雾电离所产生的电荷分布一般在 3000 以下，所以四极杆广泛地与 ESI 联用。另外，三重四极杆由于可以做多级质谱，定量也方便，使用极为广泛。通过加在四极杆上的交变电压，改变电压和频率进行扫描。从而允许一定质量的离子通过四极场到达接受器（即电场扫描）。

二、飞行时间质量分析器

　　原理是测量离子从离子源到达检测器的时间。这个过程包括在离子源中产生离子束，然后加速并测量它们从离子源至检测器的时间。其间有一漂移管，所有离子在加速区接受相同的动能，但是它们的质量不同，因而速度有差异，通过漂移管到达检测器的时间（TOF，Time of Flight）也就不同，并据此实现离子分离。

　　离子离开离子源的动能 T：$T = eV = \dfrac{mv^2}{2}$

离子飞行的线速度 v 等于飞行距离 L 除以飞行时间 t: $v = \dfrac{L}{t}$

离子飞行的时间正比于离子质荷比的均方根: $t = L\sqrt{\dfrac{m}{e}\dfrac{1}{2V}}$

离子质荷比正比于飞行时间的平方: $m/z = \dfrac{2V}{L^2} \cdot t^2$

优点：扫描速度快，灵敏度高，质量范围宽，结构简单，造价低廉等。缺点：分辨率低。但是，现在已经提高到 10000 以上分辨率。

质谱仪扫描方式有两种：全扫描和选择离子扫描。全扫描是对指定质量范围内的离子全部扫描并记录，得到的是正常的质谱图，这种质谱图可以提供未知物的分子量和结构信息。可以进行库检索。质谱仪还有另外一种扫描方式叫选择离子监测（select ion moniring，SIM）。这种扫描方式是只对选定的离子进行检测，而其他离子不被记录。它的最大优点：一是对离子进行选择性检测，只记录特征的、感兴趣的离子，不相关的、干扰离子统统被排除；二是选定离子的检测灵敏度大大提高。在正常扫描情况下，假定一秒钟扫描 2～500 个质量单位，那么，扫过每个质量所花的时间大约是 1/500 秒，也就是说，在每次扫描中，有 1/500 秒的时间是在接收某一质量的离子。在选择离子扫描的情况下，假定只检测 5 个质量的离子，同样也用一秒，那么，扫过一个质量所花的时间大约是 1/5 秒。也就是说，在每次扫描中，有 1/5 秒的时间是在接收某一质量的离子。因此，采用选择离子扫描方式比正常扫描方式灵敏度可提高大约 100 倍。由于选择离子扫描只能检测有限的几个离子，不能得到完整的质谱图，因此不能用来进行未知物定性分析。但是如果选定的离子有很好的特征性，也可以用来表示某种化合物的存在。选择离子扫描方式最主要的用途是定量分析，由于它的选择性好，可以把由全扫描方式得到的非常复杂的总离子色谱图变得十分简单。消除其他组成造成的干扰。

三、离子阱质量分析器

离子阱（Ion trap）：由一对环形电极（ring electrode）和两个呈双曲面形的端盖电极（end cap electrode）组成。在环形电极上加射频电压或再加直流电压，上下两个端盖电极接地。

由离子源产生的离子，通过脉冲离子门进入离子阱，通过调节射频电压和直流电压，离子可以稳定地存贮在离子阱中。逐渐增大射频电压的最高值，离子进入不稳定区，由端盖极上的小孔排出。因此，当射频电压的最高值逐渐增高时，质荷比从小到大的离子逐次排除并被记录而获得质谱图。

一个离子是否可稳定地存贮在阱中，取决于离子的荷质比、离子阱的大小（rfundamental rf），的谐振频率（ω）和环电极上的电压幅度（V）。离子行为的依赖性被描述为多维参数 qz。阱中离子的数目可通过自动增益控制（AGC）技术进行有效控制。阱中离子数目太多，会引起空间电荷效应，导致电场的扭曲和整体性能的下降。离子阱中一般充入 1mTorr 的氦气，它有两个作用：一是碰撞"冷却"降低初进入离子的动能，有效地捕获注入的离子；二是作为碰撞气体，从而产生多级 MS。

离子阱有全扫描和选择离子扫描功能，同时利用离子储存技术，可以选择任一质量离子进行碰撞解离，实现二级或多级（MS^n）分析功能，也称为 MS/MS 功能。但离子阱只是一个分析器（区别于四极杆串联），而是在时间上实现多级分质量分离，即某一瞬间选择一母离子进行碰撞裂解，扫描获得子离子谱，再重复而实现多级质谱。

离子阱在做多级 MS 方面有性能（非常容易就能做到 3 级以上的 MS）和成本（只用一个阱就能做）上的优势；而四极杆只能做到二级 MS（三重四极杆仪器），且价格较贵。离子阱，又称离子陷阱，是一种利用电场或磁场将离子（即带电原子或分子）俘获和囚禁在一定范围内的装置，离子的囚禁在真空中实现，离子与装置表面不接触。应用最多的离子阱有"保罗阱"（四极离子阱，沃尔夫冈·保罗）和"Penning 阱"。

离子阱由于可以存贮所有从离子源产生进入阱中的离子，因此灵敏度很高；另外，离子阱的特有功能是容易产生 MS^n，对分子的结构解析非常有用；离子阱质谱还非常容易用软件实现全自动控制，人机接口非常简单。

四、轨道离子阱

轨道离子阱（Orbitrap）工作原理类似于电子围绕原子核旋转。由于静电力作用，离子受到来自中心纺锤形电极吸引力。由于离子进入离子阱之前的初速度以及角度，离子会围绕中心电极做圆周运动。离子的运动可以分为两部分：围绕中心电极的运动（径向）和沿中心电极的运动（轴向）。因为离子质量不同，在达到谐振时，不同离子的轴向往复速度是不同的。设定在离子阱中部的检测器通过检测离子通过时产生的感应电流，继而通过放大器得到一个时序信号。因为多种离子同时存在，这个时序信号实际是多种离子同时共振在不同频率的混频信号。通过傅里叶变换（Fast Fourier Transform，FFT），得到频谱图。因为共振频率和离子质量的直接对应关系，可以由此得到质谱图。

第二节 高效液相色谱质谱联用仪的结构及工作原理

一、仪器结构

高效液相色谱质谱联用仪主要由离子源、离子传输系统组件（不同厂家不同型号的仪器组件可能不同）、质量分析器（包括不同质量分析器的组合）和检测器组成。

二、工作原理

离子源将化合物离子化，并将产生的离子在电场的作用下进入离子传输组件。离子传输组件将离子源产生的离子传输进入质量分析器，同时隔离外部的常压与质谱内部的真空系统。离子光学组件进一步除去溶剂和中性分子，并聚焦随机运动的离子进入质量过滤器，最后到达检测器。检测器包括微通路板、闪烁器和光电倍增器。

第三节 沃特世公司高效液相色谱质谱联用仪

一、开机

1. 打开电脑，输入用户名：waters，密码：waters，进入 windows 的桌面。

2. 打开氮气发生器的电源（或液氮瓶的开关），确证压力指示在 100psi（或 0.7MPa）打开氩气减压阀确证压力指示在 7psi（或 0.05MPa）。

3. 打开液相各个模块的电源和质谱电源开关，等待 5 分钟。

4. 打开 Masslynx 软件，等待在 Masslynx 的主窗口状态栏中部偏右的位置出现"Not Scanning"的信息。

5. 打开 MS Console 窗口，左边栏依次选中质谱部分的 Intellistart，在右侧窗口中点击 "operate"快捷图标。（在点击"operate"图标后应该能听到外置真空泵发出很大的噪音，随后声音逐渐变小）

6. 打开 MS tune 窗口，单击氩气的控制开关，使氩气关闭。然后等待直至右下角红色的方块变为绿色，表明仪器可以工作了（通常这个过程需要 7～8 个小时。也可以从 MS tune/view/vacuum 中观察真空度得变化，当 TOF 的真空度小于 1.1×10^{-6} 时，右下角红色方块会变成绿色）。

二、打开 Masslynx 软件，调用已有的项目或建立新的项目（project）

（一）调用已有的项目

1. 在桌面上双击"Masslynx"图标，打开 Masslynx 软件。

2. 单击"File"→"Open Project"。

3. 单击"YES"。

4. 选择合适的路径和合适的项目，单击"OK"即可。

（二）建立新项目

1. 单击"File"→"Project Wizard"。

2. 出现对话框"When changing to a new project, some services are automatically closed down, Continue?"，单击"Yes"。

3. 在对话框输入项目名称（project name），对项目的描述（Description），路径（Location），在路径中建议在 C 盘下新建一个文件夹，并命名为 MS DATA，所有新建项目都放在这个文件夹中，单击"Next"。

4. 选择 create using existing project as template，并以 C:\Masslynx\Default.pro 为模板，单击 "Finish"。

注意：一般建议以当前 PROJECT 或 DEFAULT 或工程师安装仪器的 Installation Project 为模板建立新的 PROJECT，而不建议建全新的 PROJECT。

三、启动液相系统

（一）灌注流动相 Prime solvent

1. 在 Masslynx 主界面，单击"instrument"→"MS Console"，进入 UPLC 交互显示界面。

2. 选择左栏 Binary Solvent Manager，在右侧窗口中选择菜单"Control"→"Prime A/B solvent"，选择 A1，B1，时间设为 3 分钟，点击"start"开始灌注。

（二）灌注 seal wash

1. 在 Masslynx 主界面，单击"instrument"→"MS Console"，进入 UPLC 交互显示界面。

2. 选择左栏 Binary Solvent Manager，在右侧窗口中选择菜单 Control→Prime seal

wash，单击"Yes"，开始灌注，seal wash 的灌注不能设时间，需手动停止：Control→Prime seal wash。

（三）灌注自动进样器

在 UPLC 交互界面中，选择左栏 Sample Manager，在右侧窗口中选择菜单 Control→Prime syringes，选择 Sample syringe and wash syringes，循环次数选 5，单击"OK"开始灌注。

（四）设定流速，平衡系统

1. 在 Masslynx 主界面，单击"Inlet Method"图标，打开液相方法编辑窗口。

2. 单击"status"→ACQUITY Additional Status，进入液相控制台。

3. 单击"A1"或"B1"或流速的位置，出现流速、比例设定对话框。

4. 设定液相流速与比例，通常调谐时可设定流速 0.2ml/min，有机相与水相的比例为 50:50。

四、建立质谱调谐参数

1. 在 MassLynx 软件左侧快捷键位置，点击"MS Tune"打开质谱调谐界面。

2. 点击质谱右下角调谐图标按钮，使仪器处于开机工作状态。

3. 在质谱调谐界面选择正离子模式。

4. 设置参数

（1）毛细管电压（Capillary voltage）：2.5～3.0kV。

（2）样品锥孔电压（Sample Cone）：30～60V。

（3）萃取锥孔电压（Extraction Cone）：30～60V。

（4）源温（Source temperature）：100℃。

（5）脱溶剂温度（Desolvation temperature）：400℃。

（6）锥孔气（Cone Gas）：50L/h。

（7）脱溶剂气流速（Desolvation Gas）：800L/h。

5. 点击"File"→"Save As..."保存质谱调谐名字。

6. 在质谱前面板左侧 IntelliStart fluidics system 位置放置溶液。

A：甲醇:水＝50:50。

B：200ng/ml 亮氨酸脑啡肽（Leucine enkephalin）。

C：0.5mmol/L 甲酸钠（Sodium Formate）。

五、Detector setup（Intellistart）（QTOF 仪器需要设定）

为确保检测器最优性能，detector setup 必须经常进行核对。检测器电压太低会导致一些离子不能被检测到，太高会降低检测器使用寿命。

1. 在 MS Console 界面，左侧位置选中 Xevo G2 Qtof\Intellistart，在右侧窗口菜单中点击"Configure"→Configuration Mode。

2. 选择 Detector Setup 复选框，然后点击右侧"Start"圆形按钮，检测器电压设定向导需要一系列步骤。

3. 在出来的屏幕上，点击"Next"开始向导。

4. 从下拉单里选择合适的参考物质：Leucine enkephalin。

5. 选择正确的仪器极性，并将另外一种模式选择为不检查。例如：选择 Check Detector for Positive polarity，并将 Do not check Detector for Negative polarity 选中；反之亦然。

6. 选择 Display Report 复选框。

7. 点击"Next"。

8. 在窗口 Fludics 中选择 Automatic 复选框，然后点击"Next"。

9. 点击"Start"开始做 detector setup。

10. 完成之后会生成两个报告：检测器电压设置报告（Detector voltage setup report）；离子面积值报告（Ion Area report）。

六、用 IntelliStart 优化 LockSpray 离子源参数（QTOF 仪器需要设定）

IntelliStart 能自动为质量锁 Lockmass 物质建立离子源参数以保证在采集中得到足够的离子强度。

1. 在 MassLynx 软件里，打开质谱控制台 MS console。

2. 在 MS console 左侧位置选中 MS 部分 \ Intellistart，在右侧窗口菜单中点击"Configure"→Configuration Mode 进入 configuration display。

3. 选择 LockSpray Source Setup 复选框，然后点击"Start"。

4. 从下拉单里选择质量锁物质的 Profile 文件（如果没有合适的，可以点击本窗口左下角的 Lockmass Editor 按钮进行编辑并创建新的质量锁物质）。

5. 保证亮氨酸脑啡肽物质从 Lockspray 口进样。

6. 点击"Next"。

7. 选择 Automatic 和 Display Report 复选框，然后点击"Next"。

8. 选择 Custom 复选框，流速设定为 5μl/min。

9. 点击"Next"。

10. 确保 B 瓶里有样品。

11. 点击"Start"。

当 Lockspray source setup 完成后，自动出报告同时 MS console 界面会出现绿勾。

七、QQQ 仪器校正

1. 在 Masslynx 主界面单击"MS Tune"图标，打开调谐窗口。

2. 单击"API Gas"图标打开氮气。

3. Ion Mode→Electraspray＋（ES＋）或 Electrospray－（ES－）。

4. 单击 ▮▮ 打开高压。

5. 设定液相流速如：0.2ml/min，A1:B1（水:乙腈）比例为 50:50。

6. 选择"MS Mode"图标。

7. 把调谐液放入 A（或 B）号位（注：调谐液需要较高浓度，视化合物响应，起始浓度可在 30ppb 左右，响应值在 e6～e8 之间较好，浓度过高会导致系统严重污染）。

（1）单击"Purge"图标，purge A 瓶中的调谐液。

（2）Purge 结束，选择 flow state 状态为 Combined 模式。

（3）点击进样图标，开始进样。

（4）设定 Function 为 MS1 scan，Mass 为计算出的质量数，span 为 5，调节调谐液的流速，直到离子的响应比较稳定。

（5）保存调谐文件：File→Save As。

（6）在 Masslynx 主界面，选择 Ms Console→Xevo TQ–S MS Detector。

（7）选择 IntelliStart。

（8）选择 Sample Tune and Develop Method，ES＋或 ES－。

（9）单击"Start"图标，出现 Intellistart 自动调谐编辑窗口，选择 Switch to Advanced Mode。

（10）单击"Start"，开始自动调谐。

（11）调谐成功，会有绿勾出现。

8. 查看 Intellistart 报告。

9. 查看 Intellistart 中自动生成的质谱方法。

（1）从 MassLynx 主窗口，单击"MS Method"，出现 MS Method 编辑对话框。

（2）选择"File"→"Open"。

（3）选择 Intellistart 中保存的质谱方法的文件，单击"OK"。

（4）双击打开 Function。

（5）选择 Auto Dwell，单击"OK"，"File"→"Save"，保存质谱方法文件。

八、QTOF 仪器校正

1. 保证挡板（Baffle）在 Sample 样品位置。

2. 打开质谱控制台 MS console，左侧位置选中 Xevo G2 Qtof\Intellistart，在右侧窗口菜单中点击 Configure→Configuration Mode。

3. 选择 Create Calibration 复选框，然后点击"Start"。

4. 在弹出的向导界面点击"Next"以进入建立校正曲线。

5. 编辑完成后，从下拉菜单里选择校正文件，注意橙色三角形表示校正文件已经定义过，但还没有被校正。

6. 点击"Next"。

7. 选择"Positive ion"，并勾选 Display Report 和 Make the Calibration Profile Active 复选框。

8. 点击"Next"。

9. 点击"Next"。

10. 选择"Automatic"复选框。

11. 点击"Next"。

12. 把偏差阈值设为 1ppm，点击"Next"。

13. 保证甲酸钠 Sodium Formate 样品在 C 瓶里，然后点击"Start"。做完之后就出一份报告。同时 The IntelliStart 界面会有绿勾表明校正曲线成功。

九、建立样品列表

1. 在 Masslynx 主窗口 选择 File→New 建立一个空白的样品表 Sample list 或打开一个已有的 SAMPLE LIST。Sample list 的使用与 Windows EXCEL 表格类似。

2. File Name 栏 输入文件名，如 training 001.建议以 3 位数字结尾。

3. File Text 栏　输入样品信息，如送样单位名称，样品编号，或其他信息。

4. MS File 栏　选择质谱方法。

5. Inlet File 栏　选择液相方法。

6. Bottle 栏　输入样品瓶的位置。

7. Inject Volume 栏　输入进样体积。

8. 可右键→Add　增加样品表的行数。

9. 保存样品表　File→Save As，输入样品表名称，将样品表保存在项目的 sampleDB 文件夹下，建议使用有规律的命名，如检测项目或操作人加年月。如 Melamine20121201_1。

十、编辑质谱方法（QQQ 仪器）

（一）建立 MS Scan 的方法

1. 在 Masslynx 主窗口中，单击 MS Method 图标，打开质谱方法编辑对话框点击 Functions→MS Scan 或直接点击 MS Scan 按钮，设定各个参数：

Mass（m/z）：输入扫描质量范围；

Time：输入时间窗口；

Ionization Mode：选择电离模式；

Data：质谱数据模式，一般选择 Continnum 轮廓图或 Centroid 棒状图；

Scan Time：为扫描设定质量范围的扫描时间，通常使用 5000Da/s 的速度，结合扫描范围设定扫描时间；

Cone Voltage：通常设定为 20~30V。

2. 单击"OK"，确保 MS SCAN 已经加入到质谱方法中。

（二）建立 Daughter SCAN 的方法

1. 选择 Functions→Daughter Scan 或直接点击 Daughter Scan 按钮，设定各个参数。

2. 单击"OK"，确保 Daughter Scan 加入到质谱方法中。

3. 保存质谱方法：File→Save As。

（三）建立 MRM 的方法

1. 选择 Functions→MRM 或直接点击 MRM 按钮，设定各个参数。

2. 选择电离模式 ESI＋，span 设 0.2，根据 MS 采集时间设置 Start 和 End 值，Compound name 处输入化合物名称，Parent 处输入母离子的质荷比，Daughter 处输入子离子的质荷比，Auto Dwell 处打勾，Cone 处输入锥孔能量，Collision 处输入碰撞能量，如还有一个 channel，点击 Add，同理输入相应参数，软件会根据质荷比由小到大自动排序，保存质谱方法在当前项目的 ACQUDB 文件夹下。

3. 单击"OK"，确保 Daughter Scan 加入到质谱方法中。

4. 保存质谱方法：File→Save As。

十一、编辑质谱方法（QTOF 仪器）

1. 在 MassLynx 主界面左侧快捷工具栏，点击"MS Method"。

2. 选择 File→New，建立 TOF MS 方法，参数见表 34－1。

表 34-1

Tab	Values
Acquisition	Start time＝0 数据采集起始时间 End time＝4 数据采集终止时间 Source＝ES 离子源 Positive polarity 极性，根据实际情况来选择 Target Enhancement Off
TOF MS	Low mass＝50Da High mass＝1000Da Scan time＝0.15sec 不要选择 Override & Ramp Sample Cone
CE Control	不要选择 Use Collision Energy

3. 点击"LockSpray"。

4. 选择 Acquire Lockspary－Apply correction，从下拉单里选择 LockMass Profile。

5. 点击"Method Events"，选择 Enable 复选框。

6. 保存质谱方法。

十二、编辑液相方法

在液相方法编辑窗口（Inlet Method），单击"Inlet"：

Solvent：输入流动相名称；

Pressure：系统压力限；

Seal Wash：泵密封垫清洗间隔时间；

Gradient：梯度。

单击"Autosampler"图标，打开自动进样器编辑窗口。如 Sample Manager－FTN：

Wash solvent Name：洗针液名称和体积；

Purge Solvent Name：灌注进样器溶剂名称；

Column：柱温箱温度，范围：比室温高 5～90℃，常用 30～50℃；

Sample：样品室温度，范围：4℃～室温，通常设为 10～15℃。

如果样品瓶中需要加内插管，则需将"Needle Placement"设为 2。如 Sample Manager－FL：

Sample loop option：进样方式的选择，通常选择 partial loop with needle overfill；

Wash solvent：洗针液名称和体积：弱洗通常为强洗体积的三倍；

Column：柱温箱温度，范围：比室温高 5～90℃，常用 30～50℃。

Sample：样品室温度，范围：4℃～室温。如需要通常设为 10～15℃。

如果样品瓶中需要加内插管，则需将 Needle Placement 设为 2。

进样器方法编辑完毕，单击"OK"，选择 File→Save As 保存方法。

单击"Load Method"，平衡液相系统。

十三、采集样品

液相方法界面确认"Ready"和"OK"都是绿的，在"Sample List"选中需要采集的数据，点击"start run"，输入 sample list 的文件名，选中 Acquire Sample Data，开始采集数据。

十四、关机

1. 打开 MS tune 窗口，点击"Vacuum"→"Vent"，在弹出的对话框中选择 yes。

2. 等待约 5 分钟（在这个过程中应该能听到分子泵降速的声音，也可以观察 MS tune→View→Vacuum，三个 Turbo speed 会逐渐下降，直至三个分子泵的转速均降至 5 以下，表明真空已经关闭）。

3. 关闭所有软件和电脑。

4. 关闭液相所有模块的电源。

5. 关闭质谱电源。

6. 关闭氮气发生器的电源（或关闭氮气减压阀）。

7. 关闭氩气减压阀。

第四节　岛津公司高效液相色谱质谱联用仪

一、单四极杆、三重四极杆 LC‑MS 简单操作规程

（一）启动液质联用装置

1. 接通电源　确保质谱主机、液相色谱各单元和电脑已经接通电源，依次打开质谱主机、液相色谱各单元和电脑的电源开关。打开液氮罐的阀门或氮气发生器电源。

2. 启动真空系统　确认计算机任务栏中的"LabSolutions Service"图标为绿色后，双击电脑桌面上的软件图标"LabSolutions"，出现登录界面：输入用户名和密码后点击"确定"，启动程序。在新出现的窗口中点击左侧的"仪器"，双击右侧对应的仪器型号图，进入实时分析程序。

在实时分析界面左侧的"主项目"下，选择最下方的"系统控制"，点击"自动启动"按钮，真空准备过程大约需要 1 小时，真空就绪后位于仪器正面左侧的"STATUS"绿色指示灯由闪烁变为常亮（图 34‑1）。

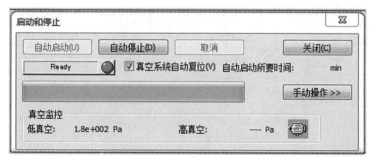

图 34‑1

3. 日常开机　该操作是针对已经启动了真空系统的状态下启动仪器进行分析实验的日常操作，接通液相色谱各单元的电源，开启液氮罐上的阀门或氮气发生器电源。调整氮气的输出压力在 690～800kPa 之间。如果已安装 DL 插塞，先将其卸下。打开电脑电源，启动 Windows

系统，进入 LabSolutions。

激活液相色谱各单元和质谱单元，如图 34-2 所示点击按钮①②。

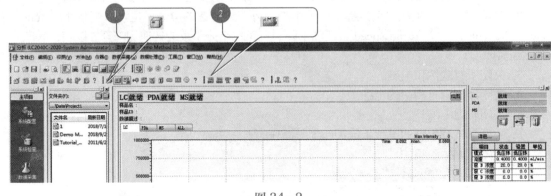

图 34-2

（二）创建方法文件

如果需要重新创建方法文件，点击工具栏上的"新建"按钮，如果显示是否保存当前方法时，根据情况选择"是"或"否"（图 34-3）。

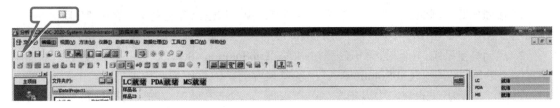

图 34-3

1. LC 仪器参数设置 点击"高级"选项，依次设置数据采集时间、泵、LC 时间程序、柱温箱、自动进样器分析条件（图 34-4）。

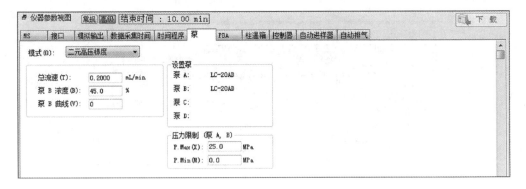

图 34-4

2. MS 仪器参数设置 按以下操作向导所示①②③④⑤⑥设置 MS 仪器参数并保存方法（图 34-5、图 34-6）。

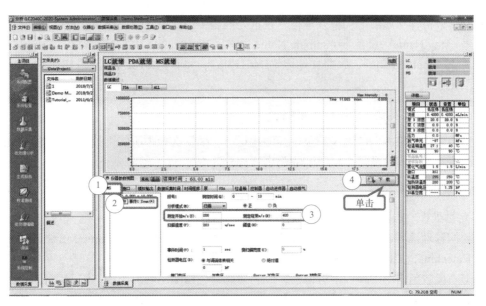

图 34-5

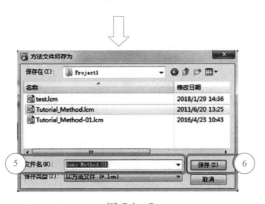

图 34-6

（三）平衡色谱柱，准备分析实验

按照需要进行的实验条件配制流动相并放置于正确的流路，确保吸滤头浸没在液面以下，旋开液相色谱输液泵的排气阀旋钮，按下"purge"键进行排气操作，排气完成后关闭排气阀旋钮。确认色谱柱已经在柱温箱内正确安装。进入 LabSolutions 工作站中打开方法文件并下载。启动液相色谱和质谱，进行系统平衡。待基线平稳后，即可进样分析。

（四）单次分析和批处理分析

1. 单次分析　点击助手栏窗口左侧的"单次分析"按钮，打开"单次分析"主窗口。

"数据文件"项点击右侧黄色的文件夹按钮，选择数据文件存储位置并命名。依次设置样品瓶号"Vail#"、样品架号"Tray"和进样体积"Injection Volume"。设置完毕，点击"确定"按钮。

2. 批处理分析　启动实时分析程序，点击助手栏"主项目"中的图标"批处理"显示批处理表。

根据待分析样品总数增加批处理行，在批处理表中依次设置样品信息：样品瓶号"vial#"、样品架号"Tray Name"、样品名"Sample Name"、样品 ID"Sample ID"、样品类型"Sample Type"、方法文件名"method file"、数据文件名"Data File"、水平"Level"以及进样体积"Injection Volume"等。

（五）结束分析实验，冲洗色谱系统

实验结束后，将液相色谱仪的泵单元停止运行。根据实验中所使用的色谱柱类型，更换合适的冲洗溶液对色谱柱及整个仪器的管路进行充分冲洗。

（六）数据处理

1. 定性处理 点击助手栏下的"处理工具"，再双击"再解析"。

在数据管理器界面下选择数据存储路径，例如 C:\LabSolutions\Sample\MS 打开数据文件 LCMS_Catechins，见图 34－7。

双击质量数色谱图中峰顶附近位置，此时质量数色谱图出现黑色线，同时质谱图黑色线所指时间点的质谱图。也可使用"谱图平均＋"和"谱图扣除－"计算某段时间范围的质谱图，并扣除背景干扰离子。

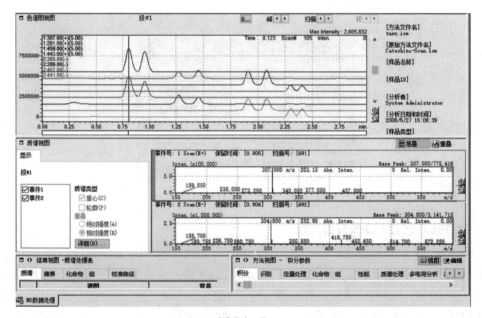

图 34－7

2. 定量处理 打开数据，在右下角方法视图窗口，编辑模式下依次设置积分参数、定性参数、校准曲线信息、化合物的目标离子信息等（图 34－8）。

设置完成后保存积分方法。

处理工具界面下双击"浏览器"。

在主项目中选择"定量浏览器"。在数据管理器中找到上一步保存的方法文件，双击打开文件。选中需要处理的数据文件拖动至右侧数据处理窗口，设定样品类型，依次输入标准样品编号（图 34－9）。

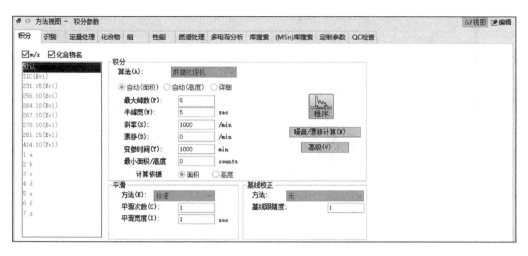

图 34-8

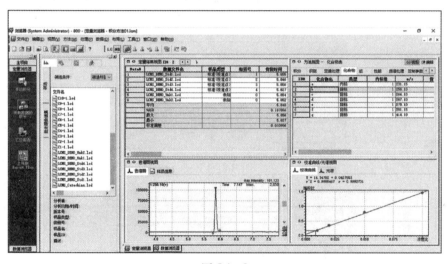

图 34-9

点击助手栏"所有数据的积分"，所有数据进行定量运算，定量结果和标准信息曲线右侧可在右侧窗口进行查看。需查看不同组分定量结果时，在定量结果视图中点击 ID#左右箭头进行切换。确认结果后，单击"保存"对计算结果进行保存。

（七）关机

1. 日常关机　先关闭所有的窗口，操作如图 34-10。

如果存在任何未保存的文件，会出现下列对话框，点击"是（Y）"即可（图 34-11）。

此时出现"关机"窗口，如图 34-12 所示，将对应的选项打上"√"。

待 DL、加热块和接口加热器温度降至 50℃以下时，安装 DL 插塞。退出 LabSolutions，关闭液相色谱各单元的电源，关闭电脑即可。

【注意：长期不使用仪器应关闭质谱部分的电源！！】

2. 彻底关机　打开"系统控制"窗口，操作方法同"启动真空系统"，点击"自动停止"（图 34-13）。

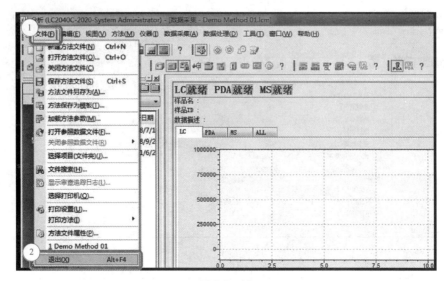

图 34－10

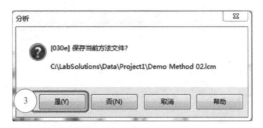

图 34－11

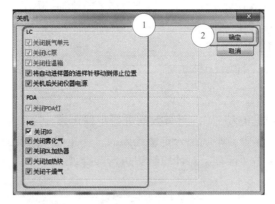

图 34－12

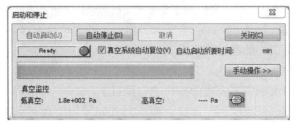

图 34－13

真空释放进度条完成后，即可退出软件，关闭液相色谱各单元和质谱单元的电源。

二、LCMS-IT-TOF 简单操作规程

（一）启动液质联用装置

1. 请确认氮气、氩气的供给。请确认 LC 单元的电源已接通，并对 LC 泵及 SIL 进行排气。

2. 双击桌面上的 "LC-MS solution" 图标，显示工作站。

3. 双击 "Operation" 标签的 "Analysis"（通常为 "Analysis 1"）按钮，打开登录窗口。

4. 若未进行用户管理，则保持用户 ID 为 "Admin"、密码为 "空白" 的状态下，单击 "OK" 按钮。连接仪器和 PC，启动 LC-MS solution（图 34-14）。

5. 使用分析窗口的装置监控面板确认各部分的真空度。

真空度（RP 部）70～130Pa：在 CDL 为 200℃下打开挡板时；

真空度（IT 部）约 2×10^{-2}Pa；

真空度（TOF 部）$< 5 \times 10^{-4}$Pa；

LC-MS solution 分析窗口的构成。

图 34-15 中各部分介绍，见表 34-2。

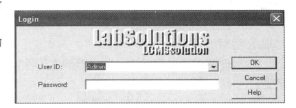

图 34-14

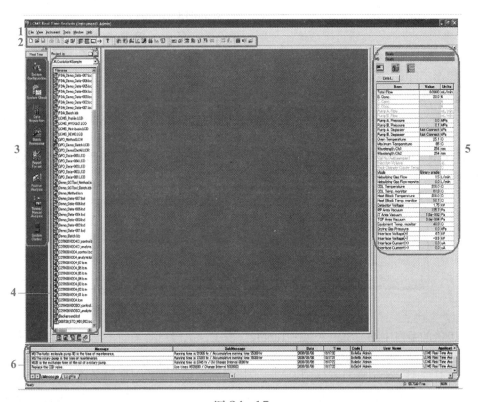

图 34-15

表 34-2

序号	名称	说明
1	菜单栏	显示在打开的窗口中可执行的菜单
2	工具栏	图标显示常用菜单
3	助手栏	使用于应用程序的启动和转换
4	数据资源管理器	打开所显示的文件夹内的方法文件
5	装置监控面板	显示当前的仪器状态
6	输出窗口	显示错误等信息或登录/登出信息

可以通过在"View"菜单中的选中/取消来选择显示/隐藏工具栏或窗口。窗口上未显示时，应选中并使其显示。

更改装置监控面板的显示项目时，在装置监控面板上右击。单击弹出菜单的"Table Style"，对显示/隐藏进行切换。

6. 自动调谐是对灵敏度、质量准确度等性能进行自动调整的功能。通常每周进行一次自动调谐。

（1）确认是否安装有 ESI 离子源。

（调谐用标准样品 NaTFA，如使用 APCI/APPI，则不能电离。）

（2）单击助手栏主菜单中的"Tuning/Manual Analysis"按钮。

（3）单击助手栏中的"Tuning Result"按钮。显示上次的调谐结果。

（4）单击"Instrument"菜单中的"Purge Air in Standard Sample Lib"后，单击"Start"按钮。

吸入/排出标准样品。通过排液排出注射器顶部的空气后，单击"Close"按钮，关闭窗口（通过观察，确认顶部没有积留空气时，则无需进行该操作）。

（5）单击"File"菜单中的"Save Tuning File As…"，指定保存到任意位置（覆盖保存时，无需进行该步骤）。

（6）返回"Tuning Result"窗口，从"Result Information"标签切换到"Target Condition"标签（图 34-16）。除需调谐的极性外，请确认是否已选中"TOF Calibration"、"Save/Export to"及"Drying Gas"。通常无需对"TOF Calibration"以外的项目进行调谐。未选中"TOF Calibration"时，请参考下一页。

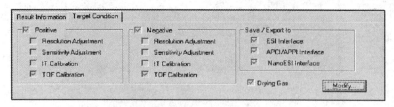

图 34-16

（7）单击助手栏中的"Start Auto-Tuning"按钮，执行自动调谐（约 20 分钟）。

（8）自动调谐结束后，单击"OK"按钮。覆盖保存后，关闭"Tuning Result"窗口。

准确度分析中，本仪器具有使用实测数据进行质量校准的功能。更改自动调谐项目时，单击上一页步骤 6 中的"Target Condition"标签中的"Modify…"按钮，打开"Target Condition"窗口。选中执行项目，单击"OK"后，执行自动调谐（图 34-17）。

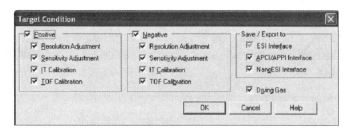

图 34－17

对"TOF　Calibration"以外的项目进行调谐比较费时（完成所有项目的调谐需 2 个小时左右）。为防止 CDL 堵塞，务必将干燥气压力调整至 200kPa。请一边确认"Instrument monitor"显示的干燥气压力，一边旋转仪器主机上的"DRYING GAS"旋钮调整干燥气。

（二）创建方法文件

创建记录分析用的各种参数文件（方法文件）。MS 设置的项目很多，在此就标准方法的创建及注意点进行说明。本仪器的各种参数初始值基本对应常规分析。

另外，在本指南中，作为示例，对通过破坏 MS^1 质谱母离子而获取 MS^2 质谱图的分析过程进行说明。MS^3 以后每级的 MS^N 分析步骤与 MS^2 分析基本相同。

1."Tuning Result"窗口处于打开状态时关闭，并单击助手栏中的"Data Acquisition"按钮（图 34－18）。图 34－18 中各部分介绍见表 34－3。

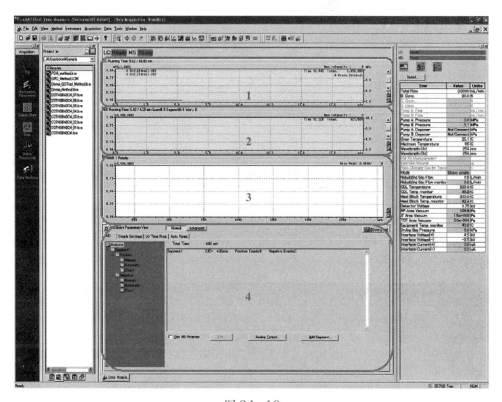

图 34－18

表 34 - 3

序号	名称	说明
1	LC 色谱图显示范围	显示 UV 检测器等的色谱图及泵压等信息
2	MS 色谱图显示范围	显示质量分析仪的色谱
3	质谱图显示范围	显示质谱图
4	方法显示范围	显示已解压的方法文件内容

* 1、2、3 显示通过弹出菜单中的 ［Display Settings］来切换显示/隐藏。

2. 使用以前创建的方法时，单击"File"菜单中的"Open Method File"，选择任意方法文件。

新建时，单击"File"菜单中的"New Method File"。显示时间段创建向导。设置测定开始/结束时间，选择"Empty Segment"，单击"Finish"按钮（图 34 - 19 ）。

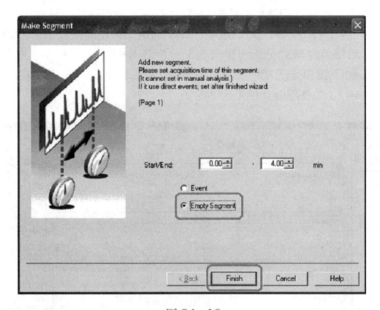

图 34 - 19

当显示仪器配置与创建方法文件不符的信息时，单击"OK"按钮，则更改为以当前仪器配置为准的内容（图 34 - 20 ）。

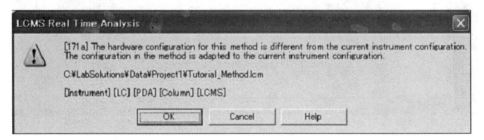

图 34 - 20

3. 编辑方法文件（此处仅限于记述 MS 的条件设置）。

（1）查看仪器参数时，切换显示"Advanced"。初始值显示为"Normal"。切换标签，同时对各单元进行设置（图 34-21）。

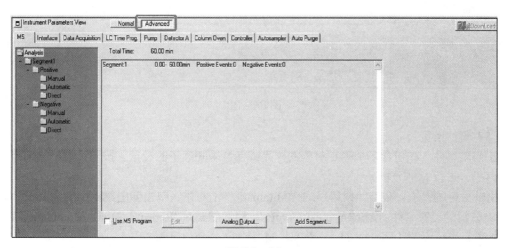

图 34-21

（2）单击"Interface"标签。确认是否已选中"Use Tuning File"和"Drying Gas"（两者的初始设置皆为开启）（图 34-22）。

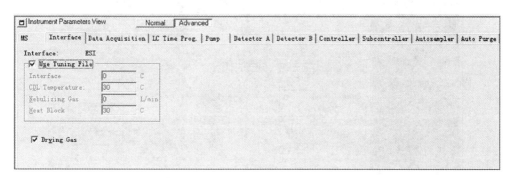

图 34-22

（3）单击"MS"标签。使用 LC 进行分析，通常选中"Drying Gas"。直接注入分析时，取消选中。取消选中"Use Tuning File"，则可以通过调谐文件的值更改"Interface Temperature"、"CDL Temperature"、"Nebulizing Gas Flow"和"Heat Block Temperature"。另外，可在各时间段开/闭离子源电压。

（4）时间段的设置　单击事件树目录中的"Segment"，输入测定开始时间和结束时间。MS 的测定时间应与 LC 分别设置（图 34-23）。

检测器电压通常选择"Relative to the Tuning Result"。灵敏度不足时，请调整各事件的离子累积时间，或提高检测器电压。检测器电压升至 2.1kV（升高 0.05kV，信号强度增加约一倍）。

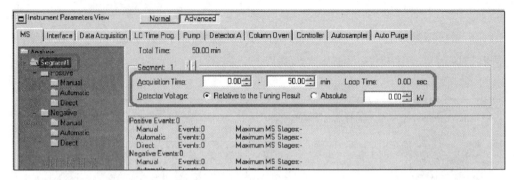

图 34-23

（5）事件设置

①自动事件：在包含多个测定对象的样品或包含未知离子时设置。按照设置的标准自动选择母离子，进行 MS^n 分析。

MS^1 分析的设置：在事件树目录的"Automatic"上右击，单击弹出菜单中的"Add"，则显示 MS^1 分析的设置事件。设置"Acquisition m/z"，根据需要对"Repeat"、"Ion Accumulation Time"及"ASC"进行设置（图 34-24）。图 34-24 中各部分介绍见表 34-4。

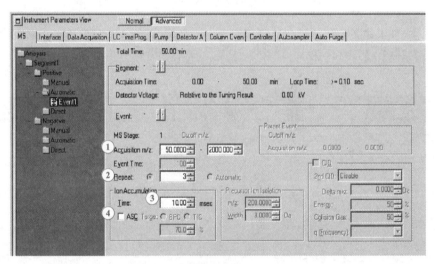

图 34-24

表 34-4

序号	名称	说明
1	Acquisition m/z	输入测定的 m/z 范围。根据测定对象进行调整（例如：100~1000、200~2000）
2	Repeat	通常为 1~3 次。可获取设置次数的平均 MS 质谱图（LCMS-IT-TOF 的初始值为 3 次）
3	Ion Accumulation Time	通常为 1~100msec（初始值为 10msec）。将值增大，则灵敏度约成比例上升
4	ASC	一旦选中，则自动对离子累积时间进行调整测定，以免信号饱和。使用时通常选择［BPC］，目标离子量为初始值（70%）

MS² 分析的设置：在使用创建的事件树目录的"Event1"上右击，单击弹出菜单中的"Add"，则显示 MS² 分析的设置（图 34-25）。图 34-25 中各部分介绍见表 34-5。

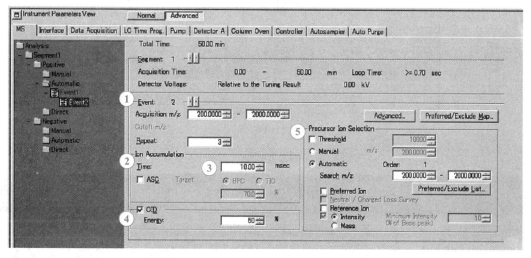

图 34-25

表 34-5

序号	名称	说明
1	Acquisition m/z	输入所要测定的 m/z 范围
2	Repeat	通常为 3～10 次。对相同离子重复进行 MS² 分析的次数。可得到平均 MS² 质谱图（LCMS-IT-TOF 的初始值为 3 次）
3	Ion Accumulation Time	通常为 1～100msec（初期值为 10msec）
4	CID Energy	通常为 10%～100%（初期值为 50%，可输入 0%～400%）
5	Precursor Ion Selection	Threshold：输入需作为母离子识别的 MS¹ 光谱强度的阈值。使用质心值（初期值为 10000）。 Search m/z：输入需作为母离子搜索的 MS¹ 质谱图范围。 母离子的选择标准通常指定为［Intensity］。 根据需要，选中 Preferred Ion、Neutral Loss Survey、Reference Ion，单击"Edit…"按钮或"Preferred/Exclude List…"设置数值

单击"Preferred/Exclude List…"按钮（图 34-26）。图 34-26 中各部分介绍见表 34-6。

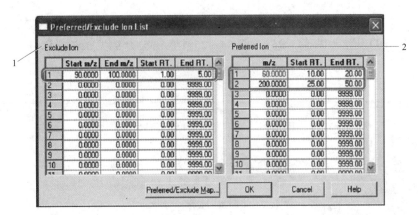

图 34-26

表 34-6

序号	名称	说明
1	Exclude Ion	输入无需作为母离子选择的 m/z 范围及测定时间。图 34-26 中，在 1～5 分钟之间设置排除 m/z 90～100。在从 MS^2 分析的对象中排除作为背景时常观测到的离子时有效
2	Preferred Ion	输入优先选择作为母离子的 m/z（请正确输入，保留小数点后 2 位）。由于优先于其他设置，如测定到该离子，即使信号强度弱，也要优先采用为母离子。但是，输入的数值偏离 [Search m/z] 的区域时，显示为红色，表示不适应，此时需重新设置（图 34-26 中，m/z 60 在母离子选择范围区域之外）。图 34-26 中，在 25～50 分钟之间设置为优先 m/z 200.0000

选择排除离子，单击"Preferred/Exclude Map…"。

纵轴表示测定 m/z；横轴表示测定时间。以浅蓝色绘制"Search m/z"区域；以白色绘制"Exclude Ion"；以蓝色绘制"Preferred Ion"；以红色绘制"Preferred/Exclude Ion List"；表中已选中的行单击"Edit"按钮，可详细设置条件。

②手动事件：通过自动 MS^2 分析无法获取所需碎片信息时以及需手动指定母离子的 m/z 时，使用"Manual"进行 MS^2 分析。

MS^1 分析的设置：与"Automatic"设置相同，但在事件树目录内创建事件的位置有所不同。

MS^2 分析的设置：在事件树目录内 MS^1 事件上右击，单击弹出菜单中的"Add"，则显示 MS^2 设置事件。输入"Event"中的"Acquisition m/z"、"Ion Accumulation"中的"Time"、"Precursor Isolation"中的"m/z"（其他项目请根据需要进行更改）。务必要正确输入母离子"m/z"，保留小数点后 1 位。图 34-27 表示标准方法内容。

③直接事件：使用于仅希望获取到特定 MS^n 分析信息时（不测定 MS^1～MS^{n-1} 分析的数据）。在事件树目录内的"Direct"右击，单击弹出菜单的"Add"。

输入"MS Stage"、"Acquisition m/z"、"Ion Accumulation Time"、MS^1/MS^2..的母离子 m/z 值（其他项目请根据需要进行更改），图 34-28 表示通过 MS^2 分析显示破坏 m/z 800、通过 MS^3 分析显示破坏 m/z 500 的实例。

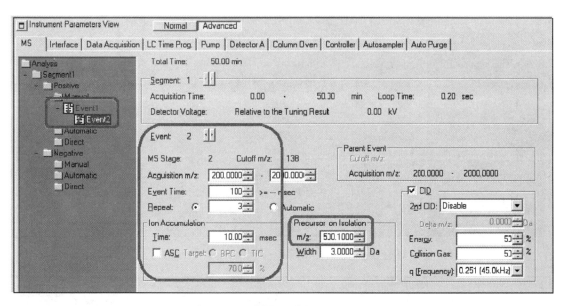

图 34-27

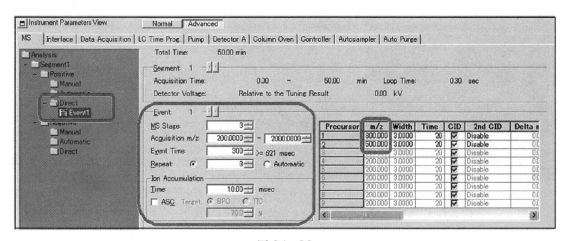

图 34-28

正负极转换测定：复制使用正离子设置的内容，也可应用于负离子。在事件树目录内的
"Event1"上右击，单击弹出菜单的"Copy"。在"Negative"的同类型事件上右击，单击弹
出菜单中的"Paste"，则将相同内容的方法粘贴到负离子中。更改内容时，任意设置各参数
（图 34-29）。

进行 MS^n 分析时，与创建 MS^2 事件时相同，在 1 段上的"Event"上右击，单击弹出菜单
中的"Add"，增加段数。

（6）方法创建完毕后，单击"File"菜单中的"Save AS…"，保存至任意位置。

（7）单击"DownLoad"按钮，将方法传送至仪器中。

以后，更改方法内容，单击"DownLoad"按钮，将显示确认是否进行覆盖保存方法的信
息（图 34-30）。请正确操作。

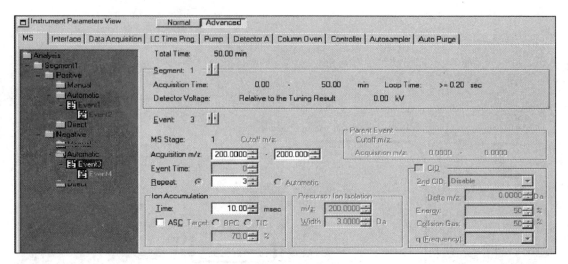

图 34-29

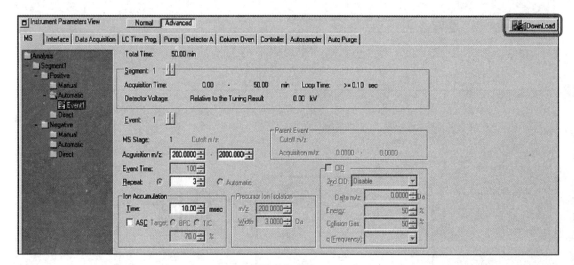

图 34-30

（三）开始分析实验

1. 工具栏中的 "CDL"、"Interface"、"Drying Gas"、"Switch Solvent Flow Line" 按钮（图 34-31）。

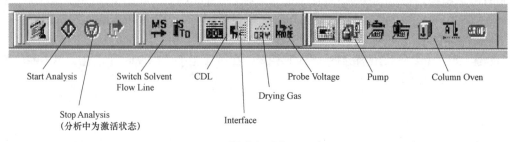

图 34-31

2. 根据需要设置干燥气流量。通过分析窗口上的"Instrument Monitor"边确认干燥气压力，边旋转 MS 主机气体控制器的"Drying Gas"旋钮（通常分析时的推荐值为 100kPa）。

3. 启用工具栏中的"Pump"按钮和"Column Oven"按钮，进行柱平衡（若已经启用，则不需要进行该操作）。

4. 单击工具栏中的"Start Analysis"按钮。打开"Single Run"窗口（图34-32）。

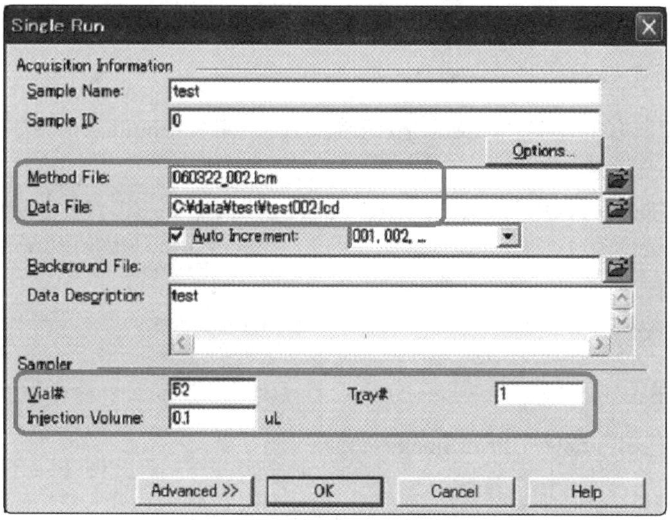

图34-32

务必输入"Method File"、"Data File"、"Vial#"、"Tray#"、"Injection Volume"，见表34-7。

表34-7

序号	名称	说明
1	Method File	自动写入当前已打开的方法。也可以进行更改
2	Data File	输入接下来进行分析的数据名。以任意名设置在任意位置
3	Vial#	是自动进样器的样品瓶编号。输"1"不通过自动进样器进样而进行分析
4	Tray#	设置安装有分析样品的托盘编号
5	Injection Volume	输入任意值

5. 单击"Advanced"按钮，确认设置窗口。

"Tuning File"初始设置为空白，自动使用最新的调谐文件。想要使用任意调谐文件时，选择相应文件。（请对"Advanced Settings"进行确认，以免使用错误的调谐文件。一旦打开"Advanced Settings"，从下次开始就将以展开状态打开窗口）（图34-33）。

6. 单击"OK"按钮，开始分析（温度等条件不稳定时，待机至稳定后，自动开始分析）。

7. 等待到达在方法中设置的分析结束时间，或者单击"Stop Analysis"按钮，结束分析。

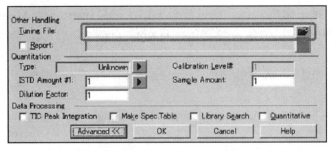

图 34-33

（四）结束分析实验

1. 单击处理窗口右上方的"Close"按钮或工具栏中的"Shutdown"按钮。显示"Shutdown"窗口（图 34-34）。

2. 取消选中"Dry Gas Off"，单击"OK"按钮。

挡板通常不关闭。关闭仪器主电源或启动仪器时，才关闭挡板。

（五）数据处理

1. 从"File"菜单中选择"Print Image"，单击"Print"。

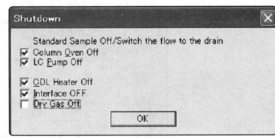

图 34-34

2. 打印当前"MS Data Analysis"窗口中显示的色谱图和质谱图。

3. 使用"Preview"可对打印结果进行确认。

4. 使用"Edit Format"可对配置及信息进行编辑。

5. 不使用报告功能时，在色谱图或质谱图上右击，单击弹出菜单中的"Copy"，可将图粘贴到 word 或 Excel 中。

第五节　安捷伦公司高效液相色谱质谱联用仪

一、Agilent G6100 系列液相色谱–单级四极杆质谱联用仪

（一）开机

1. 调节液氮罐或氮气发生器的输出压力为 0.6～0.7MPa（80～100psi）。

2. 依次打开计算机、网络交换机、液相各个模块电源、打开质谱电源开关，前级泵启动，然后涡轮泵开始工作，等待 2 分钟左右待质谱完成初始化。

3. 回到计算机桌面启动 Instrument 1 online 软件，此时 Chemstation 软件启动，若 Chemstation 启动完成，表示仪器通讯正常。

4. 建议抽真空 12 个小时以上使真空度达到稳定状态。在菜单中选择，"Instrument→MoreMSD→Select Parameters"，观察真空状态，前级真空稳定在 2Torr，高真空稳定在 $2.7×10^{-5}$～$3.3×10^{-5}$Torr。

5. 如需更换离子源，只需要将仪器切换到待机状态，待离子源温度稳定在待机温度不再变化，即可断开离子源的气路及电路连接，拆除当前离子源，然后安装其他类型的离子源并连接气路及电路。更换完毕后，在软件上将离子源类型设置为对应的型号，保存方法即可。

（二）质谱仪调谐与校正

1. 自动调谐

（1）打开 Chemstation，选择调谐界面"MSD Tune"。

（2）选择调谐文件，一般选择自动调谐文件 atunes.u。

（3）点击工具栏"Tune"选择"Auto Tune"界面，第一次调谐必须是双极性调谐（图 34-35）。

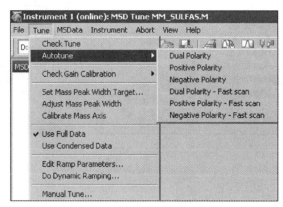

图 34-35

（4）自动调谐一般在检查调谐（Check Tune）失败之后做，也可以每个月或者在做完仪器维护后执行。

2. 检查调谐　点击工具栏"Tune"选择"Check Tune"，检查调谐可以每天进行，不关机情况下，每周 1 次就可以。若检查调谐结果不好，则进行自动调谐校准质谱。

3. 手动调谐（仅限对质谱非常了解时使用）　点击工具栏"Tune"选择"Manual Tune"，通过改变某个参数，直到得到需要的结果。

4. 点击"File"　保存调谐文件，指定文件名和路径，点击"Save"（图 34-36）。

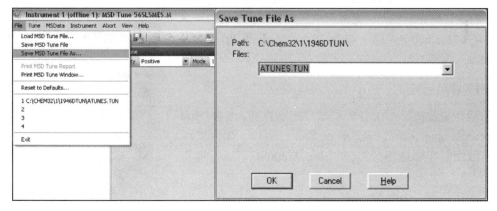

图 34-36

（三）方法编辑

1. 双击"Chemstation Online"工作站，进入方法和运行控制界面。

2. 点击"Method→Edit Entire Method"，编辑完整方法可以方便的编辑各个模块的参数（图 34－37）。

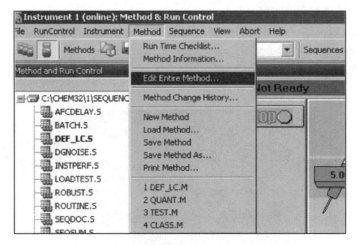

图 34－37

3. 液相参数设置

（1）通过"Set up Pump"，设置泵的流量、流动相比例、数据停止采集时间、梯度条件等。

（2）通过"Set up Injector"，设置进样方式、进样体积等参数。

（3）通过"DAD Signals"，设置检测波长和带宽，以及参比波长和相应的带宽，"Spectrum"选项中设置是否保存 DAD 的三维数据，以及保存的波长范围。

（4）通过"Column Thermostat Method"，设置柱温箱控制温度。

4. 质谱采集参数设置

（1）通过"Set up MSD Signals"设定需要检测的离子，设置待测离子的极性为正还是负，选择采集模式全扫描（scan）还是选择离子扫描（sim），数据保存方式是棒状图（centroid）还是轮廓图（profile），Fragmentor 电压，扫描质荷比范围等。

（2）通过"MSD Spray Chamber"设置离子源类型，根据不同的离子源设置干燥气流速、干燥气温度、雾化器压力、毛细管电压等参数。

5. 在"Method"菜单下点击"Save Method"或"Save Method as"保存方法。

（四）样品运行

1. 运行单针样品　在方法和运行控制界面，点击"Run Control→Sample Info"，输入样品名称、瓶号、数据文件名以及数据保存路径等，点击"Run Method"，运行样品（图 34－38）。

2. 运行序列　见图 34－39。

（1）在方法和运行控制界面，点击"Sequence"。

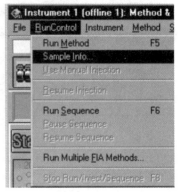

图 34－38

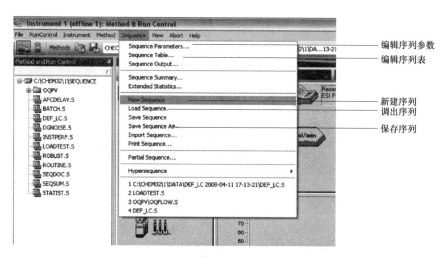

图 34-39

（2）点击"Sequence Parameters"，设置操作人员，存储路径等参数。

（3）点击"New Sequence"新建序列，编辑序列表。

（4）在"Sequence"菜单下点击"Save Sequence"或"Save Squence as"保存序列。在方法和运行控制界面，点击"Start"开始运行序列。

（五）谱图处理

1. 桌面双击"Instrument 1 Offline"图标，进入"Data Analysis"界面。

2. 从左侧导航栏可以查看数据所在的位置，双击序列或单个样品，可在浏览表内显示具体数据，或者点击工具栏"File→Load signal"，选择需要处理的谱图。

3. 点击"File→Extract Ions"设定需要提取离子的质荷比，点击"Add Ions from Signal Details"、"Insert"、"Append"增加需要提取的离子。

4. 点击"Spectra→Select Spectra"，对"Spectral Options"光谱选项里的参数进行设置。

5. 要对色谱图进行积分，点击光谱工具栏中"Integration"，设置积分参数。

6. 要生成报告，从"File"菜单选择"Print→Analysis Report…"。

（六）关机

1. 关机前务必确认前级真空泵气镇阀处于关闭状态（若前级真空泵型号是 MS40+，则忽略此步骤），否则前级泵的泵油存在回流到质谱的真空腔内污染仪器的概率。

2. 点击"View"打开"Diagnosis"诊断界面，在"Maintenance"菜单中选择"MSD Vent"，直到 Vent 对话框蓝色进度条走完。选择 Close。

3. 关闭 Chemstation 软件，然后关闭质谱及 LC 各模块以及 PC 的电源，最后关闭液氮罐或者氮气发生器。

二、Agilent G6200 系列液相色谱-飞行时间质谱联用仪

（一）开机

1. 如果使用液氮罐，打开液氮罐自增压阀门，调节液氮罐分压表的输出压力为约 0.7MPa

（100psi）；如果使用氮气发生器，打开氮气发生器的电源，待压力输出稳定后，调节输出压力为约 0.7MPa（100psi）。

2. 依次打开计算机、网络交换机、液相各个模块电源、打开质谱前面左下角的电源开关，这时可以听到质谱里面溶剂切换阀切换的声音。同时机械泵开始工作，仪器开始自检。等待大约 2 分钟，听到第二声溶剂阀切换的声音（表明质谱自检完成）后，表示仪器自检完成，可以联机。

3. 桌面上双击"Q-TOF Diagnostic Tool"图标，进入仪器诊断软件界面，在菜单上选择"Connection→Connect"，自动会显示 IP 地址 192.168.254.12，点击"OK"按钮就会进入诊断软件。

4. 进入诊断软件后，切换到"Parameters"页面观察真空状态，前级真空稳定在 2Torr，TOF 部分高真空 $\leq 1.5 \times 10^{-6}$ Torr 之后，切换到"Instrument ON/OFF"标签栏，选择合适的时长然后点击"Condition HV"按钮进行高压的 Condition。

5. 当 Condition HV 结束后，在 File 菜单上选择"Connection→Disconnect"，然后关闭 TOF 诊断软件。

6. 在计算机桌面上双击 MassHunter 采集软件图标"Data Acquistion"，进入 MassHunter 工作站。

7. 如需更换离子源，只需要将仪器切换到待机状态，待离子源温度稳定在待机温度不再变化，即可断开离子源的气路及电路连接，拆除当前离子源，然后安装其他类型的离子源并连接气路及电路。更换完毕后，在软件上将离子源类型设置为对应的型号，保存方法即可。

（二）质谱仪调谐与校正

对于 TOF 仪器，调谐和校正有下面几种模式：Initial Tune，Standard Tune，Quick Tune，Check Tune 以及 Calibration。

1. Initial Tune 初次安装、仪器更换主要的备件或 Standard Tune 不通过时，可以使用 Initial Tune。

（1）右键点击"TOF"图标，选择"On"。然后在"Context"下拉框中选择"Tune"，切换切换到 Tune 界面（图 34-40）。接下来如果弹出"Do you want to save layout changes？"和"Do you want to save the changes for the currentmethod？"提示框，请根据是否需要保存相应的布局和方法的修改，选择"Yes"或"No"。

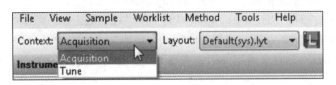

图 34-40

（2）选择"Instrument State→Extended Dynamic Range"，"Mass Range"为 3200m/z，"Fast Polarity Switching"为"Disabled"。然后点击右上角的 Apply 按钮（图 34-41）。

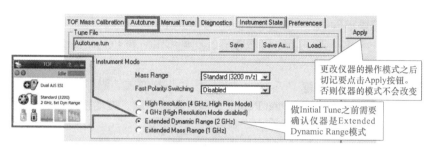

图 34-41

（3）切换到"Auto Tune"界面，根据需要选择调谐极性 Positive、Negative 或同时选中（图 34-42）。

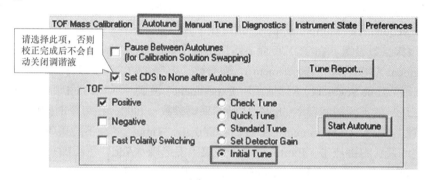

图 34-42

（4）选中"Initial Tune"，然后点击"Start Autotune"按钮，接下来会弹出确认窗口，点击"Yes"确认，开始调谐。调谐完成后会自动生成报告。

2. Standard Tune 在质谱分辨率不好，且 Quick Tune 不能解决的情况下可以尝试做 Standard Tune。Standard Tune 的操作步骤与 Initial Tune 相同，唯一的区别是在 Autotune 的选项卡选择"Standard Tune"，然后选择需要调谐的极性，再点击"Start Autotune"按钮开始调谐。调谐完成后会自动生成报告。

3. Quick Tune 在质谱校准分辨率不好时，可以首先尝试做一下 Quick Tune。Quick Tune 可以在"Extended Dynamic Range"或"High Resolution"模式下进行。操作步骤与 Initial Tune 和 Standard Tune 相同。

4. Check Tune Check Tune 可用于检查仪器状态，可以在任何操作模式下进行，操作步骤与 Initial Tune 和 Standard Tune 相同。

5. Calibration 每天运行样品前运行 Calibration，确保仪器的状态正常。切换到"TOF Mass Calibration"选项卡，"Calibration Bottle"选择 B，等待 TOF 图标变绿后，选择要校正的极性是正（Positive）还是负（Negative），点击"Calibrate"按钮。校准结果要求所有特征离子的质荷比最大偏差处于 -2ppm 至 +2ppm 之间。分辨率以特征离子 2722 的分辨率为指标，需要达到一万左右或更高。

6. 调谐结束后 请通过"Context"菜单选择"Acquisition"返回到数据采集界面。

（三）方法编辑

1. 桌面上双击数据采集软件图标"Data Acquisition"，打开 MassHunter 采集软件，在左上角的"Context"下拉菜单确认在"Acquisition"采集界面。

2. 在采集界面左下角点击"Method Editor",此处编辑所有 LC 和 TOF 的方法参数。

3. 液相参数设置

(1)点击"Multisampler"或"Vialsampler",设置进样方式、进样体积等参数。

(2)点击"Binary Pump"或"Quat.Pump",设置泵的流量、流动相比例、数据停止采集时间、梯度等参数。

(3)点击"Column Comp.",设置柱温箱控制温度。一般情况下,左右加热的温度设置成相同值(即右加热块选择 Combined 或者 Same as left)。

(4)若带有 DAD 检测器,点击"DAD",在"Signals"选项里面设置检测波长和带宽,以及参比波长和相应的带宽,"Spectrum"选项中设置是否保存 DAD 的三维数据,以及保存的波长范围;若带有 VWD 检测器,点击"VWD",则设置检测波长、半峰宽等参数。如不选择"Lamps on required for acquisition required lamps",则可在不开灯条件下运行方法。

4. TOF 采集参数设置 在 TOF 页面下可以设置所有的 TOF 参数,包括离子源类型、时间段(Time Segment)、实验段(Experiment)、源参数、采集参数、参比离子等等。

(1)时间段(Time Segment)和实验段(Experiment)设置 不同的时间段(Time Segment)可以让仪器在运行的不同时间自动的改变质谱的采集参数。同时,在每个时间段里,最多可以设置四套不同的实验段(Experiment)参数。右键点击"Time"栏在下拉菜单里选择"Add",可添加一个时间段;右键点击"Expt"栏在下拉菜单里选择"Add"可添加一个实验段。

(2)General 设置 在此设置待测离子的极性为正还是负,LC 流出的流动相是流入 MS 还是废液,数据保存方式是棒状图(centroid)还是轮廓图(profile)。

(3)离子源的参数设置 在右侧的扫描段点击"Source",可按表 34-8、表 34-9、表 34-10 推荐的起始参考条件进行设置。

表 34-8 Dual ESI 源推荐的起始参考条件

HPLC 流速 (µl/min)	雾化器垫片	雾化气压力 (psi)	干燥气流速 (L/min)	干燥气温度 (℃)	毛细管电压
1~10	不安装	15~20	4	325	
10~50	不安装	15~20	5	325	
50~200	安装	20~40	8	350	4000(Pos) 3500(Neg)
200~500	安装	30~50	8~10	350	
500~1000	安装	50~60	10~12	350	

表 34-9 Jet Stream 推荐的起始参考条件

参数	推荐值	参数	推荐值
HPLC 流速	250~600µl/min	喷嘴电压 Nozzle Voltage	500V
鞘气温度 Sheath Gas Temp	250℃	雾化器压力 Nebulizer pressure	35psi
鞘气流速 Sheath Gas Flow	11L/min	毛细管电压 Capillary Voltage	4000V(Pos) 3500V(Neg)

续表

参数	推荐值	参数	推荐值
干燥气流速 Gas Flow	5L/min	干燥气温度 Gas Temp	300℃

表 34-10　APCI 源推荐的起始参考条件

HPLC 流速 （μl/min）	雾化气压力 （psi）	干燥气流量 （L/min）	干燥气温度 （℃）	蒸发器温度 （℃）	电晕电流 （μA）	毛细管电压
200～1500	60	4～6	350	300～500	4～10	3500（Pos/Neg）

5. 采集参数（Aquisition）设置　根据目标化合物的种类设置采集的质荷比范围（Mass Range），设置合适的采样速度（Acquisition Rate/Time）。

6. Ref Mass 设置　设置参比时，选择 2 个不同的离子。对于正离子模式，一般使用 121.050873 和 922.009798 这两个离子。还经常使用 149.02332，这是增塑剂的离子，在流动相中经常存在。对于负离子模式，一般使用 112.985587 和 1033.988109 这两个离子。点击"Apply Now"，参比溶液进入 TOF。注意目标化合物的质荷比要处于参比的质荷比范围附近，若偏离太多，可以考虑更换参比离子。

7. 保存方法　在"Method Editor"页面下保存当前方法，可以把方法另存为其他名字。

（四）样品运行

1. 运行单针样品　点击"Sample Run"，输入样品名称、瓶号、数据文件名以及数据保存路径等（图 34-43）。

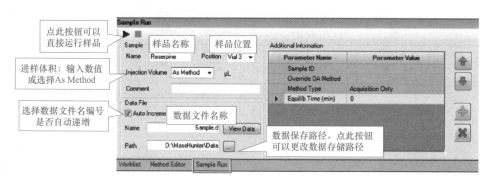

图 34-43

点击"Sample Run"页面的 ▶ 或者工具栏的运行快捷按钮，开始运行样品。

2. 编辑和运行 Worklist

（1）点击"Worklist"，会显示当前打开的 Worklist（图 34-44）。

（2）在工作面板点右键或 Worklist 菜单中选择"Add Sample"，工作列表表格就添加了一行新的样品；在工作面板点右键或从 Worklist 菜单选择"Add Multiple Samples"可添加多个样品，在"Sample Information"选项卡下，填写样品名称，数据文件名称，调用方法，方法路径以及数据文件储存路径等。点击"Sample Position"选择要添加的样品所放置的位置。

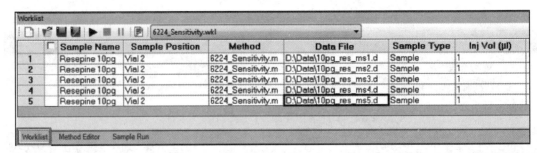

图 34-44

（3）在"Worklist"页面下保存当前 Worklist，也可以把 Worklist 另存为其他名字；点击"Worklist"页面的 ▶ 或者工具栏的运行快捷按钮，开始运行工作列表。

（五）定性分析

1. 双击"Qualitative Analysis"图标，打开定性分析软件。

2. 点击文件夹图标，选中待分析的数据文件，单击"Open"按钮。

3. 提取色谱图，右键点击数据导航区选择的数据，或者在色谱图显示区域点击右键，在弹出的菜单选择"Extract Chromatograms"。通过"Type"下拉菜单选择要提取的图谱类型，并设置相关参数（图 34-45）。

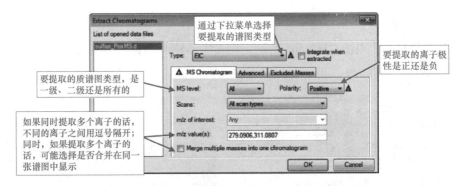

图 34-45

4. 提取质谱图，在色谱图窗口，首先点击高亮范围选择按钮。如果要提取某点的质谱图，直接在该点双击左键即可。在 TIC 图上按住鼠标左键并拖拉鼠标，选择一段范围，然后在选中的区域双击鼠标左键，或者点击鼠标右键，从弹出的菜单选择"Extract Spectrum"，可以得到选择的这段时间的平均质谱图。

5. 要对色谱图进行积分，在方法浏览区选择"Chromatogram"功能区，根据不同需要进行积分选择，如积分 UV 谱图，选择"Integrate（UV）"，要积分一级质谱，选择"Integrate（MS）"等。在弹出的窗口选择合适的积分器，建议优先选择"Agile"积分器。然后点击 ⓞ 进行积分；也可以直接右键点击色谱图，在弹出的菜单选择"Integrate Chromatogram"进行积分。

6. 如需计算分子式，放大质谱图，按住鼠标左键选择想要计算的质荷比 m/z，单击方法浏览区中的"Identify Compounds"功能区，选择"Generate Formulas"，设定元素组成，允许偏差，加和离子,同位素计算得分限度等参数。然后点击 ▶ 图标选择"Generate Formulas from Spectrum Peaks",或者在选中的质谱图区域内单击鼠标右键,选中"Generate Formulas from Spectrum Peaks"开始计算。计算完成后会显示 MS Formula Results 窗口,计算结果包含同位素匹配得分(最高得分为 100,其余是相对值)、质量偏差、不饱和度。单击可以显示更详细的信息,同时在下方的质谱图上会显示出同位素匹配框。如果需要自动查找数据中的所有化合物,可以选择"Find By Molecular Feathers"选项,设定好限制条件后运行此方法,就可以将当前数据中的所有化合物的质谱图及色谱图提取出来,然后可以分别计算分子式或者通过搜索数据库进行定性分析。如果需要分析数据中是否含有一个或者多个确定的化合物,可以在"Find By Formula"选项中,输入化合物的分子式进行查找。

7. 要产生定性报告,从"File"菜单选择"Print→Analysis Report 或者 Compound report"。

(六)关机

1. 关机前务必确认前级真空泵气镇阀处于关闭状态(顺时针拧紧),否则前级泵的泵油存在回流到质谱的真空腔内损坏或者污染仪器的可能性。若仪器使用的是 MS40＋的前级真空泵,则忽略此步骤。

2. 打开诊断软件,连接仪器。然后切换到"Instrument ON/Off"界面,点击"Vent",软件会提示是否 Vent,点击"Yes"按钮,系统开始放空;仪器 Vent 也可以在 MassHunter 采集软件内点击 TOF 的图标,选择"Vent"来进行。

3. 分子涡轮泵转速和功率基本为 0,前级真空到大气压 760Torr 后,关闭 MassHunter 软件,然后关闭质谱及 LC 各模块,PC 的电源,最后关闭液氮罐或者氮气发生器。

三、Agilent G6400 系列液相色谱-三重四极杆质谱联用仪

(一)开机

1. 如果使用液氮罐,打开液氮罐自增压阀门,调节液氮罐分压表的输出压力为约 0.7MPa(100psi);如果使用氮气发生器,打开氮气发生器的电源,待压力输出稳定后,调节输出压力为约 0.7MPa(100psi)。打开高纯氮主阀门,调节高纯氮气钢瓶次级减压表输出压力至 0.15MPa 左右(最大不要超过 0.2MPa)。

2. 依次打开计算机、网络交换机、液相各个模块电源、打开质谱前面左下角的电源开关,这时可以听到质谱里面溶剂切换阀切换的声音。同时机械泵开始工作,仪器开始自检。等待大约 2 分钟,听到第二声溶剂阀切换的声音(表明质谱自检完成)后,表示仪器自检完成,可以联机。

3. 在计算机桌面上双击 MassHunter 采集软件图标"Data Acquistion",进入 MassHunter 工作站。

4. 建议抽真空 12 小时以上使真空度达到稳定状态。点击"Method→Diagnosis",观察真空状态,前级真空稳定在 2Torr,高真空稳定在 $2 \times 10^{-5} \sim 5 \times 10^{-5}$Torr。

5. 如需更换离子源,只需要将仪器切换到待机状态,待离子源温度稳定在待机温度不再变化,即可断开离子源的气路及电路连接,拆除当前离子源,然后安装其他类型的离子源并连接气路及电路。更换完毕后,在软件上将离子源类型设置为对应的型号,保存方法即可。

（二）质谱仪调谐与校正

调谐包括三种方式：自动调谐（Autotune）、检验调谐（Checktune）和手动调谐（ManualTune），自动调谐是一个自动过程，它在整个质量范围调节三级四极杆的各种参数，使其获得最优性能；检验调谐并不改变质谱的参数，而是调用当前调谐文件的参数来采集数据，评价和确认仪器是否有偏移；手动调谐允许用户手动更改影响质谱性能的各个参数，一般较少使用。调谐后，被优化、校正过的质谱参数记录在调谐文件中，被保存下来。

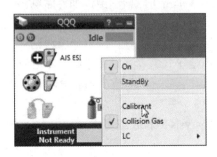

图 34-46

1. 自动调谐（Autotune）

（1）左键或右键点击三级四极杆图，选择"On"（图 34-46）。

（2）在"Context"下拉框中选择"Tune"，选择切换到"Tune"界面（图 34-47）。接下来如果弹出"Do you want to save layout changes？"和"Do you want to save the changes for the currentmethod？"提示框，请根据是否需要保存相应的布局和方法的修改，选择"Yes"或"No"。

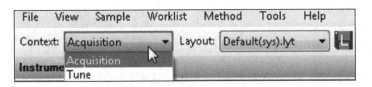

图 34-47

（3）等待三级四极杆的图标变绿，达到 Ready 状态后，点击 Autotune 的页面，选择需要调谐的极性，"Positive"或"Negative"，一般情况下，不必选"Both"。"Start from factory default"选项大部分情况不必选择。设置"Unit"（半峰宽 0.7amu），"Wide"（半峰宽 1.2amu）和"Widest"（半峰宽 2.5amu）。

（4）点击"Autotune"按钮，调谐液会自动进入质谱，自动调谐过程开始。出现下面的标签时，不要点击"Continue"。此过程是为了稳定调谐液。

（5）自动调谐结束后，自动弹出调谐报告。同时，会弹出一个提示框，请点击"OK"按钮。调谐结束后，请通过"Context"菜单选择"Acquisition"返回到数据采集界面。

2. 检验调谐 检验调谐并不改变质谱的参数，而是调用当前调谐文件的参数来采集数据，评价和确认仪器是否有偏移。如果仪器不关机，建议每周进行一次检验调谐。

（1）可以根据自己的工作需要将质量轴偏差范围设定到更宽的范围，点击 Autotune 界面下的"Checktune"，软件会自动完成检验调谐过程。

（2）如果 Checktune 超出范围，且有偏差的离子在常用的检测范围内，建议进行 Autotune 来调整。如果有偏差的离子完全与我们的分析检测范围无关，可以忽略。

3. 手动调谐（仅限对质谱非常了解时使用）

（1）点击"ManualTune"的界面，选择"Calibrant On"手动打开调谐液。

（2）"Scan Type"的下拉菜单选择"MS^1 Profile"或"MS^2 Profile"来确定是调整 MS^1 还是

MS^2，以及需要调整的极性是正或负，并选择需要调整的分辨率是 Unit、Wide 或 Widest。

（3）点击"Adjust Gain & Offset"。

（三）方法编辑

1. 桌面上双击数据采集软件图标"Data Acquisition"，打开 MassHunter 采集软件，在左上角的"Context"下拉菜单确认在"Acquisition"采集界面。

2. 在采集界面左下角点击"Method Editor"，此处编辑所有 LC 和 QQQ 的方法参数。

3. 液相参数设置

（1）点击"Multisampler"或"Vialsampler"，设置进样方式、进样体积等参数。

（2）设置进样方式、进样体积，设置泵的流量、流动相比例、数据停止采集时间、梯度等参数。

（3）点击"Column Comp."，设置柱温箱温度。一般情况下，左右加热的温度设置成相同值（即右加热块选择"Combined"或者"Same as left"）。

（4）若带有 DAD 检测器，点击"DAD"，在"Signals"选项里面设置检测波长和带宽，以及参比波长和相应的带宽，"Spectrum"选项中设置是否保存 DAD 的三维数据，以及保存的波长范围；若带有 VWD 检测器，点击"VWD"，设置检测波长、半峰宽等参数。如不选择"Lamps on required for acquisition Required lamps"，则可在不开灯条件下运行方法。

4. 三重四极杆质谱参数设置

（1）调谐文件选择、时间过滤和时间分段等设定　"Tune file"的调谐文件为 atunes. Tune.xml，如果没有必要，不要改动。也可点击 Browse 按钮调用任何一次调谐的调谐文件。如果点击 6δ 则会显示当前调用调谐文件的所有参数。"Time Filtering"选项是否对色谱图进行平滑处理，"Time Segments"根据保留时间不同将分析过程划分成若干个时间段。

（2）扫描（MS^2 Scan）采集模式的参数设置　"Scan Type"下拉列表选择"MS^2 Scan"，右键点击时间段区域可以增加或删除时间段。在右侧的扫描段需要设置扫描的质荷比范围、扫描时间、Fragmentor 电压（6495 默认为 380V 不可更改），极性等。

（3）选择离子监测（MS^2 SIM）采集模式的参数设置　"Scan Type"下拉列表选择"MS^2 SIM"，并可以像 MS^2 Scan 一样增加或删除时间段以及扫描段。在右侧的扫描段可以输入该化合物的名称，以及是否作为内标，选择监测的离子的质荷比，以及质谱分辨率为 Unit、Wide 或 Widest，并需要设置驻留时间，Fragmentor 电压，加速电压的大小和极性的选择。

（4）子离子扫描（Product Ion Scan）采集模式的参数设置　"Scan Type"下拉列表选择"Product Ion"，在右侧的扫描段需要设定母离子的质荷比、子离子的扫描范围和碰撞能量以及扫描时间、Fragmentor 电压、碰撞能量和极性等参数。

（5）多重反应监测（MRM）采集模式的参数设置　"Scan Type"下拉列表中选择"MRM"，在右侧的扫描段可以输入该化合物的名称，是否作为内标，选择监测的母离子的质荷比、子离子的质荷比，并需要设置驻留时间、Fragmentor 电压、碰撞能量和极性等参数。

（6）离子源的参数设置　在右侧的扫描段点击"Source"，可按表 34-8、表 34-9、表 34-10 推荐的起始参考条件进行设置。

5. 保存方法　在"Method Editor"页面下点击保存当前方法，也以把方法另存为其他名字。

（四）样品运行

1. 运行单针样品 点击"Sample Run"，输入样品名称、瓶号、数据文件名以及数据保存路径等。

点击"Sample Run"页面的 ▶ 或者工具栏的运行快捷按钮，开始运行样品。

2. 编辑和运行 Worklist

（1）点击"Worklist"，会显示当前打开的 Worklist（图 34-48）。

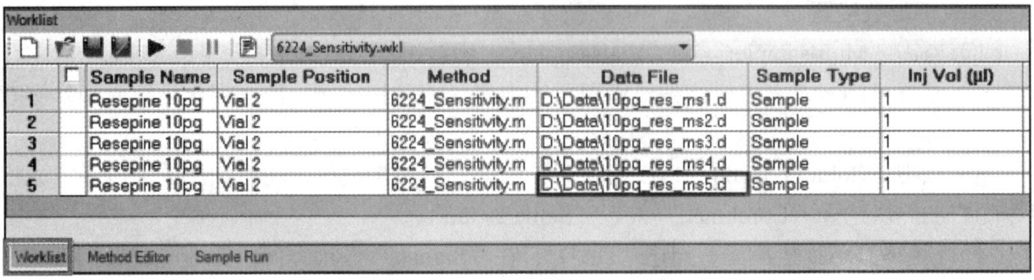

	Sample Name	Sample Position	Method	Data File	Sample Type	Inj Vol (µl)
1	Resepine 10pg	Vial 2	6224_Sensitivity.m	D:\Data\10pg_res_ms1.d	Sample	1
2	Resepine 10pg	Vial 2	6224_Sensitivity.m	D:\Data\10pg_res_ms2.d	Sample	1
3	Resepine 10pg	Vial 2	6224_Sensitivity.m	D:\Data\10pg_res_ms3.d	Sample	1
4	Resepine 10pg	Vial 2	6224_Sensitivity.m	D:\Data\10pg_res_ms4.d	Sample	1
5	Resepine 10pg	Vial 2	6224_Sensitivity.m	D:\Data\10pg_res_ms5.d	Sample	1

Worklist 6224_Sensitivity.wkl

Worklist | Method Editor | Sample Run

图 34-48

（2）在工作面板点右键或 Worklist 菜单中选择"Add Sample"，工作列表表格就添加了一行新的样品；在工作面板点右键或从 Worklist 菜单选择"Add Multiple Samples"可添加多个样品，在"Sample Information"选项卡下，填写样品名称、数据文件名称、调用方法、方法路径以及数据文件储存路径等。点击"Sample Position"选择要添加的样品所放置的位置。

（3）在"Worklist"页面下保存当前 Worklist，也可以把 Worklist 另存为其他名字；点击"Worklist"页面的 ▶ 或者工具栏的运行快捷按钮，开始运行工作列表。

（五）定性分析

1. 双击"Qualitative Analysis"图标，打开定性分析软件。

2. 点击文件夹，选中待分析的数据文件，单击"Open"按钮。

3. 提取色谱图，右键点击数据导航区选择的数据，或者在色谱图显示区域点击右键，在弹出的菜单选择"ExtractChromatograms"。通过"Type"下拉菜单选择要提取的图谱类型，并设置相关参数（图 34-49）。

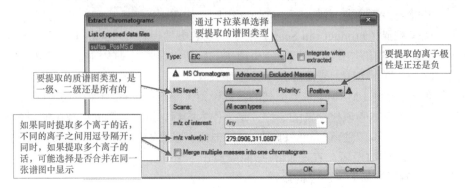

图 34-49

4. 提取质谱图，在色谱图窗口，首先点击高亮范围选择按钮 ⟷。如果要提取某点的质谱图，直接在该点双击左键即可。在 TIC 图上按住鼠标左键并拖拉鼠标，选择一段范围，然后在选中的区域双击鼠标左键或者点击鼠标右键，从弹出的菜单选择"ExtractSpectrum"，可以得到选择的这段时间的平均质谱图。

5. 要对色谱图进行积分，在方法浏览区选择"Chromatogram"功能区，根据不同需要进行积分选择，如积分 UV 谱图，选择"Integrate（UV）"，要积分一级质谱，选择"Integrate（MS）"等。在弹出的窗口选择合适的积分器，建议优先选择"Agile"积分器。然后点击 ▶ 进行积分；也可以直接右键点击色谱图，在弹出的菜单选择"Integrate Chromatogram"进行积分。

6. 要产生定性报告，从"File"菜单选择"Print→Analysis Report…"。

（六）定量分析

1. 双击桌面上的三级四极杆定量分析软件图标"QQQ Quantitative Analysis"，运行定量软件。单击工具栏上"Restore Default Layout"按钮确认主画面恢复为缺省布局。

2. 单击"File→New Batch"，在新的批处理对话框，找到数据文件夹，软件自动弹出"Add Sample"对话框，单击选择"Select All"按钮然后单击"OK"来添加所需样品。

3. 单击"Method→New→New Method from Acquired MRM Data"，选择标准曲线数据中浓度最大的数据文件。

4. 在左侧"Method Setup Tasks"检查导入的参数，单击"Method Setup Tasks→ISTD Setup"然后从下拉菜单"ISTD Compound Name"为每个目标化合物指定内标化合物（ISTD），在"ISTD Conc"列输入相应内标化合物的浓度。

5. 单击"Method Setup Tasks→Concentration Setup"，单击"Method"方法菜单选择"Create Levers from Calibration Samples"，填写各级别校正样品的浓度。

6. 若有多个化合物需要定量且标准样品浓度及稀释倍数均相同，单击"Method"选择"Copy Calibration Levels To…"，复制校正级别对话框，单击选择"Select All"对话框，然后单击"OK"按钮。若有多个化合物需要定量，但标准样品浓度及稀释倍数均不相同，则重复"步骤 5"为每个标准样品设置对应的浓度。

7. 单击"Method Setup Tasks→Qualifier Setup"，检查定性离子设置并根据检测标准设定定性定量离子比例的允许偏差；单击"Method Setup Tasks→Calibration Curve Setup"，检查每个目标化合物曲线拟合"Curve Fit"的缺省设置。

8. 单击"Save/Exit→Validate"验证方法设置，然后单击"Exit"，选择"Analyze"，最后点"Yes"。

9. 要产生定量报告，单击"Report→Generate"。

10. 外标法定量的步骤与内标法定量相似，所有与内标物设定相关的选项，都保持默认值。

（七）Optimizer 对质谱参数进行自动优化

1. Optimizer 前必须先打开数据采集软件，然后双击"optimizer"图标。

2. 单击"File→New Project"创建新的项目。

3. 在"Optimizer Setup"页面，需要设置样品导入方式、Fragmentor 电压的优化范围、碰撞能量的优化、范围以及用来优化的方法等参数。

4. 在"Precursor Setup"页面，设置母离子的一些限定条件，如正离子还是负离子、不同条件下的离子加合情况等；"Product Ion Setup"页面，设置最小截止质荷比。

5. 在"Compound Setup"页面，右键在空白区域点击，在弹出的菜单选择"Add Compound"，输入的选项包括化合物的名称、分子式或分子量以及样品在自动进样器内的放置位置等。

6. 点击"Start Optimizer"按钮，开始运行自动优化，优化完成后点击"OK"，保存 Project，然后可以关闭 Optimizer 软件。

7. 在三级四极杆的采集页面，"三级四极杆的采集页面选择"MRM"的采集方式，在化合物设置表格内点击右键，选择"Import from optimizer…"，找到需要分析的化合物，点击"Import"按钮导入到 MassHunter 采集软件。

（八）Source Optimizer 对源参数进行自动优化

1. 首先打开采集软件，并调入已经优化好质谱参数的方法。然后，根据流动相的流速和比例，设定源参数，作为初始参数。

2. 双击"Source Optimizer"图标。

3. 点击 Browse，调入需要优化的方法。

4. 所有参数设定好后，点击"Create Methods"，此时会提示进样针数、运行时间等，再点击"Summit"。

5. 运行结束后，自动生成"Batch"件，打开定量软件，打开在 Study 下面的批文件，可以在定量软件里，观察结果。

（九）关机

1. 关机前务必确认前级真空泵气镇阀处于关闭状态（若前级真空泵型号是 MS40＋，则忽略此步骤），否则前级泵的泵油存在回流到质谱的真空腔内污染仪器的概率。在 MassHunter 采集软件内右键点击三级四极杆 MS 的图标，选择"Vent"。

2. 分子涡轮泵转速和功率基本为 0 后，等待 30 分钟，关闭 MassHunter 软件。然后关闭质谱及 LC 各模块，PC 的电源。最后关闭液氮罐或者氮气发生器。高纯氮气阀建议常开。

四、Agilent G6500 系列液相色谱 – 四极杆飞行时间质谱联用仪

（一）开机

1. 如果使用液氮罐，打开液氮罐自增压阀门，调节液氮罐分压表的输出压力为约 0.7MPa（100psi）；如果使用氮气发生器，打开氮气发生器的电源，待压力输出稳定后，调节输出压力为约 0.7MPa（100psi）。打开高纯氮主阀门，调节高纯氮气钢瓶次级减压表输出压力至 0.15MPa 左右（最大不要超过 0.2MPa）

2. 依次打开计算机、网络交换机、液相各个模块电源、打开质谱前面左下角的电源开关，这时可以听到质谱里面溶剂切换阀切换的声音。同时机械泵开始工作，仪器开始自检。等待大约 2 分钟，听到第二声溶剂阀切换的声音（表明质谱自检完成）后，表示仪器自检完成，可以联机。

3. 桌面上双击诊断软件"Q – TOF Diagnostic Tool"图标，进入仪器诊断软件界面，在菜单上选择"Connection→Connect"，自动会显示 IP 地址 192.168.254.12，点击"OK"按钮就会进入诊断软件（图 34 – 50）。

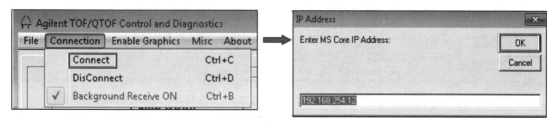

图 34-50

4. 进入诊断软件后，切换到"Parameters"页面观察真空状态，前级真空稳定在 2Torr，TOF 部分高真空≤1.5×10^{-6}Torr 之后，切换到"Instrument ON/OFF"标签栏，选择合适的时长然后点击"Condition HV"按钮进行高压的 Condition。

5. 当 Condition HV 结束后，在 File 菜单上选择"Connection→Disconnect"，然后关闭 TOF 诊断软件。

6. 在计算机桌面上双击 MassHunter 采集软件图标"Data Acquistion"，进入 MassHunter 工作站。

7. 如需更换离子源，只需要将仪器切换到待机状态，待离子源温度稳定在待机温度不再变化，即可断开离子源的气路及电路连接，拆除当前离子源，然后安装其他类型的离子源并连接气路及电路。更换完毕后，在软件上将离子源类型设置为对应的型号，保存方法即可。

（二）质谱仪调谐与校正

右键点击 Q-TOF 图标，选择"On"。然后在"Context"下拉框中选择"Tune"，切换到 Tune 界面（图 34-51）。

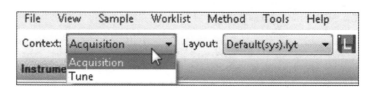

图 34-51

1. Instrument State　进入 Tune 界面后，点击"Instrument State"，进入仪器状态界面选择仪器的操作模式。最常用的是 High Resolution（4GHz，High Res Mode）和 Extended Dynamic Range（2GHz）两种模式。在不同的模式下可以选择不同的质量范围。

2. System tune　对于新安装的仪器或长时间没有开机的仪器，HV Condition 后，要对四极杆和 TOF 进行 System tune。点击"Tune & Calibration"，将正负模式都勾选上，同时对 Quad 和 TOF 进行系统调谐 System Tune（图 34-52）。

3. Transmission Tune　当分析任务主要是小分子的时候，可以选择 1700m/z 的质量范围，只有选择 1700 才会出现"Transmission Tune"。对于 Quad 和 TOF 都可以运行 Transmission tune。而对于 TOF 部分还可以选择更小的质量范围进行 Transmission Tune。当选择质量范围是 50～750m/z 和 50～250m/z 时，可以同时勾选"Fragile Ions"，进行碎片离子的调谐（图 34-53）。

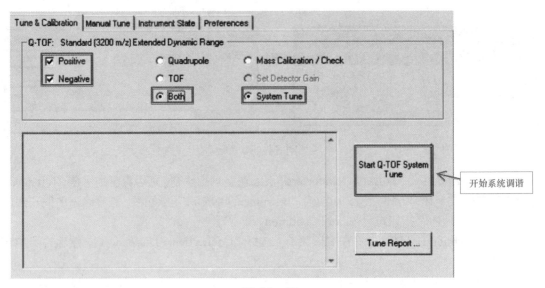

图 34-52

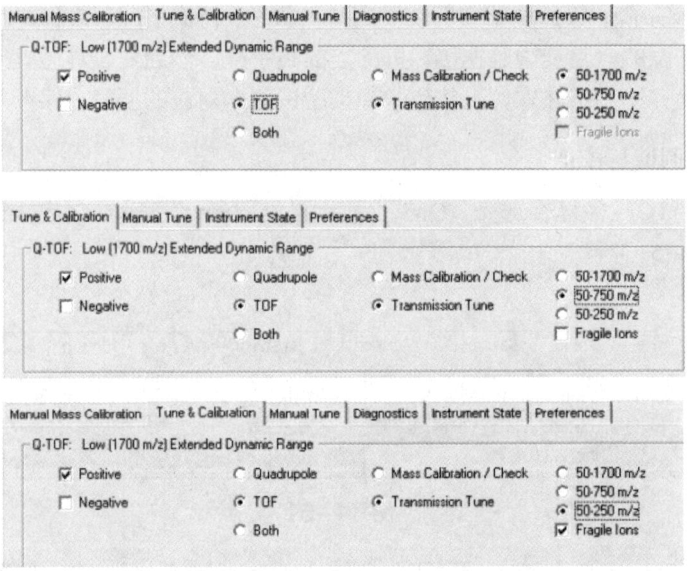

图 34-53

4. Mass Calibration/Check　每天运行样品前运行 Mass Calibration/Check，确保仪器的状态正常。选择"Mass Calibration/Check"，Calibration Bottle 选择 B，等到各离子响应稳定后，点击"Start TOF Mass Calibration"按钮。

5. 调谐和校准结束后，会产生报告，注意观察分辨率和准确度情况。对于 6530 及以下型号的仪器，质量准确度最大偏差需要处于－2ppm 至＋2ppm 之间，分辨率以特征离子 2722 为基准，要求在一万左右或更高。对于 6540 及以上型号的仪器，质量准确度最大偏差需要处于－2ppm 至＋2ppm 之间，分辨率以特征离子 2722 为基准，要求在两万左右或更高。若反复校准分辨率及准确度均无法达到要求，可以进行 Transmission Tune 或者 System Tune 进行校准。若校准结果符合要求，通过"Context"菜单选择"Acquisition"返回到数据采集界面。

6. 每次调谐或校准后，都会生成相应的调谐文件。当前使用的调谐文件会在调谐界面的左上角看到。在仪器状态界面通过"load"键选择想用的调谐文件。选择不同的调谐文件后，还需要进行校准。

（三）方法编辑

1. 桌面上双击数据采集软件图标"Data Acquistion"，打开 MassHunter 采集软件，在左上角的"Context"下拉菜单确认在"Acquisition"采集界面。

2. 在采集界面左下角点击"Method Editor"，此处编辑所有 LC 和 Q-TOF 的方法参数。

3. 液相参数设置

（1）点击"Multisampler"或"Vialsampler"，设置进样方式、进样体积等参数。

（2）点击"Binary Pump"或"Quat.Pump"，设置泵的流量、流动相比例、数据停止采集时间及梯度等参数。

（3）点击"Column Comp."，设置柱温箱控制温度。一般情况下，左右加热的温度设置成相同值（即右加热块选择 Combined 或者 Same as left）。

（4）若带有 DAD 检测器，点击"DAD"，在"Signals"选项里面设置检测波长和带宽，以及参比波长和相应的带宽，"Spectrum"选项中设置是否保存 DAD 的三维数据，以及保存的波长范围；若带有 VWD 检测器，点击"VWD"，设置检测波长、半峰宽等参数。如不选择"Lamps on required for acquisition Required lamps"，则可在不开灯条件下运行方法。

4. Q-TOF 质谱参数设置　在 Q-TOF 页面下可以设置所有的 TOF 参数，包括离子源类型、时间段（Time Segment）、实验段（Experiment）、源参数、采集参数、参比离子等等（图 34-54）。

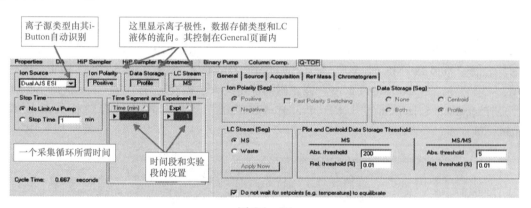

图 34-54

（1）时间段（Time Segment）和实验段（Experiment）参数的缺省值为 Time=0min 和 Expt=1。设置不同的时间段（Time Segment）可以让仪器在运行的不同时间自动的改变质谱的采集参数。同时，在每个时间段里，最多可以设置四套不同的实验段（Experiment）参数。每个时间段里可改变的参数后标有"Seg"，每个实验段可变的参数标有"Expt"。右键点击"Time"栏在下拉菜单里选择"Add"，可添加一个时间段；右键点击"Expt"栏在下拉菜单里选择"Add"可添加一个实验段。

（2）General 设置　在此设置待测离子的极性为正还是负，LC 流出的流动相是流入 MS 还是废液，数据保存方式是棒状图（centroid）还是轮廓图（profile）。

（3）离子源的参数设置　在右侧的扫描段点击"Source"，可按表 34-8、表 34-9、表 34-10 推荐的起始参考条件进行设置。

5. 采集参数（Aquisition）设置　Q-TOF 有三种操作模式：MS 模式，Auto（自动）MS/MS 模式和 Targeted（目标）MS/MS 模式。在 MS 模式，离子以全通过（TTI）的模式通过四极杆。操作类似于一个标准的 TOF，得到待分析物质的一级质谱图。自动 MS/MS 模式是最常用于未知物的分析，仪器从一次 TOF 扫描结果中选择丰度最强的一些离子作为母离子，然后用四极杆的 SIM 模式，只有这些离子才能通过它进行碰撞诱导裂解，在 TOF 区域做二级质谱的扫描。目标离子 MS/MS 是由操作者来选择母离子做 MS/MS。

（1）MS 模式的参数设定　在右侧扫面段点击"Acquisition"，选择"MS（Seg）"则仪器按照 TOF 模式只采集一级质谱数据。根据目标化合物的质荷比设置采集的范围（Mass Range），采样速度（Acquisition Rate/Time）等（图 34-55）。

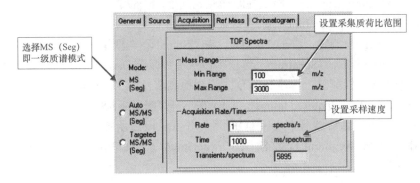

图 34-55

（2）Auto MS/MS 模式的参数设定　这种模式下质谱对满足设定条件的母离子自动做二级质谱。选择"Auto MS/MS（Seg）"。在"Spectral Parameters"设置一级质谱和二级质谱的扫描范围、采集速度，在"Collision Energy"设置碰撞能量的大小和设定方式，在"Precursor Selection Ⅰ"、"Precursor Selection Ⅱ"和"Preferred/Exclude"设置母离子选择的相关参数等等（图 34-56）。

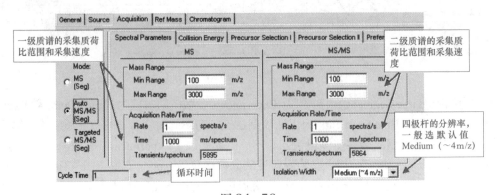

图 34-56

（3）Targeted MS/MS 模式的参数设定　这种模式下仪器只对输入的目标离子进行二级质谱

分析。选择"Targeted MS/MS（Seg）"。在"Spectral Parameters"设定一级和二级质谱的质量扫描范围以及采集速度，在"Collision Energy"设置碰撞能量和设定方式，在"Target List"设定目标母离子及其相关参数（图 34-57）。

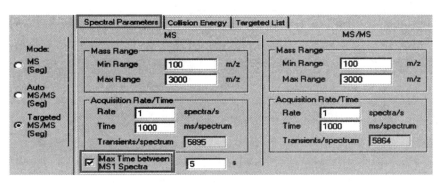

图 34-57

6. Ref Mass 设置　设置参比时，选择 2 个不同的离子。对于正离子模式，一般使用 121.050873 和 922.009798 这两个离子。还经常使用 149.02332，这是增塑剂的离子，在流动相中经常存在。对于负离子模式，一般使用 112.985587 和 1033.988109 这两个离子。点击"Apply Now"，参比溶液进入 TOF。注意目标化合物的质荷比要处于参比的质荷比范围附近，若偏离太多，可以考虑更换参比离子。

7. 保存方法　在"Method Editor"页面下点击保存当前方法，也可以把方法另存为其他名字。

（四）样品运行

1. 运行单针样品　点击"Sample Run"，输入样品名称、瓶号、数据文件名以及数据保存路径等（图 34-58）。

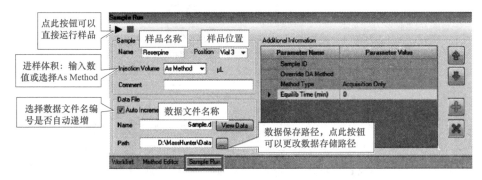

图 34-58

点击"Sample Run"页面的 ▶ 或者工具栏的运行快捷按钮，开始运行样品。

2. 编辑和运行 Worklist

（1）点击"Worklist"，会显示当前打开的 Worklist（图 34-59）。

（2）在工作面板点右键或 Worklist 菜单中选择"Add Sample"，工作列表表格就添加了一行新的样品；在工作面板点右键或从 Worklist 菜单选择"Add Multiple Samples"可添加多个样品，

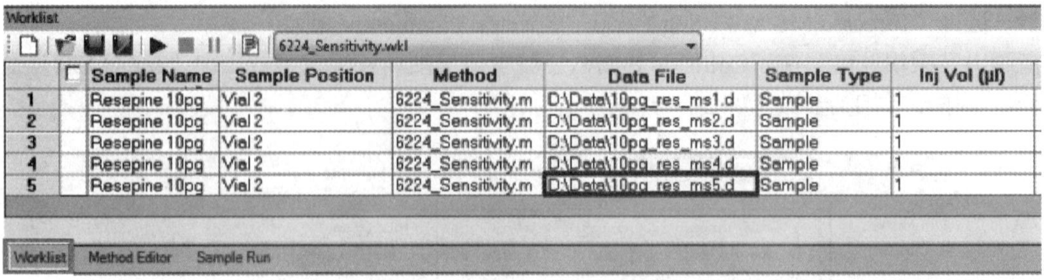

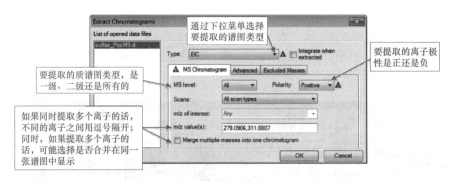

图 34-59

在"Sample Information"选项卡下，填写样品名称，数据文件名称，调用方法，方法路径以及数据文件储存路径等。点击"Sample Position"选择要添加的样品所放置的位置。

（3）在"Worklist"页面下保存当前 Worklist，也可以把 Worklist 另存为其他名字；点击"Worklist"页面的 ▶ 或者工具栏的运行快捷按钮，开始运行工作列表。

（五）定性分析

1. 双击"Qualitative Analysis"图标，打开定性分析软件。

2. 点击文件夹，选中待分析的数据文件，单击"Open"按钮。

3. 提取色谱图，右键点击数据导航区选择的数据，或者在色谱图显示区域点击右键，在弹出的菜单选择"ExtractChromatograms"。通过"Type"下拉菜单选择要提取的图谱类型，并设置相关参数（图 34-60）。点击"OK"。

图 34-60

4. 提取质谱图，在色谱图窗口，首先点击高亮范围选择按钮 ⟷ 。如果要提取某点的质谱图，直接在该点双击左键即可。在 TIC 图上按住鼠标左键并拖拉鼠标，选择一段范围，然后在选中的区域双击鼠标左键或者点击鼠标右键，从弹出的菜单选择"ExtractSpectrum"，可以得到选择的这段时间的平均质谱图（图 34-61）。

5. 对色谱图进行积分，在方法浏览区选择 Chromatogram 功能区，根据不同需要进行积分选择，如积分 UV 谱图，选择"Integrate（UV）"，要积分一级质谱，选择"Integrate（MS）"等。在弹出的窗口选择合适的积分器，建议优先选择"Agile"积分器。然后点击 ⊙ 进行积分；也可以直接右键点击色谱图，在弹出的菜单选择"Integrate Chromatogram"进行积分（图 34-62）。

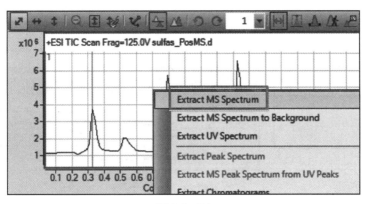

图 34-61

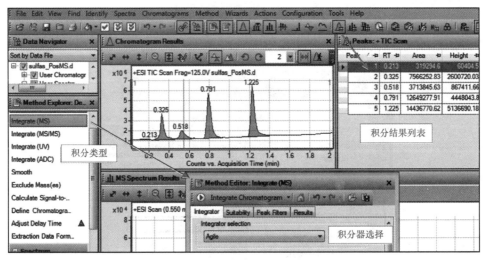

图 34-62

6. 如需计算分子式，放大质谱图，按住鼠标左键选择想要计算的质荷比 m/z，单击方法浏览区中的"Identify Compounds"功能区，选择"Generate Formulas"，设定元素组成，允许偏差，加和离子，同位素计算得分限度等参数。然后点击 ▶ 图标选择"Generate Formulas from Spectrum Peaks"，或者在选中的质谱图区域内单击鼠标右键，选中"Generate Formulas from Spectrum Peaks"开始计算。计算完成后会显示 MS Formula Results 窗口，计算结果包含同位素匹配得分（最高得分为 100，其余是相对值）、质量偏差、不饱和度。单击可以显示更详细的信息同时在下方的质谱图上会显示出同位素匹配框。如果需要自动查找数据中的所有化合物，可以选择"Find By Molecular Feathers"选项，设定好限制条件后运行此方法，就可以将当前数据中的所有化合物的质谱图及色谱图提取出来，然后可以分别计算分子式或者通过搜索数据库进行定性分析。如果需要分析数据中是否含有一个或者多个确定的化合物，可以在"Find By Formula"选项中，输入化合物的分子式进行查找。

7. 要产生定性报告，从"File"菜单选择"Print→Analysis Report…或者 Compound report"。

8. Targeted MS/MS 数据分析　对于 Targeted MS/MS 数据可以直接提取二级色谱图和质谱图，在左侧导航栏里找到"Find compounds"，选择"Find by Targeted MS/MS"。会弹出一个对话框，在 Intergrator 里面选择积分方法，通常选择"Agile2"。在 Results 里面根据需要勾选"Extract

MS/MS chromatogram"和"Extract MS/MS spectrum",再点 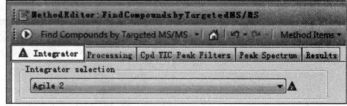 即可生成二级色谱图和二级质谱图（图 34-63）。

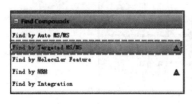

图 34-63

（六）定量分析

1. 打开定性软件，选取标准曲线上的最高浓度点并打开，按照"Targeted MS/MS 数据分析"的方法生成提取质谱和色谱图。接下来输出一个"cef"文件（图 34-64）。

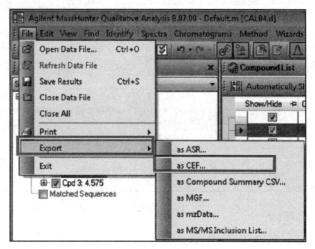

图 34-64

2. 双击桌面上的三级四极杆定量分析软件图标"QQQ Quantitative Analysis"，运行定量软件，单击"File→New Batch"，在新的批处理对话框，找到数据文件夹，软件自动弹出"Add Sample"对话框，单击选择"Select All"按钮然后单击"OK"来添加所有样品。

3. 方法编辑，单击"Method→New→New Method from File"，打开之前生成的 cef 文件（图 34-65）。

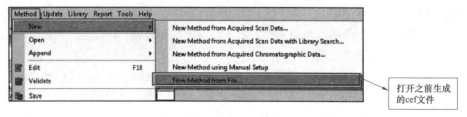

图 34-65

4. 打开"cef"后进入方法编辑页面，自上而下完成方法编辑。"Compound"输入化合物的名称，"Rentention time setup"编辑保留时间，单击"ISTD Setup"然后从下拉菜单"ISTD Compound Name"为每个目标化合物指定内标化合物（ISTD），在"ISTD Conc"列输入相应内标化合物的浓度。

5. 点击"Method Setup Tasks→Concentration Setup"，点击"Method"方法菜单选择"Create Levers from Calibration Samples"，填写各级别校正样品的浓度。

6. 完成了其中一个化合物的浓度表的建立，可以将这个化合物浓度表里的各个浓度水平复制给其他的化合物，单击"Method"选择"Copy Calibration Levels To…"，再复制校正级别对话框，单击选择"Select All"对话框，然后单击"OK"按钮。如果浓度水平不一样，可以直接在表里更改。

7. 单击"Method Setup Tasks→Qualifier Setup"，检查定量离子和定性离子设置；单击"Method Setup Tasks→Calibration Curve Setup"，通常用直线拟合方式，"CF"选择"Linear"，"CF Origin"选择"Ignore"，"CF Weight"选择"None"。

8. 单击"Save/Exit→Validate"验证方法设置，然后单击"Exit"，选择"Analyze"，最后点"Yes"，就可以得到要的结果。点击保存图标完成数据分析。

9. 要产生定量报告，单击"Report→Generate"点击"OK"，生成报告。

10. 外标法定量的步骤与内标法定量相似，所有与内标物设定相关的选项，都保持默认值。

（七）关机

1. 关机前务必确认前级真空泵气镇阀处于关闭状态（顺时针拧紧），否则前级泵的泵油存在回流到质谱的真空腔内损坏污染仪器的可能性。若仪器使用的是 MS40＋的前级真空泵，则忽略此步骤。

2. 打开诊断软件，连接仪器。然后切换到"Instrument ON/Off"界面，点击"Vent"，软件会提示是否 Vent，点击"Yes"按钮，系统开始放空；仪器 Vent 也可以在 MassHunter 采集软件内点击 TOF 的图标，选择"Vent"来进行。

3. 待机械真空泵自动停机，分子涡轮泵转速和功率基本为 0，前级真空到大气压 760Torr 后，继续等待至少 30 分钟关闭 MassHunter 软件，然后关闭质谱及 LC 各模块，PC 的电源，最后关闭液氮罐或者氮气发生器。高纯氮气建议常开。

第六节　热电公司高效液相色谱质谱联用仪

一、LCQ Fleet 离子阱液质联用仪

（一）开机

1. 打开氮气钢瓶总阀，开分压表，为 0.5～0.6MPa；检查氦气钢瓶总阀，分压表应为 0.2～0.3MPa。（注意：检查室温在 25℃以下，湿度在 60% 以下。）

2. 打开 UPS 稳压电源，打开水箱，水箱温度控制在 20℃。

3. 打开真空开关 Vacuum Pumps，抽真空 2 小时以上，再打开 LCQ 电子开关 Electronics

Normal；开启电脑，开启 LCQ Fleet Tune 工作站。

（二）仪器调谐校正

1. 正离子校正

（1）选择校正液：LTQ ESI Positive Ion Calibration Solution88322 校正液。

（2）将仪器调整为 On 状态。

（3）将 Positive/Negative 键调整为正离子模式。

（4）打开 Heated ESI Source➡️➡️设置校正参数 Heater Temp：40、Sheath Gas Rate：5、Aux Gas Flow Rate：0、I Spray Voltage：4.2、Capillary Temp：275（可根据校正峰的响应值微调参数，使响应值最强）。

（5）将离子源调整至 B 位置，连接注射器至蠕动泵。

（6）注射器装满正离子校正液，选择"Syring Pump"→"Flow Control"选"On"流速 Flow Rate：5μl/min。

（7）将离子源调整至 B 位置，连接注射器至蠕动泵。

（8）打开 Calibrate📈选择"Semi–Automatic"，勾选 Multipole RF Frequency、Main RF Frequency、Positive Ion Mode、Mass Calibration、Mass and Resolution Calibration。点击"Start"进行校正，如果结果为 Pass，结束校正。

（9）校正结束后，将仪器调整为 Standby 状态，拆卸注射器，用色谱甲醇清洗注射器，放回原处。

2. 负离子校正

（1）将以上步骤"1（3）"改为 Positive/Negative 键调整为负离子模式，"1（8）"改为勾选 Negative Ion Mode，其余均与正离子校正相同。

（2）注意：校正应至少 3～6 个月做一次，或是多级杆和离子阱移动过需要进行校正；不需要频繁地校正仪器，不必要的校正会导致 UltraMark 污染。

（三）仪器方法设置

1. 注意使用前检查氩气、氮气压力，检查离子规压力，确认真空系统处于 1 以下。

2. 打开 LCQ Tune 工作站，选择正离子"Positive/Negative"，再选择 Heated ESI source➡️Heater Temp：120、Sheath Gas Rate：40、Aux Gas Flow Rate：10、I Spray Voltage：4、Capillary Temp：350。点"File"→"Save as"→保存 Tune 文件。

3. 将离子源调整至 C 位置。

4. 打开 Xcalibur 工作站，选择"Instrument Setup"→液相方法设置："Dionex Chromatography"→"Wizard"→在 ColumnOven Option 界面下选择"Use Temperature Control"➡️Temperature 设置柱温→"next"→在 Sample Options 界面下选择"Use Temperature Control"→Temperature 设置样品室温度→"next"→在 Pump Option 界面下设置流动相流速比例→"next"→在 Acquisition Options 界面下 Acquisition time 选择液相运行时间→"next"→"Finish"。

5. 质谱方法设置 选择"LCQ Fleet MS"→"General MS or MS^n"如图 34–66 所示设置质谱方法。

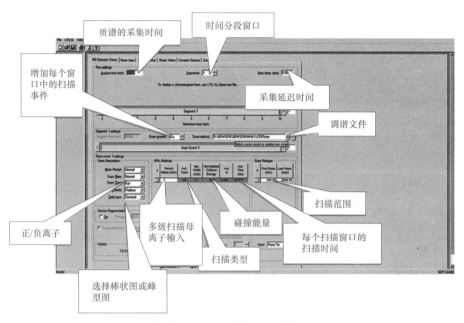

图 34-66　质谱参数设置示意图

6. 选择 "File" → "Save as" → 保存仪器方法文件。

（四）序列进样的设置

1. 选择 Xcalibur 界面下 "Sequence Setup" → "Sample Type"：Unknown、File Name：输入数据文件名、Inj Vol：输入进样量、Path：输入数据文件保存路径、Inst Meth：选取所存仪器方法、Position：输入进样位置。

2. 点击 "File" → "Save as" 保存序列文件。

3. 单针进样点击 "Run Sample" → After Sequence Set System 项下选 "Standby" → "OK"，序列进样点击 "Run Sequence" → After Sequence Set System 项下选 "Standby" → "OK"。

（五）定性数据处理

1. 选择 Xcalibur 界面下 "Qual Browser" → 选择 "File" → "Open" 调出数据文件 → "Open"。

2. 查看色谱图：点击 "View Chromatogram" → 激活 "cell" ▣ → 在窗口中点击鼠标右键 → 选择 "Ranges" → 在 Ranges 界面下 Scan filter：选择所需的扫描结果、Plot type：选择质谱图的质量范围 → Automatic processing 界面下 Smoothing 项下点击 "Enable"、Type：Boxcar、Piont：7 → "OK"。

3. 在窗口中点击鼠标右键 → 选择 "Display Options" → 选择 "labels" 界面下 label with 项下选择：保留时间 "Retention time"、峰面积 "Area" → "OK"。

4. 点击 "Toggle Info Bar" → 选取左侧积分参数界面下 Peak parameters 项目下输入积分参数 → 点击 "Apply" 进行积分。

5. 查看质谱图：再激活新 cell → 点击 "View Spectrum" → 用鼠标左键点击色谱图中所显示样品峰，显示出相应的质谱图。

6. 点击 "Print" 打印结果 → 点击 "Reports Dialog" → Sample Reports 项目下 Enabled："√"、

在 Report Template Name：选择报告模板。点击 "Select Samples" →选取需要打印的数据→ "ok"。

（六）关机

1. 先把离子源的温度设定到 50℃，然后将质谱设置为 Standby 状态，待离子源温度低于 100℃。

2. 关 LCQ 电子开关。

3. 关闭工作站电脑主机。

4. 将废液瓶倒掉，所带来的样品瓶等个人使用物品带走。

5. 清理实验台面，并完成仪器使用登记。

二、TSQ Vantage 三重四极杆液质联用仪

（一）开机

1. 打开氮气钢瓶总阀，开分压表，为 0.5～0.6MPa；检查氩气钢瓶总阀，分压表应为 0.2～0.3MPa。（注意：检查室温在 25℃以下，湿度在 60%以下。）

2. 打开 UPS 稳压电源，打开水箱，水箱温度控制在 20℃。

3. 打开真空开关 Vacuum Pumps，抽真空 2 小时以上，再打开 TSQ 电子开关 Electronics Normal；开启电脑，开启 TSQ Tune 工作站。

（二）仪器调谐校正

1. 正离子校正

（1）选择校正液：Pierce Triple Quadrupole Calibration Solution 88325 校正液。

（2）将仪器调整为 On 状态。

（3）将 Positive/Negative 键调整为正离子模式。

（4）打开 Compound Optimization Workspace→设置校正参数（可根据校正峰的响应值微调参数，使响应值最强）。

（5）将离子源调整至 B 位置，连接注射器至蠕动泵。

（6）注射器装满正离子校正液，选择 "Setup" → "Syringe Pump＆Sample Loop" →Syringe Flow Control 选 "On" 流速 Flow Rate：5μl/min。

（7）Tune Master 窗口中，在 Control/Scan Mode 工具栏上点击 "Instrument Method Development Workspace" 按钮显示该工作区域。

（8）在工作区域右上角的定义扫描视图中选择 Scan Type：点击 "Full Scan" 按钮显示 Scan Parameters→选择 "Scan Mode"：Q1MS 扫描模式。在 Scan Parameters 的 Scan Range 框中选择 "Entry Mode"：Center Mass 选项按钮显示 Center Mass 和 Scan Width。在 Center Mass 列表框中输入 508.208，设置扫描范围的中心点为 508.208u。在 Scan Width 微调框中输入 10.000，设置扫描宽度为 10.000u。在 Scan Time 微调框中输入 0.20，设置扫描时间为 0.20 秒。在 Peak Width 群组框的 Q1 微调框中输入 0.70，设置峰宽为 0.70u。确认没有选中 AutoSIM（自动选择离子监测）、Source CID、Data Processing 和 Q2 CID Gas 复选框，确保这些功能为 Off。确认 Micro Scans 设置为 1。点击 "Apply" 按钮。

（9）在 Control/Scan Mode 工具栏上点击 "Display TI" 按钮，在工作区域右下角的图形视

图中开始离子流跟踪。确保 "Profile/Centroid" 按钮在轮廓图状态，以显示轮廓类型数据。如果 "Profile/Centroid" 按钮处于棒状图状态，点击 "Profile/Centroid" 按钮将数据类型转换为轮廓图。

（10）打开喷雾电压：在 Optimize Compound Dependent Devices 的窗口中，输入 4000 设置喷雾电压为 4000V。确保其他参数适宜使得到稳定的喷雾束：在工作区域左下角的 Spectrum 视图中，观察 m/z 为 508.208 的质谱图。在 Spectrum 视图中任意位置点击一下，激活 File/Display 工具栏上的 "Display" 按钮。点击 Normalize 工具栏按钮将其转换为 Creep 工具栏按钮。该操作将调用 Y 轴归一化模式，观察 m/z 508.208 相应的离子强度和峰高。如果峰高稳定，则已产生稳定的喷雾，不需要调节鞘气压力。每次扫描峰高偏差不应超过 30%。如果峰不稳定，则需要调节鞘气压力以产生稳定的喷雾。离子流的波动也可以在工作区域右下角的 Graph 视图中观察到。

注意：鞘气压力可以在 1～15psi 的范围内进行调节。通过调节鞘气压力建立稳定的离子束。过低的鞘气压力可能导致信号稳定性的损失，但是，压力过高又会导致峰值强度的损失。

（11）在工作区域左上角的 Define Scan 视图中，为检验 Q1 质谱仪的正确操作设置扫描参数：Scan Parameters 的 Scan Range 框中，选择 Entry Mode：FM/LM 选项按钮。显示 First Mass 和 Last Mass，在 First Mass 微调框中输入 150.000，将扫描范围的下限设置为 150.000u。在 Last Mass 微调框中输入 1050.000，将扫描范围的上限设置为 1050.000u。Scan Time 中输入 1.20，将扫描时间设置为 1.20 秒。选择 Data Processing 和 Average 选项按钮。Data Processing 中输入 10。确认没有选中 AutoSIM、Source CID 和 Q2 CID Gas 复选框，确保这些选项关闭。Micro Scans 设置为 1。点击 Apply 按钮应用这些扫描参数。

（12）点击 Creep 工具栏按钮，将其转换到 Normalize，该操作将对谱图进行归一化处理。在 Spectrum 视图中，观察如下调谐校准溶液单电荷离子的质谱图：聚酪氨酸单体：m/z = 182.082 聚酪氨酸三聚物：m/z = 508.208 聚酪氨酸六聚物：m/z = 997.398。确认以下问题：三个特征离子峰是否都为主峰。每种酪氨酸聚合物的峰高差值是否都在一个数量级之内。聚酪氨酸峰强度是否高于 10^7。信号是否稳定，每次扫描的误差是否小于 15%。质谱峰形是否对称，是否能完全分辨，是否完整。

注意：如果达不到以上条件调节鞘气压力或辅助气流速设置，或者调节调谐校准溶液流速。确保熔融石英毛细管没有超出 ESI 探针端部。确保离子传输毛细管入口是清洁的，没有被覆盖。确保进入探头的溶液没有气泡，管线和接头部分没有泄漏。

（13）设置在 Q3 模式下检验质谱仪运行的扫描参数：在 Define Scan 视图中选择 Q3MS 选项按钮，激活 Q3 扫描，检查扫描参数与 Q1 模式下的设置是否一致。点击 Apply 应用扫描设置。在 Spectrum 视图中再次观察归一化离子流信号值。如果符合上面（12）中的要求，则质谱仪可以在 Q3MS 模式下正确运行。

（14）在 Tune Master 窗口中点击 "System Tune and Calibration Workspace" 按钮，显示该工作区域，在工作区域左上角的 System Tune and Calibration 视图中的 Compound 列表中选择 Polytyrosine–1，3，6，将自动选择使用聚酪氨酸三种正离子进行调谐校准。选择 Auto Tune – Calibration。

（15）点击 "Start" 开始执行自动调谐校准步骤。

（16）校正成功后点击 "Accept" 按钮，接受调谐校准过程的结果。接受调谐校准结果之后，会出现一个信息框，是否希望将正离子调谐校准的设置拷贝至负离子模式。如果已经在负离子模式下成功地对仪器进行过调谐校准，则点击 No。如果尚未在负离子模式下调谐校准过仪器，则点击"Yes"。

（17）如果在自动调谐校准过程中出现错误，完成以下步骤再次执行调谐校准过程：点击 Undo 恢复预先的调谐校准设置。点击"Accept"重新为质谱仪加载预先的调谐校准设置。处理引起调谐校准进程失败的问题。重新开始调谐校准进程。

（18）校正结束后，保存校正文件。

2. 负离子校正

（1）将质谱仪更改至负离子极性模式；关闭喷雾电压，将喷雾电压设置为 0V；切换至负离子模式；将喷雾电压设置为 3000V；鞘气压力更改为 15psi。

（2）在工作区域左上角的 System Tune and Calibration（系统调谐校准）视图中从 Compound 列表框中选择 Polytyrosine-Neg，将选择聚酪氨酸三个负离子进行自动调谐校准，选择 Auto Tune-Calibration；选择"Both"；点击"Start"。

（3）校正成功后点击"Accept"按钮，接受调谐校准过程的结果。保存校正文件，将仪器调整为 Standby 状态，拆卸注射器，用色谱甲醇/水（1:1）清洗注射器，放回原处。

3. 优化质谱条件

（1）选择合适浓度的待测物经注射泵注入质谱，并开启扫描模式，单击"Tune"按钮进入 Tune 界面，调节合适的注射泵流速及离子源气流、电压、温度使得待测物信号大于 10^6，且相应达到稳定状态。

（2）在"MS Only"项下，输入待测物质荷比，勾选右侧"S-Lens RF Amplitude"，然后点击"Start"按钮，优化此电压值，待优化结束，右下方显示更优数值及增长百分比，点击"Accept"接受优化结果。

（3）在"MS+MS/MS"项下，输入待测物母离子质量数，带电荷数及所需子离子个数，同时再次勾选"S-Lens RF Amplitude"和"Collision Energy"，点击"Start"，可自动寻找对应子离子并优化其最佳碰撞能量。

（4）优化结束，在右下方显示所找到的子离子及其最优碰撞能，点击"Accept"接受结果。

（5）数据接受完毕，在"SRM"项下，右侧列表可显示优化结果，右键复制、粘贴到已建立的质谱采集方法中，优化结束。

（三）仪器方法设置

1. 注意使用前检查氩气氮气压力，检查离子规压力，确认真空系统处于 1 以下。

2. 打开 Xcalibur 工作站，选择"Instrument Setup"→液相方法设置："Dionex Chromatography"→"Wizard"→在 ColumnOven Option 界面下选择"Use Temperature Control"→Temperature 设置柱温→"next"→在 Sample Options 界面下选择"Use Temperature Control"→Temperature 设置样品室温度→"next"→在 Pump Option 界面下设置流动相流速比例→"next"→在 Acquisition Options 界面下 Acquisition Time 选择液相运行时间→"next"→"Finish"。

3. 质谱方法设置　选择"TSQ Vantage"，根据图 34-67 编辑质谱条件。选择 Tune Method 导入调谐 Tune 文件。

选择"File"→"Save as"→保存仪器方法文件。

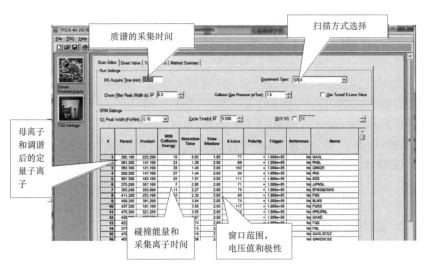

图 34-67　质谱参数示意图

（四）序列进样的设置

1. 选择 Xcalibur 界面下"Sequence Setup"→"Sample Type"：Unknown、File Name：输入数据文件名、Inj Vol：输入进样量、Path：输入数据文件保存路径、Inst Meth：选取所存仪器方法、Position：输入进样位置。

2. 点击"File"→"Save as"保存序列文件。

3. 单针进样点击"Run Sample"→After Sequence Set System 项下选"Standby"→"OK"，序列进样点击"Run Sequence"→After Sequence Set System 项下选"Standby"→"OK"。

（五）定性数据处理

1. 选择 Xcalibur 界面下"Qual Browser"→选择"File"→"Open"调出数据文件→"Open"。

2. 查看色谱图：点击"View Chromatogram"→激活 →在窗口中点击鼠标右键→选择"Ranges"→在 Ranges 界面下 Scan filter：选择所需的扫描结果、Plot Type：选择质谱图的质量范围→Automatic processing 界面下 Smoothing 项下点击"Enable"、"Type"：Boxcar、Piont：7→"OK"。

3. 在窗口中点击鼠标右键→选择"Display Options"→"labels"界面下 label with 项下选择：保留时间"Retention time"、峰面积"Area"→"OK"。

4. 点击"Toggle Info Bar"→左侧积分参数界面下 Peak Parameters 项目下输入积分参数→点击"Apply"进行积分。

5. 查看质谱图：再激活 →点击"View Spectrum"→用鼠标左键点击色谱图中所显示样品峰，显示出相应的质谱图。

6. 点击"Print"打印结果。

7. 打印结果：点击"Reports Dialog"→Sample Reports 项目下"Enabled"："√"、在 Report Template Name：选择报告模板。点击"Select Samples"→选取需要打印的数据→"OK"。

（六）定量数据处理

1. 选择 Xcalibur 界面下 Processing Setup→点击"New"→点击"Open Raw"→打开低浓

度点的对照品图→点击"Options"→Calibration Options→在 Calibration by 界面下选择内标法"Internal Standard"或外标法"External Standard"→"OK"。

2. 内标组分识别 在 Identification 界面下，Name：填写内标组分名称、Filter：选择用于定量的质谱采集模式、Trace：Base Peak、Mass：填写质量数、在 Retention time 项目下 Expected：填写保留时间。积分参数设定：Detection 界面下 ICIS Peak Integration 选择相应的积分参数。Calibration 界面下 Component Type 项目下选择 ISTD→"OK"。

3. 对照品组分识别 在 Identification 界面下，Name：填写对照品组分名称、Filter：选择用于定量的离子模式、Trace：Base Peak、Mass：填写质量数、在 Retention time 项目下 Expected：填写保留时间。积分参数设定：Detection 界面下 ICIS Peak Integration 选择相应的积分参数。Calibration 界面下 Component Type 项目下选择 Target compound、Target compounds 项目下 ISTD：选择建立的内标名称→"OK"。

levels 界面下 Cal Level：选择浓度级别、Amount：配制的实际浓度→"OK"。

4. 点击"File"→"Save as"保存数据处理方法。

5. Xcalibur 界面下选择 Sequence Setup→点击"File"→"Open"打开需要处理的序列文件。将对照品数据 Sample Type 改为：Std Bracket、在 Level 中输入对照品浓度级别、在 Proc Meth 中调取数据处理方法→点击"Batch Reprocess"→Processing Actions 项目下选择 Quan、Peak Detection & Integration→"ok"。点击"File"→"Save as"保存数据处理后的序列。

6. 查看数据处理结果 Xcalibur 界面下选择 Quan Browser→点击"File"→"Open"打开数据处理后的序列文件。

7. 打印结果 点击"Reports Dialog"→Sample Reports 项目下 Enabled："√"、在 Report Template Name：选择报告模板。点击"Select Samples"→选取需要打印的数据→"OK"。

（七）关机

1. 先把离子源的温度设定到 50℃，然后将质谱设置为 Standby 状态，待离子源温度低于100℃。

2. 关 LCQ 电子开关。

3. 关闭工作站电脑主机。

4. 将废液瓶倒掉，所带来的样品瓶等个人使用物品带走。

5. 清理实验台面，并完成仪器使用登记。

三、Q-Exactive 液质联用仪

（一）开机

1. 打开氮气发生器阀门，调节分压表为 0.5～0.6MPa；打开碰撞气氮气钢瓶总阀，调节分压表约为 0.8MPa。检查室温在 25℃以下，湿度在 60%以下。

2. 打开 UPS 稳压电源。

3. 打开主开关 Main Power，抽真空 2.5 小时以上，再打开电子开关 Electronics。

4. 开启电脑，开启 Tune 工作站。

5. 点击左侧 Vacuum/Bakeout 菜单，在 Bakeout time 右侧输入 12，点击 Bakeout 开始烘烤，烘烤 12 小时后，即可以进行调谐。

（二）仪器调谐校正

1. 开启 Tune 工作站。

2. 选择合适的校正液，正离子校正用：Pierce LTQ Velos ESI Positive Ion Calibration Solution 88323；负离子校正用：Pierce LTQ ESI Negative Ion Calibration Solution 88324。

3. 正离子校正

（1）在 General Instrument State 中将仪器调整为 On 状态。

（2）点击左侧 Scan Parameters 菜单，在 Polarity 右侧选择正离子 Positive，在 Scan Type 右侧选择 Full MS，在 Scan Range 右侧选择输入质荷比范围 150～2000m/z。

（3）点击左侧 HESI Source 菜单，在 Sheath Gas Flow Rate 右侧输入 5，在 Aux Gas Flow Rate 右侧输入 0，在 Sweep Gas Flow Rate 右侧输入 0，在 Spray Voltage 右侧输入 4.2，在 Capillary Temp 右侧输入 275，在 Heater Temp 右侧输入 40。

（4）连接注射器至蠕动泵。注射器装满正离子校正液，点击 Syring Pump Setting 菜单，点击 "Start"，在 Flow Rate 右侧输入 5µl/min。

（5）观察右侧 Instrument Status 菜单中 TIC Variation 信号，应小于 10%。

（6）点击左侧 Calibrate 菜单，在 MS Mass Calibration（Pos）前方打√，点击 "Calibrate" 进行校正。

4. 负离子校正

（1）在 General Instrument State 中将仪器调整为 On 状态。

（2）点击左侧 Scan Parameters 菜单，在 Polarity 右侧选择负离子 Negative，在 Scan Type 右侧选择 Full MS，在 Scan Range 右侧选择输入质荷比范围 150～2000m/z。

（3）点击左侧 HESI Source 菜单，在 Sheath Gas Flow Rate 右侧输入 5，在 Aux Gas Flow Rate 右侧输入 0，在 Sweep Gas Flow Rate 右侧输入 0，在 Spray Voltage 右侧输入 4.2，在 Capillary Temp 右侧输入 275，在 Heater Temp 右侧输入 40。

（4）连接注射器至蠕动泵。

（5）注射器装满负离子校正液，点击 Syringe Pump Setting 菜单，点击 "Start"，在 Flow Rate 右侧输入 5。

（6）观察右侧 Instrument Status 菜单中 TIC Variation 信号，应小于 15%。

（7）点击左侧 Calibrate 菜单，在 MS Mass Calibration（Neg）前方打√，点击 "Calibrate" 进行校正。

（8）校正结束后，将仪器调整为 Standby 状态，拆卸注射器，用色谱甲醇清洗注射器，放回原处。

5. 调谐方法设置

（1）使用前检查氮气压力，打开 Tune 工作站，检查离子规压力，确认右侧 Instrument Status 中 Vacuum System 项下各项前均为绿色。

（2）点击左侧 HESI Source 菜单，根据检测方法设定 Sheath Gas Flow Rate 鞘气流速、Aux Gas Flow Rate 辅助气流速、Spray Voltage 离子源电压、Capillary Temp 毛细管温度、Heater Temp 源温等参数条件，点击 File 菜单中 "Save as" 保存 Tune 文件。

（三）检测方法设置

1. 打开 Xcalibur 工作站，点击 "Instrument Setup" 图标，弹出方法设置窗口进行液质检测方法设置。

2. 在方法设置窗口，点击左侧"Dionex Chromatography"设置液相色谱方法。点击"Wizard"弹出方法设置向导窗口，在 Column Oven Option 界面下选择"Use Temperature Control"，在 Temperature 右侧设置柱温；点击"next"至 Sample Options 界面，选择"Use Temperature Control"，在 Temperature 右侧设置样品室温度；点击"next"至 Pump Option 界面，在 Gradient Type 右侧选择"Multi-Step Gradient"，点击"next"，在表中设置梯度程序；点击"next"至 Sample Options 界面，在 Sample Height 右侧输入数值调整进样针距样品小瓶底高度，在 Inject Wash 右侧选择是否洗针，在 Wash Volume 右侧选择洗针所需溶剂体积；点击"next"至 Acquisition Options 界面，在 Acquisition Time 输入样品运行时间；点击"next"至 UV Options 界面，在表中左侧勾选所需的通道，在表中 Wave 1.列中输入测定波长，在 3D min.Wavelength 和 3D max.Wavelength 右侧输入光谱扫描范围；点击"next"后点击"Finish"，完成设置。

3. 在方法设置窗口，点击左侧"Q Exactive-Orbitrap MS"设置质谱方法。

（1）Global List 参数设置

①Lock Mass：内标离子列表，如果实验拟使用内标法实时校正质量轴，可在此表中输入内标离子信息。在 Mass［m/z］列中输入内标物的质荷比；在 Polarity 选择正负离子扫描方式；在 Start［min］和 End［min］分别输入开始和结束的时间；点击右上角的"Done"完成输入。使用内标校正：右侧 Global settings 中的 use lock mass：best：从 lock mass 中选择信号。最好的一个离子作为内标，off：即使列表中有，也不使用内标；if all present：是指列表中的所有离子都检测到时才使用内标。

②Inclusion List：包含列表，指定优先做二级的母离子 m/z，一般用于优先对丰度较低的目标离子做二级扫描的情况；在选择 FullMS/dd-MS^2（TopN）、Targeted-SIM、Targeted-MS^2、Targeted-SIM/dd-MS^2、FullMS/AIF/NL dd-MS^2 实验类型时会用到 Inclusion List，其中 FullMS/dd-MS^2（TopN）和 FullMS/AIF/NL dd-MS^2 实验类型不一定要用包含列表，Targeted-SIM、Targeted-MS^2 和 Targeted-SIM/dd-MS^2 一定要用包含列表。在 Mass［m/z］列中输入化合物的质荷比；也可以在 Formula 中输入化合物的分子式后，在 Mass［m/z］一列会自动生成质荷比信息；Species 可以选择+H/Na/K 峰；CS［z］是所带电荷数，都输入 1；Polarity 选择正负离子扫描方式；Start［min］和 End［min］分别输入开始和结束的时间；NCE 输入碰撞能量，通常情况下输入 35%；点击右上角的"Done"完成输入。

③Exclusion List：排除列表，指定需要排除而不触发去做二级质谱的干扰物的信息，一般用于排除流动相中的背景离子；在选择 FullMS/dd-MS^2（TopN）实验类型时会用到 Exclusion List。输入内容同②Inclusion List。

④Neutral Los：中性丢失，指定一些做二级扫描时候的中性丢失；只有在选择 FullMS/AIF/NL dd-MS^2 实验类型时会用到 Neutral Loss，设置相应的扫描参数，可获得带有特征中性丢失的组分的二级质谱。在 Mass［m/z］输入丢失的中性分子的分子量；CS 输入所带电荷数，通常都输入 1；点击右上角的"Done"完成输入。

⑤Tag Mass：标记离子，指标记前与标记后离子的质荷比差值；只有做 FullMS/dd-MS^2（TopN）时启用该列表，设置相应的扫描参数，可获得标记前与标记后组分的二级质谱。在 Mass［m/z］中输入两个母离子的差值，一般就是标记物的分子量；点击右上角的"Done"完成输入。

（2）Tune File 单击 Base Tunefile，会弹出对话框，从对话框中选择要导入的 Tune 方法文件。

（3）External Hardware　双击"Not active"可以开启切换阀的设置，再次双击可以添加多段设置，在有红色圈标记处修改切换的时间及切换阀的流向。

（4）Chromatogram　此功能用于打开已经做过的质谱图，根据质谱图修改检测条件，从右侧选择原始 RAW 文件。

（5）Scan Group　用于在不同的时间段使用不同的扫描方式来采集数据，在右侧可以调节每个 Scan Group 的扫描时间。

（6）Experiments　共 9 种模式，每种模式的参数设置在界面右侧。

①Full MS–SIM 参数设置（以下按照△→●表示）

△ Global Settings

● Use lock masses：是否用内标的选择，三种选择：off（不使用），best（有多重内标物时，使用偏差最小的，默认选择，一般不改），if all present（只要设定的内标物都存在时使用）。

● Chrom.peak width：半峰宽 15 秒。

● Method duration：质谱运行的时间，通常设定与液相运行时间一致。

△ Properties of Full MS–SIM

● User Role：Advanced 和 Standard 两个选项，Advanced 包含的内容详细一些。

● Run time：表示 Full MS–SIM 这种扫描模式运行的时间，相当于一个 segment 运行的时间。

● Polarity：正负模式的选择。

● In–source CID：源内裂解的电压。

● Microscans：微扫描次数，通常用 1，质谱扫描扫 1 次的谱图，如果是 2，质谱扫描扫 2 次，看到的质谱图只有 1 张。

● Resolution：70000（当分辨率为 70000 时，100～200 毫秒扫一张图。分辨率设置越高，扫描一张图需要的时间越长，扫描点数会越少）一般做 SIM 会设 35000，MS^2 会设 17500，因为做二级质谱的时候母离子已经比较确定，不需要再使用太高的分辨率。因为分辨率越高扫描时间会增加，有时会造成数据点过少。

● AGC target：3*106，Orbitrap 中达到这些离子数目时即开始扫描。

● Max IT：50 毫秒，最大离子注入时间。只要 Orbitrap 满足 AGC target 和 Max IT 中的其中一个条件就开始扫描。防止离子浓度比较低时，要达到设定的 AGC target 的时间会很长，所以有此 Max IT 选项。

● Number of scan ranges：扫描范围数量，一般用一段扫描。

● Scan range：last mass≤15×first mass，如果需要比较宽的扫描范围，就需要添加 Number of scan ranges。

● Spectrum data type：数据扫描类型，Profile 是峰形图，可以看到峰的分辨率，数据内存比较大，Centroid 是棒状图，数据内存比较小。

● 大部分参数采用默认值即可，需要更改的是 Scan range。

②AIF：All Ion Fragmentation

AIF 是二级碎裂模式，是将所有的离子都送入 HCD 中碎裂，没有母离子的选择性，用得比较少。

③Full mass/AIF：做一次 Full mass 之后，随后做一次 AIF，也用得比较少。

④Full MS/dd MS^2（TopN）：先做全扫描，再做数据依赖的二级扫描，做未知物鉴定的时候用，依赖的是一级质谱的峰强度。

△ Default charge state：默认电荷数，影响二级质荷比的扫描上限，小分子分析一般用 1。二级扫描上限=母离子的 m/z*Charge state+20，母离子的 Charge state 在 QE 扫描过程中通常都是可以得到的，得到之后就可以根据上述公式计算二级扫描上限，如果扫描过程中得不到母离子的 charge state，就会根据这个 default charge state 来确定二级扫描上限。

△ Inclusion：是否使用包含列表，用于已知质荷比的母离子的二级扫描，如果使用选择 on，列表最下面会多一个选项 if idle 表示空闲时间是否做其他离子二级扫描，如果选择 pick others，做完包含列表中的离子之后再选择做其他的，用来做二级总的母离子的个数=top N 中的设置。

△ Full scan 都用默认值，只改 Scan range。

△ Micro scan、resolution、AGC、MAX IT 都用默认的参数。

△ Loop count：做几次二级。

△ MSX count：一般设为 1，当设为 2 时，表示得到的第 1 张二级谱图为第 1、2 强的离子得到的谱图，第 2 张二级谱图为第 3、4 强的离子得到的谱图。

△ Top N：10，信号前 10 的做二级，Top N=Loop count* MSX count，如果 Loop count 为 5，MSX count 为 2，Top N 为 10，则表示一共做 5 张二级谱图，但是得到的第 1 张二级谱图为第 1、2 强的离子得到的谱图，第 2 张二级谱图为第 3、4 强的离子得到的谱图。

△ Isolation window：质荷比窗口宽度，一般设置为 2，表示在母离子的 +/-1m/z 范围内的离子。

△ Fixed first mass：设置二级扫描范围的下限，可以设置下限，如果不设置，那么下限=上限/15，例如 m/z 300 的母离子，带 1 个电荷，二级上限是 320，那么下限就是 320/15=21，但是 QE 的采集下限是 50，所以二级扫描范围是 50～320。一般做小分子特别需要低质荷比的离子信息，可以将下限设为 50。

△ NCE：做二级时用的碎裂能，35 或 40（小分子），28（肽段）但是如果设为 35，所有离子都用 35 碎裂，这时并不能对所有的化合物都碎裂得比较好，此时可用 Stepped NCE。

△ Stepped NCE：50%，这时可用三个能量：$35-35×50\%$，35，$35+35×50\%$。

△ Spectrum data type：Centroid。

△ dd settings

● Underfill ratio：用来调节 intensity threshold 值，当 underfill ratio=1%，Intensity threshold=$2×10^4$；underfill ratio=2%，Intensity threshold=$4×10^4$。

● Intensity threshold：设置信号强度，104，大于 104 的做二级，只读数值，通过 underfill ratio 调节，这个值可以来做优化，根据一级谱图的情况作优化。

● Apex trigger：做二级时延迟做二级，叫做顶点激发，设置时间范围，例如设置为 2～6 秒，如果一个离子在上坡的位置已经达到做二级的要求，但是这时候二级谱图质量不是最好的，如果希望让化合物得到更高的二级谱图，需给它一个做二级的延迟时间，在 2～6 秒内找这个离子，在达到 6 秒时会强迫做二级，不会让信号丢失。可根据预实验做优化。一般根据半峰宽确定，低值是半峰宽的一半，高值是半峰宽。

● Charge exclusion：做大分子的时候用，选中 1、7、8、9，不考虑，因为大分子很少产生单电荷离子或电荷高于 7 的离子，Orbitrap 可以产生电荷数为 20～30 的离子，Orbitrap 可以分开，但是信号不好。小分子分析时通常关闭此功能。

● Peptide match：小分子一定关闭此功能。

- Exclusion isotopes：排除同位素峰，这个是开启的，只做单同位素峰的二级就可以了。
- Dynamic exclusion：一般设为半峰宽，例如设置 top N＝5，那么质谱做一次全扫，然后挑前 5 强的离子做二级，再做一次全扫，再挑前 5 强的离子做二级，这时候就不是真正的前 5 强了，而是前 6～10 强的离子。设置 Dynamic exclusion 为 10 秒的意思是如果同一个离子在 10 秒内满足做二级条件，就只做一次二级，过了 10 秒之后这个质荷比的离子又出现时还会做它的二级，因为这时候可能是质荷比相同的不同化合物。可以根据峰宽设置。如果设置半峰宽就相当于 Apex trigger 的功能，这样可以保证既要对多个离子做二级又要保证质量，如果设置成一个峰宽，就是保证尽量做多个离子的二级。

⑤Target SIM：一级定量，没有任何的二级信息。

△ Inclusion 默认是 on，不能改。

△ MSX count：设置为 1 时，四极杆一次选择一个离子送到 Orbitrap 中扫描，出一张质谱图，再选择一个离子，再送到 Orbitrap 中扫描，再出一张质谱图。设置为 2～10 时，四极杆每次选择 1 个离子，并将这个离子先放到 C－trap 中，不扫描，然后四极杆再选择另一个离子，并入 C－trap 中，重复步骤直至所有离子都储存于 C－trap 中，然后再将所有这些离子一次送入 Orbitrap 中扫描，得到一张谱图。这样可以节省离子在 Orbitrap 中扫描的时间及数据转换的时间。扫描速度更快。此值最大可设置为 10。

△ 其他参数用默认值。

⑥Target MS^2：二级定量，对已知物做二级，并且用二级离子定量。

△ 如果想先做一级，再做二级，可以用 Full scan＋Target MS^2（利用 Inclusion List）先做全扫，并对已知物做二级。

△ Inclusion 默认是 on，不能改。

△ 其他参数用默认的值。

⑦Target－SIM/dd－MS^2：先做 Target SIM 的一级，再做 dd－MS^2。

使用 Inclusion List：所有 Target 扫描模板都要用 Inclusion List。

⑧Full MS/AIF/NL dd－MS^2：用于做中性丢失，翻译后修饰的多肽，先做全扫，再做 AIF 的二级，做 AIF 二级时会看有没有两个离子的质荷比的差值正好是 Neutral loss 中设置的值，如果有就会把这个离子作为母离子做二级。

⑨DIA：数据非依赖的二级扫描。

蛋白质组学非标定量时用，此模式相当于分段做 AIF，如 m/z 100～2000 范围内，m/z 每隔 50 做一次 AIF。

⑩注意：当 MS method 中的参数与 Tune 中的参数冲突，实验采用的是 MS method 中的参数；QE 的信号饱和在 109；QE 中做正负切换时，可以做两个相同的事件，一个是正离子、另一个是负离子；相当于两个 Scan group。

4. 点击 File 菜单中"Save as"保存检测方法文件。

（四）序列进样设置

1. 在 Xcalibur 主界面点击 Sequence Setup 图标，在序列表中，Sample Type 列选择样品类型，File Name 列输入数据文件名，Path 列输入数据文件保存路径，Inst Meth 列选取所存检测方法文件，Position 列输入样品盘位置，Inj Vol 列输入进样量。

2. 点击 File 菜单中"Save as"保存序列文件。

3. 选择所需进针样品，单针进样点击"Run Sample"，序列进样点击"Run Sequence"，在 After Sequence Set System 项下选"Standby"→"OK"。

（五）定性数据处理

1. 在 Xcalibur 主界面点击 Qual Browser 图标，弹出数据处理窗口，点击 File 菜单中"Open"，调出数据文件。

2. 查看色谱图：点击"View Chromatogram"→激活🔲→在窗口中点击鼠标右键→选择"Ranges"→在 Ranges 界面下 Scan Filter：选择所需的扫描结果、Plot Type：选择质谱图的质量范围→Automatic processing 界面下 Smoothing 项下点击"Enable"、"Type"：Boxcar、Piont：7→"OK"。

3. 在窗口中点击鼠标右键→选择"Display Options"→labels 界面下 label with 项下选择：保留时间"Retention Time"、峰面积"Area"→"OK"。

4. 点击"Toggle Info Bar"→左侧积分参数界面下 Peak parameters 项目下输入积分参数→点击"Apply"进行积分。

5. 查看质谱图：再激活🔲→点击"View Spectrum"→用鼠标左键点击色谱图中所显示样品峰，显示出相应的质谱图。

6. 点击"Print"打印结果。

（六）定量数据处理

1. Xcalibur 界面下选择 Processing Setup→点击"New"→点击"Open Raw"→打开低浓度点的对照品图→点击"Options"→"Calibration Options"→在 Calibration by 界面下选择内标法 Internal Standard→"OK"。再点击"Options"→"Masses"→在 Mass tolerance 项目下 Mass tolerance：10、Units：ppm、Mass precision 项目下 Decimals：5→"OK"。

2. 内标组分识别：在 Identification 界面下，Name：填写内标组分名称、Filter：选择用于定量的质谱采集模式、Trace：Base Peak、Mass：填写精确质量数、在 Retention Time 项目下 Expected：填写保留时间。积分参数设定：Detection 界面下 ICIS Peak Inetgration 选择相应的积分参数。Calibration 界面下 Component type 项目下选择 ISTD→"OK"。

3. 对照品组分识别：在 Identification 界面下，Name：填写对照品组分名称、Filter：选择用于定量的离子模式、Trace：Base Peak、Mass：填写精确质量数、在 Retention Time 项目下 Expected：填写保留时间。积分参数设定：Detection 界面下 ICIS Peak Integration 选择相应的积分参数。Calibration 界面下 Component Type 项目下选择 Target Compound、Target Compounds 项目下 ISTD：选择建立的内标名称→"OK"。

Levels 界面下选择 Cal Level：浓度级别、Amount：配制的实际浓度→"OK"。

4. 点击"File"→"Save as"保存数据处理方法。

5. Xcalibur 界面下选择 Sequence Setup→点击"File"→"Open"打开需要处理的序列文件。将对照品数据 Sample Type 改为：Std Bracket、在 Level 中输入对照品浓度级别、在 Proc Meth 中调取数据处理方法→点击"Batch Reprocess"→Processing Actions 项目下选择 Quan、Peak Detection & Integration→"OK"。点击"File"→"Save as"保存数据处理后的序列。

6. 查看数据处理结果：Xcalibur 界面下选择 Quan Browser→点击"File"→"Open"打开数据处理后的序列文件。

7. 打印结果：点击"Reports Dialog"→Sample Reports 项目下 Enabled："√"、在 Report Template Name：选择报告模板。点击"Select Samples"→选取需要打印的数据→"OK"。

（七）关机

1. 先把离子源的温度设定至 50℃，然后将质谱设置为 Standby 状态，待离子源温度低于 100℃。

2. 关 Electronics 电子开关。

3. 关 Main Power 开关，等 10 分钟后关闭氮气。

4. 关闭工作站电脑主机。

5. 将废液瓶倒掉，所带来的样品瓶等个人使用物品带走。

6. 清理实验台面，并完成仪器使用登记。

四、LTQ – Orbitrap Velos Pro 液质联用仪

（一）开机

1. 打开氮气钢瓶总阀，开分压表，为 0.5～0.6MPa；检查氦气钢瓶总阀，分压表应为 0.2～0.3MPa。（注意：检查室温在 25℃以下，湿度在 60%以下。）

2. 打开 UPS 稳压电源，打开水箱，水箱温度控制在 20℃。

3. 打开真空开关 Vacuum Pumps，抽真空 2 小时以上，再打开 LTQ 电子开关 Electronics Normal 和 Orbitrap 电子开关 FT Electronics。

4. 开启电脑，开启 LTQ Tune 工作站。

5. 查看真空度 FT Penning Gauge 小于 1000 后，打开 Orbitrap 右后侧门，按"Start"烘烤 16 小时，再检查 FT Penning Gauge 小于 1，即可以进行调谐。

（二）仪器调谐校正

1. 双击"LTQ Tune"。

2. 选择合适的校正液，正离子校正用：Pierce LTQ Velos ESI Positive Ion Calibration Solution 88323，负离子校正用：Pierce LTQ ESI Negative Ion Calibration Solution 88324。

3. 正离子校正

（1）注意：选择 Define Scan ⬛⬛⬛⬛⬛ →Analyzer 选择 Ion Trap→"OK"，将仪器调整为 Standby 状态。

（2）选择正离子 Positive/Negative。

（3）选择 Heated ESI source→Heater Temp：40、Sheath Gas Rate：5、Aux Gas Flow Rate：0、I Spray Voltage：4.2、Capillary Temp：275。

（4）将离子源调整至 B 位置，连接注射器至蠕动泵。

（5）注射器装满正离子校正液，选择 Syringe Pump→Flow Control 选"On"流速 Flow Rate：5μl/min。

（6）选择 On/Standby 打开扫描，做系统评估，选择"Diagnostics"→"System Evaluation"→"API stablity evalution"，选择"Start"→在 LTQ Tune 界面下选择 Display Graph View 观察信号的稳定性，要求 RSD 小于 15%，选择"Stop"→"OK"。

（7）选择 Calibrate▧，Check→Ion Trap 项下选择 Positive Ion Mode、FT 项下的 positive Ion Mode 项下 pAGC Scaling、Mass Calibration→"Start"。查看结果，如果结果为 pass，结束校正。如果结果出现 Instrument is out of calibration，则选择 Semi-Automatic→选择 Ion Trap 项下 Positive Ion Mode、FT 项下的 Positive Ion Mode 项下 pAGC Scaling、Mass Calibration→"Start" 进行校正。

4. 负离子校正

（1）注意：选择 Define Scan→Analyzer 选择 Ion Trap→"OK"，将仪器调整为 standby 状态。

（2）选择负离子 Positive/Negative。

（3）选择 DefineScan→Analyzer 选择 FTMS→"OK"，将仪器调整为 on 状态激活负离子模式→再将仪器调整为 standby 状态，等待 90 分钟。

（4）选择 Heated ESI source→Heater Temp：40、Sheath Gas Rate：5、Aux Gas Flow Rate：0、I Spray Voltage：3.3、Capillary Temp：275。

（5）将离子源调整至 B 位置，连接注射器至蠕动泵。

（6）注射器装满负离子校正液，选择 "Syringe Pump" →Flow Control 选 "On" 流速 Flow Rate：5μl/min。

（7）选择 On/Standby 打开扫描，做系统评估，选择 Diagnostics→System Evaluation→API Stablity Evalution→ "Start" →在 LTQ Tune 界面下选择 Display Graph View 观察信号的稳定性，要求 RSD＜15%→选择 "Stop" →选择 "OK"。

（8）选择 Calibrate→Check→Ion Trap 项下选择 Negative Ion Mode、FT 项下的 Negative Ion Mode 项下 pAGC Scaling、Mass Calibration→ "Start"。查看结果，如果结果为 pass，结束校正。如果结果出现 Instrument is out of calibration，则选择 Semi-Automatic→Ion Trap 项下选择 Negative Ion Mode、FT 项下的 Negative Ion Mode 项下 pAGC Scaling、Mass Calibration→"Start" 进行校正。

（9）校正结束后，将仪器调整为 Standby 状态，拆卸注射器，用色谱甲醇清洗注射器，放回原处。

（三）仪器方法设置

1. 注意使用前检查氩气氮气压力，检查离子规压力，确认真空系统处于 1 以下。

2. 将离子源调整至 C 位置。

3. 打开 LTQ Tune 工作站，选择正负离子 Positive/Negative，再选择 Heated ESI Source→Heater Temp：120、Sheath Gas Rate：40、Aux Gas Flow Rate：10、I Spray Voltage：4、Capillary Temp：350。点 "File" → "Save as" →保存 Tune 文件（可根据所做样品进行调整）。

4. 打开 Xcalibur 工作站，选择 Instrument Setup→液相方法设置：DionexChromatography→ "Wizard" →在 ColumnOven Option 界面下选择 Use Temperature Control→Temperature 设置柱温→ "next" →在 Sample Options 界面下选择 Use Temperature Control→Temperature 设置样品室温度→ "next" →在 Pump Option 界面下设置流动相流速比例→ "next" →在 Acquisition Options 界面下 Acquisition time 选择液相运行时间→ "next" → "Finish"。

（四）质谱方法设置

1. 选择 Orbitrap Velos Pro MS→General MS or MSⁿ 设置相应的质谱条件（图 34-68）。

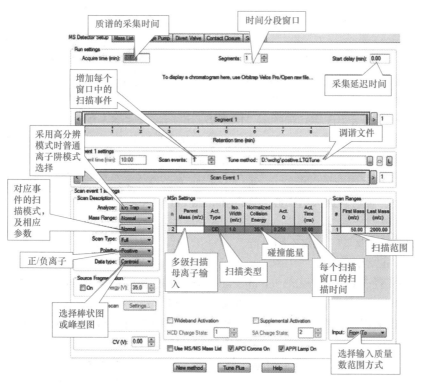

图 34-68　质谱参数示意图

2. 如果要做二级质谱，在 n 为 2 这一行中进行设置，Parent Mass（m/z）中键入母离子的质荷比，Act.Type 下拉选择碰撞方式（CID，PQD 或 HCD），Iso.Width（m/z）中键入母离子的隔离窗口，一般设为 2，Normalized Collision Energy 键入碰撞能量，Act.Q（0.25）和 Act Time（ms）（30）不用改动。如果要继续做三级质谱，在 n 为 3 这一行中设置各参数，设置参照二级质谱的各参数含义。（注：在做多级质谱时，有多种碰撞碎裂方式可以选择，如果要用 HCD 碎裂，它只能用 FT 扫描，并放在最后，也就是说在 HCD 碎裂之后的子离子不能再回到 Ion Trap 或在 HCD Cell 中继续碎裂了。）

3. 数据依赖性扫描（Dependent Scan）

（1）当样品组分特别复杂，而且都是未知物时，我们没有办法预知里面含有哪些 m/z 的组分，要获得各组分的一级或多级质谱数据只能运行多针分别采集 Full Scan 和 MSⁿ 数据。如果希望运行一针就获得这些信息，可以采用 Dependent Scan，让仪器根据前一次扫描自动触发选择峰强排名前 n（n 需要自己定义）强的母离子做多级质谱。

（2）通常采用 Dependent Scan 时，Scan Event 的数目必须大于或等于 2，如图 34-68 中 Scan Event 的数目为 2。一般 Scan Event 1 我们设为 Full Scan，Scan Event 2 勾选 Dependent Scan。

（3）点击"Settings"进行参数设置"Global"，设置选择某一 m/z 范围内的离子去做多级质谱，通常情况下不对范围设限制，使用默认参数即可。

①"Mass Widths"中的参数用于设定离子的 m/z 筛选窗口，用 Ion Trap 扫描可用默认值 0.5，用 FT 扫描可用 0.05。Exclusion mass width：当使用动态排除时，去排除某一母离子的 m/z 筛选窗口；Parent mass width：Parent Mass List 中母离子的 m/z 筛选窗口；Reject mass width：Reject Mass List 中离子的 m/z 筛选窗口。Scan Widths 参数用于设定离子阱进行 Zoom/UltraZoom 扫描

与 Orbitrap 进行 SIM 扫描时的母离子筛选窗口，一般不用。

②"Dynamic Exclusion（动态排除）"通常推荐勾选"Enable"，此处选中 Enabled 后，Mass Widths 中的 Exclusion mass width 将变为不可选：组分在柱上被洗脱时通常需要一段时间，所以在连续的几张 Full Scan 谱中有可能前几强的离子都是重复的几个离子，这样在之后触发做多级质谱时会一直都把这些较强的离子当作母离子，而漏掉一些低丰度的组分信息。此时可以使用动态排除功能，在触发采集完较强的离子的多级质谱后将这些离子排除一段时间，在这段时间里即使它们是设置的前几强离子，也不再去触发采集它们的多级质谱了，而是去选择其他低丰度的离子触发做多级质谱。Repeat Count：重复采集几次多级质谱，一般输入 1 或 2；Repeat duration（s）：重复采集持续的时间，一般可以设置为色谱峰宽的一半；Exclusion list Size：排除列表的大小，一般设为最大值 500；Exclusion duration（s）：排除离子的时间，一般设定为色谱峰宽。

③"Global"中其他项通常不用设置。

（4）Segment 常用设置

①"Current Segment"：Predict ion injection time：预测离子注入时间，用于控制 AGC 离子的注入，一般勾选 Most intense if no Parent Masses found：勾选此项后，如果没有找到 Parent Mass List 中设置的目标离子，选择最强的离子触发做多级质谱。Exclusion parent mass from MS^n selection：例如：当对某一个离子进行三级碎裂时，质谱需要从二级谱图中选择较强的离子去做三级碎裂，勾选该项后即可排除二级谱图中没有完全碎裂的母离子，而挑选其他二级子离子去做三级碎裂；这两项可以根据实验需要勾选。Enable preview mode for FTMS master scans：勾选该选项后可以加快仪器的扫描速度，一般勾选。

②"Parent Mass List"：对于特别关注的目标 m/z，可以在此列表中设定母离子、子离子等参数。

③"Reject Mass List"：在此列表中可以设定一些背景干扰中的离子的 m/z，将它们排除掉，即使这些离子强度很强，也不会触发去采集它们的多级质谱。

④Segment 中的其他选项通常不用设置。

（5）Scan Event 常用设置

①"Current Scan Event"：Minimum signal threshold（counts）：设定阈值，在 Scan Event 1 中的母离子的一级信号相应高于该数值时，才会触发采集其多级质谱图；Mass determined from scan event：设定当前扫描依赖于前面哪一次 Scan Event；Nth most intense ion：设定选择第几强的离子触发采集多级质谱。通过 Current Scan Event 中的设置变化，可以自由组合，选择前几强离子做 MS^2，MS^3……MS^n。

②"Activation"：Activation type 下拉选择碰撞碎裂的方式；Default charge state：默认母离子的带电荷状态，通常小分子输入 1；Isolation width（m/z）：母离子筛选窗口，一般用 2；Normalized collision energy：归一化碎裂能量；Activation Q 和 Activation time（ms）不用改。

③切换阀设置（把分析时液体的走向分为几个段，可以设定实际样品出峰时的那一段液体切换进质谱仪，而其他段的液体切换进废液，避免质谱污染。设置如下图：Use Divert Valve 勾选为选择使用切换阀，Number of valve positions 中填写把整个分析分为几个时间段，通过蓝色线所处位置来判断设置中每段液体的走向 [上（To source 表示进质谱）下（To waste 表示进废液）]，如果想调换走向，可以在 Position at start of run 中下拉选择切换。Valve position duration（min）中填写每段的时间。

4. 选择 "File" → "Save as" → 保存仪器方法文件。

（五）序列进样的设置

1. Xcalibur 界面下选择 Sequence Setup→Sample Type：Unknown、File Name：输入数据文件名、Inj Vol：输入进样量、Path：输入数据文件保存路径、Inst Meth：选取所存仪器方法、Position：输入进样位置。

2. 点击 "File" → "Save as" 保存序列文件。

3. 单针进样点击 "Run Sample" →After Sequence Set System 项下选 Standby→ "OK"，序列进样点击 "Run Sequence" →After Sequence Set System 项下选 Standby→ "OK"。

（六）定性数据处理

1. Xcalibur 界面下选择 Qual Browser→选择 File→ "Open" 调出数据文件。

2. 查看色谱图：点击 "View Chromatogram" →激活 → 在窗口中点击鼠标右键→选择 Ranges→Ranges 界面下 Scan filter：选择所需的扫描结果、Plot type：选择质谱图的质量范围→Automatic processing 界面下 Smoothing 项下点击 "Enable"、"Type"：Boxcar、Piont→ "OK"。

3. 在窗口中点击鼠标右键→选择 Display Options→labels 界面下 label with 项下选择：保留时间 "Retention time"、峰面积 "Area" → "OK"。

4. 点击 "Toggle Info Bar" →左侧积分参数界面下 Peak parameters 项目下输入积分参数→点击 "Apply" 进行积分。

5. 查看质谱图：激活 → "点击 View Spectrum" →用鼠标左键点击色谱图中所显示样品峰，显示出相应的质谱图。

6. 点击 "Print" 打印结果。

（七）关机

1. 先把离子源的温度设定至 50℃，然后将质谱设置为 Standby 状态，待离子源温度低于 100℃。

2. 关 LTQ 电子开关和 ORBITRAP 电子开关。

3. 关 ORBITRAP 真空开关，等 10 分钟后关闭氮气。

4. 关闭工作站电脑主机。

5. 关闭水箱开关。

6. 将废液瓶倒掉，所带来的样品瓶等个人使用物品带走。

7. 清理实验台面，并完成仪器使用登记。

第七节　AB 公司高效液相色谱质谱联用仪

一、AB Sciex Triple Quad 液质联用仪

（一）开机程序

1. 开启压缩空气管道及液氮罐阀门，确认 "Curtain Gas" 在 0.35MPa，"Gas1/Gas2" 在

0.7MPa，"Exhaust Gas"在 0.35MPa。

2. 开启 UPS，转换到逆变状态。

3. 打开主机电源开关（ON 状态），约 30 秒后机械泵自动启动。"Vacuum Status"的指示灯闪烁，直至指示灯不再闪烁，真空稳定仪器可正常使用。

4. 开启电脑，打开"Analyst software"，即可进行操作。

5. 进入左侧导航栏中配置"Configure"，硬件配置"Hardware Configuration"，根据需要激活对应的配置）（图 34-69、图 34-70）。

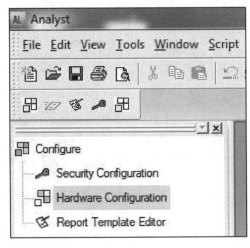

图 34-69

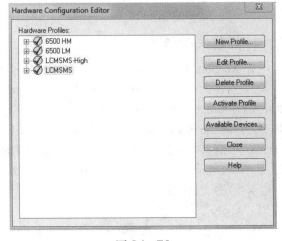

图 34-70

（二）针泵进样 ESI 源 MRM 定量方法手动优化

1. 在硬件配置"Hardware Configuration"菜单下"Active"激活"LM"，硬件配置表中"LM"出现绿勾后，表示 API 质谱仪主机与计算机通讯正常，关闭"Hardware Configuration Editor"。

2. 在"Analyst"软件"Tools"菜单中选择"Project"，选择"Create Project"，创建新的项目名称，并点击"OK"确认。

3. 双击左边工具菜单中的"Mannual Tuning"，打开一个空白质谱参数设置及运行窗口，进入手动调谐模式。

4. 点击"MS Method"下拉菜单，选择"Syringe Pump Method"。设定针内径"Syringe Diameter"为 4.61mm，针泵流速"Flow Rate"为 7μl/min。

5. 确定母离子 点击"Start Syringe Pump"按钮开针泵进样。返回"MS Method"，从"Scan Type"下拉菜单中选择"Q1 Scan"。选择需要的扫描模式（正、负离子），设定扫描速度"Scan Rate"为 200Da/s。设定扫描范围"Start~Stop"设定为化合物分子量（MW）±30Da。点击"Start"开始采集数据，点击"Stop"停止采集数据。初看一下所需要的母离子，确定存在需要的母离子后，勾选"MCA"累加 50，选用"Acquire"采集并存储扫描图谱，根据质谱图，确定母离子的 m/z 值，精确到小数点后一位。

6. 确定子离子 从"Scan Type"下拉菜单中选择"Product Ion Scan"。输入母离子，设定扫描范围，从 50amu 到比母离子大 10amu，手动调节"CE"，以 5eV 为步长，逐次增加。直至目标化合物的子离子都能清晰地看到。记录所有碎片离子分布，勾选"MCA"，选用"Acquire"

采集数据并存储。

7. 优化 "MRM" 定量分析质谱参数　从 "Scan Type" 下拉菜单中选择 "MRM"，设定参数表格中的 Q1 对应上述第 5 步中找到的母离子，Q3 对应上述第 6 步中找到的子离子，"Time（msec）" 为 100（图 34－71）。

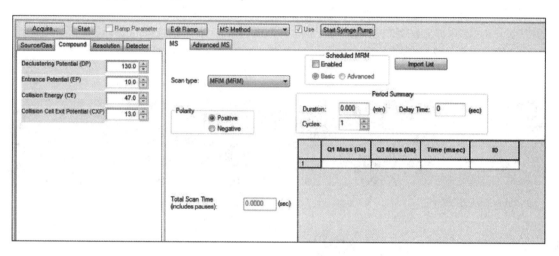

图 34－71

点击 "Edit Ramp" 钮，从 "Ramp Parameter Settings" 窗口下选择 "Declustering Potential"（DP）（图 34－72）。

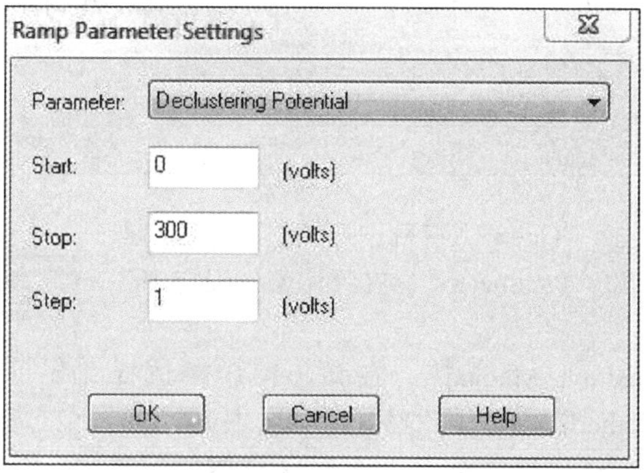

图 34－72

点击 "Start" 得到一个所有离子的电压曲线图。根据曲线选择分子离子峰最强的 DP 值，确定各离子对最佳 DP。按照相同的操作优化最佳碰撞能（CE）、CXP、EP，将优化好的各参数输入各检测反应离子对。将优化好的方法命名存储。

（三）液质联用定量分析方法和批文件的建立与使用

1. 开启 HPLC 电源，在 Analyst 软件 "Configure" 中点击 "Hardware configuration"，点击 "deactive" 去激活 "LM"，然后点击 "active" 激活 "LCMSMS" 系统。依次点击工具栏中的 "View Queue" 按钮和 "Equilibrate" 按钮（图 34－73）。

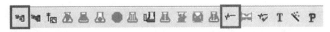

View Queue　　　　　　　　　　　　　　Equilibrate

图 34-73

在弹出窗口中选择将要运行的 LC-MS 方法。设定平衡时间，点击"OK"确定。质谱系统将执行指定的采样方法条件自动开始平衡。平衡结束后，右下角仪器状态标签显示为绿色。

2. 根据标准方法或推荐参数（表 34-11）进行 LC-MS 方法建立。

表 34-11　推荐参数

英文名 （简称）	中文译名 （单位）	推荐参数		
		低流速 5～ 100μl/min	中等流速 200～ 600μl/min	高流速 800μl/min 以上
Curtain Gas（CUR）	气帘气（psi）	15～20	35～40	40
IonSpray Voltage（IS）	离子化电压（V）	+5500 -4500	+5500 -4500	+5500 -4500
Temperature（TEM）	温度（℃）	0	450～550	≥550
Ion Source Gas1（GS1）	喷雾气（psi）	15～20	40～55	55～70
Ion Source Gas2（GS2）	辅助加热气（psi）	0	40～60	50～70
Interface Heater（ihe）	接口加热	On	On	On
Collision Gas（CAD）	喷撞气	Medium	Medium	Medium

点击菜单"File"选择"Open"，打开已存的质谱方法。点击质谱参数区域内的"Edit Parameters"。在弹出窗口设定离子源参数（图 34-74）。

3. 右键点"Acquisition Method"，在弹出菜单中选择"Add/Remove Device Method"，在弹出的窗口中勾选对应的液相系统，点击"OK"。点击"Autosampler"自动进样器，设定液相条件，编辑完毕后将联用方法存储，则定量分析方法就建立了。

4. 批文件建立，双击"Build Acquisition Batch"打开一个空白窗口。在"Method Editor"中选择已经建立的带液相同步的质谱方法"Acquisition Method"，设定"Set"名称，点击"Add sample"，在此输入需要添加的样品数及样品存储的文件夹名称，点击"OK"后，分别标记样品名及样品位置"Vial Position"，将样品信息编好后，在"Submit"项下提交样品，即可点击"Start"开始进样。

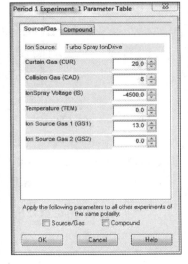

图 34-74

（四）定量分析方法的建立和数据分析

从"Navigation Bar"中双击"Quantitation Wizard"，出现样品数据文件选择窗口，双击要选的数据，进入"Selected Samples"，点击"Next"进入下一步；在"Select Settings"窗口中，"Settings to Use"设为"Default"，"Default Query"为"None"，点击"Next"进入下一步；在"Select Method"窗口中，选中"Create New Method"并命名，点击"Next"进入下一步；在"Select Representative Sample"窗口中，选中间浓度的数据然后点击"Next"；在"Define Peaks"窗口中，输入内标定义名称，并将"Q1/Q3"选出，同样将待测物命名并将离子对选出，然后点击"Next"；在"Define Integration"窗口中，点击"Advanced"确定"Bunching Factor"，确保积分一致，点击"Next"进入下一步；在最后的窗口"Specify Calibration"中，定义"Fit"为"Linear"，"Weighting"为"1/x2"，"Regression Parameter"基于"Area"。选择"Finish"完成定量分析方法的建立。将数据分析后命名保存。

（五）关机

在"Acquire"菜单下点击"standby"，在"Hardware Configuration"菜单下点击"deactive"。关闭 Analyst 软件，关闭电脑。

若长期不使用质谱仪，则需要关闭质谱。持续按"Vent"按钮5秒，分子涡轮泵缓慢停止工作，机械泵仍将工作约15分钟。等待约30分钟，待机械泵停止工作后，关闭仪器电源开关。如必要关闭其他附件电源，如氮气发生器、高效液相、UPS 电源等。

二、AB Sciex QTOF 液质联用仪

（一）开机

1. 开启 UPS 系统。

2. 开启氮气发生器并使各出口压力达到规定值。

3. 打开液相各模块电源。

4. 打开质谱电源，前级泵自动启动进行抽真空，一般需8小时以上。

（二）调谐和校正

1. 打开"SCIEX OS"软件，点击"Configuration"按钮进入配置界面，点击左侧"Devices"按钮后，分别勾选"ExionLC"与"X500 QTOF"（或相应型号）右侧"Activate"复选框，点击界面上方的"Activate Devices"按钮激活各模块。

2. 点击界面右侧"X500 QTOF"对应的，打开 CDS 控制模块，选择正离子（1）或负离子（2）。

3. 点击"MS Check"右侧的"＋"或"－"，进行正离子或负离子校正，如果校正通过，保存后进行试验；如不能校正通过，则执行"Tuning Procedures"对仪器进行调谐。

（三）方法的建立

1. 点击界面右侧"Projects"右侧⊕，新建"projects"。

2. LC Methods 建立　在"SCIEX OS"主页上，点击"LC Method"，设定各模块液相条件，建立液相方法并保存。

3. MS Methods 建立 在 "SCIEX OS" 主页上，点击 "MS Method"，选择采集模式，设定各质谱条件，建立质谱方法并保存。

4. 分析批的建立 在 "SCIEX OS" 主页上，点击 "Batch"，选择 "LC Method"、"MS Method"、进样瓶位置，输入 "Data Files" 后，按需求进行保存。

（四）样品分析

1. 进样前平衡 点击 "equilibrium"，选择 "LC Methods"、"MS Methods" 和平衡时间。

2. 在 "Batch" 中，选中要进样的行，点击 "Submit"。

3. Quene 序列 在分析批中提交的样品均在 "Quene" 中排队等待进样。

（五）分析结束

1. 序列分析完毕后，如果 30 分钟内没有任何操作，仪器自动进入 Standby 状态。

2. 分析结束后，用甲醇/水（10/90）冲洗色谱柱及质谱系统。

3. 点击 "Configuration" 按钮进入配置界面，点击上方的 "Deactive"，使各仪器灭活。

4. 卸下使用的色谱柱后，用两通连接管路，避免流动相管路暴露于空气之中。

（六）关机

1. 关闭软件及电脑，关闭 LC 仪器面板的电源开关。

2. 按质谱后方的 "Vent" 按钮 8～10 秒，仪器开始自动泄真空，需要 30～40 分钟。

3. 关闭质谱开关。

4. 关闭氮气发生器。

5. 关闭 UPS。

第八节　仪器保养维护及故障诊断与排除

一、沃特世公司仪器保养维护

（一）清洗锥孔

1. **样品锥孔清洗** 如果轻微污染则只需清洗锥孔及锥孔套则无需泄真空，关闭真空隔离阀，拆卸锥孔固定螺丝，拆下锥孔及锥孔套，使用 1:1 甲醇水超声 20 分钟即可。如锥孔等部件污染严重可在清洗溶液中加入几滴甲酸，或直接将甲酸滴在锥孔处再行超声清洗。如果加入甲酸后，则需额外使用纯水和纯甲醇分别超声 10 分钟，清洗甲酸残留。超声清洗完成后，使用氮气仔细吹干，安装使用即可。

2. **二级锥孔清洗** 如果污染严重则需泄真空清洗二级锥孔和离子源块。在完成泄真空后，关闭仪器将整个离子源块拆卸下来，打开源盖，将离子源加热电极和二级锥孔拆下。拆卸离子源固定螺丝，将拆卸完成的离子源块、二级锥孔及锥孔等零件放入大烧杯中，使用甲醇－水（1:1）清洗溶液超声清洗 20 分钟。如锥孔等部件污染严重可在清洗溶液中加入几滴甲酸，或直接将甲酸滴在锥孔处再行超声清洗。如果加入甲酸后，则需额外使用纯水和纯甲醇分别超声 10 分钟，清洗甲酸残留。超声清洗完成后，使用氮气仔细吹干，安装使用即可。

注意：所有离子源 O 型圈密封组件都不能超声清洗！！！

（二）清洗 STEPWAVE

如果在清洗离子源及锥孔后，灵敏度和分辨率仍然达不到使用要求或者使用时间到达一年，建议清洗 STEPWAVE，此项操作建议在工程师指导下进行或由工程师进行此项操作。

（三）有油机械泵的振气（若是无油机械泵，则不需要进行此工作）

通常，每 2～3 个月振气一次，需要每次振气 30 分钟。

（四）更换有油机械泵的泵油

定期检查前期泵，如果泵油低于最低刻度线一下，需要加油；每 3～4 个月或油变色、变浑时，更换一次前级泵油。记录更换的时间。

（五）更换有油机械泵的气雾过滤配件

根据使用情况，每 3～6 个月更换真空泵气雾过滤配件。Waters 的质谱，根据用户需求不同，可配备油泵和无油泵两种。维护时，油泵需要振气和换油。但无油泵无需这些操作，只是建议定期做维护，如每一年定期由工程师更换无油泵中的垫圈。

二、岛津公司仪器保养维护

（一）更换气体

如果使用液氮罐，更换气体时，请先执行日常关机操作，确认液氮罐上的阀门已经关闭。然后用扳手将钢瓶和液氮罐相关的接头拧松后进行更换。

（二）雾化单元的清洁

背景噪音明显时（分析高浓度样品后或长时间连续分析后）执行。

1. 确认 "CDL"、"Interface"、"Drying Gas" 按钮已关闭，打开离子源支架。

2. 使用尖嘴钳等工具将配件金属丝插入 CDL 管中，堵住 CDL 管（否则，在清洗过程中会意外流入高电压。务必执行该操作）。

3. 使用浸有甲醇的纸巾擦拭离子源支架内部和 CDL 周围。

4. 拔出金属丝，关闭离子源支架。

注：RP 单元的真空度低于 50Pa 时，CDL 管可能出现堵塞现象。将金属丝插入至深处，去除管内部的堵塞。

（三）ESI 管的更换

ESI 管堵塞时，请更换。边送液边从离子源上拆卸 LC 流路，泵压正常时，ESI 管可能堵塞。请参考 "Metal Capillary Replacement：LCMS – IT – TOF Instruction Manual" 进行更换。（ESI 管组件 P/N：225 – 10737 – 91）同样，APCI 的情况下，请参考 "APCI Pipe Replacement：LCMS – IT – TOF Instruction Manual"。（APCI 管组件 P/N：225 – 03983 – 93）

（四）机械泵日常保养维护

正常使用条件下，气镇阀每周打开一次，持续 15～30 分钟；如果流动相含水率较高或流量较大时，每隔 1～3 天打开气镇阀。LCMS－IT－TOF 机械泵的气镇阀应每周打开 1 小时。

三、安捷伦公司仪器保养维护及故障诊断与排除

（一）质谱的保养维护

1. 质谱保养与维护周期 Agilent G6500 系列液相色谱－四极杆飞行时间质谱联用仪应定期检查，推荐维护周期见表 34－12（注意：实际的维护和更换频次应该考虑实际的使用情况而定）。

表 34－12　推荐维护周期

任务	检查周期
清洗离子源	每天
检查泵油液面	每周
检查质谱废液桶	每周
冲洗雾化器组件	每天
清洗毛细管	3～6 个月（根据调谐特征离子的丰度值来决定是否清洗毛细管。一般有数量级的下降，可以尝试清洗或者更换毛细管。质谱灵敏度正常的情况下，不建议进行清洗）
清洗光学组件（Ion Optics）	每年
更换泵油	6 个月
更换气体净化管	每年
更换喷雾针	每年 1～2 次

2. 清洗维护雾化器组件（Nebulizer） 每天或一个批次的样品运行结束后，可以使用 90% 乙腈和 10% 水的混合溶剂，设置泵的流量为 2ml/min，把质谱置于 ON 的状态，LC 流出的流动相切换到质谱，冲洗 Nebulizer 三分钟，如盐分较高时可采用 50% 乙腈和 50% 水的混合溶剂。

3. 清洗电喷雾雾化室

（1）每天结束时或是怀疑在从一种样品到另一种样品分析的转换过程中存在残留物污染时，需对电喷雾雾化室进行清洗。准备好溶剂，仪器设置为 Standby，卸下电喷雾雾化器，打开离子源，使用 50% 异丙醇和 50% 水的混合溶剂冲洗雾化室内部（注意不要让清洗溶剂进入质谱毛细管），用无尘布擦拭雾化室的内部，特别是喷雾挡盖，冲洗喷雾挡盖的周边区域，擦拭雾化护罩，喷嘴及其周边区域，关闭离子源。

（2）每周或雾化室中存在污染物而通过常规的每天清洗无法除去时，准备好溶剂，仪器设置为 Standby，卸下电喷雾雾化器，打开离子源并将其从 LC/MS 上卸下，将离子源平放，并将洁净的流动相或 50% 异丙醇和 50% 水的混合溶剂倒入雾化室，使用干净的棉签擦拭雾化室的内部，离子源继续使用溶剂浸泡 15～30 分钟；在此期间，拆下喷雾挡盖，毛细管帽及固定喷雾挡盖的支撑环。用一块干净的布用溶剂浸湿，擦拭毛细管的末端、毛细管帽，

喷雾挡盖及支撑环。如果比较脏，可以使用砂纸来打磨毛细管帽和喷雾挡盖及支撑环（不可打磨毛细管）。接下来将喷雾挡盖，毛细管帽及固定喷雾挡盖的支撑环放到流动相中超声10 分钟，然后再用甲醇超声 5 分钟，吹干或在通风厨中晾干；用装有溶剂的清洗瓶冲洗喷雾挡盖周边区域，用干净的布擦干清洗的部件，重新装好毛细管帽和喷雾挡盖，将浸泡离子源的溶剂倒掉。并用干净的布擦拭干净。将离子源重新安装到仪器上。重新安装雾化器，装好离子源。

4. 电喷雾雾化器保养与维护　当雾化器外表面比较脏的时候，最好的办法是取下雾化器，使用合适的，可以充分溶解可能的样品残留的溶剂来超声清洗。将质谱切换到 Standby 状态，将雾化器上方的塑料盖滑开，断开雾化器上段的 PEEK 管，以及雾化气体管线与雾化器的连接，沿逆时针方向旋转雾化器，直到它脱离固定螺丝。垂直上提，轻轻取出雾化器。超声清洗时不可使雾化器的尖端接触到容器壁，否则可能会损坏喷雾针（可以使用移液器枪头保护雾化器尖端）。

（二）机械泵的保养维护

每半年或当机械泵内的油位偏低时，可以把仪器放空后把旧的泵油倒净，添加 1L 左右新的泵油。这个操作需要把仪器放空，关闭电源后进行。注意必须添加正确的泵油型号，否则可能影响仪器的性能，甚至损坏机械泵。拧开加油盖，添加适量的泵油，至油位接近泵油上限位置。但是不可超过，否则仪器操作时可能会有多余的泵油从废气管喷出。

（三）氮气发生器的保养维护

使用氮气发生器的话，请务必周期性的维护氮气发生器，主要包括注意冷凝水的排放，以及定期更换氮气发生器的气体过滤装置，每半年到一年更换干燥气的气体净化管。

（四）更换液氮时的注意事项

把仪器设置为 Standby（如果是使用带有 Agilent 喷射流技术的 ESI 源的话，待鞘气温度降低到 125℃之后再操作），可直接更换液氮罐。液氮用完时，可以临时使用氮气钢瓶来供应氮气。如果不能马上更换液氮罐，又没有氮气钢瓶可用时，最好把质谱 Vent 后关掉电源，待液氮准备好后再重新开机。防止由于没有氮气的保护而造成环境空气直接大量抽入质谱内部，污染质谱，并可能损坏质谱。

（五）故障诊断与排除

1. 质谱灵敏度低　首先检查真空度是否在建议的范围内，若真空度正常，则进行检查调谐；若检查调谐结果正常，那么灵敏度低可能是由于液相部分引起的，可以尝试更换流动相冲洗色谱柱或者更换色谱柱然后再进行样品测试；若检查调谐不正常，建议进行自动调谐校准质谱。如果进行了自动调谐灵敏度还是低，有可能是质谱污染，建议进行质谱的维护。

2. 质谱无响应　观察雾化器喷雾是否正常，保证质谱采集参数设置正确，检查干燥气的流速与温度是否在合适的范围之内。

3. 质谱背景噪音较大　观察雾化器喷雾是否正常，检查干燥气的流速与温度，保证溶剂彻底脱气，同时设置合适的质荷比范围。若喷雾正常，质谱参数设置正常，那么背景噪音可能是由于液相或者质谱污染导致的，可以更换干净的流动相冲洗管路并清洁质谱离子源来清除污染。

4. 雾化器无喷雾 检查喷雾针是否堵塞，如喷雾针没有堵塞，则需要将液相的管线分段拆除来判断具体的堵点并将堵掉的管线或者组件更换掉。如果喷雾针堵塞，则更换喷雾针。

5. 出现泵压不稳 首先需要进行排气操作，排气通常能解决大部分泵压不稳的故障。若经过排气之后泵压仍然不稳，有可能是泵单向阀污染或者故障造成的，可以尝试使用 70~80℃的热水冲洗泵。若热水冲洗后仍然无法解决问题，则需要更换泵单向阀。

6. 泵压过高 通常是由于色谱柱堵塞引起的，可以通过拆除色谱柱的方法进行判断。如果是由于色谱柱堵塞，则需要冲洗或者更换色谱柱。如果泵压过高不是由于色谱柱造成的，则需要将液相的管线分段拆除来判断具体的堵点并将堵掉的管线或者组件更换掉。

7. Tof 分辨率差、质量准确性差 首先进行校准，若校准结果不好，则进行 Quick Tune 快速调谐。若快速调谐结果不好，则进行 Standard Tune 标准调谐。若标准调谐结果不好，则进行 Initial Tune 初始化调谐。

四、热电公司仪器保养维护及故障诊断与排除

（一）仪器保养维护项目及周期

1. 流动相不可使用无机酸，只能使用乙酸和甲酸，不可使用碱金属碱，只能使用氢氧化铵和氨水，清洁剂与表面活性剂会产生离子抑制。三氟乙酸、三乙胺与三甲胺会抑制离子信号，不推荐使用。严禁使用碱金属磷酸盐、硼酸盐、柠檬酸盐。经常使用缓冲盐需要定期清洗金属毛细管。

2. 当使用挥发性的盐时，一定要使用吹扫挡锥。

3. 使用 ESI 源时流速不得超过 0.7ml/min，使用 APCI 源时流速不得超过 1.5ml/min。

4. 使用后用甲醇冲洗管路，设定系统在待机状态。设定离子传输毛细管温度为 200℃。

5. 更换配制超过 1 周的流动相，防止污染系统（有明确保存条件和周期的流动相除外）。

6. 使用频率较高时，每周至少清洗一次离子传输毛细管（Ion transfer tube/capillary）。

7. 每周检查机械泵的油量 油位一定要在 min 和 max 刻度之间，建议油位在距离 max 刻度下方 2~3cm，必要时加入适量的油。

8. 振气 打开机械泵的振气阀（逆时针将旋钮拧至声音明显变大），在此位置保持 15 分钟左右，振气的目的有两个：①将捕集在回油装置里面的油重新抽回至机械泵内，确保机械泵有足够的油；②将溶解在机械泵油里的气体和溶剂尽量排出。

9. 不要在控制仪器和收集数据的计算机上安装任何未经 Thermofisher 认可的软件，包括各种杀毒软件、语言包等，并且不要轻易地改变计算机的设定。

10. 对于高负荷运转的仪器和"脏"的样品分析，需要制定更适合的维护周期，如清洗离子传输毛细管；清洗 Skimmer/Tube Lens 或 S-Lens/Exit Lens（LTQ Velos Pro），清洗时请勿使用清洁剂、腐蚀性物质。

11. 当仪器因为各种原因需要放空，重新抽真空时，要充分抽真空后再开电子开关（最好抽真空过夜）。

12. 每周更换水循环泵中的去离子水。（LTQ-Orbitrap Velos Pro 液质联用仪保养内容）

（二）液质联用仪故障诊断与排除

1. 液相故障　请参见赛默飞液相色谱仪故障诊断。

2. 前级真空变差（真空数值减小）时或离子传输毛细管污染造成噪音升高　需要更换离子传输毛细管，对于 LTQ Velos Pro，须冷却到 150℃以下才能拆装离子传输管，否则容易造成烫伤。并且会损坏离子传输毛细管，或者造成变形或过紧等不良现象，清洗时务必佩戴清洁的无尘手套，清洗时请勿使用清洁剂、腐蚀性物质；更换下的离子传输毛细管，放入包含 20%甲醇－水（1:1）溶液中超声 15 分钟，再放入纯甲醇中超声 15 分钟后氮气吹干，放入套管里备用。

3. 灵敏度降低且更换离子传输毛细管后依然噪音偏高　泄真空，清洗 Skimmer 和 Tube Lens。整个操作务必穿戴无粉手套。用蘸润色谱纯甲醇的无尘纸尽量地将 Skimmer 和 Tube Lens 擦干净。由于 Skimmer 是用钛金属制造的，非常耐腐蚀，但是 Skimmer 的刀刃很锋利，在清洗的过程中我们要避免损害该刀刃，刀刃变形和损坏都会对性能产生影响，同时要注意对 Skimmer 和 Tube Lens 孔内部的清洗。擦拭完毕后，将 Skimmer 和 Tube Lens 放入干净烧杯中依次用 50% 甲醇和甲醇各超声清洗 10～15 分钟。将 Skimmer 和 Tube Lens 取出并用氮气吹干。

4. No processing method defined　定义了标准样品但没有选择 processing 方法，将 std 改为 unknown。

5. system 灯不亮　重启质谱电子开关、液相开关和电脑，如果仍不行联系专业工程师维修。

6. 校正液响应值过低，Ion Gauge 真空读数过高　检查氮气压力是否过低，必要时更换新氮气。

五、AB 公司仪器保养维护及故障诊断与排除

（一）仪器保养维护项目及周期

仪器保养维护项目及周期见表 34－13。

表 34－13　仪器保养维护项目及周期

维护项目	每日	每周	三个月	一年	需要时	操作步骤
检查各路气体压力或液氮量	√					检查 Gas1、2 105psi，Curtain/CAD，Exhaust gas 60psi
清洗离子源流路	√					以甲醇－水（50:50）为流动相，用 200μl/min 流速冲洗 10～20 分钟
清洗离子源内腔体		√				用无尘纸蘸取甲醇－水（50:50）擦拭
清洗 Curtain Plate		√				用无尘纸蘸取甲醇－水（50:50）擦拭，再用甲醇擦拭，用氮气吹干
检查机械泵油量		√				在最高和最低标线之间（两个横线之间）的 80%
更换机械泵油				√		停机，冷却，放空旧油后，用 100～200ml 新油冲洗，然后加油至正常位置。需使用 10mm 内六角工具。（不同型号厂家的油不可混用）

续表

维护项目	每日	每周	三个月	一年	需要时	操作步骤
PPG 质量校正			✓		每次开关机时	参考装机调试手册 Q1，Q3，POS，NEG 测试步骤
清洗空气过滤网			✓		过滤网堵塞时	抽出空气过滤网，用清水冲洗，晾干
更换 PEEK 管					发现堵塞时	确定长度，使用专用切管器环形切断，切平
更换喷雾针					发现堵塞时	安装时喷针与两通接触后用工具拧紧，防止死体积
清洗 interface，Q0，orifice 内部					灵敏度下降时，与工程师沟通	用无尘纸、清洗专用大、小棉签蘸取甲醇-水（50:50）擦拭，氮气吹干

（二）故障诊断与排除

1. 无信号的处理

（1）在需要工程师到达之前，首先说明出现此现象的时机，是正在工作时突然出现，还是一段时间没用仪器，开机后出现的，在此之前，动了仪器哪些部位，是某些扫描方式没有信号还是都没有信号。

（2）如 MRM 无信号，先看 Q1、Q3 有无信号，若 Q1、Q3 有，则通常是 Analyst 参数设置问题，若无，则继续看有无本底信号，电噪声有无，如有，则可能是离子源或软件问题。

（3）检查真空，Q1 SCAN 方式，真空度异常好可能是 Orifice 堵塞，真空度过差则可能是漏气或真空泵有问题。

（4）电源电压是否超限，UPS 显示是否正常。

（5）更换了离子源以后，高压线是否插好到位，喷雾电压设置是否正确。

（6）各路气体压力是否正常，阀门是否打开，加热气是否打开。

（7）离子源喷雾针重装后，有无漏气、漏液，液体是否从针外壁流出。

（8）检查液相系统压力是否过高。从后至前，一节一节拆开测试，逐段检查是否有管路堵塞。喷雾是否均匀，泵压是否过高，通常不接色谱柱，200μl/min 流速，压力应不超过数十 psi。

（9）检查 ESI 喷针末端是否有喷雾。先用蠕动泵推，若直线喷出，则没有堵塞；若发生堵塞，取下喷针用 50%甲醇水溶液超声清洗。若超声仍无效，更换进样管及喷针。

（10）如果使用 APCI 源，注意流速需大于 0.6ml/min，放电尖端是否对正方向，放电电流是否加上，是否通甲苯。若为 APPI，是否通甲苯。若为 NANOSPRAY，针尖是否碰断。高压放电烧坏或样品堵塞针尖，外涂金属层被磨掉，加不上高压，需提高喷雾电压才有信号，都要更换新的喷雾针。

2. 灵敏度低

（1）首先按照无信号处理方法检查。

（2）Orifice 是否变脏，是否需要清洗。

（3）机械泵油半年以上没换，或颜色加深，需要更换泵油；低于刻度下限，补充泵油，注意要用同型号的油。

（4）检查管路漏液，样品没有完全进到离子源里。

（5）检查管路是否部分堵塞，喷雾时断时续。

（6）检查有否正常进样：样品液高度，瓶内、内衬管底部是否有气泡。

（7）以手动阀替换自动进样器，进样检查 MRM 色谱峰响应值。

（8）以 FIA 模式替代柱上进样模式，进样检查 MRM 色谱峰响应值。

（9）离子化方式是否对路，如非极性物质用 ESI 效果很差，有机酸采用正离子方式信号差。

（10）样品本身的问题，如样品没有完全溶解，浓度不够，所用溶剂与流动相不匹配等。

（11）样品存贮时间过长，保存条件不好，发生分解或吸附。

（12）放在自动进样器中的样品小瓶内套管底部有气泡，没取到样品，或针头位置太高，而样品液面太低。

（13）前处理步骤中，标准品、内标样品是否加进，提取过程中有无遗洒。

（14）是否有离子抑制，改变前处理方法或 LC 梯度，或换为 APCI 也可以降低部分离子抑制效应。

（15）离子对质量数输入准确否，有无错误。

3. 重现性差

（1）参考前述处理方式检查。

（2）Curtain Gas 是否太低，太低则有周期性降低现象。

（3）Dwell Time 是否太长，太长导致每个色谱峰采样点太少，每个色谱峰采样点至少十几点。

（4）Dwell Time 太短则噪声太高，信噪比不好。

（5）新色谱柱没有充分平衡，旧色谱柱老化，重新清洗活化，或更换。

（6）离子对的选择有问题，如 M+Na 做为母离子不稳定，子离子若为脱水峰亦不太好。

（7）源温度是否太高，导致样品分解。

（8）注意优化色谱梯度，增加平衡时间。

（9）更换色谱柱。

（三）注意事项

1. 注意各气体出口的压力，应在减压阀规定的压力值。

2. 空压机、储气罐应定期排水，一般隔 3 天 2 次，在夏季潮湿季节应 1 天 1 次。

3. 有机流动相必须为进口 HPLC 级以上，水相需每周更换以保持新鲜。流动相中添加的酸或胺类物质必须为色谱纯以上。

4. 标样和样品在使用前必须用 0.22μm 的针头式滤器过滤。

5. 操作中涉及操作按钮、界面等图片以及仪器保养和故障诊断可参考 Triple Quad 章节相关内容。

6. AB SCIEX QTOF 系列液质联用仪可参照上述规程操作。

起草人：程显隆　郭晓晗（中国食品药品检定研究院）

齐凤海（天津市药品检验研究院）

杜明莘　连莹（河南省食品药品检验所）

纪宏　李岳（北京市药品检验所）

焦阳（山东省食品药品检验研究院）

复核人：曹红（中国人民解放军联勤保障部队药品仪器监督检验总站）

程显隆（中国食品药品检定研究院）

张亚中　堵伟锋（安徽省食品药品检验研究院）

王亚丹（中国食品药品检定研究院）

李震（青岛市食品药品检验研究院）

第三十五章　渗透压摩尔浓度测定仪

溶剂通过半透膜由低浓度向高浓度溶液扩散的现象称为渗透。阻止渗透所需要施加的压力，称为渗透压。渗透压的大小与溶液中溶质微粒的数量有关，而与溶质微粒的种类无关，这一类性质称为溶液的依数性，具有依数性的溶液性质还包括蒸气压、沸点升高和冰点下降。理论上，这四个溶液的性质均可通过某一个参数互相关联，如渗透压 $\pi = K_0 * \xi_m$，K_0 为渗透压系数，冰点下降 $\Delta T_f = k_f * \xi_m$，k_f 为冰点下降常数（当水为溶剂时为 1.86），渗透压和冰点下降通过 ξ_m 关联，而 ξ_m 即渗透压摩尔浓度，当 ΔT_f 单位为℃时，ξ_m 单位为 Osmol/kg［参考美国药典＜785＞osmolarity and osmolality（容量渗透摩尔浓度和重量渗透摩尔浓度）］。

冰点是指以水为溶剂的溶液从液态变为固态的温度，也是该溶液冰水共存平衡状态下的温度。对水溶液进行连续冷却过程中，当温度已到达该溶液的冰点，甚至低于冰点而不发生结冰的温度，称之为过冷温度。当溶液达到过冷温度时是极为不稳定的，如果给其引入冰晶或扰动都会引起结冰现象发生。其过程可见如图 35－1。

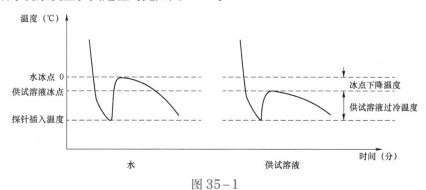

图 35－1

从图 35－1 中可以看出，当供试溶液温度从室温冷却到设定的过冷温度时，带冰晶探针自动插入供试溶液，立刻引起供试溶液结晶，在溶液由液态变为固态过程中，分子能量由高能态向低能态转化，多余的分子能量便以热的形式释放出来，而使供试溶液温度短暂回升，并呈现冰水共存平衡状态，短时间内温度相对保持不变，为测温系统提供准确测温的平台，此时测得的温度，即为供试溶液冰点温度。

为了准确和方便，通常采用测定冰点下降的方式经计算得到渗透压摩尔浓度。渗透压摩尔浓度测定仪即是采用冰点下降法的原理设计的。

第一节　渗透压摩尔浓度测定仪仪器结构及工作原理

一、仪器结构

渗透压摩尔浓度测定仪包括上下两个部分，上部包括不锈钢探针、冷却槽、测温探头、制冷系统；下部包括样品冷却池、制冷系统、控温电路。

二、工作原理

测量时下部制冷系统对样品进行降温，上部的测温探头对样品温度进行实时监测，控温电路根据程序控制样品冷却池的温度；在样品冷却时，上部制冷系统为冷却槽提供恒定低温，使探针头部产生冰晶；当样品温度达到设定的过冷温度时，不锈钢探针插入样品溶液，使溶液结冰，温度回升至冰点，测温探头记录温度的变化（冰点下降值），由微电脑处理器转换为电信号并显示测量值。

第二节　SMC 30B 型渗透压摩尔浓度测定仪操作规程

一、仪器校准

仪器出厂前厂方已进行精确的校准，并将校准值存储在微电脑处理器内。用户可根据实际要求，对仪器进行校准，微电脑将保留后一次校准值。若用户将微电脑内存储的校准值全部删除，在使用前则必须进行零点校准和量程内任一校准点的校准。

接通仪器电源；打开仪器后部电源开关，仪器启动进行预冷。此时仪器显示屏显示"−·−−−"，同时"自然结晶"、"结果"、"未结晶"三个显示灯连续闪烁，约 2 分钟后停止，仪器预冷完毕。

（一）使用水进行零点校准

使用取样器将 70μl 新沸放冷的水注入干净、干燥的测试管内，确保其中无可见气泡。将测试管推入支撑座直至停止位置，使测温探头完全浸入测试管内水中。按动"校准"键，使显示屏上显示"0.000"，操作移动手柄轻缓下移，测温探头（测试管）稳稳插入冷却池。水的温度被实时地在显示屏上以摄氏温度显示出来。被测水冷却完成之后，不锈钢探针带冰晶自动插入，水开始结晶，仪器测出水的冰点，并将其记为"0"值，显示读数为"0"。

（二）使用标准液进行分段量程两端点的校准

该仪器对分段量程的设计：在 0～3000 测量范围内，每 100 为一个测定量程（循环）。校准前，选择两种标准溶液（供试品溶液的渗透压摩尔浓度应介于两者之间），并按动"校准"键，使显示屏显示的数据与预选的标准液数值相符，否则会产生校准错误。

将选出的标准液充分摇匀，取 70μl 注入测试管（注意其中无可见气泡），并将测试管推入支撑座至停止位置，使测温探头完全浸入测试管内标准液中。确认显示屏显示的数值与选择的标准液数值相符合。操作移动手柄轻缓下移，使测温探头（测试管）稳稳插入冷却池，溶液开始结晶，仪器测出冰点值，显示屏自动显示测试数值。每次校准均应使用新的测试管以及校准用的标准溶液。

（三）校准结果检查

校准后需用新沸放冷的水及校准所用标准液分别进行测试，结果应符合≤300mOsmol/kg时±3mOsmol/kg，＞300mOsmol/kg 时±1.0%的标准，否则重新进行校准。

二、供试样品的测试

校准完成后，可进行供试样品测试。供试样品的测试，应在与校准仪器相同的条件下进行，校准时使用 70μl 校准液，测试时也必须使用 70μl 样品，并将其置于一干净、干燥的测试管中。

（一）选择测试方式

开机状态下，屏幕上显示"–.−−−−"表示单次测试。屏幕上显示"0.−−−L"表示连续测试（其中"0"代表连续测试的次数），按动"测试"键，可以在连续和单次状态中进行转换，放下移动手柄，可进行相应方式的测定。连续测试最多可以进行五次，以前五次为准，第六次无效。连续测试后，在测试完成，不抬起移动手柄的情况下，可以进行连续打印，即一次打印出前五次测试数据并计算出平均值。抬起移动手柄后，连续测试自动清为 0 次。如果在连续测试过程中，按动了"测试"键或"校准"键改变了测试状态，系统自动将连续测试数据清零。

（二）测试操作

用取样器取出供试样品 70μl，注入测试管中（确保其中无可见气泡）。将测试管推入支撑座至停止位置，使测温探头完全浸入测试管内供试样品中。确认"测试"键指示灯亮，按动"测试"键选择测试方式，操作移动手柄轻缓下移，使测温探头（测试管）稳稳插入冷却池。

此时仪器显示屏上显示供试样品温度变化，当供试样品处于过冷温度（−7℃）时，上部冷却系统内的不锈钢探针，带少量冰晶快速自动下探刺入过冷供试样品，同时会听到报警铃声，然后探针向上返回，仪器即测出供试样品的冰点值。

当"结果"指示灯亮时，如果下面的结果状态指示灯中摩尔浓度指示灯显亮，显示屏上显示的数据就是当前检品的渗透压摩尔浓度值；如果摄氏度指示灯显亮，显示屏显示的就是当前检品的冰点；如果摩尔浓度比指示灯显亮，显示屏显示的数据就是当前检品的摩尔浓度比。使用"转换"键可循环显示。

（三）打印结果

测试完成，按动"打印/确认"键，屏幕上显示"0"，再次按动"打印/确认"键，即可打印出摩尔浓度值；此时按动"转换"键，屏幕上显示"t"，接着按动"打印/确认"键，即可打印出冰点值；再次按动"转换"键，屏幕上显示"0t"，接着按动"打印/确认"键，即可打印出摩尔浓度值、冰点值和摩尔浓度比。通过按动"转换"键，屏幕上循环显示"0"、"t"、"0t"。

三、注意事项

1. 校准时，如需中途停止校准，可按动"测试"键，使仪器回到测试状态；若校准时选错了校准液，校准后显示屏显示校准数据与标准液不一致，出现校准错误，需要清除此错误数据，并重新校准，使校准数据复位。操作方法：重新开机（预先按住"校准"键开机）。显示屏显示"ALL"，提示可清除此前仪器所存储的校准数据，按动"打印/确认"键，即完成所有数据清除（也可在显示屏显示"ALL"时，按动"转换"键时，选择显示出错误数据，再按动"打印/确认"键，将其清除）。如果仪器被清除了所有存储的校准数据，必须对仪器进行重新校准。即校准"0.000"点和测试段的两个端点，或至少应校准"0.000"点和供试品摩尔浓度值相近的一个端点。如果没有校准"0.000"点，仪器将在测试时显示"0Err"；如果没有校准测试段两端的任一点，仪器将在测试时显示"Err"。

2. 连续测试不同样品时，测温探头及探针容易受到污染。因此，在更换检品时，应取等量待测样品注入测试管中，将测试管推入支撑座至停止位置，使测温探头完全浸入测试管内待测样品中。按动后面板"启动电机"键，使探针下探至少三次，取下测试管，更换新的测试管及待测样品，重复以上步骤至少两次，（对于浓度差别大的样品），应增加操作次数）以清洗测温探头及探针。

3. 每次校准或测试必须更换新的测试管、标准液及样品。

4. 仪器关机后，若要在 20 分钟内再次开机，务必将上部制冷槽及探针上冰晶溶化的积水，用滤纸吸附干净，否则将使探针冻结。

5. 如果工作环境湿度＞60%或发现测试速度变慢，应注意检查清除冷却池内因空气湿度过大产生的冷凝水，可用吸水纸做成柱状，插入冷却池内部将积水吸出。

6. 检测黏稠度大的检品后，应使用清洗瓶对探头及探针进行清洗。

7. 标准液和样品在干燥环境下，2 个小时后即可发生变化，因此仪器校准和测试时，请使用新鲜制备的标准液和样品。

第三节　仪器保养维护及故障诊断与排除

一、仪器保养维护

1. 关闭仪器前，应使用纯化水进行两遍测试操作，以便对测温探头和探针进行清洗，再使用滤纸将测温探头擦试清理干净，给测温探头套上干净的空的测试管，以保护测温探头。

2. 不得使用有机溶剂进行检测、清洗（本仪器只限于水溶液测试、清洗）。

二、故障诊断与排除

1. 自然结晶　系指仪器在过冷却过程中，被测样品在未由探针向其中刺入冰晶时便自动结晶的现象。自动结晶多因测试管不清洁、被测样品中有杂质，或测温探头上有未被溶化的冰晶以及重复使用测试管等情形。自然结晶会在显示屏上显示"－－－－"，同时"自然结晶"显示灯亮。

除去自然结晶方法：①对于测试液中含盐分浓度高的溶液，为防止盐分结晶可将测试液稀释；②如测温探头表面粘有结晶体，可清洗后用滤纸擦拭干净；③更换测试管。

2. 结晶迟缓或不结晶

（1）样品渗透压摩尔浓度值太高，其冰点与探针插入点温度很接近，则探针插入后样品不易结晶（黏性溶液尤其明显），在此情况下，只能稀释样品。

（2）探针所处环境湿度太小或仪器开机很短时间即开始测试，探针尚未形成冰晶。此时将探针保护罩上提，露出探针片刻即可。

（3）附有冰晶的探针从高位向下移动时并未插入样品之中，应使用后面板上的"启动电机"键调整探针位置，使其能准确地接触到超冷却被测溶液。

（4）探针引导孔内有水滴使探针上冰晶被溶化，应用清洁吸管清除探针引导孔内的水滴。

起草人：李懿（中国食品药品检定研究院）

复核人：李晶（中国食品药品检定研究院）

第三十六章　蛋白层析纯化仪

蛋白层析纯化仪为液相色谱的一种，其原理是利用待分离的各种物质在流动相及固定相中分配系数、吸附能力的不同或待分离物质分子大小等差异来进行分离。当流动相携带样品流经固定相时，样品中各组分与固定相发生相互作用。由于各组分在性质和结构上的差异，与固定相之间产生的作用力的大小、强弱不同，随着流动相的移动，混合物在两相间经反复多次分配平衡，使得各组分被固定相保留的时间不同，从而按一定次序由固定相中先后流出。与适当的柱后检测方法结合，实现样品中各组分的分离与检测。

第一节　蛋白层析纯化仪的结构及工作原理

一、仪器结构

AKTA pure 蛋白层析纯化仪是一种低压液相色谱系统。由液相色谱仪及色谱工作站组成。由图 36-1 及图 36-2 可见，主机由入口阀、A 泵系统、B 泵系统、泵后腔冲洗系统、压力传感器、混合器、进样阀、柱阀、色谱柱、紫外可变波长检测器、电导检测器、反压阀及出口阀等组成。

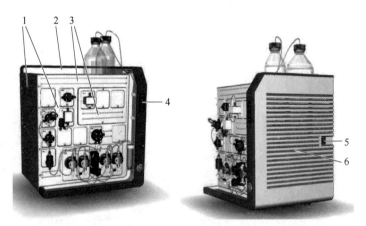

图 36-1　AKTA pure 蛋白层析纯化仪主要组成部分

1. 湿侧；2. 缓冲液托盘；3. 支架导轨；4. 系统控制面板；5. 电源开关；6. 通风板

二、工作原理

流动相由入口阀流入，在泵的作用下流经系统管路、色谱柱及检测器等。泵后腔清洗系统对泵进行在线清洗，压力传感器在线监测系统压力，混合器将流动相充分混匀，进样阀为六通阀。通过定量环或泵头进样，以流动相对流经色谱柱的样品进行洗脱并经检测器进行分析，也可同时完成各组分的分离和收集。

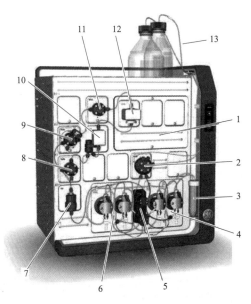

图 36-2　AKTA pure 蛋白层析纯化仪典型配置

1. 多模块面板；2. 入口阀；3. 泵后腔冲洗管；4. B 泵系统；5. 压力传感器；

6. A 泵系统；7. 混合器；8. 出口阀；9. 进样阀；10. 电导检测器；

11. 柱阀；12. 紫外检测器；13. 溶剂瓶

第二节　AKTA pure 蛋白层析纯化仪的操作规程

一、开机

1. 依次打开计算机及仪器的电源开关。

2. 打开仪器电源开关后，仪器进入自检，此时图 36 - 3 中圆圈所示的仪器指示灯为白色闪烁状态。自检完成后，仪器指示灯变为白色长亮状态。

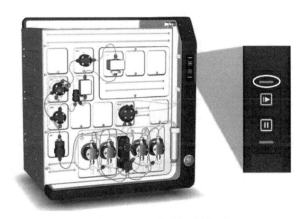

图 36-3　仪器控制面板指示灯

二、实验前的准备

（一）流动相准备

将实验所需流动相分别装入图 36－2 所示的溶剂瓶中。

（二）冲洗液准备

检查图 36－2 所示的泵后腔管中的冲洗液。

（三）打开工作站

双击桌面"UNICORN 7.0"图标，打开如图 36－4 所示的登录窗口，点击"OK"进入工作站系统。在"system control"窗口对仪器进行操作控制。

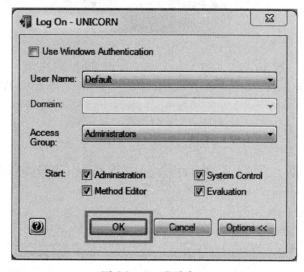

图 36－4　登录窗口

（四）联机

若工作站未自动连接仪器，点击"System Control"窗口上部工具条中的"System"→"Connect to Syetems"进行联机。

（五）冲洗管路

点击"system control"窗口上部工具条中的"Manual"→"Execute Manual Instructions"，打开图 36－5 所示的手动指令窗口。在窗口中"Instructions"项下的"pump"中选择"Start Pump A wash"选项或"Start Pump B wash"。在"Inlet"项下选择所需冲洗的泵，再点击"Execute"，对选择的管路进行冲洗。冲洗完成后自动停止，也可点击"System Control"窗口上部仪器控制条中的■图标停止冲洗。若仪器长时间未使用，可在进行管路冲洗前，将图 36－6 中所示相应泵头上方的黑色蝶形旋钮拧松，用注射器抽至流出连续液体为止。

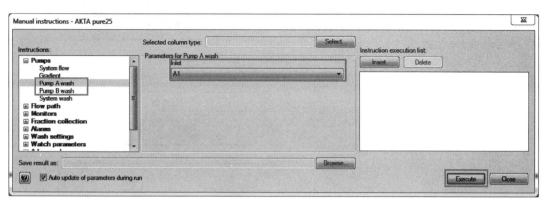

图 36-5　手动指令窗口

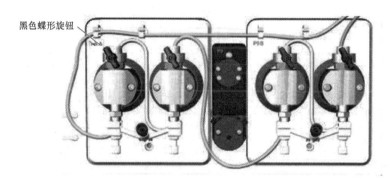

图 36-6　泵示意图

三、方法编辑

（一）方法编辑

在"Method Editor"窗口中进行。点击工具条上的"File"→"New Method"进行新方法建立。打开图 36-7 所示的新方法描述界面，选择"Predefined Method"或"Empty Method"后，点击"OK"进入方法编辑界面。

（二）方法设置

点击图 36-8 方法设置步骤中所示的"Method Settings"图标进入运行方法设置。

1. 在图 36-9 所示的"Column Volume"中设置柱体积。

2. 在图 36-9 所示的"Pressure limit pre-column"中设置压力限值。

3. 在图 36-9 所示的"Flow rate"中设置流动相流速。

4. 在图 36-9 所示的"Inlet A"及"Intel B"中选择所需的流动相泵。

5. 在图 36-9 所示的"Method Base Unit"中选择图谱横坐标单位。

6. 在图 36-9 所示的"Monitor Settings"的"UV variable wavelengths"中设置检测波长。

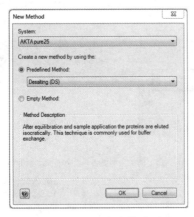

图 36-7 新方法描述界面

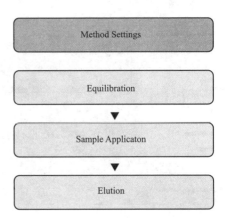

图 36-8 方法设置步骤

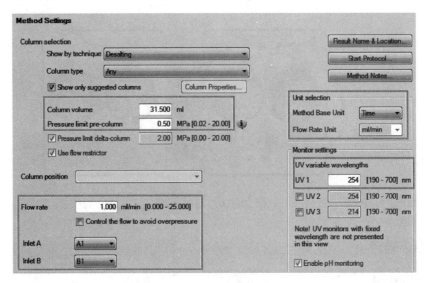

图 36-9 方法参数设置

（三）平衡方法设置

在方法设置步骤中点击图 36-8 所示的 "Equilibration" 图标进入平衡方法设置。

1. 将图 36-10 所示的 "Use the same flow rate as in Method Settings" 勾选，或设置所需的平衡流速。

2. 将图 36-10 所示的 "Use the same inlets as in Method Settings" 勾选或选择所需的流动相泵，并设置流动相比例。

3. 在图 36-10 所示的 "Equilibrate until" 中设置平衡时间或应达到的平衡条件。

（四）进样方法设置

在方法设置步骤中点击图 36-8 所示的 "Sample Application" 图标进入进样方法设置。

1. 将图 36-11 所示的 "Use the same flow rate as in Method Settings" 勾选，或设置所需的流速。

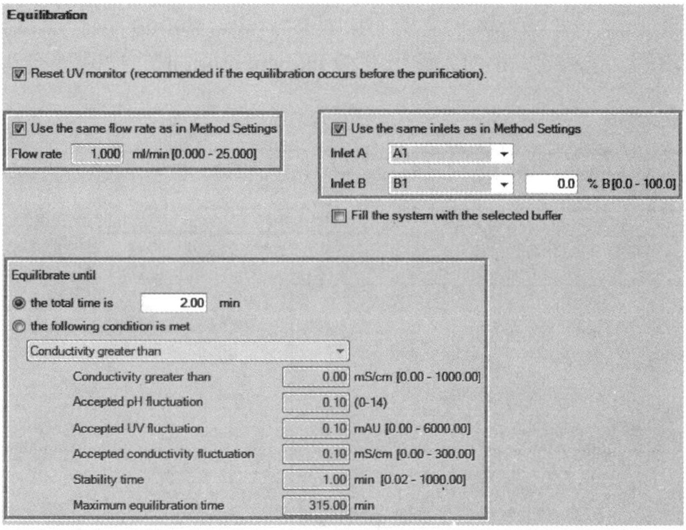

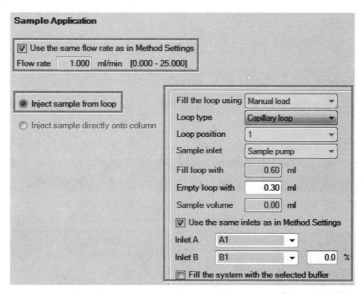

图 36-10　平衡参数设置

2. 通过定量环进样时，选择图 36-11 所示的"Inject sample from loop"。在"Loop type"中选择定量环类型。在"Empty loop with"中设置排空定量环的体积。将"Use the same inlets as in Method Settings"勾选或选择所需的流动相泵，并设置流动相比例。

图 36-11　进样参数设置

（五）洗脱方法设置

在方法设置步骤中点击图 36-8 所示的"Elution"图标进入洗脱方法设置。

1. 将图 36-12 所示的"Use the same flow rate as in Method Settings"勾选，或设置所需的洗脱流速。

2. 将图 36-12 所示的"Use the same inlets as in Method Settings"勾选或选择所需的流动相泵。

3. 如使用等度洗脱，选择图 36-12 所示的"Isocratic elution"，并设置洗脱时间及流动相比例。如使用梯度洗脱，选择图 36-12 所示的"Giadient elution"，并设置流动相梯度洗脱条件。

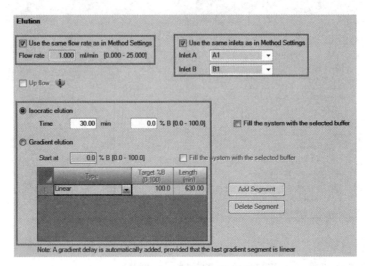

图 36-12　洗脱参数设置

（六）方法存储

在"Method Editor"窗口上部的工具条中点击"File"→"Save as"，对方法进行存储。

四、进样

（一）打开运行方法

在"System Control"窗口中点击上部工具条中的"File"→"Open"，打开所需的运行方法。

（二）定量环进样

用注射器清洗定量环，并从进样阀中注入样品溶液后，点击窗口上部工具条中"Run"，打开图 36-13 所示的样品信息设置界面。在"Directory"中设置样品数据文件存储位置，在"Name"中设置数据文件名。点击界面下方的"Start"运行进样方法。

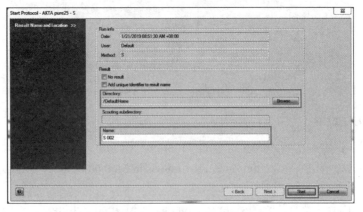

图 36-13　样品信息设置界面

（三）泵进样

将 A1 入口放入平衡缓冲液中，将 A2 入口放入样品溶液中。在窗口上部工具条中点击"Manual"，在下拉菜单中点击"Execute Manual Instructions"，打开图 36−14 所示的手动命令窗口。在窗口中"Instructions"项下的"Flow Path"中选择"Inlet A"，在"Position"项下选择 A2。在"Instruction execution list"项下点击"Insert"，再点击"Execute"进行上样。待上样完毕后，在"Instructions"项下的"Flow Path"中选择"Inlet A"，在"Position"项下选择 A1，使用 A1 中的平衡缓冲液继续清洗柱子。

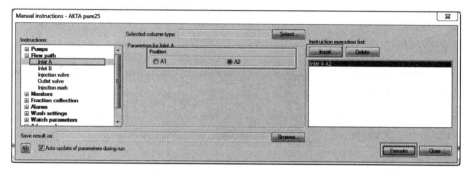

图 36−14　手动命令窗口

定量环进样与泵进样可任选其中一种方式。

五、数据处理

（一）进入数据处理界面

在"Evaluation Classic"界面中进行数据处理。

（二）打开数据文件

如图 36−15 所示，点击窗口左侧的"Result"标签页，在数据树形图中选择并双击打开待处理数据文件。

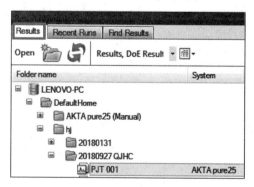

图 36−15　数据树形图

（三）设置图谱信息

在打开的图谱中点击右键，在菜单中选择"Customize"，进入图谱信息设置界面。

1. 如图 36-16 所示，在"Curve"标签页中选择所需显示的曲线。

2. 如图 36-16 所示，在"Peak table"标签页中选择峰表中所需显示的项目。

3. 如图 36-16 所示，在"Y-Axis"及"X-Axis"中设置坐标轴单位及范围。

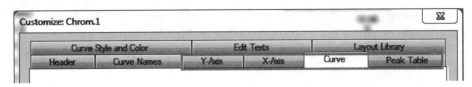

图 36-16　图谱信息标签页

（四）积分条件设置

在"Evaluation Classic"窗口上部的工具条中点击"Integrate"→"Peak Integrate"，打开图 36-17 所示的峰积分设置窗口。

1. 点击图 36-17 所示的"Peak Window"，打开图 36-18 所示的"Set Peak Window"窗口，在"Left limit"和"Right limit"项下设置积分区域，并点击"OK"。

2. 点击图 36-17 所示的"Reject Peaks"，打开图 36-19 所示的"Reject Peaks"窗口，在"Filter parameters"项下勾选并设置峰阈值，再点击"OK"。

3. 在图 36-17 所示的"Baseline"的下拉菜单中选择"Calculate baseline"。点击"Baseline Settings"，进入图 36-20 所示的基线设置窗口。在"Chosen algorithm"下选择"Classic"。在"Baseline"项下对"Shortest baseline segment"及"Slope limit"等参数进行设置，再点击"OK"。

4. 如需进行理论板数等系统适用性参数计算，应在图 36-17 所示的"Column height"或"Column Vt"中设置柱长或柱体积。

5. 点击图 36-17 所示的"OK"回到色谱图界面，完成数据文件积分。

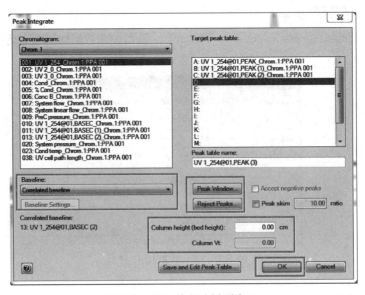

图 36-17　峰积分设置窗口

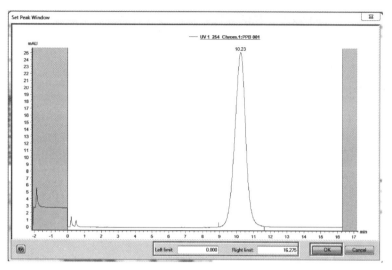

图 36-18　Set Peak Window 窗口

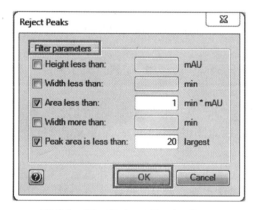

图 36-19　Reject Peaks 窗口

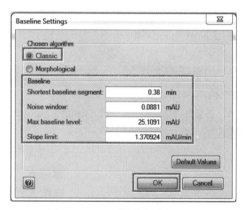

图 36-20　基线设置窗口

第三节　仪器保养维护及故障诊断与排除

一、仪器保养维护

（一）环境要求

温度：15～35℃；相对湿度：45%～80%；避免阳光直射；避免振动；远离强磁场、电场及腐蚀性气体；保持周围环境清洁。

（二）使用维护

1. 清洁仪器外表，防止试剂或析出的盐结晶腐蚀设备。

2. 所有工作溶液及样品溶液必须经过 0.45μm 滤膜过滤（样品溶液也可高速离心后取上清液使用）。流动相需在使用前超声脱气 10 分钟。

3. 检查泵头周围是否渗漏，如泵头有渗漏或流量不准确，应采取相关措施解决。

4. 更换流动相时，应排尽泵头里的残存气泡，否则将影响流速准确性。

5. 泵后腔管中的冲洗液为 20% 乙醇溶液，使用仪器前应检查并及时更换。

6. 使用完毕后，应用水将系统冲洗干净，再用 20% 乙醇清洗系统并保存所有的流路。

（三）检测器维护

1. 压力检测器（Pressure）定期进行零点校正（pressure offset）。

2. 紫外检测器（UV Monitor）用注射器将 10% 的表面活性剂（如 Decon90，Deconex11，DBS25，SDS 等）注入紫外流动池，停留 20 分钟，用水冲洗干净。再用注射器将甲醇或 1mol/L NaOH 注入紫外流动池，停留 20 分钟，用水冲洗干净。

3. pH/电导检测器（pH/C Monitor）拆下 pH 电极，用 1mol/L NaOH 清洗 pH 和电导流动池 30 分钟，用水冲洗。

二、故障诊断与排除

1. 流动相混合器中有一白色在线过滤片，如系统压力过高，可将其更换或以 0.5%NaOH 溶液超声清洗。

2. 流动相入口的筛网如污染长霉，可导致系统污染或流路出现气泡，如有必要应清洗或更换。

3. 如泵后腔液管中液体量增加，说明泵头密封圈渗漏，应更换。如冲洗液不循环，说明单向阀堵塞或损坏，需清洗或更换。

4. 必要时清洗系统。用 1mol/L NaOH 溶液或甲醇，按"第二节二、实验前的准备（五）冲洗管路"的方法，执行"System Wash"指令，之后立即用水将 NaOH 溶液或甲醇冲洗干净。

起草人：黄婧　吴宏伟（厦门市食品药品质量检验研究院）
复核人：修虹（福建省食品药品质量检验研究院）

第三十七章　紫外-可见分光光度计

紫外-可见分光光度法（ultraviolet-visible spectrophotometry）是基于物质在 200～800nm 波长范围内对紫外-可见光有选择性吸收，物质外层电子吸收了相应的电能后，由基态跃迁到激发态，同时显示物质分子特征性的吸收光谱。根据光谱图的峰位和形状可以进行定性分析和结构分析，根据吸光度与被测试物质的浓度呈线性关系（朗伯-比尔定律）可进行定量分析。

一、定性分析原理

紫外-可见吸收光谱是由于分子中价电子跃迁而产生的，因此这种吸收光谱反映了分子中价电子的分布和结合情况。按分子轨道理论，在有机化合物分子中有三种不同性质的价电子：形成单键的电子称为 σ 键电子；形成双键的电子称为 π 键电子；氧、氮、硫、卤素等含有未成键的孤对电子，称为 n 电子（或称 p 电子）。当它们吸收一定能量 ΔE 后，这些价电子将跃迁到较高的能级（激发态），此时电子所占的轨道称为反键轨道，而这种特定的跃迁是同分子内部结构有着密切关系的，一般将电子跃迁分成如下类型：σ→σ*跃迁、n→σ* 跃迁、π→π* 跃迁、n→π* 跃迁，不同跃迁类型所需要的能量不同：σ→σ*≈150nm；n→σ* ≈200nm；π→π*≈200nm；n→π*≈300nm。其中 π→π* 及 n→π* 跃迁所需能量在紫外及可见光区（200～800nm 波长范围），吸收的波长可用紫外-可见分光光度计测定。

二、定量分析原理

定量分析是基于朗伯-比尔定律。朗伯-比尔定律是指一束平行单色光垂直通过某一均匀非散射的吸光物质时，其吸光度 A 与吸光物质的浓度 c 及吸收层厚度 b 成正比，而透光度 T 与 c、b 成反相关。数学表达式：

$$A = \lg(1/T) = Kbc$$

式中：A 为吸光度；T 为透射比（透光度），是出射光强度（I）比入射光强度（I_0）；K 为摩尔吸光系数，它与吸收物质的性质及入射光的波长 λ 有关；c 为吸光物质的浓度，单位为 mol/L；b 为吸收层厚度，单位为 cm。

第一节　仪器结构及工作原理

一、仪器结构

紫外-可见分光光度计由光源、单色器、吸收池、检测器以及数据处理、记录（计算机）等部分组成。

二、工作原理

紫外－可见分光光度计按其结构和测量操作方式的不同可分为单光束分光光度计和双光束分光光度计。单光束分光光度计固定在某一波长，分别测量比较空白、样品或参比的透光率或吸收度，比较适用于单波长的含量测定，测定吸收光谱图时操作比较繁琐。双光束分光光度计是光路分成样品和参比两光束，并先后到达检测器，检测器信号经调制分离成两光路对应信号，测得的是透过样品溶液和参比溶液的光信号强度之比。由于有两束光，所以对光源波动、杂散光、噪声等影响都能部分抵消，克服了单光束仪器由于光源不稳引起的误差，并且可以方便地对全波段进行扫描。

第二节　岛津公司紫外－可见分光光度计

一、操作规程

岛津公司的紫外－可见分光光度计采用低杂散光衍射光栅技术，可以用于测定液体和固体样品吸光度、透射比或反射率；通过仪器附件，可以满足温度控制、微量样品及自动进样测试。本仪器主要通过专用软件"UV Probe"从 PC 端控制。

UV Probe 的标准组件能进行数据采集、分析和报告，包括扫描和分析波长的光谱、对时间变化和 Michaelis→Menten 计算的动力学、分析定量数据的光度测定三个测定模块和报告生成器模块共四个基本组成部分。当模块切换时相应的菜单以及菜单选项的连接选择也随之改变，每个模块都具有自己的工具条，包括共享工具和专有工具。通过安全管理可以对每个用户访问系统的权限分别进行分组或单个用户设定。

（一）仪器的选择、连接

打开计算机和紫外－可见分光光度计的电源，选择"开始→程序→Shimadzu→UV Probe"或双击桌面上"UV Probe"图标启动，当保密功能激活时，出现登录对话窗口，需要输入设定的用户名和密码，然后点击"确定"按钮，进入工作站。当保密功能未激活时，不出现对话框。

选择工作站中"窗口"下拉式菜单中光谱、动态或紫外－可见分光光度计。在与紫外－可见分光光度计相连时，必须先运行一个模块。

从下拉式菜单的仪器上选择需要连接的仪器，每一个按钮对应一种可用仪器，然后点击"连接"按钮，仪器与 PC 机连接。当只安装一个仪器时，将自动选择该仪器。

仪器连接后，按初始画面进行一系列的检查和初始设置，初始化需要 5 分钟左右，全部通过确认后就可以开始测定。"连接"按钮显示为"开始"按钮。

（二）模块选择应用

各模块通过在"窗口"菜单单击相应各项进行切换或者工具栏（图 37-1）选择模块方式。

报告生成器用于制作各种格式的报告。动力学测定模块一般是测定吸收值随时间的变化，通常用于酶反应随时间的变化。光度测定（定量）模块可进行多波长、单波长、峰高或峰面积定量。校准曲线可使用多点、单点、K 因子等方法。由于具有自定义方程的功能，DNA/蛋白质

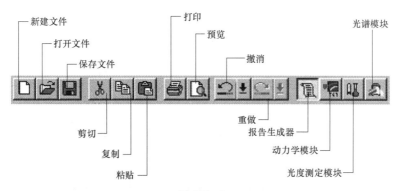

图 37-1

测定等以前需要特殊选购的软件才能进行的工作，使用 UV Probe 可自编程序进行测定。光谱测定模块可进行紫外可见区的光谱测定。

所有模块可以同时打开，使用窗口菜单快速地进行从模块到模块之间的切换，或使用层叠和平铺安排多个模块。模块可以拖曳和改变大小。

1. 光谱模块　光谱模块的基本功能是控制紫外-可见分光光度计和扫描指定范围内的波长，并记录扫描范围内各波长的吸收值、透射率、反射率或能量读数。该模块包括操作、方法和图像三个窗口。操作面板位于左上角，包含查看和操作所有数据的功能，如数据打印，峰面积、峰值检测。方法面板位于操作面板下方，显示激活数据集的数据采集方法信息。图像面板位于右方，包含激活、重叠图像和堆叠图像。光谱模块常用工具条见图 37-2。

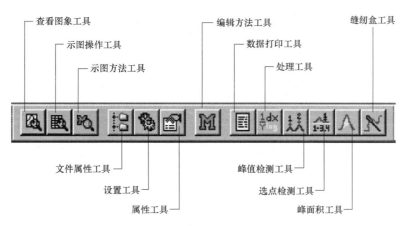

图 37-2

（1）建立数据采集方法　各模块建立、存储采集方法以及数据存储的操作基本一致，只是文件后缀名有所不同。

点击"编辑→方法"或菜单栏上的编辑方法工具图标，显示光谱方法对话框（图 37-3），在"测定"标签栏中可设置波长测定范围、扫描速度、采样间隔等条件参数；在"试样准备"标签中，可输入重量、体积、稀释因子、光程长等信息；在"仪器参数"标签中，可选择测定方式（可选吸收值、透射率、能量或反射率）以及狭逢宽度等参数。在"附件"标签中可设置多联池或注射式抽吸装置等附件的参数条件。部分参数选项可用默认值。

参数设置完毕后，点击"确定"按钮，将参数传给仪器，UV Probe 自动刷新图像。

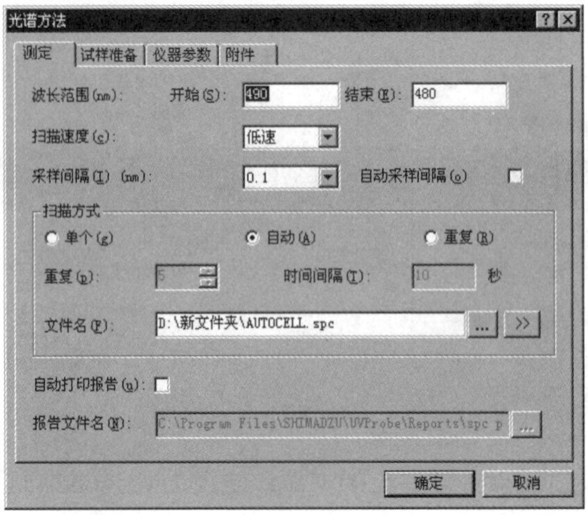

图 37-3

（2）存储数据采集方法　数据采集方法可进行存储，用于以后采集新的数据。选择"文件→另存为"，在"文件名"输入框中，输入文件名，在"保存类型"选择"方法文件（*.smd）"，点击"存储"按钮，文件将以.smd 为后缀名格式保存方法。

（3）光谱测定　将空白溶液装入样品室，点击"基线校正"按钮，仪器将以设定的波长范围进行基线校正，确保在采集数据时有较好的参照点。基线校正完成后，UV Probe 将基线校正后的信息存储到仪器履历中，包括分析者、日期和时间。

将样品溶液装入样品室，点击仪器控制按钮栏上的"开始"按钮，在弹出的新数据集对话框中输入样品文件名，"存储单元"输入单元名称，点击"确定"后，开始扫描光谱。

（4）存储数据　扫描完成后，此时数据仅存储在内存中，若关闭 UV Probe，数据会丢失。可选择"文件→保存"，存储文件；若需存储到指定文件夹中，选择"文件→另存为"，在对话框的保存位置中选择适当的路径，输入文件名，在保存类型中选择.spc，点击"保存"，光谱文件以数据集的方式保存峰面积表、选点检测表、峰值检测表、方法信息、概要信息和履历信息。

（5）显示峰值检测表　点击主菜单上的"数据处理→峰值检测"，显示吸收峰、谷的波长、吸光度值，分别用向下和向上的箭头表示峰和谷。在数据处理面板上点击鼠标右键，出现快捷菜单，在此菜单中可选择是否在图像中显示峰谷的标记等。用户还可根据自己的需要加以改变上一次设置的检测条件，重新进行峰、谷检测。

在峰值检测表中单击右键，选取"属性"选项，设置阀值，阀值越大，检测到的峰和谷越少。

（6）其他　在主菜单中选择"数据处理"，可进行面积计算以及其他各种计算。

此外，无论是数据面板上的表格或图像面板内的光谱都可用复制粘贴的办法将数据或图像复制到其他软件中去，例如 Word 和 Excel 等。

如果打开的光谱较多，既可以全部一起显示也可以选择显示，选择时在数据面板上点击鼠标右键，然后选择属性，在此取舍显示与否。隐藏的数据集只从图像上消除了该数据集，实际上数据集仍然在计算机的内存中。

2. 光度测定模块　光度测定模块主要用于测定样品中某物质的浓度，使用紫外–可见分光光度计进行测定并绘制标准曲线，然后通过曲线计算未知样品的浓度值，或通过建立和自定义的方程式推导该数值。该模块包括标准表、标准曲线、样品/S.E.P.和样品图像四个面板。光度测定模块工具栏示意图见图 37－4。

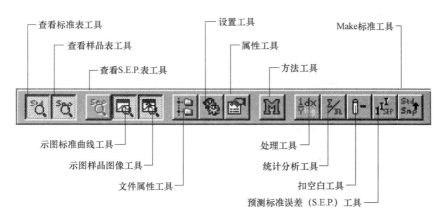

图 37－4

新建测定方法时，光度测定向导启动，根据向导的提示完成方法的设定。如果光度测定方法已经建立或打开方法文件时，向导不启动，只是打开光度测定方法属性页，编辑方法。

（1）新建、编辑方法　选择"文件→新建"，点击"编辑→方法"或点击工具栏上的方法工具图标，光度测定方法 Wizard 启动，按照其提示，设置相应的参数，完成测定方法的建立。

新建方法选择"文件→另存为"，确认数据存在的文件夹，输入文件名，选择另存为类型为"方法（*.pmd）"，点击"保存"按钮。

（2）显示设置　在工具栏上点击查看标准表工具、查看样品表工具、示图标准曲线工具、示图样品图像工具按钮以后分别出现标准表、样品表、工作曲线图和样品图。

（3）建立标准曲线　进行定量测定也需要基线校正和自动调零，方法如前面所述。

编辑标准表。标准表是已知浓度物质在指定波长或几个波长下采集得到数据的结果表。双击标准表中的任意位置激活标准表，在表头位置将显示激活。在标准表中输入样品编号及浓度，输入完成后，将激活"读取 Std."按钮。再将标准样品依次放入样品室中，分别点击"读取 Std."按钮。手动输入时，点击"编辑→方法→波长"，确认"采集数据用"的栏目中选择的是"用户输入"，表示各波长中的数值直接手动输入到表中，点击"关闭"，UV Probe 自动计算结果。

点击"视图→标准曲线"，查看标准曲线，将显示以标准表中结果所绘成的曲线，每一个点对应一个样品编号。

选择"文件→另存为"，确认保存路径，在文件名输入框中输入文件名，在"保存类型"框中选择"标准文件*.std"按钮，点击"保存"按钮，保存标准表。

（4）未知样品测定　编辑样品表。样品表记录未知浓度的样品的测量值（吸光度、透过率、能量或反射率），UV Probe 通过校准曲线计算样品表中每个条目的浓度。点击样品表的任意位置，激活样品表，在样品中输入编号等信息，将待测样品放入样品室中，点击"读取 Unk."按钮，仪器将读取每个波长的数据，并根据标准曲线计算样品浓度显示于样品表中。

点击"文件→保存",标准表与样品表的数据将被保存。如果在打开测试方法时设置了文件名称,将覆盖保存。

在工作曲线图像上点击鼠标右键,选择"属性"(图 37-5),在显示的项目中做标记,相应的信息即出现在工作曲线图像的左下方。

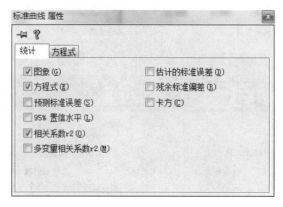

图 37-5

3. 动力学模块 本模块通过紫外-可见分光光度计观测吸收值、透射率、反射率和能量随时间的改变而发生的变化,包括操作、信息、时间扫描、酶图像四个面板。

(1)点击"窗口→动力学",打开动力学模块,点击菜单栏"编辑→方法",或快捷工具栏点击方法图标,显示动力学方法对话框,输入时间周期、读取次数、波长类型以及仪器参数等参数,点击"确定"按钮。

(2)经自动调零后,装入待测样品溶液,点击"开始测量"初始化时间扫描测定,时间扫描图上显示实时数据。

(3)测定完成后,弹出新的数据集对话框,输入文件名,点击"确定"保存,图像处于活动状态。

(4)点击"文件→保存",选择时间扫描文件(*.kin)作为数据类型,点出"确定"保存。

(三)报告生成器

报告生成器是一个报告格式化工具(图 37-6),可以用来生成、自定义格式、保存和打印用户自定义报告。报告中可以含有图形、文本和嵌入对象。报告生成器操作中对象有编辑、选择和未选择三种状态。

当对象被插入时,自动进入编辑方式,编辑框边框呈细切线,四角和每边中间点各有一个尺寸控点,其中的插入对象内容可进行编辑。双击对象可使对象进入编辑对象,在报告的其他地方单击或点击其他对象可退出编辑状态。

点击对象外围使其退出编辑方式,然后点击未选取对象,对象的边框将变成实线,四角和每边中间点各有一个尺寸控点。此状态下对象不能被编辑,但能剪切或拷贝。鼠标变成✛,可拖移对象至合适的地方。

在报告的其他地方或其他对象上点击,对象的边框变成光滑线条组成的四边形,对象处于未选择状态。

报告生成器工具栏各示意图见图37-7～图37-11。

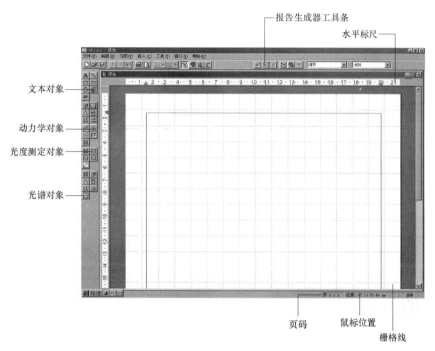

图37-6

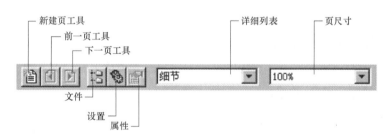

图37-7

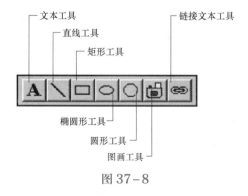

图37-8

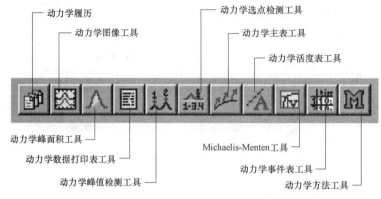

图 37-9

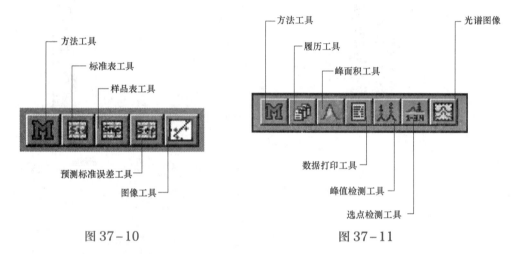

图 37-10　　　　　　　　　　　　图 37-11

1. 建立带有嵌入对象的简单报告生成操作

（1）关闭仪器栏、光度状态栏和输出窗口，通过检验视图菜单确保所有的工具条都已显示。

（2）点击"视图→设置"，设定栅格间距、长度单位，点击"确定"；点击"文件→页面设置"，设定页边距，点出"确认"。

（3）点击"窗口→光谱"，选择打开所需的光谱文件。在图像窗口点击重叠图像标签，在图像上单击右键，选择自动标尺。再点击"编辑→复制"。

（4）点击"窗口→报告生成器"或点击工具条中的图标，点击"编辑→粘贴"，将重叠图像嵌入到报告中，调整图像至合适的大小和位置。

（5）点出"文本对象图标"按钮，在文本框中输入文件表头名，将文本框置于合适位置，点击"字体标签"，选择字体和大小，然后单击报告。

（6）点击"文件→打印预览"，查看将要打印的报告。点击"关闭"按钮，返回报告生成器，可进行再编辑。

（7）点击"文件→另存为"，输入文件名，点击"保存"按钮。

（8）点击"文件→打印"或点击"打印"图标，打印报告。

2. 建立带有链接对象的简单报告生成操作

（1）点出"文件→新建"，通过点击对象工具栏中的"光谱对象"图标，放置一个空的图像。此时图像中没有包含数据，只有在打印或打印预览时才从光谱模块中获得数据。

（2）在对象处于选择方式下单击鼠标右键，选择"属性"选项，点击属性页左上角的"链接"按钮，固定插入属性页。

（3）检查数据标签是否被激活，点击激活光谱选择框，将图像链接到激活光谱模块。点击"文件→打印预览"，查看将要打印的报告。点击"关闭"按钮，返回原界面，可进行再编辑。

二、仪器保养维护及故障诊断与排除

（一）紫外-可见分光光度计安装环境的要求

通常仪器的使用工作温度：15～35℃，湿度：45%～80%，如果温度高于30℃，则湿度必须小于70%；避免日光直射；避免震动；避免强磁场，电场；远离腐蚀性气体，并避免置于任何可能导致紫外区吸收的含有机/无机试剂气体的区域；避免脏污、多尘环境。仪器需要防潮防震，以免使得光路中的镜子雾化及光路偏转，不要随意搬动仪器，不使用时放置硅胶在样品仓内防潮。硅胶应及时更换，以保证其除湿能力。

（二）样品室维护

样品室应每天清洁，以清除样品室内残留的液体样品，防止蒸发，避免对样品室的腐蚀，否则有可能影响测定结果。

岛津紫外-可见分光光度计的石英窗可握住样品室向上就能取下（有的可以从前面取下样品室），除去样品室两侧入射和出射石英窗上的污斑（手指印等）。

当发现石英窗上有污斑时，必须清除，防止附着在石英窗上不易除去而影响测定。要取下石英窗，首先要取下固定石英窗板的O形环。然后把石英窗板浸泡在乙醇中，再用乙醇蘸湿的细布轻轻地擦去污斑。然后，再重新安装到仪器上，用O形环仔细地固定。

（三）波长准确度检查

波长准确度利用氘灯的特征峰的波长进行检查，2个峰分别位于486.0nm和656.1nm，应半年检查一次。操作如下：选择"编辑→方法"，点击"测定"标签，设定波长范围为650～660nm，扫描速度为中等，采样间隔为0.1，扫描方式为单个，点击"仪器参数"标签，设定测定方式为能量，狭缝宽为2.0，光源为D2（氘灯），检测器为PM，PM增益为1或2。设定完毕，点击"开始"按键，光谱测定完毕，在对话框中输入新的存储文件名。选择"操作→峰值检测"，所显示的特征峰应在655.8～656.4nm的范围内。再次设定波长范围为480～490nm，扫描检测，所显示的特征峰应在485.7～486.3nm的范围内。

（四）测定值出现异常原因排查

测定值出现异常时，首先需要确认测定的样品、设定的波长和狭缝宽度、使用的吸收池正确与否，以及与特殊附件连接正常情况。

在排除上述原因外，需检查光源是否熄灭，可选择"仪器→配置"，在配置窗口中单击"维护"选项卡，"W1"、"D2"未激活时，选择激活，若光源仍熄灭，则断开与UV Probe连接，关闭仪器电源，重新启动仪器进行初始化，若灯仍未亮，则需更换新灯；若出现自检异常强行将灯熄灭，则需与仪器公司维修工程师联系。

（五）比色皿配对的确认

选择透过率测定方式，将其中一个比色皿装上蒸馏水于 220nm（石英比色皿）、440nm（玻璃比色皿）处，将透过率调至 100%，然后测量其他各比色皿的透过率，两者透过率之差不超过 0.5%则可认为是配对的。

（六）狭缝宽度的选择

狭缝越小，分辨率越高，峰形越尖锐，测试灵敏度越高，但狭缝过小，读数不稳定，噪音增加；狭缝越大，入射强度越大，噪音小，读数稳定，但狭缝过大，分辨率降低，干扰增大。可测量其半峰宽，然后狭缝宽度为半峰宽的 1/10 或者不断减小狭缝，直至吸光度不再增大且谱图噪音满足要求作为最佳狭缝大小。对于溶液的定量测试，一般狭缝选择 2nm 即可；对于光学测试，比如使用积分球，一般选择 5nm；对于需要测定波长范围覆盖近红外区（800 以上），一般选 12nm。如果噪音仍然偏大，可以适当加大狭缝。

（七）氘灯和钨灯能量的确认

在确认光路无遮挡，光源室的灯亮以及反射镜和反光镜正常情况下，点击菜单栏中"仪器→配置→维护"查看灯使用时间，正常使用寿命为 2000 小时或更长，若自检灯能量不足或由于灯导致的数据稳定性不好，就应考虑换灯。

（八）比色皿的清洗

如果是有机物的污染，用乙醚和无水乙醇的混合液（各 50%）清洗，如果是金属元素的污染，硝酸和过氧化氢（5:1）的混合溶液泡洗，然后用水冲洗干净。如果还是洗不干净，可用专用洗液清洗。但时间要短（10 分钟），再用清水清洗干净。不建议用洗洁精之类的清洗剂清洗，以免影响测量。

第三节 Agilent Cary 紫外－可见分光光度计

一、操作规程

（一）开机

1. 打开电脑进入 Windows 操作系统。
2. 保证样品室内光路无遮挡物。
3. 双击电脑桌面上的"Cary WinUV"。
4. 在 WinUV 主窗口下，双击所选图标，进入主菜单（图 37-12）。

（二）数据采集与处理

1. 简单读数（Simple Reads） 在"Cary WinUV"主窗口中用鼠标双击"Simple Reads"图标，进入简单读数控制程序页面。该软件可对样品进行固定波长简单吸光度测量，并可用"User Collect"选项对多个波长测量点进行简单的计算。

（1）单击"Setup"按钮进入仪器条件和参数设置页。

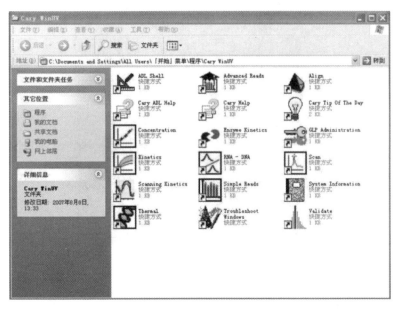

图 37-12

（2）放入空白样品，按"Zero"按钮，测空白回零，放入待测样品，按"Read"按钮，开始读数。

（3）测试完毕，单击"File"→"Save Data As…"保存实验结果。

2. 高级读数（Advanced Reads） 在"Cary WinUV"主窗口中用鼠标双击"Advanced Reads"图标，进入高级读数控制程序页1面（图 37-13）。

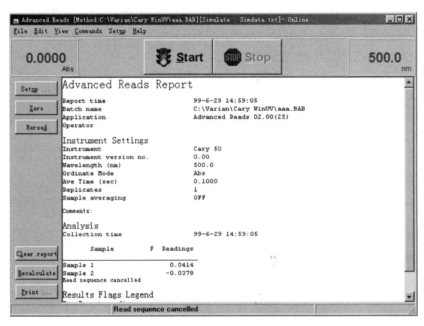

图 37-13

（1）单击"Setup"按钮进入仪器条件和参数设置页（图 37-14）。

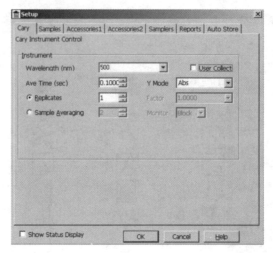

图 37-14

该软件对样品在各种条件下进行定波长吸光度测量，并可用"User Collect"选项对多个波长测量点进行简单的计算。

（2）单击"Samples"进入样品设置页面，设定相关内容。

（3）单击"Reports"进入打印报告设置页面，设定相关内容。

（4）单击"Auto Store"进入保存设置页面，设定相关内容。

（5）放入空白样品，按"Zero"按钮，测空白回零。

按"Start"按钮，根据屏幕提示，输入文件名，依次将样品放入样品池进行样品测试。按"Stop"按钮，停止样品测试。

3. 浓度测定（Concentration） 该软件包用来测量样品浓度。先配制一系列不同浓度的标准样品，依次测试其吸光度，建立标准工作曲线，再测试未知浓度的样品，软件自动计算出其浓度。

在"Cary WinUV"主窗口中用鼠标双击"Concentration"图标，进入浓度测量控制程序页面。

（1）单击"Setup"按钮进入仪器条件和参数设置页。

（2）各项参数选择完后单击"Standards"后进入标准设置页面。

（3）单击"Samples"进入下面一页样品设定页。

（4）单击"Reports"进入报告参数设置页面，选择打印报告中包含的内容和打印格式。

（5）单击"Reports"右边的小箭头，后单击"Auto Store"（自动存储页）菜单转到下一页。

全部设置完成后按"OK"退回到浓度主菜单。

（6）放入空白样品，按"Zero"按钮，测空白回零。

按"Start"按钮，根据屏幕提示，输入文件名，依次将样品放入样品池进行标准品测试、样品测试。

按"Stop"按钮，停止样品测试。

4. 波长扫描（Scan） 该软件包用于波长扫描来测量样品，并对结果进行运算。

（1）在"Cary WinUV"主窗口中用鼠标双击"Scan"图标，进入扫描测量控制程序页面。

（2）单击"Setup"按钮进入仪器条件和参数设置页。

（3）单击"Baseline"进入下面一页基线校正设定页。

（4）单击"Reports"进入报告参数设置页面。

（5）单击"Auto Store"（自动存储）菜单转到下一页。

（6）如需做基线校正，放入空白样品，按"Baseline"按钮，进行基线校正测试。

按"Start"按钮，根据屏幕提示，输入文件名，依次将样品放入样品池进行样品扫描测试。

按"Stop"按钮，停止样品测试。

（7）如果需要对扫描结果进行吸光度 A–透过率 T 转换、求导等计算，单击菜单"Math"使用相关功能（图 37-15）。

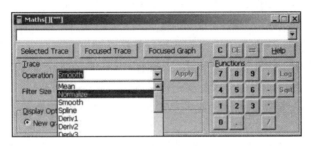

图 37-15

（三）关机

1. 测试完成后，关闭仪器，取出比色皿，洗净，关上主机盖板。

2. 关闭电脑、总电源，盖好仪器防尘罩并登记使用情况。

二、仪器保养维护及故障诊断与排除

（一）仪器保养维护

在"Cary WinUV"主窗口中用鼠标双击"Cary Help"图标，进入帮助页面（图 37-16）。

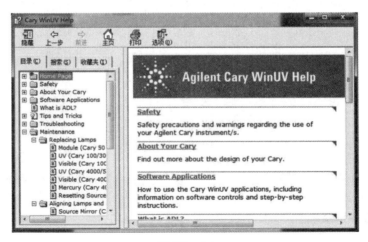

图 37-16

按"Maintenance"按钮，查看仪器清洁、更换保险丝、保存仪器校准用的标准物质、保护流动比色池的说明。

按"Replacing lamps"按钮，查看更换氘灯的图片、视频和具体操作步骤。

按"Aligning lamps and mirrors"按钮，查看调整氘灯位置的视频和具体步骤。

（二）故障诊断与排除

1. 通电绿色指示灯不亮 仪器使用外部电源供电。当仪器前面板的绿色电源指示灯会亮起。若仪器打开时其电源指示灯没有亮起，需检查仪器与外部电源的连接。

2. "Start"（开始）按钮替换为"Connect"（连接）按钮

（1）有"Connect"（连接）按钮，而不是"Start"（开始）按钮。

一次只能有一个 Cary 应用程序与仪器进行通信。如果要更改为另一个应用程序，则可以按"Connect"（连接）按钮使该应用程序进行联机。

打开仪器时，它将执行初始化例程。如果要在此初始化操作完成之前启动另一个应用程序，如"Scan"（扫描），则该应用程序的"Start"（开始）按钮将灰显。等待该应用程序底部的状态行显示"Idle"（空闲），"Start"（开始）按钮将变为活动状态。

（2）"Start"（开始）按钮不会变为活动状态，或者"Connect"（连接）按钮不会变为"Start"（开始）。

如果 Cary WinUV 软件找不到相应仪器，则"Start"（开始）按钮将不会变为活动状态，或者"Connect"（连接）按钮不会变为"Start"（开始）。这种情况可能是由以下原因导致的：①电源未连接；②电缆未连接；③Cary 驱动程序未安装；④仪器主板有缺陷。

可重新启动仪器并等待电源 LED 变为纯绿色，或者重新启动控制电脑。如果上面列出的问题不能解决，请与 Agilent 现场服务工程师联系更换此主板。

3. 扫描期间吸光度为 10Abs 且波动剧烈 仪器出现 10Abs 吸光值且屏幕上显示与图 37-17 所示情况类似的扫描结果。

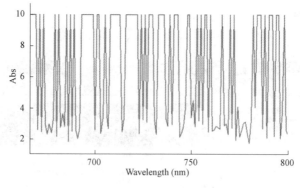

图 37-17

请检查样品箱左侧的 8 针插头是否已牢牢插入；样品仓是否是空的；样品仓内的光束有没有被遮挡。

4. 仪器性能测试结果不符合技术指标 请检查以下各项：

（1）样品仓是否空置。

（2）氘灯正在闪烁。如果仪器前面的绿色电源指示灯闪烁，就表示灯在闪烁（还会听到单色仪和滤光片轮转动的声音）。在仪器扫描期间，可以把仪器倾斜到一侧并通过仪器基座中的灯检视小孔进行仔细观察。

（3）灯已正确准直（有关灯的准直说明，请参考 Cary WinUV Help 帮助）。

（4）"UnCalibrated"（未校准）出现在"System Information"（系统信息）的"Calibration"（校准）选项卡上。要打开"System Information"（系统信息），请双击计算机桌面上的"Cary WinUV"文件夹，然后双击"System Information"（系统信息）图标。如果"Calibration"（校准）选项卡上显示"UnCalibrated"（未校准）文本，请关闭仪器，然后再次将其打开。等待仪器完成初始化和校准。校准过程完成后，此文本将变为"Calibrated"（校准）。您的仪器现在已校准，即可使用。

重复运行"Validate"（验证）中的"Instrument Performance Test"（仪器性能测试）套件。

5. 吸收波长漂移　吸收（透射或反射）峰值的位置在较长的一段时间内似乎有所移动。需重新启动仪器。校准过程在启动时自动进行。Agilent 建议作为标准操作过程的一部分，每月都应重新启动一次。执行"Validate"（验证）中的"Instrument Performance Test"（仪器性能测试）套件，以确保仪器结果符合技术参数。

6. 前面板 LED 故障排除　前面板 LED 常见问题有：①LED 没有亮起，需检查仪器是否通电；②LED 亮红灯，仪器可以使用，但先前的初始化或校准失败；③LED 红灯闪烁，仪器正在扫描，但先前的初始化或校准失败。

需检查或执行以下操作：①样品仓中的物品挡住了光束；②比色皿正确插入且干净。此时可重新启动仪器，若问题不能解决，请联系服务工程师。

三、注意事项

1. 如样品仓中溢出液体，应立即擦干　紫外－可见分光光度计的外表面应保持清洁。所有的清洁工作都应使用软布完成。如有必要，可以将软布蘸上水或温和的清洁剂。请勿使用有机溶剂或研磨性清洁剂。

2. 身体伤害　该仪器包含强烈的光源。直接对视光源会伤害到眼睛。操作员和其他未经授权的人员不得取下主盖板。

第四节　赛默飞紫外－可见分光光度计

一、操作规程

（一）开机

1. 启动电脑。
2. 打开主机电源开关。
3. 双击桌面"VISIONpro"图标，仪器开始自检，待 3 分钟左右仪器自检完成。

（二）常用分析方法

1. 固定波长测定　点击菜单"Application\Fixed"，进入固定波长测定。在方法设置窗口

"Fixed Method"中设置采集参数，依次设定"Wavelengths"测定波长（最多可10个，波长从低到高排列）、"Date Mode"数据模式（吸光度、透光率）、"Bandwidth"狭缝宽度、"Cycles"测量重复次数、"Samples"样品数量。

（1）在仪器主机样品池和参比池放入空白溶剂。

（2）点击菜单"Command\Zero"，对仪器进行校零。根据仪器提示点击"Proceed"运行。

（3）取出样品池，倒掉空白溶剂，放入供试品，点击菜单"Run"，点击"Proceed"开始测定供试品。

2. 扫描测定　点击菜单"Application\Scan"进入扫描测定。在方法设置窗口"Scan Method"中设置采集参数，依次设定"Date Mode"数据模式（吸光度、透光率）、"Start"起始波长、"Stop"终止波长、"Bandwidth"狭缝宽度、"Scan Speed"扫描速度、"Data Interval"数据间隔、"Cycles"测量重复次数、"Samples"样品数量，设定计算结果，"Manual"手动、"Peak Pick"峰检出、"Peak Height"峰高、"Peak Area"峰面积。

（1）在主机样品池和参比池放入空白溶剂。

（2）点击菜单"Command\Baseline"，调节基线，根据仪器提示点击"Proceed"运行。

（3）取出样品池，倒掉空白溶剂，放入供试品，点击菜单"Run"，点击"Proceed"开始测定供试品。

（4）测定结束，点击"Math"运算菜单，选择"Convert to"转换操作，将右侧待处理的数据拖动到运算窗口，点击"Auto Peak Pick"自动峰检出，输入所需检出的峰类型（包括"Peaks"峰、"Valleys"谷等），即可在图谱中标记出所需类型的峰。

3. 定量测定　点击菜单"Application\Quant"进入定量测定。在方法设置窗口"Calibration Method"中设置"Quant Calibration Method"定量校正方法和"Quant Sample Method"样品定量方法。定量校正方法设定"Quant Mode"定量模式（"Single Wavelength"单波长、"Reference Lambda"参比波长、"Dual Lambda"双波长、"Peak Height"峰高等）、"Wavelength"测定波长、"Integ.Time"积分时间、"Bandwidth"狭缝宽度、"Standards"标样数、"Replicates"重复测量次数。样品定量方法设定"Samples"样品数量、"Replicates"重复测量次数、"High Limit"高限、"Low Limit"低限等。

（1）点击"Standard Table"标样表，输入"Conc."标样浓度。

（2）在主机样品池和参比池放入空白溶剂。

（3）点击菜单"Command\Zero"，对仪器进行校零。根据仪器提示点击"Proceed"运行。

（4）取出样品池，倒掉空白溶剂，放入对照品，点击"Quant\Calibration"进入标样测定，点击"Proceed"开始测定对照品。测定结束后仪器将自动计算出工作曲线（需手动选择曲线类型：线性、线性过零点、二次曲线、二次曲线过零点）。

（5）取出对照品，放入供试品，点击菜单"Run"，点击"Proceed"开始测定供试品。测定结束后仪器将根据工作曲线自动计算出供试品浓度。

（三）报告打印

1. 打开打印机。

2. 点击菜单"File"文件→"New"新建→"Report"报告，建立空白报告。

3. 点击菜单"Report"报告→"Add Item"增加项目→"Scan Fixed Quant"相应方法→"Method"方法，移动光标至报告中变为"+"，按住鼠标左键，拉虚拟画框，在报告中加入方法信息。

再点击菜单"Report"报告→"Add Item"增加项目→"Scan Fixed Quant"相应方法→"Result Table"结果表，移动光标至报告中变为"＋"，按住鼠标左键，拉虚拟画框，在报告中加入结果表。

如果是扫描测定，还需点击菜单"Report"报告→"Add Item"增加项目→"Scan"扫描→"Graph"图形，移动光标至报告中变为"＋"，按住鼠标左键，拉虚拟画框，在报告中加入扫描图形。

4. 点击菜单"File"文件→"Print Preview"打印预览→"Report"报告，在屏幕上预览报告，然后打印报告。

（四）关机

取出吸收池，放入干燥剂，退出"VISIONpro"软件，关闭电脑、主机和打印机电源，做好使用登记。

二、仪器保养维护及故障诊断与排除

（一）仪器保养维护

1. 仪器放置环境要求　使用工作温度 15～35℃，湿度 45%～80%，如果温度高于 30℃，则湿度必须小于 70%；避免日光直射；避免震动；避免强磁场，电场；远离腐蚀性气体，并避免置于任何可能导致紫外区吸收的含有机、无机试剂气体的区域；避免脏污、多尘环境。

2. 样品室　每天清洁一次。样品室中的样品架要保持清洁，当溅入溶液时，应立即擦拭，防止蒸发，避免腐蚀样品室，否则有可能影响测定结果。

3. 比色皿　不要将比色皿长期保存在水中或溶剂中，如果使用的溶剂沉积在比色皿表面会造成永久性损伤。使用镜头纸擦拭光学表面，大部分纸（比如面巾纸）含有木纤维会损伤比色皿。实验结束后，确保比色皿完全清洗干净并保存在一个干燥的环境下。应避免使用超声波仪清洗比色皿，以免震裂。

4. 石英窗　石英窗上的污斑必须要清除，避免影响测定结果的准确性。不要使用丙酮或者粗材料清洁样品仓中的窗片，使用比色皿清洁剂、水或者乙醇进行清洁。清洁窗片时不要用力挤压窗片表面，不要留下指纹。

5. 反射镜的维护　光源室的反射镜不能用任何物品擦拭，如果确实已脏则可以用吸耳球吹，以防止刮花镜子。

6. 硅胶除湿剂　每周检查一次，如果硅胶的颜色从蓝色变成粉红色时，更换新的硅胶（蓝色）或在干燥箱中干燥后的硅胶，以保持仪器的干燥。

7. 波长准确度每半年检查一次

（1）方法一　波长准确度利用氘灯的特征峰的波长进行检查，2 个峰分别位于 486.0nm 和 656.1nm。步骤如下：①选择扫描测定模式；②设置波长范围：660（起始波长）～650（终止波长），较慢的扫描速度，数据间隔：0.1nm，狭缝宽：2.0；③设置完毕，点击运行键测定光谱；④测定结束，进行峰检出操作，显示出特征峰 656.1nm 波长范围应该在 655.8～656.4nm；⑤修改波长范围，再次用相同的步骤测定氘灯的另一个特征峰，波长范围：490（开始）～480（结束）；检出特征峰的波长应该在 485.7～486.3nm 范围内。

（2）方法二 使用镨－钕玻璃（可见光区）和钬玻璃（紫外光区）进行检查（先确认滤光片在有效期内），比如钬玻璃在 279.4、287.5、333.7、360.9、418.7、460.0、484.5、536.2、637.5nm 有尖锐吸收峰，根据波长最大允许误差定为 Ⅰ、Ⅱ、Ⅲ、Ⅳ级）（表 37－1），详细可参考 JJG 178—2007《紫外－可见分光光度计检定规程》。

表 37－1 波长最大允许误差（nm）

级别	A 段（190～340nm）	B 段（340～900nm）	C 段（900～2600nm）
Ⅰ	±0.3	±0.5	±1.0
Ⅱ	±0.5	±1.0	±2.0
Ⅲ	±1.0	±4.0	±4.0
Ⅳ	±2.0	±6.0	±6.0

8. 检查透过率或吸光度准确度 用重铬酸钾的硫酸溶液检定（请确认基准重铬酸钾品质良好）。取在 120℃ 干燥至恒重的基准重铬酸钾约 60mg，精密称定，用 0.005mol/L 硫酸溶液溶解并稀释至 1000ml，在规定的波长处测定并计算其吸收系数，并与规定的吸收系数比较，应符合表 37－2 中的规定。

表 37－2 透过率或吸光度准确度许可范围

波长/nm	235（最小）	257（最大）	313（最小）	350（最大）
吸收系数（$E_{1cm}^{1\%}$）的规定值	124.5	144.0	48.6	106.6
吸收系数（$E_{1cm}^{1\%}$）的许可范围	123.0～126.0	142.8～146.2	47.0～50.3	105.5～108.5

注意：使用该方法进行检量时，基准级的重铬酸钾应充分干燥至恒重，另外由于称样量少，所以应使用十万分之一的天平进行称量，否则容易引入误差。确认测量使用的比色皿配对良好且没有被污染。

9. 验证所用比色皿是否配对 选择透过率测定方式，将其中一个比色皿装上蒸馏水于 220nm（石英比色皿）、440nm（玻璃比色皿）处，将透过率调至 100%，然后测量其他各比色皿的透过率，两者透过率之差不超过 0.5% 则可认为是配对的。

10. 比色皿清洗 如果是有机物的污染，用乙醚和无水乙醇的混合液（各 50%）清洗，如果是金属元素的污染，硝酸和过氧化氢（5:1）的混合溶液泡洗，然后用水冲洗干净。如果仍洗不干净，可用专用洗液清洗。但时间要短（10 分钟），再用清水清洗干净。不建议用洗洁精之类的清洗剂清洗，以免影响测量。

11. 分光光度计的氘灯和钨灯 因使用寿命有限，应避免频繁开关或在不用时长时间打开。在换灯前，关闭紫外－可见分光光度计，切断电源，使灯冷却 15 分钟。在换灯过程中，手指应握住灯的尾部，切勿触碰灯的表面。

（二）故障诊断与排除

1. 仪器联机自检时氘灯和钨灯能量通不过 先确认样品仓没有放任何东西挡住光路。打开光源室的盖子，在初始化到检查能量相关项目的时候检查钨灯或氘灯是否启动，光源室的反射镜是否转动，以及光源室的反光镜是否正常，若存在上述问题则报修。再通过工作站软件查看光源使用时长，一般氘灯和钨灯使用寿命为 2000 小时，长寿命灯可使用更长时间，如果自检时出现灯能量不足或者由于灯导致的数据稳定性不好，就考虑更换新的。

2. 透过率 T 可以超过 100% 及吸收值 A 为负值　由于 $A = \log（1/T）$，所以透过率超过 100% 和吸收值为负等价。透过率的定义为投射光和入射光之比，可实际上并无法测量入射光。实际测定值为参比/样品，当参比的吸收值高于样品时，透过率就会超过 100%，吸收值即为负值。

3. 测反射时样品反射率会超过 100%　使用积分球或相对镜反射附件测量反射率，如果样品本身的反射率比参比（硫酸钡白板、铝镜）反射率还高，测定结果的反射率就会超过 100%。可以把硫酸钡或铝镜送至计量院校准，测量参比的绝对反射率，然后将样品的相对反射率乘以参比的绝对反射率求出样品的绝对反射率，也可以使用绝对反射附件对高反射样品进行测量。

4. 狭缝大小对测试结果有影响及选择最佳狭缝的方法　狭缝越小，分辨率越高，峰形越尖锐，测试灵敏度越高，但狭缝过小，读数不稳定，噪音增加狭缝越大，入射强度越大，噪音小，读数稳定，但狭缝过大，分辨率降低，干扰增大。最佳狭缝的选择方法：①方法一：测量其半峰宽，然后狭缝宽度为半峰宽的 1/10；②方法二：不断减小狭缝，直至吸光度不再增大且谱图噪音满足要求。

对于溶液的定量测试，一般狭缝选择 2nm 即可；对于光学测试，比如使用积分球，一般选择 5nm；对于需要测定波长范围覆盖近红外区（800nm 以上），一般选 12nm。如果噪音仍然偏大，可以适当加大狭缝。

5. 样品测试读数跳动较大　首先以空气做基线，把基线扫出来，如果不稳定，需要确认在紫外区还是可见区不稳定：如果是紫外区不稳定，则更换氘灯；如果可见区不稳定，则更换钨灯。如果稳定，则确认比色皿是否干净：用纯水做基线，扫描纯水谱图，如基线稳定，则说明比色皿没问题，可能是因样品不稳定。

6. 光谱图出现台阶　在方法参数设定中，把光源转换波长和检测器转换波长设置到远离样品出现台阶的位置，阶梯校正打勾，扫描速度再降低一点看效果有无改善。

第五节　通用 TU-1901 型双光束紫外-可见分光光度计

一、操作规程

（一）实验前准备

1. 检查样品室内是否有挡光物。
2. 检查电源插头是否插牢。

（二）开机

开启分光光度计电源、计算机电源、打印机电源。

（三）仪器自检

点击计算机桌面上"UVWin"紫外软件图标，输入用户名和密码，点击"确定"。

进入软件后，弹出"初始化"窗口（图 37-18），进入仪器自检过程。自检过程中，切勿开启样品室门。自检各项都显示"确定"，自检通过，自动进入主工作界面（图 37-19）。其中工具条上常用图标见图 37-20。预热半小时后进行测量。

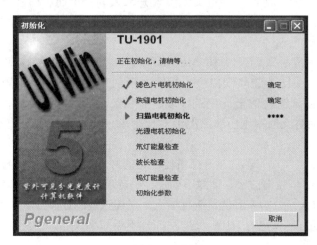

图 37-18

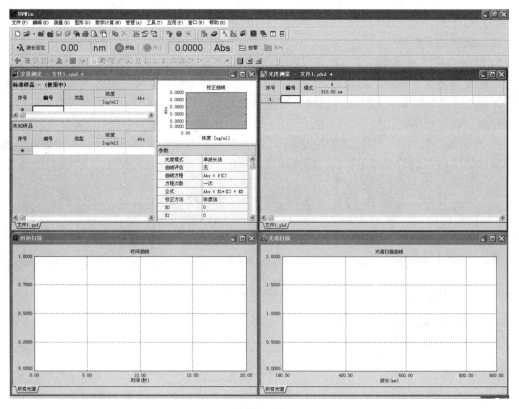

图 37-19

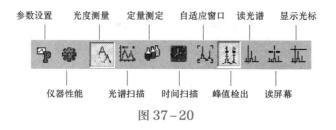

图 37-20

二、测定

（一）光度测量

1. 进入光度测量　点击工具条上"光度测量"（或选择菜单"窗口"→"光度测量"，见图 37-21），进入光度测量方式（如果光度测量窗口已打开，则激活该窗口）。

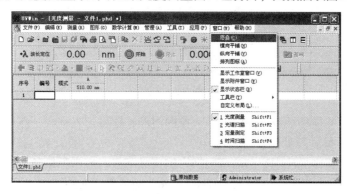

图 37-21

2. 参数设置　点击工具条上"参数设置"（或选择菜单"测量"→"参数设置"），弹出"光度测量参数设置"对话框（图 37-22），在"测量"项下设置相应测量波长点、光度模式、重复测量次数等；在"仪器"项下设置光谱带宽（图 37-23）。设置好后，点击"确定"。

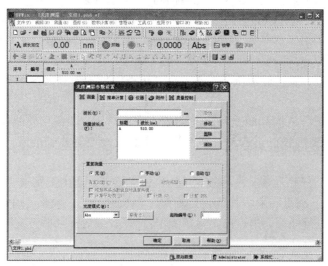

图 37-22

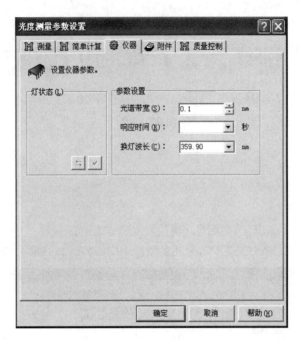

图 37-23

3. 空白校正 将样品池及参比池均放入空白溶液，置各自光路中，点击工具条"校零"，进行空白校正。

4. 样品测量 将样品池中空白溶液更换为供试品溶液，点击工具条"开始"，对供试品进行测量。测量结束后，点击工具条上"打印"，或选择菜单"文件"→"打印"即可打印测量结果。

5. 数据保存 选择菜单"文件"→"另存为"对测量数据进行保存。

（二）光谱扫描

1. 进入光谱测量 点击工具条上"光谱扫描"（或选择菜单"窗口"→"光谱扫描"），可进入扫描测量方式（如果光谱测量窗口已打开则激活该窗口）。

2. 参数设置 点击工具条上"参数设置"（或选择菜单"测量"→"参数设置"），弹出"光谱扫描参数设置"对话框（图 37-24），在"测量"项下设置光度方式、扫描起始波长、终止波长、扫描速度、纵坐标范围等参数；在"仪器"项下设置光谱带宽。设置好后，点击"确定"。

3. 空白基线校正 将样品池及参比池均放入空白溶液，置各自光路中，点击工具条"基线"，进行基线校正。基线校正的波长范围为扫描参数设定的波长范围，校正数据保存在当前内存中。

4. 样品测量 将样品池中空白溶液更换为供试品溶液，点击工具条"开始"，对供试品进行测量（图 37-25）。测量结束后，点击工具条上"峰值检出"，调整"阈值"、"显示"→"峰和谷"参数对光谱进行处理。再点击工具条上"打印"，或选择菜单"文件"→"打印"即可打印测量结果。

5. 数据保存 选择菜单"文件"→"另存为"对测量数据进行保存。

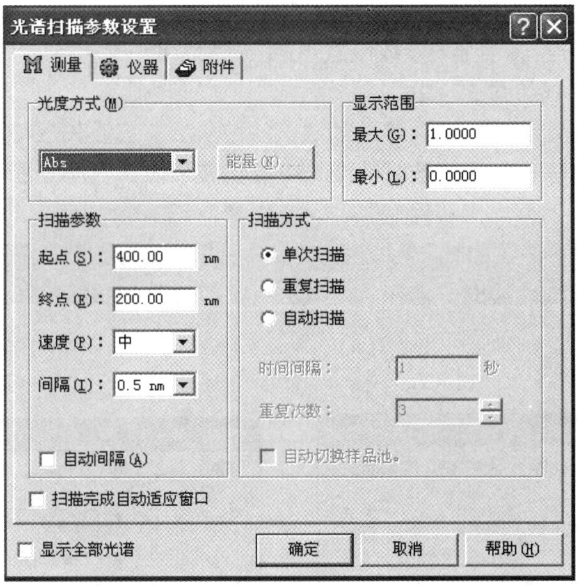

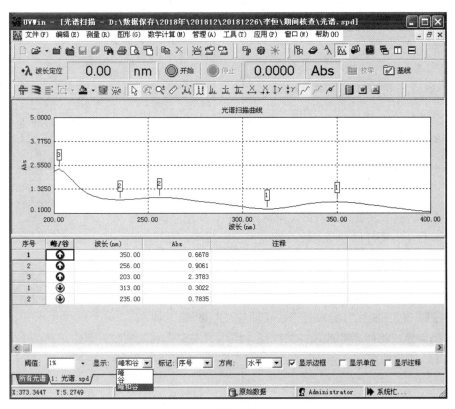

图 37-24

图 37-25

（三）定量测量

1. 进入定量测量　点击工具条上"定量测量"（或选择菜单"窗口"→"定量测量"），进入定量测量方式（如果定量测量窗口已打开则激活该窗口）。

2. 参数设置 点击工具条上"参数设置"（或选择菜单"测量"→"参数设置"），弹出"定量测量参数设置"对话框（图37-26）。

在"测量"项下设置测量方法：单波长法、双波长法、三波长法等。如：单波长法——输入主波长值；双波长法——输入主波长值及一个基线波长值；三波长法——输入主波长值及两个基线波长值。设置好后，点击"确定"。

在"校正曲线"项下设置曲线方程如图37-27所示，方程次数、浓度单位及是否插入零点等。需测试标样制作标准曲线时，选择"浓度法"；已知标样曲线系数时，直接选用"系数法"并输入系数即可。

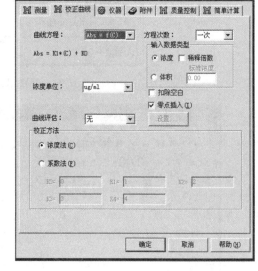

图 37-26　　　　　　　　　　　　图 37-27

在"仪器"项下设置光谱带宽。设置完成后，点击"确定"。

3. 空白校正 将样品池及参比池均放入空白溶液，置各自光路中，点击工具条上"校零"，进行空白校正。

4. 标样测量 将样品池中的空白溶液更换为各标准样品，激活"标准样品"窗口，分别输入各标准样品的浓度如图37-28所示，点击工具条上"开始"，测量标准样品。标样测量结束后，可在右侧"校正曲线"窗口查看校正曲线及系数等。

5. 样品测量 将样品池放入待测样品，激活"未知样品"窗口，点击工具条上"开始"，测量供试品。测量结束后，点击工具条上的"打印"，或选择菜单"文件"→"打印"即可打印测量结果。

6. 数据保存 选择菜单"文件"→"另存为"对测量数据进行保存。

（四）时间扫描

1. 进入时间扫描 点击工具条上"时间扫描"（或点击菜单"窗口"→"时间扫描"），进入时间扫描测量方式（如果时间扫描窗口已打开则激活该窗口）。

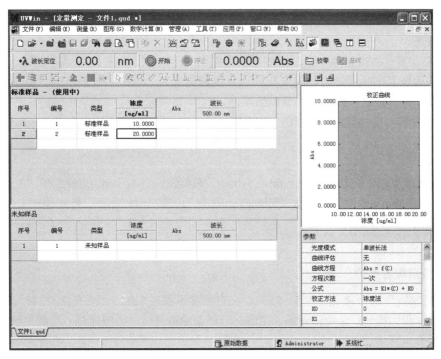

图 37-28

2. 参数设置　点击工具条上"参数设置"（或选择菜单"测量"→"参数设置"），弹出"时间扫描参数设置"对话框（图 37-29），设置光度方式、波长、时间选项等。在"仪器"项下设置光谱带宽。设置好后，点击"确定"。

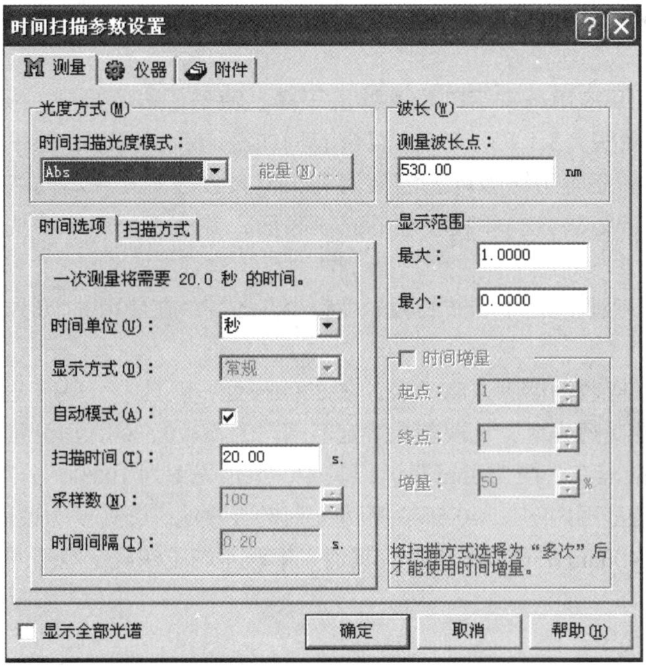

图 37-29

3. 空白基线校正 将样品池及参比池均放入空白溶液,置各自光路中,点击工具条"校零",进行空白校正。

4. 样品测量 将样品池中空白溶液更换为供试品溶液,点击工具条"开始",对供试品进行测量。记录样品的测量值的时间变化曲线。测量结束后,点击工具条上的"打印",或选择菜单"文件"→"打印"即可打印测量结果。

5. 数据保存 选择菜单"文件"→"另存为"对测量数据进行保存。

三、关机

点击工具条上"波长定位",输入波长 510nm,调整波长至 510nm,选择菜单"文件"→"退出",退出"UVWin"软件,再依次关闭光度计电源、计算机、打印机、外部电源(如稳压器)。

四、仪器保养维护及故障诊断与排除

(一)仪器保养维护

1. 仪器放置环境要求 温度 5～35℃,相对湿度不超过 85%,最好控制在 45%～65%;避免日光直射;避免震动;避免强磁场、电场;远离腐蚀性气体,如硫化氢、二氧化硫、酸雾等;避免脏污、多尘环境。

2. 样品室 每次使用后应检查样品室,若积存有溢出溶液,应及时擦拭干净,以防溢出溶液对部件或光路系统的腐蚀,影响测定结果。

3. 石英窗 将样品室中固定吸收池的装置取出,若两侧入射和出射石英窗上有污斑时,必须要清除,以免影响测定。石英窗用蘸有无水乙醇的脱脂棉轻轻擦拭,切勿用力过大。

4. 除湿 在样品室中放置硅胶保持仪器干燥。若硅胶的颜色由蓝色变成粉红色应及时换新的硅胶。

5. 吸收池

(1)清洁 使用后应用适宜溶剂及水冲洗干净,晾干,防尘保存。吸收池若污染,不易洗净时可用硫酸-硝酸(3:1)(V/V)混合液稍加浸泡后,洗净,晾干,防尘保存。如污染严重,不易清洁,还可用铬酸钾清洁液清洗,但吸收池不宜在清洁液中长时间浸泡,否则清洁液中的铬酸钾结晶会损坏吸收池的光学表面,并应充分用水冲洗,以防铬酸钾吸附于吸收池表面。

(2)配对 由于吸收池在不同波长吸光度有少许改变,在使用时,最好先测定配对误差,必要时应扣除。

①取洗净的石英吸收池盛满去离子水,在 220nm 处,以其中一只透光率为 100%,再分别更换其他吸收池,测其透光率,凡误差在规定范围内的(≤0.5%),再分别装入 0.006%重铬酸钾的 0.005mol/L 硫酸溶液,在 350nm 处,以其中一只透光率为 100%,分别测定其他吸收池,凡透光率误差在规定范围内的(≤0.5%)即为配对的吸收池。②如要对玻璃吸收池进行配对,则分别在 660nm 和 400nm 进行同法操作,其透光率误差均应在规定范围内(≤0.5%),即为配对的吸收池。

6. 波长准确度与重复性

(1)用氧化钬(Ho_2O_3)溶液的 241.13nm、278.10nm、287.18nm、333.44nm、345.47nm、

361.31nm、416.28nm、451.30nm、485.29nm、536.64nm 和 640.52nm 的吸收值进行检定。检定时先配置 4% 氧化钬的 10% 高氯酸溶液，将仪器的波长设置于 200～700nm 范围，狭缝小于 1nm，以空气为空白，调节透光率为 100%。将上述氧化钬溶液，置 1cm 石英吸收池中，放入样品光路，以适当的扫描速度绘制氧化钬溶液的吸收图谱并打印出峰值，与规定值相比较。重复测定三次，取平均值，计算波长的准确度与重复性。

（2）用钬玻璃校正片代替氧化钬溶液，测定方法同上，其尖锐吸收峰主要有 279.4nm、287.5nm、333.7nm、360.9nm、418.5nm、460.0nm、484.5nm、536.2nm 和 637.5nm，校正片使用前必须经过校正。

波长准确度的允许误差为：±1nm（紫外光区），±2nm（500nm 附近）；波长重复性 ≤0.5nm。

7. 吸光度准确度　将仪器波长设置于 200～400nm，狭缝 1nm，先用配对的吸收池均装入 0.005mol/L 硫酸空白溶液，用合适的扫描速度记录基线或自动校正基线，然后再将样品光路中放置以含重铬酸钾 0.006% 的 0.005mol/L 硫酸溶液，扫描并打印峰谷值，计算吸收系数，重复测定三次，取其平均值与规定的吸收系数许可范围进行比较，应符合表 37-3 中的规定。

表 37-3　规定波长吸收系数允许范围

波长/nm	235（最小）	257（最大）	313（最小）	350（最大）
吸收系数（$E_{1cm}^{1\%}$）的规定值	124.5	144.0	48.6	106.6
吸收系数（$E_{1cm}^{1\%}$）的许可范围	123.0～126.0	142.8～146.2	47.0～50.3	105.5～108.5

注意：使用该方法进行检测时，基准级的重铬酸钾应充分干燥至恒重。应使用十万分之一的天平进行称量。确认测量使用的比色皿配对良好且没有被污染。

（二）故障诊断与排除

1. 光源部分　仪器联机时氘灯和钨灯能量初始化异常，首先确认样品室没有放任何东西挡住光路。如仪器氘灯和钨灯仍显示异常，则打开光源室的盖子，观察氘灯和钨灯状态，其故障诊断与排除可按照表 37-4 进行操作。

表 37-4　能量异常信息对照表

故障	原因	判断	解决
钨灯不亮	钨灯灯丝烧断	钨灯两端有工作电压，但灯不亮	更换钨灯
	没有点灯电压	保险丝被熔断	更换保险丝
氘灯不亮	氘灯寿命到期	灯丝电压、阳极电压均有（可看到灯丝发红）	更换氘灯
	氘灯起辉电路故障	灯在起辉的开始瞬间灯内闪动一下或连续闪动，并且更换新的氘灯后依然如此	需要专业人士进行维修

2. 信号部分

（1）吸收值出现负值　样品吸收值小于空白参比液的吸收值，吸收值即为负值。解决方法可以做空白校正、调换参比液或用参比液配置样品溶液。

（2）信号分辨率不够　具体表现为本应叠加在某一大峰上的小峰无法观察到，可能是狭缝设置过窄而扫描速度过快，造成检测器响应速度跟不上，从而失去应测到的信号；或者是狭缝设置过宽，使仪器的分辨率下降，将小峰融合到大峰里。可以将扫描速度、狭缝宽窄、时间常数三者拟合成一个最优的条件以提高信号的分辨率。最佳狭缝的选择方法：①测量其半峰宽，然后狭缝宽度为半峰宽的 1/10；②不断减小狭缝，直至吸光度不再增大且谱图噪音满足要求。

对于溶液的定量测试，一般狭缝选择 2nm 即可；对于光学测试，如使用积分球，一般选择 5nm。如果噪音仍然偏大，可以适当加大狭缝。

（3）样品测试读数跳动较大　以空气做空白，扫描基线，如不稳定，确认在紫外光区还是可见光区不稳定：如是紫外光区，则更换氘灯；如是可见光区，则更换钨灯。如果均稳定，则观察比色皿是否清洁；用去离子水做空白，扫描基线，如基线稳定，则说明比色皿无问题，需进一步排除样品稳定性因素。

仪器使用中遇到其他故障或上述故障无法排除时，应立即停止分析，咨询仪器售后工程师。严禁自行拆卸仪器光路部分。

起草人：程辉跃（重庆市食品药品检验检测研究院）

蒋艳　李恒（武汉药品医疗器械检验所）

刘洪超（山东省食品药品检验研究院）

林晨（福建省食品药品质量检验研究院）

复核人：宋冬梅（上海市食品药品检验所）

徐玲（湖北省药品监督检验研究院）

李震（青岛市食品药品检验研究院）

黄剑英（厦门市食品药品质量检验研究院）

第三十八章 超临界流体色谱仪

超临界流体色谱法（supercritical fluid chromatography，SFC）是以超临界流体作为流动相的一种色谱方法。超临界流体是指温度和压力高于其临界值时的一种物质状态。某些纯物质具有三相点和临界点，在三相点时，物质的气、液、固三态处于平衡状态。当处于临界温度以上，则不管施加多大压力，气体也不会液化。在临界温度和临界压力以上，物质以超临界流体状态存在；在超临界状态下，随温度、压力的升降，流体的密度会变化。临界温度通常高于物质的沸点和三相点。

超临界流体的物理性质介于气体和液体之间，具有对于色谱分离极其有利的物理性质，使超临界流体色谱兼具气相色谱和液相色谱的特点。超临界流体的扩散系数和黏度接近于气体，溶质的传质阻力小，用作流动相可以获得快速高效分离，达到相同的分离效率时，SFC 分离速度往往比 HPLC 快。另一方面，超临界流体的密度与液体类似，使分子间的作用力增加，具有较高的溶解能力，相比气相色谱（GC）可以分析更多的化合物，也便于在较低温度下分离难挥发、热不稳定性和相对分子质量大的物质。超临界流体的物理性质和化学性质，如扩散、黏度和溶剂力等，都是密度的函数。因此，只要改变流体的密度，就可以改变流体的性质，从类似气体到类似液体，无需通过气液平衡曲线。通过调节温度、压力以改变流体的密度优化分离效果。

第一节 超临界流体色谱仪的结构及工作原理

一、仪器结构

超临界流体色谱仪主要由合相色谱管理器（ccManager）、样品管理器（SM-FL）、色谱柱管理器（CM）、溶剂管理器（ssBSM）、检测器、数据处理软件等部分构成。溶剂管理器（ssBSM）为高压泵系统，采用注射泵，获得无脉冲、小流量的超临界流体的输送。由进样阀、分流器、色谱柱、阻力器、检测器构成分析单元。由控制系统控制泵区，以实现超临界流体的压力及密度线性或非线性程序变化；控制柱温箱温度，以实现程序升温或程序降温；以及数据处理等。

二、工作原理

超临界流体色谱仪系采用高压输液泵抽取经冷却的液体（通常为 CO_2，必要时根据检测需要添加改性剂或共溶剂），使其压力达到超临界压力之上，再通过加热使其温度达到超临界温度之上，以超临界流体作为流动相泵入装有填充剂的色谱柱，对样品进行分离测定的色谱方法。注入的样品溶液，由流动相带入色谱柱内，各组分在色谱柱内被分离，并进入检测器检测，由积分仪或数据处理系统记录和处理色谱信号，类似于超高效液相色谱仪。超临界流体色谱仪结构及工作原理图见图 38-1。

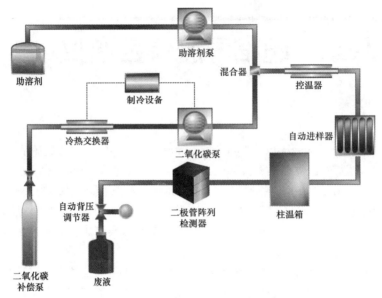

图 38-1 超临界流体色谱仪结构及工作原理图

第二节 沃特世超临界流体色谱仪的操作规程

一、启动仪器

1. 确认 CO_2 监测器正常工作。

2. 在 Column Manager 安装色谱柱与旁路双通。

3. 打开 CO_2 气阀，通气。

4. 首先打开 Sample Manager-FL 模块电源开关，然后依次开启 Detector、Convergence Manager、Binary Solvent Manager、Column Manager 模块电源。等待 5 分钟，待 Detector 模块自检和波长校正结束，开启电脑。

二、创建项目

1. 打开 Empower 软件，输入账号密码，登录，进入初始界面（图 38-2）。

2. 在初始界面点击"Configure the System"，在页面左侧栏中单击选择"Projects"，在右侧列表中空白处点击鼠标右键，选择 New，出现 New Project Wizard 页面。

3. 在 New Project Wizard 页面中点击选择一个文件夹，作为"父项目"，点击"Next"。弹出 New Project Wizard-TableSpace 页面，TableSpace 项默认为 50MB 储存空间，根据需要修改大小。

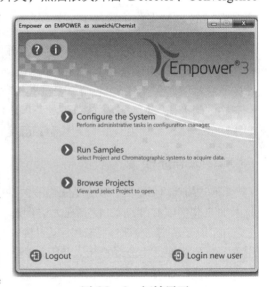

图 38-2 初始界面

根据需要自行勾选 Full Audit Trail Support（审计追踪）与子项目，点击"Next"。弹出 New Project Wizard–Options 页面，勾选 Photo Diobe Array、System Suitability，其余根据需要进行勾选，点击"Next"。弹出 New Project Wizard–Access Control 页面，根据需要选择设置对您所创建的项目具有访问权限的用户和用户组，或者接受缺省的选项，点击"Next"。弹出 New Project Wizard–Copy Selection 页面，选择需要复制的项目，一般选择 Defaults 项目，点击"Next"。弹出 New Project Wizard–Name Enter 页面，在 Project Name 为新项目命名，点击"Finish"。关闭 Configuration Manager 页面。

三、冲洗灌注管路及进样针

1. 在初始界面点击"Run Samples"，在左侧选择数据存储的文件夹，右侧选择对应的超临界流体色谱仪，点击"OK"开启 Run Samples 的主页面。确认 Binary Solvent Manager、Sample Manager、Column Manager、Convergence Manager、Detector 五大模块均已连接成功（模块指示灯为黑色表示已连接但没有运行，绿色表示正在运行），若连接不成功按"第四节　仪器保养维护及故障诊断与排除"的方法重新连接。

2. 在 Sample Manager 模块空白处点击鼠标右键，选择 Launch Console 打开控制台，点击左栏的"System"，点击右边菜单栏"Control"，选择 Start up system，选择 Prime Solvents，选择 CCBSM 勾选需要冲洗灌注的改性剂通道（Prime B1、Prime B2、Prime B3、Prime B4，可同时选多个通道），勾选 Prime Seal Wash，设置灌注时间为 5 分钟，按"Start"，等待灌注结束（灌注结束后 Binary Solvent Manager、Sample Manager 模块指示灯为黑色）。

3. 在 Launch Console 控制台点击右边菜单栏"Control"，选择 Start up system，选择 Prime Solvents，选择 SM，勾选 Strong wash、Weak wash、Sample syringe，设置 cycles（一般为 3～7 个），按"Start"，等待清洗结束（清洗结束后 Binary Solvent Manager、Sample Manager 模块指示灯为黑色）。

四、检查系统状态

1. 打开 Launch Console 控制台（图 38–3），点击左栏的"System"，在右侧 Column Manager 模块中的 Column Selection 设置为 Bypass，设置 Column 温度（推荐为 35℃）；设置 Convergence Manager 的 ABPR 压力（通常为 1500～3000psi，推荐为 2000psi）；设置 Sample Manager 的温度（推荐为 15℃）；Binary Solvent Manager 的 A（CO_2）设置为 100%，Solvent B 设置为 0，流速设置为 2ml/min。

2. 依次点击左侧的"Binary Solvent Manager"、"Sample Manager"、"Detector"、"Convergence Manager"、"Column Manager"，可查看 5 分钟内系统温度、压力、流速是否稳定，检测器是否正常运行。

3. 关闭 Launch Console 控制台。

五、编辑仪器方法与方法组

1. 在 Run Samples 的主页面，在菜单栏点击"Edit"，选择 Instrument Method，弹出仪器方法编辑页面（图 38–4）。

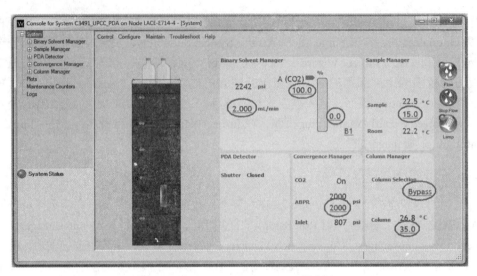

图 38-3 Launch Console 控制台

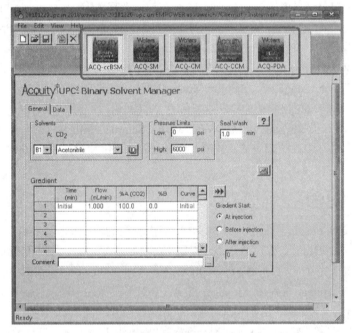

图 38-4 仪器方法编辑页面

2. 点击上方 "ACQ-ccBSM" 模块，设置压力上、下限（上限最高不超过 6000），选择改性剂通道（B1～B4），设置流速，设置洗脱程序。

3. 点击上方 "ACQ-SM" 模块，设置 Strong Wash Volume、Weak Wash Volume 体积，设置样品盘温度。

4. 点击上方 "ACQ-CM" 模块，设置柱温，选择色谱柱通道。

5. 点击上方 "ACQ-CCM" 模块，勾选 ABPR Pressure ON，根据需要设置背压程序（一般为 2000psi）。

6. 点击上方 "ACQ-PDA" 模块，用下列方法设置检测器采集 2D、3D 图谱类型。

（1）3D 采集　点击"General"，勾选 Lamp On，勾选 Enable 3D Data，输入采集波长范围。

（2）2D 采集　点击"2D Channels"，勾选 Channel 1，设置波长。如需多个波长同时采集，则勾选 Channel 2、Channel 3……同法设置。

7. 在上方菜单栏点击"File"，选择 Save As，命名，点击"Save"保存方法。

8. 关闭仪器方法编辑页面。

六、平衡系统

1. 在 Run Samples 的主页面，点击"Single"（图 38-5），点击"Develop Methods"，点击下拉菜单，选择准备使用的仪器方法，点击"Next"，如已有 Processing Method、Report Method、Export Method 可在此选择，若无则按默认设置，点击"Next"，点击"Finish"。

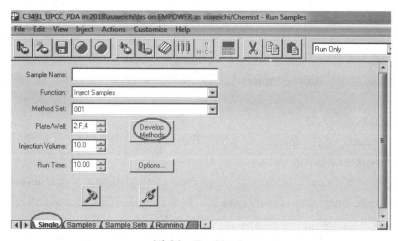

图 38-5　Single

2. 点击"Instrument Method"的下拉菜单（图 38-6），选择准备使用的仪器方法，点击"Monitor"，在 Run Samples 的主页面可查看 Detector 基线，等待系统达到平衡状态，点击上方红色按钮停止监视。

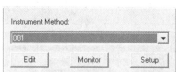

图 38-6　Instrument Method

七、样品进样

1. 单针进样　在 Run Samples 的主页面，点击"Single"，输入样品名，Function 为默认，选择方法、输入进样瓶号、进样体积、采集时间，点击进样按钮 。

2. 样品组进样　在 Run Samples 的主页面，点击"Samples"（图 38-7），在列表中输入样品瓶号、进样量、进样次数、样品名称、仪器方法、采集时间，其余为默认设置。在菜单栏点击"File"，选择 Save Samples Set Method As，命名，点击"Save"保存样品组方法。点击工具栏绿色运行按钮。

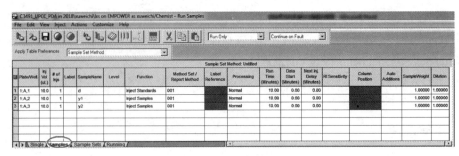

图 38-7 Samples

3. 样品组进样过程中修改进样列表在 Running 列表中点击鼠标右键，选择 Alter Running Samples，点击"OK"，页面自动回转至 Samples，按"七、样品进样 2.样品组进样"方法编辑样品组列表并保存，运行，即可。

八、数据处理

1. 在初始界面点击"Browse Projects"，选择储存采集数据的文件夹，点击"OK"，打开数据库主页。

2. 2D 图谱数据处理方法

（1）点击"Update"，点击"Injections"页面，双击待处理的单个数据图谱，自动转至 Channels 页面，双击打开单波长的数据图谱。

（2）在菜单栏点击"File"，选择 New，选择 Processing Method，勾选 Use Processing Method Wizard，按照向导在 Integration 页面设置峰宽、斜率、积分区间、最小峰面积、最小峰高，在 Calibration 第二页面设置峰名称，其余页面为默认设置，在 Suitability 设置页面（图 38-8），勾选 Calculate Suitability Results（系统适用性），Void Volumes Time 设置为 0.1 分钟，按"Next"，Noise Value for s/n（信噪比）选择 Baseline Noise 模式（图 38-9），分别在 Baseline Start Time 和 Baseline End Time 输入一段平缓基线的起始结束时间，按"Next"，在 Method Name 输入方法名称（数字或字母）。点击"Finish"，关闭图谱页面。

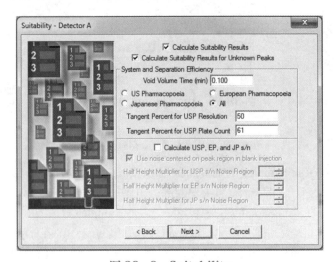

图 38-8 Suitability

3. 3D 图谱数据处理方法

（1）最大吸收波长的确定　在数据库主页，点击"Update"，点击"Injections"页面，双击待处理的单个数据图谱，在 Channels 页面双击打开 3D 数据图谱，在左上方的 3D 俯视图上（图 38-10），在对应的色谱峰上点击右键，选择 Extract Chromatogram@xxx.x，在工具栏中设置峰宽、斜率、最小峰面积、最小峰高，在工具栏点击"Integrate" ，在右侧图谱上可查询某保留时间上相对应吸收峰的波长扫描图，可确定最大吸收波长。

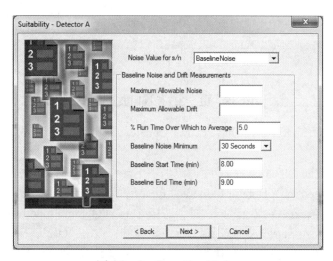

图 38-9　BaselineNoise

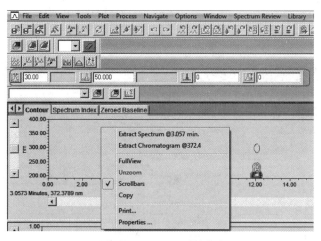

图 38-10　3D 俯视图

（2）在 3D 俯视图上，修改所需的波长（图 38-11），按键盘的"Enter"键，按"八、数据处理　2.2D 图谱数据处理方法（2）"方法，创建数据处理方法，保存，关闭页面，即可。

4. 批处理数据

（1）在数据库主页的 Sample Sets 页面，双击待处理的样品组（若处理单针进样数据则直接点击"Injections"页面），长按键盘"Ctrl＋鼠标左键"选择一个或多个待处理的数据，松开"Ctrl"，在已选择的图谱上点击鼠标右键，选择 Process，点击"Use specified processing method"选择数据处理方法，点击"OK"。

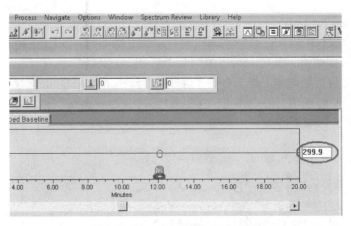

图 38-11 3D 俯视图波长设置

（2）在数据库主页的 Results 页面，点击"Update"，可查看处理完成的数据。

5. 打印图谱

（1）在 Results 页面（图 38-12），左键单击一个待打印的图谱，点击预览 🔍，在 Use the Following Report Method 选择 Default Individual Report，点击"OK"，点击"close"关闭预览界面进入编辑界面，在色谱图中点击鼠标右键，选择 Chromatogram Properties，点击"Scaling"，在 X-start、X-end、Y-start、Y-end 调节横纵坐标值，点击"OK"。在峰值表中点击鼠标右键，选择 Table Properties，在右侧工具栏中选择所需要的参数按 »» 添加至峰值表中，点击"OK"即可。在菜单栏，点击"File"，选择 Save As，命名，点击"Save"保存打印模板。若需要其他图谱类型（如全波长扫描图谱、3D 立体图等），在左侧工具栏中选择所需的图谱类型，拖拽至模板中，根据需要调节即可。

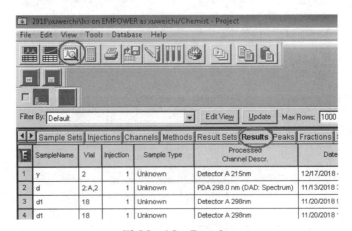

图 38-12 Results

（2）关闭报告模板编辑界面。

（3）在数据库主页的 Methods 页面，在 Method Type 一栏中找到 Export 文件，双击其中一个，点击"Report"，在 File name 输入文件名，在 PDF 栏中勾选 File，输入存储路径，在 Report Method 中选择"八、数据处理 5.打印图谱（1）"中保存的打印模板。点击"File"，选择 Save As，命名，点击"Save"保存。

（4）在数据库主页的 Results 页面，长按键盘"Ctrl+鼠标左键"选择一个或多个待处理的数据，松开"Ctrl"，在已选择的图谱上点击鼠标右键，选择 Export，点击"Use specified export method"选择"八、数据处理　5.打印图谱（3）"中保存的方法，点击"OK"。按"八、数据处理　5.打印图谱（3）"设置的存储路径打开文件夹，刷新即可查看打印出的图谱。

九、日常关机

1. 实验结束后，若实验所用改性剂含有缓冲盐，则需将该通道换成纯有机溶剂，按上文中"三、冲洗灌注管路及进样针 2."的方法灌注，替换管路中缓冲盐。然后使用大比例有机相（如甲醇，小于 40%，注意与之前实验所用改性剂及缓冲盐需互溶）冲洗色谱柱至少 20 倍柱体积，确保系统不会超压。最后过渡至 100%CO_2 保存色谱柱。

2. 在 launch console 控制台关闭样品室温度和色谱柱温度，色谱柱通道改为 Bypass，流速改为 0，关闭 ABPR 压力，关闭 CO_2 总阀，待系统压力泄完全后，退出软件，关闭仪器和计算机，取下色谱柱。

第三节　仪器保养维护及故障诊断与排除

一、仪器保养维护

1. 更换管路配件后，为避免损坏螺纹，请勿将螺钉拧得过紧。

2. CO_2 从液态到气态的过程中会大量吸热，易产生冻伤，在连接或断开 CO_2 连接管路时，需注意做好防护（如配戴护目镜、防护手套等），以免被 CO_2 冻伤。

3. 管路不能用水、100%改性剂进行冲洗。

4. 总压力应小于 6000psi。

二、故障诊断与排除

1. 在 Run Samples 页面，如果 Sample Manager – FL、Detector、Convergence Manager、Binary Solvent Manager、Column Manager 模块连接不成功，出现错误，可在对应模块处点击鼠标右键选择 Reset，尝试重新启动连接。

2. 若无法处理数据、无法打印报告时，请确认存储空间是否已满，若存储空间不足，打开 Empower 软件，输入账号密码，登录，选择 Configure the System，在页面左侧栏中单击选择"Projects"，在 Projects 的子项目中对该储存文件夹点击右键，选择 Properties，在 Quota 处修改大小，点击"OK"。

3. 仪器出现错误报警，可双击在电脑桌面右下角的 Empower 小图标，弹出 EMPOWER – Message Center，点击"General"列表，即可查看错误信息，根据提示进行处理。

4. 其余参考液相色谱仪。

起草人：徐威驰　严全鸿（广东省药品检验所）

复核人：符策奕（海南省药品检验所）

第三十九章 超临界流体萃取仪

超临界流体萃取（Supercritical Fluid Extraction）是采用超临界流体作为萃取剂对物质进行分离纯化（一般使用 CO_2 作为主体）的一种工艺。超临界流体具有类似气体的扩散系数、液体的溶解力，能迅速渗透进固体物质之中，利用超临界流体优良的溶剂性质，把待分离的物质有选择性地萃取出来，然后借助减压、升温的方法使超临界流体变成普通气体，被萃取物质则完全或基本析出，从而达到分离提纯的目的。超临界萃取具有传质速度快，不用或少用有机溶剂（尤其是难以除去的水），产品后处理容易以及绿色安全等优点，目前已经被广泛地应用于天然产物，食品，香料，医药，营养保健品，聚合物，化学品以及清洗等工业。

第一节 超临界流体萃取仪仪器结构及工作原理

一、仪器结构

超临界萃取系统由冷热交换器、高压 CO_2 泵、夹带剂泵、电子热交换器、高压萃取器、自动背压控制器、六区域温度控制、手动背压控制器、高压馏分收集器组成。

二、工作原理

液态 CO_2 及夹带剂被泵入系统，经过预加热变为超临界流体，然后进入萃取釜对被萃取物进行萃取，然后进入分离釜，进行气液分离，样品沉淀在分离釜底部，可通过排出阀在线取样，CO_2 则直接排放或循环利用。在这个过程中，超临界流体源源不断地进入萃取釜进行萃取，同时含有萃取物的混合流体不断地进入分离釜进行气液分离和收集，这就形成了一个动态连续萃取过程，极大提高了萃取率和萃取效率。而且在萃取过程中可以通过改变实验条件来改变超临界流体的极性和溶解性，从而实现萃取过程中的多步分离。

第二节 沃特世公司超临界流体萃取仪操作规程

一、准备工作

1. 开启电脑，输入用户名：administrator，登陆密码：waters。
2. 将 SFE 超临界系统上所有电源开关打开。
3. 开启恒温浴槽，等待温度降至 3℃。

二、准备样品

将制好的样品用纱布包裹成长条样，用线包扎好（方便萃取完成后从萃取釜中取出），观察釜盖上压力表确认釜内没有压力了，松开釜上面的连接管，小心地将釜盖拧下来，将包好的样品放入将要使用的萃取釜中，然后小心地将釜盖拧上，小心不要损坏釜盖上的密封圈，再将连接管连接上，然后再打开相应的针阀，关闭不使用的针阀，关闭排空阀，此过程一定要认真仔细，确保该开的阀打开，该关的阀关闭，在针阀上做好相应标记。调节针阀的时候不要暴力拧紧，用两个手指的力就可以了。旋紧接头时先用手指的力将接头旋上，手指的力旋不动时，再用扳手稍微拧一点就可以了。

三、软件操作

（一）登录软件

双击电脑桌面上"Process Suite"图标，显示登陆菜单，在 Login 下输入用户名：Admin，Password 下输入密码：Admin。点击"login"，进入到软件页面。

（二）编辑方法参数

1. 设置压力与流速 点击软件右下方"method setting"，弹出对话框，点击"pressures"设置背压（反应釜的萃取压力，此最大背压如使用夹带剂泵不超过 400bar，不使用夹带剂泵最大压力可以不超过 600bar），在"System Back Pressure:"输入需要的压力，单位 bar。点击"Pumping"，设置 CO_2 泵流速以及夹带剂泵流速，在"Total flow"（总流速）输入需要的泵速。在"Co-Solvent Percentage:"后输入夹带溶剂百分比，此输入值为占总流速"Total Flow"的百分比，换算得到夹带剂泵的流速。例如：设置总流速"Total Flow"为 20g/min，设置夹带剂百分比"Co-Solvent Percentage"为 5%，那么夹带剂的流速就是 20×5%＝1g/min。而 CO_2 泵的流速就是 20－1＝19g/min。如果夹带剂百分比设置为 0，那么 CO_2 泵的流速就等于设置的总流速。"Total flow"总流速最大不超过 50g/min。总流速一般推荐使用 30g/min 以下值。

2. 设置温度 点击软件流程示意图中下方"Heat Exchanger"图标，就可以打开 6 通道温度控制菜单，六个区域的温度分别显示的意思如下。Zone 1：显示的是"Electric Heat Exchanger"，即电子热交换器的温度；Zone 2：显示的是"100ml Vessel Heater"，即 100ml 萃取釜加热器温度；Zone 3：显示的是"100ml Vessel internal Temperature"，即 100ml 萃取釜内部温度（此温度仅显示，不能实际控温，温度显示实际值与 Zone 2 一致）；Zone 4：显示的是"500ml Vessel Heater"，即 500ml 萃取釜加热器温度；Zone 5：显示的是"500ml Vessel internal Temperature"，即 500ml 萃取釜内部温度（此温度仅显示，不能实际控温，温度显示实际值与 Zone 4 一致）；Zone 6：显示的是"500ml Cyclone"，即 500ml 收集釜温度。

点击此菜单右下角的"Device Settings"，弹出温度设置菜单，选择不同的"Zone"，在"Temp.Set Point"后面输入需要设置的温度值，点击"Apply"上传，再点击"OK"退出。温度输入完成。注意：除此参数外，其他任何参数请勿随意修改。

3. 方法保存 点击软件左上方"File"选项，点击"Save method"保存方法，再点击"save system"保存系统。如果想给方法命名，点击"save method as"方法另存为。弹出对话框，输入方法名称，点击确定退出，然后再点击保存系统。

整个方法编辑完成，打开 CO_2 钢瓶气源，点击软件右下方"Start method"，程序就可以运行，萃取釜压力开始慢慢升至设定压力后，再调节手动背压阀，根据需要调节收集釜压力，注意收集釜的压力不超过 17bar。

四、萃取物收集

在萃取的过程中，用干净的瓶子在萃取釜下方排空管处，慢慢调节排空阀收集，也可以等萃取完成后，打开排空阀收集。

五、关机

萃取结束后，点击软件右下方"Stop all"，萃取停止，关闭 CO_2 钢瓶气源，如果釜内泄压过慢，可以通过点击"method setting"→"pressure"→"system back pressure"，通过输入较小的系统背压值，点击"apply"，就可以慢慢泄压，不能一次输入与前一压力值相差较大的数值，输入的压力值要逐级递减。待压力降为 0 后，关闭软件，退出软件时，如果不确定修改了什么，就不要点击保存。关闭 SFE 超临界萃取系统上的所有电源开关。拔掉电源插头。

第三节　仪器保养维护

1. 旋紧或旋松针阀时只能使用两个手指的力，不要暴力拧紧。

2. 旋紧接头时，先用手拧，待手拧不动后，再用扳手稍微拧一下，以不漏气为原则，请勿蛮力拧紧。

3. 旋釜盖时，注意不要损坏釜盖上的密封圈，放入样品时样品不要污染密封圈。

4. 严禁更改软件上除设置温度压力以外的其他不相关参数以及登陆名与登陆密码。

5. 根据需要清洁萃取釜与收集釜，通常的清洁方式为吸尘器、软布或者溶剂，用软布蘸取适宜的溶剂清洗釜内以及螺纹口。检查密封圈是否有切口和磨损。

6. 定期在所有经常需要拆卸的螺纹口喷涂特氟龙喷剂。

7. 定期检查低温浴槽中冷却液是否缺少，及时补加。

8. CO_2 泵的单向阀以及密封圈属于耗材，需定期更换或根据实际情况更换。

起草人：程显隆　郭晓晗（中国食品药品检定研究院）

复核人：曹红（中国人民解放军联勤保障部队药品仪器监督检验总站）

第四十章 微生物鉴定分析系统

《中国药典》2015年版四部9204微生物鉴定指导原则中指出，微生物鉴定是药品微生物检验中的重要环节，药典通则相应章节中对检出微生物的鉴定做了明确规定，例如无菌产品及非无菌产品检查中分离的微生物，检验洁净室和其他受控环境中分离的微生物，以及药品生产过程中原辅料、制药用水、生产环境、中间产物和终产品中检出的微生物，都需要根据具体的情况进行适当的鉴定。

微生物鉴定需要达到的水平视情况而定，包括种、属鉴定和菌株分型。大多数非无菌药品生产过程和部分无菌生产环境的风险评估中，只需要对所检出微生物的常规形态学特征及一些可作为鉴别依据的关键生化反应进行分析；而控制菌检查一般应达到种属水平；无菌试验结果阳性和无菌生产模拟工艺失败时，对检出微生物的鉴定至少达到种水平，必要时需达到菌株水平。

随着实际生产及检验中对微生物鉴定分析的需求日益增加，微生物的鉴定分析逐渐由手工向自动化仪器转变。鉴定仪器的应用，节约了大量的人力及时间成本，这些仪器基于不同的原理，拥有各自的数据库，避免手工鉴定中由操作者人为引入的误差，保障了结果的重现性、准确性。

目前对于微生物的鉴定分析仍主要以获得待测微生物的纯培养物为前提，无论是细菌还是真菌，纯培养是各种鉴定方法结果准确的重要前提，常见的分离纯化方式是挑取待检菌在适宜的培养基上进行连续划线，并在适宜的条件下进行培养，以获取纯培养物，通常获得单菌落即可，必要时需要镜检来确认纯培养的状态。仪器鉴定的原理虽不尽相同，但可大致分为表型鉴定和基因型鉴定，表型鉴定仪器应用较为广泛的有自动生化鉴定系统，光谱鉴定分析系统；基因型鉴定仪器主要有一代测序系统，核糖体指纹图谱系统等（图40-1）。本章将列举一些常见的鉴定分析仪器，从其原理、主要操作及结果查看、保养维护及注意事项、方法的优势和局限等进行介绍，以求为仪器使用及操作人员提供参考。

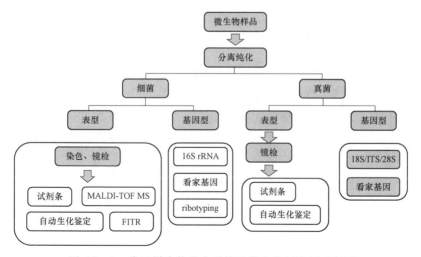

图40-1 常用微生物鉴定系统及鉴定分析流程示意图

第一节   手工生化鉴定系统

一、原理总论

手工生化鉴定系统由标准化、小型化生化试剂鉴定条和鉴定数据库组成。进行微生物的发酵（酸化）试验、酶试验、同化试验、抑制试验等，利用数学的编码技术将微生物的上述生化反应模式转换成数学模式，赋予每种微生物一组数码，建立数据库，通过计算机系统辅助计算和分析，从而获得未知微生物的分类学信息。

二、实验操作及结果查看

1. 使用合适的培养基平板，将待测菌分离纯化，在合适的条件下进行培养，得到新鲜菌，备用。

2. 根据革兰染色及镜检结果选择适宜的试剂条进行下一步试验，具体可参照生产商的用户使用说明。

3. 使用无菌试子或者无菌一次性接种环，挑取待测菌到相应接种液、0.85% NaCl 溶液或者培养基中，混匀，制备成适宜 Mcf 浊度的菌悬液，备用。

4. 吸取制备好的菌悬液，缓慢加入生化反应孔中，避免产生气泡。应依据反应孔的标注类型进行标准接种。

5. 将试剂条放在培养盒中，置于适宜温度的培养箱进行培养。

6. 培养适宜时间后，根据试剂条说明书中的判读标准，对各生化反应结果进行判读，并按照要求记录结果，将相应的结果输入计算机比对系统，得到该微生物的鉴定结果。

三、应用特点及优劣势

手工生化鉴定系统首次将生化鉴定和数值鉴定原理相结合起来进行微生物的鉴定，创新性的改变了传统手工鉴定操作复杂、判读困难的状态，使得鉴定程序标准化、精简化，逐渐成为微生物鉴定公认的金标准。与此同时，手工生化鉴定系统也存在一些不足，如结果的判读需主观观察记录，存在人为判读的误差；试验的操作仍然比较繁琐；此外，目前应用较广泛的手工试剂条鉴定系统，其鉴定数据库多倾向于临床致病菌，对于制药行业中的环境微生物收录有限，使得其鉴定准确性无法得到保障。

四、注意事项

1. 所有操作过程均应遵守实验室生物安全要求，操作时应佩戴无粉乳胶手套。

2. 在进行鉴定试验之前，应获得待鉴定微生物的新鲜纯培养物，并按照生产商的用户使用手册进行染色及镜检。

3. 某些关键的初筛反应在选择试剂条之前是必需的，不可省略此步骤直接进行试剂条的选择。

4. 按照规定的培养条件进行培养并按时观察读取结果。

第二节　自动生化鉴定系统

一、原理总论

自动生化鉴定系统原理与手工鉴定试剂条一致，但扩大了底物的测试谱。目前常见的自动生化鉴定系统，基本都设置微生物常规的生理生化反应、抑制试验、糖酵解试验等反应孔，一方面这些反应会使底物中的显色物质发生颜色变化，另一方面微生物的生长会导致接种菌悬液的浊度变化，通过特定波长测定这两种变化，即可获得相应微生物的生化鉴定信息，与标准数据库进行比对，从而得到鉴定结果。常见的自动生化鉴定系统有 VITEK® 2 Compact、Biolog Microstation、Omnilog 等。

二、实验操作及结果查看

1. 获得待测菌的基本信息如革兰染色、对氧气的需求等，以便选择合适的鉴定卡/板以及接种液。

2. 初步确定所用鉴定卡种类之后，用新鲜纯培养物配制规定浊度的菌悬液。

3. 手动（如 Biolog Microstation、Omnilog）或自动接种（VITEK 2）至相应的鉴定卡或反应板，在鉴定系统中录入待测菌的基本信息。

4. 将反应板置于培养箱中进行培养（Biolog Microstation），有些仪器自带培养装置，则只需设置培养条件（VITEK® 2 Compact、Omnilog）；

5. 在进行结果查看时，某些仪器采用实时读数数据库，动态监测反应板中的生化反应，并与数据库进行比对，得到鉴定结果（VITEK 2、Omnilog）；某些仪器采用终点读数数据库（Biolog Microstation），实验人员在培养适当时间后，将反应板置于仪器中进行自动读数与比对，得到实验结果。当仪器给出单一鉴定结果时，可作为该微生物在该鉴定方法下的鉴定结果，有的仪器会给出两种结果，此时需要按照要求进行补充试验以进一步确认。

三、仪器应用特点及优劣势

自动生化鉴定系统弥补了手工鉴定中操作人员主观判读结果的缺点，后续的培养及数据读取都可依靠仪器完成。测试卡/板的种类相对减少，某些系统将鉴定板分类为细菌、酵母、丝状真菌（Biolog Microstation），细菌中通过不同的接种液来进行革兰阳性菌、球菌、革兰阴性菌及某些厌氧菌的区别鉴定（Biolog Microstation，Omnilog），而某些系统则仍采用不同的鉴定测试卡，如革兰阳性菌鉴定卡、革兰阴性菌鉴定卡、芽胞杆菌鉴定卡、厌氧菌鉴定卡、酵母菌鉴定卡等（VITEK® 2 Compact）。相较于手工鉴定试剂条来说，增加了反应底物的种类，提高鉴定的准确性；不仅节约了人力成本，实时结果判读机制更可在第一时间获得待测菌的鉴定结果，节约了时间成本。

但是，由于微生物的生化反应受其生长情况、菌龄等因素的影响，药品中的微生物往往处于受损状态，短时间内不易恢复到其稳定的生化表型，因此，在分离培养时，需适当增加传代次数，以帮助其复壮；此外，受限于标准数据库和生化鉴定的方法原理，某些数据库中未收录的微生物或是生化表型接近的微生物，无法通过此方法进行鉴别，需要进一步采用其他方法辅助结果判断；最后，虽然实时结果判读一定程度上缩短了鉴定时间，但一般仍需要十几个小时甚至更长时间才能获得鉴定结果。

四、仪器保养维护及注意事项

1. 所有操作过程均应遵守实验室生物安全要求，操作时应佩戴无粉乳胶手套。

2. 严格遵守仪器使用指南进行培养、菌液制备、接种、读数等操作，应对照仪器数据库中相应微生物的培养时间、温度，使用鉴定接种液及反应板进行鉴定试验。

3. 注意数据库种类，某些数据库是终点读数数据库，某些是实时读数数据库，避免程序选择错误。

4. 遵守结果判定规则，尤其是真菌读数时，避免误判。

5. 仪器使用结束后应及时关闭，避免光源损耗，保持仪器清洁，并定期进行维护。

第三节 基质辅助激光解吸电离飞行时间质谱（MALDI-TOF MS）

一、原理总论

基质辅助激光解吸电离飞行时间质谱（matrix-assisted laser desorption/ionization time-of-flight mass spectrometry，简称 MALDI-TOF MS）技术，是 20 世纪 80 年代末问世并迅速发展起来的一种质谱分析技术，是众多质谱种类中的一种，由于该技术采用的是软电离源 MALDI，适用于生物大分子的分析，将样品（菌体或提取的蛋白）和基质混合点涂于样品靶的靶点之上，继而使蛋白电离，在高压电场下飞行并到达检测器，不同质荷比的离子到达检测器的时间不同，检测器上的电子信号经数字转化器处理，即可获得样品的质谱图。由于不同细菌（或真菌）的蛋白质谱图具有差异性，将未知的细菌蛋白质谱图与已知的蛋白图谱库进行比对，可实现微生物快速准确鉴定。

二、实验操作及结果查看

1. 取样本单菌落均匀涂抹在 MALDI 靶板的样本孔位中，在记录表中记录样本位置和编号；添加 1μl 细菌测试标准品溶液至 1 个样本孔位中，自然晾干；在已晾干后的测试标准品溶液和样本上加 1μl 基质溶液（如果样品为难破壁的菌，需先加 1μl 70%甲酸，晾干后再加基质溶液），自然晾干。

2. 靶板放入靶板舱，轻轻盖上盖子，将靶板送入。

3. 启动应用程序，输入项目名称、创建者和样本描述；进入放置分析物窗口，选择样本和标准对照所在靶位并输入样本 ID；设置完毕后即可开始自动测试。

4. 质谱数据采集结束之后，自动生成鉴定报告。每个样本的鉴定结果会用分值和颜色差异表示其可靠程度。

三、仪器应用特点及优劣势

与生化实验鉴定相比较，质谱法最大的优势是大大缩短了时间成本（上样到出结果小于 1 分钟），上样通量大，成本低廉且具有相当容量的数据库，保障了其鉴定的准确性。但质谱法也有一定的局限性，如由于方法学和微生物本身基因和蛋白较高的一致性导致的某些种间的质谱图差异较小，从而造成鉴定错误或无法识别，如志贺菌属与大肠埃希菌、部分嗜麦芽窄食单胞菌与痤疮丙酸杆菌、肺炎链球菌与口腔/缓症链球菌及某些复合菌群等，以上菌株的指纹图谱相似性高，较难区分鉴定。另外对一些数据库中没有建立标准谱图的微生物进行鉴定时，无法得到准确鉴定结果。

四、仪器保养维护及注意事项

1. 所有操作过程均应遵守实验室生物安全要求，操作时应佩戴无粉乳胶手套。

2. 靶板在存放时要保持无尘（真空）环境，使用时应注意保持靶面洁净，请勿用手指触摸靶面，以免造成污染，请按照手册要求彻底清洗靶板，以免交叉污染。

3. 挑选菌落时，请注意菌量（5~10mg），过少会造成灵敏度过低，过多会易造成破壁不完全，核蛋白提取不充分。

4. 尽量用新调配的基质，新调配的基质需要尽快放置 4℃以下冷藏（不要超过一周），并且每次点样前，重新摇匀。

第四节　傅里叶变换红外（FTIR）光谱法

一、原理总论

早在 20 世纪 50 年代红外光谱法已被报导可以区分和鉴定不同的微生物，但由于当时红外光谱仪的低选择性，这项工作在 70 年代中期基本停滞不前。随着现代傅里叶变换技术的发展进步，并与多元统计分析、模式识别等化学计量学方法结合，80 年代以后傅里叶变换红外（FTIR）光谱法在微生物学上逐渐得以应用。与化学物质单一明确的红外光谱不同，微生物的红外光谱是轮廓峰，反映了微生物全细胞组分，包括胞内 DNA、RNA、蛋白、细胞膜和细胞壁中的脂类、蛋白、多糖等的综合信息，没有典型的分子振动特征峰且具有复杂的指纹性。通过对微生物红外图谱中的信息进行处理及分析，可达到对微生物鉴别的目的。

二、实验操作及结果查看

1. 样品制备：经分离纯化后的新鲜菌落于 100μl 无菌水中重悬，混合均匀后吸取 10μl 至 96 孔 Si 片载样板上圆形点样区，每个样品 4~5 个平行，载样板置于干燥箱干燥，形成均匀的菌膜。

2. 在进行光谱采集之前对仪器进行性能确认（performance qualification，PQ）和运行确认（operational qualification，OQ），确保仪器性能稳定，达到最佳测试状态。将载有样品的 Si 片置于 HTS-XT 样品架中，在 OPUS-LAB 下选择光谱条件、储存路径、QT 方法及采样孔位置并对采样孔进行编号，检查信号后测试样品，每个样品之前进行空白校正。设置谱段范围、分辨率、样品及背景扫描次数等参数，开始扫描。

3. 对扫描得到的至少三张通过 QT 测试的原始图谱按扫描次数加权求得平均光谱，平均光谱评价计算。

4. 未知菌样与数据库中已知背景菌株图谱进行比对，聚类至与之光谱相似度接近的微生物类群。

三、仪器应用特点及优劣势

红外图谱反映微生物全细胞组分光谱吸收值的叠加，光谱的采集与微生物的生长状态、菌龄、代谢活性、加样浓度都有密切关系，因此，需要选择合适的分析谱段，计算方法，将不同菌株光谱之间的特异性区分开来，方法的标准化难度较大。但傅里叶变换红外光谱作为定性测试方法，对微生物具有结果重现性好、操作简便快速、检测通量大、试剂耗材经济环保等优点，是一种极具推广潜力的测试方法。

四、仪器保养维护及注意事项

1. 所有操作过程均应遵守实验室生物安全要求，操作时应佩戴无粉乳胶手套。

2. 对于能够在 TSA 培养基上生长的细菌尽可能使用 TSA 进行培养，确保营养条件一致，减少影响因素；当培养基换批时，需要对培养基进行验证，确保培养基批间差异不会对细菌光谱分析造成影响；对于不能在 TSA 培养基上生长的细菌，可使用合适的培养基进行培养，具体培养条件需要经过考察确定。

3. 确保菌悬液和干燥的菌膜是均匀的，否则图谱可能无法通过质量测试。

4. 上样量可根据菌液浓度作出相应调整，10～15μl 较为适宜。小于 10μl，会导致无法将载样孔涂满，影响光谱扫描；大于 15μl 可能导致菌液在 Si 板上流动，污染相邻载样孔。

5. 仪器组件应保持清洁，试验后应及时清洗 Si 载样板，定期检查干燥剂状态并进行仪器维护。

第五节 核糖体保守序列分析

一、原理总论

核糖体是微生物细胞中蛋白质的合成场所，核糖体 RNA（rRNA）参与核糖体结构完整性，且高度保守。16S rRNA 是原核生物核糖体小亚基的组成部分，全长约 1500bp，由可变区及保守区交替排列而成，16S rRNA 共拥有 9 个可变区，不同微生物可变区碱基组成及排列存在差异，可以此作为细菌的鉴别依据。通过聚合酶链式反应（PCR），利用保守区序列设计的引物将 16S rRNA 序列扩增，与数据库中已知分类学背景的序列进行比对，即可达到未知菌株的鉴定目的。真菌核糖体保守序列分析与细菌同理，所选取的序列多为核糖体转录间隔区如 ITS 区，或者大小亚基的组成部分 26S/28S，18S，或 28S 前端的可变区 D1/D2 区。利用保守序列对微生物进行鉴定，除了进行碱基相似性的比对，还可进行遗传距离或系统发育分析，确定待测微生物的分类学地位。

对于微生物保守序列 PCR 产物碱基组成的分析，多采用一代测序技术，及双脱氧末端终止法（Sanger 法）。单向引物以 PCR 产物为模板，进行扩增，体系中添加的 ddNTPs 会随机插入到扩增序列中，终止扩增反应，这些随机插入的四种 ddNTPs 被标记了不同颜色的荧光，在后续测序产物的毛细管电泳时，片段将被分离，并被捕获荧光信号，结合电泳图谱，转化为该序列的碱基排列组成信息。

目前尚未有针对保守序列基因提取、扩增、测定的一体化仪器，但针对各个环节，均已有较成熟的仪器应用，如全自动基因提取仪、基因扩增仪（PCR 仪）以及一代测序仪等。本部分包含保守序列分析全过程的实验操作规程，但仪器部分将着重于一代测序仪的介绍。

二、实验操作及结果查看

1. 挑取微生物纯培养物适量提取基因组，可采用试剂盒提取法或其他方法（如碱裂解法，CTAB 法等），目前也已有全自动的基因组提取仪器可供选择。

2. 对基因组提取质量进行检测，可通过紫外分光光度法测定基因组吸收峰值，一般 OD260/280 范围 1.8～2.0，或对提取产物进行电泳检测，确认相应位置条带。

3. PCR 扩增体系：反应体系中应包括扩增缓冲液，聚合酶，dNTPs，Mg^{2+}，上下游引物，模板，选择合适的扩增条件对核糖体保守序列进行扩增。

4. 扩增产物通过电泳检测其质量，确认条带大小是否正确，是否单一明亮，是否有引物二聚体，并以此确定产物测序前纯化方法。

5. 制备测序 DNA 模板：仅用单一方向引物，且在体系中添加 ddNTPs。

6. 测序产物纯化：通常采用乙醇/EDTA/乙酸钠沉淀法。

7. 打开计算机，开启仪器，等待绿灯常亮。

8. 打开应用程序软件，输入账户密码，对仪器进行预热。

9. 在预热的同时，用去离子水对管路进行清洗（用注射器推入 10ml 去离子水），将 conditioning reagent 换成胶。

10. 灌胶并进行排气泡。

11. 更换阴阳极缓冲液。

12. 将样品盒取出，用移液枪将 10μl 需要测序的样品移入 96 孔板相应孔内（注意不要有气泡，且样品完全在孔底部），记录样品位置。

13. 创建新的实验，对该次实验命名，选择反应及耗材试剂种类。编辑样品名称，选择测序程序。

14. 勾选测序的样本，程序（assays），开始运行测序程序。

15. 程序运行结束后可查看测序结果，测序结果将以峰图文件（ab1.）显示，可根据测序峰判断测序结果质量，也可用于双向结果的拼接。

16. 使用仪器配备的分析软件将峰图结果转化为 fasta.或 txt.格式，仪器自带数据库可对序列进行比对分析，得到待测菌株鉴定结果；也可将序列置于权威数据库中进行比对。

17. 将比对结果相近的序列下载，使用分析软件如 MEGA 等进行遗传距离及系统发育树分析，进一步确认待测微生物的分类学地位。

三、仪器应用特点及优劣势

保守序列在微生物细胞中普遍存在，且受微生物生长温度、时间、营养等环境条件影响较小，相较于表型鉴定方法，微生物保守序列的分析鉴定方式更加稳定、准确。从 90 年代 PCR 技术发展以来，已有成千上万例微生物的核糖体序列被测定并形成庞大的分类数据库，其中包括细菌和真菌，弥补了传统表型鉴定方法的不足，一定程度上提高了鉴定结果的准确性。尽管二代、三代测序技术飞速发展，一代测序仍然以其稳定性、准确性应用于基于纯培养的微生物鉴定中，16S rRNA 序列分析被认为是细菌基因鉴定的"金标准"。

但核糖体基因序列分析并不能做到对所有微生物的准确鉴别，某些遗传关系相近的微生物，在核糖体序列上有着极高的保守性，仅依靠核糖体序列种间区分能力有限，此时则需要借助其他方法进一步判断，依赖编码蛋白的看家基因的序列分析是一代测序技术的另一应用，其原理与实验方法、核糖体基因类似，但它们的进化速度比核糖体基因更快，在亲缘关系相近的微生物中往往存在差异，可作为这些微生物分类鉴定的依据，此外，不仅仅局限于某一种看家基因，多种看家基因联用的多位点序列分析方法（MLST）也被广泛应用于细菌的鉴定和分型。

四、仪器保养维护及注意事项

1. 所有操作过程均应遵守实验室生物安全要求，操作时应佩戴无粉乳胶手套，移液器、移液管应专物专用，在使用离心机、PCR仪、测序仪时，应避免生物气溶胶污染。

2. 设置阴性、阳性对照，确保实验结果可靠性。

3. 对测序结果进行检查，删去不符合质量要求的碱基。

4. 若仪器长时间不使用，需定期维护，检查各种试剂是否在有效期内，毛细管是否堵塞。对毛细管进行空间校正（长期不用时）。必要时进行光谱校正（在更换测序试剂盒或者胶液时）。

5. 所使用仪器应保持清洁，测序结束后应及时更换保护缓冲液，由于测序所用试剂保质期极短，应合理安排实验时间及上样通量，避免浪费。

第六节 核糖体全自动微生物基因指纹鉴定系统

一、原理总论

Ribotyping（核糖体分型）是首个用于细菌鉴定和分型的分子指纹技术，无需依赖 PCR 技术，因此可避免非特异扩增问题，具有较高的保真性，是在 RFLP（限制性片段长度多态性）和 Southern Blot 基础上发展起来的一种鉴定和分型方法，将细菌的全基因组 DNA 用限制性内切酶消化，经电泳分离和 Southern Blot 转印后，用放射性标记的 rRNA 操纵子探针杂交，根据带型和带数的多态性对细菌进行分子分型。同时因图谱本身具备系统分类学的意义，因此可将图谱与标准菌株数据库的指纹模式（Ribo Pattern）进行比对，实现鉴定和分子分型的同步完成。

二、实验操作及结果查看

1. 挑取纯培养物制成菌悬液，转移至样品架，置于热处理工作站进行灭活。

2. 登记实验样品信息，提交实验，等待仪器提示。

3. 样品中加入 DNA 制备裂解液 reagent A 和 B，按照仪器工作提示更换实验试剂及耗材，上机实验，采集核糖体指纹图谱。

4. 结果判读：仪器自动生成图谱相似值高于 0.85 的鉴定结果，若相似性低于 0.85，仪器生成相似值由高到低的匹配结果，需要手动添加至最终的结果报告中。

三、仪器应用特点及优劣势

由于核糖体编码基因有较高的保守性，各种限制性酶切位点在细菌基因组内也广泛分布，因此可用一种通用的探针和酶切方案对多种不同的微生物进行检测，实现广谱分析；通过Ribotyping，可获得足够数量不同分子大小的指纹条带（一般为 5～15 条），具备较高的分型率和良好的重复性；核糖体分型不仅可应用于细菌鉴定，其图谱分型属性可在菌株溯源时起到重要作用，有利于检验实验室以及生产过程中的污染调查。

四、仪器保养维护及注意事项

1. 所有操作过程均应遵守实验室生物安全要求，操作时应佩戴无粉乳胶手套。

2. 菌悬液浓度应适宜，按照仪器使用说明进行配置。

3. 上机试验前应检查该批次实验试剂的密封性、胶的完整性等，避免影响实验结果。

4. 实验结束应及时清理废弃试剂，保持仪器内外清洁，每周应对实验数据进行备份，并进行定期维护。

5. 定期进行仪器性能确认，使用标准菌株对仪器实验结果的准确性及重复性进行检查。

总结：微生物的鉴定在生产、检验过程中是不可忽略的重要环节，结合药品生产行业的实际需求，微生物鉴定技术逐渐向自动化、快速化的方向发展，但值得一提的是，无论采用手动还是自动鉴定系统进行微生物鉴定，都应按照生产商的提示，使用标准菌株进行定期的性能确认，确保鉴定系统的正常功能。

未知微生物的鉴定应遵循多相鉴定原则，即采用多种鉴定方法相互佐证，以获得准确的鉴定结果。但如前文所述，微生物检出来源决定了其需要达到的鉴定水平，而对于鉴定结果而言，鉴定方法本身的原理和其数据库决定了可以达到的鉴定水平及准确性。一般环境监测进行的微生物风险评估，可采用简单的生化实验对待测菌株进行初步定性，当然，从实验的效果和时间成本考虑，质谱和红外等光谱检测方法既可满足环境监测检测通量较高的需求，又能达到简单的镜检观察、关键生化反应所没有的鉴定水平；而非无菌检查中控制菌检查时，使用自动生化鉴定仪器可得到良好的鉴定效果，也可使用质谱等快速的光谱分析方法。当无菌检查出现阳性，或检测和生产关键环境监测点出现微生物检出，在类似上述情况下即需要对分离微生物进行种甚至株水平的鉴定，此时，一方面需要结合多种原理不同的鉴定方法进行结果的互相佐证，另一方面需要适当选择能够达到相应鉴定水平目的的鉴定方法，以便于进行问题的调查。

起草人：戴翚（中国食品药品检定研究院）

复核人：马仕洪（中国食品药品检定研究院）

第四十一章　微粒检测仪

当被检测液体中的微粒通过一窄细检测通道时，与液体流向垂直的入射光，由于被微粒阻挡而减弱，因此由传感器输出的信号降低，这种信号变化与微粒的截面积大小相关。每一个粒子通过光束时引起一个电压脉冲信号，脉冲信号的多少反映了粒子的数量。本法适用于各种分散介质透明的液体（无色、有色、不含乳浊液）中不溶性微粒大小和数量的检测；测量粒径范围为 2～100μm，检测微粒浓度为 0～10000 个/ml。

微粒检测仪器通常包括取样器、传感器和数据处理器三部分。

第一节　Pacific Scientific Instruments 公司微粒检测仪操作规程

一、开机

1. 打开液体注射取样器电源。

2. 打开颗粒计数器电源，约 40 秒后，进入 "main functions menu"。

3. 日期输入：在 "main functions menu" 下，选择 "MORE"，进入 "Miscellaneous functions menu"，选择 "set clock"，输入年、月、日、小时、分钟及秒，然后按 "退出" 键 2 次退回至 "main functions menu"。

二、编辑或选择实验方法

1. 取样针位置设定　通过液体注射取样器控制面板上的 "向上设置" 和 "向下设置" 键设定液体注射取样器取样针的最高及最低位置。

2. 取样器的参数设置　在 "main functions menu" 下，选择 "Setup"，进入 "Parameter setup functions menu"，选择 "3000A SMPLR"，进入 "3000A sampler function menu"，选择 "3000A SETUP"，通过数字键、回车键及上下左右键输入 "Flow rate" "Syringe size" "Tare volume" "Auto unload"，然后按 "退出" 键 3 次退回至 "main functions menu"。

3. 加载或修改用户标准　在 "main functions menu" 下，选择 "MORE"，然后选择 "USER STD" 键进入 "User-defined standard functions menu"，选择 "LOAD STD"，通过上下键选择需加载的标准，然后按 "回车" 键。如果需对加载的方法进行修改，则选择 "ALTER STD"，通过数字键、上下左右键及回车键设定 "Standard Name" "Number of Classs" "Cuml/diff" "Class limit units" "Sample volume" "Classify" "Number of runs" "Number of channels" "Class name" "Threshold" "Limit" 参数，然后按 "退出" 键，使用上下键选择储存的位置，然后按 "回车" 键 2 次保存标准，然后按 "退出" 键 2 次退回至 "main functions menu"。

4. 计数器的参数设置　在 "main functions menu" 下，选择 "Setup"，屏幕显示 "Parameter setup functions menu"；选择 "CNTR SETUP"，屏幕显示 "parameters for counter 1" 菜单，通过

数字键、上下左右键及"回车"键设定"Background""Dilution factor""Standard"参数，然后按"退出"键 2 次退回至"main functions menu"。

5. 计数器的电流校正 在"main functions menu"下，选择"CAL"，屏幕显示"Calibration functions menu"，选择"MORE"进入"Additional calibration functions menu"；选择"AUTO ADJUST"，屏幕显示"Doing Auto-Adjust on Counter 1"，待屏幕显示"Counter 1 Auto-Adjustment OK"时，按"退出"键 2 次退回至"main functions menu"。

三、测定样品

将样品溶液放在进样针的针正下方，选择"Start"开始测定。

四、打印数据

测定完毕，选择"Print"，然后选择"Print Run"，打印本次测定结果，按"退出"键退回"main functions menu"，进行下一个样品的测定。

五、清洗

测定结束后，通过取样器上的"清洗"键用 10%甲醇溶液清洗取样器管路 3 次。

六、关机

关闭取样器及计数器的电源，登记使用记录。

第二节　仪器保养维护及故障诊断与排除

一、仪器保养维护

1. 仪器放置环境要求 避免日光直射；避免震动；避免强磁场、电场；试验操作环境应干净、无尘，不得引入外来微粒。

2. 在使用过程中，随时检查仪器运转情况是否异常，使用完后应及时清洗管路，以免堵塞检测通道或管路。

3. 应定期进行检修，及时更换磨损零件，应至少每 6 个月进行 1 次设备校准。校准方法步骤如下：

（1）取样体积　待仪器稳定后，取多于取样体积的微粒检查用水置于取样杯中，称定重量，通过取样器由取样杯中量取一定体积的微粒检查用水后，再次称定重量。以两次称定的重量之差计算取样体积。连续测定 3 次，每次测得体积与量取体积的示值之差应在±5%以内。测定体积的平均值与量取体积的示值之差应在±3%以内。也可采用其他适宜的方法校准，结果应符合上述规定。

（2）微粒计数 取相对标准偏差不大于 5%，平均粒径为 10μm 的标准粒子，制成每 1ml 中含 1000~1500 微粒数的悬浮液，静置 2 分钟脱气泡，开启搅拌器，缓慢搅拌使其均匀（避免气泡产生），依法测定 3 次，记录 5μm 通道的累计计数，弃第一次测定数据，后两次测定数据的平均值与已知粒子数之差应在±20%以内。

（3）传感器分辨率 取相对标准偏差不大于 5%，平均粒径为 10μm 的标准粒子（均值粒径的标准差应不大于 1μm)，制成每 lml 中含 1000～1500 微粒数的悬浮液，静置 2 分钟脱气泡，开启搅拌器，缓慢搅拌使其均匀（避免气泡产生），依法测定 8μm、10μm 和 12μm 三个通道的粒子数，计算 8μm 与 10μm 两个通道的差值计数和 10μm 与 12μm 两个通道的差值计数，上述两个差值计数与 10μm 通道的累计计数之比都不得小于 68%。若测定结果不符合规定，应重新调试仪器后再次进行校准，符合规定后方可使用。

二、故障诊断与排除

1. 吸入样品过程后注射器内有气泡 检查取样针、注射器及管路各连接处是否松动，注射器活塞与注射器玻璃内壁是否密封，连接管是否破损？如有上述情况，拧紧各连接部件、更换注射器或连接管。

2. 吸不进被检测样品溶液 用超纯水代替样品试验，排除因样品黏度过大导致的问题；若超纯水仍无法正常吸入，应检查检测通道和管路是否堵塞。如检测通道堵塞，断开进样针及连接管与激光传感器的连接，用随机器附带的扁平铜片插入检测通道，通过反复插拔进行疏通。

3. 检测不到微粒数 用水反复清洗管路，保证光路和计数器清洁、通畅，避免因样品污染阻挡光路正常测定样品。如经多次清洗仍无法解决，断开进样针及连接管与激光传感器的连接，用随机器附带的扁平铜片插入检测通道，通过反复插拔进行疏通，去除黏附在检测通道表面的异物或污染物，保证光路畅通。

起草人：王悦（中国食品药品检定研究院）
复核人：廖海明（中国食品药品检定研究院）

第四十二章 溶出度测定仪

溶出度系指活性药物从片剂、胶囊剂或颗粒剂等制剂在规定条件下溶出的速率和程度，在缓控释制剂、肠溶制剂及透皮贴剂等制剂中也称释放度，溶出度是评价药物制剂质量和质量控制的一个重要指标，用规定的仪器装置，在规定的温度、介质、搅拌速率等条件下，对制剂进行药物溶出速率试验，监测产品生产工艺的稳定性和批间质量的一致性。采用具有体内外相关性的溶出方法，体外溶出试验不仅能反映工艺和处方的变动，还能预测药物在体内的行为。

《中国药典》2015 年版四部通则收载了五种溶出装置：第一法为篮法，第二法为桨法，第三法为小杯法，第四法为桨碟法，第五法为转筒法。其中，篮法、桨法和小杯法主要用于普通制剂、缓控释制剂及肠溶制剂的测定，桨碟法和转筒法用于透皮贴剂的测定。

溶出度试验通常根据制剂处方、工艺及剂型特点并参照标准方法，选择适当的溶出装置，设置适当的水浴温度、介质体积、搅拌速度、取样间隔和取样体积等参数，将一定数量的样品投入到溶出仪，采用手动或自动取样系统进行单点或多点取样。对于篮法或桨法，除了配置有自动取样的溶出仪外，还可采用从溶出介质配制、投样、取样、清洗溶出杯或更换转篮可连续自动测定的全自动溶出仪。

溶出度测定前，应对仪器装置进行必要的调试，对溶出介质进行脱气处理并测定溶出介质的温度，进行滤膜吸附的检查等。测定样品为胶囊剂时还需进行空胶囊的干扰试验。

溶出度仪由水浴槽，溶出杯，升降机头，搅拌桨，投药装置等部件组成。自动取样溶出度仪由溶出度仪与自动取样系统及管路系统组成。自动取样系统由样品架，隔膜活塞泵及回补系统组成。可由微型计算机等组成的精密控制系统对各部件进行集中控制。《中国药典》2015 年版四部通则 0931 对各测定方法项下使用的篮体、篮轴、搅拌桨、转筒、溶出杯等装置的参数进行了详细规定。典型的药物溶出度测定仪如图 42-1 所示。

溶出仪通过溶出杯内流体的剪切力使药物的有效成分溶解于适宜的介质。测定原理可用 Noyes-Whiteney 方程表示。理论上，颗粒越细，表面积越大，溶出越快，但并非所有品种崩解的颗粒越细，溶出越快。一些疏水性药物，制剂崩解成为小颗粒后，易沉淀于杯底或粘于杯壁，不随转杆的转动而运动，在这种情况下，小颗粒反比大颗粒溶出慢。

第一节 DISTEK 自动取样溶出度测定仪

一、DISTEK 2500 溶出仪与 Eclipse 5300 自动取样器

（一）仪器的结构

由溶出仪主机与 Eclipse 5300 自动取样器组成。溶出仪主机有 2500RTD 水浴型与 2500SELECT 无水浴型，除加热方式不同，其他结构相同。

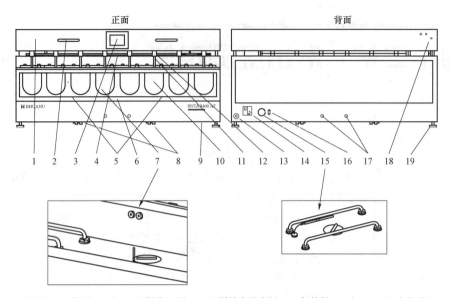

1. 驱动器；2. 把手（2个）；3. 操作面板；4. 取样管安装底板；5. 加热管（4个）；6. 温度传感器；
7. 防空烧传感器（溶出杯后方）；8. 注水/排水口（2个）；9. 电源开关；10. 溶出杯（8个）；11. 浆（8根）；
12. 卡扣（8个）；13. 电源线；14. 漏电保护器；15. 过热保护器；16. RS－232C 接头；17. 流水/排水口（2个）；
18. 空气配管连接口；19. 水平调节器（4角）

图 42－1 典型的药物溶出度测定仪

（二）DISTEK 2500 溶出仪与 Eclipse 5300 自动取样器操作规程

1. 打开 2500 溶出仪主机电源开关，选择用户名 Distek；初始密码为：Distek。

2. 根据实验方法选择浆法、篮法、转筒法、浆碟法。

3. 通过旋转高度旋钮（"PADDLES"为浆法；"BASKETS"为篮法）确定溶出仪主机机头的高度。

4. 点击温度显示位置设置温度，用软键盘输入所需温度；点"▶"开始加热。点转速显示位置设置转速，用软键盘输入所需转速（可在任何时间更改转速）；点"▶"搅拌轴开始转动。转轴中内置温度传感器实时监测每个溶出杯的温度，并在显示屏中显示。将配制好的溶出介质倾入溶出杯中，将机头下降至相应位置，盖上溶出杯盖。

5. 打开 Eclipse 5300 自动取样器开关，初始化后进入到登录界面，选择用户名、输入密码，进入到主界面。

6. 点击"Methods"选项，再点击"New"，点击对话框中"OK"项后输入创建方法名称（最多可保存 100 个方法）。

7. 在"Genneral"选项中依次设置方法的参数，并点击"Save"保存方法。

（1）"Name"方法名称，可输入 16 个字符。

（2）"Rack Type"根据取样体积选择"TUBE"或"VIAL"（取样用试管或液相小瓶）。

（3）"Syinge Filter"选择是否配置自动针式滤膜更换装置。

（4）"Flush Volume"取样前润洗管路的体积（0～13ml）。

（5）"Flush Times"设置取样时用样品溶出液冲洗管路的次数。

（6）"Media Recycle"溶出液回收功能，选择"ON"，每次 Flush 的溶液都会暂存在回收槽内, 等取完样品之后再把回收槽内所有介质返回溶出杯中; 选择 "OFF", 则通过废液槽排掉 (一般不建议选择 "OFF")。

（7）"Media Replace" 补液功能, 选择 "ON" 或 "OFF", 仪器根据指示是否补液。

（8）"Wash Cycle" 实验结束后清洗循环, 可设置 1～5 次。

（9）"Collect flow rate" 注射泵取样时的速度, 可设置 8～50ml/min (一般建议取样精度要求高或取样负压较大时采用低流速, 取样间隔短时采用高流速)。

（10）"Dispense flow rate" 注射泵取样后推出样品溶液的速度, 可设置 8～50ml/min。

8. 在 "Sample" 选项中设置取样时间和取样体积, 并点击 "Save" 保存。

（1）"# of Step" 取样次数, 设置范围 1～12。

（2）"Time" 每次取样的时间。

（3）"Volume" 设置每个取样点的取样量, 设置范围 1～15ml, 取样量可不同。

9. 在 "Bath" 选项中设置控制溶出仪的参数, 并点击 "Save" 保存。

（1）"Temperature" 溶出仪水浴的温度, 范围为 20～65℃。

（2）"RPM" 溶出仪转轴的转速, 范围为 25～300 转/分钟。

（3）"Apparatus" 实验方法, 即篮法、桨法、转筒法、桨碟法等。

（4）"Volume" 溶出的介质体积, 范围为 250～4000ml。

（5）"Infinity RPM" 极限转速, 可最大设置 300 转/分钟。

（6）"Infinity Duration" 极限转速的持续时间。

10. 根据溶出介质体积选择不同长度取样针, 滤头中放入滤芯, 按方向放入足量的的针式滤膜 (如配置自动针式滤膜过滤装置), 分别对应取样管路的编号, 将取样针插入溶出杯盖上桨法或篮法的取样孔中。

11. 返回方法列表界面, 点击 "Method", 在方法列表中调取新创建的方法名。在列表 "RUN" 位置上把所使用的溶出仪选择为 "A" 或 "B", 点击右下角 "RUN"。

12. 溶出仪主机屏幕显示每个溶出杯的实时温度; 当溶出杯中介质温度达到要求后, 溶出仪主机屏幕出现提示信息。

（1）桨法试验　点击溶出仪主机屏幕上 "Yes" 选项, 搅拌桨停止转动, 再点击新提示信息的 "Yes" 选项, 投药, 等待倒计时 59 秒或按屏幕上 "Start", 仪器将自动计时运行。

（2）篮法试验　点击溶出仪主机屏幕上 "Yes" 选项, 抬起溶出仪主机机头, 用滤纸吸干篮轴头部的溶出介质, 安上装有样品的篮体, 再点击新提示信息的 "Yes" 选项, 降下机头, 等待倒计时 59 秒或提前按屏幕上 "Start", 仪器将自动计时运行。

13. 仪器清洗实验结束后, 溶出仪自动停止搅拌, 5300 取样器同时停止方法, 提示需要对整套取样管路进行清洗, 按照对话框所指示, 把取样针中间的滤膜移除, 把所有的取样针放入到盛有 500ml 以上纯化水的容器中, 补液管路放入一个空容器中, 按照屏幕指示点击确认进行系统清洗, 清洗的次数按照方法中设置的进行, 建议清洗 2～3 次为宜。仪器清洗完毕, 在仪器主界面的 "Manual Action" 选项手动运行 "Empty" 程序排空管路。

（三）Eclipse 5300 自动取样器的用户设置

1. 创建新用户　每个用户按照权限分成三个级别: 管理员（ Manager ）、高级用户（ Advanced User ）及一般用户（ User ）。最多可设置 50 个用户。管理员拥有管理权限, 而高级用户和一般用户只有用户权限。只有管理员才能新建、编辑、删除用户。在 "Setting" 选项中的 "User Setup"

进行设置。点击"New"新建用户，弹出窗口提示用户输入用户名称，选择"OK"，用软键盘输入用户名；点击"Password"对话框输入密码（用户登录之后可以修改）；再点"Access Level"对话框，选择该用户的账户权限级别："Manager""Advanced User""User"。设置完成保存，信息提示窗口确认，选择"OK"完成设置。选择"Cancel"键取消并回到用户设置界面。

2. 修改用户名和密码 重复创建新用户第一步，选择所需修改的用户名称。点击"Edit"进入用户编辑，选择所需修改的内容。可以重新命名用户，修改密码和账户权限级别，所有设置完成后保存，将有信息提示窗口确认；或点击"Delete"永久删除用户。

二、DISTEK EVOLUTION 6100/6300 溶出仪与 EVOLUTION 4300 自动取样部分

（一）仪器的结构

由溶出仪主机、6300TCS 加热器（无水浴型除外）、4300 注射泵、4300 自动取样器组成。溶出仪主机有 6300 水浴型与 6100 无水浴型，除加热方式不同，其他结构相同；4300 取样器为一拖二式，即一个取样器可同时控制两台溶出仪主机。

（二）EVOLUTION 6100/6300 溶出仪与 EVOLUTION 4300 自动取样部分操作规程

1. 开机顺序 依次打开注射泵（A、B 泵均打开）、取样器、TCS 加热泵、溶出仪主机电源开关。

2. 打开溶出仪主机电源开关，仪器初始化后，出现仪器的序列号及硬件的版本号，按任意键或等待 10 秒钟进入系统登录界面。

3. 在面板上用方向键选定用户名，按"ENTER"键，进入密码输入界面。

4. 用方向键在虚拟键盘选择所需的字符，并按"ENTER"键，密码输入完毕，光标移至"OK"，按"ENTER"键。

5. 登录后进入主菜单，用方向键将光标移至"MANUAL MODE"，按"ENTER"键。

6. 光标移至"TCS ACTIVE"，并按"ENTER"键。

7. 屏幕出现"是否激活 TCS？"提示，选择"YES"，加热器开始工作，红色指示灯亮起（当水浴温度达到设定值时，指示灯开始闪烁）。

8. 根据实验方法选择桨法或篮法；通过旋转高度旋钮确定溶出仪主机机头的高度。

9. 将配制好的溶出介质加入到溶出杯中，将机头下降至相应位置，盖上溶出杯盖。

10. 返回主菜单，选择"MANUAL"，进入手动取样操作界面。移动光标用"+"或"−"可修改设定"TEMP""STIR""RPM""VOL"等参数，按"ENTER"键保存。选择"START HT/STIR"可启动加热和搅拌。转轴中内置温度传感器实时监测每个溶出杯的温度，并在溶出仪主机顶部显示屏中依次显示。

11. 打开 4300 自动取样器，仪器初始化后，选择用户名，按"ENTER"键。输入密码，光标移至"OK"，按"ENTER"键。

12. 进入主菜单，将光标移至"METHOD"，按"ENTER"键。选择"NEW"，在新界面中用虚拟键盘输入方法名称（最多 16 个字符）。

13. 移动光标，用"+"或"−"键修改设置参数，选"SAVE"保存设定的方法。

（1）"RACK"选择"TUBE"或"VIAL"（如选用液相小瓶，在初始界面选择"ADMIN"，进入新界面选择"SYSTEM"。将"AUTO INCLUDES OPERATIONS"的执行步骤，用光标移

至相应的位置上，通过 "＋" "－" 将顺序改为 "FLUSH" "SAMPLE" "RINSE" "PURGE" 的命令；同时取样器后的进水管插入装有纯化水的容器中，排水管接废液杯。实验结束 "AUTO" 恢复原顺序）。

（2）"STEPS" 取样次数，范围为 1～32 次。

（3）"SAMPLE VOL" 确定取样体积（也可以在下面列表中修改，每个时间取样体积可以不同）。

（4）"Time" 每次取样的时间。

14. 选择 "PARA" 进入泵设置页面

（1）"COLLECTION" 取出的溶出液推入试管或小瓶时泵的流速。

（2）"SAMPLING" 溶出液从溶出杯取出时泵的流速（一般流速设置 9.0～10.0ml/min，也可以设成不同的流速，取决于使用的过滤器）。

（3）"OFFSET" 样品收集前排掉的溶媒体积；单次泵循环的时候这两部分都收集。

（4）"RACK WARNING" 超过 16 个取样点提醒实验人更换试管架或试管，有 "NONE" "RACK" "TUBES" 选项。

① "NONE" 当试管架已经满的时候不出现警告信息（16 个取样点）。为系统默认设置。

② "RACK" 取样点超过 16 个时要选择此功能。当第 16 个样品收集完后，显示屏出现提示信息更换试管架。

③ "TUBES" 当更换样品架或替换已取好样的试管时选择此项。显示屏会出现警告提示，提示用户去做。如果该提示被忽视不会影响到方法。

（5）"FLUSH、MEDIA REPLACE、RECYCLE、# FLUSH TIMES、CONTINUOUS WASH" 的功能设置同 Eclipse 5300 自动取样器部分 "Genneral" 选项。

15. 选择 "BATH" 项，根据实验要求分别设置所需的 "TEST TMP" "TESTRPM" "INFRPM" "STIRRERTYPE"（桨法或篮法）、"VOLUME" "VES ENABLED" 等。选 "SAVE" 保存方法。

16. 选择 "MAIN" 返回主页面。按下 "MATHOD" 进入方法列表，在列表中调用新建的方法，将光标移至该方法所对应 "RUN" 的位置，用 "＋" 或 "－" 选择 "A" "B" "AB"（同时控制溶出仪 A、B）中任一种，按 "ENTER" 键确认，选择的方法名显示在相应的溶出仪名称下。

17. 根据溶出介质体积选择不同长度取样针，滤头中放入滤芯，分别对应取样管路的编号，将取样针插入溶出杯盖上桨法或篮法的取样孔中。

18. 在 4300 取样器主菜单中选择 "START BATH"，屏幕将提示 "PLEASE WAIT FOR BATH TEMP."，溶出仪主机屏幕显示每个溶出杯的实时温度；当溶出杯中介质温度达到要求时，溶出仪主机屏幕出现提示信息并伴有提示音。

（1）桨法试验 按溶出仪主机键盘上 "ENTER" 键，搅拌桨停止转动，投药，等待 20 秒或再按键盘上 "ENTER" 键，仪器将自动计时运行。

（2）篮法试验 提起溶出仪主机机头，用滤纸吸干篮轴头部的溶出介质，安上装有样品的篮体，降下机头，仪器将自动开始计时实验。

19. 实验结束后，将取样管路与补液管路取出，取样管路放入盛有纯化水的容器中，补液管路放入空容器中，收集器屏幕显示提示信息，选择 "YES"，仪器将自动清洗管路，仪器清洗结束，光标移至 "STATUS"，用 "＋" 或 "－" 选择 "EMPTY" 排空管路，取出滤芯。依次关闭电源。

（三）4300 自动取样器的用户设置

在初始界面顶部菜单中选择"ADMIN"，按下"ENTER"键。将光标移至"NEW USER"，按下"ENTER"键，建立新用户。新建用户名在下面列表中显示，选中新用户名按下"ENTER"键，光标将自动移至"PASSWORD"处，再按下"ENTER"键，输入新密码。将光标移至"GROUP"，用"+"或"－"选择用户权限（可选择"MANAGER"和"USER"）。

三、仪器保养维护

1. 每次使用完后要清洁干净，不要刮擦或刻划油漆表面，溶出杯面板及底座、转轴和取样器试管架不能有酸液或缓冲液长时间残留。清洁仪器使用微湿的布进行拭擦，不要使用任何具有腐蚀性的化学品或洗涤剂对仪器进行清洗。溶出仪水浴槽是由丙烯酸树脂材料制成，用如乙醇等有机溶剂清洗，易造成水槽破碎开裂，因此应用温和的皂水清洗。不能用有机溶剂清洁塑料和橡胶部分。

2. 水浴槽循环水建议每半个月更换一次，以防止细菌滋生。6300 加热器每次更换后，将排水管旋钮打开往复提起 2～3 次，使加热器管路充满水，以免加热器空加热。

3. 验证温度探针在不用的时候要保持洁净，置于机头左后边的架子上。

4. 仪器如使用频繁，建议定期检查注射泵 O 形圈磨损情况。

5. 定期检查废液槽。如废液槽长时间不能正常排液，辅料会堆积槽内同时易滋生细菌，造成堵塞。

6. 取样、补液管路和配件是由聚四氟乙烯材料制成，通常不受各种溶出介质影响。根据管路的环境，可能会出现藻类生长、辅料堆积造成堵塞或管路弯折情况，此时需要更换取样管路或补液管路。使用过程中应避免拉扯、弯曲管路，减少管路的损耗。使用完成之后要及时多次清洗，也可先用乙醇溶液清洗后，再用纯化水清洗。

7. Eclipse 5300 自动取样器的回收槽可作为耗材，在每次使用后丢弃；如重复使用，实验前需检查是否干净，要定期维护，用肥皂和水清洗，去除所有残留物。

8. 定期检查 2500 溶出仪主机温度监控电池容量剩余情况（Distek 建议电池容量到达 50% 时下单购买电池，到达 25% 时更换电池）。

第二节 天津天大天发公司溶出度测定仪

一、806ADK 溶出度测定仪操作规程

（一）开机

接通电源，打开电源开关，电源指示灯应亮，液晶屏显示登录界面。

选择用户并输入用户密码，登录系统，进入仪器主界面，如图 42-2 所示。

（二）水箱注水

点击"向上方向"键，将机头升至顶端。

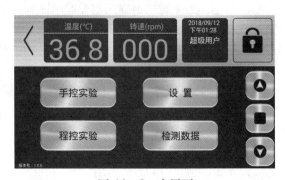

图 42-2 主界面

确认水箱是否已注水到规定高度，若未注水或未达到规定高度，需注入纯化水，使水位达到红色标线处。

（三）安装溶出杯

溶出杯的杯圈上均印有标号（从 1 号至 8 号），安装溶出杯时，按照标号与溶出仪机头上 1～8 位置号相对应。将溶出杯刻度线与杯孔下端（6 点钟方向）刻度线对齐，并用弹性压杯块压住溶出杯边沿。

（四）安装桨杆（或篮杆）

桨杆（篮杆）尾部均印有标号（从 1 号至 8 号），安装时按照标号分别插入机头 1～8 位置号对应的轴孔中，使桨杆（篮杆）上端伸出机头顶面约 5 厘米。对于篮法，需要安装转篮，其底部均印有标号（从 1 号至 8 号），安装时按其标号与篮杆上的标号相对应，将转篮开口向上，轻轻推入对应的三爪卡簧内。

（五）定高

在主界面，点击"向下方向"键，使机头下降至最底位置自动停止。将测量钩大定高环一端（小杯法使用小定高环一端）逐个放入各溶出杯底部中心处。往下轻按转杆，使搅拌桨（或转篮）底部接触到测量钩定高环顶部。将离合器从转杆上端套入（若套入困难可逆时针旋松）并使其下移嵌入凹槽中，顺时针拧紧离合器，即完成定高。将上、下杯盖罗列在各溶出杯上，并使上盖投样孔旋转至下盖的孔位处，提前为投样做准备。

（六）预热

点击"手控实验"进入，如图 42-3 所示。通过按"+""-"键设置温度，点击滑动"加热"，开启加热程序，提前预热水箱内的水。

（七）准备溶出介质

溶出介质配制完成，进行脱气处理才可使用。量取一定体积的溶出介质分别加入各溶出杯中（水浴水位应高于杯内介质的液面高度），盖上杯盖，通过按"+""-"键设置转速，点击滑动"转动"，开启搅拌，进行预热。

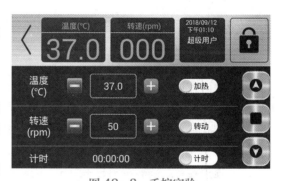

图 42-3　手控实验

（八）投样

点击滑动"转动"关闭搅拌，用温度计逐个测试各溶出杯内的介质温度，待温度达到要求即可准备投样，开启溶出实验。仪器设有"手控实验"和"程控实验"两种实验方式。

1. 手控实验　点击主界面中"手控实验"键，进入手控实验界面，如图 42-3 所示。按照杯位顺序号，将样品一次投入各溶出杯中（或间隔一定时间逐个投入溶出杯），立即点击滑动"转动"和"计时"，将上杯盖旋转一定角度，遮盖上投样孔，开启溶出实验。

2. 程控实验　点击主界面中"程控实验"键，进入程控实验界面，如图 42-4 所示。

点击"新建"，如图 42-5 所示。依次输入各项信息及添加取样时间点，点击"确定"，完成创建实验方案。

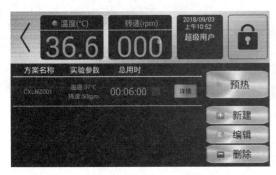

图 42-4 程控界面

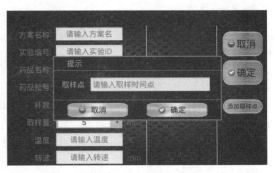

图 42-5 新建方案

选中该方案，点击"预热"，待达到预置温度，发出提示音，自动进入实验运行界面，如图 42-6 所示。点击"开始投样"，输入实验编号和药品批号，点击"确定"，即开始投样。根据运行界面杯位图标提示及提示音每隔 30 秒进行逐个投样（若未设置投样间隔时间，则默认投样间隔为 30 秒；若投样间隔时间设为"0"，表示同时投样）。将样品一次投入各溶出杯中。将上杯盖旋转一定角度，遮盖上投样孔，开启溶出实验。

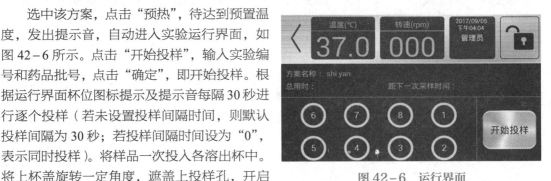

图 42-6 运行界面

（九）取样

临近取样时间，提前做好取样准备工作，将上杯盖取样孔旋转至下杯盖的孔位处，装配好直角弯针头及针垫并放入取样孔内，根据溶出介质体积用取样定高器定好高度。

1. 手控实验 当计时达到取样时间，点击滑动转速的"关闭"键和计时的"停止"键。按杯位顺序号，立即取样（或与投样时一致，间隔一定时间逐个取样），即用注射器抽取适量样品，然后插上滤头，将样品过滤至试管或其他容器中，以备做进一步检测（注意：自取样至滤过应在 30 秒内完成）。

2. 程控实验 仪器发出音乐响声，提示离取样时间还有 3 分钟，待达到取样时间，转速自动停止，即实验完成。根据运行界面杯位图标提示和提示音，每隔 30 秒进行逐个取样（与投样时一致。若未设置投样间隔时间，则默认取样间隔也为 30 秒；若投样间隔时间设为"0"，表示同时取样），即用注射器抽取适量样品，然后插上滤头，将样品过滤至试管或其他容器中，以备做进一步检测。

（十）检测记录

在"程控实验"中做溶出实验，系统自动生成检测记录。在主界面上，点击"检测数据"，优先显示所做溶出实验的检测记录，点击该条记录，查看其实验信息。仪器在连接无线打印机情况下，点击"打印"，将此实验记录打印出纸质版。

（十一）关机

1. 实验结束后，在主界面上，点击"向上方向"键，将机头升至顶端。
2. 取出溶出杯，倒掉残液，清洗干净，晾干，收置备用。
3. 旋松取下离合器，取下转杆或篮杆，清洗干净，晾干，放入附件箱保存。
4. 关机：点击"左向箭头"返回键，退出至登录界面，点击"关机"键，在弹出的提示选项中，点击"关机"即关闭软件系统。关机后等待显示屏熄灭，关闭电源开关，拔掉插座，然后罩上仪器罩防尘。

二、ADFC8MD 溶出取样收集系统操作规程

（一）开机

将溶出仪及取样系统接通电源。打开溶出试验仪机座电源，仪器自检后进入主菜单，如图 42-7 所示。打开取样系统电源（先打开收集器开关，再打开取样器开关）。输入六位密码，进入欢迎界面，仪器通过自检后，进入主菜单，如图 42-8、图 42-9 所示。

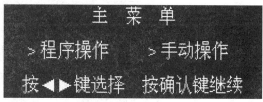

图 42-7　溶出仪主菜单

（二）水箱注水

双手扶住机头两侧，左手中指按压机头开锁按钮同时双手稍稍用力上抬，使机头缓缓向上翻转呈仰起状态。从杯架板杯孔向水箱里注入蒸馏水，并使水位达到红色标线（无溶出杯时）。放入溶出杯，水面高度应高于溶出杯 900ml 刻度处。

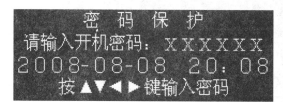

图 42-8　取样器登录界面　　　　图 42-9　取样器主菜单

（三）安装溶出杯

溶出杯杯圈上印有标识号，代表溶出杯的（1 号至 8 号）安装位置。溶出仪机头上印有（1 号至 8 号）溶出杯位置号。溶出杯按杯圈标识号分别放入杯架板上所对应的杯孔内。溶出杯杯口上印有刻度线，将溶出杯刻度线与杯架下端（6 点钟方向）刻度线对齐。并用旋转杯架圈，使杯架圈外延四个凸起部分分别旋入杯架的四个凹槽内。

（四）预热

点击溶出仪"加热"键，开启循环加热，按预置温度提前对水浴进行加热。

（五）安装浆杆（或篮杆）

浆杆（篮杆）尾部均印有标号（1 号至 8 号），安装时按照标号分别插入机头 1～8 位置号

对应的轴孔中，使桨杆（篮杆）上端伸出机头顶面约 5 厘米。篮法，需要按篮体底部标号（1号至 8 号）安装转篮，安装时按其标号与篮杆上的标号相对应，将转篮开口向上，轻轻推入对应的三爪卡簧内。

（六）定高

将测量球放入各溶出杯的底部。拉下机头，使机头锁定于水平工作位置，由上向下按压各溶出杯的转杆，使转杆桨叶或网篮底部接触到测量球的顶端，如图 42-10 所示。右旋（顺时针）旋紧离合器套筒，完成转杆高度的标定。

（七）安装取样针

利用取样点定高板，在取样管直角弯的横臂下放置取样定高板，轻压取样管横臂使其落在标有相应数值的定高板台阶上，各台阶所标数值对应于加入溶出杯内的溶出介质体积，分别有500ml、600ml、750ml、800ml、900ml、1000ml 等，两侧台阶分别对应于篮法取样和桨法取样，如图 42-11 所示。然后，取下定高板，调节套管在取样管上的相对位置固定不动，取样点位置即符合药典规定。确定取样点位置并安装好过滤头。

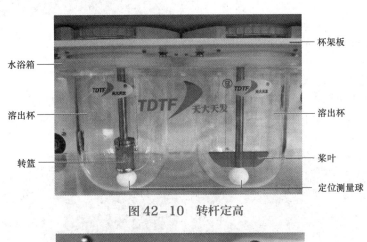

图 42-10 转杆定高

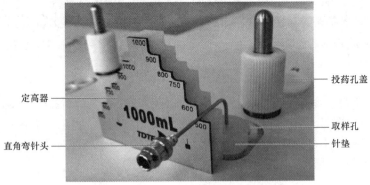

图 42-11 取样管安装示意图

（八）安装补液组件

将补液组件，插入补液盒上的补液孔中。若需要补液，补液盒中应放相应的溶出介质；若不需要补液，补液盒中放蒸馏水。

（九）试管架的安装

将装有试管的试管架放在取样收集器试管架定位平台上，自动取样器由内向外各排依次取样。

（十）准备溶出介质

溶出介质应经脱气处理后使用。量取一定体积的溶出介质分别加入各溶出杯中（水浴水位应高于杯内介质的液面高度），进行预热。

（十一）溶出仪参数设定

溶出仪开机自检完成后，进入"基本试验"模式，按"▲"键移动光标至"基本试验"（或开机默认），按"确认"键进入"基本试验参数设置"界面。

1. 设置参数　用"▲"或"▼"键将光标分别移至"转速设定""温度设定""打印间隔"项下，用数字键输入参数值，最后按"确认"键完成设置。参数设置完成后，再按"确认"键（若当前参数不做任何修改则只按一次）即进入"基本试验"运行界面，如图 42－12 所示。

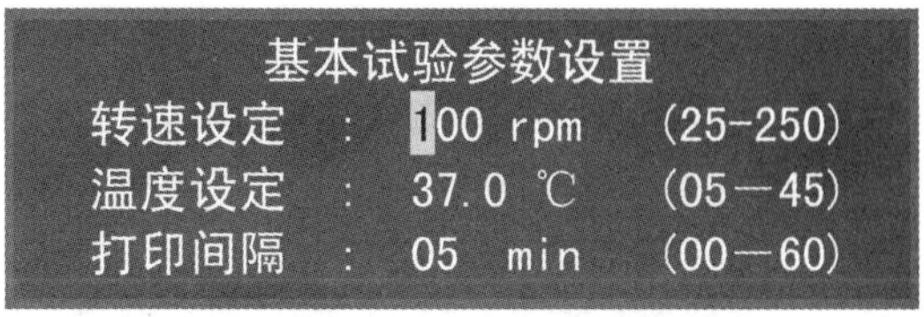

> **基本试验参数设置**
> 转速设定　：　100 rpm　（25－250）
> 温度设定　：　37.0 ℃　（05－45）
> 打印间隔　：　05　min　（00－60）

图 42－12　溶出仪参数设置界面

2. 水浴加热　在屏幕显示"加热器：关"情况下，按"加热"键即变为"加热器：开"。水循环启动，30 秒后再启动加热器，此后温度显示值（水浴温度实时检测值）逐渐上升，升至设定温度值后自动维持恒温稳定状态。在屏幕显示"加热器：开"情况下，按"加热"键则变为"加热器：关"；仪器关闭加热器，30 秒后关闭水循环，仪器停止水浴系统的加热与循环控制。

（十二）RZQ-8D 取样收集系统设定

1. 选择操作模式　按"◄►"键选择程控操作和手动操作。选中的选项将以反显的形式表示（所有菜单均以反显形式表示选择项），按"确认"键继续。

2. 手动操作　手动操作，如图 42－13 所示。按"◄►"键选择，对加样头、阀及泵的全手动控制。按"确认"键继续。

3. 程控操作　编辑程序如图 42－14 所示。取样量、补液量、取样次数、清洗次数、优先设置，通过按"◄►"键选择欲调整项，按"▲▼"键进行调整。按"确认"键保存此五项参数。继续设定取样时间间隔（设置方法相同），按"返回"键，放弃参数设置，并返回程序操作菜单。

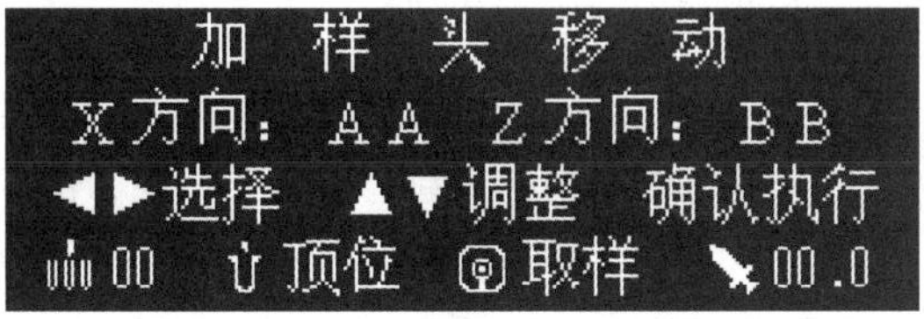

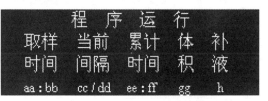

图 42－13　取样系统手动操作界面　　　　图 42－14　取样系统程控操作界面

（十三）溶出试验

用标准温度计逐一测量各溶出杯内的介质温度，待温度达到要求即可准备投样，开启溶出实验。

1. 开始试验　将药片投入溶出杯（桨法，药片放入溶出仪主机上面投药孔内，拉动右侧拉板）或将装有药片的网篮放入溶出杯（转篮法），立即按"转动"键一次，同时按下取样器的"启停"键。此时，转杆转动，取样器的定时器开始计时。

2. 取样　取样收集系统将按设定取样时间点，自动完成从溶出杯到取样试管的取样操作。

3. 结束试验　溶出试验完成后，按"转动"键，转杆停止转动。按"加热"键，循环加热系统关闭。

4. 取样测定　取出试管架上试管中的溶液，按规定方法测定。

（十四）清洗

1. 管路清洗　将补液杯换成清洗溶液，并移除注射器式滤头。按"确认"键开始清洗。可依次对管路的各个部分及阀体进行清洗和排空，清洗次数依情况而定。

2. 溶出杯清洗　打开机头，取出溶出杯，清洗干净，备用。

（十五）关机

关闭溶出试验仪电源和取样收集系统电源（先关闭收集器再关闭取样器）。并做好使用记录。

三、仪器保养维护及故障诊断与排除

（一）仪器保养维护

1. 环境要求　使用工作温度：5～37℃，相对湿度小于80%，避免震动，避免电磁辐射，避免有机溶液腐蚀。

2. 温度校准　仪器设定的温度值与用标准温度计实测的温度值产生较大偏差（＞0.3℃）时，需进行温度校准，以保证仪器水浴温度的准确性。具体步骤如下：

（1）首先，需要维护员及以上级别用户登录系统。

（2）点击"手控实验"，温度设为37.0℃，点击"加热"键，开启加热控温程序（维护员无权访问"手控实验"，点击"设置"自动开启加热程序）。

（3）当温度显示37.0℃并稳定至少半小时后，用标准温度计实测水箱中部（深浅适中）循环水的温度，要求精确到0.1℃，将此读数记为"温度校准值"（与屏幕显示温度值应有差别），然后返回至主界面。

（4）进入"设置"界面，点击校对温度输入框，输入实际测得的"温度校准值"，点击"确定"，即完成校准。

3. 水箱　水箱需定期清洗换水，若水箱的水长时间污染，可导致水循环与温控系统发生故障。若不常使用仪器，则应该每次使用完，将水箱内的水放干净，避免水箱内部长菌，污染管路。

4. 注意事项

（1）水箱在无水的情况下，严禁开启加热，否则将损坏加热器。如果发现不正常现象，应立即关机断电，待检修好后方可继续使用。

（2）搬动仪器前，先将机头升高脱离最低位置，避免强烈震动损坏底位检测件。搬动时，应该手抓机座底板处抬起，勿手抓杯架板搬仪器。

（3）仪器不用时，应拔下电源插头，盖上防尘罩。转杆、杯盖及其他附件应收入附件箱妥善保管，以防丢失或损坏。

（二）故障诊断与排除

1. 电源指示灯不亮　打开电源开关，若电源指示灯不亮，则可能是电源插板无电或插头处接触不良，也可能是保险管（机座后面板上的保险管座和电源插座下部保险管盒里各有一个，均为 10A 保险管）接触不良或烧坏，请检查或更换。

2. 超温报警　若显示温度值呈现红色字样同时伴有急促的报警声，此现象是温度过低或过高报警提示，应立即关机。显示温度过低的话（温度低于 3℃），可能是当时水箱里水温过低，可适当加些热水。显示温度过高的话（温度高于 47℃），可能水循环不畅所致，然后按以下方法检查处理：

（1）水浴箱里蒸馏水太少，应使其水位达到规定高度。

（2）水浴箱进出水管连接头或循环管路堵塞，请检查排除，清洗、换水。

（3）水泵内部有空气，可从水箱后面右侧进水管的管口处用吸耳球装水吹出空气，或者在出水管的管口用吸耳球吸出空气。

3. 转杆不动　开启溶出实验，转杆不动（或有部分转杆不转），请打开机头上盖检查，若传动齿形带脱落，则可能是压带轮松动移位所致。重新装好齿形带，调整压带轮使齿形带松紧适度，然后拧紧压带轮的螺钉。

若以上处理办法不能排除故障或仪器发生其他非正常情况请与仪器公司售后服务部联系。

第三节　岛津 SNTR-8400AT 型自动取样溶出度测定仪

一、仪器操作规程

（一）开机

打开本仪器右侧底部的电源开关。初始化后，显示初始画面。按"运行"键，切换到条件设定画面，其画面左侧使用的通道的试液温度以白色显示，不使用的通道以灰色显示。

（二）水浴槽加水

将驱动器升高，卸下溶出杯台，在未安装溶出杯的情况下注入水，注意水浴槽左上的"Water Level"字样，按照溶出介质的体积将水加到合适的水位（500ml/900ml）。注完水后安装溶出杯台，有编号的一面为正面，编号朝前放置，安装时注意要将中央卡扣嵌入水浴槽框的孔中。

（三）恒温水浴槽加热

打开主机右侧底部电源开关，按触摸屏上"运行"键，将加热温度设定为 37.2℃，按面板上"加热"右边的"开"键，开始加热。加热开启时，面板上显示为"关"。

水浴槽中有四个加热管，右侧靠里面的加热管上有防止过度加热装置；后面中间金属探针用来测定温度；后面中间白色圆圈是起到防干烧作用。温度超过设定温度的±0.2℃时，显示为黄色；进入范围时，显示为绿色。

（四）放置溶出杯

选择操作面板上"驱动器"，按"△"按钮，升到最高处会自动停止，抬起驱动器把手，使驱动器倾斜。安装溶出杯，编号与溶出杯台上编号必须一一对应，轻压溶出杯，用溶出杯固定工具进行固定，标准杯用细旋钮固定，杯口加固的用粗旋钮固定。安装完溶出杯后，将驱动器把手向下拉后可松开手，驱动器会自动归位（此时驱动器不用往下降）。

（五）桨/篮的安装

把住转轴上端卡扣，将搅拌桨或篮对准轴的螺纹槽逆时针旋转，即可安装。安装时请勿抓住转轴的尖端，十分锋利，可能夹伤。

（六）溶出介质的准备

向各溶出杯中加入规定量的试液（可用量筒量取）。选择操作面板上"驱动器"，按"▽"按钮，降至原位置，用溶出杯杯盖盖住溶出杯，等待温度稳定。

（七）轴的转速设定

按操作面板"旋转"下方的转速设定，用弹出试键盘输入规定的转速。按"旋转"右边的"开"键，开始旋转。开启后，面板显示为"关"。在轴带动桨/篮旋转的情况下等待温度稳定。

在没有自动取样器的情况下，等待温度稳定后，按面板上"旋转"右边的关键，将轴的旋转停止，拆下溶出杯槽盖，然后快速投药，盖槽复原，按面板上"执行试验"开始实验。如果转速过大，长时间的旋转桨轴可能会破坏试液的脱气效果，这种情况下建议等待试液达到设定温度后再旋转轴。

（八）自动取样器的开机及系统确认［如无自动取样器，请至步骤（十四）］

首先保证确认气的连接，保证压力在 0.40MPa 左右（±0.05MPa），打开右上角电源开关。首次使用时要进行系统配置，从操作面板上"设置"–"配置"进入，配置有无溶出度仪，有无过滤器，有无打印机。按操作面板上"运行"进入取样方法设置界面，右侧显示系统状态，左侧显示文件、通道、取样量和程序（采样次数）。在右侧的模式中有送液、制备等模式，根据实际的仪器配置及应用情况做相应的设置（如与 UV–1800 联用可选择送液模式，试液收集后用 HPLC 分析则采用制备模式）。当状态中溶出度仪和过滤站显示就绪时，试验方可实施。

（九）自动取样器通道数设置

按左边"通道"，进入通道数编辑，一般都是 6 杯同时检测，通道数就设为 6，如果配有过滤器也设置相同通道数。设置完毕后按左边"Home"返回初始设置界面。应根据样品分析需要安装合适的样品架，如 20ml 试管架、2ml 样品瓶架或 4ml 样品瓶架等。

（十）自动取样器取样条件设置

按左边"取样"，进入取液设置，制备量、废液量、添加量、和是否补液设置，按照要求设置液量。设置完毕后按左边"Home"返回初始界面。

制备模式中，制备量加废液量总量为 21.5ml。假设制备量为 1ml，废液量建议设到 19ml（废液量大有利于润洗管路）。

（十一）自动取样器取样时间设置

按左边"程序"，进入取样时间设定，最多可设置 12 个时间采集点，按实际所需要的采集时间进行编辑。按上方时间程序可切换显示单位（min/hr）。如配有自动过滤器，按"序号"可设置滤膜使用次数。当"序号"为白色显示时，滤头使用 1 次后被废弃；再次按"序号"，"序号"颜色显示为黄色，即滤头使用 2 次后被废弃。

（十二）采集条件的保存调用

条件设定完毕后，按面板上"文件"，进入文件清单选择，选择新方法（新方法显示为 No.空）或修改老方法将老方法覆盖，按下方"保存"键（对于新建方法，编辑新方法文件名称，然后按"载入"键，提示"打开文件 ok?"，按"是"确认；对于老方法，提示"覆盖本文件 ok?"，按"是"确认）。保存完毕后，按下方"载入"，调用采集条件。按左上角"Home"键，返回条件设置初始界面，此次文件下方显示的名称即最新调用的文件名。若为已经编辑过的采集条件，直接进入"文件"，选择适用条件的文件名称后，按下方"载入"即可。

（十三）过滤器 FST-6000 设置（如无过滤装置，跳过此步）

按"Power"键开机（必须是先开自动取样器，电源由其带动）。开机后，在自动取样器操作界面上仍旧显示过滤器"未就绪"，需要对过滤器进行操作。

手动安装过滤膜（外径要求 16～33mm，厚度要求 3～6mm），一共有 12 排，每排可安装 6 个过滤膜。按"Feed"自动切换到未安装过滤膜的排，过滤器键滤膜一定要按照仪器标示图上的方向安装。安装完毕后，按"Set"键，进行自检。自检通过后，过滤器面板上会显示"Ready"，自动取样器操作界面上显示过滤器"就绪"，至此自动过滤器设置完成。

（十四）实验实施/样品投放

当溶出杯的温度达到设定要求，取样器和过滤器都设置好后，可以进行检测样品的投放。首先，在取样器界面上按"执行"键；停止桨轴的转动，打开溶出杯槽盖，迅速将样品投入，盖上槽盖，按溶出度仪上的"开始"键，桨轴开始转动，并触发自动取样器取样时间计时。等待实验完成。

（十五）取样分析

1. 手动取样　到采样时间，用手动取样器吸取溶出介质至比色皿或 HPLC 进样瓶中进行紫外或 HPLC 分析。

2. 自动取样　自动取样器面板上显示，取样执行状态。实验完成后，将试管中溶出介质或样品瓶移至分析仪器进行检测。

3. 使用试管取样　从自动取样器中取出试管，吸取溶出介质至比色皿或 HPLC 样品瓶中进行紫外或 HPLC 分析。

4. 使用样品瓶取样　从自动取样器中取出样品瓶，转移至 HPLC 样品架中进行 HPLC 分析。

（十六）清洗

拆下实验中使用的取样管路，装入合适的容器；在补液管路中配置水/清洗液，按取样器面板上的"清洗"键，可设置清洗次数。

如果配有管路清洗配件，取样管路无须拆下，将清洗配件在取样管路上连接，液体出口导入废液容器即可。水、缓冲液（pH 1～12）、甲醇、乙醇、2－丙醇、乙腈、异丙醇等都可以作为清洗液，要防止样品吸附可选择 0.1% TFA/乙腈（2/1，*V/V*），防发霉污染可选次氯酸钠水溶液（稀释 50 倍）。

（十七）关机

拆下溶出杯盖；按"驱动器"的"△"键，使驱动器上升，抬起把手，使驱动器倾斜；从轴上拆下搅拌棒或篮形接头，取出溶出杯。抓住驱动器的把手，放下驱动器，按"▽"键，使驱动器下降至原位置。关闭电源开关，断开电源。

二、仪器保养维护及故障诊断与排除

（一）仪器保养维护

1. 仪器放置环境要求 使用工作温度：10～30℃（使用自动取样器时 15～30℃），湿度：20%～85%，一天内的室温变化应较小。避免脏污、多尘环境；避开空调直吹风；避免日光直射；避免震动；避免强磁场、电场；远离腐蚀性气体的不结露的场所。避免在仪器上方放置重物。

2. 溶出仪浆杆和浆叶的维护 每次实验结束之后，务必用纯净水冲洗干净浆杆和浆叶，并用柔软的毛巾或者布擦拭干净。并于干燥的环境中妥善保存浆杆和浆叶，切勿简单的将浆杆和浆叶放置于抽屉中，防止其放生碰撞，造成浆杆及浆叶变形或者划伤。

3. 溶出仪篮和篮轴的维护 每次实验结束之后，务必用纯净水冲洗干净篮和篮轴，并用柔软的毛巾或者布擦拭干净。并于干燥的环境中妥善保存，切切勿简单的将篮和篮轴放置于抽屉中，防止其放生碰撞，造成篮和篮轴变形或者划伤。在篮轴上安装或拆下篮时，动作不可过猛，造成篮轴的卡簧变形。当清洗篮的时候，请务折叠、挤压篮，防止篮变形。清洗后，检查篮的网孔无异物、无破裂。

4. 溶出杯的维护 每次实验结束之后，务必用纯净水冲洗干净溶出杯，并用柔软的毛巾或者布擦拭干净。溶出杯清洗完毕，必须倒扣在稳固的地方，不可横放溶出杯，以防止溶出杯滚动、碰撞。

5. 溶出仪水槽的维护 水槽中的水至少 1 周更换一次，防止水槽生锈。如果水槽中的水浑浊，滋生细菌，必须置换掉水槽中的水。推荐使用纯净水，还可添加苯扎氯铵作为防腐剂（调pH 4～9 之间）。

6. 自动取样器取液管路维护 每次实验完毕，必须将自动取样器进液管放置于纯净水中，执行自动取样器清洗功能。清洗每个取样管路。

7. 检查溶出仪浆法或篮法的高度 将仪器自带的高度球放置于溶出杯底部。按仪器面板的"▽"，使溶出仪浆或者篮下降直至停止。浆或者篮行进至高度球上面不应该再向下运行。轻轻拉动高度球的把手，高度球不应该被拔出。

8. 调节溶出仪浆法或篮法的高度 按仪器面板的"▽"，使溶出仪浆或者篮下降直至停止。用仪器配套的内六角扳手松开固定浆杆卡扣的固定螺丝（2 个），将配套的高度球体放入浆或者篮和溶出杯内底部之间。放下轴至浆或篮接触高度球体的位置，用内六角扳手拧紧固定螺丝。

（二）故障诊断与排除

1. 溶出仪无法启动加热

（1）水浴槽的水位低于规定位置，添加纯净水至水槽中规定的液位。

（2）空烧传感器黏附有水霉或水垢，无法正常工作。清扫水浴槽内的空烧传感器。

（3）空烧传感器不工作时，过热保护器会启动。此时应关闭漏电保护器，断开电源，联系专业维修工程师上门维修。

2. 自动取样器开机报警："警告：针故障"　观察自动取样器后面的气压表，确认气源是否充足。气压应该在 0.40±0.05MPa 之间。如果气压满足要求，但是依然报警，应联系维修工程师上门维修。

3. 实验取样过程中报警："警告：泵故障"　重复使用滤膜会造成滤膜堵塞，从而造成取样泵无法抽液。应确认过滤器中的滤膜是否堵塞，建议每一次取样时更换一次滤膜。如果排除了滤膜堵塞造成的泵故障报警，应联系专业维修工程师上门维修。

第四节　安捷伦 708+850 DS 溶出自动取样系统

一、仪器结构

安捷伦 708+850 DS 溶出自动取样系统配置包括：带自动投药模块的 708-DS 溶出度仪、取样架、溶出杯、桨、转篮、附件和具有 16×100mm 样品盘的 850-DS 取样工作站。

二、工作原理

安捷伦 708+850 DS 溶出自动取样系统可适用于《中国药典》2015 年版第四部通则 0931 溶出度与释放度测定法的第一法（篮法）、第二法（桨法）、第三法（小杯法）、第四法（桨碟法）和第五法（转筒法）。其工作原理是在一定温度下，将制剂放入转篮内，浸在溶媒中或将制剂直接放入溶媒中，通过转轴转动一定时间后，利用自动取样系统采集后分析制剂的溶出度和释放度。

三、仪器操作规程

（一）准备

1. 水槽注水　向水槽内灌注蒸馏水至标签指示的操作水位，注水后，使用气泡或数字水平仪重新验证仪器在前后和左右方向上是否水平。

2. 溶出杯安装　将驱动装置完全抬起，将溶出杯安装在溶出杯板中，使每个位置的固定夹与溶出杯边缘完全啮合。

3. 设置转篮高度　将驱动装置完全抬起，将转篮高度计夹到转篮桨杆底部。将驱动装置降低至运行位置，拧松桨杆锁环，小心地降低桨杆，直到转篮高度计的底部紧贴溶出杯底部。旋转每个桨杆直至遇到阻力，确保桨杆锁环与转轴组件顶部齐平。牢固拧紧桨杆锁环后将转篮高度计取出。

4. 设置桨高度　将驱动装置完全抬起，在溶出杯中放 25mm 高度球体。将驱动装置降低至运行位置，拧松桨杆锁环，直到桨叶的底部紧贴高度球体。旋转每个桨杆直至遇到阻力，确保浆杆锁环与转轴组件顶部齐平。牢固拧紧浆杆锁环后将高度球体取出。

5. 加入溶出介质 溶出杯内加入经脱气的规定体积的溶出介质，盖上防蒸发盖。

（二）开机运行

1. 开机自检 打开开关，方法设置在 850-DS 取样工作站上进行，仪器通过自检后显示主界面，如图 42-15 所示。

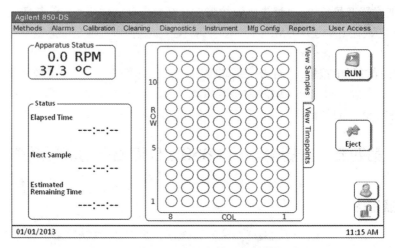

图 42-15　850-DS 取样工作站待机界面

2. 编辑自动取样方法

（1）点击"Methods"，进入方法界面，如图 42-16 所示。点击一个空白栏，进入方法编辑界面，如图 42-17 所示，该界面各项参数说明如表 42-1 所示，依次设定各项测试参数，点击"NEXT"进入取样编辑界面。

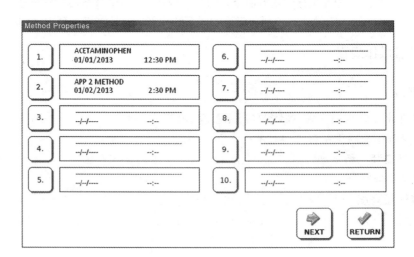

图 42-16　850-DS 取样工作站方法界面

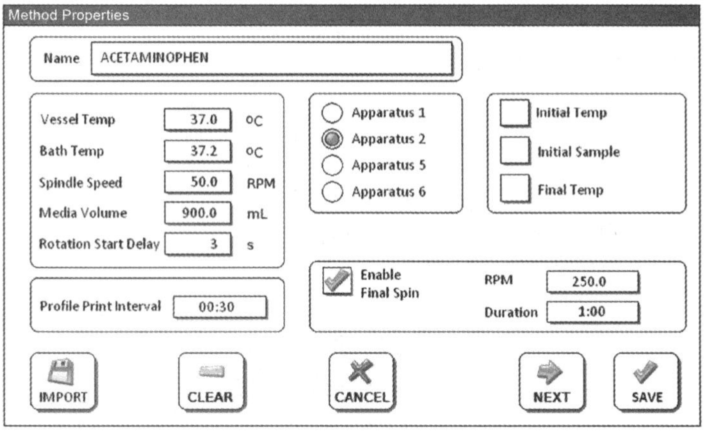

图 42-17　850-DS取样工作站方法编辑界面

表 42-1　850-DS取样工作站方法编辑界面功能说明

选项	功能
Name	方法名称
Vessel Temp	溶出杯温度
Bath Temp	水浴池温度
Spindle Speed	转速
Media Volume	溶媒体积
Rotation Start Delay	转轴延迟启动时间
Profile Print Interval	控制输出温度和转轴转速的打印频率
Apparatus 1/2/5/6	仪器类型 1 为篮法、2 为桨法、5 为桨碟法，6 为转筒法
Initial Temp	测定溶出杯内初始温度
Initial Sample	收集溶出杯内初始样品
Final Temp	测定结束后溶出杯内最终温度
Enable Final Spin	启动最终快速搅拌
RPM	最终快速搅拌速度
Duration	最终快速搅拌时间

（2）取样编辑界面如图 42-18、图 42-19 所示。取样编辑界面各项参数功能说明如表 42-2 所示。依次主要设定"Sample""Prime""Purge""Waste Drop Volume"，使用"Enable Media Replacement"功能时，"Media Replacement"的体积等于"Sample Volume"加上"Waste Drop Volume"。"Media Change""Prefill Tubes/Vials"和"Enable Filtration"根据需要选用。设置完成后点击"NEXT"进入时间编辑界面。

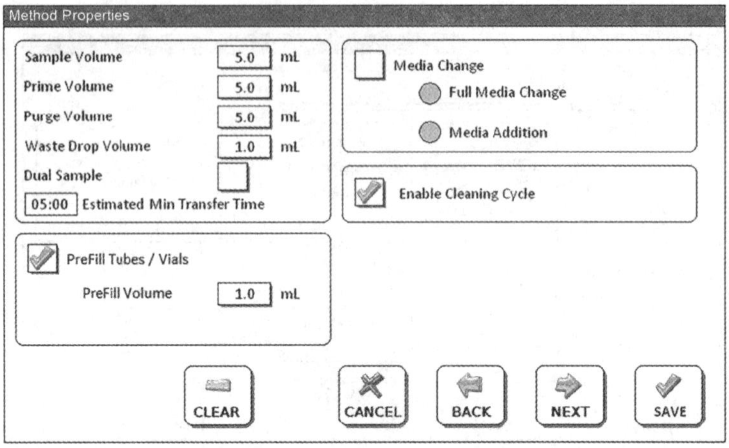

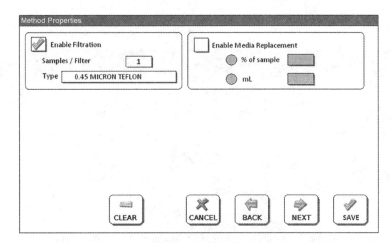

图 42-18 850-DS 取样工作站取样编辑界面第一部分

图 42-19 850-DS 取样工作站取样编辑界面第二部分

表 42-2 850-DS 取样工作站取样编辑界面功能说明

选项	功能
Sample Volume	取样体积
Prime Volume	取样前润洗管路体积
Purge Volume	取样后排空管路体积
Waste Drop Volume	取样针前端弃去体积
Dual Sample	连续取二个取样体积
Estimated Min Transfer Time	取样点之间最短的时间间隔
Prefill Tubes/Vials	预先在取样试管或瓶内收集指定体积
Media Change	溶媒改变
Full Media Change	进行全溶媒更换
Media Addition	进行溶媒添加

续表

选项	功能
Enable Cleaning Cycle	启用试验后清洗循环周期
Enable Filtration	启用过滤器更换模块
Samples/Filter	多少个取样点后更换自动更换过滤器
Type	过滤器类型
Enable Media Replacement	启用溶媒回补

（3）时间编辑界面如图 42-20 所示。可为每个方法设定 36 个时间点，点击对应时间点，在"Sample Time"内输入取样时间点，"Spindle Speed"设定取样后的转轴转速。"Media Volume"为取样后溶出杯内溶媒体积。可勾选"Media Change"启动溶媒改变。可勾选"Auto Calculate"自动计算取样后溶出杯内溶媒体积。

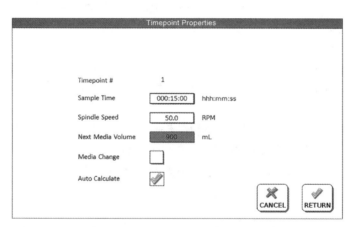

图 42-20　850-DS 取样工作站时间编辑界面

3. 运行自动取样方法　待机界面点击"Methods"，进入方法界面，选择一个方法，进入基本信息界面，录入信息后勾选"Dissolution Apparatus Control"功能，实现 850 取样器对 708 溶出仪的控制。"Instant"表示立即开始试验，"Vessel Temperature"表示溶出杯内温度达到设定值后开始试验，"Bath Temperature"表示水槽内温度达到设定值后开始试验，"Time Delayed"为延时开始。设定开始时间后点击"RUN"。试验完成后，屏幕显示方法完成对话框。

4. 仪器清洗

（1）在方法编辑中，启动"Enable Cleaning Cycle"，试验结束后仪器自动完成管壁内壁清洗，关闭仪器，进行使用登记。

（2）洗瓶润洗并擦干取样针外壁，转轴、桨杆等表面，及时清洗擦干溶出杯，擦干溶出仪台面。

四、仪器保养维护

1. 运行后维护　每次运行完成后设定仪器自动进行管壁内壁清洗，也可在待机界面点击

"Cleaning"，"Volume"设定5ml，"cycles to run"设定1，"source"选择"Rinse Port"，把Rinse端口软管放入清洗液杯中，点击"RUN"，完成内部管路清洗。勾选"Rinse Media Replacement"和"Rinse Wastes"清洗溶媒回补槽和清洗废液槽，周期输入2～3次。结束后关机，进行取样针外壁、转轴、桨杆、转篮等仪器外部清洗。如使用含盐酸等溶媒，应及时清洗，防止盐酸挥发腐蚀金属。

2. 每星期维护

（1）传感器的清洗 待机界面点击"Eject"，弹出试管架托盘，取走试管架或者小瓶架，用小毛刷和酒精擦拭传感器，待酒精挥发干。

（2）溶媒回补槽的清洗 同时把溶媒回补的软胶管放入温水或清水烧杯中，点击"Diagnostics"进入诊断界面，点击"NEXT"，点击"Media Replacement Pump"的"Pump In"，听到独立小泵停转后，点击"Pump Out"，排空后再点击"Pump in"，停转后再点击"Pump Out"，如此反复5次，最后点击"Stop"停止。

（3）转篮的清洗 如使用篮法进行试验，取下转篮进行超声清洗并晾干。

3. 每二周维护 进行溶出仪水浴槽换水和清洗。关闭仪器和加热泵电源后，接上排水管路延长段，放空水浴槽内的水。水浴槽内重新放入蒸馏水到标签指示的操作水位。侧立加热泵，使箭头朝下。开启708溶出仪和加热泵的电源，检查是否水浴循环正常。如果不能，关闭电源，把加热泵另一头的管路往上掰一些，重新开启电源。

4. 每月维护 每个月使用如下方法彻底清洗一次管路系统。把清洗端口软管依次放入热的（最高60℃）去离子水、50%乙醇和冷的去离子水中，分别执行两次"Cleaning"管壁内壁清洗。

5. 每二个月维护 每二个月进行自动投药器的维护，在708溶出仪待机界面，点击"Diagnositics"进入诊断界面，点击"All"，检查6/8个DDM（Dosage Drop Module）是否都有弹开。如未弹开，可手动拨动弹片，或将自动投药器取下重新安装后进行检查。如仍未弹开，联系维修人员。

6. 每季度维护

（1）检查取样针前段的PVC软胶管是否老化，该软胶管作用是防止取样针外壁刮下过滤器的颗粒，如PVC软胶管老化变硬，无法很好的卡紧过滤器，过滤器易脱落，需要更换PVC软胶管。

（2）涂布锂基润滑脂润滑850取样工作站试管架导轨。

7. 每半年维护

（1）校准850取样工作站取样准确度，在850取样工作站待机界面，点击进入"Calibration"界面。溶出杯内加入蒸馏水，在试管架第一排放入一排已称重空试管，在"mL to dispense"内输入10，"Row Number"输入1，点击"Prime"按钮，待"Prime"自动完成后，点击"Dispense"。称重试管架第一排试管重量，根据前后质量差和水的密度计算出实际取样体积，在"Actual mL"内输入，完成取样准确度的校验。

（2）涂布锂基润滑脂，对850取样工作站Needle螺杆的两边导轨和708自动溶出仪取样架螺杆进行维护。

第五节　Pharma test 自动取样溶出度仪

一、PTWS 系列溶出度仪

（一）操作准备

1. 用纯化水以上级别的水加注水槽至标记位置（未放入溶出杯），加入适量的抑菌剂。并且确保加热泵运转时，泵输出的水没有气泡。

2. 将溶出杯按序号固定在杯座上。

3. 按照序号安装转杆，并按序号将转篮（含转篮杆）或者搅拌桨安装在对应的转杆上后，分别调节高度。

（二）开机

打开位于加热泵上的电源开关开启溶出仪，系统进行自检。然后按住屏幕中的"Reference"按钮进行直到该按钮显示为绿色，此时机头被驱动到最高位置用以复位（如出现提示"Check Water Level"的窗口，则先排除水位的问题，再按右上角按钮关闭提示窗口）。

（三）溶出度仪显示界面（图 42-21）和功能区域名称及功能描述（表 42-3）

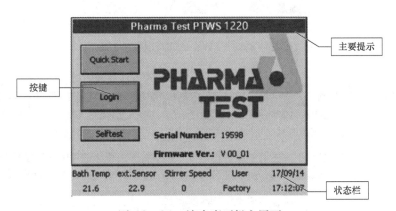

图 42-21　溶出度开机主界面

表 42-3　功能区域名称及功能描述

功能区域名称	功能描述
主要提示	每一个界面都有一个标题，用于提示主要目的
按键	PTWS 的系统是通过屏幕软件进行操控的，每个按键都有其功能
状态栏	状态栏显示了重要的仪器参数 当前浴温度（Bath Temp） 外部传感器探头的测量温度（Ext.Sensor） 当前搅拌速度（Stirrer Speed） 当前登录的用户名字（User）

（四）屏幕键盘

当操作过程中出现字符输入框时，按一次文字输入框，即可唤出屏幕键盘，可根据需要输入数字或字母，点击"123"或者"abc"进行切换，信息输入完毕之后，点击"Enter"完成输入，进行下一步。

（五）登陆系统

按"Login"登陆系统，User1~User4只能执行之前设置好的程序，所以一般情况下，选择"Administration"，输入密码（初始密码"1234"），即出现主菜单界面。

（六）主菜单的操作

主菜单界面如图42-22所示，主要操作界面描述见表42-4。

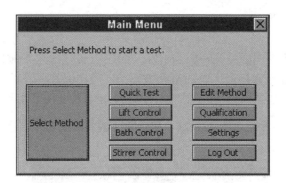

图 42-22　PTWS 系列溶出仪主界面

表 42-4　PTWS 系列溶出仪主要操作界面描述

名称	具体描述
Select Method	选择一个已编辑好的方法，并运行
Quick Test	快速测试可不事先预编程进行溶出试验。由于快速测试功能设计宗旨是快速试验，但得到数据是最少的，所以在选择快速测试时，间隔取样功能不起作用
Lift Control	可手动点击升降，有可通过程序进行操控
Bath Control	通过程序控制加热水浴，这对于预热功能是很重要的
Stirrer Control	通过 on/off 开关，控制搅拌
Edit Method	可创建，编辑，删除方法
Qualification	可调用各种资格认证程序
Settings	编辑各种仪器设置，例如日期，时间，密码等等
Log Out	退出当前用户并返回到开始屏幕

1. 升降控制　从主菜单中选择"Lift Control"。

出于操作员的安全考虑，PTWS 系列溶出仪的升降只有在用户按住显示屏相应按钮才会进行。每次开机，即显示"Reference"，按钮提示将机头驱动到最高位置用以复位；也可以通过按住"Lift Control"菜单中的"Reference"按钮进行。在按住按钮的过程中，"Reference"按钮会一直闪烁，一旦升降到达初始位置，"Reference"按钮变为绿色，其他按钮变为活动状态，此时即可通过按住"Up"和"Down"按钮来实现自由升降。

如果安装了 EPE 自动取样系统，可点击右上角"EPE Control"，进行 EPE 取样针的升降管理。

按右下角"Sample"按钮（如果显示"Pump On"，则按"Pump On"按钮）将通过数据接口发送采样信号。如果安装了 ITM 系统，ITM 传感器也将读取温度。按"Lift Control"返回升降控制界面。

2. 水浴控制　在主菜单选择进入"Bath Control"进行水浴设置。在左下方的温度设置里面，设置试验所需要的温度；按"Heater On"即打开加热泵开关。如果选配了 ITM 系统，则可以在右边观察到每个溶出杯的温度情况。

3. 搅拌设置　在主菜单选择"Stirrer Control"进行转速设置，可在界面上看到设定的转速值以及实际的转速值，点击"Stirrer On/Off"打开或停止搅拌。

4. 方法编辑　在主菜单选择"Edit Method"进行方法编辑。选择"New"，新建方法；或者选择"Open"打开已有方法。以字母或数字的格式输入方法描述等信息（方法名中不能出现小数点等符号）。选择"Next"继续下一步。

设置实验方法所需要的温度，并选择一个实验开始的位置，通常我们会选择"Usp 1 2"，再选择"Next"继续下一步。

设置转速，按上、下箭头输入转速，此界面也可以通过按"Stirrer On"提前将搅拌开关打开。选择"Next"继续下一步。

设置 EPE（取样针）保持在取样位置的时间。选择 EPE（取样针）位置，桨法请选择"USP2"，篮法请选择"USP1"，选择"Next"继续下一步。设置取样间隔（非取样时间及次数），例如，在取样间隔"Interval 1/10"中设置 5min，"repeat"次数为 2，就相当于在第 5min，第 10min 进行取样；在取样间隔"Interval 1/10"中设置 5min，"repeat"次数为 2，在取样间隔"Interval 2/10"中设置 10min，"repeat"次数为 3，就相当于在分别在第 5min，10min，20min，30min，40min 进行取样。如果没有其他的取样间隔，可以在 Interval 3~10 中把时间和重复次数均设为 0。

设置所有取样结束后机器状态，可按"Unlimited"按钮将其设置为无限制，仪器将按已设置的参数继续运行；也可设定整个取样结束后机器的温度、搅拌速度的后运行状态。选择"Save"以保存创建的新方法。

如果需要删除方法，可以将屏幕右侧的 SD 卡取出，通过电脑读取，选中需要删除的方法，删除之后，再将 SD 卡重新插回卡槽中。

5. 运行方法　在运行一个方法之前，应先进行预热，将水浴温度加热到（37±0.5）℃之后再运行编辑的方法。从"Select Method"选择方法，输入批号。仪器将启动加热系统达到设置的温度，之后系统会提示将升降进行重新归位，详情请参考上述"1. 升降控制"部分。加热泵上的指示灯会亮起。在显示屏上，温度信息条变为红色，表示正在进行加热，但尚未达到设定温度，当达到设定温度时，温度信息变为绿色。一旦机头处于正确的位置，水浴的温度已经达到设定值，仪器会提示投入药片。按"Tabl.Dropped"，同时推动投药板，投入药片，开始实验。如果安装了 TMA 自动投药板，投药过程将自动实现。

试验进行的过程中，显示屏会倒计时下一个取样时间。如果长时间没有触摸屏幕，仪器会自动将重要信息放大显示。如果安装了 EPE 取样系统，则会在倒计时结束之前，自动下降至溶出杯中，提前做好取样的准备。如果连接了打印机，可在实验结束之后，点击"Print"进行数据打印，如果在实验结束之后，没有点击打印就离开了此界面，数据将会丢失，无法再打印。

点击"Abort"停止键，即终止当前的实验。如果安装了 ITM 单独温度监控系统，则当 EPE（取样针）位于介质内部时，温度探头会在取样间隔期间自动读取溶出杯内的温度。使用"ITM"按钮显示最新的温度结果。

6. 仪器设置 在主界面中选择"Settings"进入仪器设置界面，见图 42-23。

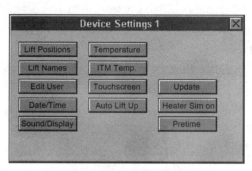

图 42-23 仪器设置界面

各项设置描述见表 42-5。

表 42-5 菜单说明

菜单项目	描述
Lift Positions	设置升降位置和 EPE 自动取样位置（需选配 EPE 系统）
Lift Names	编辑升降位置名称和 EPE 名称（需选配 EPE 系统）
Edit User	编辑用户名和密码。详情参见前面用户管理部分
Date/Time	编辑日期和时间
Sound/Display	调节声音和屏幕亮度
Temperature	温度调节。更多细节请参阅认证和调节
ITM Temp.	如安装有 ITM，调节 ITM 温度。更多细节请参阅认证和调节
Touchscreen	触摸屏校正
Auto Lift Up	激活此项，试验结束机头自动抬升归位，不激活则试验结束时机头保持试验时高度
Update	固件升级。由工程师进行操作
Heater Sim on	激活此模式后进入加热系统的演示模式。加热系统不加热，但实际显示温度为设定温度。此功能适用于培训演示
Pretime	设定取样间隔前 EPE 管路移入取样位时间。出厂前已调试后，一般情况无需再做改动 预时间有声音提示。即便没选配 EPE 系统仍然可用，以提示使用者准备取样。一旦到达设定间隔取样时间点，会有 1 秒声音提示取样

二、DSR‐M 取样系统

（一）操作准备

1. DSR‐M 主机部分　将 DSR‐M 放置在水平干燥的工作空间内。插入机架。检查泵模块是否正确插入并且所有管路是否已连接。将仪器背面开关设置为"Stand alone"。检查连接泵模块的电源电缆和控制电缆以及 PTWS 系列溶出仪信号电缆（参考操作手册）是否正常。将冲洗液瓶内加入 0.5L 的去离子水。

2. 样品架部分　如使用 5ml 专用收集管，则使得样品架金属面向上；如使用 2ml 的 HPLC 样品瓶时，拆下黑色塑料部分反过来安装好，使得样品架黑色面向上。上述两种情况，机架上要放置专用适配器。如使用 10ml 专用收集管，则应拆下专用适配器，并使得样品架金属面向上。两个样品架安放到位后，试管位共 20 排 13 列。收集顺序为从内往外，编号顺序从左往右。DSR‐M 取样系统最大支持 12 杯的 PTWS 系列溶出仪。

3. 在线过滤器　松开夹具，用专用过滤头取代在线过滤器每个通道上的白色两通，检查所有通道的滤头是否到位，小心夹紧夹具。如使用 2ml 的 HPLC 样品瓶收集溶出液时，应选择 0.45μm 孔径的专用过滤头，此时的溶出液可以直接在高效液相色谱仪进行检测。

4. 溶出仪主机部分　除了"溶出度仪部分"的操作以外，还应在回补液瓶中加入适量新鲜的溶出介质。

（二）参数设置

1. 在"Setup Menu"菜单编辑程序的方法　按住"Setup"按钮，在显示屏上显示"在此模式下不可用"；按住"Change"按钮 2 秒钟，然后按"Setup"按钮，按"Select"选择一个参数。按"Change"更改，在参数左侧将显示一个小箭头，使用"－"和"＋"按钮来改变参数值。再次按"Change"，箭头将变为小圆点，新设定值即被确认。按"Stop"保存更改。

2. 在"Rack Menu"菜单编辑参数的方法　按"Rack Menu"样品架菜单按钮，用"Select"选择参数，按"Change"按钮，在参数左侧将显示一个小箭头，使用"－"和"＋"按钮来改变参数值。再次按"Change"，箭头将变为小圆点，新设定值即被确认。按"Stop"保存更改。长按"Stop"按钮 5 秒，返回主菜单。

3. 在"Run Menu"菜单编辑参数的方法　按"Run Menu"按钮，通过"Select"按钮选择参数，按"Change"更改，在参数左侧将显示一个小箭头，使用"－"和"＋"按钮来改变参数值。再次按"Change"，箭头将变为小圆点，新设定值即被确认。按"Stop"保存更改。

（三）开始和暂停程序

按"Start"按钮，程序即被执行；按住"Stop"按钮，直到程序中止。DSR‐M 将执行初始化过程，之后将为新程序做好准备。

（四）DSR‐M 的控制

1. 在"Setup Menu"中设置"Timing via DSR"的值为"DISABLED"，DSR‐M 将由 PHARMA TEST 溶出度测试仪控制。此时，除了采样时间点参数在溶出仪上设置（参照溶出度仪部分中的方法编辑），其他设置均在 DSR‐M 上进行。设置"Refill Pump Number"的值为"12"（此值代表取采样时间点数的上限，确保大于实际采样点数即可）。

2. 如采用不回补模式，则在"Run Menu"中设置"Refill Function"的值为"Disabled"；如采用回补模式，则在"Run Menu"中设置"Refill Function"的值为"Enabled"，然后设置"Sample Volume"取样量的值为希望得到的收集液的体积（应不超过收集管或样品瓶的最大容积的 90%；注：DSR-M 采用非循环模式取样，应考虑取样和回补时的死体积数值，该数值在仪器出厂时已经确定，如：4.3ml，则在累积溶出度的计算中将实际取样量和回补量均加上 4.3ml）。

（五）恢复出厂设置

按照此过程可以恢复出厂设置：

关闭 DSR-M，按住"Change"按钮，打开 DSR-M，等到显示"重新加载菜单"，放开"Change"按钮，按住"Start"按钮，直到显示"重新加载成功"。在此过程完成之前，请勿关闭 DSR-M!

使用出厂设置覆盖 DSR-M 内存，关闭 DSR-M 并再次打开后，新设置将被激活。

三、仪器保养维护及故障诊断与排除

（一）仪器保养维护

1. 每日用温度适宜的水和软布对有机玻璃部件进行清洁。不用含乙醇、甲醇及类似化合物的清洁剂，这样会腐蚀有机玻璃。

2. 用随机附送的清洁油清洁不锈钢部件，防止腐蚀。

3. 每周采用 20% 的乙醇冲洗管路一次。长时间不使用，则应倒掉冲洗瓶中的液体。

4. 为了防止水浴中的水滋生微生物，应在水中加入适量的专用抑菌剂。厂家提供的抑菌剂的使用量约为 80ml（12 杯相关型号）、60ml（8 杯相关型号）和 40ml（6 杯相关型号）。如更换抑菌剂类型需和厂家确认，并按照抑菌剂说明书进行。即使加入抑菌剂，也应确保每月至少换水一次。

（二）故障诊断与排除

见表 42-6。

表 42-6 故障诊断与排除办法

故障	诊断与排除故障方案
溶出度仪开机出现水位报警	检查水箱中的水位，确保在不放杯的情况下，水位达到刻度
	打开水箱与循环泵之间的阀门，用洗耳球吸出气体，使得流出的水无间断，确保循环通畅
DSR-M 无法开启	主电源连接故障：检查是否存在主连接并正确连接
	保险丝熔断：检查保险丝并在必要时进行更换
	恢复出厂设置
采样位置没有达到	Rack-Menu 中的设置不正确
	检查样品架的设置

续表

故障	诊断与排除故障方案
DSR–M 对来自 PHARMA TEST 溶出度测试仪的信号没有反应	设置菜单中的设置不正确：检查"通过 DSR 定时"是否设置为"DISABLED"并重新启动 DSR–M
	检查连接电缆是否存在且连接是否正确
	检查仪器的引脚配置是否正确（PTW–IN）
回补功能未执行或未正确执行	回补泵未激活：检查设置菜单中的"Replace Pump Present"是否设置为"ENABLED"并重新启动 DSR–M
	死体积设置不正确：检查设置菜单中的"回补死体积"设置

第六节 SOTAX 公司溶出度仪

一、SOTAX AT 7 Smart 的简要操作规程

本仪器由 AT7 Smart 溶出度测定仪（以下简称主机）、CY7–35 活塞泵和 C613 收集器组成，C613 收集器需由压缩空气控制阀门开关。

（一）开机

1. 打开压缩气体阀，确保压力为 5bar。

2. 开启主机（在仪器背面右边）、泵（在仪器背面）和收集器（在仪器右侧）电源开关，仪器面板如图 42–24 所示。

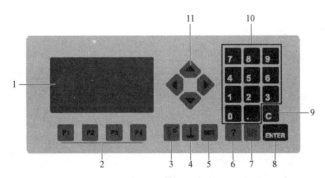

1. 显示器 2. 功能键 3. 加热器开关 4. 搅拌器开关 5. 预设温度和转速 6. 帮助
7. 菜单 8. 回车（确认） 9. 删除 10. 输入键 11. 方向键

图 42–24

3. 加热水浴：按面板上水浴温度"开关"键开始加热水浴的水，快速按"SET"键 2 次设置水浴温度（通常 37.0℃），用数字键输入水浴温度。

4. 按各品种项下规定准备溶出介质，安装搅拌桨或篮，在过滤器盖帽上安装滤膜（建议用 Whatman F/D）或者在取样针上安装套筒过滤器。

5. 需要补液，请把补液管路放入规定溶出介质中。

（二）测定方法建立

1. 按"菜单键－F2 键"进入方法编辑界面，按"F2"键进入"Edit Method"编辑方法。

2. 在"Temp"处设置水浴温度，按"ENTER"键确认。在"Speed"处设置转速，按"ENTER"键确认。在"Method"用"SET"键选择桨法（Paddle）或篮法（Basket），在"Test"用"SET"键选择取样方式（若自动取样选择"Offline"，若手动取样选择"Manual"），在"Tablet input"用"SET"键选择投药方式（转篮法选择"Manual"，桨法选择"Auto"或"Manual"），在"Stagger"处设置序列投药间隔时间（15s/30s/45s/60s/No，若选择"NO"则没有序列投药），设置完毕，按"F4"键选择"Next"进入下一界面。

3. 在"Pump delivery"处设置泵的流速（一般设定为 25ml/min），在"Pump on before"输入取样前泵的循环体积（常用 25ml），在"Pump on after"输入取样后泵的循环体积（用溶媒回补时用此功能，常用 0ml），在"Replacement"处选择是否需要补液，设置完毕，按"F4"键选择"Next"进入下一界面。

此界面用于设置取样程序，在"Rd"栏设置同一间隔时间取样次数，在"Time"栏下设置取样间隔时间，在"Sample"栏下设置取样体积数，在"Addition"栏下设置加溶媒及体积（只有选用溶媒选择器才能用此功能），设置完毕，按"F4"键选择"Next"进入下一界面。

4. 选择方法保存的位置，命名后按"ENTER"键保存，确认即可，此时仪器将自动调用新建的方法。

5. 按"菜单"键进入"Menu"界面后，按"F1"键可调用、查看、打印或删除保存的方法。

（三）测定运行

在"Menu"界面查看"Method"是否是需要运行的方法，放入药片在仪器上部投药口上，确定后按"F2"键"Start"开始试验；桨法会自动开始；篮法在提示后，手动把篮套上篮杆，合上溶出仪上盖，并按"ENTER"键开始实验。

（四）实验后及时清洗

1. 移走滤膜和套筒过滤器。

2. 抽出所有的取样针插入盛蒸馏水的 1L 烧杯内，手动打开泵循环冲洗管路 2 分钟；关闭泵，然后旋转打开过滤器，取下旧的滤膜；如果短时间再用可让蒸馏水留在管路中（可减少泵内产生气泡，保证泵的抽取压力），一周内不使用可把管路内的水排空。

3. 清洗溶出杯。把溶出杯内溶液倒掉，冲洗干净，倒立放置晾干或放回主机水浴池中。

4. 清洗桨和篮：继续试验可用水瓶和托盘冲洗桨，否则把所有的桨或篮拆下清洗，并擦干净。

5. 关闭所有仪器电源，使用登记本登记使用情况。

二、SOTAX AT 7Xtend 的简要操作规程

SOTAX AT 7Xtend 溶出度测定仪由 AT Xtend 溶出度测定仪（以下简称主机）、CP Xtend 柱塞泵和 SAM 收集器组成。

（一）开机

1. 开启主机（在仪器背面右边）、泵（在仪器背面）和收集器（在仪器右侧）电源开关，注意开机顺序，先开 SAM 和 CP，最后开主机 AT Xtend；

2. 仪器开机自检，CP 和 SAM 上的"remote"指示灯呈现点亮状态，再点按 SAM 上的"reset"功能键，使 SAM 上的"ready"指示灯点亮。

（二）补液前处理

如果测试方法不需要补液可略过本项内容。

1. 第 8 杯内倒入补液溶出介质，闭合机头。

2. 点击主页"Manual"，进入手动控制界面。

3. 点击"Prime"。

4. f：设定值 2～4（根据回补管路长度设定）。

5. Prime medium line from：选择"Medium valve"，点击运行。

（三）溶出实验准备

1. 溶媒　将准备好的溶媒倒入溶出杯内，按"加热"键以便提前恒温。

2. 试管　放置合适数量的试管于试管架中，试管架放入收集器中。

3. 安装搅拌浆或篮杆。

4. 滤膜或套筒过滤器　若测试方法中需要使用滤膜，根据所需选择适当的滤膜（建议用 Whatman F/D），放置滤膜，装好滤帽，确保无漏气现象。或取样针上安装套筒过滤器。如果还需要使用其他滤器也请一并准备好，如有泵后过滤器请安装好。

（四）方法编辑

1. 溶媒定义　开机界面下选择"Master data"→"Medium"，再点击右下角"+"，新建或选择已知溶媒。

2. 产品编辑　溶媒定义完成后，点击"Product"进入产品编辑界面，点击右下角"+"，新建产品，然后在产品下建立方法（针对同一项目，建议 Product 和 Method 命名一致，方便调用）。

3. 溶出方法编辑　按照 Main→Start point→Time point→Pump→Start 依次对每页参数设置。

（1）Main 界面编辑内容

Samples：样品数目。

Reference channel：参比标准品通道（即第 7 或 8 杯，非在线紫外或液相）。

Temperature：设定温度。

Temperature tolerance：允许温度偏差。

Collect samples：Manual 手动取样。

Offline：自动取样。

Medium replacement：溶媒回补（自动回补同等取样体积）。

（2）Start point 界面编辑内容

Start medium：选择使用的溶媒。

Start volume：设定溶媒体积。

Stirrer speed：设定转速。

Baseline reading：on－line 系统使用。

Sampling with autolift：选择取样针是否带有 autolift 自动升降功能（需配置 autolift 功能模块才能使用）。

（3）Time point 界面编辑内容

点击左下角"+"，进入取样点时间设置。

Time point：设定取样时间点。

Sampling：打钩表示选中需要取样。

Collection volume：设定取样体积。

Change filter after sampling：取样后更换滤膜（仅适用于配置 filter station 模块）。

Temperature reading：取样时读取温度。

Change stirrer speed：取样后更改转速。

Signal：取样时对外发触发信号。

（4）Pump 界面编辑内容

Pump before reading：取样前管路介质循环，建议 1～2.5 倍管路体积。

Flow rate：流速，默认 25ml/min。

Rinse volume：清洗针头体积，默认 0.5ml。

Empty tubing：取样后排空管路，默认为 0（如有管路排空需求，设置值为 100，没有 autolift 或装有泵后过滤器不建议使用）。

Emptying direction：排空运行方向（没有 autolift 或装有泵后过滤器不建议使用）。

Backwards：泵倒转，液体从取样针流出。

Forwards：泵正转，液体从循环口流出。

（5）Start 界面编辑内容

Introduction mode：投药方式。

Opening bath：篮法。

Tablet dropper：桨法。

Read temp before start：开始前读取温度。

Single：水浴温度。

Multi：溶出杯内温度（需配置杯内温度计模块）。

Rinse volume：清洗针头体积，默认 0.5ml。

Change filter at test start：每次实验更换过滤器（需配置 filter station 模块）。

以上信息确认设置后，保存方法，返回开机主界面。

4. 方法运行 返回开机主界面，点击"Test"，调用"Product"，调用"Method"，选择取样放置位置，点击运行。

桨法会自动开始；篮法在提示后，升起仪器上盖，手动把篮套上篮杆，合上溶出仪上盖，并按"Enter"键，开始实验。

5. 实验后清洗

（1）清洗准备 第 8 杯清洗后，加入纯水约 1.2L，将使用过的滤膜、或滤头、或泵后过滤器除去。

（2）管路清洗 主页面点击"Manual"，进入手动控制界面，点击"Clean"。

f：设置值为 1～3（视客户清洗要求而定）。

Clean medium line from：Medium valve（推荐使用），从第 8 杯吸取清洗溶液（若选择此项，需要按照面板提示操作）。

Sample inlet：从取样针吸取清洗溶液（若选择此项，需要把所有取样针取出，并保持其放置在盛有干净纯水的容器中）。

点击运行，根据面板提示进行操作即可，等待清洗完毕。

（3）回补管路排空 将主机上盖抬起，使补液头离开液面，点击"Prime"，"f"系数设为"4"，点击运行，等待排空完毕。

以上步骤可根据实际情况重复清洗多次，以确保难溶性样品清洗彻底。

（4）清洗其他部件 清洗桨杆、篮杆及取样针外壁等，并用干布擦干并晾干保存。最后清洗溶出杯，溶出杯不能使用毛刷、百洁布等刷洗，以免划伤溶出杯壁。

第七节　Electrolab EDT-Lx 溶出度测定仪

一、仪器结构

由 Electrolab EDT-Lx 溶出度测定仪、温度控制器、注射泵及样品收集器组成。

二、Electrolab EDT-Lx 半自动溶出度测定仪操作规程

（一）确认水浴槽水位高度

在没有装溶出杯的条件下，将水加至水浴槽正面水位线位置。

（二）打开电源开关

打开仪器电源开关。

（三）设定温度，控温系统工作

1. 按下"TEMP"键，"SET TEMP"中设置实验温度。
2. 按"F1"键"Turn on"，仪器控温系统工作，指示灯"TEMP ON"亮。

（四）桨或篮的安装

1. 按下"LIFT"上面的向上键，将主机力臂升至合适位置。
2. 将转杆穿过加药板后，将杆上定位平面转向白色按钮。按下白色按钮，插入转杆，听到"啪"的声音后，向下轻拽转杆，确认转杆上的定位槽入位。

（五）安装溶出杯

将溶出杯放入对应孔位，垂直推下，确认杯沿和支撑平面贴紧，旋上两个杯夹。

（六）放下主机力臂

按下"LIFT"上面的向下键，将主机力臂降至最低位置。最低位置时，指示灯"LIFT DOWN"会亮。

（七）确认仪器设置

主界面，按"F1"键进入"MENU"（菜单）→按"1"键进入"Configure"（设置）→按"1"键进入"Sampling"（取样）→按"1"键选择"Auto"→按"1"键选择"Syringe"（注射泵）→按"1"键选择"10ml"→按"1"键选择"Rinse by purge"（润洗液进入废液槽）或"2"

键选择"Rinse by loopback"（润洗液回溶出杯）→按"2"键选择"Dilu.without stirrer"（稀释时不搅拌）。

（八）设置实验方法

1. 主页面，按"F1"键进入"MENU"。

2. 按"2"键，选择"Protocol"（实验方法）。

3. 按"2"键，选择"Edit Protocol"（编辑实验方法）。

4. 按方向键选择数字，然后按面板上的"⏎"键。

5. 按数字和字符键，输入相应数值，并按F3"SAVE"键保存设置。

注：POWER FAIL，如果断电时间小于设置时间，来电后，仪器可继续完成上次还没有结束的实验。

6. 按"⏎"键进入"APPARATUS"（溶出度方法），按相应数字键，选择溶出度方法。

7. 按F3"SAVE"键保存。

8. 按"⏎"键进入"TIME TABLE"（取样时间设置）。按数字和方向键设置取样时间、数量、转速和方法。按"SAVE"保存设置。

9. 按"SAVE & BACK"返回。

10. 按"⏎"键进入"SAMPLING info"（取样信息）。设置取样体积、稀释倍数、润洗体积、补液功能和取样完探头位置。

11. 按"SAVE & BACK"保存并返回。

12. 按F3"SAVE & EXIT"键，保存取样设置并返回上级菜单。

（九）载入实验方法

1. 按"1"键进入"Load Protocol"（载入实验方法）。

2. 按方向键选择方法数字，按"⏎"键，载入实验方法。

3. 按F3"BACK"返回主菜单。

（十）实验前确认

1. 确认过滤头孔径和安装情况。

2. 确认样品收集器上的废水槽，其中水已清空。

3. 确认废水槽有定位孔的一角位于收集器的左边，并且孔上洁净无沾污。

4. 确认样品架按照箭头所指方向摆放。

5. 确认补液管已放入补液杯中。

（十一）开始实验

1. 按"F2"键进入"PREPARE"（实验准备）。

2. 按数字和字符键输入样品批号和组号。按"⏎"键保存。

3. Checking Connection：仪器确认取样泵和样品收集器连接状态。

注：正常连接上后，注射泵上"Run"指示灯亮，样品收集器上"Run"指示灯亮。

4. Wait for Temperature：溶出杯温度还没有达到实验设置温度。

5. Drop Tablet & Press START：溶出杯温度达到实验温度。投药并按"START"键，实验开始。"READY"指示灯亮。

6. 实验开始。"RUN"指示灯亮。

（十二）清洗操作

1. 将注射泵上标有"Replenishment Vessel"的管路放到清洗溶液中。

2. 按"F1"键进入"MENU"→按"5"键进入"RUN"→按"2"键进入"Cleaning Cycle"→按数字键，设置清洗次数。按 F3"SAVE"保存设置。

3. Checking Connection：仪器确认取样泵和样品收集器连接状态。

4. Press START：按"START"键，清洗操作开始。界面显示"Cleaning Cycle"，即仪器正在清洗。

5. 洗液清洗完成后，显示"Press START"。按"START"键，仪器继续洗液清洗操作。或按 F3"STOP"键，仪器进行管路排空操作，界面显示"Emptying tubes"。

二、仪器保养维护及故障诊断与排除

（一）仪器保养维护

1. 水浴箱中水位应保持在规定标志处，并定期更换，避免长菌和青苔，阻塞水泵。

2. 实验完成后，清洗溶出杯、篮杆、篮、桨杆及管路，清洗管路后排空管路，以免管路长菌，若发现连接过滤头处管路长菌，需将此处管路拆下超声清洗。

（二）故障诊断与排除

1. 开机时仪器自检未通过或者开始实验时控制面板一直出现"Checking Connection"，未跳转至下一步（表明仪器未连接上），应确认废水槽有定位孔的一角位于收集器的左边，并且孔上洁净无沾污。

2. 若开始实验时，控制面板一直出现"Wait for Temperature"，但实际温度已到达，表明仪器某硬件损坏，请联系工程师处理。

起草人：汝秋明（吉林省药品检验所）

韩春晖（大连市药品检验检测院）

刘晨曦（湖北省药品监督检验研究院）

王习文（中国人民解放军联勤保障部队药品仪器监督检验总站）

阚家义　王珺　李姜晖（安徽省食品药品检验研究院）

李青翠　孙晋鹏（山西省食品药品检验所）

曾庆花　卢日刚（广西食品药品检验所）

复核人：寻延滨（黑龙江省食品药品检验检测所）

陈路（武汉药品医疗器械检验所）

程显隆（中国食品药品检定研究院）

杨本霞（河南省食品药品检验所）

苏建（河北省药品检验研究院）

张晓明（甘肃省药品检验研究院）

张丽（辽宁省药品检验检测院）

第四十三章　蒸发光散射检测器

第一节　原理总论

蒸发光散射检测器（Evaporative Light Scattering Detector，ELSD）是一种通用型检测器，与高效液相色谱联用，适用于分析挥发性小于流动相的各种化合物。与常见的紫外检测器和荧光检测器相比，ELSD 的响应不依赖于样品的光学特性，不需要样品含有生色基团；与示差折光检测器相比，ELSD 的灵敏度更高，对温度变化不敏感，基线更稳定，因而适合与梯度洗脱的液相色谱联用。

一、基本原理

ELSD 的检测分为三个步骤：雾化、蒸发与检测。

（一）雾化

经高效液相色谱实现组分分离的柱后流出液进入雾化器，与流量稳定的干燥气体（通常为氮气或压缩空气）混合形成气溶胶。气溶胶包含分散均匀的液滴，液滴的大小取决于气体的流速。气体流速越低，得到的液滴就越大，在检测池散射的光就越多，也就是检测的灵敏度越高。但是，液滴越大，在漂移管中也越难挥发。因此，相应于流动相流速与色谱柱内径，需要优化雾化器气体流速以达到最佳检查状态。

（二）蒸发

气溶胶进入到加热的不锈钢漂移管中后，其中的挥发性组分被加热蒸发。设定最佳的漂移管温度取决于流动相的组成，流速和样品的挥发性。高有机相的流动相比高水相的流动相所需要的漂移管温度低。低流动相流速比高流动相流速所需要的漂移管温度低。半挥发的分析物需要使用低得多的漂移管温度，以得到最优的灵敏度。

（三）检测

不挥发的样品颗粒，悬浮于流动相蒸汽里，并进入光散射池。在光池中，由激光光源发射的光会被样品粒子散射（流动相蒸汽不散射光）。散射光由硅光电二极管检测，产生的信号与样品的质量成比例。信号被送入模拟输出口作为数据被收集。

二、定量基础

ELSD 的响应遵从散射光吸收原理，响应值（Y）与测定浓度（X）在较高浓度范围内，大致呈线性关系；在较低浓度范围内，则呈指数关系，即 $Y=aX^b$。常用的定量方法有两点对数标准曲线法与三点二次曲线法。

两点对数标准曲线法，是指在待测样品浓度的左右各配制对照品溶液，将对照品的峰面积与浓度均取对数后，再拟合线性方程。然后将待测样品峰面积的对数值带入方程进行回归，得到待测样品浓度的对数值，通过反对数计算待测样品浓度。

三点二次曲线法，是指以待测样品浓度为中心，配制高、中、低三个浓度的对照品溶液，以测定浓度对峰面积进行二次曲线拟合，得到二次曲线方程（$Y=aX^2+bX+c$）。然后将待测样品峰面积带入方程进行计算，得到待测样品浓度。

第二节 BUCHI（步琦）公司蒸发光散射检测器

一、仪器结构及工作原理

（一）仪器结构

蒸发光散射检测器（ELSD）由雾化器、漂移管、硅光电二极管等部分组成。步琦公司的ELSD有Alltech 3300型和Alltech 3300 HP型，两者均为分流型ELSD，雾化器后方的撞击器始终保持与气路垂直状态，其光电二极管检测器与激光光源呈90度测定角。Alltech 3300型和Alltech 3300 HP型的仪器结构基本一致，如图43-1所示，两者的区别仅在于，Alltech 3300 HP型在雾化器前端增加了前置雾化加热控制，以及废液出口分为2个。仪器内部结构示意图见图43-2。

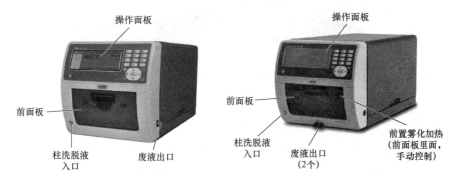

图43-1 Alltech 3300 ELSD（左）和Alltech 3300 HP ELSD（右）主视图

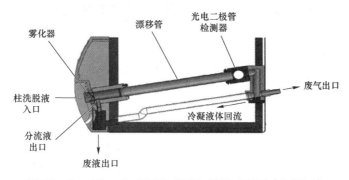

图43-2 Alltech 3300 ELSD 结构示意图（左视图）

（二）工作原理

蒸发光散射检测器的检测原理包括三步程序：即雾化、蒸发和检测。如图43-3所示。Alltech 3300型和Alltech 3300 HP型ELSD均为分流型检测器，其撞击器与气溶胶通道垂直（撞击器始终处于关闭状态），因此气溶胶会撞击到撞击器上，较大的液滴通过排废管从撞击器旁边流出。其余的液滴绕过撞击器经过漂移管进入到光检测池被检测。因此 Alltech 3300 型和 Alltech 3300 HP 型 ELSD 均可以在较低温度下分析半挥发的化合物。Alltech 3300HP 其结构上增加前置雾化加热装置，因此可以增强雾化效果，从而改善峰形。该装置开关为手动控制，不接入工作软件操作系统。

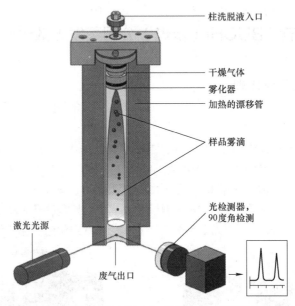

图 43-3　Alltech 3300 型和 Alltech 3300 HP 型 ELSD 工作原理示意图

二、工作软件操作规程

Alltech 3300 型和 Alltech 3300 HP 型 ELSD 的工作软件及仪器操作均一致，因此，以下均以 Alltech 3300 型为例进行介绍。

Alltech 3300 ELSD 软件界面位于液晶显示屏左上角有一个可展开的菜单。展开的菜单结构如图 43-4 所示。通过仪器操作面板的各个按键，进行仪器各项设置，操作面板按键注释如图 43-5 所示。

三、仪器操作规程

（一）开机

打开检测器电源开关，打开雾化气气源开关，调节压力，使气体压力保持在 65～80psi 之间。

仪器自检完成后，进入主菜单操作界面，即仪器使用期间显示的界面，如图 43-6 所示。主界面为当前载入方法提供如下信息。

1. 方法名称　即当前载入方法的名称。

2. 温度　漂移管温度的设定值和实际读数，用"℃"表示。漂移管共有两个加热区，分别位于漂移管前端和后端。主界面显示的是这两个区的平均值。

3. 气体流速　气体流速的设定值和实际读数，用 L/min 表示。

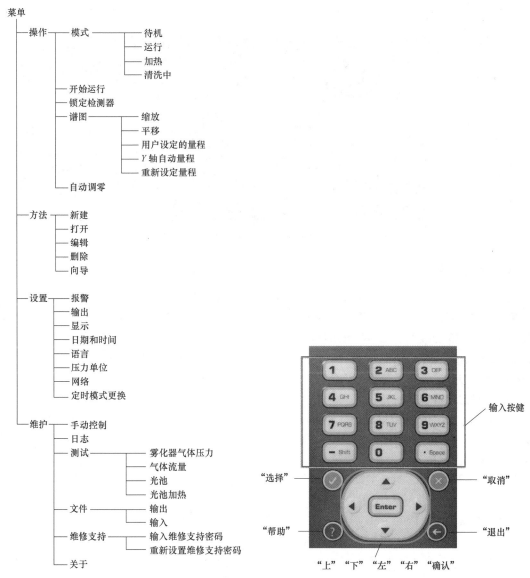

图 43-4　Alltech 3300 ELSD 操作软件结构图　　图 43-5　Alltech 3300 ELSD 操作面板
按键注释

4. 增益　当前增益的设定值。

5. 信号输出值　当仪器处在"运行"或"清洁"模式时，显示信号值，单位为 mV。如果信号值高于 2.5V，将显示为"高"，如果信号值低于 -500mV 以下，将显示为"低"。

6. 方法运行时间　即开始运行一个分析方法的时间。

7. 图谱　当处于"运行"和"清洁"模式时，将显示谱图，界面显示谱图长度最多为 60 分钟。

8. 模式　检测器的当前模式（"待机""运行""加热"或"清洁"）。

9. 平衡指示　如果检测器在"运行"模式，而温度和气体流速没有达到设定值，主界面将在"模式"状态旁显示"平衡中"，直到达到设定值。

10. 错误 在仪器上发生的任何错误将显示在屏幕的右下角。

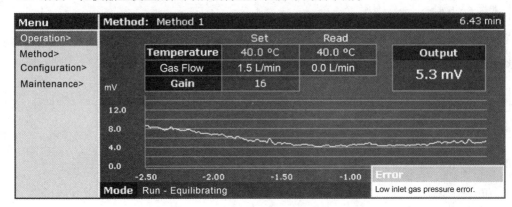

图 43-6 Alltech 3300 ELSD 操作主界面

（二）系统设置

对于首次使用该仪器，需要对系统的"语言""显示""日期与时间""网络"等信息进行设置。通过选择主菜单的"设置（Configuration）"进入各项系统信息的设置与更改界面。也可通过检测器背面面板上的 USB HOST 端口从 U 盘上导入各项设置到仪器。该操作需事先将 U 盘插入，U 盘的内存必须不大于 128MB，否则与仪器系统不兼容。选择"维护"→"文件"→"输入"→"方法"，相应分析方法将被从 U 盘上导入到仪器。

系统设置内容包括：

1. 报警 用于设置当仪器发生错误时是否发出警告音。用"左"键与"右"键选择"启动"或"使失效"。如果选择"启动"，则仪器出错时会发出报警音直到错误消除；如果选择"使失效"，则仪器出错时不会发出报警音。按"选择"键，保存警告设置，或按"取消"键，取消方法向导，退出界面，返回主菜单。

2. 输出 用于仪器输出参数的设置。选择"设置"→"输出"，并按"Enter"键进入界面。

（1）错误超驰（Fault Relay）用"左"键与"右"键选择"启动"或"使失效"。如果选择"启动"，则仪器出错时，气泵不会被停止。

（2）满量程电压（Full-Scale Voltage）可用"左"键与"右"键选择满量程为 10mV 或 1V。

（3）定制自动调零（Custom Autozero）用于开启或停止自动归零功能。用"左"键与"右"键选择"启动"或"使失效"。如果选择"启动"，需要设置"自动调零补偿"值，一般为 0～100mV。如果选择"使失效"，自动调零补偿值将根据满量程电压而自动设置，满量程电压为 1V 时，对应自动归零补偿值为 5mV；满量程电压为 10mV 时，对应自动归零补偿值为 0mV。

（4）自动归零补偿（Autozero Offset）根据自动归零功能的启用而设定，如果关闭自动归零功能，则自动归零补偿值显示为灰色，不能被设置。

按"选择"键，完成输出设置，或按"取消"键，取消设置，退出界面，返回主菜单。

3. 显示 用于设置显示屏幕的对比度。按"上"键将显示屏调亮，按"下"键将显示屏调暗。按"选择"键，保存设置。

4. 日期和时间 用于设置仪器的日期和时间。用键盘输入日期和时间。用"上"键与"下"键控制光标进入空白栏，再用"左"键与"右"键从列表中选择合适的时区。按"选择"键，保存设置，或按"取消"键，取消设置，退出界面，返回主菜单。

5. 语言　用于设置系统使用的语种。用"上"键与"下"键从列表中选择一种语言。按"选择"键，选择一种语言，或按"取消"键，取消设置，退出界面，返回主菜单。仪器必须重启，语言设置改变才能生效，按"选择"键，选择一种语言后，会出现是否重启仪器的选择界面。按"选择"键，重启检测器并改变语言，或按"取消"键，则下次仪器重启后，语言设置才会生效。

6. 压力单位　用于设置气体压力的单位。按"选择"键，设置压力单位为 bar，或按"取消"键，设置压力单位为 psi。

7. 网络　用于配置网络。用"左"键与"右"键选择 DHCP 的"启动"或"使失效"。如果选择"使失效"，则需要输入 IP 地址、子网掩码（subnet mask）及网关（gateway）信息。如果选择"启用"，则 IP 地址、子网掩码（subnet mask）及网关（gateway）窗口为灰色，不可更改。按"选择"键，保存设置，或按"取消"键，取消设置，退出界面，返回主菜单。

8. 定时模式更改　用来设置使检测器按设定时间从一个操作模式改变到另一个操作模式。这对安排日常清洗，加热等事件很方便。

（1）新建　用于新建一个定时模式更改。用"上"键与"下"键移动光标，用"左"键与"右"键进行选择。可以从表中选择一个事件类型（event type），如"更改为待机模式""更改为运行模式""更改为加热模式"或"更改为清洗模式"；选择循环（recurrence）："一次""每周一次"或"每月一次"。对于选择的循环类型，输入日期与时间。如果选择"一次重现"，需要输入年、月、日与时间；如果选择"每周重现"，需要输入星期几与时间；如果选择"每月重现"，需要输入日期和时间。按"选择"键，保存设置，或按"取消"键，取消设置，退出界面，返回主菜单。

（2）编辑　用于编辑一个已有的定时模式更改。用"上"键与"下"键从表中选择一个事件，按"选择"键，选择被编辑的事件，或按"取消"键，取消编辑，退出界面，返回主菜单。按"选择"键，则进入与"新建定时模式更改"相同的界面，按上述方法进行编辑，再按"选择"键，保存编辑，或按"取消"键，取消编辑，退出界面，返回主菜单。

（3）删除　用于删除一个已有的定时模式更改。用"上"键与"下"键从表中选择一个事件，按"选择"键，删除事件，或按"取消"键，取消设置，退出界面，返回主菜单。

（三）建立分析方法

在主菜单界面选择"方法（Method）"，"新建""打开"或"编辑"一个分析方法；也可选择"向导"由仪器生成推荐的分析方法；分析方法还可以通过检测器背面面板上的 USB HOST 端口从 U 盘上导入到仪器。

1. 新建　用"上"键与"下"键来选择方法参数，使用仪器前面板的键盘输入方法名称，更改漂移管温度、气体流量和增益值，并可以新建、编辑或删除计时事件。计时事件包括按时间改变增益值和设定控制超驰的开/关。

2. 打开　用"上"键与"下"键来选择，按"选择"键，将选择的方法载入，或按"取消"键，取消方法载入，退出界面，返回主菜单。

3. 编辑　用于编辑当前打开的分析方法。参数更改设置方法同"新建方法"。

4. 删除　用"上"键与"下"键来选择，按"选择"键，将选择的方法删除，或按"取消"键，取消操作，退出界面，返回主菜单。

5. 向导　使用向导功能仪器可根据输入的流动相组成、流速、测定浓度自动生成推荐的分析方法。选择"方法"→"向导",并按"Enter"键进入界面。利用"上"键与"下"键箭头切换位置;利用"左"键与"右"键选择溶剂;并输入溶剂组成百分比,溶剂组成的加和必须为 100%。按"选择"键,进入到下一个界面,或按"取消"键,取消方法向导,退出界面,返回主菜单。

在第二个方法向导界面中设定流动相流速。用"左"键与"右"键选择。可选的流速是 0.2ml/min、0.5ml/min、1.0ml/min、2.0ml/min 和 3.0ml/min。按"选择"键,进入到下一个界面,或按"取消"键,取消方法向导,退出界面,返回主菜单。

在第三个方法向导界面中设定样品的测定量。用"左"键与"右"键从列表中选择。按"选择"键,进入到方法向导的终界面,或按"取消"键,取消方法向导,退出界面,返回主菜单。

方法向导的终界面是根据用户输入的流动相溶剂种类和组成、流动相流速和样品浓度,自动生成推荐的漂移管温度、气体流速和增益设定值。按"选择"键,继续创建方法,则"打开方法"的窗口会出现,或者按"取消"键,取消方法向导,退出界面,返回主菜单。

6. 从外部设备输入分析方法到检测器 需事先将 U 盘插入,U 盘的内存必须不大于 128MB,否则与仪器系统不兼容。选择"维护"→"文件"→"输入"→"方法",相应分析方法将被从 U 盘上导入到仪器。

(四)选择检测器操作模式

Alltech 3300 ELSD 有"待机""运行""加热"和"清洗"四个操作模式。通过选择主菜单界面"操作(Operation)"→"模式"进入。

1. 待机 开机后默认进入待机模式,载入上次操作保存的方法条件。此时,加热装置,气体流速和激光是关闭的,不显示输出信号和色谱图。

2. 运行 选择运行模式即开始运行当前方法的条件。此时加热装置,气体流速和激光是打开的,显示输出信号和色谱图,仪器显示"平衡中"。

3. 加热 加热模块使检测器保持在准备好的状态,在加热模式里,加热装置是打开着的,但是气体流速和激光是关闭的,不显示输出信号和色谱图。

4. 清洗 选择清洗模式来进行仪器的清洗程序。在清洗模式里,加热装置,气体流速和激光是开着的。温度被设定为 110℃,气体流速被设为 2.0L/min,增益被设为 1。

(五)检测器的平衡

选择"操作"→"模式"→"运行",或选择"操作"→"开始运行",手动开始一个分析方法,使仪器进入平衡进程。待检测器平衡后,记录 10~15min 只通入雾化气时的基线,基线应稳定,噪声应在 2mV 之内。此时可同时将色谱柱用流动相冲洗,但柱洗脱液不接入检测器。

(六)运行样品

色谱柱冲洗完成后,将其连接到检测器前面板左侧的"液体入口",待输出基线稳定后,可以进行样品分析。

可以根据需要进行自动调零、谱图显示区域和比例、锁定检测器等设定。

1. 自动调零 可选择"操作"→"自动调零",并按"Enter"键使输出信号归零。当操作模式为"运行"或"清洗"时可以使用该功能。

2. 主界面输出谱图的设置 用于对输出图谱的设定,包括"缩放""平移""用户设定的量程""关闭 Y 轴自动量程"和"重新设定量程"5 个选项。

（1）缩放　用于缩小与放大色谱图。选择"操作"→"谱图"→"缩放"，并按"Enter"键进入。缩放工具将出现在屏幕的左下角。按"上"键放大 Y 轴；按"下"键缩小 Y 轴；按"左"键缩小 X 轴；按"右"键放大 X 轴。调整完毕后，按"选择"键，保存新谱图，或按"取消"键，消除新谱图，则原来的图重现。

（2）平移　用于移动图谱在主菜单窗口的位置。缩放窗口调整完成后，按"Enter"键可直接进入"平移"界面。或选择"操作"→"谱图"→"平移"，并按"Enter"键进入。按"上""下""左""右"键进行移动。调整完毕后，按"选择"键，保存新图，或按"取消"键，返回原图。按"Enter"键可重新进入"缩放"界面。

（3）用户设定的量程　用于自定义 X 轴和 Y 轴的标尺。可选择"操作"→"谱图"→"用户设定的量程"，并按"Enter"键进入，在出现的窗口中输入相应的值。X 轴可输入范围是 $-60\sim$ 0 分钟，Y 轴可输入范围是 $-500mV\sim2.5V$。按"选择"键，保存设置，或者按"取消"键，返回原来的设置。

（4）Y 轴自动量程　是将色谱图自动的以最高峰为标尺参考并确保色谱图总是适合当前的标尺。可选择"操作"→"谱图"→"用户设定的量程"，并按"Enter"键实现此功能的开启与关闭。

（5）重新设定量程　是将 X 轴和 Y 轴分别复位至 $-60\sim0$ 分钟与 $-500mV\sim2.5V$。可选择"操作"→"谱图"→"重新设定量程"，并按"Enter"键选择。

3. 锁定检测器　用于锁定检测器上设定的方法，以防止在操作过程中意外的方法改变。选择"操作"→"锁定检测器"，并按"Enter"键进入。该操作要求输入 PIN 码才能完成。

（七）关机程序

1. 样品运行完成后，需先关闭流动相流速，让雾化气继续运行约 5 分钟，以清除残留的液滴。

2. 选择"操作"→"模式"→"待机"，此时仪器显示"待机"。

3. 关闭雾化气气源。

4. 关闭检测器电源，可以按前面板的电源按钮，也可以关闭后面板的主电源开关。

四、仪器保养维护及故障诊断与排除

（一）仪器"维护（Maintenance）"界面介绍

在主菜单界面选择"维护"即进入仪器日常维护与诊断测试相关的设置，包括以下六项。

1. 手动控制　用于手动设置"激光（光源）""气体流量""漂移管温度（上部与下部）"和"光池"的开与关。主要在仪器故障排除过程中，需要手动分别控制各部件的开关时使用该功能。选择"维护"→"手动控制"，并按"Enter"键进入界面。重复按各项对应的数字键，切换开或者关，如当前界面显示激光为"开"时，按数字键"1"，切换至"关"的状态；再次按下数字键"1"，则又切换至"开"的状态。按"选择"键，保存设置，退出界面，返回主菜单。

2. 日志　用于显示与浏览错误工作日志。当仪器报错时，可进入查看具体报错信息。每个错误日志均包含"时间""方法""模式"和错误的"种类"。选择"维护"→"日志"→"显示错误日志"，并按"Enter"键进入界面。

3. 测试　用于诊断测试"雾化器气体压力""气体流量""光池"与"光池加热"运行状态。

选择"维护"→"测试"→"雾化器气体压力""气体流量""光池"或"光池加热"，并按"Enter"键进入各项的界面。按"选择"键，进行测试，或按"取消"键，取消测试，退出界面，返回主菜单。测试完成后，按"选择"键，退出界面。

4. 文件　用于实现外部设备（U 盘）与检测器之间的文件的输出与输入，包括系统设置、日志与方法文件。需事先将 U 盘插入检测器背面面板上的 USB HOST 端口。U 盘的内存必须不大于 128MB，否则与仪器系统不兼容。

5. 维修支持　维修支持功能只为仪器检修人员使用，需要输入 PIN 码进入。

6. 关于　选择"维护"→"关于"，并按"Enter"键，界面显示当前仪器软件版本的信息。按"选择"键，返回主界面。

（二）仪器保养

1. 日常清洁程序　以纯水或其他适宜的溶剂作为流动相，泵入检测器。选择"操作"→"模式"→"清洁"，并按"Enter"键，进入清洗模式。以 1.0ml/min 的流速清洗检测器至少 1 小时，检测器将一直处于"清洁"模式，直到被切换到其他模式。

2. 雾化器清洗程序

（1）关闭检测器后面板主电源开关，断开电源线。

（2）打开并向身体方向轻拉前面板，将其取下。

（3）断开液体入口管路。

（4）断开气路快接，即向内推，再向外拔出管路。

（5）从漂移管上逆时针转动取下雾化器。

（6）取下雾化器的橙色板。

（7）断开雾化器上的气体管路。

（8）将雾化器放入盛有 50% 甲醇溶液（HPLC 级）的烧杯中，超声清洗 10 分钟，注意：雾化器橙色板与气体入口不可超声清洗。

（9）按上述（2）～（7）的逆步骤，重新组装雾化器。

3. 漂移管清洗程序

（1）关闭检测器后面板主电源开关，断开电源线，使检测器完全冷却。

（2）按上述"雾化器清洗程序"步骤（2）～（5）取下雾化器。

（3）拧松漂移管可动板（撞击器）上的两个螺丝，取下可动板。

（4）用仪器所附工具箱中的漂移管清洁刷，蘸纯水或其他合适溶剂，从前面板小心的把刷子插入到漂移管中，小心清洁漂移管侧壁，注意：只能使用随检测器工具箱所附的专用清洁刷。

（5）重新插回可动板并拧紧螺丝，插入时，确保排水孔位于漂移管底部。

（6）重新组装雾化器，并连接液体和气体管路。

4. 光池清洗程序

⚠ 警告：除了这里明确列出的步骤，如使用其他控制部件、附件或操作程序，可能会导致有害的激光泄漏。

⚠ 警告：当光池处于开放状态且连锁失效时，会有 3B 级激光辐射。避免暴露于激光之下。

（1）关闭检测器后面板主电源开关，断开电源线，使检测器完全冷却。

（2）拧开机器外壳上的螺丝，每个侧面1个，后面板上4个。

（3）将机壳向仪器背部推，以移开机壳。

（4）从光阱处断开吹扫气体管路快接，即向内推，在向（身体所在方向）外拔出管路。

（5）取下连接光阱和光池的4个六角螺丝，小心地移走光阱。

（6）检视光阱内壁是否有残留物，如需要，用合适的溶剂擦拭光阱内壁，光阱内壁应该是黑色的。

（7）检视光池模块内是否有残留物，如需要，用合适的溶剂擦拭光池模块内壁，光池模块的里壁应该是黑色的。

（8）按照上述（2）～（5）的逆步骤，重新组装检测器。

（三）故障诊断与排除

1. 雾化器气体压力测试

（1）测试开始前，确保入口气体压力设定在65～80psi。

（2）关闭流动相，等待几分钟使检测器稳定。

（3）选择"维护"→"测试"→"雾化器气体压力"，并按"Enter"键，进入测试界面。

（4）按"选择"键，开始测试，历时60秒钟，将逐项进行如下进程：①气流被设为2.0L/min，并待其稳定；②将测量最小、最大、和平均雾化气压值；③显示测试结果。气体流速将返回到测试前的设定值。

（5）测试结果满足雾化器气体压力在3～30psi范围内、测试期间压力波动小于3psi，则测试结果为"通过"。

（6）如果测试失败，常见原因及解决办法见表43-1。

表43-1　雾化气体压力测试失败常见原因及解决办法

结果	原因	解决办法
失败：气压过高	雾化器堵塞	清洗雾化器
	雾化器气压传感器故障或其他电路故障	与仪器技术支持联系
失败：气压过低	气源压力过低或是空的	检查气源，必要的话更换
	调压阀压力设置太低	调节调压阀使气压在65～80psi之间
	进入雾化器前可能存在气体泄漏	检查气路连接是否泄漏，需要的话拧紧气路连接处
	雾化器气压传感器故障或其他电路故障	与仪器技术支持联系
失败：气压不稳定	雾化器堵塞	清洗或更换雾化器
	入口气压不稳定	检查气源的稳定性，必要的话进行维护
	气体流量计、气流阀或其他电路故障	与仪器技术支持联系

2. 气体流量测试

（1）测试开始前，确保入口气体压力设定在65～80psi。

（2）关闭流动相，等待几分钟使检测器稳定。

（3）选择"维护"→"测试"→"气体流量"，并按"Enter"键，进入测试界面。

（4）按"选择"键，开始测试，历时4分钟，将逐项进行如下进程：①气体流速被分别设为1.0L/min、2.0L/min、3.0L/min、4.0L/min，在每个设定值处等待流量达到稳定；②将检测每个设定值时的最小、最大和平均气体流速值；③显示测试结果。气体流速将返回到测试前的设定值。

（5）测试结果满足每个气体流速设定值处气体流速偏差在0.2L/min范围内，则测试结果为"通过"。

（6）如果测试失败，常见原因及解决办法见表43-2。

表43-2　气体流量测试失败常见原因及解决办法

结果	原因	解决办法
失败：气流不稳定	入口气压不稳定 气体流量计或阀故障 雾化器堵塞	检查气源的稳定性 必要的话与仪器技术支持联系 清洗或更换雾化器
失败：气流低于设定值	气源阀关闭 气源压力低或是空的 进入检测器前的气体管路堵塞或泄漏	打开气源阀 检查气源，必要的话更换 检查气路是否存在堵塞或泄漏，必要的话维修/更换
失败：气流高于设定值	气体流速校准错误 气流计、阀或电路故障	与仪器技术支持联系 与仪器技术支持联系

3. 光池测试

（1）测试开始前，确保入口气体压力设定在65～80psi。

（2）关闭流动相，等待几分钟使检测器稳定。

（3）选择"维护"→"测试"→"光池"，并按"Enter"键，进入测试界面。

（4）按"选择"键，开始测试，历时60秒钟，将逐项进行如下进程：①激光关闭，增益值为1，让检测器稳定；②收集最小信号、最大信号和信号平均值；③打开激光，让检测器稳定；④记录最小信号、最大信号和信号平均值；⑤测量激光开和关之间的差值及激光信号的偏差量；⑥显示测试结果。

（5）测试结果满足激光开与关的差值在0.5～80mV范围内、激光关闭时信号稳定在1.5mV之内、激光打开时信号稳定在1.5mV之内，则测试结果为"通过"。

（6）如果测试失败，常见原因及解决办法见表43-3。

表43-3　光池测试失败常见原因及解决办法

结果	原因	解决办法
失败：激光关时噪声过大	电路故障	与仪器技术支持联系
失败：激光开和关时差值太大	需要清洁光池 电路故障	清洁光池 与仪器技术支持联系

续表

结果	原因	解决办法
失败：激光开和关时差值太小	激光或其他电路故障	与仪器技术支持联系
失败：激光开时噪声太大	光池需要清洁 电路故障	清洁光池 与仪器技术支持联系

4. 光池加热测试

（1）开始测试开始前确保检测器为"运行"模式，且加热器已经平衡好。

（2）选择"维护"→"测试"→"光池加热"，并按"Enter"键，进入测试界面。

（3）按"选择"键，开始测试，1秒钟即完成测试。

（4）测试结果满足光池模块的温度是漂移管设定温度的（90±2）%，则测试结果为"通过"。

（5）如果测试失败，常见原因及解决办法见表43-4。

表43-4　光池加热测试失败常见原因及解决办法

结果	原因	解决办法
失败	检测器处于"待机"模式 检测器仍在平衡中 热阻丝烧断 光池模块加热器、传感器或其他电路故障	使检测器进入"运行"模式 等检测器平衡之后再重复测试 与仪器技术支持联系 与仪器技术支持联系

5. 基线噪声　导致基线噪声的原因很多，利用表43-5，按顺序排查，诊断基线噪声，判断噪声的来源。

表43-5　基线噪声常见情况及解决办法

情况	解决办法
移走色谱柱噪声消失 结果：噪声来自色谱柱	色谱柱有可能泄漏硅胶或装柱材料，更换色谱柱
当泵停止时噪声消失 不接色谱柱，只通入流动相时 结果：噪声来自流动相	优化漂移管温度和气体流速 清洗雾化器、漂移管和光池 过滤或更换新配制的且滤过的流动相 对流动相脱气处理 检查泵是否有脉冲，确保泵已经充分排气操作，检查泵单向阀和密封垫，需要的话进行更换处理
关掉雾化气噪声消失 不接色谱柱、关闭流动相、雾化气打开、激光开时 结果：噪声来自气体	更换质量好、纯度高的气体 清洗雾化器、漂移管和光池

续表

情况	解决办法
激光关掉噪声消失 不接色谱柱、关闭流动相、雾化气打开、激光开时 结果：噪声来自光池	清洗光池 检查数据线是否引起噪音 检查光阱是否有冷凝物
在上述条件下基线噪声仍然存在 不接色谱柱、关闭流动相、关闭雾化气、关闭激光时 结果：噪音来自电路	电路故障，与仪器技术支持联系

6. 故障排查 参考表 43-6 进行系统故障排查。

表 43-6 常见系统故障的原因及解决办法

问题	原因	解决办法
基线漂移	检测器平衡不充分	充分平衡检测器
基线噪声	诊断基线噪声	详见表 43-5
混杂峰	漂移管温度和/或气体流速设置太低 气源被污染或纯度太低	优化漂移管温度和气体流速 用清洁的、干燥的惰性气体，通常是99.9%的纯氮气
	流动相被污染或质量差 雾化器、漂移管或光池脏	更换新配制的过滤的流动相 清洗雾化器、漂移管和光池
漂移管温度达不到设定值	热阻丝烧坏 光池加热器、传感器或其他电路错误	与仪器技术支持联系 与仪器技术支持联系
光池温度达不到设定值	热阻丝烧坏 光池加热器、传感器或其他电子原件错误	与仪器技术支持联系 与仪器技术支持联系
无气体流速	气源阀门是关闭的 气源设置压力太低 气源压力太低或是空的	打开气阀 调节气源压力至65~80psi 更换气源
无电	电阻丝烧断	更换电阻丝
没有液晶显示	电路故障	与仪器技术支持联系
检测不到峰	样品量低于检测限 当前检测条件下样品已挥发 样品保留在色谱柱上 增益设的太低 自动取样针没有取到样品或是样品进样环被堵塞 激光或其他电路故障	增加样品浓度或进样量 设置较低的温度，优化方法 更换色谱柱 增加增益值 维修或更换部件 与仪器技术支持联系

续表

问题	原因	解决办法
峰高变化或灵敏度降低	雾化器、漂移管或光池脏	清洗雾化器、漂移管和光池
	自动取样针没有取到样品或是样品进样环被堵塞	维修或更换部件
	激光或电路问题	与仪器技术支持联系
峰太宽	泄漏（特别是色谱柱和检测器之间）	检查连接
	色谱柱和检测器之间的管路太长或是内径太大	用直径为 0.005～0.010 英寸的较短的管路
平头峰	样品浓度太高	减小样品浓度
	增益值设置太高	减小增益值

第三节　奥泰公司 Alltech 2000 系列蒸发光散射检测器

奥泰 Alltech 2000 系列 ELSD 包括 Alltech 2000 型与 Alltech 2000 ES 型。两者的仪器结构基本一致，由雾化器、漂移管、硅光电二极管等部分组成。两者硬件结构的区别在于：Alltech 2000 ES 在硬件上改进了检测部位的电子元件，从而提高了检测灵敏度。两者的操作软件、操作规程、保养与维修基本一致，除 Alltech 2000 ES 型的手动控制窗口增加了"光池温度"与"尾部加热温度"的显示。因此，以下均以 Alltech 2000 型为例进行介绍。

一、工作软件操作界面介绍

Alltech 2000 的操作软件可以在控制面板通过窗口功能键操作。操作窗口间的结构图如图 43-7 所示。

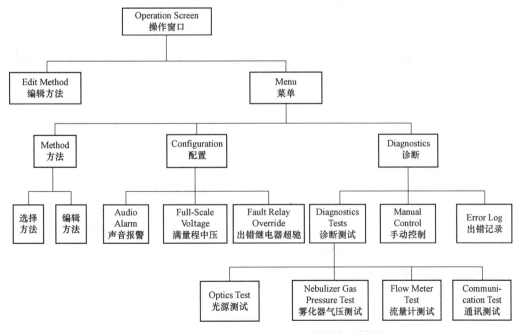

图 43-7　Alltech 2000 ELSD 操作窗口结构图

二、仪器操作规程

（一）开机

打开检测器电源开关，打开雾化气气源开关，调节压力，使气体压力保持在 65～80psi 之间。

仪器自检完成后，进入操作窗口，即仪器使用期间的显示窗口。此窗口提供当前运行方法的以下信息：

1. 方法 当前加载方法的名称。

2. 漂移管温度 漂移管的设定温度及当前实际温度读数，单位为℃。

3. 气体流量 雾化器气体的设定流量及当前实际流量，单位为 L/min。

4. 放大系数 当前放大系数的设定值（可能的数值为 1、2、4、8 和 16）。设定为 1 代表信号没有放大，随每次放大系数的增大信号基于原数值放大两倍。

5. 撞击器 当前撞击器的位置，依据当前使用的方法为开或关。

6. 输出值 当仪器处于"运行"状态时，显示以 mV 为单位的信号值。当仪器处于"待机"状态时，显示"Standby"和待机时间。

7. 满量程电压 满量程电压的设置（根据所用数据采集系统设定为 10mV 或 1000mV）。

8. 出错总数 当前发生的操作错误的总数（如果有的话）。

9. 窗口键 用于改变仪器状态或进入其他窗口的功能。

（1）Edit：编辑方法快捷键，从"运行"窗口直接切换到"编辑方法"窗口。

（2）Menu：从"待机"或"运行"窗口切换到"菜单"窗口。

（3）Standby：将仪器从"运行"窗口切换到"待机"状态。

（4）Zero：在"运行"窗口下将输出信号调零。

（5）Run：运行当前方法，将仪器从"待机"状态切换到"运行"状态。

（二）建立方法与系统设置

在操作窗口下，按"Menu"键进入"Menu"窗口。它提供以下选择：方法、仪器配置、诊断。

1. 方法 用于切入"Method"窗口，方法窗口包括"选择方法""编辑方法"。

（1）选择方法 用于选择仪器中保存的分析方法。通过重复按"More"进行翻页，按每个方法对应的数字键进行选择。选择后，进入"Confirmation"窗口。显示方法参数信息，按"OK"键接受方法，仪器加载新方法，回到操作窗口。或按"Cancel"键取消操作。

（2）编辑方法 用于编辑已有的分析方法。在操作窗口按"Edit"进入，或方法窗口通过选择"编辑方法"进入。按对应的数字键来选择编辑参数：

①方法的序号：按数字"1"改变方法的序号，当前的数值闪烁。选择新的方法序号，采用 0～9 之间的任何数字。按"Enter"键确认，新的方法序号显示在编辑方法菜单中，或者按"*"键，取消改变，原数字重新显示在方法中。

②方法的名称：按数字"2"改变方法的名称，进入"Edit Name"菜单，按"箭头"键移动光标至所需字母。按"Accept"键选择一个字母、数字或空格（在 Z 和 1 之间）。按"Back"键消除最近字母。方法名称最多可包括 18 个字符。编辑完成后按"Enter"键，进入"Confirmation"

窗口，按"OK"键确认新名称，"Edit Method"窗口将显示新方法名称。按"Cancel"键拒绝新名称，"Edit Method"窗口将重新显示原方法名称。

③漂移管的温度：按数字"3"改变漂移管的温度，当前的设定值闪烁。使用数字键设定新温度。漂移管温度设置范围在 25～120℃ 之间。按"Enter"键确认改变，新的设定值在方法中列出；或者按"*"取消改变，原数值重新显示在方法中。

④气体流量：按数字"4"改变气体流量，当前的设定值闪烁。键入数字设定新气体流量。气体流量设置范围在 0～5L/min 之间，超出范围的数值不被接受。按"Enter"键确认改变，新的设定值在方法中列出；或者按"*"取消改变，原数值重新显示在方法中。

⑤放大系数：按数字"5"改变放大系数，当前的设定值闪烁。重复按数字"5"直到出现所需数值，可选数值为 1、2、4、8 或 16。按"Enter"键确认改变，新的设定值在方法中列出；或者按"*"取消改变，原数值重新显示在方法中。随着每次放大系数的增加，输出信号基于前面数值放大二倍。

⑥撞击器位置：按数字"6"改变撞击器的位置，当前的设定值闪烁。重复按数字"6"，撞击器位置在"开"和"关"之间切换，选定所需位置。按"Enter"键确认改变，新的设定值在方法中列出；或者按"*"取消改变，原设定值重新显示在方法中。

通过编辑修改已有方法，保存为新的方法名称可以建立新分析方法。

2. 配置　在"Menu"窗口按数字"2"，进入仪器配置"Configuration"窗口，重复按对应的数字键进行对应项目各选项间的切换。

（1）声音报警　用于设置当仪器发生错误时是否发出警告音。

（2）满量程电压　根据需要选择 10mV 或 1000mV 作为满量程。

（3）出错继电器超驰　设置为"开"时，如果仪器出错，气泵的运行不会被停止；设置为"关"时，如果仪器出错后，继电器功能激活，泵的运行被停止。

（三）选择仪器状态

ELSD 2000 有两种不同的操作状态："待机"和"运行"，仪器当前的状态显示在操作窗口上。

1. 待机　检测器接通电源后立即进入"待机"状态，此时激光、气流和漂移管加热器都处于关闭状态。操作窗口显示"Standby"和计时器表示的待机时间。可执行的窗口键是"Menu"和"Run"。

2. 运行　在"Run"状态下，激光、气流和漂移管加热器都处于打开状态，撞击器状态与设置状态相符，操作窗口会以 mV 为单位显示信号输出值。窗口键"Edit""Menu""Standby"和"Zero"是可执行的。

（四）检测器的平衡

按"Run"键运行方法，等待漂移管温度到达设定值。待检测器平衡后，记录 10～15 分钟只通入雾化气时的基线，基线应稳定，噪声应在 0.5mV 之内。此时可同时将色谱柱用流动相冲洗，但柱洗脱液不接入检测器。

（五）运行样品

色谱柱冲洗完成后，将其连接到检测器前面板左侧的"液体入口"，待输出基线稳定后，可以进行样品分析。

（六）关机程序

1. 样品运行完成后，需先关闭流动相流速，让雾化气继续运行约 5 分钟，以清除残留的液滴。
2. 在操作窗口下按"Standby"键，将仪器设为待机状态。
3. 关闭雾化气气源。
4. 关闭检测器电源，关闭后面板的主电源开关。

三、仪器保养维护及故障诊断与排除

（一）诊断窗口介绍

在"Menu"窗口按数字"3"，进入"诊断"窗口，用于仪器开始仪器各部件的诊断测试、仪器故障排除过程中，手动控制各部件的开关、浏览仪器报错信息。

1. 诊断测试 用于故障检修时进行光源测试、雾化器气体压力测试、流量计测试、通讯测试。

2. 手动控制 用于手动设置"激光""气体流量""漂移管温度"和"雾化器温度"的开与关。通过重复按各项对应的数字键，切换开或者关，如当前界面显示激光为"开"时，按数字键"1"，切换至"关"的状态；再次按下数字键"1"，则又切换至"开"的状态。

3. 错误记录 用于浏览仪器的错误日志。在运行一个方法后，只有当错误发生持续 5 分钟以上时，才会形成错误日志。错误日志内容包括错误类型、错误水平和运行方法后总的持续时间。仪器最多可以记录十条错误日志，当超出数量时，新的错误记录将覆盖旧的错误记录，并被指示为"新记录"，而其他记录被指示为"旧记录"。

（二）操作安全

1. 实验室保持良好通风以防止溶剂蒸汽积聚。
2. 使用通风柜或其他通风设备以防止吸入排气管逸漏的溶剂烟雾。
3. 在使用可燃溶剂时避免使用明火和点火。
4. 使用惰性气体，最好是氮气，用于含有有机溶剂的流动相的雾化。
5. 请勿除去仪器的盖子，除非在 Alltech 人员的指导下。
6. 在除去盖子前先切断电源。

（三）仪器保养维护与注意事项

1. 在撞击器"开"的模式下，监视 500ml 废液瓶中液体的高度，需要时倒掉过量的液体。或者将废液管浸没于地面大桶的液面下，从而无须经常倒掉过量液体。在撞击器"关"的模式下，无须经常查看废液缸，因为无废液排出。

2. 当漂移管未达到适当的蒸发温度或雾化气体关闭时，流动相不应开启。否则流动相可能在漂移管中积聚。

3. 只有挥发性的缓冲液允许加入到流动相中，非挥发性缓冲液的颗粒将会引起许多基线噪音。

4. 每天检查排气管和浓缩冷阱。请勿让瓶子装满，否则会造成排出气体通过冷凝液翻气泡，从而增加噪音。

（四）仪器故障诊断与排查

1. 光源测试

（1）关闭流动相，仅通雾化气体使检测器平衡。

（2）在"诊断测试"窗口下按"1"开始光源测试。

（3）测试需要 40 秒钟，将逐项进行如下进程：①激光关闭，让检测器稳定；②收集最小信号、最大信号和信号平均值；③打开激光，让检测器稳定；④记录最小信号、最大信号和信号平均值；⑤测量激光开和关之间的差值及激光信号的偏差量；⑥显示测试结果。

（4）测试结果满足激光开与关的差值在 0.5～20mV 范围内、激光关闭时信号稳定在 1mV 之内，则测试结果通过。

（5）如果测试失败，常见原因及解决办法见表 43－7。

表43－7　光源测试失败常见原因及解决办法

结果	原因	解决办法
激光关时噪声水平太高	电路故障	与仪器技术支持联系
激光开/关的差值太大	光源或光阱污染	与仪器技术支持联系
	电路故障	与仪器技术支持联系
激光开/关的差值太小	激光或其他电路故障	与仪器技术支持联系

2. 雾化器气体压力测试

（1）测试开始前，确保入口气体压力设定在 65～80psi。

（2）关闭流动相，等待几分钟使检测器稳定。

（3）在"诊断测试"窗口下按"2"开始雾化器气体压力测试。

（4）测试需要 90 秒钟，将逐项进行如下进程：①气流被设为 2.0L/min，并待其稳定；②将测量最小、最大雾化气压值；③显示测试结果。气体流速将返回到测试前的设定值。

（5）测试结果满足雾化器气体压力在 3～30psi 范围内、测试期间压力波动小于 0.3psi，则测试通过。

（6）如果测试失败，常见原因及解决办法见表 43－8。

表43－8　雾化器气体压力测试失败常见原因及解决办法

结果	原因	解决办法
气压过高	雾化器堵塞	清洗雾化器
	雾化器气压传感器故障或其他电路故障	与仪器技术支持联系
气压过低	气源压力过低或是空的	检查气源，必要的话更换
	调压阀压力设置太低	调节调压阀使气压在 65～80psi 之间
	进入雾化器前可能存在气体泄漏	检查气路连接是否泄漏，需要的话拧紧气路连接处
	雾化器气压传感器故障或其他电路故障	与仪器技术支持联系
气压不稳定	雾化器堵塞	清洗或更换雾化器
	入口气压不稳定	检查气源的稳定性，必要的话进行维护
	气体流量计错误	与仪器技术支持联系

3. 流量计测试

（1）测试开始前，确保入口气体压力设定在 65～80psi。

（2）设定气体流量为 2.0L/min，等待仪器平衡。

（3）在"诊断测试"窗口下按"3"开始流量计测试。

（4）测试需要 90 秒钟，将逐项进行如下进程：①气体流速打开，仪器平衡；②检测最小、最大气体流速值；③显示测试结果。

（5）测试结果满足气体流速至少为 0.1L/min，波动不超过 0.2L/min，则测试结果通过。

（6）如果测试失败，常见原因及解决办法见表 43-9。

表 43-9　流量计测试失败常见原因及解决办法

结果	原因	解决方法
无气体流过	雾化器处的气体进口被堵塞 没有气体供应 在气体流量传感器前有气体泄漏	与仪器技术支持联系 检查气体供应，需要时更换气源 检查是否有气体泄漏
气体压力不稳定	输入气体压力不稳定 气体流量计错误 雾化器损坏	检查气源的稳定性 与仪器技术支持联系 与仪器技术支持联系

4. 通讯测试

（1）将仪器后面板上的 RS-232 输出端口的针 2 和针 3 短路，联系仪器技术支持。

（2）在"诊断测试"窗口下按"4"进行通讯测试。

（3）如果 RS-232 通讯工作正常，显示测试结果信息为"Test OK"，如果出现其他任何信息，说明通讯有问题。请联系仪器技术支持。

（4）请勿必在测试后将 RS-232 输出端口的短路拆除。

5. 基线噪声诊断　基线噪声诊断步骤与步琦公司 Alltech 3300 型相同。

6. 故障排查　故障排查步骤与步琦公司 Alltech 3300 型相同。

第四节　沃特世公司蒸发光散射检测器

一、沃特世蒸发光散射检测器的结构及工作原理

（一）仪器结构

ELSD 由低温雾化区、脱溶剂区和检测区三个单独区域组成。

1. 低温雾化区　在雾化区内，色谱排出液流经同心管或流形喷雾器时与载气（如氮气）相混合，产生一系列含悬浮颗粒的微小液滴，之后进入漂移管，如图 43-8。

2. 脱溶剂区　在脱溶剂区内，流动相被蒸发并冷凝，在漂移管中只留下干燥的溶质颗粒。

3. 检测区　分析物颗粒进入检测区域并接受光源的照射，光线被颗粒散射后聚焦到光电倍增管（PMT）以测量其强度。

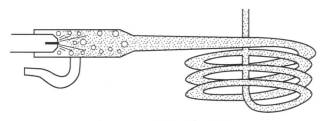

图 43-8　雾化区和漂移管

（二）工作原理

洗脱液从色谱柱流入喷雾器，在喷雾器中持续供应的气体将其转化为精细的悬浮微粒。液滴在蒸发漂移管内被蒸发，只有悬在空气中的上升颗粒柱和蒸发的溶剂会进入到光散射室的中心。两个聚光透镜（L1 和 L2）将灯光聚到狭缝处。中继透镜 L3 能将光从狭缝中继到散射室中心。狭缝与中继透镜间的挡板使到达散射室的漫射光最小。只有与入射光成 60 度角的散射光才能穿过出口达到集光透镜 L4。出口的设计及其摆放位置加上两块遮光板的辅助，使能够检测到的漫射光减到最少。第一个遮光板处装配有光电二极管，能通过监测光强度变化而截取一部分漫射的入射光。第二个遮光板能减少与集光方向相反的漫射光。集光透镜能将光线聚焦到反射镜 M1 以改变光线的方向，最终使光线反射到光电倍增管。PMT 将光转换为电信号。排除剩余的气态排放液。图 43-9 是蒸发光检测器的光路图。

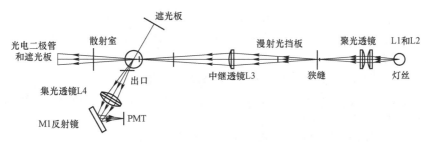

图 43-9　蒸发光检测器光路图

二、蒸发光散射检测器（Waters 2424）的操作规程

1. 开机　在打开检测器电源之前，先开启气体供应。确保电源线安装正确。按下检测器前面板的电源开关即可启动检测器。

检测器会在启动时"嘟嘟嘟"响三声，并显示信息"Booting System...Please Wait"（正在启动系统...请等待），然后运行一系列的启动可信度测试。初始化完成后检测器会显示主屏幕，主屏幕界面见图 43-10。

2. 运行设置

（1）设置漂移管温度　按"Temp℃"键，在"set"（设置）字段中指定漂移管加热器的温度。对于反相色谱法，一般将漂移管的温度设置为 50℃（122℉）。

（2）设置喷雾器参数　喷雾器有三个设置：加热、冷却和关。按"Temp ℃"键，并在"set"（设置）字段处于活动状态时按"CE"设置：

如果选择"Heating%"（加热%），必须在"set"（设置）字段中指定喷雾器加热器功率级别设置，可以在"cur.temp"（当前温度）字段中查看到喷雾器温度的任何变化。如果选择"Cool"

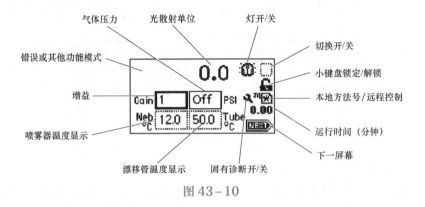

图 43-10

（冷却），从而打开喷雾器冷却器，则不能在"set"（设置）字段中输入任何值，但可以在"cur.temp"（当前温度）字段中查看到喷雾器温度的任何变化。如果选择"Off"（关），将关闭喷雾器加热器和冷却器。

（3）设置 PMT 增益和气体压力　按"Home"键。出现增益和气体压力主屏幕。在"Gain"（增益）字段中输入增益值，输入增益值后即激活光电倍增管（PMT），要关闭 PMT，请在"Gain"（增益）字段中输入 0。在 PSI 字段中指定至少 450 千帕（4.5bar，65psi）的气体压力，以激活气阀。要关闭气阀，请在"PSI"字段输入 0。

（4）平衡检测器约 1 小时。

3. 登录 Empower 软件　打开 Empower 软件，在登录界面输入设定的用户名和密码。进入"Pro"界面后，选择"运行样品"。在运行样品界面选择采集数据的项目和运行的色谱系统。

4. 编辑蒸发光检测器仪器方法　点击"编辑"菜单，选择"新建方法组"。使用向导新建方法组，点击"新建"，新建仪器方法。选择蒸发光检测器模块，编辑蒸发光检测器参数。选择高效液相色谱仪模块，编辑液相色谱参数。保存仪器方法。点击"创建方法组"，根据向导将仪器方法添加到方法组并保存。

5. 采集数据　编辑样品组方法，点击运行，即进行数据采集。

6. 数据查看和处理　在"Pro"界面选择浏览项目，选择要查看的项目，点击"确定"。选择要查看的数据，点击右键"查看"就可以查看数据，处理数据。

7. 关机　关闭检测器之前，必须进行清洗液流路，并排除管路中的所有液体。具体操作如下：

（1）用未加入缓冲剂的流动相通过系统，排除缓冲剂。

（2）关闭色谱系统泵。

（3）让雾化气体通过检测器数分钟，以排干蒸发管和检测室。

（4）停止气体流动。

（5）关闭检测器的电源。

三、仪器保养维护

1. 仪器放置环境要求　使用工作温度：15～35℃，湿度：45%～80%，如果温度高于 30℃，则湿度必须小于 70%；避免日光直射；避免震动；避免强磁场，电场；远离腐蚀性气体；避免脏污、多尘环境，用柔软的湿布经常清洁仪器外部。

2. 清洁漂移管　需要经常清洁，在控制台的系统树中，选择"ELS 检测器"。在温度区中，单击"喷雾器"字段，该字段含有一个加下划线的设定值。出现"ELSD 喷雾器设置"对话框。从喷雾器模式下拉列表中选择"开"。输入 75%，作为喷雾器功率电平百分比。在温度区中，单击"漂移管"字段，该字段含有一个加下划线的设定值。出现"ELSD 漂移管温度"对话框。输入漂移管加热器温度设定值 100℃（212℉），然后单击"确定"。取下色谱柱。用 100% HPLC 级的水或与流动相互溶的有机溶剂混合液以 1ml/min 的流量冲洗系统 60 分钟。将系统重置为操作条件。重新安装色谱柱。

3. 清洗流路　为维持检测器的最佳性能，建议只要检测器长时间处于空闲状态，就从流路中排除流动相，为防止损坏色谱柱，在从流路中排除流动相之前，应移开色谱柱。将漂移管温度设置为适当的脱溶剂温度（对于大多数溶剂来说用 50℃ 就是适当的脱溶剂温度）。用 100% HPLC 级水替换缓冲流动相，然后在 280kPa（2.8bar，40psi）的压力下，以 0.5ml/min 的流量将系统冲洗 30 分钟。

4. 超声波清洗喷雾器　停止液体流动，然后取下溶剂入口管线；关闭检测器的电源，并从后面板处断开电源线。轻轻将检测器门右边缘朝身体方向拉，以打开检测器门。如图 43-11 用 5/16 英寸的扳手拧松固定入口管路的压力螺钉，然后断开溶剂入口管路。

推进喷雾器右侧的快速拆卸管接头，然后如图 43-12 所示拔出进气管路。

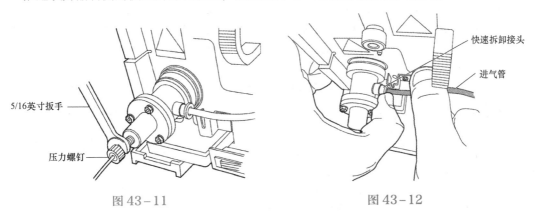

图 43-11　　　　　　　　　　　　　图 43-12

推入喷雾器，然后逆时针旋转，使得快速拆卸管接头指向正上方，接着从雾化室将其取下，如图 43-13 所示。

从喷雾器中取下红色垫圈。将喷雾器竖直放在一个烧杯中，以使溶剂入口接头保持直立。将 100% HPLC 级水或与流动相互溶的有机溶剂混合液倒入烧杯，但不能将进气管接头或溶剂入口接头浸入水中（图 43-14）。将烧杯放入超声波仪中清洗 10~15 分钟，取出喷雾器。将进气管子插入喷雾器右侧的快速拆卸管接头，将喷雾器竖直放在一个干燥的烧杯中。在 410kPa（4.1bar，60psi）下，向喷雾器通气 5~10 分钟，以吹出多余液体。重新安装喷雾器。

5. 流动相的选择　流动相中的杂质颗粒将增加背景和噪音。多数情况下，蒸馏水和 HPLC 级溶剂均能满足要求。在比较溶剂时，最关键的参数就是蒸发后的溶剂残留量，应少于 1ppm。流动相中不能使用非挥发性的溶剂调节剂，如不应使用乙酸铵、碳酸氢铵、甲酸、磷酸、硫酸、磷酸盐和硫酸盐，可以使用质谱兼容的具有挥发性的溶剂调节剂，如三氟乙酸和乙酸等。如果必须使用乙酸铵、碳酸氢铵、甲酸铵，其浓度应小于 0.01mol/L 或 0.1%（V/V）。

为避免损坏喷雾器，将色谱柱连接到喷雾器之前，请先用至少 10 倍于色谱柱容积的清洁流动相冲洗色谱柱。

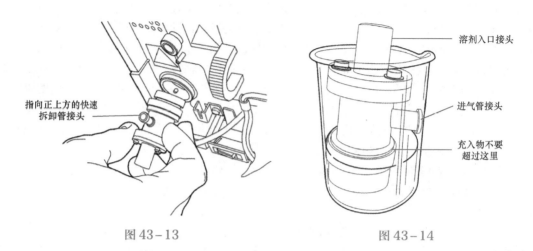

指向正上方的快速拆卸管接头

溶剂入口接头

进气管接头

充入物不要超过这里

图 43-13 图 43-14

6. 喷雾器 增加喷雾器气体流速可使所形成的液滴更小，从而导致光散射减弱以致信号响应减少。低气体流速应更合适，因为所耗气体更少且灵敏度更高。不过，当气体流速过低时，洗脱液雾化不充分，基线噪音增大。雾化不充分的洗脱液液滴的粒子大小使散射机制更为复杂并导致检测器性能降低。如果降低洗脱液流量，则必须同时降低喷雾器气体流速，以保持最佳的雾化液滴大小。切勿将氮气流速降低到 170 千帕（25psi）以下。

通常，应将喷雾器的温度设置得尽量低。

7. 漂移管 漂移管温度设置过高会使样品蒸发并降低灵敏度。漂移管温度设置过低会导致检测器噪音增大并可能导致检测器溢出。根据洗脱剂种类设置适当的漂移管温度。对于大多数溶剂来说，50℃是适当的脱溶剂温度。

8. 定期维护 为使检测器保持最佳性能，应每周从液体通路中排除一次流动相。为防止损坏色谱柱，在从液体通路中排除流动相之前，应取下色谱柱。

将漂移管温度设置为适当的脱溶剂温度。对于大多数溶剂来说，50℃是适当的脱溶剂温度。用 100% HPLC 级水替换缓冲流动相，然后以 3ml/min 的流量将系统冲洗 10 分钟。

第五节　安捷伦公司蒸发光散射检测器

一、仪器结构

本机由在线脱气机（G4220A）、输液泵（G4220A）、自动进样器（G4226A）、柱温箱（G1316C）、蒸发光检测器（G4261B）组成。

二、仪器操作规程

1. 开机 依次打开仪器各部件电源开关，约 15 分钟后，仪器进入待机状态，此时仪器各部件指示灯应无色或呈黄色。点击"Agilent OpenLABChemStation"，输入账户密码，选择仪器，点击"Launch"，进入 PC 端工作站的操作界面。

2. 仪器配置 打开"仪器配置"窗口，并从"可配置模块"窗口中选择"ELSD［G4261B］"即可，见图 43-15。

3. 仪器的参数设置

（1）在方法下→新建方法　设置方法→设定运行流速→通道选择→溶剂名称设置→压力限值设置→运行时间→流速梯度设置→进样器常规设置→温度控制器设置→ELSD 设置→方法，名称注释标注→完成保存（图 43-16）。

（2）ELSD 参数设置　蒸发器温度应根据待分析化合物的挥发性进行设置。如果化合物是非挥发性的（如糖），则蒸发器温度应设置为 80～90℃；如果化合物是半挥发性的，或具有低分子量（如制药药物），则蒸发器温度应设置在 20～30℃之间。缺省蒸发器温度为 40℃（图 43-17）。

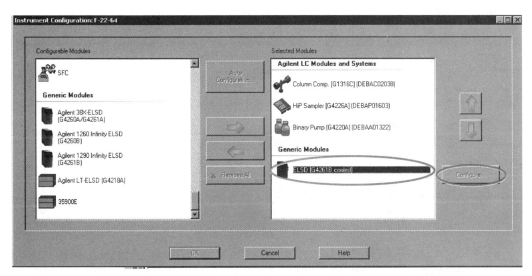

图 43-15

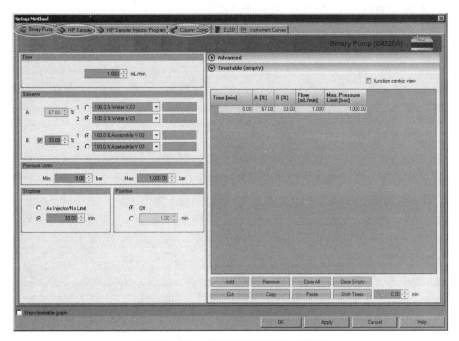

图 43-16　液相参数设置窗口界面

雾化器温度可用于优化信号响应。更高的雾化器温度可增加峰值响应，但雾化器温度不得超过流动相的沸点。雾化器温度范围为：OFF，25～90℃（增量为1℃）。缺省值为40℃。

蒸发器的气体流量值是根据流动相组分设置的，与那些含有有机溶剂的蒸发过程相比，水性洗脱液的蒸发过程需要更高的气体流量（例如1.6SLM）。无论流动相组分如何，蒸发器温度越高，所需的蒸发气体设置越低（例如1.0～0.9SLM）。同样，当蒸发器温度降低至室温和亚室温时，需要增加气体流量进行补偿（例如1.6～1.8SLM）。蒸发气体流量范围为：0.9～3.25SLM（增量为0.05）。缺省值为1.6SLM。

增益的设定，可选择的值是1，2，4，8和16。增益设在1，产生不放大的信号，在增益里，每增加一倍增益，就在原来设置上信号放大两倍。

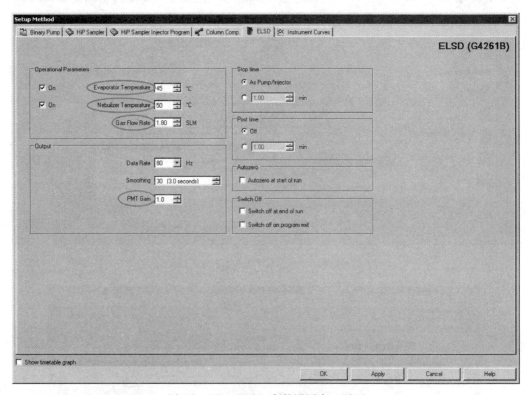

图43-17 ELSD参数设置窗口界面

4. 样品测定 使用仪器前用纯水冲洗管路，接上色谱柱，将泵设定到需要的流速，不要超出推荐的溶剂流速最大值。换流动相冲洗至基线响应在80以下（对于早期的仪器，如：LED光源的ELSD，基线在120以下都能接受）。待基线稳定一段时间后，进行样品分析。

5. 数据处理 样品分析结束后，数据分析见安捷伦高效液相色谱仪的操作规程。

6. 关机

（1）分析结束后，按规定程序彻底冲洗色谱柱及所用仪器流路。关掉流动相流速。将ELSD切换至"standby"模式，ELSD会自动吹扫气路15分钟，然后关闭检测器，关闭钢瓶或者气路。

（2）在命令栏视图下，选择"方法与运行控制"，回到主控制页面，在命令栏文件下，选择"退出"，单击"确定"，关闭工作站，关闭输液泵、柱温箱及检测器等。

（3）关闭计算机、ELSD检测器和高效液相各部件电源。

三、仪器保养维护及故障诊断与排除

（一）仪器保养维护

1. 仪器外部应先使用柔软的擦布沾上稀释的洗涤剂溶液擦拭，随后使用布沾纯水擦拭，确保没有水分进入仪器。

2. 每次使用前后需用纯水冲洗管路。如果 ELSD 检测器经常使用，建议增加定期清洁检测器的步骤：采用适当的清洁试剂（水/甲醇，或者水/丙酮 1:1），流速 1～2ml/min，蒸发管，雾化器温度 40℃，气体流量 2.8SLM，清洗检测器 2～3 小时，每周清洁一次。

3. ELSD 前方的废液管保持通畅，放置的位置和角度要保证管路在使用过程中不产生积液。排气软管可以安装到通风橱或者通向窗外等排气顺畅的地方，但勿将排气管直接连接到排气装置。漂移管没有达到合适的蒸发温度或雾化气还处于关闭状态时，不要把流动相通入检测器。

4. ELSD 关闭后要关闭钢瓶或者气路，否则会造成氮气的流失。

（二）故障诊断与排除

1. 基线噪音　原因分析及解决办法建议，见表 43-10。

表 43-10　基线噪音原因分析及解决办法建议

可能原因	建议
雾化不佳	将雾化器的温度升高 10℃，直到基线噪音降低
蒸发不足	将蒸发器的温度升高 10℃，直到基线噪音降低 提高蒸发气体流速 降低雾化温度
流动相中存在非挥发性添加剂	使用挥发性的流动相
雾化室内部产生压力差	确保液体废液管的端部未浸没在液体中 确保设备后部的排气软管未堵塞或排气过强
泵脉动，特别是在使用较低流速的微径应用中尤为明显	使用无脉冲泵 在泵和进样阀间连接背压色谱柱，增加泵的背压 在系统中泵的后方直接使用脉冲阻尼器

2. 基线毛刺　原因分析及解决办法建议，见表 43-11。

表 43-11　基线毛刺原因分析及解决办法建议

可能原因	建议
气源中存在颗粒物	过滤接入的气体，或改变供给
色谱柱脱落	更换色谱柱或在色谱柱后面直接安装内置过滤器和 0.2μm 的膜滤器
雾化不佳	检查流入 ELSD 的溶剂流速是否恒定 检查进样口气体流量是否 >60psi 且稳定
蒸发不足	将蒸发器的温度升高 10℃，直到基线噪音降低
流动相中存在非挥发性添加剂	使用挥发性的流动相

3. 低灵敏度 原因分析及解决办法建议，见表 43 – 12。

表 43 – 12 低灵敏度原因分析及解决办法建议

可能原因	建议
雾化器或雾化器进样口管局部堵塞	在 16 小时内，以尽可能最高的流速将 50/50 水与丙酮的混合液用泵送入 ELSD（不超过 5ml/min）
内部溶剂塞未安装	使用液体填充前溶剂塞，直至任何多余的液体通过前排液管流出
气体压力过低	确保进样口气体压力 > 60psi
激光功率	通过将设备从 S/By 切换到 RUN 进行验证，并检查偏移量
光室受到污染	清除光室窗口处的污染物
散射器溶剂饱和	停止洗脱液流量，将蒸发器温度增至最大值。将流速增加至 2.8SLM 并等待 1 小时

4. 峰顶毛刺但基线平坦 原因分析及解决办法建议，见表 43 – 13。

表 43 – 13 峰顶毛刺但基线平坦的原因分析及解决办法建议

可能原因	建议
雾化不一致	建议使用氮气。也可使用其他气体，但雾化效率不如氮气
使用的气体不正确	将气体更改为氮气或评估其他不同的氮气源
进样口气体调节不佳	如果使用瓶装气，请检查气体调节器是否正常工作，并提供一致的流量 使用脉冲阻尼器
平滑不足	峰值越宽，越需要较高的平滑值。将平滑增加至 50，以便实现快速分离
雾化过程中样品沉淀	降低样品浓度或维持相同进样量但增加进样体积 检查流动相洗脱液中的样品溶解度
泵流速不一致	请参见"基线噪音"一节中泵脉动的补救方法

5. 基线偏移量较大 原因分析及解决办法建议，见表 43 – 14。

表 43 – 14 基线偏移量较大的原因分析及解决办法建议

可能原因	建议
蒸发效率低下	增加蒸发器温度和/或气体流量
非挥发性缓冲剂或稳定剂的浓度过高	使用较低浓度的稳定剂、非稳定的溶剂或更具挥发性的缓冲剂（乙酸铵或甲酸铵）
扩散器受到污染	参见仪器保养第 2 条
光学加热器故障	请联系当地经销商或 Agilent Technologies

6. 峰拖尾　原因分析及解决办法建议，见表43-15。

表43-15　峰拖尾原因分析及解决办法建议

可能原因	建议
洗脱液颗粒残留在光学室中	提高蒸发气体流速
色谱不佳	优化 HPLC 分离

7. 仪器无法归零　原因分析及解决办法建议，见表43-16。

表43-16　仪器无法归零原因分析及解决办法建议

可能原因	建议
由于流动相中存在杂质，导致偏移量过高或输出不稳定	停止泵流，关闭设备，在无液体流出的情况下，重新启动设备和 A/Z 请联系当地经销商或 Agilent Technologies 光学部分受到污染，需要清洗

8. 无响应（完全平坦的基线）　原因分析及解决办法建议，见表43-17。

表43-17　无响应原因分析及解决办法建议

可能原因	建议
未连接数据采集导线	确保已牢固连接计算机或积分器的接头
光源处于非激活状态	通过停止溶剂流量并关闭再打开电源，检查 LASER 是否正常运行，然后，RUN 模式下的偏移值读数应该低于 130mV
输出低于 0mV	在无液体流出的情况下，停止泵流量
仪器处于 STANDBY 模式	选择 RUN 模式
雾化器或雾化器进样口管堵塞	用注射器将水注入 ELSD 前入口，去除阻塞物

9. 蒸气传感器发生错误，但设备内无溶剂或蒸气泄漏　原因分析及解决办法建议，见表43-18。

表43-18　蒸气传感器发生错误原因分析及解决办法建议

可能原因	建议
靠近设备前部的溶剂蒸气被吸入设备中	卸下探测器正前方的任何溶剂瓶或溶剂接漏盘
蒸气传感器故障	检查后蒸气传感器是否未受到损坏/弯曲

10. 冷却的蒸发器无法达到较低温度（如 10℃）　原因分析及解决办法建议，见表43-19。

表43-19 蒸发器温度不达标原因分析及解决办法建议

可能原因	建议
实验室室温过高	将检测器移至室温 <25℃ 的实验室中
帕尔贴冷却器设备故障	如果问题仍然存在，请咨询 Agilent Technologies 或当地的代理商

11. 检测器背压较高 原因分析及解决办法建议，见表43-20。

表43-20 检测器背压较高原因分析及解决办法建议

可能原因	建议
雾化器或雾化器进样口管堵塞	用注射器将水注入 ELSD 前入口，去除阻塞物

第六节 岛津公司蒸发光散射检测器 LT Ⅱ

一、仪器操作规程

（一）开机使用

1. 打开主机后方电源。

2. 打开氮气气阀，调节雾化气压力至 350kPa，压力值显示于液晶面板。

3. 保证虹吸出口充满液体。若长时间未使用，虹吸出口无液体时，从 LC 系统中输送流动相充满即可。

4. 设置温度及增益 按硬件面板上"▼"键调至温度/增益设置界面。

（1）温度设定 通过硬件面板上"增大"或"减小"键来设置温度增加或降低，按"enter"键确认。温度的设定范围为 20～80℃（温度设定至少高于环境温度 5℃）。

（2）增益设定 通过硬件面板上"增大"或"减小"键来设置增益大小，按"enter"键确认。增益的设定范围为 1～12。

5. 确认 LED 灯开启，硬件面板上指示灯亮。

6. 点击"LabSolutions"，输入账户密码，选择仪器，点击连有 ELSD 的图标，进入 PC 端工作站的操作界面。

7. 样品测定 使用仪器前用纯水冲洗管路，接上色谱柱，换流动相冲洗，待基线稳定后，进样分析测定，数据采集和处理与 LabSolutions 紫外检测器法相同。

（二）关机

1. 完成分析实验后，用流动相清洗整个 LC 系统 15 分钟，如果流动相中含有盐、酸或碱性成分，将其置换成水或甲醇清洗整个流路。

2. 停止输液泵输液。

3. 雾化气吹检测器约 30 分钟，将流动相从漂移管中排出。

4. 关闭雾化器。

5. 关闭 ELSD 主机电源。

二、仪器保养维护及故障诊断与排除

（一）仪器保养维护

1. 仪器外部应先使用柔软的擦布沾上稀释的洗涤剂溶液擦拭，随后使用布沾纯水擦拭，确保没有水分进入仪器。

2. ELSD 前方的废液管应保持通畅，放置的位置和角度要保证管路在使用过程中不产生积液。排气软管建议安装到通风橱或者通向窗外等排气顺畅的地方。

3. ELSD 关闭后要关闭钢瓶或者气路，否则会造成氮气的流失。

（二）故障诊断与排除

1. 基线噪音　原因分析及解决办法建议，见表 43-21。

表 43-21　基线噪音原因分析及解决办法建议

可能原因	建议
蒸发不足	将蒸发器的温度升高 10℃，直到基线噪音降低 降低雾化温度
流动相中存在非挥发性添加剂	使用挥发性的流动相
雾化室内部产生压力差	确保液体废液管的端部未浸没在液体中 确保设备后部的排气软管未堵塞或排气过强
泵脉动，特别是在使用较低流速的微径应用中尤为明显	在泵和进样阀间连接背压色谱柱，增加泵的背压 在系统中泵的后方直接使用脉冲阻尼器

2. 基线毛刺　原因分析及解决办法建议，见表 43-22。

表 43-22　基线毛刺原因分析及解决办法建议

可能原因	建议
气源中存在颗粒物	过滤接入的气体，或改变供给
色谱柱填料脱落	更换色谱柱或在色谱柱后面直接安装内置过滤器和 0.2μm 的膜滤器
雾化不佳	检查流入 ELSD 的溶剂流速是否恒定 检查进样口气体流量是否 >350kPa 且稳定
蒸发不足	将蒸发器的温度升高 10℃，直到基线噪音降低
流动相中存在非挥发性添加剂	使用挥发性的流动相

3. 低灵敏度　原因分析及解决办法建议，见表 43-23。

表 43-23　低灵敏度原因分析及解决办法建议

可能原因	建议
雾化器或雾化器进样口管局部堵塞	在 16 小时内，以尽可能最高的流速将水与丙酮的混合液（50:50）用泵送入 ELSD（不超过 5ml/min）
气体压力过低	确保进样口气体压力 > 350kPa
光室受到污染	清除光室窗口处的污染物

4. 峰顶毛刺但基线平坦　原因分析及解决办法建议，见表 43-24。

表 43-24　峰顶毛刺但基线平坦原因分析及解决办法建议

可能原因	建议
进样口气体调节不佳	如果使用瓶装气，请检查气体调节器是否正常工作，并提供一致的流量 使用脉冲阻尼器
雾化过程中样品沉淀	降低样品浓度或维持相同进样量但增加进样体积 检查流动相洗脱液中的样品溶解度

5. 基线偏移量较大　原因分析及解决办法建议，见表 43-25。

表 43-25　基线偏移量较大原因分析及解决办法建议

可能原因	建议
蒸发效率低下	增加蒸发器温度和/或气体流量
非挥发性缓冲剂或稳定剂的浓度过高	使用较低浓度的稳定剂、非稳定的溶剂或更具挥发性的缓冲剂（乙酸铵或甲酸铵）

6. 峰拖尾　原因分析及解决办法建议，见表 43-26。

表 43-26　峰拖尾原因分析及解决办法建议

可能原因	建议
洗脱液颗粒残留在光学室中	提高蒸发气体流速

7. 蒸气传感器发生错误，但设备内无溶剂或蒸气泄漏　原因分析及解决办法建议，见表 43-27。

表 43-27　蒸气传感器发生错误的原因分析及解决办法建议

可能原因	建议
靠近设备前部的溶剂蒸气被吸入设备中	卸下探测器正前方的任何溶剂瓶或溶剂接漏盘
蒸气传感器故障	检查蒸气传感器是否受到损坏/弯曲

8. 检测器背压较高 原因分析及解决办法建议，见表 43-28。

表 43-28 检测器背压较高原因分析及解决办法建议

可能原因	建议
雾化器或雾化器进样口管堵塞	用注射器将水注入 ELSD 前入口，去除阻塞物

起草人：钱敏（上海市食品药品检验所）

张迪　高睿　徐万魁（辽宁省药品检验检测院）

陈丹丹　石云峰（浙江省食品药品检验研究院）

复核人：程辉跃（重庆市食品药品检验检测研究院）

耿欣（大连市药品检验所）

方方（江苏省食品药品监督检验研究院）

第四十四章　熔点仪

　　熔点是指物质在大气压力下固态与液态处于平衡时的温度。固体物质熔点的测定通常是将晶体物质加热到一定温度时，晶体就开始由固态转变为液态，测定此时的温度就是该晶体物质的熔点。

第一节　步琪熔点仪

一、仪器操作规程和规范

1. 开机。

2. 建立方法　不输入参数和直接使用待机屏幕的参数，也可以以方法保存设定参数。

3. 样品制备　只能使用步琪提供的毛细管制备样品，采用装样器 M－569 或者在硬表面上敲击毛细管。

4. 当温度升至预定温度时，插入毛细管，开始测试。

5. 测试结束后，屏幕自动显示样品的初熔值和终熔值，并可以回放整个实验过程。

6. 测试完毕去除毛细管，关闭电源。

7. 填写仪器使用记录。

二、仪器保养维护及注意事项

1. 校正　建议每一台新仪器在安装后进行校正。此外，推荐每年对仪器进行重新校正。

2. 检查熔点仪的外壳是否存在任何缺陷（控制、插头）。外壳涂有涂料，应采用在皂液中润湿的抹布清洁。定期从加热块取下玻璃窗，并用酒精或丙酮清洗。如果无法完全清洗干净，换一块新的玻璃窗。

3. 定期从加热块取下玻璃窗，并用酒精或丙酮清洗。如果无法完全清洗干净，换一块新的玻璃窗。

4. 清洗加热块，从加热块上取下破损的毛细管。

第二节　梅特勒－托利多熔点仪操作规程

一、电热块空气加热法自动熔点仪的结构及工作原理

（一）仪器结构

电热块空气加热法自动熔点仪由填装样品的毛细管、炉体、绝热玻璃板、透射光源、反射

光源和影像系统等部分组成。

（二）工作原理

样品在熔化时不光是聚集状态发生变化，同时其他一些物理特性也会发生明显改变，如热动力学数值、比热容、焓变及流变性能（体积或黏度）。另外，双折射和透射这些光学性质也会发生改变。与其他物理量变化相比，透光率变化更加容易评估，因而常被用作进行熔点检测。粉末状晶体样品在晶体状态下是不透明的，而在液体状态下是透明的。这种光学性质上的显著区别可以用于检测样品的熔点。

梅特勒－托利多 MP90 熔点仪同时具有反射光和透射光两种光源，两种光源交替点亮。反射光只用于记录熔化过程的视频，反射光不用于判断熔点，可减少干扰，确保测量更加稳定。透射光只用于记录样品的透光率变化，随后用图像处理技术分析光斑的灰度转化为透光率，针对光斑面进行分析，更能反映样品的熔化过程。熔点仪原理示意图见图 44－1。

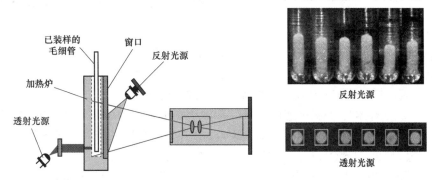

图 44－1　熔点仪原理示意图

二、梅特勒－托利多 MP90 的操作规程

（一）开机前的准备

1. 供试品的预处理　取供试品，置研钵中研细，移至扁形称量瓶中，除另有规定外，按正文中各药品项下干燥失重的条件进行干燥。如该药品不检查干燥失重，则对熔点低限在 135℃以上、受热不分解的供试品，可采用 105℃干燥 2 小时；对熔点在 135℃以下或受热分解的供试品，可在五氧化二磷干燥器中干燥过夜或用其他适宜的干燥方法干燥，如恒温减压干燥。

2. 开机前检查　检查电源线、插头、接头插座等是否紧密接合，检查外观是否清洁、正常，检查毛细管插槽内部有无残留或堵塞。

（二）开机

打开电源开关，仪器进入自检，检测窗会有红光和白光交替闪烁，此时如果毛细管仍在插槽中，系统会提示透光率不足，需及时移除。几秒后显示屏进入主界面，如图 44－2 所示。

（三）方法的建立

MP90 保存方法的最大数量为 60 种方法，当未达到时，可创建一种新方法；当已达到方法的最大数量，则需要删除一种方法再创建新的方法。

1. 点击主界面"方法",进入"方法"界面,点击"新建",选择熔点(MP)或熔程(MR),如图 44-3 所示。

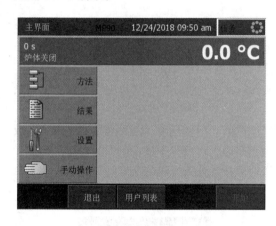

图 44-2

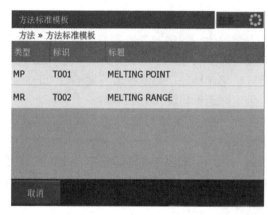

图 44-3

以熔点为例,进入"方法编辑"界面,如图 44-4 所示。

2. 点击"标题",进入"标题"界面,可输入"方法号""标题"和"方法注解"等能表达明确含义的信息,例如目标温度等,其他项目可使用默认值。

3. 点击"温度程序",进入"温度程序"界面,如图 44-5 所示,点击"温度段",在"温度段"界面中按药典要求或各品种项下的要求设定"开始温度"(一般为熔点低限低 10℃)、"加热速率"(一般为 1.0~1.5℃/min;熔融同时分解的供试品一般为 2.5~3.0℃/min)、"等待时间"(一般设为 10 秒)、"t 恒温"(一般设为 0 秒)、"结束温度"(一般高于目标熔点 5℃)。

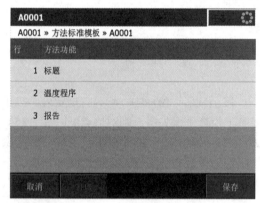

图 44-4

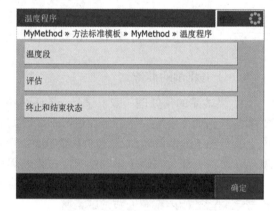

图 44-5

点击"评估",如果要自动判断终熔点,则不勾选"手动设置","温度数值"选择"药典",熔点标准选择"终点 C",勾选"自动终点 C 斜率"并点击"确定"。

4. 返回"方法编辑"界面,点击"保存"完成方法编辑。

(四)样品(毛细管)制备

参照《中国药典》2015 年版四部通则 0612 中供试品的装填操作或使用 METTLER TOLEDO 提供的毛细管,借助样品制备工具进行固体样品的填充,最佳填充高度为 3mm。

（五）样品测试

1. 测定样品前，应选用中检院提供的熔点标准品对仪器温度计进行校准，选与待测样品熔点相近的上下 2 个熔点标准品，每个标准品重复测定 2 次（2 次相差不大于 0.3℃）。当发现仪器的温度计示值与标准品熔点误差较大（200℃以下大于 0.5℃或 200℃以上大于 0.8℃）时，按"第二节、二、（九）"进行仪器校准。

2. 选择编辑好的方法，在"分析注解"中写入检品编号等信息。点击"开始"，仪器开始升温，界面右上角显示"至 T（开始）"，当温度达到起始温度并稳定后，界面右上角显示"T（开始）已达到"，即可放入装有样品的毛细管。擦干净毛细管外表面后放置于毛细管插槽中（加热室），最多可同时测定 6 个样品。再点击一次"开始"，仪器按照设定速率缓缓升温，此时可透过屏幕观察毛细管中样品的实时影像，仪器会自动记录下初熔和终熔值，如图 44－6 所示。也可按"图表"查看透光率－时间曲线图。

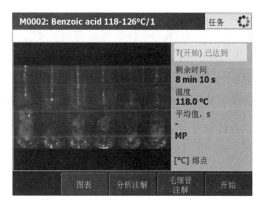

图 44－6

3. 熔点测出后，按"停止"键或等温度升至终止温度时终止，系统提示是否记录数据，点击"是"。

（六）手动操作

点击主界面"手动操作"→"手工方法"，进入手动操作设置界面，参照"第二节、二、（三）"进行参数设置，点击"开始"，参照"第二节、二、（四）和（五）"进行样品制备和样品测试。

（七）数据查看与输出

点击"结果"可查看记录的数据，如熔点仪连接打印机，可点击"打印"进行数据打印。

（八）关机

实验结束时关闭炉体。加热室温度降至 50℃以下并且散热风扇停止工作才关闭电源。实验完后将毛细管移出加热室，清洁机身和桌面。

（九）仪器校准

1. MP90 支持 1 点校正，2 点校正和 3 点校正。一般选择 2 点校正法。

2. 梅特勒托利多公司提供了 3 个校正标准品，每个标准品的熔点标准值均有 3 个赋值，分别为热力学理论熔点，药典规定熔点和梅特勒托利多公司的 MP 标定值熔点。选择药典规定熔点作为标准品的文献值。

3. 选择其中 2 种熔点标准品，按"第二节、二、（三）～（五）"的步骤进行测定，取测定结果的平均值作为实测值。

4. 在主界面中点击"设置"→"校正"。在"文献值 1"及"文献值 2"中输入熔点标准品的药典规定理论赋值，在"测量 1"及"测量 2"中输入测定平均值，点击"校正"。

三、仪器保养维护及故障诊断与排除

（一）仪器保养维护

1. 仪器放置环境要求 环境温度为 10～35℃；湿度小于 80%，如果温度高于 30℃，则湿度应小于 65%；避免剧烈振动；避免阳光直射；避免腐蚀性气体环境；避免爆炸性环境；避免强烈电场或磁场。

2. 清洁仪器 每周清洁一次。为了确保仪器始终外观良好和运行正常，根据需要清洁外壳和控制面板；为了避免错误读数，应定期检查隔离玻璃并根据需要进行清洁；如果所有孔的光线显得不均匀和明亮，应清洁隔离玻璃。

3. 检查透光孔 每周检查一次。可查看炉体内部的实时视频，以检查当前反射光与透射光。

4. 检查仪器的温度准确度 正常情况下，应每年进行一次性能确认。也可根据仪器状态或检验工作具体情况的需要不定期进行校准。检查仪器的温度准确性是否仍处于指定允差限值范围内，对参照物执行熔点方法，然后将结果同参照物分析证书上的值进行比较。

5. 开机维护 如仪器长时间未使用，每月应开机维护 1 小时。

6. 数据备份 可定期对外置 SD 卡进行数据备份。

（二）故障诊断与排除

梅特勒-托利多 MP90 熔点仪一旦发生故障或者干扰，触摸屏上会显示一则错误消息，说明存在的问题及可能采取的纠正措施。技术人员按纠正措施进行操作，如果再次出错，需致电已通过 METTLER TOLEDO 认证的服务技术人员。

起草人：齐凤海（天津市药品检验研究院）
　　　　刘晶晶（深圳市药品检验研究院）
复核人：李玮玲　杜碧莹（广州市药品检验所）
　　　　刘静（中国食品药品检定研究院）

第四十五章　酶标仪

第一节　原理总论

酶标仪最开始是为满足酶联免疫检测（ELISA）实验的结果读取和分析而诞生的专业仪器。酶联免疫检测（ELISA）实验采用酶标记技术，使待测标本与事先包被在固相载体上或组织内的相应抗原或抗体发生特异反应，形成活性免疫复合物。当加入酶反应底物时，由于酶的催化作用，出现显色反应。样本颜色的深浅程度与相应的抗原或抗体的量成正比，基于朗伯-比尔定律，便可通过酶标仪测定的吸光度值大小判断样本中待测抗体或抗原的浓度。

目前，酶标仪已经广泛应用于临床检验、生物学研究、农业科学、食品和环境科学中，并随着检测方式的发展，出现了拥有多种检测模式的多功能酶标仪，它不仅可完成吸光度（Abs）的检测，还可同时完成荧光强度（FI）、时间分辨荧光（TRF）、荧光偏振（FP）和化学发光（Lum）等多种模式的检测。

一、酶免疫分析的基本原理

酶是一种能催化化学反应的特殊蛋白质，其催化效力超过目前所有的人造催化剂，一般可使反应加速 $10^8 \sim 10^{10}$ 倍。此外，酶还具有高度的专一性，即每一种酶只催化一种或一组密切相关的化学反应。

酶免疫分析是基于酶催化反应的特性来进行检测和定量分析免疫反应。在实践上，首先要让酶标记的抗体或抗原与相应的配体（抗原或抗体）发生反应，然后再加入酶底物。在相应的反应底物参与下，标记的酶可以使底物基质水解而呈色，或使供氢体由无色的还原型转变为有色的氧化型，可采用分光光度计检测下降的酶底物浓度或升高的酶催化产物浓度来达到检测或定量分析抗原抗体反应的目的。

酶免疫分析是一种特异而敏感的检测技术，可以在微克、甚至纳克水平上对被标记的抗体（或抗原）进行半定量、定量测定。酶标仪适用于兽药残留（瘦肉精、莱克多巴胺、氯霉素、孔雀石绿等）、毒素残留（黄曲霉毒素、苏丹红）等有毒有害物质的免疫测试与分析。

二、吸收光检测的基本原理

物质的颜色与光的吸收、透过、反射有关。由于物质的性质和形态不同，所以呈现出不同的颜色。有色溶液对光的吸收是有选择性的。各种溶液之所以会呈现不同的颜色，其原因是溶液中的有色质点（分子或离子）选择性地吸收某种颜色的光所致。实践证明，溶液所呈现的颜色是它的主要吸收光的互补色。

溶液颜色的深浅与浓度之间的数量关系可以用吸收定律来描述。它是由朗伯定律和比尔定律相结合而成的，所以又称朗伯-比尔定律。

当一束平行单色光照射到均匀、非散射的溶液时，光的一部分被吸收，一部分透过溶液，一部分被比色皿的表面所反射。设入射光的强度为 I_O，被吸收的光的强度为 I_a，反射光的强度

为 I_r，透过光的强度为 I_t。则它们之间有如下关系：

$$I_o = I_a + I_r + I_t$$

在实际比色分析时，所用的比色皿都是同质料、同规格的，因此反射光的强度为一定值，不会引起误差，即反射光的影响可以不考虑。这样，上式可简化为：

$$I_o = I_a + I_t$$

当入射光的强度一定时，被吸收的光的强度越大，透过光的强度就越小。这就是说，光强的减弱仅仅与有色溶液对光的吸收有关。

在比色分析中，常把透过光的强度占入射光的强度的百分比 [(I_t/I_o) %] 称为透过率或透射比，用 T 表示，即 $T = (I_t/I_o)$ %。T 越大，表明有色溶液的透光程度越大。

当一束平行单色光通过有色溶液时，由于溶液吸收了一部分光线，光线的强度就要减弱。溶液的浓度越大、透过的液层越厚、入射的光线越强，则对光线的吸收就越多。如果入射光的强度不同，则光的吸收只与液层厚度及溶液的浓度有关。它们之间的关系可以用下式表示：

$$A = K \cdot C \cdot L$$

式中，A 为吸光度；K 为吸（消）光系数；C 为溶液的浓度；L 为液层厚度。此公式说明：在入射光一定时，溶液的吸光度与溶液的浓度及液层厚度成正比。此式就是光的吸收定律的数学表达式，又叫朗伯-比尔定律。这一定律是比色分析和其他吸收光谱分析的理论基础。

吸光系数 $K = A/(C \cdot L)$，它表示有色溶液在单位浓度和单位厚度时的吸光度。在入射光的波长、溶液的种类和温度一定的条件下，K 为定值。通过固定光程，测定样本相应吸光度值，便可得到相应的样品浓度。

三、荧光和发光检测的基本原理

室温下，大多数分子处于基态的最低振动能级，处于基态的分子吸收能量（光能、化学能、电能或热能）后跃迁至激发态，激发态不稳定，将很快衰变到基态，以光的形式释放出能量，这种现象称为"发光现象"。分子发光包括荧光、磷光、化学发光、生物发光等。受到光照时发光，光照切断时发光立即消失的叫荧光，荧光检测灵敏度高，可实时检测，使用方便，检测模式多样，但是容易受外界干扰，激发光与发射光容易互相影响，干扰检测；光照切断时，发光逐渐变弱以致消失的叫磷光；无光照激发，吸收化学反应的化学能量而发光叫做化学发光，化学发光是可分为辉光型和闪光型两种类型。辉光型发光持久，稳定，能持续一段时间；闪光型发光时间短，变化快，稳定性不强，需要应用自动加样器才可以进行。化学发光中发出的光子数与样品量呈一定比例关系，化学发光酶标仪灵敏度非常高，动力学范围广；而由生物能转变为光辐射的称作生物发光。

多功能酶标仪是以上三种酶标仪的集合，集两种或者三种检测方式于一体，功能强大，使用范围广，可作为实验室首选研究平台，避免重复购买。

第二节　酶标仪的结构及工作原理

一、仪器结构

酶标仪主要由光源系统、单色器系统（光学系统及滤光盘）、分光器、样品室、光电检测器和微处理器控制系统等组成（图 45-1）。

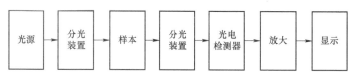

图 45-1 酶标仪的基本组成

二、工作原理

酶标仪本质是一台变相的专用光电比色计或分光光度计,基本工作原理与主要结构和光电比色计基本相同。如图 45-2 所示是 TM5 八通道自动进样的酶标仪工作原理图:光源灯发出的光波经过光学系统滤光盘变成一束单色光,经过 8 路分光器(图 45-3)转化为多束单色光,随后进入塑料微孔板中的待测标本,单色光一部分被标本吸收,另一部分则透过标本照射到光电检测器上,光电检测器将样本的透射光信号转换成相应的电信号,电信号经前置放大、对数放大、模数转换等信号处理过程后送入微处理器进行数据处理和计算,最后由显示器和打印机显示结果。

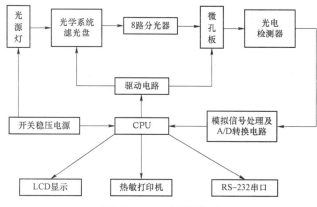

图 45-2 原理结构图

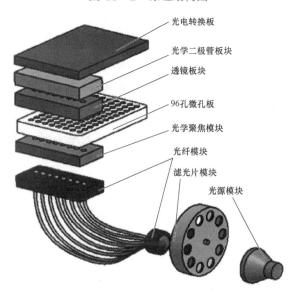

图 45-3 8 路分光器原理图

　　根据分光装置的不同，酶标仪从原理上又可分为光栅型酶标仪和滤光片型酶标仪，光栅型酶标仪可以截取光源波长范围内的任意波长，而滤光片型酶标仪则根据选配的滤光片，只能截取特定波长进行检测。两种酶标仪在光路上有所不同（图45-4），滤光片式酶标仪采用滤光片来进行波长的选择，酶标仪内置滤光片轮，可选择试验所需的不同波长的滤光片来进行分光，光源发出的全波谱光经过滤光片后，大部分被过滤，只剩下滤光片本身允许的波长通过，这样就可就通过滤光片来获得特定的波长。滤光片轮一般包含 4~6 块滤光片，通过选择不同的滤光片可获得不同的波长，但是获得的波长都是固定的，受到一定的限制，不能获得任意所需的波长，而且更换滤光片价格比较昂贵。一般波长固定的滤光片有 405nm，450nm，490nm，630nm。

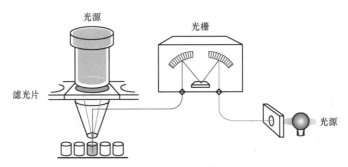

图45-4　光栅与滤光片光路对比

　　光栅式酶标仪是光源发出的全波谱光线经过光栅后，通过光栅上面分布的一系列狭缝的分光，就可以获得任意波长的光，波长连续可调，一般递增量为 1nm，同时具有带宽可选的功能。光栅式酶标仪使用方便灵活，可以通过软件选择任意波长的光，而且可以进行全波长的扫描，通过全波长扫描可以获得未知样品的连续光谱，从而可以对一些未知样品进行相应研究。近年来，光栅型酶标仪不断推陈出新，使得用户不仅在波长选择上不再受限，而且在杂光率、带宽控制等性能上有了进一步提升，甚至超过了滤光片系统。俨然成为目前通用性多功能酶标仪的主流，在实验室中广受欢迎。

　　基于不同理念设计出的酶标仪，有着不同的应用。全部用光栅系统制作的多功能酶标仪在荧光检测的应用上必然有不足。而全部用滤光片系统制作的多功能酶标仪也必定在吸收光检测应用上有所局限。基于此，目前许多酶标仪厂家已经将两系统进行有机整合，在最大程度上满足了不同客户的实验需求。

第三节　普析通用 TM5 酶标仪的操作规程

一、开机

打开仪器背面的电源开关，等待约 5 秒钟，仪器的液晶显示窗出现"启动系统……"。

初始化过程中如果有错误发生，系统会弹出窗口报告错误信息。用户可参考本章第六节表 45-1 进行检查。如果不能解决，请与维修人员联系。

二、主菜单

开机自检通过后，进入主菜单窗口，包括"样品测试""项目设置""参数设定""文件管理""质量管理""综合报告""系统日志""保存退出"8 个功能菜单。

三、参数设定

在主菜单中按"参数设定"键，进入参数设置界面，设定"单位名称""检验人员""样本名称""系统时间""打印机""波长"等。

四、放置样本

检查确认所设参数无误，将酶标板放入仪器内（左上角为 A1），关闭测量室的盖板。

注意：不能将酶标板的盖子放入仪器内。

五、项目设置

如果需要对项目进行重新编辑，按"项目设置"新建项目或者更改编辑好的项目参数：在主菜单中按"项目设置"键，选中已存在的项目（被选中的条目会被醒目提示）。按"更改"键，即可修改项目参数，包括"项目名称""波长""计算方法""空白上限""空白检测"（如勾选"质控检测"，后期可进行质量管理）、"双样本""稀释倍数"，在右边栏目中设置定量计算（标准品数量、浓度单位、阈值判定）和定性计算参数（界限值）。

六、样品测试

（一）布板参数设置

如果检测项目已经设置好，则可直接点击"样品测试"键，选择分类项目（目前共支持 5 大类：农药残留类、激素类、抗生素类、毒素类、其他类；可以在对应的类中增加相应的项目，方便进行项目的分组管理）。

1. 选择测试项目　"项目列表"中，选择所需的测试项目（醒目提示）；在界面左侧会显示检测项目的参数，确定项目的测试参数是否需满足测试要求；仪器默认参数：稀释倍数，孔位，标准等；如满足测试要求，则点击"测试"键，进入布板参数设置；如不满足测试要求，则点击"修改"键，进入界面修改对应参数保存即可按步骤"3.全选功能布板"进行操作。

2. 样本数布板　窗口上方是孔的类型选择开关，如样本、空白、阴性、阳性、标准、质控（如选择该类型，在后期可以进行质量管理），用户先选择要设置的孔类型，然后在孔位上点击即可。

3. 全选功能布板　利用全选功能，快速进行大批量样本的布板，比如按"样本"键，输入起始样本号（1～999），按"确定"键退出。点击设定起始孔，再点击设定结束孔，按照指定的布板方向完成指定区间的孔位样本号递增布板。

（二）开始测试

按"检测"键，系统确认布板无误后，开始进行走板测试（测试过程中如有错误发生，系统会自动弹出窗口提示错误信息）。如果定量项目第一次使用，会检测是否进行过定标，如果未定标则会提示"第一次使用，请指定标准品"。

（三）结果显示

走板测试结束，系统自动进入吸光度显示窗口。如果是定性或定量项目可以点击"结果"

按钮，TM5 酶标仪将根据定量计算公式自动显示食品中的有毒、有害物质的浓度定标结果。"打印"按钮可打印整板的吸光度结果或者检测结果。

七、综合报告

在主界面按"综合报告"，选择"样品"或"项目"列表显示方式。

1. 在"样品"列表窗口，按"打印"键，所有被标记样品的检验报告依次被打印输出。同时打印多个样品报告时，为节约纸张，可采用连续打印方式，同时保证每个样品的打印报告不跨页。

2. 在"项目"列表窗口，按"打印"键，所有被标记的项目的标准曲线（定量计算模式下）和各孔位测试结果依次被打印输出。

八、关机

取出酶标板，在主菜单中按"保存退出"键，保存数据后执行关机程序（正在保存数据时，请勿关闭系统电源），主界面提示信息变为"数据保存完毕，可以关机！"时，关闭系统电源。

每次工作完毕，清洁工作台面，做好仪器使用记录。

第四节　BioTek 酶标仪操作规程

一、仪器连接

（一）仪器的连接

按照操作指南连接酶标仪与计算机，确保电源线和 USB 接口正常后，打开酶标仪。

（二）仪器自检

当酶标仪与计算机连接好之后，打开 Gen5 软件，出现欢迎界面，选择"System Menu"→"System"→"Read Configuration"→"Add"→选择当前使用的酶标仪的型号和正确的"Com Port"→"Test Comm"（检测连接）→"OK"→"OK"→"Close"。

二、编写检测程序

任何一次检测实验都要以相应的检测程序为基础，因此实验的第一步就是要打开一个程序"protocol"，如果是第一次编写程序，建议在 Gene5 软件的欢迎界面中选择向导精灵来帮助完成程序的编写。

双击欢迎界面的向导精灵"wizard"→"Next"。

（一）检测步骤设置

双击对话框中"Procedure"下方彩色图标，看到编程界面（根据仪器的配置不同，可以选择的功能按钮为黑色，不能选择的功能按钮变为灰色），Plate Type：在右侧的下拉框中选择酶标板的型号和类型。

1. 读板　单击"Read"按钮，设置读板参数。

2. 振荡　单击"Shake"按钮。

3. 延时　单击"Delay"按钮。

4. 定义动力学检测　单击"kinetic"按钮。

5. 对一个孔或者一组孔设置一个标准,只有当指定的孔达到标准,才会开始进行整板阅读。

6. 温度设定　单击"Set temperature"按钮,"Incubator off"温度孵育关闭,"Incubator on"温度孵育打开,设定时间,并可选择是否预热。

7. 酶标板的进出控制,单击"Plate out/in"按钮,根据需要选择酶标板弹出。

8. 读数结束选择,是否选择结束前弹出酶标板并添加提示语。

9. 对所编写的程序是否符合逻辑进行有效性的验证,如果不符合,将显示错误的问题在第几步。

(二)布板

在第一步检测步骤设置成功后,点击"OK",点击"Next",开始对酶标板进行排布。双击"Plate Layout"下方彩色图标进入布板界面。

"Type":选择检测孔的类型,有"Empty""Blank""Assay Control""Sample""Sample Control""Standard"等可供选择。在下拉框中选择想要定义的孔的类型,然后在下方空白的模式 96 孔板中进行点击排布。

实验不同酶标板的排布也不尽相同,实验人员应按照实验的需求对酶标板进行排布。当样品排布好之后点击"OK",点击"Next"进入下一步。

(三)数据分析设置

双击"Data Reduction"下方的彩色图标进入数据分析设置界面,该界面提供"Transformation""Well Analysis""Curve Analysis""Cut off""Validation""Polarization"几个功能模块可供选择。

1. 双击"Transformation"按钮,出现设置界面。"Data In":选择下拉列表中选择要进行赋值的数据,如果有多个数据需要,点击下方"select multiple data sets…"按钮,进行多重的赋值;"New Data Name":输入公式计算后数据输出所用的名称;"Formula":输入需要计算的公式,如果公式适用于所有孔,则勾选"Use single formula for all wells",则所有的孔都进行相应的公式计算,如果只对单独的孔进行计算,则不需勾选"Use single formula for all wells",输入公式后双击下方的 96 孔板示意图中相应的孔,公式自动对相应孔进行计算。选择"Deference Between Rows"或"Deference Between Column"可以进行行间或列间的差值计算。

Gen5 同时提供了多重公式计算的功能,如果你还需要对全部的样品或部分样品进行公式计算,则可以再次双击"Transformation"按钮,进行再一次的赋值计算,直到完成全部计算任务。点击"OK"保存设置。

2. 双击"Curve Analysis"按钮,进入曲线分析界面。"Curve Name":输入曲线的名称;"Data In":选择曲线中 X、Y 轴相对应的数值;"Curve Fit":"Curve Fit Method"选择曲线类型;"X Axis Data""Y Axis Data":选择轴的线性关系"lin"或者"log";"Extrapolation Factor":外推因子,对超出标准浓度的样本进行推算;"Data Out":"Concentrations"定义计算值的名称;"Interpolations"在该对话框内可以定义最多 25 个 Y 值(公式、数字),其对应的 X 值(浓度)就会被计算出来,并显示在标准曲线上。每次设置结束点击"OK"保存设置。

3. 双击"Cut off"图标,进入临界值设定界面。"Data In"选择要进行分类的数据。"Symbols"输入分类显示的标识。"Cut-offs"输入临界值,临界值可以是数字,也可以是公式或者孔符号。

但是必须是升序排列。

4. 双击"Validation"图标,进入检验值设置界面。"Validation"是一系列的判断标准,用来评估获得的数据是否适宜进行后面的计算,Gen5 可定义多达 50 个检验标准。读板完成后,查看每个检验标准的检验情况(根据实验结果在以下三个对话框中填入信息):"Valid Text"条件匹配,"Invalid Text"条件不匹配,计算的结果可信度不高。"Unable to Evaluate Text"如果选择的数据不能确定时,可能会出现这种情况。设置成功后点击"OK",点击"Next"进入下一步。

(四)建报告模板

双击"Report Builder"进入构建数据报告模板界面。

1. 在左侧列表中选择要输出的原始数据,点击"Add",添加到右侧的列表栏中,点击"Remove"可以移去右侧列表中多选的或者不需要的数据。

2. 选择"Header"或"Footer"设置报告的页眉或页脚。

3. 点击打印预览按钮,可以预览模板。

4. 当全部设定好后,点击"OK",精灵向导提示编程成功,点击"Finish"结束编程。

(五)保存程序

点击"File"→点击"Save As"→选择相应的路径→输入程序名称→保存程序,以上五步由向导指引完成了一个"Protocol"的全部设置,这五个步骤可以根据实验的要求进行个性化的组合,使程序的设置满足实验的要求。

(六)进行实验

1. 点击工具栏中"Experiment"图标,打开一个新的实验,弹出程序选择对话框。

2. 在相关目录下选择已经保存好的"Protocol",打开该"Protocol"。

3. 弹出该程序所对应的检测项目,这时如果需要改变,可以点击上方工具栏中对应的彩色图标"Procedure""Plate Layout""Data Reduction""Power Export Builder""File Export Builder",进行修改,直到满意为止。

4. 读板,单击"Read a Plate"按钮,弹出读板对话框,输入相关的信息后点击"Read",开始读板。

读数结束点击"File"→点击"Save As"→选择相应的路径→输入实验名称→保存实验数据。

第五节 SpectraMax® 190 酶标仪的简要操作规程

一、仪器操作规程

1. 仪器开机 打开仪器背面的"开/关"按钮,可以直接启动仪器。

2. 仪器自检 开机之后,仪器会运行大概 1 分钟左右的自检程序,对仪器内部的光学组件及光路自行校验,仪器自检通过后,就可以正常检测了。

二、软件操作规程

1. 打开软件 双击电脑桌面上的"SoftMax Pro"软件,进入软件操作界面。

2. 连接仪器　点击软件左上角的"Instrument Connection"图标，软件会自动与仪器连接。

3. 程序设置　点击软件工具栏中的"Acquistion Settings"图标，设置检测波长（波长范围190～850nm，1nm 步进）、待测波长个数、微孔板类型、读数范围、读数顺序等参数。

4. 样品分组设定　点击软件工具栏中的"Template Editor"图标，按照板孔中所加检测物质的类型进行不同的分组，如"Blank""Standards""Unkowns"和"Control"，可设置待测样品的组别名称、数量、浓度梯度、稀释度等参数。

5. 读板检测　将待测微孔板平放在仪器的载板架上，点击软件工具栏中的"Read"图标，载板架滑入仪器中，进行读数检测。

6. 数据处理　点击软件工具栏中的"Data Reduction"图标。

7. 曲线拟合分析　点击软件左侧导航栏中的"Standard Curve"图标，软件支持 21 种曲线拟合方式，在"Fit"下拉菜单中选择合适的拟合方式后，软件右侧区域自动显示曲线图、曲线方程、R^2 值等，分别点击软件左侧导航栏中的"Standards""Unknowns""Control"图标，软件右侧会依次显示它们的数据列表，包括 OD 值及其平均值、回归浓度值及其平均值等数据，点击软件工具栏中的"Plot Editor"图标，可在一张图中创建多条曲线，定义每条曲线的数据来源，进行平行线分析和生物活性评价等分析。

8. 数据存储　点击软件左上角的蓝色微孔板图标，从下拉菜单中，选择"Save"或"Save as"，可将数据文件保存为以下两种格式的文件。

（1）*.sda 格式，即数据格式。该文件含有包括参数设定，实验数据，结果分析等所有实验内容。

（2）*.spr 格式，即模版格式。该文件含有参数设定，分析公式等实验设定内容，可以应用于多次重复实验而使用统一模版。

9. 数据导出　点击软件左上角的蓝色微孔板图标，从下拉菜单中，选择"Export"，可将数据结果以 txt 格式或 Excel 格式导出到电脑硬盘上。

第六节　仪器保养维护及故障诊断与排除

一、仪器保养维护

1. 保持仪器工作环境的清洁。

2. 仪器表面的清洁，可以用中性清洁剂和湿布擦拭。

3. 液晶显示器用柔软的布清洁。

4. 请勿让任何溶剂、油脂类、腐蚀性物质接触仪器。

5. 请使用仪器自带的电源线，并与有地线及适合功率的电源相连接，不合适的电源连接会导致短路或火灾。

6. 进行仪器外部清理时请务必关闭电源，以免触电。避免将液体泼溅到仪器上，液体的渗漏会造成仪器短路，如果有液体泼溅请立即清理。

7. 卤素灯在工作时会产生热量，在更换卤素灯时请关闭电源，待灯泡冷却后再进行更换。如果仪器中配有卤素灯，检测结束后尽快关闭光源，节省灯泡的使用寿命。

8. 请按照说明书提示的安全模式进行仪器操作，以免造成人为损坏。

9. 冬季避免在过低室温下运行仪器，室温低于 10℃，仪器开机会报警，请升高室温后再开机。

10. 请勿将仪器置于高温环境，适宜的外部环境温度保持在 18～40℃，超过该温度范围，可能会造成测量数据的不准确。

11. 请勿将仪器置于过度潮湿的环境，防止电器元件产生短路。

12. 请勿使用易产静电的材料覆盖仪器，防止影响仪器的电路系统正常工作。

13. 请勿擅自改动仪器的硬件与软件维护设置，避免仪器无法正常运转，如有相关需求请先联系厂家技术人员。

14. 检测样品如有强腐蚀性，请谨慎操作，防止泄漏损毁仪器电器元件。

15. 在使用次氯酸钠稀释液进行仪器清洁时，不要使溶液和仪器接触时间超过 20 分钟，否则会腐蚀仪器表面，同时清洁后要用清水彻底擦拭表面，去除残留的次氯酸钠。

二、故障诊断与排除

（一）简单故障排除

常见故障分析及解决办法，见表 45-1。

表 45-1　常见故障分析及解决办法

常见现象	原因	解决方案
综合分析仪不能启动	电源不正常	检查仪器是否通电 检查电源插头是否松脱 检查保险丝 检查电压
灯泡不亮	灯泡电源不正常 灯泡已损坏	更换灯泡前检查电源 更换灯泡
检测结果不正确	光源信号太低，或电源不稳定	检查电源是否稳定，及时更换新的光源灯
	检测仓小门未盖	排除干扰源
	试剂失效或更换试剂批次后没有重新定标	更换试剂并重新定标
	4 样本异常	重新采集样本
微孔板不动	驱动电机故障及电源不正常	打开机盖，查看驱动电机是否旋转看 12V 电源是否正常

（二）仪器部件更换

1. 更换保险丝

（1）关闭电源开关。

（2）保险丝安装在仪器后面电源开关旁边的保险丝盒中，拉开盒盖，更换同种规格的保险丝。保险丝规格：250V/2A（必须使用该规格的保险丝）。

（3）合上保险丝盒盖，重新开机。

2. 更换卤钨灯泡　当发现卤钨灯灯泡损坏，更换步骤如下：

（1）关闭电源开关，打开仪器上盖；

（2）拧开遮光板固定螺丝，打开遮光板；

（3）将灯泡连同灯座一起取出，然后将灯泡从灯座插口上拔下；

（4）将新灯泡与灯座插口装好（12V/20W），将新灯泡复位；

（5）合上遮光板，拧好螺丝；

（6）合上上盖，重新开机。

起草人：刘杰（中国食品药品检定研究院）

复核人：王杰（天津市药品检验研究院）

第四十六章　酸度（pH）计

pH 值是溶液中氢离子活度的一种标度，其定义为水溶液中氢离子活度（α_{H^+}）的负对数，即 $pH = -\lg\alpha_{H^+}$，它是通常意义上溶液酸碱程度的衡量标准。pH 值越趋向于 0 表示溶液酸性越强，反之，越趋向于 14 表示溶液碱性越强，在常温下，pH = 7 的溶液为中性溶液。

实际工作中并不能测得单个氢离子的活度，只能是一个近似的数值。目前广泛应用的 pH 标度是 pH 的实用值。它是以实验为基础的，公式为：

$$pH = pH_S - \frac{E - E_S}{k}$$

式中，E 为含有待测溶液（pH）的原电池电动势，V；E_S 为含有标准缓冲液（pH_S）的原电池电动势，V；pH_S 为标准液的已知 pH 值；k 为与温度（t, ℃）有关的常数，$k = 0.05916 + 0.000198$（$t-25$）。

第一节　pH 计结构及工作原理

一、仪器结构

实验室 pH 计是一种电化学分析仪器，主要用来测量水溶液的 pH 值。该仪器主要由测定电极和电计两部分组成。电计由阻抗转化器、放大器、功能调节器和显示器等部分组成。测量电极包括指示电极和参比电极。常用的指示电极有玻璃电极、氢电极、氢醌电极、锑电极等。参比电极主要指外参比电极，最常使用的外参比电极为银/氯化银电极、甘汞电极等。

二、工作原理

根据测量电极与参比电极组成的工作电池在溶液中测得的电位差，并利用待测溶液的 pH 值与工作电池的电势大小之间的线性关系，在通过电流计转换成 pH 单位数值来实现测量。

利用 pH 计测量溶液的 pH 值时，都采用比较法测量。首先用参比电极、指示电极和 pH 缓冲溶液组成电池，其电动势输入电计时，对仪器进行校准。然后换以被测溶液和同一对电极组成电池，电池电动势也输入到电计中。经比较，电计显示值即为被测溶液的 pH 值。

第二节　梅特勒–托利 pH 计操作规程

目前，梅特勒–托利多在产的台式 pH 计有三个系列，分别为 SevenExcellence 系列、SevenCompact 系列及 FiveEasy 系列，SevenMulti 等系列虽已下线停产，但很多实验室仍在使用中。不同系列的 pH 计，操作界面以及操作细节有所不同，故按系列阐述仪器的简要操作规程。

一、**SevenExcellence pH** 计系列

1. 开机

2. 选择电极 在"主界面"选择 pH/mV（☑），进入"模块设置"界面，按"电极名称选项"，选择"pHMTPHSensor"，确认电极名称已选好号后，按"保存"，返回至"主页面"，确认 ☑MTPHSensor。

3. 方法校准 3 点校准。"主界面"按方法选择"CAL M001 pH Calibration"（pH 校准），进入"方法"界面，按"开始"进入"方法分析"界面，再按"开始"进行校准，根据提示，依次将电极放入标准液 1、标准液 2、标准液 3，完成后自动切换至"校准数据"界面，可直接看电极校准结果，按"确定"返回"主界面"。

4. 方法测量 "主界面"按方法，选择"MS M004 pH Measurement"（pH 测量），进入"方法"界面，按"开始"进入"方法分析"界面，按"开始"进行测量。

5. 直接校准 "主界面"选择 pH/mV（☑），进入"模块设置"界面。

常规设置："测量类型"→"pH"；"终点类型"→"自动终点"；"重点标准"→"标准"；"温度测量"可选择"内部"或"手动"，如选择手动（如电极不带温度探头时），则需在下面温度选项中输入当前溶液的温度（显示的读数为该温度下的 pH 值）。

测量设置：可保持默认设置。

校准设置："测量类型"→"pH"；"缓冲液组"根据需求选择；"校准模式"可选择"线性"或"分段"；"自动识别缓冲液"可选择或者不选；"缓冲液数量"根据需要选择（1/2/3/4/5）。

设置完成后，按"确定"→"保存"，返回至"模块设置"界面，按"校准"开始校准，根据之前设定，参考屏幕提示，依次校准，完成后自动切换至"校准数据"界面，查看电极状态，按"确定"返回"主界面"。

6. 直接测量 按"读数"可直接测量，显示"$\sqrt{A}$"时读数稳定。

7. 公式运用 可以使用公式进行计算。例如测量 n 次结果的平均值。新建一个测量方法，进入"方法"界面后，选择"4 测量"后的"插入"选项，然后按"测量"选项，输入相应参数后，按"确定"。重复上述步骤，依次输入三个测量功能。完成后，在"4 测量"后插入"计算"功能，进入"计算功能"界面，在"名称"后输入计算结果的名称，在"公式"后输入：

$$"R1 = (U1[1] + U1[2] + U1[3] + \cdots U1[n])/n$$

$R1$：计算结果，$Ux[y]$：测量结果（x：测量类型，y：测量次数）"。

完成后按"确定"。测试完成后可在结果中查看。选择相应的方法号，点击相应结果项查看结果。

二、**SevenCompact pH** 计系列

（1）短按"on/off"键即可开机。

（2）按"菜单"→pH/离子。

（3）按校准设置→缓冲液组/标准液→预设缓冲液组→选择组别，根据实际需求选择标准缓冲液组别。

（4）按"退出"键退回至"主界面"。

（5）校准 用去离子水冲洗电极并吸干水后，将电极放入第一个标准缓冲液中，按"CAL"键校准，等待仪表数值稳定（仪表状态由 A 变为 $\sqrt{A}$）。稳定后将电极取出，用去离子水冲洗电

极并吸干水，将电极放入第二个标准缓冲液中，按"CAL"校准，等待仪表数值稳定（仪表状态由 A 变为 $\sqrt{A}$）。此时两点校准完成，如需三点校准，重复上述步骤。按"结束"键完成校准。

（6）检查　校准完成后，仪表当前校准数值出现在显示屏上，可以参照表 46-1 标准进行检查。

表 46-1　pH 玻璃膜诊断及回复步骤表

斜率：95%~105%	斜率：90%~94%	斜率：85%~89%
零电位：±（0~15）mV	零电位：±（15~35）mV	零电位：±（>35）mV
电极状态优良	电极状态良好	电极需要清洁

（7）样品测量　将电极放在样品溶液中，按"Read"键开始测量，画面上小数点闪动，当仪表状态由 A 变为 $\sqrt{A}$ 时显示屏自动锁定，此时数值为样品溶液 pH 值。

三、FiveEasy pH 计系列

（1）打开/关闭仪表，短按"退出/电源"键，打开仪器，长按此键 3 秒，即可关机。

（2）模式切换　短按"模式设置"键，即可在"pH"模式与"mV"模式间互相切换。

（3）切换终点模式　长按"读数 $\sqrt{A}$"键，即可在"自动终点模式"与"手动终点模式"间互相切换。

（4）校准设置　长按"模式设置"键，选定所需温度，如电极内置温度探头，可按"读数 $\sqrt{A}$"键进行下一步设置，如未使用温度探头，则需手动输入温度。按上键或下键选择所需缓冲液组（仪器默认 B2 组别），然后按"读数 $\sqrt{A}$"键确认。校准方式选择 Lin（线性）或 Seg（分段），选择好后按"读数 $\sqrt{A}$"确认。分辨率选择 0.01/0.1，按"读数 $\sqrt{A}$"键确认，温度单位选择℃/℉，按"读数 $\sqrt{A}$"键确认，设置完成。

（5）校准　把电极放入第一个缓冲液中，按"校准"键，读数稳定后显示。电极清洗后，插入第二个缓冲液中，并按"校准"键，读数稳定后，按"读数"键结束校准。或按上面步骤进行第 3 点校准。

（6）测量　把电极插入样品中，按"读数 $\sqrt{A}$"键，读数稳定后显示如图，短按"储存"键，可将数据保存。

四、SevenMulti pH 计系列

1. 按"on/off"键即可开机

2. 系统设置　在屏幕右侧的快捷键中选择"Sys"，通过"↑""↓"和"Enter"键，在菜单中依次选择"2.Set Time and Date"→"1.Set Time"→"1.24 Hour Format"，设置时间。按"Exit"键返回上级菜单，在"2.Set Time and Date"→"2.Set Date"→"1.Set Date：mm-dd-yy"，设置日期为月-日-年格式。按"Exit"键返回主菜单，选择"4.Register User Name"，注册用户名（该用户名将随每一个测量结果保存）。

3. 通道选择　在快捷键中选择 pH 通道，按"ID"键输入电极和样品的编号。

4. 校准设置　在屏幕右侧的快捷键中选择"Menu"，依次选择"1.Calibration Setting"→"1.Set Calibration Buffer"→"1.Select a Standard Buffer Group"，进入缓冲液组选择菜单，按"↑""↓"选中您使用的缓冲液标准，按"Enter"确认，按数次"Exit"键返回 pH 测量界面。

5. 校准　将清洗后的电极放入第一种缓冲液中，按"Cal"键开始校正，仪表会自动锁定

在相应的缓冲液值，清洗并擦干电极，将电极放入第二种缓冲液中，按"Cal"键开始校正，等待仪表锁定。若要进行多点校正，重复操作，SevenMulti 最多可以进行 9 点校正，若要结束校正，按"End"键后按"Save"键，储存校正结果并返回测量模式。

6. 样品测量　清洗并擦干电极，将电极放入待测样品溶液中，开始测量。仪表锁定后，按"Data"键，选择"1.Store Current Reading in Memory"储存当前数据。按"Read"键解锁并测量下一个样品。

注：对于梅特勒各系列 pH 计，均需注意温度设置问题。温度设置均是指样品温度的获取（校准与测量过程），如电极带有温度探头，则无需设置，如电极不带温度探头，均需手动设置温度。测量界面中显示当前温度下的溶液 pH 值。

第三节　仪器保养维护及故障诊断与排除

一、仪器保养维护

（一）pH 电极的维护与储存

对于 pH 值的测定，电极是分析成功的关键，是唯一与样品进行直接接触的部件，故对电极的选择及维护非常重要。

不管使用哪种 pH 电极，每次测量后，均应用去离子水冲洗电极，切勿用纸擦拭电极，纸张粗糙的表面会刮划并损坏 pH 敏感玻璃上的凝胶层，且会在电极上产生静电电荷，这会导致测量信号不稳定。对于电解液可填充的电极，当电解液的液面低于样品液面，就需要补充电解液，这样可避免样品回流至电极中，为确保电解液的新鲜，减少电解液从填充口处蒸发而产生结晶，电解液需定期更换。注意电极内部，特别是液络部不要产生气泡，如有气泡会导致读数不稳定，可轻轻甩动电极，排除气泡。

电极切勿干燥存放或储存在蒸馏水中，这样会影响 pH 玻璃敏感膜，减少电极使用寿命。测量间隙或电极短时不用，可将电极储存在专用 Inlab 电极储存液或电解液（3mol/L KCl 溶液）或缓冲液 pH4 或缓冲液 pH7 的容器中；长期储存时，需套保湿帽，其内盛有专用 Inlab 电极储存液，或与电极同样的电解液、pH4 缓冲液或 0.1mol/L HCl 溶液。需保证加液口封闭，减少电解质蒸发、损耗，避免在电极和液络处形成结晶。

（二）校准

pH 电极需要有规律的进行校准，一般一天至少校准一次。pH 电极在每次清洁、维护、再生或长时间不用后，必须进行校准。校准后可确定电极的斜率及零点，由于每支电极都有其特征性的零点和斜率，为了得到准确的结果，最少两点校正是必不可少的，当要测量大范围的 pH 值时，则需进行至少 3 点校准。同时，所测量的 pH 值落在所选择的标准液范围之内也是非常重要的。如果没有用温度探头，需要确保在同一温度下进行校准和测量。这种情况下，需要手动输入温度，允许仪表对缓冲液温度进行修正。

用于校准的缓冲液是非常精确的溶液，缓冲液开封使用后，为了确保校准的准确性，需做到：保证缓冲液包装的密封性，确保没有污染物进入品种，立即使用倒出的缓冲液；绝对不要把使用过的缓冲液倒回原瓶或把不同厂家的缓冲液混合后使用；常温下储存缓冲液，避免阳光直射；校准前清洗电极，不要在原瓶中直接校准；避免使用过期或污染的缓冲液。

二、故障诊断与排除

（一）仪表故障排除

如仪表出现异常，需要首先找到问题所在。可将仪表切换至 mV 模式，将电极浸入 pH7.00 缓冲液中，检查零电位。Ag/AgCl 参比系统电极的读数应为（ 0±30 ）mV，再把电极浸入到 pH4.01 或 pH10.00 缓冲液中，仪表的读数应比零电位数值增大 150mV 或小于 150mV，如果读数超出范围，可检查是否使用了正确的电极，电极是否连接正确；检查是否使用了正确的缓冲液校准；检查电极外观。

（二）pH 电极故障排除

在测试电极前，应确保电极电缆和仪器工作正常，然后仔细检查电极外观。通过检查外观常常能发现问题所在，例如电极测定端有气泡或液络部被堵塞，通常可通过三个步骤将电极恢复到正常状态。

1. **玻璃敏感膜活化再生**　根据表 46-2 内容首先判断导致玻璃膜出现问题的原因。

表 46-2　pH 玻璃膜诊断及回复步骤表

现象	原因							
	玻璃膜老化	玻璃膜擦伤	玻璃膜破裂或电极杆断裂	凝胶层破坏或脱水	电极干放	玻璃膜上存在钙垢（白膜）	油、脂肪或焦油沉积	不明沉积
斜率下降 >80%~ <90%	+++	+				++	++	++
斜率非常低 <80%	+		+++	+++	+++			
响应缓慢	+++	+++		+++	+++	+++	+++	+++
读数波动	++	+++				+++	+++	+++
零点漂移	+	+		++	++	+	+	+
读数上下跳动	+		+			+		+
由于	高温、电极老化	刮擦，固体颗粒清洁不当	机械或温度冲击	低离子浓度样品，非水样品	贮存不当	测量介质不清洁	测量介质不清洁	测量介质不清洁
恢复电极性能的步骤	活化再生	电极无法修复	电极无法修复	用缓冲液或自来水活化电极	用缓冲液或自来水活化电极	把电极浸入乙酸中指导沉积物溶解之后活化再生电极	用脱脂剂清洗电极，然后用水冲洗，必要时活化再生	用适当的清洁剂清洁电极，必要时活化再生

说明：" +++ "表示极有可能；" ++ "表示可能；" + "表示或许。

pH 玻璃敏感膜可用再生溶液恢复活性，溶液是 HCl 和 HF 的混合物。过程为：将再生液放入小体积的耐酸容器中，把电极的测量端浸入再生液 5～15 分钟，最深浸入点为 pH 敏感玻璃膜的上沿，不要把电极杆浸入溶液，氢氟酸会损伤电极杆。用去离子水仔细冲洗电极，然后用 pH7 的缓冲液浸泡 1 小时左右，最后把电极在参比电解液中浸泡过夜。

2. 液络部清洗　有问题的电极通常存在液络部堵塞现象。多数情况可看出液络部变色，有些是黑色的，有些是灰色或灰白色。标色不明显时，只有透过玻璃从另一边检查陶瓷芯才能看出，可见内部为白色，外部逐渐变为灰白或灰色。

当液络部被污染需清洗时，可参照表 46-3 的提示进行。

表 46-3　液络部污染处理表

污染类型	清洁剂	反应时间	备注
硫化银	硫脲	5～60 分钟	直至变色消失
各类污染，不明污染物（首选）	0.1mol/L HCl	12 小时左右	也可用于内部清洁
各类污染，不明污染物（次选）	络盐硫酸混合物	30 分钟左右	也能有效清洁敏感膜上的沉积物，电极在此步骤后必须再生
蛋白质	蛋白酶/HCl 清洗溶液	＞1 小时	也可用于内部清洁
蛋白质	2% NaOH	20 分钟左右	
亲脂物质	乙醇，丙酮	30 分钟左右	特别适用于食用油，可能需用软刷
钙垢，水垢	乙酸	30 分钟左右	电极在此步骤后必须再生
皂液、表面活性剂	80℃热水	12 小时左右	将电极用热水冲洗干净，之后浸没在热水中约 12 小时至冷却，只能使用自来水，不能使用蒸馏水或去离子水

3. 更换电解液　详见本节"一、（一）"。

当采取以上修复措施亦不能使电极恢复正常使用时，则需及时更换电极。使用过程中若出现导线或保护套损坏，必须更换电极。

起草人：刘利群　于新颖（黑龙江省食品药品检验检测所）
复核人：孙晶晶（吉林省药品检验所）

第四十七章　激光粒度分析仪

　　激光粒度仪是通过颗粒的衍射或散射光的空间分布来分析颗粒大小的仪器。利用光的衍射或散射，即大颗粒所产生的散射光角度小强度大，小颗粒所产生的散射光角度大强度小。通过计算探测器上收集到的不同衍射图形的光强分布，依据米氏散射理论或弗朗霍夫近似理论，即可计算出颗粒的粒度分布（图47-1）。本法的测量范围可达 0.02~3500μm，先进的激光粒度仪测量范围更宽。

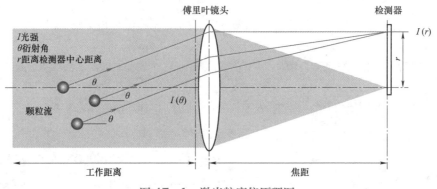

图 47-1　激光粒度仪原理图

　　相同大小颗粒的衍射光强集中在探测器的相同部位，不同大小颗粒的衍射光强集中在探测器的不同部位，根据在多元探测器上得到的衍射光强的分布，通过颗粒大小和光强分布之间的相关公式来计算得到颗粒的粒度分布。颗粒大小和光强分布之间的关系：

$$I(r) = \int_{x_{\min}}^{x_{\max}} n \cdot q_0(x) I(r, x) \, \mathrm{d}x$$

第一节　仪器结构及工作原理

一、仪器结构

　　激光粒度分析仪由光学主机、湿法或（和）干法检测池、湿法进样器或（和）干法进样器（配空气压缩机、吸尘器）以及电脑组成。

二、工作原理

　　根据供试品的性状和溶解性能，选择湿法测定或干法测定。

　　湿法测定用于测定混悬供试品或不溶于分散介质的供试品。一般选择适宜的分散介质使供试品分散成稳定的混悬液，可采用物理分散的方法如搅拌、超声等，通过调节搅拌转速和超声功率、时间，必要时可添加适量的化学分散剂或表面活性剂，以使分散体系稳定，然后由分散器内置离心泵将混悬液均匀稳定地输送至测量池进行测定。

干法测定用于测定水溶性或无合适分散介质的固体供试品。对于化学原料药，可先在样品盘加入钢珠，再加入供试品。干法测定一般由压缩空气将粉体分散，通过文丘里分散管后进入测量池进行测定，测量完成后被真空装置收集起来。粉体颗粒在文丘里分散管内主要依靠颗粒流速速度梯度间的摩擦剪切力、颗粒与颗粒之间的碰撞以及颗粒和管壁之间的碰撞这三种分散机制将团聚颗粒分散成单个颗粒。根据不同颗粒样品的分散要求，通过调节压缩空气压力来控制输入的分散能量。

分散好的供试品进入测量池后，受到激光单色光照射并产生散射光，通过检测器来采集颗粒在不同角度位置产生的散射光信号，由软件对散射光能分布进行分析并计算出颗粒粒度分布。

第二节　Malvern Mastersizer 3000 型激光粒度分析仪

一、Malvern Mastersizer 3000 型激光粒度分析仪操作规程

根据供试品的性状和溶解性能选择安装好干法或湿法相应附件，二者均可选择自动测定方式（SOP）或手动测定方式，本规程在干法进样中对自动测定方式进行说明，在湿法进样中对手动测定方式进行说明。

（一）干法进样

1. 开机　依次打开主机、空气压缩机、吸尘器和计算机的电源开关。检查真空压缩机和吸尘器：打开空气压缩机，气压应大于 6bar；检查吸尘器管路是否严密，清理废物仓；如测量过程中显示"真空错误"，则检查系统接口处是否有泄露。

2. 运行 Mastersizer 3000 工作站　检查联机情况，正常软件的右下角会出现主机序列号和所连接的附件种类。如果软件上不能正确显示主机和附件序列号（显示为无连接），则表示软件和 MS3000 仪器之间无通讯，将无法进行测试，需重新联机。

3. 清洁系统　在测试开始前和测试结束后需要清洁系统，可以通过"工具"菜单中的"附件"进入到"Aero S"的操作控制窗口，见图 47-2。可以直接选择清洁模式下的不同清洁方式，仪器会自动通过气流清洁系统。也可以手动点击"气流"或者"进样"选项，然后调节气流压力和振动速度来清洁系统。

4. 建立自动测试 SOP

（1）"首页"菜单下的"新建"中选择"SOP"。

（2）进入 SOP 设置窗口。首先会弹出附件类型选择的窗口，选择"Aero S"，则进入干法 SOP 的设置模板。也可从现有的 SOP 中选择已有的干法 SOP 进行编辑修改。

（3）按"确定"后进入 SOP 编辑器。在该窗口中按顺序设置测试条件，设置参数有：样品名称，颗粒类型，光学参数，测量时间，测量次数；在附件里设置分散气流压力，振动强度，文丘里管类型，料斗间隙大小；可以在数据处理和数据输出中设置数据处理和输出方式。建议按右上角的箭头逐条设置，以免遗漏。另，干法测量所需的供试品量通常应达到检测器遮光度范围的 0.5%～5%。

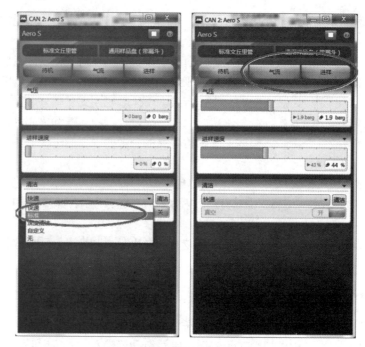

图 47-2　干法清洁系统界面

（4）当 SOP 编辑完成后，可以点击右下角的"保存"键或者左上角的下拉箭头，设置保存 SOP 模板的名称。保存的 SOP 以后缀".msop"，保存在指定的路径下。使用时调用该 SOP 即可。

5. 运行 SOP 测试样品　干法测试时样品需先加入到"Aero S"的料斗中，料斗间隙可根据 SOP 设置手动调好。

（1）测试时选择"首页"下的"运行 SOP"，选择运行 SOP 选项。注意测试样品时不要选择"运行 PV SOP"，该选项用于测试指定的标准样品。

（2）进入 SOP 选择器，选择相应的 SOP 的名称，SOP 中的设置条件也会在下方显示。如果建立的 SOP 比较多，在左侧"最近的 SOP 和播放列表"中也会显示最新使用或者建立的 SOP 的列表，也可以直接点击使用。

（3）点击"确定"进入测试控制窗口。点击"确定"后会出现确认样品名称的窗口，如不需要修改就点击"确定"。如需更改样品名称等设置，根据需要修改后保存。

（4）将样品加入样品盘，点击"开始"键进入测试状态，系统会初始化仪器，启动气流，自动对光；测试背景；自动启动振动，测量样品，进入样品测试过程；当测试完成后，结果会自动显示在记录列表中，系统会进入"清洁系统"环节。样品测试界面见图 47-3。

6. 测试完成后可关闭测试窗口，点击"保存"按钮保存数据。

（二）湿法进样

1. 开机　依次打开主机和计算机的电源开关。运行 Mastersizer 3000 工作站，确认软件右下角连接的主机和附件选择正确，联机正常。

2. 清洁系统　在测试开始前和测试结束后需要清洁系统，可以通过"工具"菜单中的"附件"进入到 Hydro LV（或其他湿法进样器）的操作控制窗口。点击"超声""阀"和"清洁"

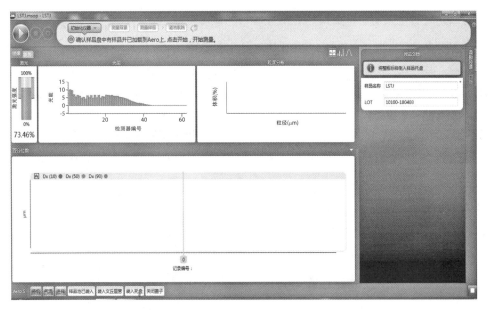

图 47-3　样品测试界面

后的箭头，可以进入各项的控制设置。如果管路连接自动进水，可以直接选择清洁模式下的不同清洁方式，然后点击"清洁"按钮，仪器自动清洗系统。如果没有连接自动进水的也可以通过手动控制阀的开关来控制进排水清洗系统。此时可以通过手动方式往样品槽里加水。另，如使用可耐受有机溶剂的湿法进样器，根据需要选择清洗系统的介质。

3. 手动测试

（1）在"首页"菜单中选择"手动测量"，弹出手动测量设置的窗口，在该窗口中按顺序设置测试条件，设置参数有：样品名称，颗粒类型，光学参数，测量时间，测量次数；在附件里设置搅拌速度，超声方式；在清洁样品池里面设置样品槽清洁方式；数据处理和数据输出如需设置也可以在测试前提前设置好。建议按右上角的箭头逐条设置，以免遗漏。另，湿法测量所需要的供试品量通常应达到检测器遮光度范围的 5%～20%。

（2）设置完成后，点击"确定"键，进入测试窗口。

（3）确认搅拌处于工作状态（按搅拌速度后的"开始"按键），调至所需的搅拌速度后，点击"开始"；仪器会先初始化，自动对光；自动对光完成后，再点击"开始"键进入背景测量；背景测试完成后，仪器会提示加入样品，至遮光度范围内。加样前需要注意背景扣除后应该没有较强残留信号才可以加样。此时手动加入样品，直到遮光度到达范围内后点击"开始"键测试。

（4）如果测试过程中需要加超声分散或者改变搅拌速度，可通过右侧的超声控制和搅拌控制来相应调整。如果测试过程中需要改变样品名称和注解等，也可以通过右侧第二个选项"样品文档"来实时改变。

（5）当测试完成后，页面上会显示多次测试的趋势图和数据统计值。在样品没有排出之前，如需继续测试，可以再点击"开始"键重复测试，考察多次测试的重复性。

（6）测试完成后需及时清洁系统，避免长时间的污染。清洁可以通过测试序列中的"清洁系统"或者右侧的附件控制部分来清洁。也可以退出测试窗口后通过"附件"控制来清洁。

4. 测试完成后可关闭测试窗口 点击"保存"键保存数据。

（三）结果处理

1. 当测试完成后，如果发现样品名称输入错误或者光学参数设置错误等情况，可以通过编辑结果方式进行修正，无需再次测样。在测试结果的记录列表中选择需要编辑的结果，点右键，选择"编辑"，进入设置窗口，按所需修改的设置进行修改，确定后会生成新的记录在列表中。查看新记录即可看到按新的设置修改后的结果。而原始的结果记录并不会被删除。

2. 报告书的打印。在"记录视图"下选定需要打印的结果记录，在"报告"下选定需要的报告书模板，如"分析"，点击"打印"。

（四）关机

1. **干法** 退出工作站，依次关闭计算机、吸尘器、空气压缩机和主机电源。

2. **湿法** 退出工作站，依次关闭计算机和主机电源。

二、仪器保养维护及故障诊断与排除

（一）仪器保养维护

1. **仪器放置环境要求** 温度：5～40℃，湿度：10%～80%RH；将仪器置于承重良好的水平台面上，避免日光直射、强热辐射以及脏污、多尘环境，保持环境通风良好。

2. **主机维护** 使用时仪器需预热 30 分钟，让激光器能量稳定。

（1）清洁样品池区 用温和的清洁剂清洗样品池区，至少一周检查一次清洁度。

（2）清洁样品池区光学装置 使用干净的气体吹去装置表面的灰尘。不能使用普通的干布擦拭装置，以免产生刮痕。用反射光检查装置是否有污点或者印迹，如果有，必须按以下程序擦拭它们的表面：在装置表面哈气；使用高档擦镜纸，轻轻地擦拭一次表面，在擦拭过程中手指不应接触装置；重新检查，如果仍有印迹，用另一张擦镜纸重复以上操作；如以上操作仍不能消除印迹，则考虑使用液体清洗液，例如无水乙醇或者异丙醇，用棉棒蘸湿后轻轻擦拭装置，棉棒使用一次后即丢弃，勿反复使用以免造成刮痕。再次检查，重复以上操作直至干净。

3. **湿法进样器维护**

（1）清洁进样器搅拌槽及内部管路 使用干净的水或者分散介质充分循环、清洗。检查搅拌槽内及循环软管内是否仍有残留杂质。循环清洗排空后，若在搅拌槽内壁或搅拌轴上仍有残留的样品颗粒，可按以下步骤清洁：排空搅拌槽，断开进样器的电源；使用软毛刷小心轻触内壁及轴体，刷洗掉残留的样品。如有必要，可使用洗涤剂（如：Decon 90）帮助清洗。

（2）更换样品循环软管 如果样品管发硬、变色，则必须更换样品管。更换软管时，不能让分散介质或者样品接触到任何附件或者光学装置盖上。更换样品管步骤：首先保证样品池和样品管完全排空，然后逆时针取下软管两头的固定头，从金属连接端口处拔出软管，更换新的软管。新管安装至少要推进 7mm。

（3）清洁样品池镜片 每次测试前和测试后需要检查样品池镜片清洁度。

4. **干法进样器维护**

（1）每次测量结束后，打开干法进样器的盖子，把样品盘中的残留样品用刷子刷干净。

（2）在进样器附件中调节气压、振动速度至最大，点击"进样"。通过气流清洁样品池内部。

（3）如果塑料管内黏附有较多的残留样，可以在样品盘中加入较粗（几百微米）且流动性较好的粒子（如硅砂之类），然后重复（2）中的步骤，可以起到清洁管道的作用。

（二）故障诊断与排除

1. 自动对光失败　对光失败是因为检测器检测信号超出仪器允许阈值导致，可能原因有：

（1）镜片脏了，有样品颗粒残留或划痕，或者镜片装得过紧过松，镜片不平衡。故障排除方法：清洁镜片，更换新镜片，或者重新装好镜片。

（2）水循环不稳定，水中有气泡、杂质，或者水温不稳定（与室温有差异），或者样品池进出水位置颠倒（下入上出），导致激光束不能正常聚焦。故障排除方法：清除杂质，脱气并延长水循环时间，确保正确的出入水位置，待循环稳定后故障会自行消失。

（3）激光光路问题，光源输出质量差，激光器受震动光束输出偏转。故障排除方法：该问题极少出现，需要工程师现场解决。

2. 测量结果变化　常见原因是被测量样品或测试条件发生变化导致的。操作人员对仪器操作熟练程度不同，选用的样品没有正常取样或者没有正常分散，测试方法并不适合某具体样品等等。也有可能是仪器本身问题。故障排除方法：是在指定条件下，测量标准物质，根据结果判断仪器是否真的存在问题。注意，若不是按照标准样品指定测量方法进行测试，即使仪器状态良好，测量结果仍可能不合格。

3. 失去通信　常见原因是仪器受到周围电磁干扰导致，通常重启仪器和软件可以解决问题。若问题还在，请检查电缆连接和计算机控制端口设置。最坏情况是仪器内部电源或接口板故障，请专业人士维修。

4. 干法真空错误　常见原因是吸尘器吸力不够，可能是吸尘器废物仓需要清理，或者吸尘器与样品池连接有泄露。另一个常见原因是样品池真空检测管与进样器真空检测端口间的连接管路漏气，不密封。

5. 测量电子背景失败　常见原因是仪器内部漏光导致检测器信号饱和（电子背景是在没有激光输入情况下测量暗背景的信号输出）。故障解除方法：确保仪器盖板装配正常，无外界光源干扰，如仍不能排除故障，请专业人士维护。

第三节　BECKMAN COULTER LS13320 激光粒度仪

一、仪器操作规程

（一）模块安装

将仪器左侧的电源开关从"O"拨到"/"，启动激光粒度仪，按实验需要安装干法测定或湿法测定模块。如需更换模块，按仪器主面板上的"EJECT MODULE"按键更换模块。干法测定和湿法测定模块如图 47-4、图 47-5 所示。

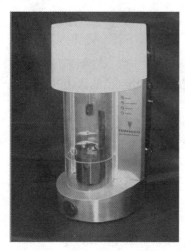

图 47-4 干法测定模块

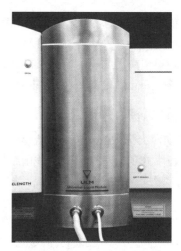

图 47-5 湿法测定模块

（二）开机和软件连接

1. 开机 按照激光粒度仪、计算机、打印机的顺序将电源打开，干法测定连接好真空装置（吸尘器）并打开远程电源开关，湿法测定连接好水管并使样品台里充满纯净水，仪器预热 15 分钟。

2. 软件连接 双击计算机桌面"LS13320"应用软件的图标。进入软件后出现"OK"标志，点击"OK"，屏幕会进入准备状态，出现"Ready"为正常连接并处于准备状态。

（三）干法样品测定

1. 样品准备 装填样品到样品量筒中，至少填满量筒底部凹槽。打开自动拉门，将样品量筒固定在工作台中。

2. 方法设置 点击主菜单"control"→"Vacuum Setting"，根据实验需要设置真空压力。点击主菜单"Run"→"Run Cycle"。在弹出的对话框中勾选所有项目或根据实验需要勾选项目。

（1）样品信息设置 在"Run Cycle"弹出的对话框中，点击"Sample Info"，在弹出的样品信息输入框中设置"File ID""Sample ID""Operator"等信息。设置完成后，点击右下方"OK"。

（2）运行设置 在"Run Cycle"弹出的对话框中，点击"Run Settings"，在弹出的对话框中勾选所有项目或按实验需要勾选，按实验需要设置模型、保存文件及路径、打印报告等信息。

（3）模型设置 在"Run Settings"弹出的对话框中，点击"Model"可进入模型设置界面。默认选择为"Fraunhofer.rf780f"，请根据实验需要设置模型。如需创建新模型，可点击"New Model"，在弹出的对话框中设置模型信息。

（4）偏好设置 在"Run Settings"弹出的对话框中，点击"Export""Report"均可进入偏好设置界面，在此界面可按需设置导出的文件类型、导出的信息、导出保存文件路径，打印的报告内容，测定结果字体、图形、需要显示的内容和形式等。

（5）保存设置 在"Run Settings"弹出的对话框中，点击"Folder"可设置保存路径。

3. 样品测试 所有设置完成后，点击"Start"开始测试。此时仪器会安静自检，随后吸尘器启动，测背景；之后样品台升起，测样品；最后测定完成，如勾选自动打印报告，则打印机自动打印报告。做平行试验，保存好结果，根据要求打印报告。

4. 清洗程序 分析结束后，需用清洁沙清洁管路。点击主菜单"Control"→"Run Cleaner"进行清洁。

（四）湿法样品测定

1. 方法设置 点击主菜单"Run"→"Run Cycle"。在弹出的对话框中勾选所有项目或根据实验需要勾选项目。第一项和最后一项的"Auto Rinse"可只勾选其一。如需要测量小于 $0.4\mu m$ 以下的颗粒，勾选"Include PIDS data"。

（1）样品信息设置 在"Run Cycle"弹出的对话框中，点击"Sample Info"，在弹出的对话框中设置"File ID""Sample ID""Operator"等信息。设置完成后，点击右下方"OK"。

（2）运行设置 在"Run Cycle"弹出的对话框中，点击"Run Settings"，勾选所有项目或根据实验需要勾选项目。在弹出的对话框中可设置分析时长、泵速、模型、保存文件及路径、打印报告等信息。将"Run length"设置为 60 秒，如选择"Include PIDS data"则设置为 90 秒。"Pump Speed"中勾选"Use Pump"后，可根据实验通过点击箭头或拖拉按钮以设置泵速度。

（3）模型、偏好、保存设置 在"Run Settings"弹出的对话框中，点击"Model"可进入模型设置界面。点击"Export""Report"可进入偏好界面，根据实验需要设置相应内容，同干法测定操作。点击"Folder"可设置保存路径。

2. 样品准备和样品测定 所有设置完成后则可以点击"Start"开始实验。在"Measure Offsets""Align""Measure Background"等工作通过后，进入"Measure Loading"程序，根据软件的提示，加入样品控制好浓度，待软件左上角出现"OK"提示后，点击"Start Analysis"开始实验分析。

3. 清洗程序 分析结束后，排液，并清洗样品台。点击主菜单"Control"→"Rinse"进行清洁。

（五）关机

实验结束，做好相关的清洗程序，确保仪器正常后，关闭软件，关闭激光粒度仪、计算机、打印机电源。

二、仪器保养维护与故障诊断及排除

（一）仪器保养维护

1. 仪器放置环境要求 使用工作温度：10～35℃，相对湿度：0～85%（不凝结时）；避免日光直射；避免震动；避免强磁场、电场；避免脏污、多尘环境；接地良好；通风良好。

2. 系统清洁 干法测定实验后要用清洁沙运行清洁程序，湿法测定后要用水或液相模块专用清洗液清洗样品台和样品系统。

3. 透镜和窗口 定期湿法加入专用清洁液浸泡样品系统后做 Rinse，干法吹镜片灰尘。手不要触碰激光镜头、样品台的镜片、傅里叶透镜。如果发现镜片脏了，湿法镜片外部清洁，内部用棉签从上往下进行镜片清洁，干法拆下镜片清理。

4. 模块保存 若模块不使用时，请用薄膜或其他密封的工具将模块封存。

5. 仪器性能检查 应至少每个月做一次标样分析以检查仪器性能是否正常。

干法标样操作如下：进入"Run"→"Run Cycle"，选择"New Sample"，在"Option"选

项下将"Align"设置为"auto"模式，将"Measure Offsets"和"Measure Background"均设置为 60 秒。在"Run Settings"下将遮光率设为 5%～7%，并勾选"Compute Sizes"和"Save File"。在"Optical Model"中创建新的模型，并另存为"SiC.rf780f"。如已创建过，可在"Model"项下选择该模型即可。装载干法标物后，其他步骤同干法测定。测试完成将结果与标物证书比较。

湿法标样操作如下：进入"Run"主菜单，选择"Run Cycle"，勾选所有选项，同时勾选"Include PIDS data"，并在"Option"选项下将"Measure Offsets"设置为 60 秒，"Measure Background"设置为 90 秒。在"Run Settings"下将测定补偿设为 90 秒，并勾选"Compute Sizes"和"Save File"，在"Model"中选择"psl.rfd"。其他步骤同湿法测定。测试完成将结果与标物证书比较。

（二）故障诊断与排除

1. 仪器联机时模块未发现 对于干法测定模块，如果 LED 没有亮，则可能是模块未对接正确，可弹出模块并重新对接，在对接时轻轻地压住模块前部。如果 LED 打开，则需检查从光工作台到计算机的电缆。对于湿法测定模块，一般是对接不正确，重新弹出模块并重新对接。

2. 干法测定模块的真空未启动 检查真空装置（吸尘器）是否插紧；检查真空装置的远程电源开关是否打开，远程电源开关电缆被连接到光工作台上。

3. 干法测定时样品没有被吸入 检查样品管是否塞紧。

4. 湿法测定时模块不能填充 检查样品台是否装满水；检查填充管是否浸没在稀释液体中；检查阀门是否有声音，如果没有，需要联系工程师进行维修。

5. 湿法测定时模块不能排放 检查废液容器是否装满；检查排放管是否通畅，有无障碍物。

6. 背景校正时背景较高 一般是窗口不干净，可清洗所有窗口。

7. 光路校正时出现警告 若光路校正时出现如下警告："vertical alignment out of normal range"时，一般是因为刚更换模块，点击"确定"即可，经过多次校正即可消除该警告。

第四节 德国新帕泰克 HELOS 激光系统

一、德国新帕泰克干法激光粒度仪 HELOS & RODOS

干法分散系统 RODOS/M 适应于分散干粉样品，从小至 0.1 微米的微粉到大约 3500 微米的颗粒，根据被测物料的特性，分散压力从 0.1～6.0 Bar 连续可调。进样装置可以选用常量进样器 VIBRI 或微量进样器 ASPIPOS。对特殊的应用要求，RODOS/M 系统和测试区域可以封闭起来。

（一）仪器操作规程

1. 开机 将 RODOS 干法分散模块安装于 HELOS 激光粒度仪主机上，按以下步骤预热和启动仪器：

（1）确保仪器电源已经接通，在 HELOS 正面的左边插上钥匙，顺时针旋转 45°，光源开始预热（最少需要预热和稳定 30 分钟）。

（2）再顺时针旋转 45°，仪器的所有电源都已经接通。

（3）打开电脑，进入用户"Administrator"或"Sympatec"界面，根据使用者的权限，输入密码，打开"LD Sensor Control"。

2. 软件参数设置 在软件设置区域设置相应的检测条件与用户参数（图 47-6）。

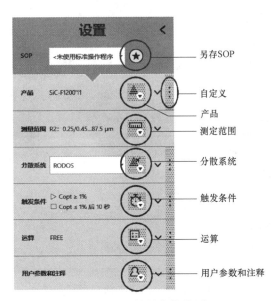

图 47-6 软件参数设置

（1）SOP 如已有 SOP 设置，点击下拉框选用对应的 SOP 程序，相应设置将自动使用 SOP 设定条件。如无相应 SOP 程序，需按照自定义设置。

（2）产品 点击"产品"下拉框，加载已建立的产品设置，或点击"自定义"框，自定义产品参数并确定。

（3）测量范围 点击"测量范围"下拉框，选择合适的检测镜头（图 47-7）。

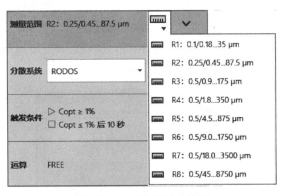

图 47-7 镜头测量范围

（4）分散系统 点击"分散系统"下拉框，选择对应的分散系统。点击"分散系统"图标，加载已建立分散条件，或点击"自定义"框，在如下窗口自定义设置相应的分散条件并确定（图 47-8）。

分散压力：根据样品的团聚程度不同，分散压力可以从 0.1～6.0Bar 进行调节，压力越高，分散能力越大。

进样速率：振动槽的振动速率，设置为 0%～100%。

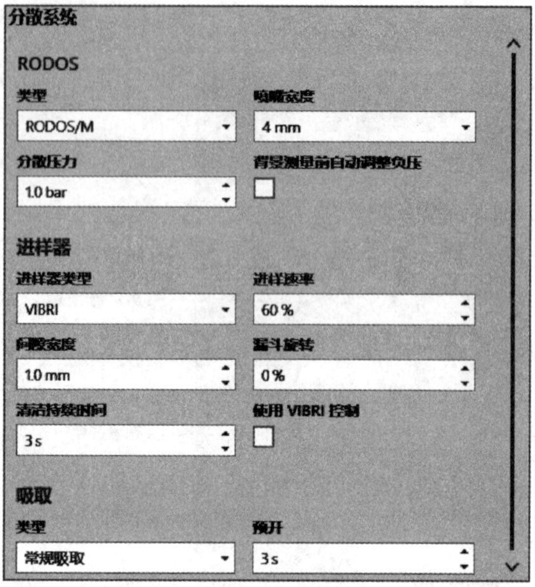

图 47-8　分散系统自定义

间隙宽度：进样漏斗的抬升间隙高度，设置为 0.5~15mm。

漏斗旋转：应用于特殊 VIBRI 进样器，常规设置为 0。

根据检测结果来调整得到最佳的进样条件。

吸取：设定真空吸取装置（Vacuum Extraction）。

类型：实验室用激光粒度仪在购买时已选定吸尘器型号，确定复选框中型号同购买的实际型号相符。

预开：指吸尘器开始运行后，气体才开始进入分散管，以防止气体先进入分散管，而吸尘器尚未开始工作，将导致粉尘飞扬而污染镜头等光学元件。

（5）触发条件　点击图标"触发条件"下拉框，加载已建立触发条件，或点击"自定义"框，在如下窗口自定义设置相应的触发条件并确定（图 47-9）。

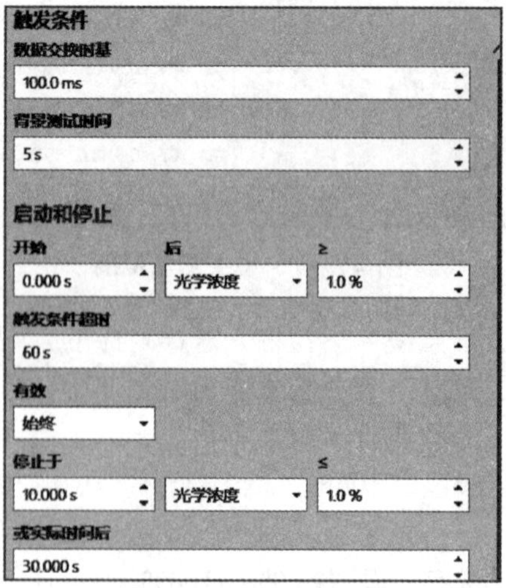

图 47-9　触发条件自定义

①干法检测时基通常为 100ms。

②背景测试时间，根据样品量，建议大于等于实际样品检测时间。

③启动条件可通过下拉箭头选择。

④停止条件通过下拉菜单选择。

注意事项：由于停止条件是从光学浓度低于设定值开始计算时间，如果在开始计算后的某一个时段内，光学浓度突然由于某一原因又超过这个值，等光学浓度再次下降到该值后再重新计算时间……可能会永远停不下来，所以需要有两个条件来约束。

（6）运算　点击"运算"下拉框，加载运算设置，或点击"自定义"框，自定义设置，选择"FREE"计算模式。

（7）用户参数和注释　点击"用户参数和注释"下拉框，加载用户参数和注释设置，或点击"自定义"框，在如下窗口自定义设置相应的用户参数和注释并确定（图 47－10）。

可根据具体需要记录的信息，点击本窗口工具栏"新建""删除""清空"及"上下移动"图标。

注意事项：以上几项自定义设置，均可通过相应图标另存为相应模板，用于以后相同设置的直接加载。也可点击"另存 SOP"图标，将全部设置保存为 SOP 程序，以便于今后相同设置的直接加载。

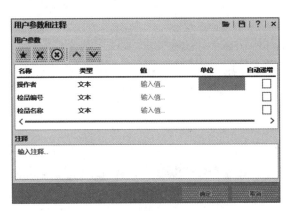

图 47－10　用户参数和注释自定义

3. 运行样品测试

（1）在设置条件完成后，在实时窗口点击"打开/关闭信号测试"，打开实时模式，点击"测量范围"选择所用测试镜头，点击"执行自动对焦"，观察实时窗口信号情况，检查光路是否正常（信道从第 6 道以后需不大于 5，否则需要进行光路清洁）。一切就绪后，可开始样品检测（图 47－11）。

（2）将样品放入进样器或进样槽中，在工具栏分别点击"背景测试"与"样品测试"。软件测试完成后，将自动计算粒度分布结果及存储数据。

4. 结果查看与打印报告　测试结果可在各类型报告窗口查看并打印报告（图 47－12）。

（1）粒度分布曲线窗口　数据生成时，粒度分布曲线生成在该窗口中，在此处曲线可观察到具体的粒度分布情况，曲线局部放大，亦可叠加多次数据用于不同曲线间的比较（图 47－13）。

（2）详细报告窗口　生成报告后，在此可呈现完整的测试报告，所有信息在此列（图 47－14）。

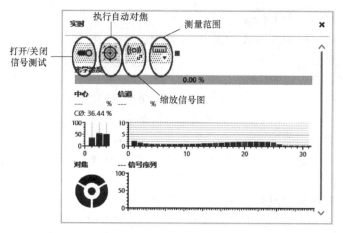

图 47-11　实时窗口

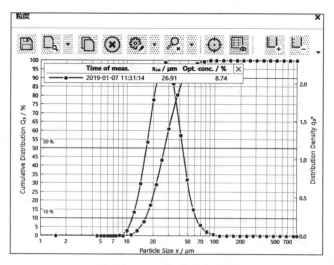

图 47-12　测量记录

图 47-13　粒度分布曲线

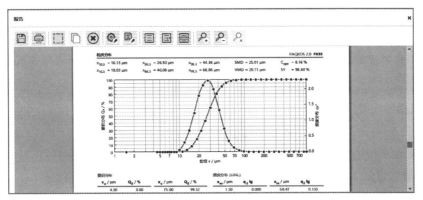

图 47-14　粒度详细报告

（3）我的表格　对于某些需要特别关注的特征值，可在此窗口编辑让其显示成表格形式出现在该窗口中；每行代表了一条数据，每列代表了某个特征值（图 47-15）。

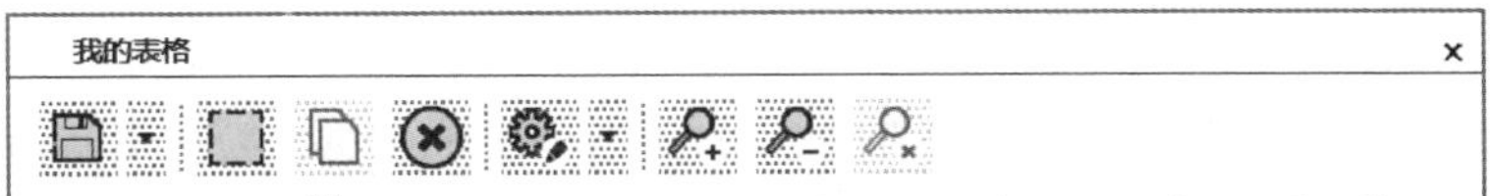

图 47-15　我的表格

（4）数据趋势图（TREND）：趋势图可显示不同时间的某个特征值变化情况，在设定中可添加修改用户感兴趣的某些特征值。

5. 关机　清洁仪器，关掉软件及仪器。

（二）仪器保养维护

1. 清洁 RODOS　在更换测试产品之后需要进行清洁，以避免交叉污染。

2. 光路清洁　在测试过程中如果发现光路信号异常，需要及时检查防尘窗与镜头的清洁情况，清洁操作步骤如下：

（1）先用气枪将防尘玻璃和镜头表面的大颗粒灰尘吹走。

（2）将镜头纸先折叠成 4cm² 左右，将防尘玻璃和镜头先轻轻擦干（禁止纸的任何一面接触镜头 2 次）。

（3）在折叠好的纸上滴 1 滴丙酮，由下到上擦一次，力度适当，每擦一次将擦镜纸换另一面，同时要避免手指接触到纸的擦拭面。

3. 日常维护

（1）保持输入气压的纯净无水。如果使用空压机，需定期对空压机排除污水。

（2）每次换料或不使用时，请将进样漏斗和进样槽清洁干净。

（3）吸尘器滤布和滤芯每月用气枪吹干净（一年一换）。

（4）吸尘器集尘袋定期更换。

二、德国新帕泰克湿法激光粒度仪 HELOS & CUVETTE

CUVETTE 系统是专门为悬浮液和乳浊液的粒度分析而设计的,有 6ml 与 50ml 样品体积两种规格。

(一)仪器操作规程

1. 开机 将 CUVETTE 湿法分散模块安装于 HELOS 激光粒度仪主机上。主机的预热与启动同干法激光粒度仪 HELOS&RODOS。

2. 软件参数设置

(1)SOP 同干法激光粒度仪 HELOS&RODOS。

(2)产品 同干法激光粒度仪 HELOS&RODOS。

(3)测量范围 同干法激光粒度仪 HELOS&RODOS。

(4)分散系统 点击"分散系统"下拉框,选择对应的分散系统。点击"分散系统"图标,加载已建立分散条件,或点击"自定义"框,在如下窗口自定义设置相应的分散条件并确定。

根据使用的仪器系统硬件选择对应的样品池:样品池使用 6ml 容积时,无自动搅拌与超声装置,不需设置。样品池使用 50ml 容积时,分散系统设置界面(图 47-16)。

①搅拌条件 搅拌器速度:搅拌子的作用就是让样品尽量悬浮的分散介质中,根据样品比重大小,设定相应速度。

搅拌子延时:是指经过提速后重新确定稳定搅拌状态的时间,特别是对黏性液体而言,因为调整速度和搅拌需要一段时间。

注意事项:按浆料中颗粒比重高低,高比重物料,建议高搅拌速度;低比重物料,建议低搅拌速度。

②超声处理 超声三种类型。

无超声处理:不使用超声;

测量前超声:在进行正式测试前,样品超声处理,测试过程中不加超声;

永久超声:Pause 功能不作用,超声将一直作用直到数据收集结束。使用超声处理的选项,根据需要设置超声时间及功率(图 47-17)。

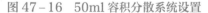

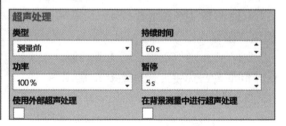

图 47-16 50ml 容积分散系统设置 　　　　　图 47-17 超声处理

暂停数值表示超声停止后,经过多长时间开始检测和收集数据。

（5）介质　点击"介质"图标，加载已建立介质参数，或点击"自定义"框，自定义设置相应的介质参数并确定。

（6）触发条件　点击图标"触发条件"下拉框，加载已建立触发条件，或点击"自定义"框，在如下窗口自定义设置相应的触发条件并确定（图47-18）。

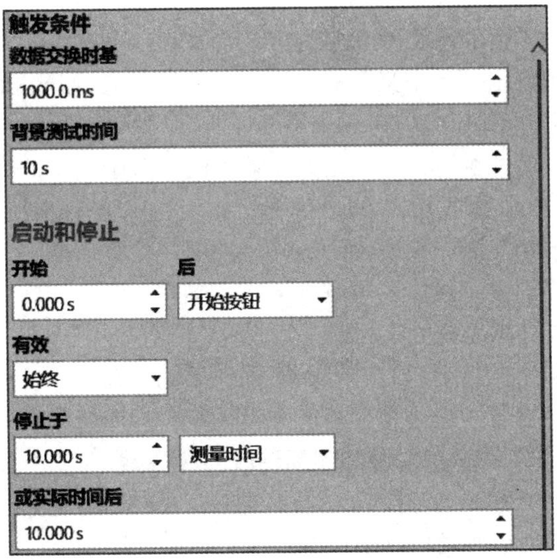

图47-18　CUVETTE 触发条件自定义

设置启动条件为点击开始按钮；背景与样品测试时间相同，可设置为 10s；由于湿法测试过程中，样品一直保留在系统中，在测试时可以选择重复测试，如设置重复次数 2（实际将一共检测 3 次）。

（7）运算　同干法激光粒度仪 HELOS&RODOS。

（8）用户参数和注释　同干法激光粒度仪 HELOS&RODOS。

3. 运行样品测试　同干法激光粒度仪 HELOS&RODOS。

4. 结果查看与打印报告　同干法激光粒度仪 HELOS&RODOS。

5. 关机　同干法激光粒度仪 HELOS&RODOS。

（二）仪器保养维护

1. 电气部件　CUVETTE 系统的所有电气部件都免维护。

2. 光路清洁　同干法激光粒度仪 HELOS&RODOS。

3. CUVETTE 清洗　CUVETTE 样品池必须保证没有颗粒和条纹。由于这个原因，使用前应检查并用溶剂彻底将污垢或斑点清洗干净，同时需避免划伤。

三、德国新帕泰克湿法激光粒度仪 HELOS & QUIXEL

QUIXEL 是通用湿法分散系统，适用于 0.1~3500μm 范围内的各种悬浮液和乳液的粒度分析。通过附加配置，可以支持外部取样、控温测试等功能。

（一）湿法激光粒度仪 HELOS & QUIXEL 操作规程

1. 预热和启动仪器　全自动湿法分散模块 QUIXEL 安装于 HELOS 激光粒度仪主机上。仪器的预热与启动同干法激光粒度仪 HELOS&RODOS。

2. 软件参数设置

（1）SOP 同干法激光粒度仪 HELOS&RODOS。

（2）产品 同干法激光粒度仪 HELOS&RODOS。

（3）测量范围 同干法激光粒度仪 HELOS&RODOS。

（4）分散系统 点击"分散系统"下拉框，选择对应的分散系统。点击"分散系统"图标，加载已建立分散条件，或点击"自定义"框，自定义设置相应的分散条件并确定。

①流样池尺寸 根据实际选择，2mm 或 6mm。

②进液液位 有高、低两种选择，当选择"低"时，分散池中的样品量为 250ml；当选择"高"时，则被分散后的样品量为 1000 ml，对于大颗粒的样品有利，保证样品检测的代表性。

③自动稀释 启动该功能时，须设定目标光学浓度。检测时如果加入样品量太多，超过设定数值，仪器会自动稀释到设定数值后再进行下一步操作。

④超声处理 同湿法分散系统 CUVETTE。

⑤泵速 泵起循环和使样品均匀的作用，根据样品比重大小，设定相应循环速度。

注意事项：因离心泵旋转能量较大，对于一般乳液，请选择 20%～50%即可，除非比重非常大的样品，可上升到 60%～100%，否则容易造成溶液飞溅。

⑥清洁 QUIXEL 系统可以进行自动清洁，按需设置自动清洁次数。

⑦进液冲洗和排液 设定相关程序阶段的泵速，一般使用 70%～100%。

⑧脱气 在一般的液体如水中，溶解部分气体，启用该功能后，脱气操作会在背景检测前完成。

（5）介质 同湿法分散系统 CUVETTE。

（6）触发条件 同湿法分散系统 CUVETTE。

（7）运算 同干法激光粒度仪 HELOS&RODOS。

（8）用户参数和注释 同干法激光粒度仪 HELOS&RODOS。

3. 运行样品测试 同干法激光粒度仪 HELOS&RODOS。

4. 测试结果查看与打印报告 同干法激光粒度仪 HELOS&RODOS。

5. 关机 同干法激光粒度仪 HELOS&RODOS。

（二）仪器保养维护

1. 清洁 QUIXEL 更换测试样品后需进行清洁，以避免交叉污染。另外，橡胶圈和软管等根据实际使用情况会产生相应的损耗，必要时需要进行更换。

2. 光路清洁 同干法激光粒度仪 HELOS&RODOS。

3. 清洁流样池 当镜头与防尘窗两侧都已清洁，仍发现检测结果的背景值很高，或在流样池的表面观察到污染痕迹时，需要将流样池取下清洁。操作步骤如下（这个步骤不能通过软件来控制）：

（1）按下"Drain"按钮，排出液体。按下"Cuvette"按钮，解除流样池的锁定。当解除流样池锁定状态时，LED 灯会一直在闪，液晶面板上显示"unlock"；当流样池解除锁定后，会在控制面板上显示"OPEN"。打开遮光面板盖，向左拨动安全闩，CUVETTE 弹出。取下流样池，注意不要碰到玻璃的表面。

（2）拆卸 CUVETTE 如果 CUVETTE 内部也需要清洁，则按以下步骤：

①用一个硬币，将流样池上的 4 个金属螺丝松开，注意按数字 4、3、2、1 顺序松开，将流样池分成 2 部分。

②取一张镜头纸对折 5 次，在对折好的镜头纸上滴加 2 滴丙酮，从流样池玻璃的中心向外擦拭，擦过一次后镜头纸必须用新的，不要用同一张纸在玻璃面上来回擦拭。如果不干净，重复以上步骤，直至干净为止。

③将干净的流样池 2 部分合起来，按照数字 1、2、3、4 顺序，将 4 个固定螺丝紧固起来。

（3）将 CUVETTE 重新装回　将 CUVETTE 装回 QUIXEL，再次点击"Cuvette"按钮，此时，该按钮的 LED 灯会闪烁，液晶面板显示"CUVETTE"，表示 QUIXEL 在锁定 CUVETTE。

起草人：谢莉　肖瑶　陈红（成都市食品药品检验研究院）
　　　　梁秋霞　卢日刚（广西食品药品检验所）
　　　　黄慧芬（武汉药品医疗器械检验所）
复核人：刘峰（四川省食品药品检验检测院）
　　　　田仲铭（甘肃省药品检验研究院）
　　　　谢育媛（湖北省药品监督检验研究院）

第四十八章　薄层扫描仪

薄层扫描法是指用一束一定波长、一定强度的紫外或可见光对薄层板进行扫描，测定薄层板上的样品斑点对光的吸收强度或斑点经激发后所产生的荧光强度，所得到图谱及积分数据可用于药品的鉴别、检查及含量测定。

薄层扫描法可分为吸收法与荧光法。吸收法测定可采用反射法以及透射法两种方式进行扫描。硅胶薄层板等非透明介质的扫描主要为反射式吸收法或荧光扫描法。

荧光法薄层扫描定量原理遵循 Lambert－Beer 定律。但在采用反射式吸收法测定时，其样品量与反射光强度符合 Kubelka－Munk 方程：

$$（1-R）^2/R = 2.303\varepsilon C/S$$

式中，R 为反射光强；ε 为样品吸收系数；C 为样品浓度；S 为薄层板散射系数。

第一节　薄层扫描仪的结构及工作原理

一、仪器结构

薄层扫描仪主要由光源、单色器、薄层板台、检测器以及工作站组成。

二、工作原理

从光源发出的光经单色器后得到单色光，再经分光器分为两束，其中一束由参比光电倍增管检测，另一束照射到薄层板上，由测定光电倍增管检测其散射光或待测组分激发出的荧光。薄层扫描仪的原理图见图 48－1。

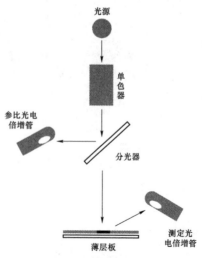

图 48－1　薄层扫描仪原理图

第二节　CAMAG VisionCATS 薄层分析系统简要操作规程

一、开机

打开主机电源开关，待仪器自检完成后双击 visionCATS 软件应用图标，打开软件应用程序（图 48-2）。

二、新建方法

点击图标"New"，在新出现的选择窗口点击"new method"，在新出现的页面输入新建方法名称，指定文件存储路径，点击"OK"。

在方法界面上用鼠标左键选择实验所需薄层仪器，如 Linomat 5、ATS 4 和 Scanner 4 等，确定薄层分析步骤。点击右下角"Finish Step Definition"图标，进入"Chromatography"页面。

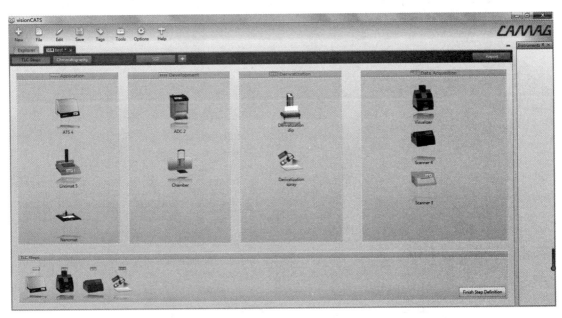

图 48-2　薄层分析步骤选择

在"Sequence"页面点击表格任意位置，打开样品表，编辑样品瓶号（Vial ID）、样品描述（"Description"）、点样体积（"Vol."）、样品位置（"Position"）、样品类型（"Type"）等样品表信息。输入完成后，点击"OK"键结束编辑（图 48-3）。

在"HTLC-Steps"页面中点击薄层板设定图标，设置薄层板参数：板子大小（"Plate format"），点样方式（条带状点样"Band"、圆点状点样"Spot"和方型点样"Area"），点样点距底边的距离（"Application position Y"），最左边的样品点中心距薄层板边缘的距离（"First application X"），样品点间的距离（"Distance between"），样品条带长度（"Band length"）和宽度（"Band width"），溶剂前沿位置（"Solvent front pos."）。输入完成后，点击"OK"键结束编辑（图 48-4）。

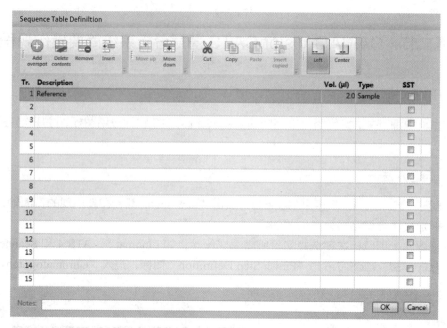

图 48-3 编辑样品信息

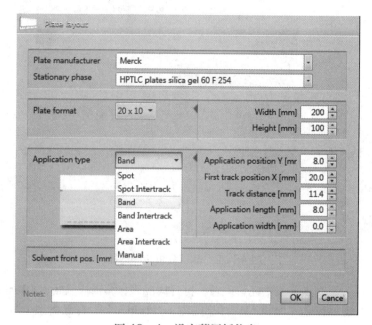

图 48-4 设定薄层板信息

在"HTLC-Steps"页面中不同仪器图标，设定各仪器参数。

三、半自动点样仪 Linomat 5 配置

如在定义薄层色谱步骤已选择半自动点样仪 Linomat 5，可在"HTLC-Steps"页面中选择 Linomat 5 仪器图标，设定各项仪器参数（图 48-5）。

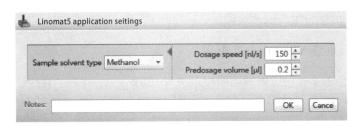

图 48-5　Linomat 5 参数设定

在样品溶剂类型（"Sample solvent type"）部分选择样品溶液或相似溶液，软件可自动配置点样速率等参数，也可选择用户定义模式（"User define"），自由设定参数。

输入完成后，点击"OK"键结束编辑。

四、全自动点样仪 ATS 4 配置

如在定义薄层色谱步骤已选择半自动点样仪 ATS 4，可在"HTLC-Steps"页面中选择 ATS 4 仪器图标，设定各项仪器参数（图 48-6）。

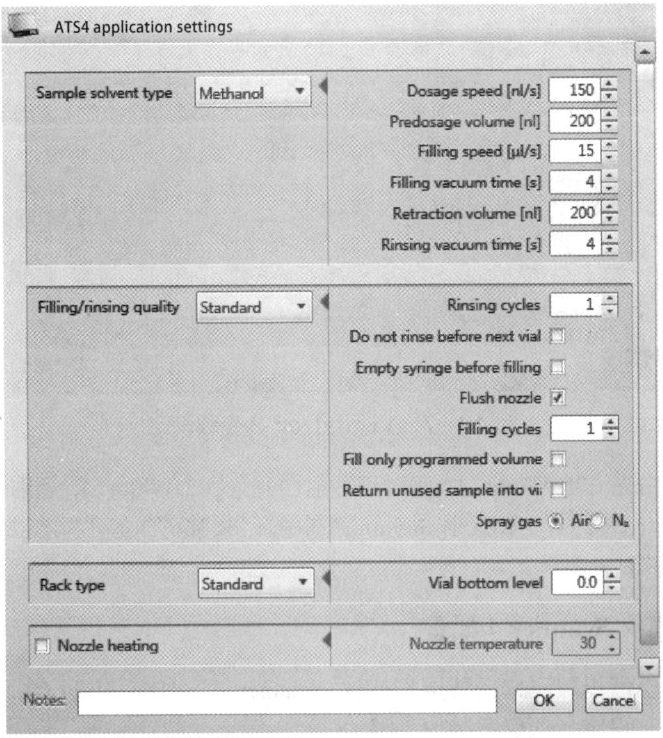

图 48-6　ATS 4 参数设定

在样品溶剂类型（"Sample solvent type"）部分选择样品溶液或相似溶液，软件可自动配置点样速率、吸样速率等参数，也可选择用户定义模式（"User define"），自由设定各项参数。在吸样和清洗质量（"Filling/rinsing quality"）部分选择标准（"Standard"）等参数，设定清洗次数冲洗喷雾嘴等参数。如需喷嘴加热，可选择"Nozzle heating"，设定喷嘴加热温度（"Nozzle temperature"）。

输入完成后，点击"OK"键结束编辑。

五、薄层照相系统 Visulaizer 2 配置

如在定义薄层色谱步骤已选择薄层照相系统 Visulaizer 2，可在"HTLC-Steps"页面中选择 Visulaizer 2 仪器图标，设定各项仪器参数（图 48-7）。

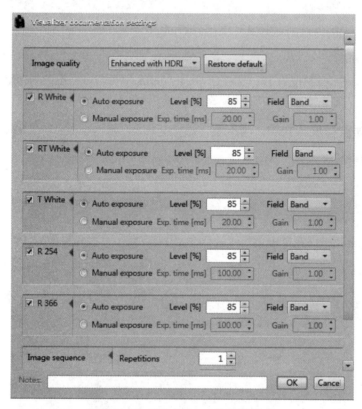

图 48-7 Visulaizer 2 参数设定

可以选择反射白光（"R White"）、反射和透射白光（"RT White"）、透射白光（"T White"）、反射 254nm 紫外光（"R 254"）和反射 366nm 紫外光（"R 366"）等不同参数。输入完成后，点击"OK"键结束编辑。

六、薄层扫描仪 Scanner 4 配置

如在定义薄层色谱步骤已选择薄层扫描仪 Scanner 4，可在"HTLC-Steps"页面中选择 Scanner 4 仪器图标，设定各项仪器参数（图 48-8）。

在扫描方式（"Scanner type"）中选择单波长（"Single λ"）、多波长（"Multiple λ"）或光谱扫描（"Spectrum"）模式。在光路优化（"Optimization for"）中选择高分辨率（"Resolution"，一般光谱扫描时选择）或最大光量程（"Light"，一般吸收度或荧光扫描时选择）。在测量模式（"Measurement mode"）中选择吸收度扫描测定（"Absorption"）或荧光扫描测定（"Fluorescence"）。如进行荧光测定时，应在右侧选择适宜滤光片（"Filter"），滤光片 K 值应比入射光波长稍大。在扫描速度/分辨率/狭缝（"Speed/resolution/slit"）部分，可设定扫描速度

（"Scanning speed"）、数据分辨率（"Data resolution"）和狭缝大小（"Slit"）。选择部分扫描（"Partial scan"）可以设定扫描区域。在波长选择部分，可以选择使用的灯（"Lamp"）以及测定波长［"Wavelength（s）applied"］。

　　输入完成后，点击"OK"键结束编辑。

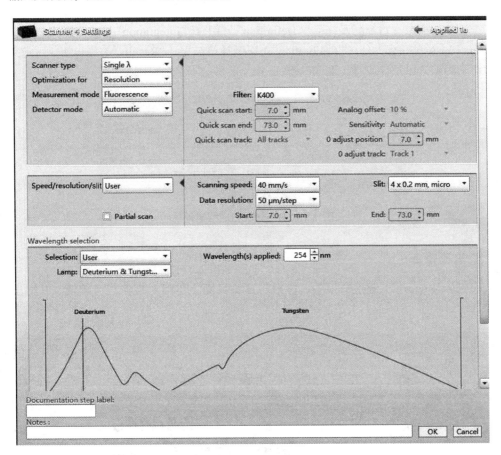

图 48-8　Scanner 4 参数设定

七、运行方法

　　点击"Execute Method"键运行方法，输入分析文件（"analysis"）名称，点击"OK"键生成分析文件。

　　按照软件要求加载样品以及薄层板，然后点击"Continue"或"OK"运行分析方法。

八、薄层照相结果

　　点击进入数据查看数据（"Data"）页面，可查看薄层照相结果。还可使用工具栏计算比移值、添加注释等。

九、薄层扫描结果

　　在数据（"Data"）页面还可查看薄层扫描结果。按"+"键添加结果评估（"Evaluation"）

第四十八章 薄层扫描仪

页面（图 48-9）。

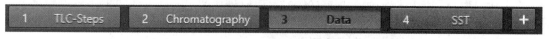

图 48-9 薄层扫描结果查看

结果评估包括定义对照品及样品（"Definition"）、积分（"Integration"）、成分指认（"Substance assignment"）、生成工作曲线（"Calibration"）以及计算结果（"Results"）等步骤。可定义各组分，对色谱图积分以及计算等（图 48-10）。

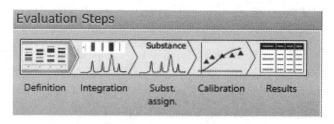

图 48-10 薄层扫描结果评估

十、生成报告

按报告（"Report"）键生成报告，在报告预览页面上也可对报告进行编辑，并输出报告（图 48-11）。

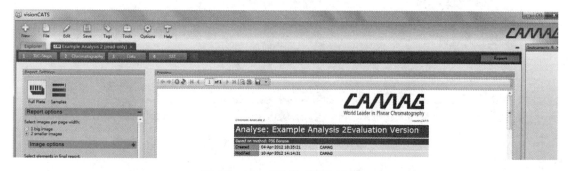

图 48-11 薄层扫描结果报告

第三节 CAMAG Scanner 3 薄层扫描仪 WinCATS 薄层分析系统简要操作规程

一、开机

打开主机电源开关，待仪器自检完成后开启工作站。

二、薄层板的放置

将薄层板点样端向前，吸附剂面朝上，靠右放于薄层板台上。薄层板的右下角对准薄层板台原点（*x*、*y* 刻度均为 0 的位置）。用磁条固定。

三、建立方法

在工作站主界面上点击"新建"按钮，在弹出的窗口中选择创建分析文件（Analysis），输入文件名称，指定文件存储路径。点击"OK"按钮，进入下一界面。

四、参数设置

在新界面右下角选择"TLC Steps"标签页，在"Detection"下的下拉菜单中选择仪器"Scanner 3"，并打钩选择该操作步骤。选择"Tree View"标签页，进入参数设定主菜单。

在"Tree View"标签页点击"Stationary phase"菜单，在右部窗口设置薄层板的尺寸等参数。然后在"Tree View"标签页选择"Detection –Scanner 3"，在右部窗口出现了四个标签页。

第一个"Sc 3 General"标签页主要输入薄层扫描的一般信息。在扫描方式（"Scan mode"）中选择单波长（"Single wavelength"）、多波长（"Multiple wavelength"）或双波长（"Background correction"）。如需在扫描中使用点样步骤中的点样位置等参数，可在"Link parameters to previous TLC steps"选择项前打勾，选中后，相应参数直接使用先前步骤中的设定值，不可再手动更改。在"Application position"中输入点样距底边高度；在"Solvent front position"中输入溶剂前沿位置，此参数主要用来计算薄层斑点的比移值。在"Sc instrument"中选择所需使用的仪器。

第二个标签页"Sequence"中可输入待扫描点的具体内容。如薄层板上的总样品点数（"Number of tracks"），最左边的样品点中心距薄层板边缘的距离（"Position of the first"），样品点间的距离（"Distance between"），以及扫描的起始和终止位置（"Scan start position""Scan end position"）。在此标签页最下部为样品表，如该点不需扫描或积分，去掉该样品点前的选择勾。

在第三个标签页中主要设定扫描参数。在扫描设定（"Scan setting"）中选择扫描光束的大小（"Slit dimension"），光束的长度一般比扫描斑点略大，宽度视薄层板质量而定，薄层板表面越粗糙，使用的光束应越宽，以减少基线抖动，但光束过宽也容易导致仪器分辨率下降，应适当选择扫描参数。其余参数如光学系统优化（"Optimize optical system for"）、扫描速度（"Scanning speed"）等可选用系统默认值。在测定项（"Measurement"）中应对扫描的波长（"Wavelength"），光源（"Lamp"），测定类型（"Measurement type"）是反射（"Remission"）还是透射（"Transmission"），测定方式（"Measurement mode"）是吸收方式（"Absorption"）还是荧光方式（"Fluorescence"），以及扫描中所使用的滤光片（"Optical filter"）等进行设定。在进行荧光扫描时，应选择比入射光波长稍大的滤光片。在第四个标签页中对积分参数进行设定，如斜率（"Minimum slope"）、最小峰面积（"Minimum area"）、积分范围（"Integration limits"）等。

五、扫描

保存方法后，在工作站主界面上点击执行快捷键，仪器开始按设定程序进行扫描。

六、积分

扫描完成后，选择"Tree View"标签页，单击位于"Detection –Scanner 3"下的波长，在右部窗口出现两个标签页，在"3D Display"标签页中显示扫描结果的 3D 谱图，"Peak table"标签页中显示各峰的积分情况。双击"Detection –Scanner 3"下的波长，在其下显示各道的图标，单击图标即可在右部窗口显示各道的基线（"Baseline display"）、峰积分情况（"Peak display"）

以及峰积分表（"Peak table"）。在峰积分情况标签页可对扫描结果手动积分。

七、报告编辑打印

点击主菜单上的"File"，在子菜单中选择"Report setup"，进行报告编辑。编辑完毕后，选择"File"子菜单中的"Print"打印报告。

八、关机

取出薄层板，关闭工作站，关闭主机。

第四节　Desaga CD-60 薄层扫描仪简要操作规程

一、开机

插上匹配盒电源，打开 CD-60 主机电源，再双击 ProQuant 图标，启动仪器，开始自检，同时出现自检窗口。待仪器自检完成后，自检窗口消失，在自检期间，请不要进行任何操作。

二、编辑方法

点击"编辑方法"按钮，出现第一个方法设定页面。在此页面下需设定的方法参数主要有 X 轴起始位置，Y 轴起始位置，Y 轴结束位置，点样宽度，狭缝高度，狭缝宽度，点样点个数，点样点间距，扫描波长，参比波长，所使用的灯等参数。设定完成后按"下一步"到下一页参数设置（图 48-12）。

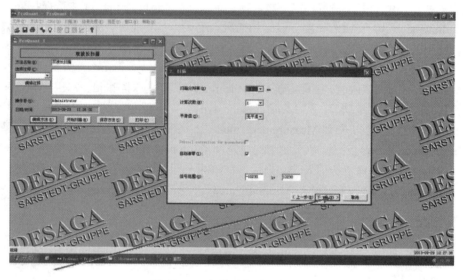

图 48-12　薄层扫描方法编辑

第二个设置页主要设置扫描分辨率等参数，一般使用设定值即可。设定完成后按"下一步"到积分参数设置页面。一般积分参数使用默认值即可。设定完成后按"下一步"到样品设定页面（图 48-13）。

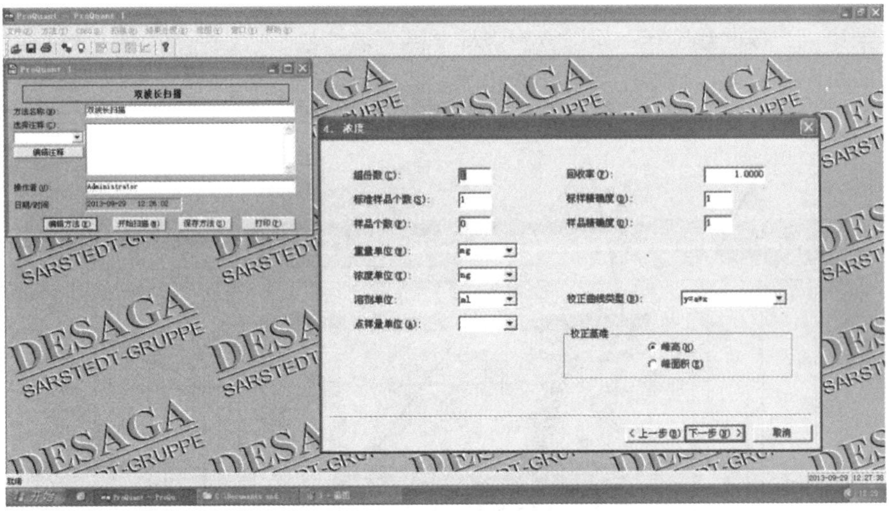

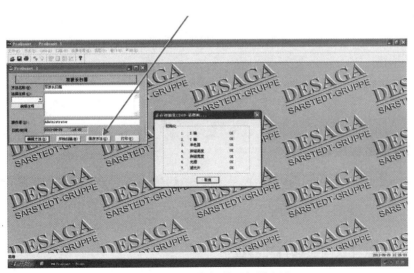

图 48-13　薄层扫描样品设定

在样品设定页面输入组分个数、浓度单位等信息。设定完成后按"下一步"继续设定样品，输入样品浓度、点样量等信息。设定完成后按"下一步"继续设定薄层板上的标准品的质量，然后按"下一步"输入待测组分在薄层板上的位置。

所有参数设置完成后，按"保存方法"键，保存上述扫描方法。

三、开始扫描

所有参数设置完成后，按"开始扫描"，仪器会根据所设参数进行扫描（图 48-14）。

图 48-14　执行薄层扫描方法

四、结果预览及报告打印

扫描结束后，按曲线图标，可以查看点样样品浓度含量。

按打印机图标，可以打印出所有参数和测试数据（图 48－15）。

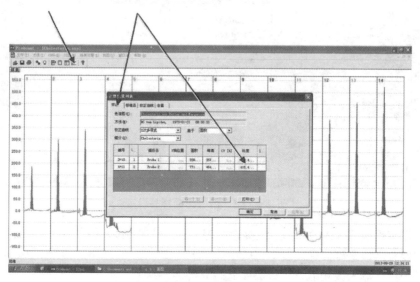

图 48－15 薄层扫描结果报告

第五节 仪器保养维护及故障诊断与排除

一、仪器放置环境要求

使用工作温度：15～35℃，湿度：45%～80%；避免日光直射；避免震动；避免强磁场、电场；远离腐蚀性气体；避免脏污、多尘环境。

二、点样溶液

供点样的样品溶液应澄清，防止溶液中的沉淀堵塞点样针。

三、点样薄层板放置

点样针针头距薄层板很近，在薄层板台上放置薄层板时应特别注意薄层板是否正确装载，防止薄层板碰撞损伤针头，影响点样效果。点样时如发现针在薄层板上形成划痕，应立即停止点样，检查仪器。

四、全自动点样仪喷头和打孔器维护

定期检查全自动点样仪的喷头、打孔器是否污染和堵塞，需清洗时可卸下喷头和打孔器，根据污染物的性质，选择适宜溶剂用超声波清洗，清洗及装卸时注意保护喷头和打孔器不受损伤。重新安装喷头和打孔器时一定要确保点样针可顺利穿过，防止损伤点样针。

五、薄层成像系统和扫描仪薄层板放置

应将薄层板挥干溶剂后再放入薄层成像系统和扫描仪，防止有机溶剂腐蚀光学系统。

六、薄层成像系统和扫描仪薄层板放置

仪器使用过程中，当长时间不进行扫描（约 2 小时），应把仪器内部的光源灯（D2，Hg，W）熄灭，或关闭仪器电源。

起草人：何轶　郑笑为（中国食品药品检定研究院）
复核人：张宪（北京市药品检验所）

中国食品药品检验检测技术系列丛书

中国药品检验标准操作规范　2019年版

药品检验仪器操作规程及使用指南

生物制品检验技术操作规范

药用辅料和药品包装材料检验技术

医疗器械安全通用要求检验操作规范

体外诊断试剂检验技术

食品检验操作技术规范（理化检验）

食品检验操作技术规范（微生物检验）

实验动物检验技术

全球化妆品技术法规比对*

化妆品安全技术规范*

---

* 已在其他出版社出版。